神经外科

常见病诊治进展

SHENJING WAIKE
CHANGJIANBING
ZHENZHI JINZHAN

李 勇 主编

云南出版集团公司
云南科技出版社

图书在版编目（CIP）数据

神经外科常见病诊治进展 / 李勇主编. -- 昆明：
云南科技出版社，2018.3
ISBN 978-7-5587-1244-9

Ⅰ．①神… Ⅱ．①李… Ⅲ．①神经外科学－常见病－
诊疗 Ⅳ．①R651

中国版本图书馆CIP数据核字(2018)第061878号

神经外科常见病诊治进展
李　勇　主编

责任编辑：王建明　蒋朋美
责任校对：张舒园
责任印制：蒋丽芬
装帧设计：庞甜甜

书　　号：978-7-5587-1244-9
印　　刷：廊坊市海涛印刷有限公司
开　　本：889mm×1194mm　　1/16
印　　张：42.5
字　　数：1360千字
版　　次：2020年7月第1版　2020年7月第1次印刷
定　　价：198.00元

出版发行：云南出版集团公司云南科技出版社
地　　址：昆明市环城西路609号
网　　址：http://www.ynkjph.com/
电　　话：0871-64190889

前　言

　　近年来,神经外科基础与临床的研究进入了一个崭新的时代,人们对神经系统疾病的认识已经深入到分子水平,神经影像学技术的进步和微侵袭外科的发展,也使得神经系统疾病的诊断与治疗日臻完善。鉴于此,为进一步提高广大神经外科医务工作者的临床诊疗水平,帮助其正确诊断及治疗疾病,我们特组织多位神经外科学专家、学者协力编写了《神经外科常见病诊治进展》一书,竭诚地奉献给广大读者。

　　本书以介绍基础神经外科疾病为原则,着重对颅脑创伤、中枢神经系统肿瘤、脑血管疾病、脊柱脊髓疾病、功能性疾病等内容进行了较为系统的阐述和归纳,除论述经典的理论与检查技术外,亦融入了近年来神经外科学领域的新理论和新技术,如神经内镜、神经导航技术等。编者通过总结自身的临床实践经验和诊疗心得,力求为广大读者呈现一本对神经外科学知识阐述全面,能够涵盖疾病诊断方法及治疗措施的临床实用参考书。希望本书的出版,能够对广大神经外科医师及相关学科的临床工作者有所裨益。

　　神经外科学广阔的发展前景,成为了医学领域的领军旗帜。为此,编者们虽殚精竭虑,但由于编写时间有限、篇幅所迫,疏漏之处恐在所难免,若存在欠妥之处恳请广大读者不吝指正,使之日臻完善,不胜感激。

目 录

第一章　神经外科病史采集和查体

第一节　病史采集

【概述】

病史采集是诊断神经系统疾病的重要依据,是临床治疗方向的基础所在。

1.有些疾病的诊断几乎完全是依据病史得出的,如癫痫大发作,就诊时发作已经过去,诊断主要是依据患者或旁观者对当时症状的描述做出的。偏头痛等某些发作性疾病即使是在发作时来诊,阳性体征也不多,且仅凭可能看到的某些体征如不结合病史,也是无法诊断的。

2.病史有助于神经系统疾病的定性诊断,如血管病多系突然发病,炎症常为急性或亚急性发病,肿瘤或变性疾病多缓慢发生而进行性加重。

3.病史同时还可能提示病变的部位,如一侧肢体的发作性抽搐,表明是对侧大脑中央前回或其附近的病变;一侧上肢持续性的麻木无力,常提示该侧颈、胸神经根损害等。

【采集方法】

病史采取的方法和一般内科疾病相同。主要是耐心听取患者的叙述,必要时可向第三者了解、补充和核实,以求尽快弄清就诊的主要病状及其发生的原因和诱因,了解其发生的时间和病程、起病表现、进展情况、治疗经过以及疗效等。对有关的既往史如心血管疾病、颅脑外伤、寄生虫病、感染发热或类似发作史等,也应加以了解。有的疾病如癫痫、偏头痛、肌病等,还需了解其家族史。小儿患者还应了解围产期情况和生长发育情况。患者所带的其他单位的医学资料,如病历、诊断证明和检验报告等均应仔细参考。

【注意事项】

患者的叙述往往由于记忆不清、主次不分,对某些症状的认识不足以及过于紧张等原因,对一些重要情节常有遗漏,有时因痛苦较大或病情危重,难以长时间地叙述,因此采集病史时还必须抓住重点,主要地方辅以必要的但又不带暗示性的询问,以便如实地弄清对诊断最重要的情节,要做好这一点,一方面取决于医生对各个疾病了解的深度,一方面也取决于问诊的技巧。现就有关问诊中应注意的几个方面叙述如下:

1.对主诉的主要症状必须明确无误　如患者叙述的"头晕",要弄清究竟是有旋转感或视物晃动感的"眩晕",还是仅是头脑昏沉的"头昏"? 又如对所谓的"昏迷",要弄清楚是意识丧失,还是意识矇眬,或仅系无力不语卧床不起? 对"肢体瘫痪",要弄清是因肢体疼痛或关节强直致使肢体活动受限,还是确系肢体无力引起的瘫痪,等。否则从主诉一开始就可能使诊断陷入歧途。

2.要弄清主诉或主要症状的起病及进展情况　这点有助于明确疾病的性质,即"定性诊断"。如急骤发病的脑部病变多系颅脑或蛛网膜下腔出血、脑梗死、瘤卒中、脑转移瘤、急性炎症及颅脑外伤等,反之缓慢起病逐渐进展应考虑到颅内占位性病变和变性疾病等。对症状的进展情况特别是缓慢起病者,应着重了解病情是持续进展,还是有完全或不完全的缓解? 如有缓解复发,诱因是什么? 某些神经系统疾病如多发性硬化、蛛网膜炎、早期颅内占位性病变等常有不同程度的复发缓解表现。此外,还应注意,在某些急骤起病的病例中,病前一段时间可能已有一些未引起患者注意的症状,了解这些对协助判断病情也有很大帮助。例如,瘤卒中之前,往往已有一段时期的头痛。脑血栓形成之前已有多次短暂性缺血发作所致的眩晕或肢体麻木无力,脊髓肿瘤突发截瘫前已有长期的腰背痛等。

3.对主要症状的确切表现不能含混　例如对"抽风"必须要进一步明确肢体抽搐的形式,确切的抽搐时间,意识是否确实丧失,发作时有无自伤、小便失禁或哭泣、呼号等。这些资料的遗漏或欠缺常易造成误诊。例如,将癫痫大发作以后的昏睡时间和抽搐时间混为一谈,或将清醒过程中的躁动表现误为功能性表现,势必将癫痫误诊为癔症。

4.对与主诉或主要症状相伴随的某些症状应加以了解　这将有助于诊断和鉴别诊断。如头痛伴有发热者多提示为脑膜炎或全身性感染或癌肿等病变引起,伴有呕吐者应考虑脑膜脑炎、颅内占位性病变、颅脑外伤、脑及蛛网膜下腔出血、高血压性脑病、偏头痛、低颅压综合征等。又如对肢体瘫痪,也应了解是否伴有发热、疼痛、麻木、抽搐和意识丧失等。

最后还应指出,对采集病史的可靠性必须慎重衡量。在问诊中,有时由于医生提问用语的暗示性,或陪伴者的代述代答,可使一些不存在的症状被肯定,有的患者因病重不适,或因意识或智力障碍而随口回答,也有的患者对某些病情不愿如实作答(如癔症患者常否认精神因素);有时病史系因陪伴人员代述,可能夹杂有一定的猜测或主观成分,个别情况更有伪造病史者。凡此种种,都应在问诊时或查体后,根据可疑或矛盾之处,进行区别对待,以免延误抢救时机。

关于病史的记录,应在充分掌握病史和进行查体后,对疾病的诊断和鉴别诊断已有一定的考虑或甚至已较明确之后,立即加以整理,并系统而有重点、简明而精确地加以记录。内容及词句表达要简练和重点突出。一方面不能将与诊断无关的患者的烦琐赘述原样地加以记录,另一方面对与诊断及鉴别诊断有关的阴性资料也应加以记载。总之,衡量一份病史是否合格的标准是:在病史完成后能对病变的部位及其可能的性质有初步的了解或近似的诊断。

(陈志林)

第二节　神经系统检查

神经系统检查对定位诊断至关重要,有时病人难以做到很好合作时,则需反复检查才能确定哪些是属于有意义的恒定体征,哪些是可疑或不恒定的体征,并应结合症状和体征出现的时间顺序,来推测直接病灶症状、邻接病灶症状和远隔病灶症状。检查工具必须齐备,检查时要依次进行,不可疏漏。受心理因素影响的病人,对症状和体征要客观鉴别和认证。

一、高级神经活动

(一)意识

1.观察意识障碍过程的重要意义　检查意识主要判定神志是否清醒、昏迷程度和昏迷演变过程。至于有否一过性失神、精神异常、痴呆以及因食物中毒和代谢障碍等引起的精神意识障碍虽不像内科、神经内科及精神科要求那么严格和系统,但也应予以足够的重视。判定有无昏迷和昏迷程度比较容易,但适时地正确判定昏迷动态演变过程相对困难,神经外科除了原发性脑干损伤、原发性视丘下部损伤和重度弥漫性轴索损伤可以表现为立即深度昏迷外,其余情况下发生的昏迷,不论缓慢与迅速,都有一个中间清醒期或一个由轻到重的过程,这对正确诊断、及时治疗和判定预后都至关重要,这个演变过程即使在监护病房也常有疏漏,因此在监护设备齐全的条件下,仍旧不可忽视医师,特别是护士的床前观察的基本功,否则将延误诊治时间。

2.意识清醒的标准 对意识清醒历来有许多学者进行论证,对此都有过扼要的定义,内容尽管相似,但并非完全一致,有的学者既强调意识又强调精神活动,从神经外科角度认为正常幼儿和痴呆病人尽管不能进行简单的数学运算也不能认为有意识障碍,因此我们仍应将病人对熟悉的人物、时间和空间能否正确定向作为意识清醒的标准。

3.意识障碍的病理生理基础 有关意识活动的生理,脑的各部位在意识活动中的作用以及脑有否特定的意识活动中枢等诸多问题,是许多学者对它进行大量研究而未能完全认识的一个重要课题,近代的研究对此有了明显的突破性进展,由于 Moruzzi 提出了上行网状激活系统有激活大脑皮质的兴奋作用,Gellhorn 又发现丘脑一些非特异性核团与脑干网状结构相互作用共同激活大脑皮质系统,此后,Hinterbnchner 基于上述理论提出了意识假说,即:"大脑皮质功能活动的综合是意识内容的源泉,而脑干网状结构和丘脑非特异性核团相互作用形成的上行网状激活系统是意识活动的开关"。在生理状态下大脑皮质的觉醒不能无限制地被激活,它必须保持兴奋和抑制的互相协调的基本规律,因此,Magm 和 Demeirscu 又证实了脑干还存在着上行网状抑制系统。

综观现今的研究资料,认为大脑皮质的兴奋和抑制是活动的基本规律,当大脑皮质处于觉醒状态时对刺激才能发生相应的反应,如果处于抑制状态则对刺激不起反应,维持大脑皮质的正常觉醒需要非特异性上行投射系统,后者包括脑干网状结构、丘脑非特异性核团、丘脑下后部区和中脑中央灰质,它们共同形成了紧张性激活驱动结构,借以维持网状结构系统循环不已的兴奋状态。

4.意识障碍的分类 在临床上认为意识障碍是一严重症状并无异议,但因引起意识障碍的原因不同和昏迷程度不同,表现形式并非完全一致,因此各种分类都因不尽完美而未为学者全面认同,综合各种分类大体可分为早年分类和近代的分类。

Mayo Clinic 的分类可谓为早年分类的代表,他们把意识障碍分为五个阶段,即:深昏迷、半昏迷、轻昏迷、嗜睡、神志错乱。与 Mayo Clinic 相近似分类还有许多,多数标准大同小异,这些分类的共同缺点是人为地机械分段。意识障碍的加深是一个连续演变过程,为了临床应用方便不得不人为地分成几个阶段,而每个阶段本身也有由轻到重的广泛变化幅度,因而把这一演变过程的形形色色的表现截然分清不是轻而易举的,甚至对描述用语临床学家认识并非完全统一。

当今科学技术受国界限制的程度愈来愈小,为了便于国际学术交流,学者们主张多采纳或建立一些国际通用的一些标准。因此,在评定昏迷程度方面,GCS 被国际上广泛应用。Glasgow Coma Scale 是由英国 Glasgow 大学神经外科专家 Teadale 和 Jennet 在 1974 年提出,Jennet 1977 年又作了小的改动。根据病人睁眼、语言和肢体活动情况制定了昏迷评分指数,积分定为 15～3 分。15 分为正常,14～12 分为轻度昏迷,11～9 分为中度昏迷,8～3 分为重度昏迷。5～4 分预后极为危险,生死难卜;3 分者罕有生存,即使幸存,也多数为长期植物生存。

GCS 在国际通用后,有的学者指出它的不足。例如不能全面反映病人生命体征和瞳孔改变;不能反映脑干受损的平面;不能反映有否抽搐发作。病人如有截瘫、偏瘫和四肢瘫也影响 GCS 的判定。有的国际学者也提出了一些其他评定昏迷程度的方法,尽管如上所述,但三十来年 GCS 仍被国际广泛应用,主要原因是 GCS 简单易行,而且能反映昏迷程度这个重要核心问题。

目前有的学者主张在 GCS 基础上再辅以能反映瞳孔改变、抽搐发作和脑干损害平面的情况,这样就较为理想。具体标准请见表 1-1、表 1-2。

1-1　Glasgow coma scale(Jennett 等,1977)

指令内容	反应情况	积分
睁眼	自动睁眼	4
E	呼叫能睁眼	3
	疼痛刺激睁眼	2
	不能睁眼	1
语言回答	回答切题	5
V	回答不切题	4
	回答错误	3
	只能发音	2
	不能发音	1
	按指示运动	6
	对疼痛能定位	5
运动反应	对疼痛能逃避	4
M	刺激后四肢屈曲	3
	刺激后四肢强直	2
	对刺激无反应	1

注:15 分为正常,14～12 分为轻度昏迷,11～9 分为中度昏迷,8～3 分为重度昏迷。

表 1-2　Glasgow-Pittsburgh 昏迷评分表

Ⅰ睁眼动作			3.两侧反应不同		3 分
1.自动睁眼		4 分	4.大小不等		2 分
2.言语呼唤后睁眼反应		3 分	5.无反应		1 分
3.疼痛刺激后睁眼反应		2 分	Ⅴ脑干反射		
4.对疼痛刺激无睁眼反应		1 分	1.全部存在		5 分
Ⅱ言语反应			2.睫毛反射消失		4 分
1.有定向力		5 分	3.角膜反射消失		3 分
2.对话混乱		4 分	4.眼脑及眼前庭反射消失		2 分
3.不适当的用语		3 分	5.上述反射均消失		1 分
4.不能理解语言		2 分	Ⅵ抽搐		
5.无言语反应		1 分	1.无抽搐		5 分
Ⅲ运动反应			2.局限性抽搐		4 分
1.能按吩咐做肢体活动		6 分	3.阵发性大发作		3 分
2.肢体对疼痛有局限反应		5 分	4.连续大发作		2 分
3.肢体有屈曲逃避反应		4 分	5.松弛状态		1 分
4.肢体异常屈曲		3 分	Ⅶ自发性呼吸		
5.肢体直伸		2 分	1.正常		5 分
6.肢体无反应		1 分	2.周期性		4 分
Ⅳ瞳孔光反应			3.中枢过度换气		3 分
1.正常		5 分	4.不规则/低呼吸		2 分
2.迟钝		4 分	5.无		1 分

注:Ⅰ～Ⅶ七大项的总分为 35 分,最坏为 7 分,最好为 35 分。

当然科学分类不可能一劳永逸,随着科学不断进展和人们对昏迷认识的深化,会有更为适用的新分类产生。

5.神经学科临床常见的几种特殊意识障碍

(1)去大脑皮层综合征:此综合征于 1940 年 Kretchiner 首先报道,多由于大脑皮层严重缺氧所致,外伤和脑血管病等引起广泛性皮层损害而形成,表现为语言、运动和意识丧失,而保留无意识的皮质下机能,如瞳孔反射、角膜反射、咀嚼反射和吞咽运动等,对痛刺激有逃避反射,脑电呈广泛重度改变,表现脑波呈静息电位改变,此综合征也有称为"失外套综合征",经过一段时间,如大脑皮层功能有程度不同的恢复,可遗留不同程度的痴呆。

(2)运动不能缄默症:于 1941 年 Cairns 首先提出,多由于血管病、肿瘤或炎症引起特定部位的损伤而形成,如损伤位于额叶前方和边缘系统称为Ⅰ型运动不能缄默(AMS Ⅰ);如损伤部位在间脑和中脑网状结构处,称为Ⅱ型运动不能缄默(AMS Ⅱ)。临床表现为缄默、无自发语言、四肢运动不能、对痛刺激有反应、患者能睁眼、眼球固定或有追物动作,但面无表情、食物入口能吞咽而无咀嚼、大小便失禁、睡眠与觉醒节律存在、多数在睡眠期间给予刺激可觉醒。

AMS Ⅰ型和 AMS Ⅱ型的区别在于Ⅰ型可伴有抽搐发作而Ⅱ型者可有瞳孔改变、眼球运动障碍等中枢症状,脑电图为广泛性的 δ 波和 θ 波,严重病者 SEP 有改变。

(3)闭锁综合征:1966 年由 Plum 和 Posner 等首先提出,主要由桥脑腹侧双侧皮质脊髓束和皮质延髓束受损而引起,中脑双侧大脑脚外 2/3 梗塞也可引起,主要病因为血管梗塞,亦可见于脱髓鞘疾病、肿瘤或炎症等,表现为神志虽然尚存,但由于发音肌肉瘫痪不能说话,头面、咽喉不能运动而完全瘫痪,因此病人不能说话,无表情,吞咽反射消失,对他人询问有的可微微点头或有的可用眼睑运动或残存之眼球垂直运动等做出是与否的回答。脑电多数报告为正常或轻度慢波,严格说起来此征不等于意识障碍,而是意识表达障碍。

(4)持续性植物状态:此症 1972 年由 Jennett 等人提出,指的是头部外伤或脑卒中引起的去大脑皮质综合征症状,并持续 3 个月以上不见好转者;不包括像脑肿瘤等疾病在病程发展中出现短时的植物生存状态。这类病人只是自律神经功能正常,而有意识的运动、感觉和精神活动丧失,只是躯体生存而无智能和社会生活表达,所以称为植物生存。这些病人对家庭和社会都是极难处理的问题。因社会和家庭伦理道德不同,人们采取的态度也不相同,因此,与其说"植物状态"一词作为"医学"用语,倒不如说"医学社会"用语。

有人认为"植物状态"一词是含混不清的,从病理生理过程而论即可为去大脑皮层综合征,但从这样症状描述来看也是包括了原发性脑干损伤和"运动不能性缄默",因此认为把"植物状态"作为意识描述是不适当的。

(二)语言

语言是人类所特有的极为复杂的高级神经活动,它是人类在漫长的进化过程中,随着手的功能发展及群体劳动和群体交往的需要逐步形成的。脑进化是劳动与语言互相促进不断发展。经过世世代代遗传,在大脑的特定部位产生的语言活动中枢。

1.语言解剖及生理基础 从 19 世纪开始,学者对语言开展了深入研究,开始 Gall 和 Bonilland 认为语言有特定的孤立中枢,其后 Broca 和 Wemicke 根据病理观察和联系人脑的解剖生理功能认为大脑既有语言表达区(Broca 区),又有语言感觉区(Wernicke 区),而且这些结构互相联系才能表现出完整的语言功能;而 Marie 认为语言中枢区域更为广泛,包括了 Broca 区、Wernicke 区、Exner 氏区、缘上回、角回的皮质与皮质下,形成的四边形语言功能区。Jackson,Goldsteris 和 Head 等人却激烈地反对孤立认定的语言中枢,他们认为完整语言过程有感受语言、理解分析语言和语言表达三个组成部分,几乎整个大脑皮质与皮质下结构都参与活动,因此孤立地认定语言中枢是片面的。笔者认为对事物认识的开始阶段总是有局限性的,随着认识过程加深就会更符合客观实际,语言活动和其他神经活动基本规律一样,必然要有感受传入部分、分析理解综合部分和传出效应部分。目前对语言的认识还在不断深化中,但临床与实践毕竟不能否认脑的某一区域改变而出现特定形式的语言障碍的事实。

2.失语的分类   尽管对失语分类有不少分歧,但 1884 年 Wernicke 和 Cichtheim 提出的古典分类经过一个世纪,仍被多数人所沿用,这可能是由于作者分类是根据神经活动规律提出的,因此比较符合客观实际的结果。

(1)运动性失语:优势半球额下回后方(44 区)及其上方部位受损时病人对他人语言能够理解,但部分或完全不能用语言表达,但阅读时能理解词意,合并有书写障碍。

(2)感觉性失语:受损部位为优势半球的颞上回的中后方,听力虽然存在,但不能理解语言的意义,自身也能发音,但发出的词汇杂乱无章,使人不能理解,无语言表达功能,因此有人称为"杂乱性失语",阅读和书写的功能都有障碍。

(3)传导性失语:Broca 区和 Wernicke 区中枢虽然正常,但联系两区之间的缘上回深部弓状纤维受损,自发语言障碍比感觉性失语为轻,能作一般性对话,甚至可阅读小说,主要特征是语言复诵不能,当说复杂性语言时表现错乱,并出现气喘式的断续语言,书写有障碍。

(4)皮质连接障碍性运动失语:受损部位在 Broca 区的前方或上方联合纤维受损时出现,表现有语言起动困难,无自发性主动问话,有时有伊伊啊啊的自发呻吟样声音,当你与其对话时,可进行一般对话,能流利地复诵,阅读时能有音读和目读,但书写常错误。

(5)皮质连接障碍性感觉失语:角回区受损引起的失语,表现与前者相反,语言和复诵虽然流畅,但对语言判定困难,对复杂语言不能理解,对物体命名不理解,音读和目读都障碍,书写也不正常。

(6)皮质下性运动失语:随着 CT 和 MRI 的问世,对皮质性失语,认识更加准确。内囊、壳核和脑室旁白质的损害,可出现皮质下性失语。

皮质下性运动失语为上述区域的前上方受损而引起,语言理解能力虽正常,但说话笨拙缓慢,常伴有对侧偏瘫。

(7)皮质下感觉性失语:上述区域的后方受损而引起,语言虽然流畅,但对语言理解能力欠佳,并伴有对侧肢体感觉障碍。

(8)命名性失语:受损部位位于优势半球颞下回后区。病人能理解他人语言,也可以对话,但对物体命名有困难,医生拿出笔、水杯和电筒令其命名,病人不直接回答,而是迂曲说是写字、喝水和照亮用的,当检查者提出上述物体名称,病人马上能复诵出来,但瞬间又重新忘掉。

(9)观念性失语:由顶枕颞区脑叶交界处损害而引起,对视觉、听觉语言信息不能整合而表现语义能力丧失,对复杂语句的意义理解障碍,辨不出来父亲的兄弟和兄弟的父亲都是谁,让他拿笔去触电筒他无从下手,不知道"苹果被孩子吃了"的被动语态的含义。

(10)失读症和失写症:纯粹失读症发生于角回受损者,角回是视觉和听觉信号联系整合区,学生学习朗读时对一个字的视象和音象建立联系,则认识字的意义。角回破坏者把一生学习的文字统统忘记了。

失写症是优势额中回后部的 Exner 氏区受损的结果,此区是头、眼和手运动投射区,是书写过程中手脑配合的复杂运动行为中枢,此区损害则不能书写,或写字极其杂乱无章。

上述分类看来比较系统和规范,但疾病的发生和脑的损害很不规律,因此临床检查有些容易区分,如运动性失语、感觉性失语和命名性失语等;有些则很难区分。

3.检查失语时注意事项　失语的出现不但对病灶定侧有意义,而且对病灶定位也颇有意义,但是检查之前必须了解哪侧是优势半球,右利病人99%优势半球在左侧,而左利病人优势半球只有50%在右侧,判断左右利不能只根据哪只手写字,因为东方民族强调用右手写字,更重要的是要了解用哪只手使筷子、握刀、握球拍和刷牙等。小儿在解剖学上参与语言功能的脑区很广泛,非优势半球也有一定作用,但到8岁左右语言功能区明显局限于优势半球。

(三)失用症

人类发展过程中,为了生产和群体活动所形成的动作,经过世代进化和长期运用而达到运用自如的自动化程度。人需要有感觉系统、运动系统、理解、意识和协调能力功能完整,才能正常、有效地发生动作。脑的运用中枢在优势半球顶下小叶和缘上回处,发出的纤维不仅支配对侧肢体运用,而且有的纤维还通过胼胝体支配非优势半球的缘上回,因此优势半球缘上回受损产生双侧肢体失用,而胼胝体受损则产生优势半球侧单侧失用,失用主要分为:

1.运动性失用症　见于缘上回后部受损,病人对运动觉的分析和综合活动失调,表现出运动的观念虽然完整,而运动失去精巧能力,肢体运动笨拙,能理解医生指令动作,但做起来手不从心,甚至划火柴和扣纽扣都困难。

2.观念性失用症　见于优势半球顶叶后部,缘上回及胼胝体等处损害,甚至可有双侧改变。病人表现失去运用观念,只能做简单的指令动作,若指令复杂,则使运动的时间、程序和运动组合发生错误,例如指令其用火柴把烟点燃,他可用香烟当火柴在火柴盒上擦火,常用牙具梳头,对医生指令漫不经心。观念性失用症病人一般模仿动作无障碍。

3.观念运动性失用症　病人兼有上述两种失用,系观念形成区和执行运动中枢都受到损害的结果。病人自发运动尚可,但对医师的指令动作不理解,也不能完成,有时虽然能按指令做出简单动作,其后则发生不自主的运动重复,例如医生让其举起右手,但对其后所发出的任何新的指令,病人不能理解均以举起右手作为应答。

4.结构性失用症　见于优势半球枕叶和角回之间的联系纤维受损,病人表现一种特殊类型的失用。对绘图和建筑等有关结构发生失用,如指令病人绘房屋结构图,大体结构可以绘出,但线条长短不一,基线不平和对位不佳,有时比例失调,有时重叠,如指令病人画出头像时,病人可把眼睛画到头部外面。

(四)记忆

记忆是人们对以往经验的反映,是把过去体验过的或学习过的事物经过一系列整合分析等思维处理,铭记脑内保持认知以便能够回忆、推理和反映再现。记忆包括即刻记忆、近事记忆和远事记忆。这些记忆正常活动有赖于脑的解剖正常,而且与突触传递有关,并受神经递质和神经肽的影响。

科学家对记忆的解剖生理进行了大量研究,巴甫洛夫根据条件反射的实验研究认为大脑皮质在学习和记忆过程中起主导作用,事实上广泛的皮质损伤确有高级智能障碍,但经过许多学者实验研究确切证实颞叶联合皮质和边缘系统对记忆有着特殊的重要意义。例如Pa-pez环路和Livengston环路中某个神经结构损伤则出现明显的情感和记忆障碍。Pa-pez环路是位于大脑内侧面,由中脑被盖、乳头体、丘脑前核、隔区、扣带回、海马回和穹隆等结构构成;而Livengston环路则位于大脑基底,形成边缘外侧环路,由眶额脑皮质、颞叶前部皮质、杏仁核、丘脑背内侧核、丘脑下核和中脑被盖组成。双侧颞叶和边缘系统障碍引起的记忆障碍重于单侧,优势半球损害重于非优势半球。记忆障碍如表现为忘掉了疾病发生以后的事件,主要损害近事记忆,而对以往的事情记忆犹新称为"顺行性遗忘症"。如病人将疾病发生以前的某一段熟悉的事物部分或全部遗忘,并且是距离发病时间越近的事情遗忘得越严重,将此种记忆障碍称为"逆行性遗忘症"。如病人把早已发生的事件,归之为另一时期并当真实实物加以叙述,且坚信不疑地认为所说事件完全正确则称为"记忆错构症"。当病人听到了某种声音或见到某种现象而发生一种很熟悉的感觉,认为以往有过同样的经历,但不能确切记忆起事件发生于何时和何地,称为"记忆恍惚症"。病人把许多实际上并未发生过的,有时甚至异想天开的荒谬不存在的事情认为确有其事,口若悬河、绘声绘色地讲述,以填补他遗忘的那段时间的经历则称为"记忆虚构症",此症最典型的例子是 Korsakoff 氏综合征:病人由于严重精神创伤,或剧烈的情绪波动之后,陷于皮质功能失调,不能回忆精神创伤和情绪波动的有关事件,称为"心因性遗忘症"。

引起记忆障碍除了肿瘤、脑血管病和创伤之外,随着立体定向神经外科的发展,在治疗顽固性疼痛、顽固性癫痫和某些精神病时以毁损上述两个环路的某个神经结构手段治疗疾病,这就容易在收到某些治疗效果的同时,而使病人的情感和记忆等高级智能也受到了损害,甚至终身难以恢复。因此,做定向手术之前,应权衡利弊,慎重选择破坏靶点,以免出现得不偿失的不良后果。

(五)精神

人脑最为复杂的活动莫过于精神活动,它包括认知、情感、意志和行为等,人们对人脑精神活动的解剖生理基础认识还远远不够深入,但前额叶皮质和边缘系统以及与它们有密切联系的一些神经结构发挥重要作用,密切联系结构包括未名质、隔区、Broca 斜带、梨状区、前穿质、海马、扣带回、扣下回和杏仁核等。

当人脑接受生物的、物理的、社会的和心理因素的刺激之后,强度超过病人承受能力时则出现一过性的或持续的精神障碍。过去由于对引起精神障碍的物质基础认识不够,使病人得不到理解和正确治疗。

随着分子生物学、医学遗传学、内分泌学和脑的影像学的飞速发展,不仅证实精神障碍有物质改变的基础,而且与突触传递、神经递质、激素分泌、脑的代谢和某些染色体异常有密切联系。有的通过影像学检查还证实某些精神异常病人的胼胝体和边缘系统有先天发育异常。

正确检查、认识和治疗精神障碍的分类是神经内科和精神学科的任务,笔者仅就神经外科常见的精神障碍作一简单阐述。

1.前额叶受损的精神症状 人脑和动物脑的主要差距是人脑额叶发育十分显著,例如犬的额叶为全脑的 7%,猩猩的为 17%,而人脑额叶占全脑的 29%,因此自古以来人们就认识到额叶与精神活动有着密切关系,故有人将额叶称为"大脑的主宰"。

额叶凸面受损病人常表现情感呆板,反应迟钝,对周围事物并不关心,处于智能低下和无欲状态,严重者尿便不能自理,有的可表现出柯萨柯夫综合征。

额叶眶面受损病人常有人格和情感的改变,表现有欣慰感,整天高高兴兴,无忧无虑,成年人有举动幼稚化,有的病人有性功能亢进。

额叶占位病变,额叶挫伤,脑底蛛网膜下腔出血和治疗精神分裂症作额叶白质切断时可出现上述某些症状。

2.颞叶及边缘系统受损的精神症状 颞叶是与精神有关的主要脑叶之一,而边缘系统由围绕脑干、基底节和胼胝体的一些神经结构组成,它包括扣带回、海马、嗅区、梨状区、杏仁核、隔核、下丘脑、中脑中央灰质和中脑中央旁灰质等神经结构。边缘系统各部位之间以及和它的有关皮质保持着复杂的神经联系,边缘系统除了保持种族延续、内脏调节、精神情感活动之外还与学习和记忆等高级智能活动有关。

颞叶和边缘系统的精神障碍常为情感和记忆改变,病人常有情感脆弱、焦虑、忧郁、活动减少,有的病人有恐惧、激怒,少数病人有欣快感,此外病人还有记忆障碍,双侧损伤重于单侧,优势半球重于非优势半球。

多见于该区颞叶肿瘤,脑挫伤,癫痫病人或因颞叶切除某些定向手术之后。

3.胼胝体受损的精神障碍 Alpers 和 Granp 早年就指出胼胝体损伤症候群表现为精神障碍、运动障碍和失用。精神障碍主要表现为对刺激反应不敏锐，有情感淡漠，无欲状，情绪有时不稳定，观念综合障碍和记忆减退等。

神经外科主要见于胼胝体肿瘤，Moniz 总结胼胝体肿瘤由于年龄不同而精神障碍各异。青少年表现类似精神分裂症，中年人主要表现为进行性麻痹重于精神改变，老年人则易表现为痴呆。胼胝体肿瘤常累及额叶，从症状学上兼有额叶症状，需用影像学来做精确鉴别。

还应该指出的是，对严重器质性精神障碍容易引起医生的注意和理解，而对轻型颅脑损伤，神经系统无明显器质损伤经常可见到记忆力下降，情绪不稳定或病人处于无力状态时也需进行相应治疗，特别有些神经型非常敏感的病人，加之对社会和心理因素反应强烈时更容易造成久治不愈，因此医生在治疗时除了药物治疗外，注意病人心理矛盾，加强心理治疗实属必要。

二、颅神经检查

颅神经共有 12 对，除嗅、视神经外其余神经核依次位于脑干内的不同平面。颅神经由颅底相应孔裂出颅，脑干内或颅底病变易引起颅神经损伤。除神经外科和神经内科以外，眼科、五官科和颌面外科不少疾病也经常累及颅神经，因此必须与上述各科紧密合作，以求诊断无误。

（一）嗅神经

利用病人日常经常接触、有易挥发气味而无刺激性的物体，例如香炯、香皂、牙膏、茶叶等物品，分别检查双侧嗅觉，以判定嗅觉正常、迟钝或消失。

筛板骨折、额底部脑挫伤、额骨骨髓炎、脑膜炎、脑积水、鼻咽部脑膜脑膨出和额叶底部肿瘤易引起嗅觉障碍，后者尤以嗅沟脑膜瘤和蝶骨嵴内 1/3 脑膜瘤最为多见。

患有颞叶前内侧钩回部位和杏仁核部位的肿瘤时，病人常有幻嗅，发作性地嗅到自身内脏或周围环境有某种气味，而医师和他人则嗅不到任何异常气味存在，对此称为"钩回发作"。如病人在幻嗅同时，又合并一过性意识丧失，鼻孔扩张，舔舌、咂嘴或咀嚼等动作时，甚至还可出现神志恍惚或精神错乱则称为"精神运动发作"或"颞叶癫痫"。

常患上呼吸道感染、鼻窦炎和鼻炎的病人往往有双侧嗅觉减退，脑动脉硬化病人和高龄老人嗅觉也有双侧迟钝，个别人可有先天性双侧嗅觉缺失。

（二）视神经

1.视力　可根据阅读情况初步了解视力如何，并可用远或近视力表检查，严重视力障碍用几米指数、光感有无来表示。

脑底部特别是视神经孔骨折可直接损伤视神经，外伤后昏迷病人如有瞳孔直接对光反射消失而间接反射存在，说明有视神经损伤。因此，颅脑损伤后眼部如有严重损伤或眼睑、结膜高度水肿，更应克服困难准确检查清楚视力改变和瞳孔反射的情况。鞍区和额底部肿瘤或动脉瘤凡能直接压迫视神经者都可引起视力受损，视盘水肿晚期视力也可受损，接近视交叉部肿瘤手术时要注意保护滋养视神经和视交叉的小血管，以免术后因视神经和视交叉的缺血造成视力障碍。

2.视野　一般都先行视野粗测，对可疑有视野改变者则应用视野计进行精确检查，以确定视野损伤的表现形式和程度，结合视路的解剖分析病变的部位和侵犯范围。

视野检查常常易被忽视，恰恰大脑从额叶基底、顶叶、颞叶到枕叶有很大区域内都有视路经过，因此精确测定视野对定位诊断很有意义。

视交叉蛛网膜炎的视野常常向心性缩小,视路不同部位的损伤可引起相应的视野缺损,鞍区占位病变、颞叶和顶叶深部占位病变、枕叶占位病变分别有不同形式的视野改变。

关于黄斑回避的机制尽管人们依然争论不休,但视放射后部和枕叶受损,确有黄斑回避这一客观表现。

视盘水肿在视野检查时可见生理盲点扩大。

视野障碍一般都是红色视野改变先于白色视野改变。

3.眼底 眼底检查是神经系统检查中重要项目之一,故很早以前就有"没检查眼底,神经系统检查就不算完善"之说,眼底检查包括检查视盘、视网膜和网膜血管的改变。

视盘水肿是因颅内压增高压迫了视网膜中心静脉而引起,早期视盘水肿乳头突出程度不高,一般都在2D之内,视盘充血,境界欠清,视力无改变,但视网膜中心静脉的搏动消失。视盘水肿全盛期时,视盘突出度高于2D以上,乳头境界不清,乳头附近有渗出和火焰状出血;视力虽然尚存,但视物模糊不清,有时可出现阵发性失明或闪光等视力障碍,发作一般不超过30s,瞬间即逝。晚期视盘水肿由于视纤维变性,视盘变得苍白,视网膜动脉变细,视盘突出减轻,边境渐清楚,但视力逐渐减退甚至失明。

蝶骨嵴内1/3脑膜瘤可使病侧视神经受到直接压迫而产生原发性视神经萎缩,而对侧视盘因颅内压增高产生视盘水肿,称为Forster-Kennedy氏综合征。

原发性视神经萎缩和早期继发性视神经萎缩可以鉴别,因后者视盘境界不清,苍白程度也轻,但与晚期继发性视神经萎缩只从形态改变不易区别,二者几乎相同,需结合临床病程演变加以鉴别。

早期视盘水肿和视盘炎只从形态学上改变很难区别,如结合临床则不难鉴别,视盘炎多为单侧,发病数日内视力就严重受损,如为双侧视盘炎,两眼发病时间和视力障碍的程度也表现参差不齐。

脑动脉硬化病人,视网膜动脉变细,反光增强,动静脉粗细差加大,重症脑动脉硬化时动静脉分叉处静脉明显受压呈现切迹状,动脉变细可呈银丝状,动脉硬化引起眼底出血,多沿着硬化血管周围分布,视网膜动脉硬化程度在一定程度上反映了脑动脉硬化程度。

恶性高血压性视网膜病的眼底改变双侧都很严重,类似严重动脉硬化眼底,渗出较为严重,出血多位于网膜血管末梢,常伴有一系列严重晚期高血压症状,以及心、肾功能障碍、神经系统体征。

严重的蛛网膜下腔出血可合并玻璃体后方出血,出血多为半月状,因并发于蛛网膜下腔出血,故玻璃体出血也不易误诊。

眼底生理变异并非罕见,其中假性视盘炎最易误诊为早期视盘水肿,对于有经验的医师鉴别也不难,因为假性视盘炎的视盘并不突出,视网膜中心静脉搏动良好,视力正常,生理盲点不扩大,病人无颅内压增高表现。

Lindan氏病、Von-Hippel-Lindau氏病眼底有小血管瘤的改变,Starge-Weber氏病眼底有时也有,小血管痣,如结合临床则易确诊。

(三)眼运动神经

动眼神经、滑车神经和外展神经都是支配眼球运动的,它们互相协调支配眼肌正常活动,故将三者合并叙述,但是眼肌运动极为复杂,除了上述3对颅神经外,还有内侧纵束和许多神经核参与协调核间联系,额叶、桥脑和枕叶的皮质和皮质下眼球运动调节中枢的作用也不可忽视,颈交感神经随颈动脉入颅腔,加入三叉神经的眼神经支配瞳孔散大肌,上、下眼睑板肌,眶肌(Muller氏肌)和球周肌也参与眼肌运动和瞳孔散大。

1.瞳孔 正常成人瞳孔大体为3～4mm,新生儿和乳幼儿瞳孔比成人为小,青春期瞳孔最大,以后随着年龄增长而逐渐缩小,老年人和脑动脉硬化的病人瞳孔相对更小,正常成人瞳孔小于2mm称为瞳孔缩小,大于 4mm 称为瞳孔散大。瞳孔对光反射有直接光反射和间接光反射,可分为正常、迟钝和消失。当两眼注视远方物体突然改为迅速近视眼前物体时,除了两眼球会聚外瞳孔也缩小,称为"调节反射"。

前述的调节反射是由两个神经通路互相联系配合形成,一个神经通路是皮质枕叶与额叶,使两眼会聚;另一个神经通路是瞳孔反射通路,这两个通路是当视皮质发出兴奋经中脑顶盖前区的外侧膝状体发出纤维到动眼神经缩瞳核以协调缩瞳。如中脑顶盖前区病变损伤核间联系则调节反射只能眼球会聚,而不能缩瞳,称为 Argyll Robertson 氏瞳孔。

当动眼神经受损,患侧瞳孔散大,置接和间接反射都消失,同时合并相应眼肌麻痹,神经外科最为常见的是小脑幕切迹疝的瞳孔改变,早期患侧瞳孔暂时缩小,光反射迟钝,继而瞳孔散大,光反射消失,晚期双侧瞳孔散大。早期瞳孔缩小阶段因为较短暂,如做不到床侧严密观察,常被疏漏。视神经损伤的患侧瞳孔直接光反射消失,但间接对光反射存在。眼外伤时可以出现外伤性散瞳,病人视力和眼球运动完全正常,只是瞳孔直接和间接光反射消失。支配眼的交感神经受损,瞳孔缩小,眼裂变窄,眼球轻度内陷,而对光反射正常,对此称为"Horner 氏综合征"。相反,交感神经持续受刺激则出现瞳孔散大,眼裂增宽,眼球外突,瞳孔光反射也依然存在,对此称为"Pour-four-Dlupetie 氏综合征",也有称为"逆 Horner 氏综合征"。过去曾患过虹膜睫状体炎的病人,可因虹膜粘连,瞳孔不但变小而且外形不圆,不但引不出光反射,应用散瞳药物也不能奏效。

2.眼睑　提上睑肌受动眼神经支配,动眼神经受损上睑下垂,不能上举,同时合并其相应的眼肌和瞳孔改变。交感神经受损作为"Horner 氏综合征"的症状之一的上睑虽然也下垂,但下垂程度轻,令其眨眼时能有一定程度地眨眼。当面神经损伤时,由于眼轮匝肌瘫痪,患眼闭合不全,此外重症肌无力时也可发生单侧或双侧眼睑下垂,眼肌麻痹,甚至双侧眼球位置不对称,经详细分析不符合神经支配规律。

3.眼球运动　眼球运动共有 8 个方面,即上方、下方、内侧、外侧、内上方、内下方、外上方、外下方,这需要Ⅲ、Ⅳ、Ⅵ3 对颅神经有机配合,协调一致地支配眼肌活动,如果这些神经受损,则眼球运动出现障碍。根据复视的不同表现可以分析眼肌麻痹和神经损伤,但眼球运动远非如上述那样简单,还有凝视、追视和眼球浮动等复杂功能,这些复杂的动作需要更多的神经核团参与活动。这些核团间的联系是通过内侧纵束进行的,另外凝视和追视活动中,额叶皮质第 8 区,桥脑侧视中枢和枕叶皮质 18、19 区中枢支配起着重要作用。

外伤,肿瘤和血管病可引起有关皮质、脑干神经核和颅底Ⅲ、Ⅳ、Ⅵ神经损害,在作定位诊断分析时要区别皮质性、脑干性抑或末梢神经损害的表现,以便做出正确诊断。

4.眼球外突和内陷　检查眼球运动时,对眼球外突和内陷也应予重视。颅底肿物侵犯了眶后部、眶骨纤维异常增殖、筛窦囊肿扩展到眶内和眼眶内肿瘤都可引起眼球外突;海绵窦段颈内动脉瘤和海绵窦内肿瘤也可引起眼球外突,颈内动脉海绵窦瘘患侧眼球出现搏动性突眼。颈部交感神经兴奋由于眶肌(Muller 氏肌)和球周肌收缩,眼球也外突,反之则内陷。球后大的静脉血管瘤,压迫球后脂肪致使萎缩,眼球内陷,头低位时则眼球外突,对眼球施以压力或站立则可回缩。

(四)三叉神经

三叉神经是混合神经,包括感觉和运动功能,是颅神经中最大的神经,其神经核由中脑、桥脑一直延伸到延髓和脊髓上端,脑干和颅底病变可能累及三叉神经。

1.感觉检查　颜面皮肤、鼻黏膜和舌的感觉(味觉除外)都由三叉神经感觉支配,核性感觉障碍时由于神经核过长可有感觉分离。

2.运动检查　中枢性损害由于双侧支配,瘫痪表现不明显;外周性损害则有明显的肌萎缩。患侧颞肌和咀嚼肌萎缩,咀嚼时患侧咀嚼肌和颞肌收缩减弱或消失,因同侧翼内肌、翼外肌瘫痪,开口时下颌偏向患侧,下颌不能主动向健侧侧移。

3.反射检查　三叉神经第一支—眼神经构成角膜反射弧的传入神经,因此用棉絮刺激角膜时可引起角膜反射。如果眼神经受损则角膜反射消失。下颌反射弧传入和传出神经都是三叉神经,指令病人开口,检查者以一指置于下颌正中,用叩诊锤叩击手指,正常时则出现下颌上举,中枢性损害此反射亢进,末梢损害则引不出。

4.神经营养检查　中枢性损害一般不引起神经营养障碍,如末梢性损害则发生神经营养性角膜溃疡,口腔和鼻腔黏膜也干燥和萎缩。岩浅大神经和鼓索神经虽然不受三叉神经支配,但它们的节后纤维都有一段加入三叉神经内走行,然后支配泪腺、舌下腺、颌下腺的分泌和舌前 2/3 味觉,因此相应阶段损伤则出现上述机能障碍。神经外科最易见到的三叉神经损害,原发者有三叉神经纤维瘤,继发者有桥小脑角肿瘤、海绵窦内或鞍旁肿瘤、颈内动脉海绵段动脉瘤等。

所谓原发性三叉神经痛,诊断不难,但发病机理仍有争论,治疗也不统一,现多认为是颅后窝微血管压迫综合征之一,而面肌麻痹性偏头痛、岩尖综合征、蝶腭神经痛、鼻翼神经痛等疾病也都有三叉神经受累,应结合具体综合征的各项表现进行分析。

(五)面神经

面神经是以运动为主体的混合神经,其中包含副交感神经和感觉神经成分,合称为中间神经。中间神经的感觉神经除了舌前 2/3 味觉之外,还有接受鼓膜、外耳道、耳郭和耳后皮肤感觉纤维,但这些部位的痛觉是和三叉神经、舌咽神经、迷走神经感觉支配重叠,因此个体差异很大,甚至难以检查出面神经损害引起的痛觉障碍。

1.周围性面瘫　包括面神经核及其面神经分支受损,面部表情肌瘫痪,说话和表情时尤为明显,令病人鼓腮、闭眼和饮水都能观察出面瘫的表现,面神经瘫使它所支配的镫骨肌松弛,因此出现对低音调的感觉过敏,患眼瞬目反射,眼轮匝肌反射,口轮匝肌反射消失,如病毒侵袭面神经膝状神经节区,急性期耳部常有疱疹,并可有泪腺分泌障碍;如鼓索神经段受损,除了舌前味觉障碍外,还有唾液分泌减少;如内耳道段受损常合并听力和平衡障碍。

2.中枢性面瘫　中枢面瘫不像周围性那样明显,额肌和眼轮匝肌是面神经上核发出纤维支配,后者受双侧皮质延髓束支配,因此单侧核上性病损不引起同侧额肌和眼轮匝肌瘫痪,但颜面下部的肌肉如颊肌、口轮匝肌受面神经下核发出的纤维支配,此核仅接受对侧的皮质延髓束支配,因此,可表现病变对侧的鼻唇沟浅,口角下垂,示齿动作时口角歪斜。

帕金森氏病除了其他特定体征外,就面部表情而言,双眼向前凝视,瞬目反射减少,面部无表情,形成所谓"假面具脸",有人称为"第三中枢性面瘫",这并非面神经损伤,而是锥体外系受损的结果,病人虽然表情丧失,但面肌的随意运动正常。

神经外科最易引起面神经受损的疾病是岩骨骨折、桥小脑角肿瘤,桥脑、脑干内肿瘤也有面神经周围瘫,但常同时合并同侧外展神经核和三叉神经核性损害,并有对侧锥体束损害。

(六)听神经

第Ⅷ神经包括司听觉的耳蜗神经和司平衡的前庭神经,在颅内合并走行,但进入内耳孔以后行程迥然不同。

1.听觉检查　通过正常对话大体可了解病人听力情况,如有重听利用音叉和听力正常的医生作对比检查,并通过 Rinne 氏试验和 Werber 氏试验确定是感音耳聋或是传导性耳聋,抑或二者兼有的混合性耳聋。病人在听觉出现障碍的同时常常合并耳鸣,无论感音性或传导性耳聋都可合并耳鸣。有时耳鸣对于病人比耳聋更难以忍受,有时听力完全丧失,但耳鸣依然存在。

2.平衡觉检查　　通过病人步态,闭目站立姿势调节可了解病人平衡机能,眼震的出现也常常是平衡的障碍的一种表现。为了准确分析引起平衡障碍的部位常常还需要冷热水试验和旋转椅试验检查。

分析前庭神经功能障碍时首要要排除生理性前庭功能过敏,系表现乘汽车、乘飞机和轮船时出现头晕,恶心呕吐。耳鼻科 Meniere 氏病、某些药物中毒、桥小脑角蛛网膜炎,椎基底动脉供血不全等都可引起前庭神经受损;而神经外科仍以桥小脑角肿瘤和岩骨骨折时较易引起前庭神经障碍。在检查前庭神经功能时也应与小脑和颞叶受损时出现的眩晕加以区别:小脑肿瘤的眩晕和眼震,如发生在小脑半球,病侧肢体肌力减弱,上下肢共济失调,如发生在蚓部,表现为躯干性共济失调但不伴有听力受损,颞叶肿瘤病人有时也有自身或周围物体摇晃不稳感觉,常为发作性,有人认为是颞叶癫痫的一种表现,不合并听力受损。

(七)舌咽神经、迷走神经

舌咽神经和迷走神经都是混合神经,包括运动感觉和副交感神经,这两个神经不仅在解剖上关系密切,而且在功能上也互相协调一致,神经外科颅底的疾病也常常同时累及这两个神经,故将这两个神经一并叙述。

舌咽神经除了支配舌后 1/3 味觉和腮腺分泌外,还和迷走神经共同支配咽部感觉和咽部肌肉,如单独舌咽神经受损只是舌后 1/3 味觉和腮腺分泌明显障碍,如迷走神经也同时受损,则咽部软腭和喉部感觉和肌肉都出现明显障碍,病人声音嘶哑,吞咽障碍,咽部感觉减退或消失,病人发"啊"的声音时软腭和悬雍垂偏向健侧,咽反射消失。

迷走神经虽然无三叉神经那么粗大,但其长度是颅神经中最长的,大部分是支配内脏的副交感神经,因此,迷走神经受损时心律和胃肠功能都有改变。

神经外科中能引起Ⅸ、Ⅹ颅神经受损的多为颈静脉孔区骨折和肿瘤,桥小脑角肿瘤向下方发展,有时脑膜炎和蛛网膜下腔出血也可引起,中心性肺癌时有时侵犯迷走神经的喉返神经分支,因此病人突然声音嘶哑,应予重视。

(八)副神经

副神经是纯运动神经,由延髓根和脊髓根两个根系,与Ⅸ、Ⅹ颅神经一同经颈静脉孔出颅,支配胸锁乳突肌和斜方肌。

通过观察肩的外形,嘱病人转头和耸肩可以检查到此神经受损情况,副神经受到病变刺激时可以出现痉挛性斜颈,如周围性瘫痪则头不能转向健侧,患侧耸肩无力,由于斜方肌萎缩肩外形改变并下垂。

致损疾病也多为颈静脉孔区病变。

(九)舌下神经

舌下神经为纯运动神经,由延髓发出 10～15 条神经根系合成一根神经由舌下神经管出颅,与迷走神经伴行一段而入舌,支配舌肌运动。舌下神经中枢性损害由于受双侧皮质延髓束支配,表现不明显;而周围性损害时患侧舌肌萎缩,并有纤颤,伸舌时舌偏向患侧,缩舌时偏向健侧,排出含于患侧颊齿间的食物困难,有时说话笨拙。

颅底骨折累及舌下神经孔,下斜坡肿瘤和颅内动脉瘤可引起舌下神经受损。

三、运动检查

人类不但在做各种活动时,而且就是站立或静卧也需神经支配许多肌肉维持姿态的平衡,在低等动物这些功能是由皮质下中枢完成,而高等动物的人则由大脑皮质进行支配。人在进化过程中大脑皮质分为新皮质和旧皮质,对姿势的维持和调节主要由旧皮质支配。

对运动的检查包括肌力、肌张力、肌营养、不自主运动、连带运动、共济运动和步态等项检查。现结合不同受损平面的表现加以叙述。

1.脊髓前角细胞和末梢神经水平的受损 表现为迟缓性瘫痪,程度远比皮质受损为重,反射减弱或消失,有明显肌萎缩,3个月以后肌肉萎缩就非常明显,前角细胞受损还有肌纤颤,神经外科多数为周围神经损伤表现的末梢性损害。

2.锥体束受损 锥体束在人类运动神经中最为发达,过去曾一度认为只由中央前回(Brodmam 4区)第五层大锥体细胞轴突组成,后来的研究表明锥体束还包括锥体外系的许多神经纤维。

锥体束包括皮质脊髓束和皮质脑干束,了解它们在放射冠、内囊、大脑脚、桥脑腹侧和延髓锥体交叉等处的解剖关系,有利于定位诊断的分析。

颈和颜面上部的肌肉的神经支配是双侧重叠支配,因此单侧受损咽喉部和颜面上部肌肉运动见不到明显瘫痪,舌肌、颜面下部肌肉、胸锁乳突肌和斜方肌则有轻度瘫痪、上肢瘫痪较下肢明显。

神经外科在颅脑损伤,脊髓损伤,颅内肿瘤,椎管内肿瘤及脑血管病和脊髓血管病时容易损伤锥体束。

3.锥体外系受损 锥体外系是运动系统的一个重要组成部分,包括锥体束以外的所有运动神经核和传导束,因此在解剖学上它的范围广泛而分散,不单纯限于基底节,也包括脑干一些核团和联系纤维,当然,基底节仍是锥体外系的一个重要调节整合部位。

锥体外系疾病多为神经内科疾病,如震颤麻痹和舞蹈病等引起的运动异常,大体表现为肌张力增高、肌张力低下和异常运动等,通常腱反射正常,无肌萎缩和感觉障碍,神经外科的颅脑损伤和脑瘤等也可以损害锥体外系,根据脑瘤和外伤的临床特点诊断不难。

4.小脑水平受损 小脑受损可出现运动和平衡障碍,如测距困难、运动变换能力障碍,还包括震颤、步态不稳等共济失调之症状,还有肌张力低下、眼球震颤和语言断续笨拙等表现。

小脑蚓部病变主要为躯干性共济失调,而小脑半球损害主要为患侧上下肢共济失调,神经外科有许多疾病可引起小脑损害,如 Dandy-Walker 囊肿、扁平颅底、颅底陷入症、小脑半球或蚓部肿瘤、小脑脓肿、小脑出血、桥小脑角肿瘤、小脑挫伤和颅后窝血肿等,结合上述疾病特点诊断并非很难。

5.大脑皮质水平受损 随着大脑皮质分区的研究,对与运动有关的皮质区认识越来越清楚,主要为 Brodmam4,6,8区。

(1)前中央回(Brodmam4区)是形成锥体束的主要皮质代表区,该区自上而下支配着足、小腿、股、腹、胸、肩、手、颈、颜面、口舌和咽喉等诸肌的随意运动和维持肌肉的张力,并受运动前区(Brodmam6区)调节和抑制,如果只是4区受损,虽然也有病理反射,但肌张力低下呈软瘫,腱反射减弱或消失,肌肉有萎缩。

(2)运动前区(Brodmam6区)受损,该区位于4区之前,在正常情况下对4区引发的肌紧张有抑制作用,调节肌肉保持适当张力,与4区共同完成准确的动作,如果该区病损,失去对4区引发的肌紧张的抑制作用,则表现为齿轮状肌张力增强,反射亢进,甚至有强握反射。该区与 Brodmam8区也有紧密关系,共同支配眼球凝视活动。

(3)额叶眼运动区(Brodmam8区)位于6区之前,是支配眼球随意运动的皮质代表区,如果8区受到刺激处于兴奋状态,也引起对侧桥脑侧视中枢兴奋,则眼球向病灶对侧凝视,如头与躯干也同时转向对侧,并出现抽动,同时眼睑开大,瞳孔散大,称为杰克逊氏癫痫,如果第8区该区遭到破坏,则向病灶侧凝视,额叶血肿和肿瘤或脑挫伤常常出现上述改变。

四、感觉检查

机体的生存有赖于内外环境的稳定,如内外环境出现改变,机体必须及时感知,并加以调节,以保持相对稳定,机体对内外环境的这种感知称为感觉,感觉分类大致可分为三种。第一种是一般感觉,包括温、痛觉,触觉,本体感觉和复合感觉等;第二种是特殊感觉,包括嗅觉、视觉和听觉。

1.一般感觉

(1)浅感觉(温、痛、触觉)是指皮肤黏膜对温度、疼痛和触摸的感觉。检查方法虽然简单,但精确判断程度和范围有时很难,如病人有不同程度昏迷,不同程度痴呆甚至因为是官能性病变或心理因素影响等等,常常不能或不能精确判定感觉的改变。因此需要医生耐心细微的多次检查,并结合整体病情进行分析,以免失误。浅感觉的传导束,除精细触感觉之外,主要在脊髓侧索、脑干外侧丘系和三叉丘系上行,而且是"较长纤维远心排列",因此髓外病变,感觉障碍都是由尾侧向头侧上行发展。

(2)深感觉(本体感觉)是指肌肉,肌腱韧带,关节和骨骼的运动觉,位置觉,震动觉和深部组织的痛觉等,检查时指令病人闭目进行缓慢准确检查,上述震动觉需用(C128 次)音频的音叉置骨突部检查,上述感觉除深部组织痛觉外,其余均沿脊髓后束和脑干内侧丘系走行。这些部位受损,出现本体感觉异常,深部组织的痛觉只有牵拉和压迫深部肌肉组织时才能引起疼痛,但它的传导束仍在脊髓侧索和外侧丘系内走行,而精细触觉虽然属于表浅感觉,但它的传导束走行于后索和内侧五系。

(3)复合感觉:又称皮质感觉。复合感觉不是上述各种感觉的简单混合,而是在顶叶皮质对上述各种感觉进行综合分析和判断。复合感觉包括皮肤定位觉,两点辨距觉,皮肤图形觉和对物体实体感觉等。

2.感觉障碍的表现

(1)末梢神经水平受损:按末梢神经分布出现感觉障碍,末梢神经分布的核心部位个体差异不大,但总的支配面积个体差异不小,躯干中线的感觉神经末梢呈重叠支配,因此感觉障碍接近中线稍偏患侧即可表现异常。

(2)后根和后根节水平受损:出现与皮肤分节相一致的感觉障碍,如未累及前根,可无运动障碍,后根与后根神经节的损伤不易区别,但后根神经节损害常有带状疱疹和神经营养障碍。

(3)脊髓水平受损:神经外科引起脊髓受损疾病很多,由于疾病不同,表现形式各异,但是如脊髓外缓慢压迫,则温痛觉障碍本着"较长纤维远心排列法则"由尾端向头端发展,直到病灶水平为止,并合并脊髓半离断表现,如为髓内缓慢受损,则先在病灶区域出现类似脊髓空洞症的感觉障碍,并有感觉分离,从病灶水平开始由头侧向尾侧发展,脊髓尾端是圆锥并与马尾相接,圆锥和马尾部位受损,则出现圆锥马尾综合征。

(4)脑干水平受损:脑干的内侧丘系、外侧丘系、三叉丘系和三叉神经中脑核、感觉主核以及脊束核都与感觉有关,不同部位受损,除了相应感觉障碍外,还伴有脑干相应水平损害的综合征。

(5)视丘水平受损:视丘受损则对侧半身全部感觉迟钝,可伴有对疼痛刺激感觉过度,即轻微刺激可引起剧烈的难以忍受,性质又难以形容清楚的疼痛,甚至有的可有自发性灼痛,病人有的合并丘脑痴呆或强哭强笑等症状。

(6)内囊和放射冠水平受损:二者大体相似,但越接近内囊损伤范围越大。除对侧偏身感觉障碍外,还合并双眼对侧同向偏盲和对侧偏身共济障碍,无丘脑受损那样的自发痛。

(7)顶叶皮质水平受损:温痛感觉丧失不完全,粗略感觉很少受损,但实体感觉消失。例如给病人一块手表让他触摸,他判定不出手表,有时病人常有以感觉异常为先兆的癫痫发作。

五、反射检查

对感觉刺激引起的不随意运动反应称为反射。反射是神经活动的基础,在神经检查中占有重要地位。

因为神经系统疾病反射障碍常常出现最早,最为客观,不易受病人心理因素影响;病人有一定意识障碍或儿童也能得到准确的检查结果。反射需由感觉和运动相结合而形成反射弧才能出现,因此在某种程度上检查反射要比单纯检查感觉或运动其意义更为重要。

1.浅反射　刺激皮肤或黏膜引起的反射称为浅反射。例如咽反射、角膜反射、手掌反射、腹壁反射、提睾反射、肛门反射和足跖反射等。

浅反射在反射弧任何部位损伤均可发生减弱或消失,例如感受器,传入神经元中间神经元,传出神经元或效应器的损害,反射都受到影响。浅反射中的腹壁反射和提睾反射有两个反射通路,一是在脊髓内形成反射弧;另一条通路是感觉冲动经脊髓、脑干,传达到大脑枕叶皮质,再发出纤维与大脑皮质运动区和运动前区发生联系,传出纤维经锥体束下行到前角,因此深叩肋骨或耻骨联合还可引起腹肌深反射亢进。由于锥体束在延髓锥体交叉,所以锥体束损害在交叉以上,浅反射障碍在病灶对侧,交叉以下损害则在同侧。

2.深反射　对肌腱、骨膜或关节予以刺激引起的肌肉收缩称为深反射,也有分别称为腱反射或骨膜反射,概括起来上肢有桡骨膜反射、二头肌反射和三头肌反射等;下肢有膝腱反射和跟腱反射等。

和浅反射一样,反射弧任何部位损害都可引起反射减弱或消失,如果是反射弧以上锥体束损伤,解除了对反射弧中的前角细胞的抑制,前角细胞过度兴奋,则深反射亢进,并出现病理反射。病人处于深昏迷,严重颅内压增高,后颅窝肿瘤,或脊髓休克时反射可减弱或消失;如病人处于强直痉挛时,深反射也难于引出。

3.病理反射

1.5岁以前的新生儿和婴儿由于锥体束发育不完全,可以引出足跖反射,这是发育过程的表现,无病理意义。除此之外发生的病理反射都说明有上运动神经元损害。

(1)伸肌组的病理反射:多表现在下肢伸肌组中的病理反射最具有代表性是足跖反射阳性,也称Babinski氏征,这是锥体束受损的重要体征。不完全锥体束受损则不一定出现典型征象,如受损完全则出现足趾背屈,其余四趾散开和小腿曲屈的典型表现。有人研究认为,大脑皮质运动区(Brodmam4区)及其下行纤维受损划足底外侧缘时易出现小趾外展;若只是运动前区(Brodmam6区)以及下行纤维受损,作足跖检查时只有足趾散开并有下肢屈曲;如Brodmam4、6两区完全受损则出现典型Babinski征。Babinski征的出现必须以大脑基底节的功能完整为前提,如锥体束和基底节同时受损则引不出,病人虽然有锥体束受损,但兼有下运动神经元受损或足底感觉明显障碍和脊髓处于休克时也引不出。

伸肌组的病理反射除Babinskis征外,还有Pussep征、Chaddock征、Oppenheim征、Gordan征、Schaeffer征、Gonda征和踝阵挛等,这些病理反射的检查用浅刺激,有的用深部压迫,有的用被动运动,其引起的反射与划足试验一样,可能都属于脊髓自动反射和防御性反射。

(2)屈肌群的病理反射:多数在上肢,包括屈指反射、屈腕反射、弹中指指甲反射等,弹手指掌面反射,也适于下肢检查,即弹足趾掌面反射,引起趾足屈曲。

(3)脊髓自动反射:又称脊髓防御反射或屈曲性脊髓防御反射。正常人的下肢特别是足底受到疼痛刺激时发生下肢迅速回缩,膝关节屈曲,足趾跖屈,这是正常生理防御反射。当锥体束受损,特别是横贯性损害,由于高级中枢对脊髓抑制的解除,则出现反射异常亢进,即使轻微摩擦刺激也足以引起髋膝关节屈曲,踝关节背屈,并伴有Babinski征,有时还有腹肌收缩,排空尿便,病变水平以下多汗,有的有反射性充血和立毛反射等,对此称为"脊髓总体反射"。脊髓休克后期如出现频频的脊髓总体反射并不意味病情好转,而是说明脊髓有严重的横贯损害。

正常生理的浅反射和深反射个体差异很大,双侧活跃和稍微减弱只要对称并无病理意义,但如双侧不对称,即使尚未引起病理反射也不可忽视,要注意跟踪检查。

六、自主神经检查

机体不仅需要一个相对稳定的外环境,而且更需要更为稳定的内环境,维持后者的稳定主要有三个渠道,一条是自主神经,这是一条反应较快的渠道,另外两条就是神经内分泌和神经免疫,后两条渠道反应较慢。

在一般查体中通过对心律、呼吸、血压、体温、皮肤色泽、出汗情况和瞳孔反射等大体可了解自主神经的基本情况。如果病情需要还可有选择地进行下列检查,例如发汗试验、竖毛试验、血管运动试验、皮肤温度试验、眼心反射、颈动脉窦反射和卧立试验等。

病人精神状态与自主神经的功能、神经内分泌功能和神经免疫功能息息相关,它的机能异常很少表现为单一症状或体征,因此 Eppinger 和 Hess 强调两大自主神经失调症候群,即交感神经紧张症候群和迷走神经紧张症候群,并强调药物试验的作用,如果肾上腺素试验阳性则为交感神经紧张症候群;如毛果云香碱试验为阳性则为副交感神经紧张症候群;如果阿托品试验为阳性,而 Pilocarpirie 试验为阴性时则为副交感神经低下症候群。

七、神经内分泌检查

前已叙及,维持机体内环境稳定的有三个渠道,除了自主神经系统外,还有神经内分泌和神经免疫渠道参与。下丘脑是神经内分泌的高级中枢,它直接或间接控制周身内分泌的功能,过去认为神经元不是分泌激素细胞,经过近些年来的研究认清了过去的传统观念并非完全正确,因为下丘脑的视上核和室旁核这两个大的神经核团既是神经元,又能分泌活性物质,把这一现象称为神经内分泌。

垂体后叶本身就是神经组织的一部分,它既受下丘脑垂体束的直接支配,也受神经肽的体液调节,垂体前叶尽管不是神经组织而是一个内分泌腺体,但是下丘脑和垂体形成一个独特的神经血液平面,保证了下丘脑分泌的多种具有活性的神经肽对垂体前叶分泌的影响,脑主要是通过垂体调节周身内分泌腺的活动,以维持机体内环境平衡,而脑又是激素作用的靶器官,克汀氏病就是一个例证。

下丘脑的大的神经分泌细胞主要分泌血管加压素和催产素,而下丘脑小的神经分泌细胞主要分泌影响垂体前叶的促分泌素和抑制分泌激素。随着研究的深入,人们对神经分泌的认识不断深化,但认识远远不能结束,以下仅就与神经外科紧密有关的内分泌检查作一提示性简述。

1.垂体腺瘤的内分泌异常　近些年来对垂体腺瘤的分类多数主张分为"无分泌功能垂体腺瘤"和"有分泌功能的垂体腺瘤"。无分泌功能的垂体腺瘤早期无明显症状,只有垂体、蝶鞍骨质和视神经受压以后才能确认;而有分泌功能的垂体腺瘤最早表现为内分泌异常。肢端肥大症和柯兴氏病,二者肿瘤不大即能表现明显症状和体征,而闭经泌乳综合征虽然肿瘤比前二者较大时才被发现,但仍比无分泌功能的肿瘤为早。对上述内分泌异常,通过激素检查可以争取早期诊断。

内分泌检查时还应注意病源学的不同,因为有的垂体瘤是垂体源的,有的是视丘下部源的,二者手术后期治疗方针是有所不同的。

2.颅咽管瘤的内分泌异常　颅咽管瘤是先天性肿瘤,发生于胚胎期垂体柄中的 Rathkes 囊,因此有称为垂体管肿瘤,肿瘤本身本来不分泌激素,而且是缓慢膨胀性生长,但由于肿瘤的不断增大,多易产生视丘下部和垂体功能低下的表现,对此应作相应检查。

3.尿崩症的内分泌异常　引起原发性和继发性尿崩症的原因很多,在神经外科多见于鞍区肿瘤、颅脑损伤和鞍区手术后。病人多尿、比重下降,烦渴,多饮;禁水和高渗盐水试验无效,抗利尿激素减少,注射垂体后叶激素长效尿崩停或人工合成的 DDAVP 时病人情况很快好转。

4.抗利尿激素分泌异常综合征(SIADH)　创伤、炎症、血管病、用药不当或鞍区手术影响了视丘下部,可产生与尿崩症相反的一种病症,即抗利尿激素增多综合征。Bartter 提出 5 项诊断标准:①低血钠。②低渗透压性血征。③尿排钠持续增高,不受水负荷实验影响。④血中肾素活性不高。⑤肾功能正常。SIADH 虽然多为一过性,但神经外科医师不可忽视,严重病人呈肌无力状态,腱反射消失,可有惊厥或昏迷,甚至延髓麻痹而死亡。

5.性早熟的内分泌异常　性早熟包括真性性早熟和假性性早熟,神经外科的下丘脑肿瘤和松果体肿瘤有的有性早熟,下丘脑引起性早熟较为少见,而松果体肿瘤,特别是松果体生殖细胞瘤多有性早熟。

八、脑膜刺激征检查

脑膜刺激征是脑膜受生物的和化学性的刺激后产生的一系列症状和体征,包括头痛、呕吐、颈强直、Kernig 氏征、Brudzinskis 氏征和 Lasequec 氏征等。最常见的原因是脑膜炎、蛛网膜下出血。晚期颅内压增高、严重脑积水和某些神经根受刺激所引起的类似表现,不像脑膜炎和蛛网膜下腔出血那样典型。

1.脑膜刺激症状与体征　病人有头痛、呕吐和颈项强直,Kernig 氏征,Bradginski 氏征和 Lasequec 氏征阳性。脑膜炎和下腔出血的早期,病人尚处于清醒状态时,病人皮肤感觉阈降低,处于过敏状态,轻轻触及皮肤则病人反应异常敏感,发生疼痛的感觉,有的出现畏光和听觉过敏。

2.脑膜刺激征的鉴别诊断　在脑膜炎和蛛网膜下出血时最为严重和典型,后颅窝肿瘤可以有头痛和呕吐,如再合并小脑扁桃体疝时则有颈强直,如为一例扁桃体疝颈部常向健侧倾斜,以缓解对神经根的压迫和改善脑脊液环流,而 Kernig 和 Lasequec 氏征则不明显。腰骶神经根受累疾病可表现有 Kernig 氏征和 Lasequec 氏征,但无头痛、呕吐和项强。深昏迷的病人虽然脑膜受到严重刺激,却检查不出明显脑膜刺激征。有脑膜刺激征的病人,腰椎穿刺非常必要,但要合理操作,以免加重脑疝。

(陈志林)

第二章　神经系统的定位诊断

在临床上,根据询问病史和体格检查发现的症状与体征,并以此判断病变位置,称为定位诊断,这对进一步选择特殊检查方法和确定治疗方案至关重要。目前,常用的定位诊断方法仍然沿用脑沟回解剖位置和布洛德曼提出的 47 个脑功能区两种定位方法。

第一节　大脑半球损害的定位诊断

大脑半球借中央沟、大脑外侧裂及其延长线、顶枕裂和枕前切迹的连线分为额叶、顶叶、枕叶及颞叶,大脑外侧裂的深部有岛叶。

一、额叶损害的定位

额叶主要包括:运动区(4 区)、运动前区(6 区)、同向侧视中枢(8 区)、前额叶(9～12 区),在优势半球中,还包括运动语言中枢(44 区)和书写中枢等,损害时其各自的临床表现如下。

1.运动区损害的症状

(1)运动障碍:多表现为不完全性瘫痪,以偏瘫多见,但也可见单瘫。①运动区全部受损时,产生对侧半身瘫痪,或称偏瘫。②累及运动区下部,可仅出现对侧中枢性面瘫。③累及运动区中部可表现为对侧上肢单瘫。④累及运动区上部可首先出现对侧下肢单瘫。

(2)部分性癫痫:抽搐局限于身体的某一部分,如面、手、足或一个肢体,为时数秒至数分钟或更长时间,发作时无意识障碍。有时癫痫由身体某部分开始后,抽动逐渐按解剖学的排列顺序向外扩延,最后引起全身性大发作,称为杰克逊癫痫。

2.运动前区损害的症状　运动前区(6 区)为锥体外系和一部分自主神经的高级中枢所在,受损时主要表现有以下症状。①肌张力增高,肢体肌力正常,患肢做精细动作困难。②额叶性共济失调,对侧半身虽无瘫痪,但肢体有共济失调表现。③抓握(强握)反射和摸索现象。④自主神经功能紊乱。

3.同向侧视中枢损害的症状　额叶的同向侧视(凝视)中枢位于额中回后部,下行的纤维交叉到对侧支配脑桥的同名中枢。当此中枢受刺激时,两眼向对侧同向偏斜,并有眼睑开大和瞳孔散大,同时也伴有头部向对侧扭转,这种症状常在癫痫发作时出现。发生此中枢损害后可有暂时性两眼向患侧偏斜和对侧凝视麻痹。

4.书写中枢损害的症状　书写中枢位于优势半球额中回后部,邻近头眼转动的同向侧视中枢和中央前回的手区,因书写过程与该两区有密切联系。此中枢受损时产生书写不能或称失写症。

5.运动语言中枢损害的症状　运动语言中枢位于优势半球额下回的后部,即三角部和盖部,又称字卡

(Broca)回(44区),受损时产生运动性失语,表现为言语肌肉的失用,患者口、唇、舌运动良好,但丧失说话能力。在不全运动性失语时,患者可以说出简短的几个字,但十分吃力,也很慢。

6.前额叶损害的症状　前额叶包括9~12区,又称额叶联合区。此区为精神和智力的功能区,与精神状态、记忆力、判断力和理解力等有密切关系。一侧前额叶损害多不产生明显的精神和智力缺欠的症状,两侧额叶损害则出现以下症状:①注意力不集中,判断力和理解力差,患者对事物的反应迟钝。②记忆力欠缺,特别是近记忆能力障碍。③精神和性格变化。

二、顶叶损害的定位

顶叶包括中央后回(1~3区)、顶上小叶(5、7区)、缘上回和角回(39区),损害后引起皮质性感觉障碍、失用症、阅读和计算力障碍。

1.皮质性感觉障碍　为病变累及中央后回和顶上小叶所致,感觉障碍的特点是浅感觉障碍较轻或不明显,深感觉和复合性感觉多有明显障碍。实体觉属于复合性感觉,若令患者闭眼,递给其钢笔、钱币、钥匙等日常习用的物体,患手辨识困难,则见于顶上小叶的损害。

2.感觉性癫痫　当感觉区皮质受刺激时,可于对侧身体的相应部位出现感觉异常。感觉性癫痫呈发作性,发作时患者神志清楚,病变对侧某部的肢体或半身出现麻木、刺痛,并按一定方向扩散,如向邻近的运动区扩延时可引起运动性癫痫发作。

3.失用症　优势半球顶叶的缘上回为运用中枢,此区受损表现为两侧肢体失用,即肢体虽无瘫痪,但不能完成日常熟悉的动作和技能。

4.失读症和计算力障碍　优势半球的角回为阅读中枢,是出生后通过视觉建立的识字或词句的中枢,受损时,表现为看到的字和词句不能理解其意义,产生无识字能力和失读症,计算能力亦可发生障碍。

5.戈斯曼综合征　见于顶叶下后部与颞叶交界处的病变,表现为手指不识症、左右定向障碍、计算力障碍和书写不能等。

6.体象障碍　为体象的辨识发生障碍,多见于非优势半球的顶叶下部损害。表现为不感觉一侧身体或某一肢体的存在,对偏瘫的肢体感觉不出或否认有偏瘫。

7.视野缺损　顶叶病变可累及视放射的上部分纤维,以致产生对侧同向性下1/4(象限性)偏盲。

三、颞叶损害的定位

颞叶主要包括听中枢(41区)、优势半球的听语言中枢(42区)、嗅中枢和海马等。损伤时有以下表现。

1.耳鸣和幻听　在听中枢病变的初期,常产生刺激症状,患者自觉有耳鸣,并可有喧嚷和嘈杂等听幻觉。由于一侧听觉兴奋传导至两侧颞叶听中枢,故一侧听中枢损害不产生听力障碍,只有两侧均发生损害时才产生双侧性聋。

2.感觉性失语　优势半球颞上回听语言中枢(42区)受损时,患者对听到的声音和语言不能理解其意义,不能重复他人的讲话,患者讲话不正确,难以被别人所理解。

3.命名性失语　当优势半球的颞叶后部(37区)发生病变时,患者讲话虽流利,但对别人所示的熟悉物体只能说出其用途,而说不出物体的名称,当告诉他物体的正确名称时,患者即点头称是,也称健忘性失语。

4.眩晕　颞上回中后部(21、22区)可能为前庭的皮质中枢,当其受损产生刺激症状时,可出现眩晕欲倒的表现。

5.记忆障碍　颞叶内侧的海马与记忆功能联系紧密,受损时主要表现为近记忆力丧失,而远记忆仍保持良好,患者智力亦正常,这与额叶病变的记忆和智力均受累不同。

6.视野改变　视野变化常为颞叶损害症状之一,位于颞叶后部病变可累及视放射的下部纤维,产生对侧同向性上 1/4(象限性)偏盲。若病变继续增大,象限缺损即可逐步变为同向偏盲,这种偏盲可是完全性的亦可是不完全性的,两侧对称或不对称(对称者多见)。

7.幻觉　包括幻视、幻听、幻嗅等。幻觉多为癫痫发作的先兆,但有时也可单独出现。颞叶病变所致幻视多为有形的,如看到奇形怪状的人或物,一般多于视野缺损侧出现。听觉的皮质代表区位于颞横回,幻听时患者可闻及声音的变大或变小,以及鼓声、喧哗声等。嗅觉皮质可能位于钩回和海马回前部,故颞叶前内侧部病变者可出现嗅幻觉,幻嗅多属于一种令人不愉快的恶臭。

8.颞叶癫痫　见于颞叶的前内侧部病变,主要表现为幻嗅、幻视、恐惧、发怒、熟悉感或陌生感、梦境、意识矇眬、自动症和遗忘等。颞叶病变可致癫痫大发作或局限性抽搐,此多系病变向上侵犯运动区所致。此类癫痫具有一定特点,即其发作先兆可以是多样的,如幻觉、眩晕、胃肠不适,以及精神异常等。

9.精神症状　精神症状是颞叶病变较常见的表现,仅次于额叶。颞叶精神症状主要是人格改变、情绪异常、记忆障碍、精神迟钝及表情淡漠等,多发生于主侧颞叶。

四、枕叶损害的定位

枕叶主要包括纹状区(17 区)的视觉中枢和其周围的视联合区(18、19 区)等,受累时主要表现如下。

1.视幻觉　视觉中枢受刺激时产生星光、火光和各种色带等简单的视幻觉。而枕叶的外侧面病变,亦可产生复杂的物形幻觉。

2.视野缺损　一侧枕叶损害,可产生对侧同向偏盲,但黄斑纤维常不受损(黄斑回避),即中心视野保留的特点。在早期,可出现受累侧视野的色觉丧失,即用颜色视标检查受累的半侧视野,病人看不到,称为偏色盲。如病变很小,可出现岛状的视野缺损,或称为暗点。如两侧纹状区受损,即导致两眼视力丧失,但瞳孔对光反应仍正常,称为皮质盲。

3.视觉认识不能　优势半球的视觉联合区(18、19 区)管理视觉的认识和视觉的记忆。此区受损时可发生失读症,即病人虽能看,但看到的人或物体不能识别或不能记忆。

4.视物变形　患者对看到的物体产生大小变化、倾斜或变形等。

五、内囊损害的定位

内囊是运动、感觉和视觉等纤维密集通过之处。当病变累及时,可出现偏瘫、偏侧感觉障碍和同向偏盲的“三偏”症状。

1.偏瘫　表现为对侧肢体(颜面、上肢和下肢)的瘫痪,极少出现单肢瘫痪,瘫痪的程度也较皮质运动区损害严重,上肢和下肢瘫痪大致相同。

2.偏侧感觉障碍　同时影响面部、上肢和下肢的感觉功能,浅感觉、深感觉和复合性(精细)感觉亦均受损,感觉障碍多较皮质感觉区的损害严重。

3.同向偏盲　由于通过内囊后肢的视放射纤维受损而引起病变对侧的同向偏盲。

4.同向侧视障碍　由于额叶和脑桥两侧视中枢间的纤维在内囊受损,出现两眼向患侧凝视,即对侧凝视麻痹。

六、基底核损害的定位

基底核包括尾状核、豆状核和丘脑底核等结构,为锥体外系的重要组成部分。基底核区损害临床表现有以下几种。

1.张力增高和运动减少综合征　病变主要累及苍白球和黑质,临床表现为肌张力增高,当前臂伸展或屈曲时,呈间断性齿轮征。震颤较为缓慢但有节律性,多见于肢体的远端,手指如搓药丸或数钱样动作,多发生于肢体静止时;而当肢体做某些有意识的动作时,则震颤减轻或消失。

2.张力减低和运动增多综合征　病变主要侵犯新纹状体和丘脑底核,主要表现有:①舞蹈样运动,为无定形、突发、快速类似舞蹈样的不自主动作,病变主要发生在壳核,多见于风湿病或变性疾病。②扭转痉挛,患者走路时,颈部、躯干和肢体的近端发生螺旋形扭转运动,病变较广泛地侵犯锥体外系结构,见于脑炎后和肝豆状核变性等。③手足徐动样运动,为肢体远端特别是手指和足趾产生间歇而缓慢的伸屈或分开的蚯蚓样蠕动,肌张力减低。病变主要侵犯尾状核,见于先天性脑发育障碍和肝豆状核变性等。④偏身投掷样运动,表现为一侧肢体的大幅度和有力的活动,躯干和面部一般不发生类似投掷、踢打或舞蹈样的动作。病变主要累及丘脑底核,见于脑动脉硬化和颅内肿瘤等。

七、胼胝体病变

胼胝体缺如可无任何临床症状,故胼胝体病变与其邻近部位病变的鉴别诊断较为困难。胼胝体的中 1/3 损害,可产生失用症或不能完全精细运动,前 1/3 损害则引起失用症及失语症。急性损害可有情绪兴奋、模糊及激动,以后则淡漠、嗜睡、人格改变、偏瘫或截瘫,最后可呈木僵或昏迷。

(石敬增)

第二节　间脑损害的定位诊断

间脑位于两侧大脑半球之间,连接中脑和端脑。从功能和发生上,通常将间脑划分为丘脑、上丘脑、下丘脑、后丘脑和底丘脑 5 部分。

一、丘脑损害的定位

丘脑为感觉传导通路的中转站,并与锥体外系有着密切的联系。丘脑损害的临床表现包括以下几种。

1.感觉障碍　丘脑损害引起对侧偏身感觉障碍,一般上肢障碍较下肢明显;肢体远端较近端明显;痛、温觉较深部感觉或皮质觉明显。有时可出现感觉倒错,如触觉刺激引起疼痛,冷刺激引起灼热感等。

2.自发性疼痛　丘脑疾病可产生自发性疼痛,多发生在躯干部位,呈持续性剧痛,烧灼性或冰冷感觉。但这种症状临床上并不多见。

3.不自主运动　由于丘脑与纹状体有密切联系,故丘脑损害可产生舞蹈或手足徐动样运动。

4.三偏症状　除常见的偏身感觉障碍外,由于病变侵及邻近的内囊及其后部的外侧膝状体,故还可伴有偏瘫和同向偏盲的三偏症状。

5.对侧面部表情运动障碍　丘脑病变破坏了控制面部表情肌情感性反射活动的丘脑-苍白球-面神经核神经通路,使对侧面部表情肌瘫痪,患者表情呆板。

6.睡眠障碍　患者呈持续睡眠状,严重时甚至昏迷。此为上行网状激活系统经丘脑前核及内侧核向大脑皮质投射径路中断所致。

二、丘脑下部损害的定位

丘脑下部为皮质下自主神经中枢,其前部为副交感神经中枢,后部为交感神经中枢,受损时主要有如下表现。

1.尿崩症　主要原因为病变侵犯视上核或视上核垂体束,以致抗利尿激素分泌障碍,因而导致大量排尿,一般尿比重为 1.005 以下,尿量在 4000ml/d 以上。

2.体温调节障碍　丘脑下部的前部有散热中枢,当鞍区手术致此中枢受损时,散热功能发生障碍,患者手术后将出现高热。丘脑下部的后部有保热中枢,受损时保热功能发生障碍,以致产生体温过低。

3.肥胖性生殖器退化症　丘脑下部腹内侧核受损时,由于脂肪代谢障碍,患者呈现向心性肥胖。当结节漏斗核受损时,因促生殖激素分泌障碍可引起性腺萎缩、生殖器不发育、阴毛稀少或缺无,性欲减退或消失。

4.饥饿和拒食　丘脑下部外侧区存在食欲中枢,病变初期若此中枢受刺激,即产生病理性饥饿,出现多食现象;至疾病晚期食欲中枢受累,又产生拒绝进食,以致身体极度消瘦。

5.嗜睡　由丘脑下部后外侧区的网状激活系统受损所致。见于鞍区和第三脑室肿瘤,亦可见于外伤和炎症。嗜睡亦可表现为发作性,患者呈现不能抗拒的睡眠表现。

三、丘脑上部损害的定位

松果体区病变损害丘脑上部,其主要症状有以下几类。

1.上视运动障碍　两眼上视困难,称为帕瑞诺(Parinaud)综合征,为中脑上视中枢受损所致,若出现两眼下视亦不能,则提示中脑下视中枢亦受损,或垂直运动中枢全部受损。

2.瞳孔改变　表现为瞳孔散大,对光反应消失。由于病变累及四叠体上丘和顶盖前区,使光反射路径和动眼神经艾-魏核受损所致。

3.性早熟　以儿童或青少年患者多见,由于病变侵犯松果腺使抑制青春的褪黑激素分泌减少,因而出现性早熟。

4.其他　肿瘤压迫中脑导水管上端,早期出现颅内压增高;如累及结合臂和下丘,可产生小脑共济失调和听力障碍。

（石敬增）

第三节　小脑损害的定位诊断

小脑功能为维持身体平衡、调节肌肉的协同运动和调节肌张力。根据病变侵犯小脑半球和蚓部的不同,临床表现亦不同。

一、小脑半球损害的定位

小脑半球病变主要表现为同侧共济运动障碍和肌张力降低,临床表现有:①步态紊乱,走路不稳,呈蹒跚步态;②共济运动失调,肢体各组肌肉之间,在运动上不能互相协调,如意向性震颤;③联合运动障碍,又称协同(或伴随)运动障碍;平衡不稳;④眼球震颤,以水平型眼球震颤多见,而且向患侧注视时震颤比较剧烈;⑤言语呐吃,说话不流利,发音急促此症状是与说话有关的肌肉共济运动失调所致;⑥轮替运动不能;⑦肌张力减低,患侧半身肌肉松弛无力,被动运动时关节运动过度;⑧反跳现象;⑨辨距不良。

二、小脑蚓部损害的症状

小脑蚓部与脊髓和前庭器官联系紧密,受损时可出现明显的平衡障碍,蹒跚步态,站立时摇摆不稳,转弯时症状更为明显。由于蚓部病变引起躯干性共济失调,上蚓部病变,易向前倾倒;下蚓部病变,易向后倾倒,严重时不能站立甚至不能坐起。一般无眼球震颤,肌张力多无改变,肢体共济失调症状亦不明显。如病变偏向一侧累及小脑半球时,将伴有一侧肢体共济失调。

(宋志鹏)

第四节　脑干损害的定位诊断

脑干内有第Ⅲ～Ⅻ对脑神经核,以及下行的锥体束和上行的感觉束等通过。因此,脑干损害的主要表现是病变平面出现脑神经瘫痪,病变平面以下可出现锥体束征和感觉障碍。

一、中脑损害的定位

1.大脑脚损害综合征　多由于小脑幕切迹疝或肿瘤的直接压迫所致。主要表现为同侧动眼神经瘫痪、对侧中枢性面瘫和上、下肢瘫痪,称为韦伯(Weber)综合征。

2.四叠体损害综合征　见于松果体区肿瘤、脑炎、血管疾病和颅后窝占位病变引起的小脑幕切迹上疝等,表现为两眼上视运动障碍、瞳孔散大、对光反应消失。

3.中脑内侧部损害　可同时累及动眼神经纤维和红核,而锥体束不受损,称为 Benedikt 综合征,即同侧动眼神经瘫痪伴对侧肢体肌张力增强和震颤。

二、脑桥损害的定位

1.脑桥半侧损害　主要表现有:①同侧展神经瘫痪和对侧上下肢瘫痪,称为福维尔(Foville)综合征。②同侧展神经和面神经周围性瘫痪,对侧上下肢瘫痪,即称为米拉瞿布勒(Millard-Gubler)综合征。

此外,累及耳蜗和前庭核,出现听力减退、眼球震颤和眩晕,内侧纵束受损时出现眼球同向运动障碍。脑桥的同向侧视中枢损害时,两眼向健侧偏斜(患侧凝视麻痹)。

2.脑桥被盖部损害　主要表现为一侧或两侧展神经瘫痪;一侧或两侧面神经周围性瘫痪(假脸症),若结合臂受累将出现共济失调。

3.脑桥基底部损害 主要为锥体束受累的表现,一侧受累时出现对侧上下肢瘫痪,两侧受累时产生四肢瘫痪。

三、延髓损害的定位

1.延髓半侧损害 主要表现有:①杰克逊(Jackson)综合征,表现为同侧舌下神经瘫痪,对侧上下肢瘫痪。②阿维利司(Avellis)综合征,呈现同侧第Ⅸ、Ⅹ对脑神经瘫痪、对侧上下肢瘫痪。③许密德综合征,同侧第Ⅸ~Ⅻ对脑神经瘫痪,对侧上下肢瘫痪。④交叉性感觉障碍,表现为同侧面部感觉障碍,对侧躯干和上下肢痛、温觉障碍,见于延髓外侧病变,累及三叉神经脊束核和脊髓丘脑束所致。

2.延髓后外侧区损害 见于小脑下后动脉闭塞引起延髓后外侧区的软化,主要表现为患侧软腭和声带麻痹、霍纳综合征、面部痛觉和温度觉消失、平衡不稳和共济失调、对侧躯干和上下肢痛觉和温度觉消失,称为延髓背外侧损害综合征或瓦仑伯(Wallenberg)综合征。

3.延髓两侧性损害 主要表现为两侧下组脑神经瘫痪,为真性延髓性麻痹,两侧锥体束受损为假性延髓性麻痹,两者功能障碍相似,但真假性延髓性麻痹有时表现为肌肉明显萎缩和电变性反应阳性。

(宋志鹏)

第五节　脑底部病变的定位诊断

一、颅前窝病变的定位

福斯特肯尼迪综合征,肿瘤压迫一侧视神经可出现同侧视力障碍,视盘呈原发性萎缩,对侧眼底检查可出现由于颅内压增高引起的视盘水肿。

二、颅中窝病变的定位

视交叉部综合征,多见于鞍区的肿瘤和炎症累及视交叉部,表现为视力障碍,视野改变,病变区邻近结构也可受累。

眶上裂综合征,多见于眶上裂或蝶骨槽内侧脑膜瘤和额眶部砸伤,为累及动眼、滑车、展神经和三叉神经第1支表现。

海绵窦综合征,见于海绵窦血栓形成和颈内动脉海绵窦瘘等脑血管疾病或畸形,常出现明显的眼球突出和结合膜水肿。

三叉神经半月节综合征,见于半月节神经纤维瘤、脑膜瘤、软骨瘤和胆脂瘤等,患侧面部麻木和疼痛,角膜反射减弱或消失。咀嚼无力,颞肌和咀嚼肌萎缩,张口时下颌偏向患侧。

岩骨尖综合征,见于岩骨尖部骨髓炎或肿瘤等,为第Ⅴ、Ⅵ对脑神经受累,出现患侧面部疼痛和展神经瘫痪,也称为格雷尼哥综合征。

三、颅后窝病变的定位

小脑脑桥角综合征，见于该部位的肿瘤和炎症，早期第Ⅴ～Ⅶ对脑神经受累，晚期累及第Ⅸ～Ⅺ对脑神经。此外还出现小脑症状，颅内压增高症状。

颈静脉孔综合征，见于颈内静脉孔部肿瘤和颅后窝骨折。主要表现为第Ⅸ～Ⅺ对脑神经受累。颈内静脉回流受阻时，可出现明显颅内压增高。

枕大孔区综合征，见于该部的肿瘤和畸形，因上颈部神经根受压，引起枕颈部放射性疼痛；当上颈段脊髓受累时，可引起横贯性损害，出现四肢瘫痪和呼吸肌麻痹，还可出现梗阻性脑积水，也可波及后组脑神经。

（宋志鹏）

第六节　脊髓损害的定位诊断

脊髓病变的定位，主要根据其在脊髓横断面上所累及的结构和上下纵行所累及的脊髓节段来确定，前者称为横定位，后者称为纵定位。

一、脊髓病变的横定位

1.脊髓半侧损害综合征　又称布朗色夸（Brown-Sequard）综合征，见于脊髓肿瘤、椎间盘突出、脊椎病及脊柱骨折脊髓损伤等，其主要表现为：①病变同侧受损平面以下出现上运动神经元损害的表现。②病变同侧受损平面以下位置觉、运动觉和震动觉等深感觉障碍。③在受损的神经根和脊髓节段出现条状的周围性运动和感觉障碍。④病变对侧受损平面以下出现痛觉和温度觉障碍。

2.脊髓完全横贯损害综合征　见于脊柱骨折脊髓损伤、不能切除的椎管内肿瘤和脊髓炎等。其主要表现为：①损害平面以下所有深浅感觉均消失。②运动障碍，于损害平面脊神经支配区出现下运动神经元瘫痪，损害平面以下出现上运动神经元瘫痪，初期可有数周的脊髓休克期。③括约肌功能障碍，以及受损平面以下皮肤发凉、发绀、无汗等自主神经紊乱等临床表现。

3.脊髓中央部损害综合征　见于脊髓髓内肿瘤、脊髓空洞症等。主要表现为：①分离性和节段性感觉障碍。②括约肌功能障碍出现时间较早，皮肤的自主神经功能障碍症状比较明显。③锥体束多不受累，运动功能正常。

4.脊髓前角损害综合征　见于脊髓灰质炎、脊髓性进行性肌萎缩和脊髓前动脉闭塞症。主要表现为：①受损前角细胞所支配的肌肉呈节段性下运动神经元瘫痪。②可出现肌纤维或肌束震颤。③无感觉障碍。

5.脊髓后索损害综合征　见于椎板骨折、椎板骨质增生和黄韧带肥厚，以及变性疾病等，系由薄束和楔束受损所致。主要表现为损害平面以下位置觉、运动觉和震动觉消失，出现感觉性共济失调或昂白征阳性。

二、脊髓病变的纵定位

1.高位颈段(C1～4)损害的症状　　主要表现有:①膈肌和肋间肌麻痹,出现呼吸困难。②两侧上下肢的上运动神经元瘫痪。③损害平面以下感觉障碍。④枕部或颈后部放射性疼痛。⑤括约肌功能障碍,尿潴留。

2.颈膨大部(C5～T1)损害的症状　　主要表现为:①上肢放射性疼痛。②两侧上肢于相应的损害节段呈下运动神经元瘫痪。③两侧下肢呈上运动神经元瘫痪。④损害水平以下感觉障碍。⑤C8～T1节段受损时出现霍纳综合征。⑥括约肌功能障碍,尿潴留。

3.胸段(T2～12)损害的症状　　主要表现有:①胸部呈束带样放射性疼痛。②两侧下肢呈上运动神经元瘫痪。③损害水平以下感觉障碍。④尿潴留。

4.腰骶部(L1～S2)损害的症状　　主要表现有:①于损害水平有下肢放射性疼痛。②两下肢在相应损害节段呈下运动神经元瘫痪。③发生损害水平以下感觉障碍。④尿潴留。

5.圆锥部(S3～尾)损害的症状　　主要表现有:①大腿后部和会阴部出现"鞍"形感觉障碍区。②两下肢无瘫痪,但会阴部肌肉瘫痪。③周围性排尿障碍,表现为尿失禁。

6.马尾部损害的症状　　主要表现有:①下肢放射性疼痛。②双下肢下运动神经元瘫痪。③下肢和会阴部感觉障碍。④尿失禁。

（宋志鹏）

第三章　神经外科基本操作

一、腰椎穿刺术

【适应证】

1.作为诊断性穿刺

(1)脑血管病变:观察是否为血性脑脊液,并以此鉴别出血性或缺血性病变。

(2)通过脑脊液动力学的改变和常规生化检查,了解脊髓病变的性质,了解蛛网膜下腔有无阻塞。

(3)通过脑脊液检查确定各种中枢神经系统炎性病变或肿瘤。

(4)进行脊髓腔造影或脑室造影。

(5)无明显颅内压增高的颅内病变,腰穿可以了解压力高低和脑脊液蛋白含量。

(6)不明原因的昏迷、抽搐的鉴别诊断。

2.作为治疗性穿刺

(1)对脑挫伤、蛛网膜下腔出血、手术后患者放出适量血性脑脊液以减少刺激。

(2)鞘内注射药物(抗生素、抗癌药等)。

3.腰椎麻醉　作为下腹部、盆腔及下肢手术的一种常用麻醉方法。

【方法】

1.体位　侧卧于硬板床上,背部与床旁垂直,头部尽量前屈,低头双手抱膝,双髋、双膝尽量屈曲至腹,脊背部弯成弓以使腰椎棘间隙加宽便于进针。

2.部位　一般取腰3～4或腰4～5椎间隙的中线处作为穿刺点,两侧髂嵴最高点的连线和脊棘线交界处即通过腰椎4～5椎间隙。

3.步骤

(1)局部常规皮肤消毒、铺巾。

(2)以1%～2%普鲁卡因或1%利多卡因自皮肤至椎间韧带作局部麻醉。

(3)左手固定穿刺点皮肤,右手持腰穿针(套上针芯)沿椎间隙垂直或稍向头侧进针,缓慢刺入,待阻力突然消失,表明针尖已进入蛛网膜下腔(成人进针深度约为4～6cm)。

(4)拔出针芯,脑脊液自动流出,穿刺成功后,请患者全身放松,平静呼吸,先测量脑脊液初压。如果初压高时,不可放脑脊液,仅将测压管内的脑脊液收集于试管内送常规检查。如果压力不高,可缓慢放出脑脊液3～5ml送常规、生化或其他检查。

(5)如需鞘内注射,尤其是抗癌药,用脑脊液边稀释边注入,速度要慢。

(6)对初压不高而且怀疑有椎管阻塞的患者应作压腹试验和压颈试验,具体步骤如下:

压腹试验:用于了解下胸段以下椎管内有无梗阻。助手用拳或手掌压迫患者腹部,持续20秒观察脑脊液压力是否迅速上升,若不上升或上升很缓慢,说明椎管内有阻塞或部分阻塞。

压颈试验:又称 Queckenstedt 试验,助手以手指压迫患者双侧颈静脉,如液柱迅速上升,放手后又迅速下降至原来水平者即为阳性,说明椎管通畅。反之,压迫后液柱不上升或升降极缓慢者,为阴性,说明椎管有完全或部分性阻塞。

(7)术毕将针芯插入后拔出腰穿针,局部消毒后,覆盖消毒纱布,胶布固定。

【禁忌证】

1.穿刺部位软组织或脊柱有感染者。

2.颅内压力明显增高,特别是有颅后窝占位病变者,穿刺放脑脊液可能会引起脑疝。

3.有脑脊液漏,特别是外伤后脑脊液鼻漏和耳漏者,腰椎穿刺可能引起颅内感染。

4.穿刺部位腰椎畸形或骨质破坏者。

5.开放型颅脑损伤或有感染的脑脊液漏患者。

【并发症】

1.颅内压增高者,一般不宜作腰穿,若因诊断需要一定要做,则针芯不能完全拔出,使脑脊液缓慢滴出,防止脑疝形成。为防止脑疝的意外发生,常规准备 250ml 甘露醇在患者床旁,必要时快速滴入。若发生呼吸骤停,应立即气管插管进行人工呼吸,脑室穿刺放出脑脊液并放置脑室外引流管,同时静脉用脱水剂、呼吸兴奋剂、激素等抢救药物。

2.如果发现颅内低压者,测初压后应避免再放脑脊液。术后去枕平卧 6 小时,多饮盐开水,或静脉滴入低渗盐水 500～1000ml,以防止出现低压性头痛。

3.脑膜炎。

4.蛛网膜下腔出血及硬膜下血肿。

5.腰背痛和神经根刺激疼痛。

6.植入性表皮样肿瘤及神经根的带出。

7.感染。

8.鞘内注射药物引起的并发症。

9.复视。

二、小脑延髓池穿刺术

【适应证】

1.穿刺抽取患者脑脊液,测定颅内压力,注射药物和进行气脑造影或椎管造影检查。

2.椎管内占位病变,需要作椎管内碘油造影。

3.需要作腰椎穿刺患者;因穿刺部位感染、骨质异常或蛛网膜粘连而不能进行腰穿者。

4.为测定有无椎管梗阻进行双重穿刺。

【方法】

1.枕项部局部备皮。

2.气脑造影时患者取坐位,头前屈使眶耳线与地平面成15°角。椎管造影时患者取侧卧位,头略前屈,头下垫枕头,使头与脊柱在同一水平。

3.穿刺点取枕外粗隆至第二颈椎连线中点或两乳突连线中点,皮肤常规消毒铺巾,用1％～2％普鲁卡因或1％利多卡因作局部麻醉。

4.一般用 7 号或 9 号腰穿针在 4cm 处作标记以便掌握穿刺深度。由穿刺点进针后针尖方向应朝向上方指向两眉间,缓慢进针,针尖先触及枕骨大孔后上缘骨质,然后将穿刺针稍后退再调整方向,沿枕骨大孔后缘缓慢进入。穿刺到寰枕韧带及硬脊膜时,有落空感,拔除针芯,有脑脊液溢出则证实针尖已进入小脑延髓池。穿刺深度不能超过 6cm。术后患者应平卧 2～4 小时。

【禁忌证】

1.幼儿、有精神症状及不合作的患者。

2.颅内压高、颅后窝占位病变、枕骨大孔区占位病变或出现枕骨大孔疝者。

3.穿刺部位有局部感染或脊柱结核者。

4.枕骨大孔区畸形者。

【并发症】

1.延髓损伤及高位截瘫。

2.颅后窝继发血肿。

三、脑室穿刺术

【适应证】

1.作为诊断性穿刺

(1)用于脑室造影术,诊断脑室系统梗阻性病变。

(2)进行脑脊液动力学测定并取脑脊液进行细胞、生化和常规检查。

2.作为治疗性穿刺

(1)梗阻性脑积水行穿刺外引流以暂时改善症状,或在出现枕骨大孔疝时所采用的急救措施。

(2)脑室内出血时穿刺抽出部分血液并置管引流作为治疗措施。

(3)颅后窝手术时先进行脑室外引流以便于手术操作。

【方法】

1.前角穿刺术   患者取仰卧位,一般取右侧前角穿刺,以中线旁 2.5m,发际内 2cm 为穿刺点,局部消毒,铺巾,切口以 1％～2％普鲁卡因或 1％利多卡因做局部麻醉,皮肤切口长 3cm,切开头皮全层达颅骨,以乳突牵开器牵开切口,颅骨钻孔,显露硬脑膜后十字切开,电灼皮质后用脑室穿刺针穿刺脑室。穿刺时针尖方向指向双侧外耳道连线,一般进入 5cm 时即进入脑室。一次穿刺失败应将穿刺针拔除后重新改变方向后再穿刺,不要在脑实质内任意改变方向。穿刺成功后,拔除脑针,置入硅胶管或 8 号导尿管,脑脊液能从管内引出证实引流管在脑室中,用细丝线缝合头皮切口并固定引流管,引流管另一端接消毒的引流袋。紧急情况下,也可用钻颅锥直接经皮、颅骨并穿过硬膜,拔出锥子置入橡胶管,具体消毒、穿刺点同上述。

2.后角穿刺术   一般选右侧,多采用俯卧位或侧卧位,切口在枕外粗隆上 5～6cm,中线旁 3cm,切口长 3cm。穿刺方向为与矢状线平行指向眶嵴平面,进针深度为 5～6cm,具体操作步骤同前角穿刺术。

3.下角穿刺术   多选右侧,患者左侧卧位,穿刺点位于外耳道后方和上方各 4cm 处,穿刺方向与脑皮质垂直,或略向前上方,进针 4cm 即可进入脑室下角,具体操作同前角穿刺术。

【禁忌证】

1.穿刺部位局部感染。

2.大脑半球占位病变,脑室受压变形明显或脑室狭小者。

【并发症】

1.脑室内出血。

2.硬膜下和硬膜外血肿。

3.脑室系统感染。

四、脊髓造影

【适应证】

1.用于显示脊髓,蛛网膜下腔形态及其是否通畅、有无压迫等改变。

2.用于检查椎管内肿瘤性病变、血管畸形、何种原因引起的脊髓、马尾和神经根的压迫症、蛛网膜炎等。

【禁忌证】

碘剂过敏、蛛网膜下腔出血者。

【方法】

1.拍摄腰椎平片及穿刺部位定位。

2.腰椎穿刺过程见腰椎穿刺术。

3.穿刺针进入蛛网膜下腔后,先测压、留脑脊液送常规、生化检查,放出少量脑脊液,并缓慢注入造影剂(优维显或欧乃派克),一般注入 15~20ml,注毕拔出穿刺针,常规摄正侧位片,按照需要摄斜位片。为了显示阻塞部位的下端,取头低脚高位时,应有专人扶持患者头部,在造影剂在椎管内流动过程中摄片。

【并发症】

常见有头痛、头晕、恶心、呕吐、食欲下降、腰痛加剧等,可对症治疗。

五、气脑和脑室造影

【定义】

气脑造影是经腰椎穿刺,于蛛网膜下腔注入气体,显示颅内脑沟、脑池和脑室系统的造影方法。脑室造影是经脑室穿刺注入气体或碘液显示脑室系统的检查方法。

【临床应用】

这两种造影对脑积水、脑萎缩和颅内占位性病变的诊断有参考价值,但除脑积水和脑萎缩外,大多不能提供直接和清晰的病变影像。加之其为有创性检查,造影剂刺激性大,可引起患者痛苦和一些并发症,随着 CT 和 MRI 的应用,目前已极少应用于神经系统病变的诊断(包括脊髓造影)。

但在下述情况下仍有其应用价值:

1.患者体内有金属异物不适宜做 MRI 检查,对椎管内占位性病变或蛛网膜粘连可帮助诊断。

2.经腰椎穿刺碘液造影显示脑池并行 CT 扫描提供脑脊液漏口的诊断依据,或通过脊髓造影明确椎管手术后并发脑脊液漏的诊断。

3.经腰椎穿刺注入碘液行脚间池和鞍上池造影对空泡蝶鞍和鞍区囊肿进行鉴别诊断。

(李春亮)

第四章　神经外科微创治疗与辅助技术

第一节　显微神经外科

一、显微神经外科发展史

显微外科是利用光学放大,即在放大镜或手术显微镜下,使用显微器材,对细小组织进行精细手术的技术,现已广泛地应用于手术学科的各个专业,如骨科、手外科、整形外科、神经外科、妇科、泌尿外科、耳鼻喉科和眼科。显微神经外科技术的经典概念是使用手术显微镜,在显微神经解剖理论指导下,应用显微手术器械,力图在尽可能减少对患者的创伤下达到手术目的。

1957 年 Kurze 首次应用手术显微镜,采取颞骨下经内耳道入路切除听神经瘤。1960 年 Jacobson 和 Donaghy 在显微镜下行大脑中动脉内膜切除术和颅内血管吻合术。1966 年 Pool 和 Calton,1967 年 Rand 和 Jannetta 等均报道了应用显微外科技术处理颅内动脉瘤获得成功。

1968 年,以瑞士学者 Yasargil 为代表的神经外科学家首先开展在显微镜下进行手术操作,由于手术视野放大及良好的照明,使得手术精确性大为提高,邻近组织的损害机会明显减少。许多原来不能做的手术如今成为现实,原来的手术禁区正逐步打破。脑深部病变、脑干肿瘤、脊髓髓内肿瘤等许多疑难病症,前人束手无策,在显微神经外科时代许多问题得到了解决,这是神经外科治疗史上的一项重大技术革命。1969 年 Hardy 报道了经蝶窦用显微外科技术切除垂体微腺瘤的手术。

我国显微神经外科手术开展较晚,1976 年新疆医学院臧人和等首先报道应用颅外-颅内动脉吻合术治疗缺血性脑血管病后,很快在全国掀起了一个学习和应用显微技术的高潮。1979 年北京协和医院尹昭炎等在我国最早开展了经蝶窦切除垂体微腺瘤的显微外科工作。北京、上海、天津、南京、武汉等地也均在 20 世纪 70 年代末、80 年代初分别报道了应用显微外科技术处理颅内动脉瘤和脑动静脉畸形。上海医科大学华山医院史玉泉教授还制定了显微神经外科训练规程,在培训我国显微神经外科人才方面有了规范性依据。虽然我国在显微神经外科技术上发展很快,但在设备条件和人才训练规范化等方面,发展还不平衡。

显微神经外科手术将经典神经外科"脑叶范围手术",推向"病灶性手术"水平,尽量减少干扰脑组织,探索出新的手术入路。譬如,翼点入路、经岩骨入路以及额眶颧入路,这些具有代表性显微手术入路的共同特点是,牺牲部分颅底骨结构获得手术空间,经过脑外抵达病灶,尽量减少对脑的牵拉和损伤。20 世纪 70 年代,Yasargil 提出利用颅内自然的解剖间隙和经脑外到达病灶部位,处理病变,降低手术创伤,成为显微神经外科手术的基本概念。随着对脑功能认识的逐步深入,手术中还对各种神经和脑血流进行监测,加大了对脑和神经的功能保护。

二、显微神经外科手术特点

与传统手术相比,显微手术在术野 2~3cm 范围便可进行分离、暴露和止血动作,完成对病变的各种治疗操作。因此,显微神经外科手术对脑或脊髓组织损伤比较小,手术后并发症低,提高了手术治疗效果。显微神经外科手术的基本操作有其特点,遵循共同的规律,需经过长期的大量临床实践才能掌握。

显微神经外科手术的操作空间受到限制,不允许过多的手术器械同时使用。自动牵开器解放了助手和术者牵拉脑板的手。同时,术者还必须改变传统手术操作模式和动作的幅度,以适应显微手术操作。大部分右利手医师,手术时左手持续握吸引器,持续地吸出积血,或用其牵引肿瘤;右手可不断地更换显微器械(剪、镊),从而准确地完成主要手术操作动作。

显微手术时术者双目注视手术显微镜,只能看到手术器械的尖端,而器械的大部分在术野外,主要靠自己手的本体感觉更换器械等操作。故而要求医师应当非常熟悉显微器械的型号、特点,以及操作的限制,这样,在手术显微镜下操作才能得心应手。

显微手术对病变的操作主要包括暴露、分离、止血和切除肿瘤。肿瘤的部位和性质可千变万化,但肿瘤切除不外上述基本操作的组合,反复进行。因此,经过大量实践和经验积累,形成神经外科显微手术的程式化和规律性,从而可减少手术者手术中均无用动作,降低对脑组织过多干扰,缩短术者右手均操作距离和双手动作的反复交替,减少疲劳。

三、显微神经外科手术基本要求

神经外科医师在手术中,保持身体和双手姿势的稳定十分重要。坐位手术时,医师的身体和手术区保持自然的相对位置,显著减少疲劳,提高操作稳定、准确性。按人类工程学设计的术者座椅可减少不参与外科操作肌群的活动,减少疲劳和颤抖,节省术者体力。

显微手术中,为减轻疲劳,术者应将小指或小鱼际肌放置在术野周围可支撑物体上。手托的应用不但可以预防或减少疲劳,而且可以减少精细操作过程中手及器械不自主运动。为减少使用器械运动幅度,缩短手术操作时间,手托应尽可能靠近术野。

显微手术时,镜下尺寸、深度等都会发生改变。眼和手的协调必须通过在手术显微镜下长时间的训练才能完成。显微手术时术者只能看到镜下的视野,而看不到术野外的场景及手中的操作状态,为减少手术中移动视线次数,要求医师在手术显微镜下手术时,通过本体觉和眼的余光来判断手和器械的位置,而不能依靠不断转动头部去寻找器物、调整动作来完成相应的手术操作。

手术操作疲劳导致手、器械抖动,严重影响外科操作的灵活性与准确性,可造成操作动作失误,增加手术危险。长时间的手术显微镜下操作,或因操作动作不正确,会造成术者疲劳,应尽量避免和克服。遇到此种情况,手术者可以更换,稍作休息。

四、显微神经外科手术的原则

1.切口选择合理。
2.分离和切除组织,应注意血供分布,最大限度保存和改善功能。
3.切除肿瘤病灶应避免致残性切除。

4.重要功能区和深部病灶切除,先病灶中心切除减压,后分块切除周边病灶。

5.对血供丰富的肿瘤,先阻断瘤蒂血管,后分块切除。

五、显微神经外科技术训练方法

显微外科技术最大的问题,是手术者从肉眼手术到显微手术需要一个训练和适应的过程,必须经过严格的训练方能胜任。训练的规程要循序渐进,必须经历显微操作的实验室训练,以及进一步的显微神经外科手术中的操作训练,方可成为一名合格的显微神经外科手术医师。

显微神经外科技术的训练可以先从缝合小硅胶管或薄胶膜开始,以便熟悉手术显微镜、放大眼镜和显微手术器械。手术者要坐在舒服的体位,双手从肘部到小指都要靠在台上,以防抖动。要学会在镜下使用各种器械,包括持针、引线、缝合、打结和剪线等基本操作;进而缝合离体血管,以便熟悉在镜下操作,包括解剖、分离组织和吻合血管的操作;最后作动物血管吻合实验,先作动脉、后作静脉手术,做过端对端吻合后,还需作端-侧吻合操作。一般经过1~2个月的操作训练,就可以较熟练地掌握显微外科操作。当然,在进行某种外科专业显微外科手术前,还需作一些其他准备,如神经显微外科往往需要在较深的部位进行手术,故在训练时,还要练习使用长柄的器械和将手抬高,在比较小的范围内进行操作练习。

显微外科技术训练显微神经外科的基本操作技术包括:①熟悉手术显微镜,通过实验室训练,掌握显微缝合、打结及小血管吻合等几种基本操作;并建立在显微镜下新形成的"眼-脑-手"反射;②熟悉常用显微神经外科器械,主要包括头架、双极电凝、脑自持牵开器和吸引装置等;③熟悉与本专业有关的显微外科解剖和病理知识;④熟悉显微神经外科手术室的布局以及手术人员的职责与配合等。

显微外科手术有两个特点:①光学放大可使肉眼看不清的细小组织清晰可见,提高手术准确性。但手术者手和眼的配合,手术者与助手的配合需要一个适应过程。②视野小,操作时手的活动幅度稍大,器械就会超出视野,偏离焦距,则会模糊不清。初在显微镜下手术会不习惯,需要经过一段时间的训练。手术者要坐在舒适的座位,首先练习在显微镜下使用各种显微手术器械,逐渐习惯在放大和小视野下操作。然后进行各种基本手术操作的训练,如用一橡皮手套片钉于木板上,进行切开、缝合、引线、打结和剪线等。再在离体血管上进行血管外膜剥离、残端修整和吻合。最后在大白鼠等活体动物上进行血管吻合。基本手术技术包括显微血管、神经、淋巴管和肌腔等的吻合或缝合。其中,显微血管吻合最为常用,要求也最高。

(一)显微血管吻合

1.血管吻合的基本原则

(1)严格遵守无创技术:严禁将锐器进入血管腔,不允许用镊子夹持血管壁,以免损伤血管内膜,导致血栓形成。应不断用肝素普鲁卡因或肝素生理盐水(每100ml 0.5%~2%普鲁卡因溶液或生理盐水中加入肝素50mg滴于血管表面,保持血管湿润。

(2)彻底清创血管:距血管断端5~10mm用血管夹阻断血流,彻底切除损伤的血管残端,使其达到完全正常为止。用合拢器使两断端靠拢,使血管处于无张力状态。

(3)切除血管外膜:切除血管断端的血管外膜,以免缝合时将其带入管腔,引起血栓形成。方法是用镊子夹住外膜边缘,向血管断端拉出,于平血管口处将其切除,外膜自然回缩后可见光滑的血管断端。

(4)血管冲洗扩张:肝素生理盐水冲洗吻合口,用血管镊或血管扩张器准确插入血管腔,作轻柔扩张,边扩张边冲洗。

(5)缝合血管：

1)缝合针数：采用两定点或三定点间断缝合法，要求在达到不漏血的情况下，尽量减少缝合针数。一般直径大于 3mm 的血管缝 10～14 针，直径 2～3mm 的血管缝 8～10 针；直径 1～2mm 的血管缝 6～8 针；直径在 1mm 以下的血管缝 4～6 针。

2)边距与针距：针距与边距应根据血管的口径、管壁的厚度与管腔的血压而定。一般动脉缝合的边距相当于该血管壁厚度的 2 倍，针距为边距的 2 倍。静脉血管由于管壁较薄，边距的比例可比动脉稍大。

3)进针与出针：进针应尽量与血管壁垂直，使管壁内、外的厚度相等，以便断端间边缘良好对合。出针时应顺缝针的弧度拉出。

4)打结：打结时应将缝线轻轻上提，使管壁轻度外翻，血管内膜达到良好对合。第一个结应松紧适度，打第二、三个结时应紧，以免结扣松脱。

5)缝合顺序：常用 180° 两定点法，即在血管的上、下方各缝一针，打结作为牵引，根据缝合针数在其前壁顺序均匀加缝 2～4 针。然后把血管翻转 180°，用同样方法缝合后壁。

6)缝合完毕，放松血管夹，血流通过吻合口。如吻合口漏血不多，用小块湿纱布轻轻压迫片刻，即能自行停止。如吻合口有喷射状出血，不易制止时，应补加缝针。

2.血管吻合的基本方法 显微血管吻合有端-端吻合和端-侧吻合，以端-端吻合最为常用。

(1)端-端缝合术：端端缝合术最符合生理的血流方向，最能保持血液最佳的流速和流量，是小血管缝合最常用、最基本的方法，适用于：带血管蒂组织移植的正常血管（包括可以切断的接受血管也必须是正常的）；血管断裂两断端之间无血管缺损，可以在无张力下缝合；吻合血管两者的外径接近，或相差小于外径的 1/3 者，适用于端-端缝合术。

1)手术步骤

①显露血管：依据血管的解剖部位和走行方向，切开皮肤，皮下组织及筋膜，拉开肌层，即可显露血管神经束。出血点用双极电凝止血，或用 3-0～5-0 尼龙单丝结扎。将显微血管钳或显微镊子的尖端伸入血管之间，沿血管的纵轴分离，即可逐一显露血管。

②置放显微血管夹及显微合拢器：分离血管或其断端后，用连于合拢器的显微血管夹阻断血流，其方向应与血管垂直，2 只血管夹相距为 10～15mm 或断端处 5～8mm。血管的后面置放一块约 10mm×10mm 大小的有色塑料薄膜，以作背衬。

③切断血管，剥离外膜：与血管成直角切断血管或修整血管断端，断端回缩。此时可用合拢器将两断端靠拢，以减少张力。再用冲洗针头伸入血管断端的管腔，用肝素盐水冲出腔内的血液和血块。最后，左手持镊子夹持血管断端外面的外膜旁膜向断端牵拉，右手持剪，平血管断端剪去外膜旁膜，剩余的外膜旁膜即行回缩，使白色的血管断端裸露约 2～3mm，以便缝合。

④缝合：

a.两定点缝合法：用小血管夹闭合管腔后，血管断端的上角和下角即为圆的 0° 及 180°，术者左手将镊尖伸入管腔撑开，右手用持针钳持双针的无损伤针线，在血管两断端对应的 0° 及 180° 两点，距边缘约 0.1～0.2mm 自内膜向外膜各缝一针。

进针时，针与血管壁垂直，同时用镊尖反向加压以助出针。打结时先轻轻提拉缝线，助手用镊尖轻轻加压使内膜外翻对合而后打结，一般连续打 3 个平结。

打结后，剪去 1 根缝线，另一根缝线留作牵引。在两定点牵引线的相对牵引下先缝前壁，即于第 1 针与第 2 针的中点，自外向内，再自内向外缝第 3 针缝线暂不结扎，以便看清管腔。

然后,在第3针与第1针和第2针的中点,各缝1针。

将合拢器翻转180°,观察第3、4、5针是否缝及后壁,如未缝及后壁,即可将第3、4、5针的缝线打结、剪断。前壁缝合完成后调转牵引线,同时将显微合拢器及血管夹翻转180°,使后壁显露。

一般外径1mm左右的血管,缝合8针足够。因血管外径不同,有的只需缝6针,有的需缝10针,其缝合的顺序如图所示。

b.三定点缝合法:即在血管两断端的90°,210°及330°,各缝合1针,使内膜妥善对合后打结,形成3个定点。

然后,在3针之间,依血管外径的大小,各缝合1~2针,总针数6~9针。在第1针与第2针之间缝合时,助手可将第3针的缝线轻轻向后牵拉,使前、后壁分离,这样,可以避免缝针缝及血管后壁。但三定点缝合法的缺点是定点不易正确,难以达到等距缝合和针距保持均匀。故适用于管壁较薄,前、后壁易贴合在一起的血管缝合。

⑤恢复血流:动脉吻合完成后,先去远心端的血管夹,再去近心端的血管夹,以恢复血流。如缝合良好,松开血管夹后,可见血管充盈良好,远侧动脉有搏动,吻合口只有轻微的漏血,用盐水棉球轻压1~2分钟,即可停止。反之,如缝合的针距不均匀,则吻合口有喷血或严重漏血,常需要再阻断血流,加针补漏,但这种加针容易误缝后壁,可导致缝合失败。

⑥检查吻合口通畅(勒血试验):漏血停止后,术者用2把显微镊子轻轻夹住动脉或静脉血流近端吻合口以上部位,1把镊子向吻合口的远侧移动,以驱出血管腔内的血液并夹住不松,压瘪血管后再移去血流近端的镊子,以恢复血流。如血液迅速通过吻合口,使压瘪的血管充盈,提示吻合口通畅。反之,如压瘪的血管充盈缓慢,提示吻合口部分梗阻;如血管不充盈,提示吻合口不通,必须切除吻合口,重新缝合。

⑦按解剖层次:逐层缝合,闭合伤口。

2)术中注意事项:

①剥离外膜不宜过多。一般切除血管断端的外膜旁膜2~3mm,即够缝合之用。如将外膜旁膜切除过多,不但损伤血管断端的血供,还可伤及肌层,使管壁塌陷,缝合困难,或使管壁薄弱,缝合时易被撕裂,而使缝合失败。

②进针、出针和打结是小血管吻合成败的关键,必须熟练掌握,做到正确进针和出针,保证边距和针距均匀。

定点缝合时,用双针无损伤针线,对准定点,与管壁垂直进针。打结前,应轻提缝线,助手用镊尖加压,使内膜对合,并稍外翻。如进针的角度<60°,缝针在管壁内经过的途径增加,打结时缝线内所包含的外膜和中膜,多于内膜,往往引起内膜内翻或对合不良。

在定点间加针缝合,多用单针缝线,由外向内进针,再由内向外出针。其进针点和出针点必须是两定点的中点,而且进针点与出针点的边距必须相等,才能保证针距和边距均匀,如针距和边距不等,缝线打结后,内膜将翻成猫耳朵状,是喷血或严重漏血的原因。

③缝线打结应松紧合适:过松可引起吻合口漏血,过紧则引起管壁坏死。一般缝线打结后,在牵引下透过管壁可以看到一个小圈,为松紧合适。

④预防缝及后壁:一般三定点缝合时,助手轻轻向后牵拉牵引线,使后壁分开。两定点缝合时,术者或助手应将镊尖伸入管腔,撑开管腔,使前、后壁分开。每缝1针时,术者必须透过半透明的管壁,看清针尖未缝及后壁。如有怀疑,可将缝针保留在管壁上,翻转血管。观察是否缝及后壁。如果缝及后壁,应退出缝线,重新进针。

⑤防止扭曲,张力适宜:血管吻合前,将血管两断端按解剖位置摆正,并置放小血管夹,以防扭曲。然后,将小血管夹与合拢器相连。一般说来,血管断端能用显微合拢器对合的,大都张力合适。如张力过大,应作血管移植术。不要勉强缝合,以免引起血管壁撕裂,吻合口裂开等不良后果。

⑥内膜必须完整,缝合前应在手术显微镜下观察内膜是否分离或脱出。如有分离或脱出,应将之切除,直至正常内膜显露为止。

⑦缝合前,应取下近心端的小血管夹观察动脉有无喷血。如无喷血,常见的原因是动脉近端有血栓形成、动脉硬化或动脉痉挛,应在除去原因、恢复喷血后,始可缝合。

⑧出针时,助手应顺针的弧度拔针,如拔针后拉线发涩,不要勉强硬拉,多因尼龙线上附有外膜或血块,应先将线退回1～2cm,取去附于线上的异物,即可顺利拉出。

⑨注意无损伤操作:小血管吻合必须坚持无损伤操作,应特别注意:

a.不能用镊子夹持血管内膜,必要时只能夹持外膜旁膜。

b.不应过多地刺激血管,以免引起血管痉挛。

c.小血管夹的压力应在30g/mm²以下,术前选好压力合适的血管夹,以免压力太大而损伤内膜。

d.显微手术器械及手套必须经常保持洁净无血,以免血液与缝线粘连,移动器械时引起缝线撕脱。

⑩湿润术野:血管缝合的时间较长,为防止血管显露时间久后发生干燥,术中应经常用肝素盐水溶液喷淋,保持术野湿润。

⑪血管痉挛的处理:小血管缝合时,常发生血管痉挛,处理也很困难。常用的处理方法有:

a.神经阻滞,即再作一次小剂量的神经阻滞麻醉,如臂丛,腰麻、硬膜外麻醉;

b.全身应用血管扩张药,如罂粟碱,妥拉唑林等;

c.局部用热盐水纱布湿敷;

d.用6％硫酸镁溶液湿敷;

e.液压扩张:即用肝素盐水溶液,分段进行液压扩张。

⑫血管外径大小不一的处理:两根拟行缝合血管的外径相差超过1/3时,即不应作端-端缝合,应改作端一侧缝合。如两血管外径相差小于外径1/3时,可用下列方法解决:

a.将外径较小的血管剪成斜口,使管口变大。

b.将外径较小的血管沿纵轴剪一小口,再剪去两个尖角,可使管口变大。

c.用镊尖插入外径较小的血管断端作机械性扩张,使管口扩大。

d.改等距离缝合为等弧度缝合:所谓等弧度缝合,是两条血管断端的0°对0°,180°对180°,90°对90°缝合,这样缝合的弧度相等,但距离不等,可将外径较小的血管管腔拉大,与外径较大的血管对合。

(2)端-侧缝合术:端-侧吻合术适用于:两条血管的外径相差太大,超过外径的1/2,剪成斜口仍不能端端缝合者;接受血管是受区唯一的一条供血动脉,切断后会引起肢体缺血或坏死者。

1)手术步骤:

①显露及分离血管:同端端缝合术。

②阻断血流:侧口血管用两只血管夹,阻断吻合口两端的血流,端口血管用一只血管夹阻断血流。

③侧壁开口:术者左手用镊尖拎起侧口血管的管壁,左手持弯剪剪除一块管壁,形成一个椭圆形裂

④修剪端口:端口血管应修剪成45°～60°斜面,使端侧缝合后两条血管之间呈锐角,血流量大,且不易形成涡流。

⑤缝合:如缝合的血管可以翻转,吻合口的后壁清晰可见时,端-侧吻合的方法与端-端吻合的两定点法相同。如吻合的血管不能翻转,则缝合方法有两种:

　　a.双成角缝合法:先用双针无损伤针线,在侧口及端口的0°及180°处,自内向外缝合1针及第2针,暂不打结,留作牵引。第3针缝合后壁的中点,缝针自侧口后壁的外膜进针,内膜出针,再自端口的内膜进针,外膜出针,亦暂不打结,然后在第1针和第3针之间,以及第2针和第3针之间,用同样方法缝合1～2针,后壁缝合即告完成。然后顺序结扎缝线。前壁缝合与端-端缝合相同。

　　b.端角侧边缝合法:置小血管夹时,侧口的2只小血管夹与血管吻合口平面平行放置,端口的1只血管夹则与吻合口平面垂直放置,然后向左侧转90°。第1针用双针无损伤针线自内向外缝合端口的下角与侧口下缘的中点,第2针缝合端口的上角和侧口上缘的中点。打结后,第3针缝合端口右缘的中点与侧口的右角。在牵引下,于第1针和第3针之间,以及第2针与第3针之间,再缝合1～2针,完成右侧半口缝合。将端口的小血管夹翻向右侧,用同样方法缝合左侧半口,此法的优点是将双成角法的前、后半口,改变左、右半口,不必先缝合后壁,操作较为方便。

　　⑥取下小血管夹,恢复血流。

　　2)术中注意事项:

　　①端口剪成45°～60°的斜面,缝合时应注意使吻合以后的端口血管与血流方向成锐角。

　　②侧口不可用刀纵行切开,以免管壁塌陷后,侧口闭合,缝合困难,应切成椭圆形侧口,并使其周径与端口血管的周径相等。做到正确的侧壁开口,先用目镜的刻度尺测定端口血管外径,再在显微镜的刻度尺的指引下,用7-0缝针(直径0.2mm)在侧壁上纵行进针和出针,使进针和出针的距离与端口血管的外径相等,然后提起缝针,紧贴针体一次切除侧壁,即可得横径0.4mm,纵径近似端口血管外径的椭圆形切口。

　　③双成角法缝合后壁时,术野狭小,为正确进针和出针,最好后壁缝完后,再逐步打结。

　　④缝合后壁时,缝针应由一侧血管壁的外膜进针,内膜出针;再对侧血管壁的内膜进针,外膜出针,缝线在血管外打结,切勿在血管内打结。

(二)显微神经缝合

　　显微神经缝合有神经外膜缝合法和神经束膜(束组)缝合法。可根据神经损伤的性质和部位予以选用。

　　1.神经外膜缝合法

　　(1)用锋利刀片切断神经或逐渐切除断端神经瘤,直至断面呈现正常神经束为止。

　　(2)用9-0单丝尼龙针线,在神经断端两侧各缝一针牵引线,使神经两断端对接准确,避免扭曲。

　　(3)在两牵引线之间,每隔1mm左右缝合一针,只缝合疏松的神经外膜,勿缝到神经组织。

　　(4)缝合一侧后,利用牵引线,将神经翻转180°,依上法缝合另一侧;打结勿过紧,以神经束不外露,外膜不内翻为准。

　　2.神经束膜缝合法

　　(1)用锋利刀片切断神经或逐渐切除断端神经瘤,直至断面出现正常神经束为止。

　　(2)在显微镜下检查神经束在断面上的分布及束组分布情况。

　　(3)剪去两神经断端5mm范围内的外膜,以使神经束外露。

　　(4)搭配好位于两神经断端上的神经束和束组。

　　(5)每根神经束需缝合1～2针,神经束组需缝合2～3针,由深而浅,依次缝合。

　　(6)用9-0单丝尼龙针线缝合,从一侧束膜外进针,从神经束膜下方出针,拔针拉线与缝合血管相同。继之,在另一侧,针从束膜内进针,穿出束膜外,拔针拉线后,慢慢将两神经束断端靠拢后打结。

(三)神经外科术中的显微操作训练

　　在实验室掌握了显微操作的技术,并不代表在临床手术中能熟练操作。因为实验和显微神经外科临床手术相比,两者有许多不同。首先,实验室训练的手术野都比较表浅,而显微神经外科手术的手术野一般都非常深,器械都比较长,操作时要保持良好的稳定性更为困难。而且,中枢神经组织非常容易出血,因此对要求各种操作的准确性更高。所以,从实验室过渡到显微神经外科临床手术,仍需要不断地训练。显微神经外科临床手术训练也应由易到难、循序渐进。

显微神经外科手术中,应用众多的显微手术器械,替代了人手的功能,比如自动脑牵开器,代替了助手牵拉脑压板。显微镜的光线代替了带灯脑压板等,手术中的主要关键性操作,基本是由一位医师完成的。另外,为了减少手术损伤,缩小手术野,无法容纳过多的手术器械操作,这就要求手术医师加强训练,特别是术者本人的手、眼配合,左、右手的动作的协调。通常,右利手的医师,固定用左手持吸引器,右手操作处理病灶。右手最常用的器械是双极电凝镊。在显微手术中,要求手术者的眼睛尽量少地离开目镜,用余光和手的本体觉去寻找和交换手中的器物。手术者还应该学会用右手与器械护士更换器械。手术中常用的双极电凝镊、棉条板置于手术者余光可见到的范围内,手术医师在手术操作中,还需要利用自己肢体的本体觉去完成某些动作,比如手术者固定使用右足踩双极电凝或颅钻的脚踏,左足踏超声吸引器踏板。为尽量少干扰脑组织,减少频繁的更换器械,还应该充分发挥器械作用,如吸引器可用于做牵开器,双极电凝镊除了可持夹棉条、吸收性明胶海绵外,可以用作分离血管、神经的剥离子。手术中尽量少地更换器械,还可以节省手术时间。

施行显微外科手术的术者和助手应训练有素,配合默契。要熟悉所进行的操作步骤、操作部位的显微解剖和生理功能。术中要求操作精细,每一动作均要准确无误。且尚需要使用灵便的手术显微镜,得心应手的双极电凝镊子和各种不同口径的吸引管,以及必需的精细而轻巧的显微剪刀、刀、剥离子、蛇形牵开器等手术器械。

良好的手术显微镜,就是要调节灵活,变倍迅速,变倍后仍应保持视野清晰,而不需再重新调整焦距。显微镜倍数在 6~40 倍间,一般常用放大率为 10 倍左右。神经外科显微技术的操作距离一般在 20~30cm 间,最大可达 40cm,根据操作需要可应用不同焦距的物镜进行调焦到所需的合适距离。照明方向应与显微镜同轴,亮度和覆盖范围要确当,如无冷光源则照明光线的径路上要有滤去红外线的聚光器械或能隔热的玻片,以避免灼伤组织。

术者要熟悉双极电凝的性能。13cm 长的镊子适用于脑或脊髓的浅部手术,18.5~22.5cm 的镊子适用于颅内深部手术。为不影响手术视线,可用枪状镊子。如连续持久操作,为了不易疲劳,可用轻巧镊子。为能边分离组织和边电凝止血,可用弹性镊子。用双极电凝夹持血管要留有空隙,即轻轻靠着血管壁不要夹紧,电凝血管呈焦黄色即可,不要灼成炭黑色。在电凝深部血管前,可先在皮下或浅部血管调试电流强度。对双极电凝镊子必须要妥善使用和保养,不能用过氧化氢清洗和高压蒸汽消毒,必须用 53℃ 的环氧乙烷气消毒。为避免组织黏附于镊尖,使用过程中应经常用生理盐水冲洗,黏附于镊尖的焦糊状组织切忌用刀刮,以免损伤镊尖内面嵌入的银、铂或合金钢片,应随时用湿纱布擦拭干净。如镊尖粗糙或褪色则表明失效,应及时更换。

要正确地使用显微技术操作中的手术器械。蛇形脑牵开器、刀、剪、高速微型钻、显微组织镊、剥离子、吸引器、各型号动脉瘤钳和动脉瘤夹等均需熟悉其性能后方可使用。吸引器的作用除清除术野中的积血、脑脊液、脑组织和肿瘤碎片外,还能做钝性分离用,在细心操作下可用来牵开肿瘤或动脉瘤等附近的血管和神经,以充分显露肿瘤、动脉瘤颈和一些动脉的穿通支。在做肿瘤囊内切除时,最好能吸住但不吸断瘤内小血管,利用双极电凝止血。目前还有配备冲洗、光导纤维照明和(或)电凝止血等功能的吸引器。Yasargil 还设计了一种无侧孔,长 30cm,头端外径 1.5mm,边缘圆滑不易损伤周围脑组织的吸引器。在显微手术中,术者要能熟练使用形状、大小合适,便于分离组织的显微剥离子,以分离肿瘤表面或动脉瘤两旁的蛛网膜,分离血管或神经周围的粘连。

总之,显微外科技术在神经外科手术中的重要性已愈来愈多地被国内外广大神经外科医师所重视,许多脑深部、脑底部肿瘤和脑血管等疾病,在肉眼下手术,不仅操作困难,疗效也有一定限制,死亡率和致残率均较高,而在显微外科技术应用下,则可获得根治,死亡率和致残率均明显下降。目前,显微神经外科技术在神经外科疾病的手术治疗中已占很大比重。因此,神经外科专科医师,尤其是青年神经外科医师,必须练好这一基本功,进行显微外科技术训练,掌握显微外科操作要点,熟练操作各种显微手术器械,锻炼手术技巧,为今后神经外科的发展和提高而努力。

1.显微镜下手术特点　在手术显微镜下做手术,组织被放大,不仅能看清手术野肉眼看不清的细小组织,而且还有立体感,因而有利于外科医生精确地解剖、游离、切开和缝合各种组织。但即使是肉眼缝合血管很有经验的外科医生,如不经过专门训练,在刚开始作显微外科手术时,仍很不习惯,常出现手眼不协调,影响显微镜下的手术操作,因此,要熟练地在手术显微镜下作好手术需要经过一段时期的训练和适应过程。显微镜下的手术特点:①由于显微镜的视野小,手术器械和针线常越出视野范围而很难找到;②由于景深有限,略有上下移动即出现手术野模糊;③肉眼所不能看见的抖动在显微镜下却很显著,因此,细微的抖动就会影响操作;④由于眼肌对不同焦距有一个调节过程,因此,眼睛离开目镜后再返回,不能立即看清微细结构。

2.显微神经外科技术训练要求　根据手术显微镜下手术操作的特点,在显微外科技术训练过程中,应按以下要求去做:

(1)先将手术显微镜安放妥当,调整目镜与术者瞳孔之间的距离,消除复视,达到手术野的物像清晰,有立体感。

(2)训练手的动作要轻柔、稳健,动作幅度小,避免越出视野范围的抖动。要求对显微镜下看到的组织位置感觉准确,能够很快从视野外抵达视野内的手术部位。

(3)训练切开、缝合、打结、剪线能在一个平面上进行,避免上下移动,出现视物模糊现象。还要求在手术中能够适应多种放大倍数和景深。

(4)训练将前臂靠在手术台面上,通过发挥拇指、示指和手腕的协调动作使用器械。

(5)训练眼睛不离目镜,在镜下练习切开、分离、缝合、打结等基本操作,并训练能迅速定位,掌握多种器械的使用。做到眼不离目镜,双手能更换器械。

(6)训练眼离开和返回目镜时,眼肌有迅速的调节能力。

(7)训练术者与助手之间的配合,两人都应经过显微外科技术的训练,了解显微镜下操作的特点,明确手术的全过程,熟悉手术操作的顺序和方法。

(8)显微外科技术训练要求达到高度微创、高度精细和高度准确。

3.显微神经外科基本技术　显微外科基本技术有别于一般外科基本技术。外科医生在进行显微外科小管道吻合时,一定要在显微外科基本技术方面有一个适应和再训练的过程。

(1)显微切开和分离技术:为使组织切开时损伤小、准确,一般使用11号刀片或15号刀片,使切开技术犹如微雕技术一样。显微组织分离以锐性分离为主,用尖头刀片或锐利剪刀分离。

(2)显微组织提持技术:使用尖头、无齿的显微镊子提持组织。显微外科小管道吻合时,只用镊子提持小管道外膜,避免损伤内膜。

(3)显微组织的牵引显露技术:手术野的显露,均采用手外科小拉钩;血管、神经的牵开,常采用薄的橡皮片牵引。血管吻合时,多用小型自动撑开器显露手术野。

(4)显微外科的结扎及止血:止血常应用双极电凝器。所吻合血管的分支的止血则以结扎为主。

(5)显微外科的清创技术:要求尽可能消除坏死组织,创造具有良好血供的血管床和神经床。采用无损伤的清洗可以减少感染。

4.在显微镜下练习硬膜的切开与缝合　实际上,硬膜的切开与缝合完全可以在肉眼下完成。在显微镜下进行硬膜的切开与缝合,不仅费时,而且费力,因此绝大多数神经外科医生都是在硬膜切开后才开始用显微镜,在完成颅内操作后移开手术显微镜。但从训练显微神经外科技术的出发点来看,在显微镜下进行硬膜的切开与缝合却非常有必要,因为这是显微神经外科手术最简单的操作,对于初学者来说尤为重要,是从实验室训练走向显微神经外科临床工作的最安全、有效的锻炼途径。

5.脑表浅部位的显微外科手术训练　显微神经外科技术的优势主要体现在颅内深部病变的手术,而脑浅部病变的手术比较简单,采用传统的手术方法一般都能完成。一般神经外科医生不喜欢在显微镜下做这种手术。但是,对于刚从事显微神经外科手术的医生来说,此种手术却是锻炼显微神经外科技术的极佳机会。在能熟练完成表浅部位的显微外科手术以后,下一步进行颅内深部病变的显微外科手术才是比较安全的。轻视表浅部位的显微手术而未能认真练习,却直接进行深部病变的显微手术,这种做法是对患者的严重不负责任。因此,对于初学者来说,每一例表浅部位病变的手术都应该在显微镜下进行,借以锻炼显微神经外科技术。

6.解剖脑池的训练　颅内深部病变的显微操作基本均在脑池中进行,开放脑池是显微神经外科的基本操作技术,因此也是训练的重点。在手术中,应该尽可能打开所有能触及的脑池,借以搞清每个脑池中的重要解剖结构。

7.显微镜下病变的识别　病变组织的识别在神经外科手术中及其重要,是保证准确切除病变同时减少神经功能损伤的先决条件。脑膜瘤、神经鞘瘤等病变常与正常脑组织有着显著差别,且边界清晰,显微镜下容易区分。而另一些病变,如胶质瘤等与正常脑组织无明显界限,镜下很难区分,尤其对初学者更是如此,只能通过局部脑沟、脑回及细微的颜色差别加以辨别,同时需要根据吸引器切除组织时所感知的病变质地进行区分。这需要长期、大量的手术经验,以及术中细致认真的观察,才能逐步掌握。

8.病变显微分离、暴露、切除与止血　神经外科术中的进一步操作训练是病变分离、暴露、切除与止血。病变的显微分离与暴露,是通过双极电凝、显微神经剥离子、脑压板以及显微剪刀的交替使用完成的。镜下操作应轻柔,应熟练掌握各种显微器械的操作。病变的切除与止血,有赖于熟练掌握双极电凝止血技术,以及显微剪刀的使用,镜下动作应该稳定、准确。

六、显微神经外科的临床应用

显微神经外科技术的应用,是神经外科发展史上的一大进展。由于应用手术显微镜扩大了手术野、局部照明好,使深部结构包括血管、神经以及微小组织可以清晰看清,避免了术中误伤,显著降低神经外科手术的致死率与致残率,目前已广泛应用于神经外科各类手术。

1.脑血管疾病的治疗

(1)颅内动脉瘤的夹闭术,包括颈内动脉系统和椎基底动脉系统的动脉瘤、巨型动脉瘤及多发性颅内动脉瘤。

(2)脑动静脉畸形切除术,包括大脑各叶的动静脉畸形、大脑深部和功能区的动静脉畸形、颅后窝及脑干动静脉畸形。

(3)缺血性脑血管病的手术,如颈动脉血栓内膜切除术、颅内动脉栓子切除术、颅外-颅内动脉搭桥吻合术等。

2.颅内肿瘤的治疗。

3.脊椎、脊髓疾病的治疗

(1)脊髓肿瘤,包括神经鞘瘤、脊膜瘤、髓内胶质瘤、血管网状细胞瘤等的切除,保留脊髓、脊神经的功能。

(2)脊髓血管畸形的切除手术。

(3)脊髓空洞症切开引流术。

(4)颈、腰椎间盘突出症的椎间盘切除术。

4.疼痛的治疗

(1)颅后窝微血管减压术治疗三叉神经痛、舌咽神经痛。

(2)颅后窝微血管减压术治疗面肌痉挛。

5.颅脑和脊髓先天性疾患的治疗

(1)Chiari 畸形的减压。

(2)脑膜膨出及脊膜膨出修补手术。

(3)脊髓拴系症松解术。

6.其他　如脑脊液鼻漏修补术、头皮缺损修复手术等。

（杜松州）

第二节　神经内镜

一、定义

内镜是将光线导入人体腔道并进行观察和操作的工具,最初由德国外科医生 PhilippBozzini 于 1806 年发明用于膀胱和尿道检查,后被广泛应用于医学各个领域。神经内镜是内镜家族的成员之一,随着技术设备的不断改进,21 世纪以来神经内镜技术迅速发展,并逐渐形成四种不同的治疗体系:①单纯神经内镜手术(EN),手术全部在神经内镜下完成,需要特殊的神经内镜操作器械,通常只需颅骨钻孔,如三脑室造瘘术;②神经内镜辅助显微神经外科手术(EAM),是指手术在显微镜和神经内镜同时协作操作下完成,如内镜辅助下三叉神经微血管减压术等;③神经内镜监视显微外科手术(ECM),是指使用常规显微外科手术操作器械,通过神经内镜监视器完成手术,如神经内镜下经鼻蝶垂体瘤切除手术;④内镜立体定向神经外科(ESM),即神经内镜与立体定向、神经导航、超声、激光刀等技术结合处理病变、形成特定的技术方法。

二、发展史

1910 年美国泌尿外科医生 Lespinasse 首次应用硬性膀胱镜对 2 例脑积水患儿实施侧脑室脉络丛电灼术,开创了神经内镜的先河,但手术效果较差,1 例死亡,一例术后存活 5 年。Walk Dandy 于 1922 年报道了应用内镜进行脉络丛切除治疗脑积水,并首次提出"脑室镜"的概念,他也因此被称为"神经内镜之父"。限于早期神经内镜的照明及成像技术不足,多名神经外科先辈虽努力探索,但屡遭挫折,内镜逐渐退出了神经外科历史舞台。里程碑的事件发生于 1954 年，Hopkins 等研究出柱状透镜系统、光导纤维等技术，解决了内镜最关键的光学照明问题，在此基础上许多知名公司对神经内镜进行了改进，如 olympus 公司在增加了活检和照相装置、machida 公司研发了冷光源系统等，从而使内镜的观察变得更加清晰、操作更加方便，神经内镜又重新登上历史的舞台。第二个里程碑事件是：1983 年 welch allyn 公司成功研制了电子内镜，采用高敏摄像装置，将图像转换成电讯号传入视频处理系统，使得图像更加清晰、逼真，标志着神经内镜进入了电子内镜时代。

我国的神经内镜工作起步较晚，最早报道神经内镜临床应用是在 1996 年，张亚卓、詹升全、赵继宗、章翔等神经外科医生为我国神经内镜的发展做出了巨大的贡献，目前国内内镜神经外科已经进入蓬勃发展阶段。

三、神经内镜的构成及使用方法

神经内镜主要由镜体、光源及成像系统组成。另外在手术中，还需要专门的冲水泵、内镜支撑臂等附件以及内镜专用手术器械。目前的神经内镜可分为两种：硬性窥镜和软性纤维窥镜。硬性窥镜按用途又可分脑室镜和成角窥镜，脑室镜应用于以脑室内操作为主的手术，而成角窥镜则适用于神经内镜辅助的显微神经外科手术。硬性窥镜通过一组柱状镜片来传导影像，软性纤维窥镜传导影像则是通过精细排列的光学纤维。硬性窥镜成像较软性纤维窥镜更为清晰，而后者则能按手术意图被任意弯曲，图像质量却不会受到任何影响。

硬性窥镜可备有各种视野角度提供术中观察之用，常用有 0°、30°镜，术前应根据需要选择和准备合适角度神经内镜。窥镜有相应的工作套管，内可备有多个工作通道，其中的器械通道内可允许配套的单极、双极、剪、钳、激光刀等工作器械等通过。

神经内镜光源为冷光源，包括卤素光源、水银蒸气光源和氙光源等，通过与内镜相连的光导纤维束给术野提供充足的照明。成像系统主要包括摄像机和显示器。摄像机因光学和电子技术的进步不断提高分辨率，并尝试应用多个摄像头组合模拟 3D 立体成像。摄像机供高质量影像并在监视器上显影，实时显示摄像头所拍摄区域的影像，以便于术者观察腔隙形态、完成各种操作。

神经内镜技术与传统的显微神经外科技术有很大的区别：①与显微镜下的三维图像不同，内镜所见为二维图像，需要长期的训练适应；②内镜手术中术者需观察监视器屏幕手术，内镜下手眼分离操作需要长期的训练和重复才能得心应手；③内镜手术器械与传统显微器械也有所不同，操作空间更为狭小，周围重要结构更多，如果没有足够的训练难以熟练掌握；④光线从内镜的头端发出，因此看不到物镜头端后方的区域，操作时不能利用视野后的解剖标志，也需要进行适应。

四、适应证与禁忌证

随着神经内镜技术日渐成熟，设备不断更新，其手术适应证不断拓展，被应用到解剖可达、技术可及的各个领域，获得肯定疗效。较为常用的主要是以下病种：

1. 脑积水　梗阻性脑积水是神经内镜手术的绝对适应证，此外，对于一些交通性脑积水，复杂性脑积水等亦有神经外科医生做了有益地尝试，但疗效存在争议。

三脑室底造瘘手术取额部入路，将神经内镜通过侧脑室额角、室间孔导入三脑室底前部。神经内镜进入三脑室两被抬高的乳头体前方最窄细的部分是三脑室基底，前方是漏斗隐窝。三脑室底穿孔部位应位于漏斗隐窝与乳头体间中线的中点上,三脑室底造瘘时必须注意开放 Liliequist's 膜。对于某些脑积水,神经内镜下行透明隔造瘘术、脉络丛电灼及中脑导水管疏通术也可达到治疗目的。

2.脑室内的病变　包括脑室内囊肿、脑囊虫病、透明隔囊肿、脑室内肿瘤切除或活检、脑室炎的脑室内盥洗给药等。神经内镜处理脑室系统的囊性病变具有其独特的优势、微小创伤即可达病变区域并进行手术操作。脑室炎患者通过脑室内盥洗脑脊液置换及给药可以达到良好的治疗效果。侧脑室、三脑室内实质性病变如星型细胞瘤、脉络膜丛乳头状瘤等也可在神经内镜下活检确诊。因操作空间狭小、器械限制,单纯内镜下完整切除实质性肿瘤较困难,但可将内镜作为窥镜通过显微手术器械达到全切肿瘤的目的。

3.脑池疾病　主要为鞍上池囊肿、侧裂池囊肿及其他部位蛛网膜囊肿。通过神经内镜、打开囊肿壁使之与蛛网膜下腔相通,避免了传统开颅的创伤及脑组织损伤,功能影响小,手术效果好。

4.颅底中线区疾病　颅底中线区前起鸡冠、后达枕骨大孔的狭长颅底结构区域,此区域的疾病可以通过天然的鼻腔通道在内镜辅助下手术治疗,包括垂体瘤、脊索瘤、颅鼻沟通瘤、斜坡肿瘤等肿瘤疾病。脑脊液漏可以通过内镜修补,创伤小并能获得满意效果。通过内镜还可进行视神经管减压治疗眶尖综合征等外伤性疾病。同时,神经外科同道正尝试用神经内镜治疗更多的颅底疾病。

5.颅内肿瘤　内镜因为可以比显微镜获得更大的视野的原因,颅内胆脂瘤在内镜下更利于彻底切除。一些囊性肿瘤,如血管网状细胞瘤,胶样囊肿和颅咽管瘤也可在内镜辅助下切除。

6.脑血管病及颅内出血性疾病　包括颅内动脉瘤夹闭,脑室内出血、高血压脑出血及慢性硬膜下血肿等,与传统手术相比,创伤较小,增加手术的安全性和可信度,可以直视下获得满意手术效果,难点是需要特殊的内镜、配套设备和娴熟的内镜技术。

7.内镜下微血管减压术　治疗三叉神经痛、面肌痉挛、舌咽神经痛等疾病。

8.内镜手术治疗路径交界区畸形　包括内镜下齿状突切除,Chiari 畸形行内镜下枕大孔区减压术,创伤很小。

9.内镜下脊柱脊髓病变手术　包括后路颈椎间孔减压术,颈椎间盘切除术,后路肿瘤及囊肿切除术,脊髓空洞-蛛网膜下腔分流,脊髓拴系终丝切断术及痉挛性瘫痪的选择性后根切断术等均可通过内镜来达到治疗目的。

神经内镜技术的禁忌证目前没有明确的定义,传统上三脑室宽度小于 1cm、丘脑中间块过大以及三脑室底部解剖结构因先天异常或肿瘤影响而改变时不适合行脑室内镜手术,但随着内镜设备和技术的更新,此类问题逐渐被尝试并克服。但是,内镜技术毕竟有其自身的局限性,不能用单纯内镜技术替代显微神经外科手术;在临床中,往往需要与显微手术相辅相成,制定最合理的手术方案。

五、内镜技术的优缺点及注意事项

随着微侵袭神经外科的发展,神经内镜技术作为一种重要的手术方式,近年来已被广泛应用于神经外科临床。其优势为:手术创伤较小,手术精度高、术后并发症少等。神经内镜不受术野深度影响,通过微小创伤,可看到以前无法想象的清晰的手术区域,对病变及其毗邻解剖结构进行多视角观察,或根据需要使用不同角度镜体看到显微镜或肉眼无法看到的手术盲区,并因此达到精准手术并减少术后并发症的目的。

神经内镜的局限性也是比较明显的。首先,设备费用昂贵,手术配套的镜下使用器械相对娇嫩,从而增加了使用成本,限制了神经内镜在基层医院的普及速度。其次,不同于显微神经外科技术,内镜必须经过专业的基础知识学习及操作训练,才能够准确识别镜下的解剖,才能够适用在不同角度窥镜下熟练操作,比如:使用有角度窥镜处理颅底疾病时,如果没有经过专业培训,会在鼻道内迷路,会在颅底操作时因手眼不统一"误伤"甚至发生严重后果。另外,神经内镜是显微镜的良好补充,但不能取代显微镜而完成所有的神经外科常规手术。为尽量减少操作不当造成的继发损伤发生,术者必须通过良好的神经内镜操作训练,清楚了解相关内镜下解剖结构,操作时手法轻柔准确。在已掌握神经内镜基本操作的基础上,还要有扎实的显微神经外科的技术和经验,在窥镜手术因操作空间狭小止血困难或肿瘤切除困难时,可改变术式,通过显微手术完成操作。如何充分发挥神经内镜手术的优势完成或配合显微手术完成各种手术操作是我们应该思考和总结的问题,但不能单纯盲目追求应用神经内镜,任意扩大手术适应证,否则将可能造成严重的医源性损伤。

(马显武)

第三节 神经导航

一、概述

1889 年,莫斯科大学解剖学教授 Zernov 利用数学极坐标原理,制成可固定在颅骨上的一个装置,用于指导颅骨钻孔手术,这可谓立体定向技术用于人脑的最早尝试。1906 年,英国学者 Horsley 和 Clarke 提出并完成了目前公认的立体定向三维系统,在此基础上,基于直角坐标系原理,他们制成了第一台动物实验立体定向仪。1947 年,美国学者 Spiegel 和 Wycis 利用自制的立体定向仪完成了首例人立体定向手术(丘脑背内侧核损毁术)。1952 年,他们又合作首次出版了《人脑立体定向图谱与解剖方法》一书,为临床应用立体定向手术奠定了基础。早期的立体定向技术主要应用于功能性神经外科疾病,与传统方法相比,明显扩大了治疗范围,并且降低了手术死亡率。可是,受到早期影像学技术的制约,其解剖定位不够准确,术后并发症较多,限制了其在神经外科临床中的应用。

20 世纪 70 年代后期,随着先进计算机、影像学及定向仪的发展,立体定向技术被推到了一个新的高度,实际手术误差可控制在 3～5mm 左右。现阶段主流方法是经 CT、MRI 扫描采集影像资料后计算定位,然后在手术室进行操作,避免了术者反复被射线照射,且较易整合其他医疗资源,为绝大多数神经外科医师采用。如今,立体定向技术已日趋成熟,但也有其自身无法克服的缺点:①不能进行实时定位与导向,计算方法复杂;②框架装置引起患者不适,不适用于儿童及骨质较薄者;③定位导向装置笨重,缺少灵活性;④定位架影响气管插管,金属框架机身使磁共振检查受限。这些问题制约了立体定向技术进一步发展,同时也为无框架神经导航技术的问世与应用留下了广阔的空间。

无框架神经导航又称影像导航,是现代影像技术,立体定向技术,与先进的计算机技术相结合的产物。20 世纪 80 年代后期,随着科技的不断发展,高分辨率影像技术的出现,三维数字转化器的问世及高速、大容量的电脑工作站的应用,为这项导航技术的问世奠定了基础。目前,无框架神经导航的误差范围可控制在 1～3mm,已成为微侵袭神经外科不可或缺的工具,神经导航的出现及应用,使神经外科医生在手术方案设计、病灶定位与切除方面摈弃了以往仅凭主观与经验的局面,使现代神经外科手术更趋于规范、微创、安全、有效。

神经导航系统是经典立体定向技术、计算机医疗影像学技术、人工智能技术和微侵袭手术技术结合的产物,它在虚拟的数字化影像与实际神经系统解剖结构之间建立起动态的联系,解决了临床神经外科医生迫切需要解决的问题,包括术前虚拟手术规划、术中病灶精细定位、遥控操作减少辐射损伤等。它不仅能够保证手术的精确定位和最小损伤,还能够很好地配合手术者丰富的经验和娴熟的手术技巧,使一些神经外科手术禁区得以突破。

二、结构原理

神经导航系统由硬件与软件两部分组成,硬件部分提供了影像采集与数据显示功能,主要由计算机系统、图形工作站与立体定位系统组成。

1.导航系统的硬件部分

(1)计算机系统:计算机系统的主要功能是完成与患者相关的 CT、MRI 影像数据的处理。

(2)图形工作站:在显示图像的同时具备触屏操作功能,可以通过点击屏幕进行相关的功能操作,方便手术医生术中操作。

(3)立体定位系统由红外线定位系统、机械臂、参考架、导航探针及连接组件组成。

1)红外线定位系统:由红外线定位仪与反光球组成。前者作为接收装置,在术中实时追踪安装在探针与参考架上红外线反光球,反馈探针的运动轨迹,从而准确定位,指导手术操作。红外线反光球被安装在参考架与探针上,反射红外线定位仪发射出的特定波段的红外线,用于向红外线定位仪提供空间位置信息。

2)机械臂:用来悬挂显示屏以及红外线定位仪,调节灵活方便,适应术者在术中调整位置的需要。

3)参考架:与手术台上固定患者头部的夹具相连,向红外线定位仪提供患者头部的空间位置信息。

4)导航探针:依靠探针体上的反光球提供实时位置反馈,从而完成患者注册并探测病灶位置。

5)连接组件:将参考架与手术台上固定患者头部的夹具紧密连接。

2.医学影像的三维重建技术　医学影像三维重建技术是科学计算可视化技术在医学领域的应用,是一个多学科交叉的研究领域。导航技术中,主要应用 CT、MRI 获取反映颅脑特定信息的三维数据场,并以这些数据为基础,将颅脑的形态结构、功能区分信息以三维的形式反映出来。目前主流技术称作直接体绘制法,其直接将影像报告的光学特性赋予一个体素(空间信息的数据记录、处理、表示等所采用的具有一定大小的最小体积单元),并从原始数据中直接生成重建结果。随着技术与理念的革新,三维重建技术已经从简单的解剖重建迈向了神经生理功能解剖阶段,重建颅内神经传导,神经纤维束示踪技术已成为现实,"神经功能哑区"的概念也得到了修正。

3.术中定位装置　包括三维数字转换器和定位工具。三维数字转换器种类繁多,目前主要的定位装置有:

(1)主动红外线定位装置:为目前绝大多数神经导航系统所采用。包括定位工具(如探头、双极等)、发射红外线的二极管,以及位置感觉装置。红外线反光球体积小,可安装于定位工具上,操作灵活轻巧,使手术器械起到多功能作用。当安装在固定好的参考头架上,便可监测手术中头部与头架之间难以察觉的移动并可及时纠正,实现术中动态跟踪。

(2)关节臂定位装置:具有 6 个有位置觉的关节,通过应用三角学原理经计算机算出每个关节的角度位置,从而计算出探头尖的位置和角度,确定其空间位置。

(3)手术显微镜定位装置:将定位装置与手术显微镜连接,通过激光测量镜片焦点的长度来确定术中器械位置,使手术显微镜的焦点中心与定位装置的探头尖达到空间上的位置吻合,实现术中动态跟踪。

(4)超声定位装置:利用附于定位工具上的一个或多个发声器发出的超声波为接收器接收,根据超声波发射与接收之间的时间差可确定定位工具的三维装置。

（5）电磁定位装置：主动电磁发声器发射超低电磁场，由探头或手术器械上的被动感受器接收，简单小巧，可在深部手术全程使用一些笨重的手术仪器，但是由于手术及手术室中大量金属物体影响其精确性，使用较少。

4.激光采样表面轮廓注册技术　激光采样表面轮廓注册技术工作原理是发出低能量激光，通过计算经皮肤反射后再接收的激光量来确定扫描点皮肤的空间方位，然后通过移动激光扫描点来采集大量的皮肤扫描点方位数据（鼻子、眼睛、眼眶等区域因为轮廓起伏变化较大，因此被视为导航系统默认的扫描区域），并通过计算机自动生成扫描区域的三维轮廓曲面图，与术前影像资料重建的三维皮肤轮廓图像进行配准注册。与体表解剖标记点注册法与头皮标记物注册法相比较，激光采样表面轮廓注册技术放宽了术前影像学资料采集时间，简化了导航注册过程，提高了注册精度，减少了患者不必要的心理压力，有较大的推广价值。

三、操作流程

神经导航手术的操作分为手术前准备与手术中操作两个部分。

1.手术前准备　主要是图像的准备：

（1）贴标志点：剃光头发后可在头皮表面贴 6～8 个 marker。固定 marker 时注意结合术中可能应用的体位，要求贴在不被固定后头架影响、头皮不易移动的部位，且尽量不要在一个平面上，在病灶附近可酌情增加 1～2 个 marker。

（2）图像扫描：根据病变的性质，可选择 CT 或 MRI 扫描，尽量选择增强扫描，可在术中导航时辨识及避让术野邻近血管。扫描范围应包括全部标志点、病灶及重要解剖结构，扫描条件：连续薄层扫描，CT 层厚 2～3mm，1mm 重建，MRI 层厚 1～2mm 扫描，最好用 3D 序列，扫描后将图像数据用移动存储保存。

（3）术前计划：

1）图像输入：导航软件读取移动存储中保存的患者图像。图像装载：通过选取导航软件读取的图像序列，并调整"窗宽、窗位"，使将图像清晰度最佳。

2）三维重建：重建头颅图像，注意是否有局部的图像缺损或多余，如影响注册，则需调节直到得到清晰重建图像。

3）标志点注册：手术患者头部固定于 Mayfield 头架上，导航参考架固定于头架上，选择将三维重建图像上与患者头部的 marker 标记进行一一对应地注册。选择术野与影像资料上至少 4 个或 4 个以上相应的坐标点进行良好吻合后才能继续导航操作。一些不准确的皮肤坐标常位于枕部、颅后窝及病灶对侧。如吻合的坐标点不够，可利用耳屏、眼外眦、鼻根部等较为固定的解剖位置进行辅助定位。

4）选择靶点和入路：相对于传统手术，导航的一大优势是可以精准地设计手术入路。以微创、易暴露、安全、美观为原则，以病灶为靶点，在导航仪上模拟手术入路，并设计最佳手术切口。

2.术中导航　为导航手术最为核心的步骤。更换无菌导航参考架并牢固固定，根据不同的手术灵活选择合适的导航引导器。如活检针、导航长棒或显微手术时使用的迷你导航棒。需要进行定位时，踩下导航脚踏开关，并用导航探针指向患者的相应部位，在导航仪屏幕上即可实时显示探针与病灶的相对位置图像。导航结束后，需将导航过程中产生的数据、图像存储备份，并对系统存储器上的数据进行必要的整理。

3.影响神经导航精度的因素　在导航手术中，影像数据的采集、注册过程的误差及术中组织结构的解剖移位均可影响神经导航系统的精度。其中组织结构的移位更容易造成导航系统影像与真实位置的较大误差，即影像漂移或脑漂移，是影响导航系统精度的重要因素。

（1）影像数据造成的误差：术前 CT 或 MRI 扫描层厚过厚，扫描时间离手术时间过长，扫描时患者头部移位均可能导致所获影像资料与患者实际情况不吻合。另外，图像的伪影、窗宽、窗水平及扫描仪器本身系统误差也会影响导航精度。

（2）导航系统本身的系统误差：机械误差、金属对磁场的影响可影响磁场导航系统的精度，机械噪声可影响超声导航系统的精度。

（3）注册误差：头皮具有一定的活动度。在固定头架，头钉可能牵拉头皮移位，靠近头钉处的 marker 可能出现较大幅度的移位。参考头架固定不稳，注册时导航棒尖位置的控制不均匀有可能影响导航的精确度。

（4）系统性漂移：头部定位 marker、头架或导航参考架移位造成的脑漂移。

（5）结构性漂移：术中各种可能导致脑组织移位的动作，如硬膜切开、释放脑脊液、脑压板牵开脑组织、切除肿瘤、脑组织的重力作用、脑组织的水肿或出血、脱水剂、麻醉剂的应用、患者体位等综合因素共同作用，均可导致术中结构性漂移。

4.减小导航误差的方法

（1）建立持续稳定的参考点：设计好皮肤切口，取下参考架前，在切口附近建立持续准确参考点并储存于系统中，在术野铺巾及安装无菌参考架后，再次复核参考点准确无误。

（2）建立再注册点：为防止患者头部与参考架之间发生微小的位移而影响精度，术中应经常检查导航的准确性，尤其在对重要的神经组织定位前。术中锯开骨瓣时头部所承受的力量最大，最易发生移位，因此在形成骨瓣前，在设计的骨窗周围标记并存储 3~4 个再注册点，监测再注册点的位移可以及时发现颅骨的位移。

（3）避免漂移：头架固定确实牢固，头钉位置不宜过于靠近 marker，以免头皮牵拉影响定位。颅骨钻孔时注意平稳施压，用力过猛可能使头架移位甚至松脱。骨窗部位尽量位于最高点，手术路径尽量保持垂直，减少在重力引起的侧方移位；找到病灶前尽量少用或不用脱水剂，避免打开较宽的脑池或脑室以免释放过多脑脊液；切开并牵拉脑皮层时应尽量轻柔以免脑组织移位过多；在显露脑组织后再次使用导航指示病灶准确位置，浅部病灶可用双极电刀烧灼蛛网膜标注边界，或用微导管栅栏法纠正脑漂移；深部病灶可用导航探针穿刺，并于创道注射少量亚甲蓝标示入路；一旦发生影像漂移时，可尝试根据患者的体位及脑移位程序，大致判定其漂移方向，用导航探针进行尝试追踪可疑病灶，并根据周围解剖结构综合辨别。

（4）结合术中三维超声、术中 CT 或 MRI 实时监测，可准确地实时定位，术中 MRI 或术中 CT 是解决胶质瘤术中脑移位最好的方法。但是仪器设备昂贵，操作较复杂，目前国内普及程度不高。术中超声相对价廉，对脑组织及病灶的定位亦非常准确，与术中导航结合，是解决影像漂移，进行精确实时定位的非常有前景的方法。

四、神经导航技术应用范围

1.神经导航辅助切除脑肿瘤　　神经导航外科把现代神经影像诊断技术、立体定向外科和显微神经外科技术，通过高性能计算机结合起来，能准确、动态和实时显示神经系统解剖结构和病灶的 3D 空间位置及其毗邻关系，形成微侵袭神经外科的重要组成部分。导航技术广泛应用于颅内肿瘤的手术治疗中，一般来说其对手术的辅助作用体现在以下几个方面：

（1）有助于病灶的定位与切口的选择：精确的病灶定位及合理的切口设计是顺利进行神经外科手术的基本条件，术前常通过影像学资料及头部的解剖结构进行定位及设计手术切口，但对于某些位于缺乏明确解剖标志的部位的小型病灶,甚至是一些具有多年临床经验的医师也难免出现定位偏差。神经导航能辅助术者进行可靠而精准的定位及切口设计,为进行手术奠定良好的基础。

(2)有助于手术入路的设计:神经外科的入路选择一般以少损伤、易达到、好暴露、美观为原则,神经导航可在定位病灶及设计切口时即判断达到病灶将通过的脑组织及可能出现的损伤,术者可利用导航在判别重要功能区、皮层或脑沟内粗大血管及入路所经组织,从而在切口至病灶距离、脑组织损伤及暴露范围的利弊中权衡选择一条个体化的入路方案,以求患者在手术中的受益最大化。

(3)辅助判定切除范围及切除程度:并非所有病灶均导航确定切除范围及切除程度,如脑膜瘤、脑脓肿或寄生虫,但对于某些缺乏明显边界的肿瘤,如胶质瘤、侵袭性垂体腺瘤,神经导航将为术者提供非常有价值的帮助,特别是对于低级别的胶质瘤,其表面与正常皮层几无区别,质地与边界也常难以与正常脑组织分辨,但其病灶在 MRI T_2 像上却有明确的表现,依据神经导航的引导,常能做到可靠且满意切除。另外,对于与骨质、脑膜等位置相对固定的结构关系密切但术中边界判断困难的肿瘤,如脊索瘤、侵袭性垂体腺瘤及骨瘤、骨纤维异常增殖症,术中导航亦可准确地判定切除的程度与范围,为手术的进行提供非常有价值的指引。

(4)有助于神经功能的保护:尽可能保护神经功能是神经外科手术的原则之一,神经导航可以精确地识别重要功能区,并在术中实时监测以避免损伤,另外,对于与功能区关系密切的病灶,可行 DTI 融合导航,于术中辨识病灶与神经传导束之间的关系,避开重要的功能区,更为合理地选择切除病灶的入路。

神经外科手术从神经导航技术中受益良多,但因为导航可能增加患者一些额外的费用,而且对于某些病灶的定位与切除帮助并不是太大,所以我们认为不是所有的颅内病灶均需要行神经导航辅助手术:有明显边界,可由易寻、明确解剖标志定位,且位于非重要功能区的病灶,可选择非导航手术。如大部分位于颅底、脑表面,以及与大脑镰、小脑幕毗邻的病灶,术前可充分利用病灶与周围毗邻的解剖标志准确定位,甚至对于一些小型病灶,亦可予 1 枚 marker 贴于病灶附近行 CT 扫描,同样可做到成本相对低廉的精确定位。

2.神经导航在蝶垂体瘤手术中的应用　许多学者使用神经导航技术,特别对于甲介型垂体腺瘤、复发性垂体瘤、垂体微腺瘤,通过实时的术中引导,随时了解手术进展以及颅内的解剖情况,对上述病症进行精确定位。实施更为安全及有效的手术。

(1)手术适应证:①蝶窦气化不良者,如甲介型及鞍前型;②垂体微腺瘤;③复发型垂体瘤,二次经鼻蝶手术,局部结构紊乱;④神经内镜辅助的经蝶手术;⑤侵袭性垂体腺瘤,肿瘤组织广泛破坏鞍底及颅底;⑥作为经验欠缺手术者的辅助定位。

(2)手术禁忌证:①鼻腔及蝶窦内尚未控制的炎症,术后易致感染播散;②瘤体主要位于鞍上,向前颅底、脚间池或鞍旁生长。

(3)手术注意事项

1)可利用导航进行明确肿瘤的边界,探测鞍区重要结构精确的位置(如颈内动脉)并避免医源性损伤。

2)术中可利用导航探针引导内镜的置入方向和适宜的深度,确保合适的术野暴露及操作定位。

3)导航探针定位范围受到手术狭小空间的限制,只能在较小的范围与角度内进行探测,因此可能在某些部位留有探测盲区,导致肿瘤残留;由于存在术中组织移位,不能准确实时地确定鞍上肿瘤的切除程度,因此在判定切除程度与肿瘤残留时,还应结合术者的经验与手感进行综合判断。

3.脑内穿刺活检　对神经系统肿瘤进行准确及时诊断是制定治疗策略的重要前提,影像学通常提供了最初的诊断结果,而很多疾病却不能单纯通过影像学来准确识别,因此,通过活检术进行脑组织中病灶的细胞学检查意义重大。除对病灶进行细胞学及病理学分析外,活检检查还可为下一步的治疗策略及预后提供重要的线索。

立体定向穿刺活检是常用的神经外科活检方法,不少学者将导航穿刺活检术与前者进行对比研究,结果显示两者的精度相仿,均可达到定向活检的要求。

(1)适应证:①颅内广泛、多发病变;②病变位于重要功能区,手术切除可能造成严重功能缺失者;③幼年、高龄、全身情况较差、手术耐受性差的患者;④手术不宜达到的脑深部病变,如脑干、松果体区病变;⑤肿瘤复发与放射性脑损伤难以鉴别者;⑥性质不明的颅内病灶,为指导进一步治疗需明确病变性质者。

(2)禁忌证:①年龄小于 2 岁,颅板薄(<3mm),不能固定头架者;②出凝血功能障碍者;③脑内病变为血管性或富含血管者,估计手术出血风险大;④脑室内病变;⑤低位脑干内的侵袭性病变;⑥局部有感染病变者;⑦疑为脑囊虫或脑包虫者。

(3)手术注意事项

1)靶点选择:一般选择细胞增殖较为活跃的边缘部分作为活检靶点,阳性率较高。病灶中心常为坏死液化区域,活检阳性率较低,由于一些肿瘤具有异质性,故活检可沿病变的长轴进行多点活检以提高阳性率,靶点应尽量避开增强明显的部位,以减小手术导致颅内出血的可能性。

2)活检针入路应尽量避开皮层血管与功能区,并避免对脑功能区的医源性损伤。

3)如穿刺部位出血,可抬高头部,局部注射小剂量凝血酶(1000~2000U,溶于 2ml 注射用水),关闭外鞘 30 秒止血。

4)术后有发生癫痫、颅内出血、局部脑水肿及偶发颅内感染的可能,故术后亦需进行严密的观察。

4.神经导航辅助内镜技术　神经内镜手术是神经外科主要的微创技术之一。自 1910 年内镜技术首次用于神经外科以来,经过不断发展与改进,现代神经内镜技术已经逐渐成熟与完善,现代神经内镜具有成像清晰、操作简便、视野宽阔等突出的优点,手术是在内镜监视下进行操作,非常精细,创伤轻,疗效好。一般包括两种手术方式:经内镜的器械通道操作和在内镜外操作,常通过骨孔或直径 2~3cm 的骨窗治疗颅内病变。目前,神经内镜技术已广泛应用于神经系统疾病的诊断与治疗,尤其以脑室和脑室旁手术最具代表性。

但是,神经内镜亦具有一定的局限性,由于内镜手术创道狭窄,骨窗较小,术中的对于病灶所在部位的定位与定向非常重要,而其主要的风险亦源于术中定位及手术轨迹的偏差。目前,对于深部靶点的定位主要依赖于手术医生的经验及自身能力,但即使是经验丰富的术者,亦往往需通过不断地调整内镜的方向与深度来接近病灶,这种操作模式不可避免地加重了靶点和工作通道周围脑组织的损伤,在某些解剖标记不明的手术中,甚至手术路径出现较大偏差,导致手术不能完成。

因此,越来越多的医疗机构采用神经导航辅助内镜技术,利用神经导航精确的定位能力,计算出最为理想的内镜工作通道,在导航的引导下,为内镜操作者提供精确而丰富的解剖定位信息,不仅减少了手术损伤,降低了手术风险,提高了手术效果,而且还为内镜手术更为广泛地应用铺平了道路。

(1)手术适应证:原则上适用于所有神经外科显微手术,但对于以下手术神经导航辅助内镜手术更具优势:

1)脑室内囊肿,主要术式为开窗手术,可依据导航图像设计能够贯穿囊肿前、后壁的手术路径,并同时注意避开脑室内的重要血管。

2)脑室内或脑室旁肿瘤,采用内镜外操作的手术方式及改良的显微手术器械,可以进行较大的肿瘤切除术。

3)三脑室造瘘术,特别是合并轻度梗阻性脑积水,脑室内感染或出血致复杂性脑积水,正常解剖关系破坏者,以及松果体区肿瘤合并脑积水者,可利用导航准确定位,避免单纯内镜操作的盲目性,另外,可设计合理的入路同时进行造瘘与活检手术。

4)经蝶手术,内镜下经鼻-蝶手术入路是目前创伤最小的经蝶手术入路,但蝶窦气化不佳,肿瘤微小或呈浸润性生长亦给手术带来困难,导航辅助可有力地解决上述问题。

（2）手术注意事项

1)需配备与内镜匹配的导航适配器,牢固固定于内镜的工作套管根部。

2)手术入路的设计应尽量避开功能区及血管组织,选择到达病灶的最短入路,囊肿开窗者要求手术轨迹能通过囊肿的前、后壁。

3)术前留备用注册点,避免术中参考架移位会使导航漂移。

4)术中出现适配器松动或需改变适配器匹配器械时,需进行重新安装并再次确认。

5)术中需反复确认参考标记和靶点位置与导航影像之间的相互关系以指导内镜的操作。

5.神经导航辅助脑血管病手术　脑血管病是神经外科疾病的重要病种,包括出血性及缺血性两大类。出血性脑血管病中,绝大部分为脑动脉瘤、脑血管畸形、高血压脑出血等好发疾病。目前脑血管畸形分为五类:动静脉畸形,脑海绵状血管瘤,静脉畸形,毛细血管扩张症及硬脑膜动静脉瘘。随着技术的进展,神经导航技术也逐渐应用于脑血管病的辅助治疗,并明显提升了一些血管性疾病(如海绵状血管瘤)的手术效果。

（1）手术适应证

1)海绵状血管瘤,由于肿瘤体积一般较小,常见多发,病灶常位于脑白质深部或附近功能区,故导航的精准定位能显著提高海绵状血管瘤的手术质量。

2)位于大脑前动脉或中动脉末端的小型动脉瘤,常不易寻找,可利用导航系统,融合 CTA 或 MRA 影像进行准确定位,降低手术难度及风险。

3)AVM 术前亦可采用 CTA 及 MRA 影像融合三维 MRI 影像,术中利用导航准确定位供血动脉,辅助病灶的切除。

（2）注意事项

1)多发海绵状血管瘤可采取先定位,后切除;先浅部,后深部;先周边,后中线的步骤切除肿瘤,减小术中影像漂移给手术带来的影响。

2)由于 CTA 及 MRA 的精度限制,不能显示所有的供血动脉,故在导航辅助 AVM 切除时,应注意识别和处理较细小的供血动脉。

3)由于术中仍可能存在漂移,故在处理小型动脉瘤时,特别注意不能片面依靠导航系统,还需通过局部脑组织性质的改变及病灶周围解剖结构的识别来综合判断病灶的确切位置。

6.颅底外科　颅底外科是包括神经外科、耳鼻咽喉头颈外科、口腔颌面外科,甚至涉及神经影像、介入神经外科、整形外科和脊柱外科在内的一门综合临床学科。神经外科的专业范围主要在颅底内面,颅底内面借蝶骨嵴和岩骨嵴分为颅前窝、颅中窝和颅后窝,常见的疾病包括脑膜瘤、垂体瘤、听神经瘤、胆脂瘤、脊索瘤、软骨瘤、软骨肉瘤等。颅底解剖结构比较复杂,其间有多组重要的脑神经与血管走行,术中充分暴露病变组织与避免损伤神经与血管是手术成功与否的关键。传统的颅底外科手术中常以各种解剖结构作为手术入路与切除病灶的定位标志,但在解剖关系因病灶侵蚀而改变时或术中解剖标志不明确时,即便是经验丰富的医师,都往往需花费相当的精力和时间进行定位。

神经导航技术在颅底外科的应用具有以下优势:①颅底骨质术中影像漂移小,导航定位相对固定准确;②CT 与 MRI 影像结合可以清晰地显示骨质与软组织,可以明确地指示病灶及其边界;③有助于定位解剖标志,避免损伤重要结构。

（1）适应证

1）各型垂体瘤，特别经蝶入路中，蝶窦发育不好、蝶窦分隔复杂、甲介型蝶鞍、二次经蝶手术等解剖结构复杂者。

2）脊索瘤，脊索瘤常造成颅底骨质的广泛破坏，并侵犯神经血管，神经导航可辅助进行入路选择，术中定位重要结构及寻找肿瘤边界。

3）颅底软骨肉瘤，采用导航技术可在术中有效地判断肿瘤的切除程度，同时最大限度地保护神经组织，改善预后。

（2）注意事项

1）准确地判断鼻窦的位置，避免无效的开放窦腔导致感染风险。

2）利用导航选择手术入路遵循路径最短及破坏解剖结构最少原则，减少手术创伤。

3）术中采用图像融合技术，尽量重要神经及血管的损伤。

4）颅后窝的手术注意颅颈区稳定性的保护，避免磨除过多的枕骨髁及周围骨质。

7.神经导航辅助功能外科　应用神经导航可进行功能性疾病的手术治疗，包括运用于癫痫神经外科，辅助进行功能区及癫痫灶定位，指引植入深部电极，并且可联合应用脑皮层电流描记法和促发性脑电图提高手术的准确性和安全性。目前，已有学者将导航技术应用于局灶性癫痫、亨廷顿病、帕金森病等疾病的手术辅助。多个研究报道均认为神经导航可以安全有效地应用于功能外科领域，且未发现由导航所致的不良事件，并且在一定程度上减少并发症的发生率。

五、联合应用术中超声

在现代颅内手术过程中，神经导航已是一种公认有价值并已广泛应用于临床的技术。虽然神经导航能够有效地辅助手术医师在术中避开重要结构，准确找到病灶，寻找肿瘤边界并且判断切除程度，但是，作为一种技术手段，它也不可避免地存在一些同有的缺点，其中最为常见的是术中影像漂移。神经导航的精确度受空间立体定位精确度、术前配准精确度及术中脑组织变形三方面的影响。空间立体定向精确度约为0.35mm左右，术前配准精确度约一般小于2mm，而术中因各种原因引起的脑组织移位对精确度的影响是前两个因素的4～5倍，故成为影响导航精度的最主要因素。其次，术前CT或MRI检查所显示的增强影像其实质是血-脑脊液屏障破坏的区域，而并非肿瘤生长的区域，而一些肿瘤（如高级别胶质瘤）细胞的微指状生长常超过影像学所示增强的区域，因此，依赖术前影像学资料神经导航的定位亦有可能与肿瘤的实际范围具有一定的误差，一般而言，术前CT及MRI T_1 加权像显示的胶质瘤边界常小于实际边界，而MRI T_2 加权像显示的胶质瘤边界因水肿和胶质增生常大于实际边界。

术中影像学漂移的影响因素有很多，常见的包括：大脑的自身重力，病灶切除，术中脑组织的牵拉，脑脊液的流失，脑肿胀和手术操作本身带来的移位。其中大脑自身的重力被认为是引起脑漂移最主要的原因。脑移位对于神经外科手术带来的负面影响也非常突出，如移位误差过大，可导致术中判断肿瘤边界失误，残留过多肿瘤，严重影响患者的生存时间和预后；可导致对功能区的误判，造成神经功能的医源性损伤，对于一些小型的肿瘤，误差过大的话甚至可能导致术中迷失方向，在寻找病灶过程中对脑组织造成不必要的破坏，甚至被迫终止手术。

术中实时监测脑移位和校正精度，无疑是提高神经外科手术中导航整体精度的重要途径。目前，利用计算机断层扫描技术或者磁共振技术进行术中成像已经作为一种校正术中脑漂移的方法，术中联合应用这些影像学技术虽然可以实时进行影像学数据更新并得到准确及时的信息，但却有费时费财等不足之处，直到今天,能够有条件进行术中 CT 或 MRI 监测的医疗中心仍屈指可数。而作为一种相对廉价的术中影像设备,自 20 世纪 80 年代以来,超声技术已经作为一种术中实时技术被用于脑部病变的检测。随着超声扫描仪器的日益发展革新,使得扫描仪已经可以使用于各种手术中。超声扫描仪现已联合于神经导航技术用于显示实时数据,在临床实践中显示出其突出的应用价值。与术中 CT 及 MRI 比较,术中超声应用简单、经济方便、不占空间,性价比高,因此术中超声可能将成为神经导航手术中校正脑移位的最主要工具。

1.术中超声应用范围

(1)监测手术进程:神经导航根据术前的影像学资料引导手术轨迹,而术中超声则通过术中实时的探测不断地修正与辨识手术入路。在开颅完成后,由于去除了颅骨的声波衰减效应,在脑膜切开前,应用超声即可在术野内进行探测,确定肿瘤的具体位置、大小、与皮质表面的距离,从而设计合理的硬膜切口及手术入路。术中可利用超声图像辅助判别肿瘤的恶性程度,辨别肿瘤与正常脑组织的界限,判断肿瘤的切除程度及残留部位。对于术中不明原因的脑膨出,可以利用超声明确是否存在颅内血肿并探测其部位。

(2)辅助判断病灶性质:根据超声图像灰阶强度的不同,可将回声信号分为:①高回声:灰度明亮,正常的组织如大脑镰、天幕、脉络丛,异常结构如血块、钙化灶、转移瘤、胆脂瘤、海绵状血管瘤、脑膜瘤及大多数高级别胶质瘤等;②等回声:灰度呈中间水平,如正常脑组织;③低回声,呈灰暗水平,如各种疏松结缔组织;④弱回声:为透声性较好的暗区,如正常的淋巴结;⑤无回声:灰阶强度为最低水平,如含脑脊液的脑室系统和基底池等。颅内各种结构所含细胞、密度、水分不同,故 B 超影像上所显示的图像亦有差别,实质病变强度大于囊性病变,良性病变较恶性病变边界清晰、规则,且内部回声较为均匀。

(3)辅助定位小型病变:颅内小型病变的精准定位是手术成功与否的关键,而此类病变往往难以做到术中准确定位,特别是一些位于脑深部的病灶,即使利用神经导航进行手术轨迹的规划,由于术中脑脊液的流失,脑移位的发生仍有可能致使导航术中定位出现偏差,从而使术者不得不扩大寻找病灶的范围,造成不必要的脑损伤。引入术中超声辅助进行病灶定位,弥补了神经导航术中影像漂移的缺点,特别对于一些邻近功能区的病灶进行精确的定位,对提高手术效果,保护神经功能具有重要意义。

(4)彩色多普勒超声的应用:颅内血管的辨识在神经外科手术中非常重要,观察并测定其血流动力学参数,区分动、静脉,特别对于脑血管疾病的手术具有特殊的价值。利用超声多普勒技术,对术中血管进行探查,可用于脑内动静脉畸形(AVM)血管团的定位,并辅助寻找其主要供血动脉,对于动脉瘤夹闭术,还可提示主要载瘤动脉的位置及方向,判断动脉瘤载瘤动脉的主次,是否夹闭完全,是否误夹供血动脉等。

2.术中超声的局限及展望　　作为一种经济实用的术中定位手段,术中超声亦具有其局限性:

(1)超声图像较为模糊,不能清晰显示颅内所有解剖结构,与术中 CT 及 MRI 相比清晰度较差。

(2)必须去除颅骨后才能有效应用,不利于术前入路的设计,且其探查面受骨窗大小和位置限制。

(3)声像图缺乏特异性,对病变性质难以进行准确的判断。

(4)术中超声影像为扇形切面影像而非标准的维断面解剖图像,需要神经外科医师逐渐地熟悉非标准的断面解剖标志,才能在术中准确地辨识超声影像。

(5)小气泡和电凝产生的微血栓可引起高回声伪差,即所谓"边缘效应",由粗糙的术腔壁产生,可被误认为是肿瘤残余。总而言之,随着技术的进步,术中超声的清晰度及分辨率将进一步提高,其定性及定位能力将进一步增强,近来出现的三维超声结合神经内镜的技术,在微创手术的同时还可提供更为实时直观的术中影像,必将更为广泛地应用于神经外科领域。

(马显武)

第五章 中枢神经系统创伤

第一节 颅脑创伤概述

颅脑创伤在平时和战时均常见,仅次于四肢伤,平时主要因交通事故、坠落、跌倒等所致,战时则多因火器伤造成。多年来,尽管在颅脑损伤的临床诊治及相关基础研究方面取得了许多进展,但其死亡率和致残率依然高居身体各部位损伤之首。颅脑创伤导致头部软组织损伤、颅骨变形、颅骨骨折,进而造成脑膜、脑血管、脑组织及脑神经等损伤,有时合并颈椎、颈髓、耳等有关器官的损伤。

因颅脑创伤造成颅内出血或严重脑挫裂伤等,可迅速导致脑水肿、脑血肿、颅内压增高和继发脑疝,这些都将造成严重的后果或致死。所以,对颅脑创伤的防治、抢救工作,应引起高度重视。早期对颅脑创伤的临床表现和病情发展机制的理解,是以外伤的局部机械作用的因素为基础的,随着对颅脑创伤患者的治疗和观察,发现患者多有脑缺氧的现象,继之出现脑水肿、脑肿胀等一系列症状,又提出了物理化学变化的理论。颅脑创伤的病理生理的变化是多方面的,复杂的,它的机制当前尚不能用某一种理论做出全面的解释,而只能彼此相互补充,这也正是严重颅脑创伤的治疗至今仍不能取得更加满意效果的主要原因。

一、流行病学

颅脑创伤流行病学是应用流行病学的原理和方法对一个国家、地区或社区的颅脑创伤患者的病因及流行病学特征进行调查并分析其特点,以便有针对性地提出有效的对策和措施并加以防控,从而减轻其危害。颅脑创伤流行病学是一门近代新兴的学科,因其涉及的领域较为广泛,其准确的流行病学资料仅见零散报道,缺少权威和系统性的数据。目前对颅脑创伤流行病学研究的主要内容包括发生率、地域分布特征、伤因分析等。

颅脑创伤的发生率与不同国家的社会经济发展程度有密切的关系,发达国家对交通设施和规章制度维护均周密,而欠发达国家的交通运输机动化程度较低,创伤发生较少严重程度均较低,发展中国家虽然其经济得到快速发展但道路改善相对滞后且交通安全管理明显不足,与此相关的道路交通事故显著增高。颅脑创伤发生率与社会经济发展趋势呈显著相关,对于深入研究颅脑创伤的预防控制体系有极大的参考价值。近年来,随着研究者对轻型脑外伤的关注,研究者对社会活动相关颅脑创伤流行病学表示出极大的兴趣,如美国橄榄球运动和加拿大冰球运动造成的轻型重复颅脑创伤逐渐得到流行病学研究的关注。

目前,对急性颅脑创伤的流行病学特征报告最多的国家是美国,其发生率波动在 62.3~546/10 万人年,从整体上看,美国等发达国家的颅脑创伤发生率呈下降趋势。急性颅脑创伤的死亡率和病死率资料提示,20 世纪 80 年代至 2003 年,死亡率最高的是 20 世纪 90 年代非洲,达 80/10 万人年,最低的是 20 世纪

80 年代我国城市 6.3/10 万人年,农村 9.72/10 万人年,美国介于(14～30)/10 万人年。由于资料不全,尚需继续观察积累。报道病死率最高的国家是印度,50％的重型颅脑创伤患者死亡,最低是瑞典为 0.9％。目前,我国颅脑创伤病死率为 4％～7％,不包括死于现场、运送途中及出院后死亡的患者,只能作为参考,不能作为流行病学依据。

50 年来急性颅脑创伤的发病率、死亡率、病死率统计资料又与研究方法的不同有很大的差异,即使在医学统计资料较为完善的西方发达国家,也缺乏系统的连续的资料,在统计方法上也有很大的出入。

急性颅脑创伤的病因依据社会经济和文化的发展阶段及时间不同有很大差异。战争时期的颅脑创伤原因主要是火器伤,各国均一致,但和平时期各国则有所不同,主要是根据各国的经济发展水平不同而有所差异。各国各民族均有其不同的社会文化和习惯传统,中国曾经是自行车生产的大国,在经济欠发达时期,发生车祸的车辆除机动车之外就是自行车,而在美国虽然道路交通事故导致的颅脑创伤发生率不断下降,但枪伤、运动伤则有所增加,随着人们对战场创伤的关注的增减,爆震伤相关的颅脑创伤也成为新的门类。我国颅脑创伤的主要原因是道路交通事故,在大量建筑项目的开展过程中,高处坠落伤等也成为致伤原因之一。

我国道路交通事故成为急性颅脑创伤的主要原因,文献报道占 50％～70％,每年致死 10 万人,对健康和经济造成严重的危害和巨大损失,我国道路交通事故伤的主要特点是机动车在短时间内迅速增加,事故烈度较大。但近来随着“酒驾入刑”等交通管理措施的严格实施,道路交通事故伤总体呈下降趋势,在某些发达地区下降程度更为明显。道路交通事故的发生主要与环境因素、驾驶员经验、非机动车和行人的影响有关。坠落伤也是颅脑伤的主要伤因。高空作业中不系安全带,阳台坠落等常导致急性颅脑损伤,我国 20 世纪 60 年代中报道的急性颅脑创伤的主要病因是坠落伤,至今仍是颅脑创伤病因的第二位或第三位。颅脑创伤的其他原因主要是跌伤,跌伤是日常生活中的常见的创伤方式,随交通事故创伤逐渐下降,对跌伤导致的颅脑创伤应引起重视;另外,还有暴力创伤,指石块、木棍等打击头部致伤,造成颅脑创伤的程度与暴力的大小及头部被击中的部位而定;运动伤,常见于拳击及散打运动员被击中头部,足球、橄榄球、冰球等运动中的严重头部创伤或多次轻型损伤造成的累计效应。亦有火器伤,系弹片、子弹直接致伤颅脑部位产生的损害,多为开放伤。

二、脑损伤机制

(一)生物力学机制

颅脑损伤是指由机械负荷力包括暴力和应力所造成的功能和结构的损伤。脑损伤主要是由于组织内部的相对运动而引起。当一个暴力作用于颅脑结构时,颅脑结构将会产生变形和加速度,其力学和生物学的反应主要决定于获得的能量及接触的面积。机械力对组织的影响与其作用时间的长短及组织变形的梯度有关,包括组织的移位、速度和加速度及加速度的变率,当着力持续时间短暂时,增加速度的变化可导致损伤的加重,而着力持续时间较长时,损伤的程度则取决于加速度的大小。脑组织的应力是造成脑损伤最终的直接原因,其应力可由不同的机制产生,即颅骨变形、角加速度、压力梯度直线加速度及颅颈交界的运动。头颅结构的复杂性及不同负荷的作用特点产生了不同的颅脑损伤机制。

典型的头部外伤,其冲击力的持续时间为 5～20ms,这种打击产生的接触力负荷很强,但持续时间很短,随后这种运动便产生惯性。因此导致脑损伤的主要作用可以是接触力负荷,也可以是惯性力负荷。一个较轻而尖锐的物体打击头部所产生的改变仅仅在冲击点的局部,而一记对面部的重拳可不产生脑颅的变形,却可造成致命的脑损伤。根据负荷力的特点,尤其是持续时间,将脑损伤的负荷力分为三种类型,即撞击力负荷、冲击力负荷及静态(挤压)负荷,不同的力学现象在脑的不同部位可产生不同的功能和结构的改变。

单纯的冲击性负荷意味着所产生的接触效应可以忽略,因为惯性,头部的运动可包含三种形式,即直线运动、旋转运动、颅颈部的过伸和过屈。直线运动是指头的重心沿一条直线运动,而旋转是围绕头的重心转动,正常情况下,这些运动是同时发生的,而运动的中心位于重心的外面,而且经常在颅外。这样的运动被认为是成角的或是轴心的运动。颅骨的直线运动导致脑组织对颅骨的绝对运动或相对运动,而且会产生颅内压的改变。在接触应力的对侧部位,短暂的负压会产生空泡现象,而这些空泡的崩溃可产生脑损伤。虽然这些效应主要与头的线性运动有关,但压力的改变可能部分与压力波通过脑组织有关,即接触性负荷效应。在头部旋转运动中,脑的运动落后于颅骨,产生的应力作用于脑和颅骨硬脑膜之间的桥静脉上,也作用于脑组织本身,可使桥静脉断裂而发生硬膜下血肿,损伤脑实质及其血管组织,导致广泛的轴索损伤及出血。颅颈交界的过屈和(或)过伸已被认为是脑挫伤形成的一个独立的损伤机制,1961年Friede和Geerke证实了齿状突周围颈髓的过伸同时伴有局部病理形态学的改变和脑震荡。但也可能是颈椎传递给脑干的剪应力所造成的后果。

(二)细胞生物学机制

研究发现许多脑损害因子参与了这一机制。至今为止研究比较集中的有3个方面:①神经递质及其受体的兴奋性毒性及其细胞内信使传递的异常;②氧自由基的损害作用;③钙超载。现将作用机制较为明确的几种损害因子及机制简述如下。

1.乙酰胆碱　颅脑损伤后脑脊液内乙酰胆碱的浓度明显升高这一现象在实验研究和临床病人中均以得到证实,其升高的程度与脑损伤的严重程度及预后密切相关。此后发现,颅脑损伤后脑组织内毒蕈样胆碱能受体的数量和亲和力均发生异常改变,颅脑损伤前给予受体拮抗药可明显减轻实验动物伤后的神经行为功能障碍,毒蕈样胆碱能受体亚型 M_1 受体的拮抗药也可获得相类似的疗效,说明乙酰胆碱及其 M_1 受体的异常改变参与了颅脑损伤的某些病理机制。

乙酰胆碱及其 M_1 受体参与颅脑损伤的可能机制为:突触前释放的乙酰胆碱(ACh)在其与突触后质膜的毒蕈样胆碱能受体结合后,通过 G 蛋白激活磷脂酶 C(PLC),使二磷酸磷脂酰肌醇(PIP_2)裂解为甘油二酯(DG)和三磷酸肌醇(IP_3)。IP_3 一方面作用于内质网膜而促进内质网内钙离子的释放,另一方面可被磷酸化为 IP_4,后者可激活质膜上的钙离子通道,通过内质网的钙离子释放和钙离子通道的开放使钙离子在胞质内的浓度升高。DG 在钙离子的协同下激活细胞质内以非活性形式存在的 PKC,激活的 PKC 立即移位与膜紧密结合,这一过程称为 PKC 的移位,而且这种移位被认为与磷酸化离子通道蛋白、泵和受体的功能密切相关。

2.兴奋性氨基酸　兴奋性氨基酸(EAA)是指谷氨酸、天冬氨酸等一类可对突触后神经元起兴奋作用的氨基酸类递质。动物实验证明,脑外伤后数分钟至 2h 脑细胞外液的谷氨酸和天冬氨酸含量增加 10 多倍,谷氨酸可诱导星形细胞发生肿胀,采用兴奋性氨基酸拮抗药可减轻创伤性脑水肿、减少外伤后血脑屏障的蛋白渗出,提示兴奋性氨基酸参与了创伤性脑水肿的某些病理过程。最近的研究表明颅脑损伤后兴奋性氨基酸的细胞毒性作用是通过激活细胞膜受体,由细胞膜受体的异常兴奋所介导的。其中 NMDA 受体过度激活可能是介导这一细胞毒性作用的主要成分,其作用也最强。其介导的脑细胞损伤的机制与乙酰胆碱 M_1 受体异常兴奋的作用机制相似。

3.钙离子　实验研究表明,颅脑损伤后脑组织内钙含量在无脑挫裂伤的动物中钙含量显著升高,持续达 48h,而有脑挫裂伤的动物脑组织内钙含量升高更为明显,持续时间可达 4d 以上,并证明颅脑损伤后细胞内钙离子浓度的升高系细胞外大量钙离子内流所引起。

颅脑损伤后导致细胞内胞质钙离子浓度升高的主要机制:①钙离子通道的开放。②细胞膜的离子泵功能障碍。③线粒体和内质网钙库的钙积聚作用减弱和钙库内的钙向胞质内释放。④细胞内结合游离钙的能力下降。钙离子在细胞内的急剧升高现已被认为是颅脑损伤后细胞死亡的"最后共同通道"。

神经元内钙离子浓度的升高可导致一系列的病理效应:①钙与线粒体膜结合可阻断 ATP 的产生,使所有依靠 ATP 的细胞代谢活动中止;②激活磷脂酶,产生氧自由基而破坏细胞膜的结构;③细胞内游离钙的增加可激活细胞内多种降解酶,从而进一步破坏细胞膜的完整性,使细胞外的物质进入细胞内;④可加重乙酰胆碱和谷氨酸对神经元的兴奋性毒性作用。正是基于对颅脑损伤后神经元内钙超载的研究,人们试图采用各种钙通道阻滞药来阻止由钙超载引发的一系列病理生理过程,至目前为止研究最多的是 L 型电压控制的钙离子通道阻滞药——尼莫地平。对尼莫地平能否降低严重颅脑损伤患者的死亡率尚存在不同的意见。

4.氧自由基　在颅脑损伤后一系列病理生理过程中氧自由基介导的脂质过氧化反应起着十分重要的加重继发性脑损害的作用。氧自由基通过与细胞膜性结构中的多价不饱和脂肪酸双键发生反应,改变神经细胞膜、脑微血管内皮细胞膜及其细胞器膜的结构与功能,并通过损害血-脑屏障,使这一反应在颅脑损伤后脑水肿的形成和发展中起着重要作用。氧自由基能与膜蛋白中的氨基酸残基直接发生反应,使细胞膜蛋白的一级结构受到损害。氧自由基还可与胞质膜上酶蛋白分子的巯基发生反应,从而改变多种激酶、载体、受体和抗原等的结构和功能。脑组织含有丰富的溶酶体,氧自由基也能破坏溶酶体膜,使大量溶酶体释放至胞质内,导致神经元的变性和坏死。

三、颅脑创伤的急救处理

(一)诊断

颅脑损伤按硬膜是否开放分为开放性颅脑损伤和闭合性颅脑损伤。CT 显示颅内积气、脑脊液漏均表示脑膜开放;但颅底骨折、耳道出血或鼻孔出血不一定就是开放性颅脑损伤。按损伤的性质,分为原发性损伤和继发性损伤;原发性损伤包括脑震荡、脑挫裂伤、弥漫性轴索损伤等;而继发性损伤包括颅内血肿的扩大、迟发性颅内血肿、脑水肿和脑缺血梗死等。

目前对于颅脑损伤严重程度的判定,格拉斯哥昏迷评分(GCS)目前仍然是最广泛简便应用的临床分级标准。轻型:13~15 分;中型:9~12 分;重型:6~8 分;特重型:3~5 分。

1.病史　除了通常的病史采集,需要强调的有以下几点。

(1)受伤机制:加速性损伤在着力点处头皮、颅骨和脑组织形成冲击点损伤,而在对侧形成对冲性损伤;如果此时头颅完全处于静止,则对冲伤轻微,而着力点的冲击点伤显著,可致颅骨凹陷性骨折或线性骨折。减速性损伤的损伤效应主要是对冲性损伤,其次是局部冲击伤。挤压性损伤可见于婴儿受到狭窄产道或产钳的挤压所致,其不产生对冲性损伤。间接暴力常见于:高处坠落臀部或足部先着地,巨大的冲击力由脊柱传导至头部,造成颅底骨折或脑损伤,甚至产生对冲伤;胸部挤压伤;旋转外力等;同一患者可能同时有多种机制导致的损伤,造成的伤情复杂且严重。后枕部着地导致的枕骨骨折患者出现额颞挫裂伤、硬膜下血肿或伴硬膜外血肿,尤其是双额脑挫裂伤的概率非常高。而前额部着地出现颅内损伤的风险相对较低,这可能与有前放本能的上肢保护反应、额骨和气窦以及对侧枕骨弧性光滑的颅脑接触面具有吸收缓解冲击力有关。

(2)年龄:儿童尤其是大脑凸面硬膜与颅骨内板粘连不紧密,硬膜外血肿的发生率显著高于老年人。而老年患者,由于凸面硬膜与颅骨内板粘连紧密,较少有硬膜外血肿的发生,而由于脑萎缩,外部作用力下桥静脉断裂出血而导致的急性硬膜下血肿更常见。而慢性硬膜下血肿也常见于老年患者，男性更多见。对于老年高血压患者，发生高血压性脑出血可同时伴脑外伤，病史对其脑内的血肿是高血压脑出血还是脑外伤引起具有重要的鉴别意义。先晕厥或昏迷后摔跤，通常是高血压性脑出血；先摔跤后昏迷的脑内血肿是颅脑外伤引起的。其病理特点和治疗两者是有区别的。

（3）是否当即昏迷，伤后是否有意识清醒期对于脑干原发伤的严重程度判断尤为重要。昏迷持续时间与颅脑损伤的严重程度密切相关。是否有癫痫发作对于预防性抗癫痫药物的治疗时间起决定因素。头痛程度、是否呕吐及次数对于是否高颅内压的判断是有帮助的。

（4）基础疾病的了解对于手术的风险性、围术期的治疗是非常重要的。药物的过敏史在选择药物时必须非常清楚。

2.神经系统一般检查

（1）望诊：颅底骨折征象可见熊猫眼征、Battle 征、脑脊液鼻漏或耳漏、鼓室积血等。

（2）眼球听诊：对于熊猫眼征的患者应常规进行听诊，以确定是否有和心率密切相关的血流杂音，来排除是否有颈内动脉海绵窦瘘。

（3）意识障碍的 GCS 评分、瞳孔和生命体征的观察、脑神经功能的检查、肌张力和各种反射尤其是巴氏征的检查对于明确病情的严重程度和诊断极为重要。

3.辅助检查

（1）头颅 CT：头颅 CT 对颅内的占位效应、脑室的形状和大小、颅骨的骨折、和急性出血高度敏感。CT 诊断快速，目前是颅脑损伤最广泛、最重要的诊断手段。它在小的非出血性的病灶，如小的脑挫伤特别是邻近骨结构的脑挫伤，有一定的局限性。弥漫性轴索损伤的小的脑部病灶 CT 诊断也有困难。CT 对发现颅内压增高、脑水肿和早期诊断脑缺血性病变相对不敏感。同时 CT 具有微量的电离放射性。对于中度和颅内损伤的高危患者，早期必须给予头颅 CT 检查以明确颅内血肿、脑挫裂伤、中线的移位程度、增高的颅内压等情况。对于轻微和轻度脑损伤的患者（GCS＞12 分），头颅 CT 对于颅脑损伤存在高危因素的诊断率是 100%，这些高危因素包括颅脑损伤后 2h 内呕吐 2 次或以上、有颅底骨折的征象、年龄≥65 岁、短期意识丧失和癫痫的发作。早期反复的头颅 CT 检查在病情恶化时尤其是在颅脑损伤最初的 72h 内是需要的，以诊断脑挫裂伤和血肿的扩大、迟发性血肿、脑缺血性病变和脑水肿。

（2）CTA 和 MRA：可用于创伤性血管损伤的无创性诊断，可以显示颈内动脉和椎动脉的解剖，尤其是CTA 具有快速、无创、相对简便，可以作为大血管损伤、假性动脉瘤形成、颈内动脉海绵窦瘘的初筛检查。

（3）DSA：在颅脑损伤用于假性动脉瘤、夹层动脉瘤的形成和难以控制的出血的诊断和治疗。典型的血管性损伤发生于穿透伤、颅底骨折或颈部的创伤。

（4）MRI：MRI 对于亚急性和慢性的脑损伤非常敏感。MRI 对于亚急性脑损伤患者，可用于检查预测从植物状态恢复的可能性。磁共振扩散加权成像 DWI 可提高伴随脑外伤的急性脑梗死的检出率。磁共振水抑制成像 FLAIR 扫描对蛛网膜下隙和脑脊液周边的病变比常规磁共振扫描具更高的敏感性。磁共振对脑挫裂伤、继发性脑损伤如脑水肿和脑缺血性病变比 CT 具有优越性，尤其是对脑白质和白灰交界损伤、胼胝体、脑干上背部和小脑损伤的诊断，所以对于弥漫性轴索损伤的诊断磁共振技术具有显著的优越性。磁共振由于设备高昂、检查时间长、和许多医疗设备不相容和对蛛网膜下腔出血相对不敏感，限制了其在急性颅脑损伤诊断中的应用。并且监护设备、呼吸机、心脏起搏器、动脉瘤夹和其他异物也限制了磁共振的应用。随着设备的相容性改善、扫描速度的加快等磁共振机和技术的发展，MRI 将会更多的应用于急性脑损伤的诊断。

4.颅脑各部位损伤的诊断

（1）头皮损伤

1）头皮擦伤：是表皮层的损伤。

2）头皮挫伤：损伤延及皮下脂肪层。

3）头皮裂伤：根据头皮伤口即可明确。由于头皮抗感染能力强，在合理应用抗生素的前提下，一期缝合时限可延长到伤后48～72h。

4）头皮血肿：皮下血肿位于表皮层与帽状腱膜层，血肿体积小、张力高，压痛明显。帽状腱膜下血肿由于无纤维分隔，血肿弥漫，可波及全头颅，张力低，疼痛轻。骨膜下血肿多源自板障出血或骨膜剥离，范围限于骨缝，质地硬。

5）头皮撕脱伤：几乎都是因为长发被卷入转动的机器所致，大片甚至整个头皮自帽状腱膜下撕脱，有的连同颞肌或骨膜一并撕脱，伤口可有大量出血，引起出血性休克。暴露的颅骨可因缺血引起感染或坏死。

（2）颅骨骨折：颅骨骨折是预测颅内血肿形成的独立因素。

1）颅盖骨折：往往见于强烈暴力作用下颅骨的变形、移位和粉碎。一般分为线性骨折、粉碎性骨折和凹陷性骨折。又根据头皮的完整性分为闭合性和开放性骨折。开放性颅骨骨折，特别当硬膜撕裂时颅内感染的可能性大大增加。颅盖骨折，尤其是骨折线通过脑膜血管沟或静脉窦时，需注意硬膜外血肿的可能。凹性骨折见于局部暴力集中的较小颅骨区域，多为全程凹陷，少数仅为内板凹陷。

2）颅底骨折：多见于颅盖骨折的延伸，也可见直接暴力的作用。常见蝶窦、蝶骨翼的内侧部、颞骨岩尖部等颅底薄弱的区域。在所有颅骨骨折中占19%～21%，约4%颅脑损伤中合并颅底骨折。颅底骨折一般为线性骨折，颅底骨折未必一定为开放性颅脑损伤，但颅底与硬膜粘连紧密，骨折时易导致硬脑膜撕裂，加上颅底多孔道，骨折多累及鼻旁窦，通常可致蛛网膜下隙与外界相通，而称"内开放性骨折"。临床常表现为鼻孔或外耳道出血、脑神经损伤和脑脊液鼻漏等症状，可伴脑损伤。典型的颅前窝骨折具有"熊猫眼征"，伴有脑脊液鼻漏、鼻孔出血以及嗅神经和视神经损伤；对于"熊猫眼征"的患者，要注意眼球听诊以排除颈内动脉海绵窦瘘的可能。颅中窝骨折以岩尖部为主典型者可见脑脊液耳漏或外耳道出血、鼓室积血和Battle征，部分患者可合并第Ⅴ、Ⅵ、Ⅶ或Ⅷ对脑神经的损伤。颅后窝骨折少见，可有乳突皮下淤血和颈部肌肉肿胀。颅底骨折主要根据临床症状和体征诊断，头颅CT气颅有助诊断，颅底薄层CT可提高诊断阳性率。

（3）原发性脑损伤：是指脑组织在外界暴力直接作用下引起的一系列病理生理变化造成的损伤，其脑损伤在暴力作用的瞬间就形成了。

1）脑震荡：又称轻度创伤性脑损伤（MTBI），定义为中枢神经系统的暂时性功能障碍，是非贯通性脑损伤导致的意识障碍。意识改变可能包括精神错乱、近事遗忘和意识丧失几种情况。意识改变是暂时的，出现的意识丧失一般在伤后立即出现；精神错乱可能在伤后立即出现，也可能发生于几分钟之后；其于短时间内迅速恢复。其关键在于没有肉眼和显微镜所见的脑实质异常，神经系统和脑脊液检查正常。诊断主要是以头部损伤后短暂的意识障碍和近事遗忘，以及神经系统体检和脑脊液检查、头颅CT检查正常为依据。脑震荡后兴奋性氨基酸谷氨酸盐升高，同时脑组织在伤后保持糖分解代谢增高的状态可达7～10d，这期间脑组织的自主调节功能障碍，对再次损伤的耐受能力比正常降低，导致继发性脑损害程度更重，甚至可能产生恶性脑水肿使病情急剧恶化而昏迷，进一步发展可形成脑疝，其称之为二次损伤综合征（SIS）。二次损伤导致各种措施很难纠正的恶性脑水肿，病死率高达50%～100%，偶见于运动员（表5-1）。

表 5-1　脑震荡分级

分级	Cantu 法	ANN 法
1（轻度）	A.外伤后逆行性遗忘＜30min B.无意识丧失	A.短暂神志混乱 B.无意识丧失 C.症状 15min 内缓解
2（中度）	A.意识丧失＜5min 或 B.外伤后逆行性遗忘＞30min	如上所述，但症状超过 15min，仍无意识丧失，外伤后逆行性遗忘常见
3（重度）	A.意识丧失≥5min 或 B.外伤后逆行性遗忘≥24h	任何出现意识丧失，无论短暂（数秒）还是较长时间

　　2）脑挫裂伤：是指暴力作用于头部，造成脑组织器质性损伤。它包括挫伤和裂伤两者病理类型，是颅脑创伤最常见的一种损伤，通常为多发并伴其他类型的颅脑损伤。脑挫裂伤可发生于受暴力直接作用的相应部位或附近，产生冲击伤，但是通常发生严重和常见的脑挫裂伤出现在远离打击点和暴力作用的对应点，产生严重的对冲伤。对冲伤的发生部位和严重程度与外力的作用点、作用方向、颅内解剖的特点密切相关。以顶枕部受力时，产生对侧额极、额底和颞极的广泛性挫裂伤最为典型常见，而枕叶的对冲伤却非常少见。脑实质内的挫裂伤更多是因为脑组织的变形和剪切力所造成，见于脑白质和脑灰质之间，以挫伤和和点状出血为主。脑挫裂伤在病理上，轻者可见脑表面淤血、水肿，有片状出血灶，脑脊液可为血性；重者脑实质挫碎、破裂，局部形成血肿。临床上脑挫裂伤的表现因受伤部位的范围和严重程度，以及合并伤的不同而显著差异，轻者无原发昏迷，临床上和脑震荡很难昏迷，重者可致原发昏迷，甚至死亡。意识障碍的程度是衡量脑挫裂伤严重程度的最重要指标。清醒的患者常有剧烈头痛、呕吐等颅内压增高表现。损伤发生于皮质功能区，可出现偏瘫、失语、感觉障碍等局灶性症状，损伤在非功能区时，则无明显神经系统阳性局灶症状。严密观察中，新的神经系统体征往往提示有新的继发性脑损伤出现，应及时检查明确病情。在排除严重的胸腹部和四肢骨折等导致的出血性休克时出现的血压持续降低、呼吸缓慢或不规律伴昏迷，则提示严重的脑干损伤；显著高血压，脉搏缓慢而有力、呼吸深而缓慢的昏迷，是颅内高压的代偿性库欣反应，并已造成严重脑干伤。脑挫裂伤的患者多伴蛛网膜下腔出血而出现脑膜刺激征。根据头部外伤史、受伤后的意识障碍等神经系统体征等临床症状和头颅 CT 可明确。

　　3）脑弥漫性轴索伤：1956 年 Strich 首先发现脑外伤后脑白质弥漫性的变性，其特点是在伤后数小时或数日内出现轴突肿胀断裂，显微镜下可见轴突回缩球形成。到 20 世纪 80 年代国际上公认命名为弥漫性轴索损伤（DAI）。头部旋转性外力和直线加速产生的脑部剪应力和牵张力可导致严重的 DAI。在病理上，弥漫性轴索伤主要在脑的中央部位，如大脑半球的白质、胼胝体、基底节区、脑室周围、脑干、小脑上、下脚等处，在显微镜下伤后 6h 就可见轴突肿胀和轴突回缩球。根据病理上的严重程度，弥漫性轴索损伤可分为三级，一级为大脑半球、胼胝体、脑干和小脑的弥漫性轴索伤，但没有局部的异常；二级为第一级病理改变外，还有胼胝体的局灶性出血和坏死；三级为上述病理改变以外加脑干出血坏死。诊断根据为患者有明确的旋转外力或直线加速力作用史；伤后立即昏迷，无中间清醒期，GCS 4～10 分，昏迷时间长，不因颅内血肿和脑挫裂伤的清除而显著改善意识；神经系统检查可无明显定位体征；头颅 CT 显示大脑半球实质内、胼胝体、脑干及小脑处有多发性小出血灶或伴有脑组织弥漫性肿胀、脑室缩小、环池消失，但中线无明显移位。以往治疗效果差，近年来随着 ICP 监测术的逐渐广泛开展和脑外伤治疗理念的改变，为 DAI 的治疗带来了根本性的改变。

　　弥漫性轴索损伤是最常见也是最具破坏性的颅脑损伤，约 50％的重型颅脑损伤合并有弥漫性轴索损伤，是最主要的昏迷和植物状态的原因之一；也可见于中度和轻度颅脑损伤。脑震荡实际上是一种轻型的弥漫性轴索损伤。

4）脑干伤：是指中脑、脑桥和延髓的损伤，分为原发性脑干伤和继发性脑干伤。原发性脑干伤是外界暴力直接作用下造成的，实际上是弥漫性轴索损伤的一种严重类型。继发性脑干伤继发于其他严重的脑损伤，如脑疝和严重的颅内压增高。继发性脑干伤的预防和治疗是我们治疗的重点。因为维持意识清醒的脑干网状结构、大部分的脑神经核和呼吸心搏中枢位于脑干、全身感觉和运动传导束通过脑干，所以脑干损伤显著的症状是意识障碍，原发性脑干伤表现为伤后即刻出现的严重意识障碍。锥体束征和眼球活动、瞳孔的变化是脑干损伤的显著体征，如：眼球固定，双瞳孔散大，对光反应消失。中脑损伤时，可出现两侧瞳孔大小不等、大小变化不定或双侧瞳孔散大。脑桥损伤时，瞳孔极度缩小，对光反应消失，两眼同向偏斜或两眼球分离。严重脑干伤患者可表现为去大脑强直和呼吸循环功能紊乱。根据伤后立即出现的昏迷并进行性加重、瞳孔大小多变、早期发生呼吸循环功能衰竭、出现去大脑强直和双侧病理征阳性，原发性脑干伤的诊断基本成立。继发性脑干伤在症状、体征出现较原发脑干伤迟，其最显著区别是颅内压严重升高。CT 有助脑干伤的诊断，但颅后窝的扫描伪影影响图像效果。而头颅 MRI，尤其是 T_2 相和 Flair 序列扫描对脑干伤是最佳诊断手段，但早期生命体征不平稳的患者不适合 MRI 的扫描。

（4）颅内血肿：是指颅内出血在某一部位积聚，达到一定体积，形成的局限性占位性病变。按血肿所在的解剖部位可分为：硬膜外血肿，血肿位于硬膜外和颅骨的间隙中；硬膜内血肿，又分为硬膜下血肿和脑内血肿，分别位于硬膜下间隙和脑实质内。硬膜外血肿和硬膜内血肿在发生机制上、病理生理和发展过程以及治疗原则上都不同，两者可同时存在，颅内血肿可单发也可多发。按血肿出现的时间可分为：急性血肿，在伤后 3d 内出现；亚急性血肿，在伤后 4d 至 3 周出现；慢性血肿在伤后 3 周以上出现。另外按血肿的出现部位尚可分为幕上血肿和幕下血肿即颅后窝血肿。

1）硬膜外血肿：是指外伤后血肿积聚于颅骨内板和硬膜之间。常见于青壮年，老年少见，尤其是 60 岁以上发生率非常低，这与老年人硬膜和颅骨粘连紧密有关；而 2 岁以下的婴幼儿由于脑膜血管细、颅骨脑膜血管沟尚未形成有关。血肿以颞部最为常见，多为急性单发，严重者可迅速发展为脑疝；临床上合并硬膜下和脑内血肿也不少见。血肿主要位于外力直接打击的着力点处，出血主要来源于：①硬膜血管，以硬膜中动、静脉最为常见；②静脉窦的剥离或破裂；③颅骨板障静脉出血。临床症状与出血部位、血肿增长速度和合并的其他颅内损伤有关。主要表现为颅内高压症状、意识障碍和功能区受压导致的局灶症状，严重者可表现出患侧瞳孔散大、对侧肢体瘫痪等典型的脑疝征象。根据头颅 CT 位于颅骨和硬膜之间的高密度、双凸面状的血肿就可明确诊断。

2）硬膜下血肿：分急性硬膜下血肿、亚急性硬膜下血肿、慢性硬膜下血肿。急性硬膜下血肿多为桥静脉牵拉断裂出血，老年人尤其多见，其原发脑挫裂伤往往不严重；而脑挫裂伤的皮质血管出血导致的硬膜下血肿往往伴有广泛的脑挫裂伤。临床症状主要与出血量、出血速度、合并的脑挫裂伤严重程度以及年龄相关的代偿空间大小有关。根据头颅 CT 的高密度新月形影即可确诊。

亚急性硬膜下血肿是指伤后 3d 至 3 周出现的硬膜下血肿，而伤后 3 周以上出现的为慢性硬膜下血肿。亚急性硬膜下血肿发生率低，1 周内发生的亚急性硬膜下血肿临床症状与急性硬膜下血肿相似，而 1～3 周发生的则与慢性血肿临床表现相同。慢性硬膜下血肿年发生率为（1～2）/100000，主要见于 50 岁以上的患者，男性为主，其中 1/4～1/2 患者无明确的外伤史。临床上症状多样，亚急性硬膜下血肿以颅内压增高为主，头痛明显；而老年多见的慢性硬膜下血肿常以一侧肢体活动障碍或进行性痴呆、反应迟钝起病。头颅 CT 可明确诊断，MRI 对于慢性硬膜下血肿诊断更为敏感。

3）脑内血肿：是指脑实质出血形成的血肿，可发生于脑内任何部位。以额叶和颞叶最多见，多为对冲性脑损伤所致，占总数的 80%～90%；其次是顶叶和枕叶血肿，多因暴力直接打击的冲击伤或凹陷性骨折引起。少数为脑内剪应力引起的基底节血肿、脑干和小脑血肿。30％的患者可有多发血肿，所有脑内血肿患者中有 30％～60％伴有脑外血肿。临床症状以血肿的部位、大小、进展速度、脑水肿程度、合并伤而不同。根据头部外伤史和颅高压症状及头颅 CT 可明确诊断。

4）颅后窝血肿：发生率低，一般只占全部颅内血肿的 5％左右，任何类型的血肿都可发生，以硬膜外血肿最多见。颅后窝硬膜外血肿一般均有枕骨骨折，出血主要因为损伤静脉窦或硬膜血管出血，也可见板障静脉出血。部分患者幕上枕部的血肿向下蔓延形成幕上下骑跨性血肿。临床症状以头痛、颈项强直最为常见，可伴脑神经损伤，小脑共济失调的症状出现率低于 50％，常缺乏特异性局灶体征；生命体征改变出现早，如未及时发现正确治疗，可意识障碍进行性恶化、双侧锥体束征阳性、生命体征改变而危及生命。CT 早期快速确诊。颅后窝硬膜下血肿出血主要来源于小脑表面桥静脉的撕裂、静脉窦出血或小脑皮质的挫裂伤引起。意识障碍、剧烈头痛、频繁恶心呕吐是常见症状，生命体征变化早，头颅 CT 明确诊断。

5）多发颅内血肿：是指外伤后在颅内同一部位或不同部位形成两个以上相同或不同类型的血肿。常见有对冲性脑挫裂伤伴急性硬膜下血肿及脑内血肿、着力部位的硬膜外血肿伴局部硬膜下血肿或脑内血肿、双侧慢性硬膜下血肿、着力部位的硬膜外血肿和对冲部位的硬膜下血肿或脑挫裂伤脑内血肿。临床表现可与颅内单发血肿类似，但常更为严重，意识障碍更多见、更严重。缺乏特异性体征，头颅 CT 明确诊断。

（5）开发性颅脑损伤：是指各种致病因子造成头皮、颅骨、硬膜和脑组织直接或间接与外界相通的创伤。按致伤物的不同可分为非火器伤和火器伤，两者均易造成颅内感染。

1）非火器性颅脑损伤：刀、斧、锥、钉或匕首等锐器导致的颅脑开放伤严重程度取决于受伤部位和深度。诊断比较明确，关键是术前明确锐器到达部位通路及附近的血管、静脉窦之间的关系，明确和重要脑组织、神经结构之间的关系及损伤程度。头颅 X 线片、CT 以及 CTA 的检查有助明确病情。

2）火器性颅脑损伤：在战时多见，和平时期在美国等西方国家相对多见，在我国目前罕见。火器伤进入脑组织的能量决定损伤的类型，速度是原发性损伤的决定因素，除了速度之外，致伤物的体积、直径、致伤时角度、运动类型及颅内结构均影响火器伤的程度和范围。其机制主要有：①挤压和撕裂；②空腔形成，高能量、高速通过的致伤物在颅内通过形成的"暂时性空腔"，产生超压现象和负压作用，损伤的范围远大于肉眼所见的弹道范围；③震波效应。武器距离较近时燃烧气体的压力波可以引起头面部软组织的损伤，软组织和细菌可被带入颅内，失活的软组织有利于细菌的生长。火器伤导致的颅骨骨折片可以形成次级弹片而加重损伤。根据损伤的情况的不同，可分为穿透伤、非贯通伤和切线伤。火器伤的病史对于了解损伤的机制、对病情严重程度的判断极为重要，结合体检和头颅 CT 的检查有助诊断。

（6）脑疝：脑疝是指脑组织通过自然的硬膜和骨的边界疝出而产生的严重综合征。脑疝形成的成因和速度与预后密切相关。慢性硬膜下血肿和脑肿瘤缓慢形成的严重脑组织移位和脑疝，可以很少有神经系统的症状和体征，很少有脑疝直接导致的死亡。而急性脑疝具有极高的病残率和死亡率。常见的脑疝有经天幕疝、小脑扁桃体疝。

经天幕疝的典型表现是瞳孔不等大、单侧瞳孔扩大或不规则、对光反应无、意识水平的下降、肢体运动常表现对侧的偏瘫。随着脑疝的进展，瞳孔扩大发展为双侧、瞳孔固定而无对光反应。经天幕由下往上疝非常少见，其临床表现多变，意识恶化致昏迷，常伴随小而微弱反应的瞳孔；典型特征是由于顶盖前核压迫导致的眼球上视不能。头颅 MRI 可以在临床症状之前明确。

小脑扁桃体疝时，快速的小脑扁桃体下降和延髓的嵌入可以导致突然的呼吸和循环的衰竭。随之出现的昏迷是因为呼吸和循环的停止引起而非脑干本身的压迫。临床体征可以在呼吸循环衰竭之前出现，脑桥延髓压迫的症状包括脑桥瞳孔、侧方眼球活动障碍、由于展神经核和脑桥旁网状结构功能障碍导致核间眼肌瘫痪。脑桥延髓压迫的运动体征包括过伸强直，但更多是延髓下行的皮质脊髓束压迫导致的四肢软瘫。

（二）处理原则

1.颅脑创伤的急救处理 颅脑损伤,尤其是重型颅脑损伤和需要手术治疗的患者,早期的迅速诊断明确病情和急救处理极为重要,被称为"黄金1小时",其最早期的核心治疗是呼吸和循环功能复苏和稳定,那是进一步成功救治的基础。围术期和急性期的正确合理的气道保护、保证氧供、液体复苏、合理脱水综合措施控制颅内压保证脑灌流、并发症的预防和内环境的稳定、营养和多脏器功能的支持是抢救成功的关键。

(1)保障呼吸道通畅、保证氧供:气管插管的指征:GCS<8分、颌面部和前颅底的严重骨折影响呼吸道的通畅、第Ⅸ和Ⅹ对脑神经损伤而不能保护气道者;高位颈椎损伤导致通气不足者;合并严重的血气胸等各种原因导致分流而影响氧合者需考虑气管插管辅助通气。血气分析提示 $PO_2<50mmHg$,$PCO_2>50mmHg$,$SPO_2<90\%$;呼吸频率>25/min 具有气管插管呼吸机支持的指征,以保证 $PO_2>60mmHg$;对于颅脑损伤患者,通常可能存在颅内压增高的可能,PCO_2 维持在 30~35mmHg 为佳。

(2)循环系统的稳定:稳定的血压是有效脑循环和脑血供的保证,所以必须积极维持血循环系统的稳定,以保证脑灌注压(CPP)在 50~70mmHg 水平。其中中心静脉压(CVP)的监测极为重要,动态的 CVP 对于了解有效血容量和心功能都极为重要,是失血性休克患者的急救快速输液的重要保障。对于重型颅脑损伤患者,我们通过 CVP 的监测,可以在有效的渗透性脱水中保障有效血容量,以保障有效的脑灌流。高渗盐水在合并休克的颅脑损伤的救治中具有非常重要的地位,可以有效改善血容量,并且有利建立有效血浆渗透压梯度以利降颅压。

(3)动态严密的生命体征、瞳孔、意识的观察结合头颅 CT 检查:对于颅脑损伤、尤其是重型颅脑损伤患者极为重要。对于明确有手术指征的患者,积极迅速的完成术前准备尽早手术。如果对于手术指征不明确,而无明确开颅手术的患者,因时间较短可能恶化需在完成术前准备的前提下严密观察。对于具有下列情况者需予以颅内压 ICP 监测术:GCS<8 分和头颅 CT 异常患者,头颅 CT 异常是指颅内血肿、脑挫裂伤、脑肿胀或基底池受压。对于颅脑损伤患者头颅 CT 正常但符合以下情况者也应行 ICP 监测:①年龄>40岁;②单侧或双侧呈去脑或去皮质状态;③收缩压低于 90mmHg。

2.开放伤的处理原则 尽早彻底清创,切除糜烂坏死组织,清除脑内和创口内异物,清除创口区脑内血肿,修复硬脑膜和头皮创口,变开放性颅脑损伤为闭合性颅脑损伤。清创应争取在伤后 48~72h 进行;伤后 3~6d 者,伤口只做部分缝合或完全开放;伤后 7d 以上或伤口严重感染者,不宜行清创术,应使创面引流通畅,待感染控制后做进一步处理。彻底清创和围术期强有力的抗生素使用是控制感染的关键。术后,通常需要腰穿脑脊液的检查来确定颅内感染的治愈;对于开放伤合并严重的颅内感染患者,必要时需要腰大池持续引流,有利头颅创口的修复和感染的控制。

3.颅内压 ICP 增高的处理 对于颅脑创伤,ICP 的目标性治疗是控制颅内压在 20mmHg 以内,维持脑灌注压 CPP 在 50~70mmHg。①头位抬高 30°~45°,通过增加静脉回流来降低颅内压;②保持颈部伸直位;③避免低血压,通过 CVP 监测下液体复苏以保证有效血容量,必要时给予去甲肾上腺素或多巴胺以保障有效脑灌注压;④控制高血压,当然对于高颅压引起的高血压还是应该通过降低颅内压来使血压下降,对于高血压病和高血容量引起的高血压使脑过度灌流会增加颅内压,必须通过降压药或利尿药来控制高血压;⑤避免低氧血症,保障 PO_2 不低于 60mmHg;⑥控制呼吸时,PCO_2 维持在 30~45mmHg,避免预防性过度通气;⑦控制体温于正常水平或轻低温;⑧防止高血糖;⑨轻度镇静,首选咪达唑仑(咪唑安定)或丙泊酚,咪达唑仑可以首剂 3~5mg,继而以 0.05mg/(kg·h)维持,使患者的 Ramsay 镇静分级处于 3~4 级为佳;⑩对于置入脑室行 ICP 监测者,可以通过脑室外引流来缓解降低颅内压;⑪渗透性利尿,渗透性利尿的目标是建立渗透压梯度到 300～320 毫渗透压(mmol/L),以最大限度、最有效地减轻脑水肿而减少渗透性利尿的不良反应,需要强调的是渗透性治疗的目标不能完全根据 ICP 值来确定最佳剂量,这需要 ICP 监测结合头颅 CT 反映脑局部的脑水肿程度来确定,所以根据血浆渗透压最为合适;⑫对于顽固性高颅压的重型颅脑损伤患者可以考虑亚低温治疗。对于上述措施下患者仍然 ICP 持续增高,条件容许下需及时复查头颅 CT 以排除需手术治疗的颅内血肿或脑挫裂伤。

4.*颅内血肿的治疗原则* 手术治疗是颅脑创伤最重要的治疗措施之一。是否手术取决于患者的 GCS 评分、血肿大小、瞳孔的状况、合并伤、头颅 CT、年龄、ICP 等综合因素。随着时间进展的神经功能恶化也是决定是否手术的重要因素。

(1)硬膜外血肿:硬膜外血肿导致的脑疝引起继发性脑干伤是硬膜外血肿预后不佳甚至死亡的最主要原因。无论患者的 GCS 评分如何,血肿量幕上 30ml 以上,幕下 10ml 以上即应尽快手术清除血肿,缓解颅内压,避免形成脑疝。手术的时机有时是预后的决定因素。硬膜外血肿有瞳孔不等大情况下的昏迷强烈建议尽早手术。硬膜外血肿＜30ml、＜15mm 厚度、中线移位＜5mm、GCS 评分＞8 分而没有局灶症状,可以在动态 CT 检查和密切神经观察中非手术治疗;对于合并颅内多发血肿,幕上 30ml、幕下 10ml 以下的血肿即会严重增高颅内压,非手术降颅压后 ICP 监测明确颅内压仍然增高的情况下,也需积极根据颅内,情况,确定手术方案清除血肿。儿童硬膜外血肿比成年人危险性更高,因为儿童颅内空间小,手术适应证标准比成年人降低。

(2)硬膜下血肿:CT 表现为血肿厚度超过 10mm,中线移位＞5mm,无论 GCS 评分高低,都应该手术清除血肿。对于所有 GCS＜9 分的急性硬膜下血肿应予以 ICP 监测。急性硬膜下血肿厚度＜10mm,中线移位＜5mm 的 GCS 并且评分＜9 分的患者,如果符合下面一条即应手术:入院时 GCS 评分比受伤时下降 2 分或以上;患者瞳孔不等大或固定或瞳孔扩大;ICP 超过 20mmHg。一旦确诊为急性硬膜下血肿具有手术指征即应尽早手术。对于开颅血肿清除去骨瓣减压的患者,应常规硬脑膜减张缝合。但对于部分老年患者,虽然血肿厚度超过 5mm,但由于老年脑萎缩的代偿,并且因为蛛网膜的破裂,硬膜下血肿可能分散、被蛛网膜下隙的脑脊液稀释而减少,在积极的术前准备下,如果患者的神志尚清、GCS 在严密观察下并未恶化,双瞳孔对光反应良好,动态 CT 如果见硬膜下血肿减少、中线移位减轻,可以行 ICP 监测术或非手术治疗。

(3)脑内血肿和脑挫裂伤:脑内血肿和脑挫裂伤是否手术取决于临床、CT 和 ICP 监测的情况。CT 和临床因素包括环池状态、水肿严重性和入院 GCS 评分。值得注意的是颅内血肿的部位对于是否手术具有非常重要的影响,如颞顶部病灶,血肿的大小、水肿的程度、GCS 评分、基底池的状态和 ICP 水平与预后显著相关;然而,前额的病灶,单独峰值 ICP 就可提示预后。

脑内大范围的挫裂伤和脑内血肿、脑内病灶相关的进行性神经功能恶化、难治性的高颅压、CT 上具有显著的占位效应,需要手术治疗。

GCS 6～8 分的患者,合并有额或颞叶挫裂伤＞20cm、中线移位至少 5mm 或 CT 上有环池的压迫;或病灶＞50cm 以上的需要手术治疗。

脑挫裂伤或脑内血肿患者如果没有显著的神经功能症状、ICP 得到很好的控制、头颅 CT 没有显著的占位效应,应在严密监护和 CT 动态随访下观察。

具有上述手术指征的患者建议给予开颅血肿或脑挫裂伤清除术。

对于弥漫性的、难治性的创伤后脑水肿、难治性的颅内高压可以在受伤后 48h 内进行双额开颅去骨瓣减压术。

对于难治性的颅内高压、弥漫性的脑实质损伤临床上和影像学检查提示即将发展为小脑幕切迹疝的患者可根据情况选择行颞肌下减压、颞叶切除或开颅大骨瓣减压术。

（4）颅后窝血肿的治疗：颅后窝血肿的手术指征：头颅 CT 显示有占位效应或神经功能障碍或与病灶有关的神经功能恶化应予以手术治疗。第四脑室的变形、移位或消失；基底池的压迫或消失，或阻塞性脑积水被视为占位效应。患者 CT 上没有显著的占位效应和神经功能障碍可以严密观察和动态 CT 检查。患者一旦具有以上手术指征，由于可能迅速恶化而影响预后，应该尽早手术清除血肿。枕下入路是颅后窝血肿清除的最主要术式。

（5）颅骨骨折的治疗原则

1）凹陷性颅骨骨折的手术指征。

①凹陷深度为 8～10mm 或深度超过颅骨厚度需手术复位。如静脉窦部位的凹陷骨折，病人无神经功能缺失和其他手术指征时最好非手术治疗。

②神经功能缺损与受压脑组织有关。

③脑脊液漏。

④开放性凹陷骨折。

⑤有开放伤口的凹陷骨折如果没有硬膜穿破的临床或影像学证据、明显的颅内血肿、凹陷＞1cm、额窦骨折、严重畸形毁容、伤口感染、气颅、严重的伤口污染等情况，可以非手术治疗。凹陷性骨折手术的理论依据是源自感染，迟发性癫痫和美容也是决定手术与否的重要考虑因素。Jennett 和 Miller 对 359 例颅骨骨折的统计中，发现 10.6％的感染发生率，这与显著增加的神经功能缺损、迟发性癫痫和死亡有关，手术清创可以将感染发生率降低到 4.6％，而伤后 48h 以后的手术感染发生率显著地增加至 36.5％。没有证据证明凹陷骨折复位手术有助于减少外伤后癫痫的发生，癫痫可能与原发脑损伤关系更密切。

⑥早期的手术可以减少感染的发生率。

⑦闭合性的凹陷和线性骨折在没有需手术清除的颅内病灶时可以选择非手术治疗。

2）颅底骨折：颅底骨折本身不需要特殊处理。

创伤性动脉瘤占颅内动脉瘤的比例不足 1％，大都为假性动脉瘤。临床表现为迟发性的颅内出血为最常见，可见反复的鼻出血、进行性脑神经麻痹、颅骨骨折扩大和严重的头痛，也可在偶然的头颅 CT 中被发现，DSA 确诊。颅底的颈内动脉动脉瘤需用球囊孤立或栓塞，外周动脉瘤通过开颅手术夹闭或介入弹簧圈栓塞。外伤性颈动脉海绵窦瘘（TCCF）占 0.2％的颅脑损伤患者，介入球囊栓塞为首选的治疗。

颅底骨折导致的脑脊液漏 60％～70％在伤后数日至 1 周停止，除非有需开颅手术的其他病变时，手术时同时给予颅底重建修补，否则不需急诊手术。非手术治疗包括绝对卧床休息 1～2 周、避免大喷嚏和紧张、乙酰醋胺 0.25mg，口服 3～4/d、减少脑脊液的分泌、适当限量液体、对于持续性漏患者可持续腰穿引流，调整引流高度，引流量控制在＜200ml/d。

盲插鼻胃管可能插至颅内，病死率可高达 64％，所以对于高度怀疑颅底骨折的患者为盲插鼻胃管禁忌。虽然预防性的抗生素使用尚存一定的争议，但多数主张对于涉及鼻窦旁的骨折按照开放性骨折处理，给予广谱抗生素 7～10d。

（6）弥漫性轴索损伤和原发脑干伤的治疗原则：对于弥漫性轴索损伤和原发脑干伤，特别强调的是综合治疗。整个治疗过程保证充分的脑供氧是核心目标，控制 ICP＜15mmHg 和脑灌注压 CPP 为 60～70mmHg，适当的渗透性治疗控制渗透压为 300～320 毫渗透压以达到最佳的渗透性脱水治疗；同时密切监测 CVP 以保障有效血容量；限制性低温以减少脑代谢；维持血电解质平衡和有效控制创伤性高血糖。

需要强调的是对于 GCS＜8 分的弥漫性轴索损伤患者都应进行 ICP 监测术，其对于颅内压的控制和监测、CPP 的保障、渗透性治疗都具极为重要的指导意义。在监测中，如果通过非手术的控制体温、抬高头位、镇静、渗透性脱水、和ICP脑室外引流等综合治疗后ICP仍然持续＞25mmHg以上者,可以考虑双额高冠状去骨瓣减压术。

(7)双额脑挫裂伤的救治:双额脑挫裂伤临床多见,脑疝发生率高、可骤然恶化,如果不及时正确治疗,死亡率高,在此特单独列出。其中中重型双额脑挫裂伤病情复杂多变,治疗困难,如何早期使双额脑挫裂伤、脑内血肿不扩大;如何有效控制脑水肿导致的颅内压;如何减少双额脑水肿对下视丘和脑干功能的影响是治疗的关键。

中、重型双额脑挫裂伤有中间清醒期的说明无严重的原发脑干伤,其致命危险是继发性的血肿扩大和脑水肿导致下视丘和脑干的继发性损伤。因其病情多变而进展快,所有对于此类患者,急诊入院时必须提高警惕,严密监测病情的同时,尽快完善术前准备。因为对于双额脑挫裂伤的患者,往往早期会非常躁动,严重者会加重颅内出血、严重促进颅内压的增高,所有此类患者适当的镇静是必要的。但是,镇静对意识的观察影响是非常明显,如何早期发现病情的变化、早期发现病情恶化和脑疝,头颅CT的反复随访非常重要,但不是首选,ICP的监测可以动态、及时观察颅内压力的变化,可以间接了解颅内挫裂伤和血肿的增大,结合头颅CT可以比较全面的动态的掌握颅内情况。所有我们认为对于双额脑挫裂伤的患者,ICP监测术的指征比其他颅脑创伤更宽、更积极。而且脑室型ICP监测的同时,脑室外引流可以很大程度上缓解颅内压的增高。对高龄不能耐受开颅挫裂伤清除术的患者预后差,ICP可能是唯一积极有效的措施。对于ICP监测初压＜25mmHg的患者,我们结合抬高上半身体位30°~40°、镇静、控制体温、脑室外引流、渗透性脱水建立目标性渗透压梯度、加强止血等综合性措施来控制颅内压。对于ICP监测初压＞25mmHg的患者,单纯通过非手术综合措施控制颅内压非常困难而可能性小,可采用高冠状双额开颅,对于同时一侧存在明显的颞叶挫裂伤或血肿的患者,加用同侧翼点切口,双额加同侧颞部大骨瓣开颅,对于挫裂伤较轻的额侧,可以剪开硬膜后,将硬膜下血肿冲洗干净后,仅仅将严重破碎游离的脑组织吸除后止血,局部明胶或止血纱布覆盖即可,取自体筋膜减张缝合硬膜。对于较重挫裂伤的一侧前额叶,在保护Broca区等功能区的前提下,可以较彻底的清除额叶挫裂伤组织;这样既可以尽可能地减少对前额叶功能的影响,而又尽可能地减少脑挫裂伤的继发性病理损害;而同时存在的颞叶挫裂伤可以在距颞极5cm范围内根据挫裂伤范围进行切除。之后,硬膜减张缝合是必要的,同时术后骨瓣丢弃,对于同时存在颞叶挫裂伤的患者,同侧颞部骨窗低至颧弓水平是必要的。

对于双额去骨瓣减压控制恶性颅内压增高的手术方法已有30多年,由于创伤大而存在争议,在临床上并未广泛接受。Whitfield等研究发现双额去骨瓣减压可以使ICP从37.5mmHg降至18.1mmHg,可以非常有效控制颅内压的增高。最近,Jay Jagannathan对23例重型颅脑损伤儿童在双额去骨瓣减压术治疗难治性颅内压增高后的10年随访中发现脑功能预后非常良好,有81%的患儿已返回学校就学。由于双额去骨瓣减压创伤大,尚存在一定得争议,对于双额脑挫裂伤手术的方式值得进一步得探讨。

术后围术期的监护综合处理非常关键,脑室ICP反映整体颅内压的水平,同时必须结合头颅CT来了解双额脑水肿的情况,因为双额脑水肿可导致双侧长中央动脉的血管痉挛,而严重影响下视丘的功能而影响预后,所以密切监测血钠、血糖水平,可以了解脑损伤的严重性和下视丘功能影响的程度。通过综合措施控制颅内压和保持60~70mmHg脑灌注压的同时,建立300~320毫渗透压梯度非常重要,甘露醇以及高渗盐水等渗透性脱水的核心目标是建立目标性渗透压梯度,从而减轻脑水肿,而非单独的降低整体的颅内压,这对于减少双额局部性的脑水肿是关键。当然CVP监测对于动态观察大量脱水情况下、存在全身炎性综合征状态下的全身有效血容量情况,从而保障脑灌注很重要。

对于双额脑挫裂伤的患者,合并外伤性蛛网膜下腔出血的比例非常高,如何减少血管痉挛,尤其是尽量避免或减轻双侧长中央动脉返支的血管痉挛非常重要,所以有对于此类患者,术后我们积极的给予尼莫同、克林澳,甚至在凝血功能正常情况下加用低分子右旋糖酐,来改善局部的脑灌流。

(8)脑疝的治疗:无论何种原因的脑疝,最初的处理是相同的。复苏的关键是ABC:气道、呼吸、循环。首先是气道保护和控制,立即给予气管插管,在插管前必须排除颈椎损伤,即使颈椎侧位片阴性,仍然有20%的患者插管加重显著的颈髓损伤,所以插管时轴性牵引动作要轻柔,避免过伸。经鼻插管或气管切开可以根据情况选择。一旦气道得到控制,控制通气,给予短时间100%纯氧,其目标是提高动脉氧合、纠正高碳酸血症和呼吸性酸中毒。过度通气可以迅速降低动脉$PaCO_2$,升高血pH和导致呼吸性碱中毒,引起广泛性脑血管收缩降低脑血流量和颅内压ICP。对于颅内血肿扩大导致的经天幕脑疝,过度通气可以暂时性的逆转瞳孔的不对称和偏瘫,为颅内血肿诊断的明确和手术赢取宝贵的时间。这是美国颅脑创伤协会、美国神经外科医师协会和重型颅脑创伤危重症救治指南唯一支持使用的过度通气。过度通气的风险是由于过度收缩脑血管导致脑缺血。如果未能发现颅内占位性病灶,PCO_2应该立即调整到30~35mmHg,这是因为过度通气的收缩血管作用只在脑血管CO_2反应完整的脑区有效,因此弥漫性脑损伤患者进行过度通气的降颅压效果不明显,而对局灶性的异常例如颅内血肿患者的大部分脑区仍然对过度通气有反应,可短暂降颅压。对于后者,过度通气是防止脑疝很好的初步治疗。对于弥漫性病变需要控制ICP的患者,过度通气的使用是有争议的。由于脑缺血的风险,大部分医生现在建议将PCO_2控制在30~35mmHg。然而,Cruz等提倡在过度通气中使用$AVDO_2$监测评估全脑缺血,既可以降颅内压ICP又不诱发脑缺血。循环的监测和维持中,必须防止或迅速纠正低血压维持脑灌流。一人急诊,两条以上有效的快速静脉通路必须建立,液体复苏如乳酸林格液以维持血压的稳定。如果最初的血压尚正常,仍需避免过度脱水而加重脑水肿、导致肺水肿。颅脑损伤患者的低血压最常见的原因是出血性休克,常见的出血部位包括胸腔、腹部、骨盆和长骨骨折,必须迅速明确出血部位并请相关专科协助给予控制。低血压也可见于高位颈椎的损伤而导致血压张力的下降,对此血管活性药物如多巴胺和去甲肾上腺素在维持血压中至为重要。目前在抗休克液体的选择中,利用高渗盐水作为重型颅脑损伤的液体复苏和治疗颅内压的升高引起广泛的兴趣。已经证明了高渗盐水可以有效降低颅内压升高脑灌注压CPP,但是并未显示其比常规的复苏和甘露醇有更好的优越性。Qureshi等报道了成功利用高渗盐水、甘露醇、巴比妥和过度通气逆转幕上占位导致的脑疝,但是不清楚高渗盐水在脑疝复苏中的明确作用。对于出血性休克的脑疝患者,甘露醇的使用是禁忌,高渗盐水的使用更为合适有效。

甘露醇的使用:甘露醇除渗透性脱水作用外,还具有直接收缩血管、改善血黏度、改善红细胞的变形性、血液稀释、提高红细胞的血氧输送、促进脑容量的迅速减少、改善脑顺应性和降低颅内压等作用。甘露醇对脑血流的改善涉及大脑的各个部位,包括脑干。在脑疝的复苏中,推荐立即给予甘露醇1.0~1.5g/kg,为防止快速输注导致的低血压,滴速不要超过0.1g/(kg·min)。重型颅脑损伤初期救治的甘露醇剂量通常为0.25~1.5g/kg体重。Cruz等在一项前瞻的随机Ⅰ类研究中比较常规剂量甘露醇和大剂量甘露醇治疗硬膜下血肿的疗效,常规甘露醇剂量是0.6~0.7g/kg,大剂量组对于无瞳孔改变者甘露醇剂量是1.2~1.4g/kg,瞳孔不对称患者给予甘露醇2.2~2.4g/kg,发现低剂量组比大剂量组脑氧的摄取更差、脑水肿更严重。术前瞳孔不等的救治中,大剂量的甘露醇有更好的疗效。对创伤性颞叶血肿导致的瞳孔不等的抢救中,大剂量甘露醇也显示更好疗效。这些结果强烈支持经天幕脑疝救治中使用大剂量甘露醇,为下一步的治疗赢取宝贵时间。

在上述最初的救治同时或之后,必须立即行头颅CT明确脑疝的原因和颅内情况。如果因为胸腔和腹部大出血导致血循环不稳定直接进手术室开胸或剖腹探查,而无法进行术前头颅CT检查者,可以同时在瞳孔散大侧进行钻颅探查;对于无法确定是哪一侧的脑疝,需考虑双侧钻孔,术中的超声有助于定位和判断血肿的清除情况,并可用于排除实质内和其他部位的病变。在头颅CT和探查性钻孔明确颅内的占位性病灶后,在可行的情况下必须立即开颅清除血肿或挫裂伤组织,并考虑术后的脑水肿而给予大骨瓣减压术,必要时同时做脑叶切除内减压术,ICP的监护对于指导随后的治疗是必要的。

虽然脑疝的总体预后很差,但仍有部分患者经及时有效救治后有良好的功能恢复,特别是年轻患者在临床脑疝经甘露醇和过度通气后脑疝症状逆转的患者,经立即及时手术清除血肿和脑挫裂伤后仍有较好的疗效。

(三)合并其他部位伤的处理

1.快速全面确诊,避免误诊或漏诊 颅脑损伤合并其他部位的严重损伤绝大多数属于严重多发伤。发病急、重、复杂,具有更强的诊治紧迫性。要求神经外科医生诊治中坚持全面运动的观点,全面动态地观察分析病情。因为某些病情易被其他情况所掩盖导致误诊误治,如脑外伤掩盖其他部位伤的存在;腹膜后血肿易误诊为腹腔脏器破裂出血。而且,诊治过程中不能固守先诊断后治疗的模式,而应边诊断边治疗,再诊断再治疗从而全面诊断与治疗的过程,并且要突出快、准,能迅速抓住重点,先处理危急情况,不能只顾神经外科专科情况,因为气道保持通畅是最重要,休克与否对意识的评定是显著相关的,在需要神经外科急诊手术前必须控制气道和纠正休克,同时必须明确是否有血气胸的存在,这非常关键,尤其是术中全麻需要麻醉机外控通气,漏诊的气胸可能导致张力性气胸的发生而危及生命。所有,高度怀疑可能合并胸腹部损伤的患者,在急诊头颅CT的同时,将胸、腹部也进行CT扫描。必要时,请普外科和胸外科、骨科医生同时会诊协助诊治。颅脑损伤合并严重多发伤病情的特殊性,临床医生必须快速、全面、动态的诊治病情,充分利用"黄金1小时",最大限度地减少误诊、漏诊、误治,最大可能得成功抢救患者。

2.颅脑损伤合并多发伤的救治原则 在颅脑损伤合并多发伤的救治中,目前认为VIPCO救治程序在提高救治成功率上取得相当的成功。

(1)通气:首先保证伤员呼吸道的通畅。迅速清除口咽腔凝血块、呕吐物及分泌物,对于昏迷患者及时给予气管插管以保护气道,严重颌面、咽喉部和前颅底骨折患者宜气管切开控制气道。血气胸影响呼吸功能者考虑胸腔闭式引流术。

(2)灌注:立即建立两条以上有效静脉通路,快速输液、输血、扩容,防止和纠正休克。一般在未排除胸腹部的严重出血时不首先选择下肢输液,首选上肢静脉、颈内静脉或锁骨下静脉。高渗盐水对于颅脑损伤合并休克的患者输液中对纠正休克、建立渗透压梯度控制颅内压都非常有利。

(3)搏动:监护心脏搏动和心泵功能。

(4)控制出血:通过敷料加压包扎有效控制外出血,为进一步清创探查确切止血创造条件;对于大血管经压迫止血后应迅速进行确定性止血;一旦腹腔穿刺或腹腔灌洗明确腹腔内出血,应立即剖腹探查止血;对于胸腔的活动性大量出血,应立即开胸止血。

(5)手术:对于以下情况者,病情危重不容许向病房或手术室转送,必要时在急诊室施行救命性手术:①因心搏骤停,闭式心脏按压无效需要开胸按压者;②胸腹腔脏器大出血快速输血输液中血压不升;③心脏损伤心脏压塞时;④已发生脑疝。可以在急诊复苏室紧急开颅、开胸或开腹救命性手术以达到减压、止血,挽救生命。

颅脑损伤合并多发伤手术处理顺序合理与否是抢救成功的关键,必须根据具体情况决定。

1)双重型:颅脑损伤多为广泛的脑挫裂伤、颅内血肿等,合并其他部位伤如胸、腹腔大出血。此时两者均需紧急手术,可以分组同时进行,以免延误抢救时机。

2)颅脑损伤重、合并伤轻:手术的重点在于颅脑损伤的处理,合并伤可先行简单处理,后期再做进一步的治疗。

3)颅脑损伤轻、合并伤重:颅脑损伤可暂时非手术治疗,不需手术,而合并的胸腹部大出血或空腔脏器破裂应立即开胸或剖腹探查止血。颅内情况可以考虑行 ICP 监测,动态监测颅内情况。

　　3.合并伤的处理

　　(1)颅脑损伤合并创伤性休克:是创伤中最严重的损伤之一,病情复杂而凶险,死亡率高。院前急救即应开始尽早止血,建立快速的静脉通路。转运途中维持有效循环血压的同时不主张维持较高水平的血压。急诊应立即建立两路以上的静脉通路,首选颈内静脉、锁骨下静脉和上肢静脉,而不宜选下肢静脉作为抗休克的静脉通路。首先必须尽快通过症状、体征或通过胸穿腹穿明确休克的原因。一边快速输液同时、一边进一步明确诊断,有手术指征者根据病情轻重缓急安排手术顺序:大量血气胸应立即行胸腔闭式引流,保证呼吸功能;如果为活动性的大量血胸,必须立即开胸探查止血。对于肝脾破裂患者,在腹穿和腹部 B 超快速诊断后,尽快剖腹探查止血,做脾切除或肝修补术。在救治中,多科之间的紧密高效合作,是抢救成功的重要保障。在抗休克中,中心静脉压的监测对于抗休克的指导意义至为重要。对于重型颅脑损伤和需要大量脱水控制颅内压的患者,我们主张都应密切监测中心静脉压。血管活性药物在快速输液的前提下应用,抗休克对于心动过速的患者首选去甲肾上腺素,对于心动过速不明显的患者,多巴胺是首选,两者也可以一起使用。间羟胺(阿拉明)升血压中由于对于微循环障碍的加重,而不主张使用。

　　(2)颅脑损伤合并胸部外伤:重型颅脑损伤,病情危重复杂,常伴呼吸困难,死亡率高。由于意识障碍的存在,可能掩盖胸部损伤的症状和体征,容易造成漏诊和误诊。对此,必须重视受伤机制的了解,对于车祸和高处坠入伤中必须要考虑多发伤的可能;在重视神经体征的体检过程中,必须非常重视全身的体检,密切关注呼吸状况、胸廓的形状和是否有反常呼吸、是否有胸廓挤压征阳性,并及时请胸外科会诊协助诊治。胸穿、胸部 X 线片或胸部 CT 有助于进一步的明确诊断。

　　1)保持呼吸道通畅,纠正低氧血症:重型颅脑损伤合并胸部外伤常伴意识障碍、咳嗽反射减弱、呕吐等,极易误吸导致呼吸道的梗阻,呼吸功能不全或 ARDS 发生率高。对于胸廓完整性破坏和血气胸患者,极易低氧血症,加重脑缺氧和脑水肿。因此必须首先保持呼吸道通畅,必要时积极给予气管插管控制、保护气道,有呼吸功能不全患者,积极给予早期合理的机械通气,以纠正低氧血症。

　　2)补充有效血容量:对于高颅压和血胸休克的患者,液体复苏的首选为高渗盐水,不但有利于扩容,而且有利于建立血浆渗透压梯度减轻脑水肿而降颅压。

　　3)颅脑损伤合并严重的胸部外伤:一般在积极进行颅脑手术前准备的同时进行胸外伤的急救处理,其中胸腔闭式引流可以解决绝大部分的胸部外伤的急救处理。对于合并急性气胸、血胸和多发肋骨骨折患者,在全麻颅脑手术前建议放置胸腔闭式引流,以避免正压通气导致张力性气胸的发生。

　　(3)颅脑损伤合并腹部外伤:颅脑损伤患者特别是严重的颅脑创伤伴有不同程度的意识障碍,缺乏闭合性腹部外伤的主诉和掩盖体征,容易漏诊延误诊断,导致贻误抢救时机。对于交通事故和高处坠落伤的多发伤的高危患者,必须认真询问病史,重视全面的体格检查。腹肌紧张、肠鸣音减弱或消失是腹部外伤最早的体征,有助诊断,诊断性腹腔穿刺是明确腹腔脏器损伤最简单可靠的方法,腹部 B 超可床边进行,简便易行,对明确腹腔内出血的诊断符合率高达 94.2%。

　　一旦确诊为颅脑损伤合并腹部外伤,合理的处理顺序是抢救成功的关键。根据上述原则颅脑损伤轻而腹部外伤重,以腹腔内大出血合并出血性休克时,首先应致力于休克的液体复苏和剖腹探查止血,而后再处理颅脑损伤;颅脑损伤重而腹部外伤轻,手术顺序则是优先进行颅脑手术,再处理腹部外伤;对于颅脑损伤和腹部外伤都重,同时存在脑疝和腹腔脏器大出血的患者,必须在抗休克的基础上,同时进行脑、腹部的手术。

　　(4)合并四肢骨折:颅脑损伤合并肢体骨折是多发伤中最常见的类型。颅脑创伤后生长激素等合成激素的分泌增加,促进骨痂的形成和生长。颅脑损伤合并四肢骨折患者,在病情容许情况下宜尽早手术固定。其早期固定的优点是①便于护理，减少并发症的发生；②便于早期肢体功能锻炼；③早期内固定可以促进骨折早期愈合，防止畸形愈合或延迟愈合，降低伤残率；④缩短治疗时间，可以尽早进入康复期，提高患者的生存质量。

（陈志林）

第二节　头皮损伤与颅骨骨折

一、头皮损伤

（一）头皮血肿

1.概述

头皮血肿在临床上较常见，主要发生在顶部，其次为额部、枕部、颞部。新生儿头皮血肿主要由产伤引起，生后1～3天即可发现，多为单纯头皮血肿，较少伴有颅脑损伤。大于80％的头皮血肿在3～4周内自然吸收。其他头皮血肿多伴发于颅脑创伤并以颅骨及脑损伤为重，头皮血肿仅为合并伤。

2.病理与病理生理　头皮是覆盖于颅骨外的软组织，在解剖学上可分为五层：①皮层：较厚而致密，含有大量毛囊、皮脂腺和汗腺。有丰富的血管和淋巴管，外伤时出血多，但愈合较快；②皮下层：由脂肪和粗大而垂直的短纤维束构成，短纤维紧密连接皮肤层和帽状腱膜层，是构成头皮的关键，并富含血管神经；③帽状腱膜层：帽状腱膜层为覆盖于颅顶上部的大片腱膜结构，前连于额肌，两侧连于颞肌，后连于枕肌，坚韧有张力；④帽状腱膜下层：由纤细而疏松的结缔组织构成；⑤腱膜下间隙：是位于帽状腱膜与颅骨骨膜之间的薄层疏松结缔组织。此间隙范围较广，前置眶上缘，后达上项线。头皮借此层与颅骨骨膜疏松连接，移动性大，腱膜下间隙出血时，血液可沿此间隙蔓延。此间隙内的静脉可经若干导静脉与颅骨的板障静脉及颅内的硬脑膜窦相通。因此该间隙内的感染可经上述途径继发颅骨骨髓炎或向颅内扩散；⑥骨膜层：紧贴颅骨外板，可自颅骨表面剥离。

头部遭受钝性外力损伤后，头皮虽可保持完整，但组织内血管破裂出血，常积聚于皮下组织中、帽状腱膜下间隙或骨膜下形成头皮血肿。

3.临床表现

（1）皮下血肿：头皮的皮下组织层是头皮的血管、神经和淋巴汇集的部位，钝性打击伤后易出血、水肿。皮下层与表皮层和帽状腱膜层在组织结构上连接紧密，受皮下纤维隔限制，使出血受到局限而表现为血肿，位于直接受伤部位，体积较小，张力高，疼痛明显，质地中等偏硬。

（2）帽状腱膜下血肿：帽状腱膜下层是疏松的蜂窝组织层，其间有连接头皮静脉、颅骨板障静脉以及颅内静脉窦的导血管。当头部遭受钝性损伤时，切线暴力使头皮发生层间剧烈瞬间的相对滑动，引起帽状腱膜下层的导血管撕裂出血。由于该层组织疏松，出血易扩散导致巨大血肿，其临床特点是：血肿范围宽广，急性期血肿张力较高，有波动感，疼痛轻，伴贫血貌。严重时血肿边界与帽状腱膜附着缘一致，可前至眉弓，后至上项线，两侧达颞部，出血量可达数百毫升。婴幼儿巨大帽状腱膜下血肿可引起失血性休克。

（3）骨膜下血肿：新生儿骨膜下血肿因产伤（如胎头吸引助产）所致颅骨可复性变形、骨膜剥离出血而形成血肿，可不伴有颅骨骨折。其他情况大多伴有颅骨骨折。出血多源于板障出血或骨膜剥离出血，血液聚积在骨膜与颅骨表面之间，其临床特征是：血肿急性期张力较高，有波动感，血肿边界不超过骨缝。这是因为颅骨发育过程中骨膜紧密连接于骨缝线上,骨膜在此处难以剥离,故少有骨膜下血肿超过骨缝者。

4.辅助检查　首选头颅CT检查,即使患者无神经系统症状也需明确有无颅骨骨折或其他继发性脑损伤存在。头皮血肿骨化则应行头颅CT颅骨三维重建。新生儿头皮血肿可先行超声检查,了解有无颅内出血等,必要时再行CT检查。

5.诊断与鉴别诊断　通过病史、头部包块体征,结合超声或CT检查可确诊。但需注意鉴别头皮隐匿性病变(无明确临床症状)在外伤后偶然发现头皮包块,如颅骨嗜酸性肉芽肿外伤后病变出血形成的头皮包块,头颅CT检查可发现头皮包块部位颅骨骨质破坏、颅骨缺损等表现即可鉴别。

6.治疗

(1)皮下血肿:皮下血肿早期给予冷敷、压迫以减少出血和疼痛。2～3天后血肿尚未吸收可予以局部热敷促进其吸收。

(2)帽状腱膜下血肿:创伤早期可采用冷敷止血,穿刺抽吸前忌加压包扎,否则帽状腱膜疏松层进一步剥离加重出血。如出血量不多可自行吸收,血肿较大则应在伤后5～7天无活动性出血、头皮包块张力不高时行穿刺包扎。穿刺前应注意患儿有无贫血及凝血功能障碍等情况,若有则应作相应的处理。穿刺前应作严格皮肤准备和消毒,穿刺抽吸血肿后弹力绷带加压包扎。巨大的血肿需2～3次穿刺包扎方可消除。还可采用头皮小切口清除血肿后置入负压引流管,使帽状腱膜层紧贴骨膜层而达到止血目的。

(3)骨膜下血肿:创伤早期以冷敷为宜,穿刺前忌行加压包扎,否则加重骨膜的剥离及出血。建议早期行头颅CT扫描,以发现有无并发的颅脑损伤存在,如合并颅骨骨折、硬膜外血肿。一般在1周左右血肿张力逐渐降低提示无活动性出血后行穿刺包扎,应注意严格备皮和消毒下施行,穿刺后用弹力胶布加压包扎3～5天即可。巨大血肿可重复抽吸、包扎1～2次。对于前额暴露部位的骨膜下血肿,在血肿张力较高时就可能形成凝血块,即使行血肿穿刺后仍会影响外观,此时亦采用发际内头皮小切口清除凝血块后置入负压引流管治疗。新生儿期骨膜下血肿,往往因骨膜下成骨作用较强,20天左右可形成骨性包壳,难以消散。对这种血肿宜在生后2～3周穿刺抽吸包扎。部分新生儿头皮血肿合并黄疸加重者(与血肿吸收相关)可提前至1周左右行头皮血肿穿刺抽吸。既往多数人认为新生儿头皮血肿都不需要处理均可吸收。事实上较大的骨膜下血肿2～3周未吸收或未及时行血肿穿刺抽吸,即开始骨膜下成骨,在血肿表面再形成新生骨,1～2个月后原正常颅骨逐渐被吸收,头颅外观可能形成畸形。

目前对新生儿头皮血肿骨化的治疗方式仍存在争议,有学者认为随着颅骨的生长,骨化的外层新生骨重新塑形生长多不影响头颅外观,且对脑发育无明显影响,故主张保守治疗。多数学者认为较大的骨膜下血肿骨化后难以满意塑形生长,会明显影响头颅外形,且骨化血肿还可能阻碍矢状缝生长而继发舟状颅畸形。因此主张骨膜下血肿骨化后形成硬性包壳,应早期切除矫正头颅外形的不对称。建议根据不同情况考虑两种处理方法:对骨化血肿较小、不明显影响头颅外观者随访观察,包块多在6～12个月后逐渐塑形生长消失;对骨化血肿体积大、难以塑形生长、包块消失而影响头颅外形者早期手术治疗。

头皮血肿骨化手术治疗:不同时期的头皮血肿骨化程度不同,个体差异较大。大致可分为三期:

1)骨化早期(1个月左右):这时血肿未完全骨化,骨膜下形成软蛋壳样的薄层骨片,血肿腔内为暗红色不凝血,这时仍可行血肿穿刺后加压包扎,包块可能消退。若效果不佳再行手术治疗。此期骨膜与新生颅骨附着紧密,术中出血较多,但新生骨壳较薄可以用剪刀快速清除,边缘用锉刀锉平即可。

2)骨化中期(1～4个月):此期血肿表层成骨增多,骨膜下形成质硬的骨板,此期骨壳需用咬骨钳分块清除,出血较多。

3)骨化晚期(4个月以上):血肿外形成骨化完全的骨板,血肿内侧原颅骨基本吸收消失,此期不宜行手术,因为原正常颅骨已脱钙吸收,切除新生骨板后将形成颅骨缺损。若包块明显拟行手术,必须行头颅CT

了解颅骨情况后决定。

一、二期的头皮血肿骨化存在血肿腔,原正常颅骨板脱钙后外附一层结缔组织,其下存在丰富的血供,手术时尽量不要剥离此层否则因小婴儿颅骨柔软加之丰富的血供,止血较困难。术后骨膜下引流管接负压引流瓶可使疏松的头皮贴附于颅骨利于止血,引流管留置 1～2 天。手术中应注意患儿的失血情况,因为小婴儿体重轻,血容量少,耐受失血的能力差,术中控制出血尤其重要。

(二)头皮裂伤

头皮属特化的皮肤,含有大量的毛囊、汗腺和皮脂腺,容易藏污纳垢、细菌滋生,容易招致感染。所幸,头皮血液循环特别丰富,虽然头皮发生裂伤,只要能够及时施行彻底的清创,感染并不多见。在头皮各层中,帽状腱膜是一层坚硬的腱膜,它不仅是维持头皮张力的重要结构,也是防御浅表感染侵入颅内的屏障,当头皮裂伤较浅,未伤及帽状腱膜时,裂口不易张开,血管断端难以退缩止血,出血反而较多。若帽状腱膜断裂,则伤口明显裂开,损伤的血管断端随伤口退缩、自凝,故而较少出血。

1.头皮单纯裂伤　常因锐器的刺伤或切割伤,裂口较平直,创缘整齐无缺损,伤口的深浅多随致伤因素而异,除少数锐器直接穿戳或劈砍进入颅内,造成开放性颅脑损伤者外,大多数单纯裂伤仅限于头皮,有时可深达骨膜。

如能早期施行清创缝合,即使伤后超过 24 小时,只要没有明显的感染征象,仍可进行彻底清创一期缝合,同时应给予抗菌药物及破伤风抗毒素(TAT)注射。

清创缝合方法:剃光裂口周围至少 8cm 以内的头皮,在局麻或全麻下,用灭菌清水冲洗伤口,然后用消毒软毛刷蘸肥皂水刷净创部和周围头皮,彻底清除可见的毛发、泥沙及异物等,再用生理盐水至少 500ml 以上,冲净肥皂泡沫。继而用灭菌干纱布拭干创部,以碘酊、酒精消毒伤口周围皮肤,对活跃的出血点可用压迫或钳夹的方法暂时控制,待清除时再逐一彻底止血。常规铺巾后由外及里分层清创,创缘修剪不可过多,以免增加缝合时的张力。残存的异物及失去活力的组织均应清除。术毕缝合帽状腱膜和皮肤。若直接缝合有困难时可将帽状腱膜下疏松层向周围潜行分离,施行松解术之后缝合;必要时亦可将裂口作 S 形、三叉形或瓣形延长切口,以利缝合。一般不放皮下引流条。

2.头皮复杂裂伤　常为钝器损伤或因头部碰撞在外物上所致,裂口多不规则,创缘有挫伤痕迹,创内裂口间尚有纤维相连,没有完全离断,即无"组织挫灭"现象,在法医鉴定中,头皮挫裂伤创口若出现"组织挫灭"现象,常暗示系金属类或有棱角的凶器所致。伤口的形态常反应致伤物的形态和大小。这类创伤往往伴有颅骨骨折或脑损伤,严重时亦可引起粉碎性凹陷骨折或孔洞性骨折穿入颅内,故常有毛发、布屑或泥沙等异物嵌入,易致感染。检查伤口时慎勿移除嵌入颅内异物,以免引起突发出血。处理原则亦应及早施行清创缝合,并常规用抗生素及 TAT。

清创缝合办法:术前准备和创口的冲洗清创方法已如上述。由于头皮挫裂伤清创后常伴有不同程度的头皮残缺,故这里主要介绍头皮小残缺修补方法。

对复杂的头皮裂伤进行清创时,应做好输血的准备。机械性清洁冲洗应在麻醉后进行,以免因剧烈疼痛刺激引起心血管的不良反应。对头皮裂口应按清创需要有计划地适当延长,或作附加切口,以便创口能够一期缝合或经修补后缝合。创缘修剪不可过多,但必须将已失去血供的挫裂皮缘切除,以确保伤口的愈合能力。对残缺的部分,可采取转移皮瓣的方法,将清创创面闭合,供皮区保留骨膜,以中厚断层皮片植皮覆盖之。

3.头皮撕裂伤　大多为斜向或切线方向的暴力作用在头皮上所致,撕裂的头皮往往是舌状或瓣状,常有一蒂部与头部相连。头皮撕裂伤一般不伴有颅骨或脑损伤,但并不尽然,偶尔亦有颅骨骨折或颅内出血。这类患者失血较多,但较少达到休克的程度。由于撕裂的皮瓣并未完全撕脱,并能维持一定的血液供应,清创时切勿将相连的蒂部扯下或剪断。有时看来十分窄小的残蒂,难以提供足够的血供,但却出乎意料地使整个皮瓣存活。

清创缝合方法:已如前述,原则上除小心保护残蒂外,应尽量减少缝合时的张力,可采取帽状腱膜下层分离,松解裂口周围头皮,然后予以分层缝合。若张力过大,应首先保证皮瓣基部的缝合,而将皮瓣前端部分另行松弛切口或转移皮瓣加以修补。

(三)头皮撕脱伤

头皮撕脱伤是一种严重的头皮损伤,大都是因为不慎将头发卷入转动的机轮所致。由于表皮层、皮下组织及帽状腱膜3层紧密相连在一起,故在强力的牵扯下,往往将头皮自帽状腱膜下间隙全层撕脱,有时连同部分骨膜也被撕脱,使颅骨裸露。头皮撕脱的范围与受到牵扯的发根面积有关,严重时可达整个帽状腱膜的覆盖区,前至上眼睑和鼻根,后至发际,两侧累及耳郭甚至面颊部。

头皮撕脱伤的处理:根据患者就诊时间的早迟、撕脱头皮的存活条件、颅骨是否裸露以及有无感染迹象而采取不同的方法处理。

1.头皮瓣复位再植　撕脱的头皮经过清创后行血管吻合,原位再植。仅适于伤后2～3小时,最长不超过6小时、头皮瓣完整、无明显污染和血管断端整齐的病例。分组行头部创面和撕脱头皮冲洗、清创,然后将主要头皮血管、颞浅动、静脉或枕动静脉剥离出来,行小血管吻合术,若能将其中一对动、静脉吻合成功,头皮瓣即能成活。由于头皮静脉菲薄,断端不整,常有一定困难。

2.后自体植皮　头皮撕脱后不超过6～8小时,创面尚无明显感染、骨膜亦较完整的病例。将头皮创面清洗清创后,取患者腹部或腿部中厚断层皮片,进行植皮。亦可将没有严重挫裂和污染的撕脱皮瓣仔细冲洗、清创,剃去头发,剔除皮下组织包括毛囊在内,留下表皮层,作为皮片回植到头部创面上,也常能存活。

3.期创面植皮　撕脱伤为时过久,头皮创面已有感染存在,则只能行创面清洁及交换敷料,待肉芽组织生长后再行晚期邮票状植皮。若颅骨有裸露区域,还需行外板多数钻孔,间距1cm左右,使板障血管暴露,以便肉芽生长,覆盖裸露之颅骨后,再行种子式植皮,消灭创面。

二、颅骨骨折

颅骨骨折的发生是因为暴力作用于头颅所产生的反作用力的结果,如果头颅随暴力作用的方向移动,没有形成反作用力,则不至于引起骨折。颅骨具有一定的黏弹性,在准静态下,成人颅骨承受压缩时最大的应力松弛量为12%,最大的应变蠕变量为11.5%左右。同时,颅骨的内、外板拉伸弹性模量、破坏应力和破坏应力对应变率的敏感性亦有一定限度,其抗牵张强度小于抗压缩强度,故当暴力作用于其上时,总是在承受牵张力的部分先破裂。如果打击的强度大、面积小、多以颅骨的局部变形为主,常致凹陷性骨折,伴发的脑损伤也较局限;若着力的面积大而强度较小时则易引起颅骨的整体变形,而发生多数线形骨折或粉碎性骨折,伴发的脑损伤亦较广泛。

1.颅骨局部变形　颅盖(穹隆部)遭受外力打击时,着力部分即发生局部凹曲变形,而外力作用终止时,颅骨随即弹回原位。若暴力速度快、作用面积小,超过颅骨弹性限度时,着力的中心区即向颅腔内呈锥形陷入,内板受到较大的牵张力而破裂。此时如果暴力未继续作用于颅骨上,外板可以弹回而复位,故可以保持完整,造成所谓的单纯内板骨折,是为后期外伤性头疼或慢性头疼的原因之一。如果暴力继续作用,则外板亦将随之折裂,造成以打击点为中心的凹陷或其外周的环状或线形骨折。若致暴力的作用仍未耗尽或属高速强力之打击,则骨折片亦被陷入颅腔内,而形成粉碎凹陷性骨折或洞形骨折。

2.颅骨整体变形　头颅的骨质结构和形态,犹如一个具有弹性的半球体,颅盖部呈弧形,颅底部如断面,恰如弓与弦的关系。在半球体的任何一处加压,均可使弓与弦受力而变形。例如:当侧方受压,头颅的左右径即变短而前后径加大;反之若为前后方的暴力常使矢状径缩短而横径相应变长。因此,当暴力为横向作用时骨折线往往垂直于矢状线,折向颞部和颅底,当暴力是前后方向,骨折线常平行于矢状线,向前伸至颅前窝,向后可达枕骨,严重时甚至引起矢状缝分离性骨折。此外,当重物垂直作用于头顶部及臀部或足跟着地的坠落伤,暴力经脊柱传至颅底。这两种情况,无论是自上而下还是自下而上,其作用力与反作用力都遭遇在枕骨大孔区,引起局部变形,轻度造成颅底线性骨折,重者可致危及生命的颅底环形骨折,陷入颅内。

3.颅骨的拱架结构　颅盖与颅底均有一些骨质增厚的部分,作为颅腔的拱柱和桥架,能在一定程度上对外力的压缩或牵张,起到保护颅脑损伤的作用。颅盖的增强部分有:鼻根、额部颧突、乳突及枕外粗隆四个支柱;于其间又有眶上缘、颞嵴、上项线及矢状线四个位居前方、侧方、后方及顶部中央的骨弓,形成坚强的拱柱。颅底的增强部分有:中份的枕骨斜坡、两侧有蝶骨嵴和岩锥,形成梁架,有力地支撑颅底、承托颅脑,并与周围的颅盖部支柱相接,结合为有相当韧性和弹性强度的颅腔,完美地保护着神经中枢。当头颅遭受打击时,暴力除了引起局部颅骨凹陷变形之外,同时也将造成不同程度的整体颅骨变形,若暴力的能量在局部全部被吸收,消耗殆尽,则仅引起凹陷性骨折或着力部的损伤;如果暴力的能量并未耗竭,继续作用在头颅上,则由于颅骨的整体变形,骨折线将通过着力点沿颅骨的薄弱部分延伸,也就是在增厚的拱架间区发生折裂。这种规律不仅见于颅骨骨折,尤其多见于颅底骨折,由于颅底厚薄不一,含有许多孔、裂,因而骨折线常经骨质薄弱的部分穿过。

4.颅骨骨折的规律性　暴力作用的方向、速度和着力面积等致伤因素对颅骨骨折的影响较大,具有一定的规律性,概括如下:

暴力作用的力轴及其主要分力方向多与骨折线的延伸方向一致,但遇有增厚的颅骨拱梁结构时,常折向骨质薄弱部分。若骨折线径直横断拱梁结构,或引起骨缝分离,则说明暴力强度甚大。

暴力作用的面积小而速度快时,由于颅骨局部承受的压强较大时,故具有穿入性,常致洞形骨折,骨片陷入颅腔,若打击面积大而速度较快时,多引起粉碎凹陷骨折;若作用点面积大而速度较缓时,则常引起通过着力点的线状骨折,若作用点的面积大而速度较缓时,可致粉碎骨折或多数线性骨折。

垂直于颅盖的打击易引起局部凹陷或粉碎性骨折;斜行打击多致线性骨折,并向作用力轴的方向延伸,往往折向颅底;枕部着力的损伤常致枕骨骨折或伸延至颞部及颅中窝的骨折。

暴力直接打击在颅底平面上,除较易引起颅底骨折外,其作用力向上时,可将颅骨掀开;暴力作用在颅盖的任何位置,只要引起较大的颅骨整体的变形,即易发生颅底骨折;头顶部受击,骨折线常垂直向下,直接延伸到邻近的颅底;暴力由脊柱上传时,可致枕骨骨折;颅骨遭受挤压时往往造成颅底骨折。

颏部受击时可引起下颌关节凹骨折,但头部因可沿作用力的方向移动而缓冲外力对颅颈交界区的冲撞;上颌骨受击时不仅易致颌骨骨折,尚可通过内侧角突将暴力上传至筛板而发生骨折,鼻根部受击可致额窦及前窝骨折。

按颅骨骨折的部位,可分为颅盖骨折及颅底骨折。根据骨折的形态不同,又可分为:线形骨折、凹陷骨折、粉碎性骨折、洞形骨折及穿透性骨折。此外,按骨折的性质,视骨折处是否与外界相通,又分为闭合性骨折及开放性骨折,后者包括颅底骨折伴有硬脑膜破裂而伴发外伤性气颅或脑脊液漏者。

(一)颅盖骨折

颅盖骨折即穹隆部骨折,其发生率以顶骨及额骨为多,枕骨及颞骨次之。颅盖骨折有三种主要形态,即线形骨折、粉碎性骨折和凹陷骨折。骨折的形态、部位和走向与暴力作用方向、速度和着力点有密切关系,可借以分析损伤机制。不过对闭合性颅盖骨折,若无明显凹陷仅为线形骨折时,单靠临床征象很难确诊,常需行 X 线片或头颅 CT 片检查始得明确。即使对开放性骨折,如欲了解骨折的具体情况,特别是骨折碎片进入颅内的数目和位置,仍有赖于 X 线摄片头颅 CT 扫描检查。

1.线形骨折 单纯的线形骨折本身无须特殊处理,其重要性在于因骨折而引起的脑损伤或颅内出血,尤其是硬膜外血肿,常因骨折线穿越脑膜中动脉而致出血。因此,凡有骨折线通过上矢状窦、横窦及脑膜血管沟时,均需密切观察、及时做可行的辅助检查,以免贻误颅内血肿的诊断。

线形骨折常伴发局部骨膜下血肿,尤其以儿童较多。当骨折线穿过颞肌或枕肌在颞骨或枕骨上的附着区时,可出现颞肌或枕肌肿胀而隆起,这一体征亦提示该处可能有骨折发生。

儿童生长性骨折:好发于额顶部,为小儿颅盖线形骨折中的特殊类型,婴幼儿多见。一般认为小儿硬脑膜较薄且与颅骨内板贴附较紧,当颅骨发生骨折裂缝较宽时,硬脑膜亦常同时发生撕裂、分离,以致局部脑组织、软脑膜及蛛网膜突向骨折的裂隙。由于脑搏动的长期不断冲击,使骨折裂缝逐渐加宽,以致脑组织继续突出,最终形成局部搏动性囊性脑膨出,患儿常伴发癫痫或局限性神经功能废损。治疗原则以早期手术修补硬脑膜缺损为妥。手术方法应视有无癫痫而定,对伴发癫痫者需连同癫痫源灶一并切除,然后修复硬脑膜。对单纯生长性骨折脑膨出的患儿,则应充分暴露颅骨缺口,经脑膨出之顶部最薄弱处切开,清除局部积液及脑瘢痕组织,尽量保留残存的硬脑膜,以缩小修复的面积。硬脑膜修补材料最好取自患者局部的骨膜、颞肌筋膜、帽状腱膜,亦可切取患者的大腿阔筋膜来修补缺损,必要时则可采用同种硬脑膜或人工脑膜等代用品。颅骨缺损一般都留待后期再行修补,特别是使用人材料修补硬脑膜后,不宜同时再用无生机的材料修补颅骨缺损。若遇有复发性脑膨出需要同时修补硬脑膜及颅骨缺损时,需查明有无引起颅内压增高的因素,予以解除。颅骨修补以采用患者自身肋骨劈开为两片或颅骨劈开内外板,加以修补为佳。

2.凹陷骨折 凹陷骨折多见于额、顶部,常为接触面较小的钝器打击或头颅碰撞在凸出的物体上所致。着力点头皮往往有擦伤、挫伤或挫裂伤。颅骨大多全层陷入颅内,偶尔仅为内板破裂下凹。一般单纯凹陷骨折,头皮完整,不伴有脑损伤多为闭合性损伤,但粉碎性凹陷骨折则常伴有硬脑膜和脑组织损伤,甚至引起颅内出血。

(1)闭合性凹陷骨折:儿童较多,尤其是婴幼儿颅骨弹性较好,钝性的致伤物,可引起颅骨凹陷,但头皮完整无损,类似乒乓球样凹陷,亦无明显的骨折线可见。患儿多无神经功能障碍,无须手术治疗。如果凹陷区较大较深,或有脑受压症状和体征时,可于凹陷旁钻孔,小心经硬膜外放入骨橇,将陷入骨片橇起复位。术后应密切观察以防出血。

成年人单纯凹陷骨折较少,如果面积小于 5cm 直径,深度不超过 1cm,未伴有神经缺损症状和体征,亦无手术之必要。若凹陷骨折过大过深,伴有静脉窦或脑受压征象时,则应手术整复或摘除陷入之骨折。术前应常规拍摄 X 线片及 CT 扫描,了解凹陷范围、深度和骨折片位置。手术方法是在全麻下充分暴露凹陷骨折区,作好输血准备,以防突发出血。在凹陷的周边钻孔,然后沿骨折线环形咬开或用铣刀切开,小心摘除陷入之骨片,清除挫伤、碎裂组织及凝血块,认真止血。检查硬脑膜下有无出血,必要时应切开硬脑膜探查。术毕,硬脑膜应完整修复,骨折片带有骨膜的或内、外部完全分离的,可以拼补在缺损区作为修补。若缺损过大,则应用人工材料修补或留待日后择期修补。

(2)开放性凹陷骨折:常系强大之打击或高处坠落在有突出棱角的物体上而引起的开放颅脑损伤,往往头皮、颅骨、硬脑膜及脑均可能受累。临床所见开放性凹陷骨折有洞形骨折及粉碎凹陷骨折两种常见类型。

1)洞形凹陷骨折:多为接触面积较小的重物打击所致,如钉锤、铁钎杆或斧头等凶器,或偶尔因头颅碰撞在坚硬的固体物体上而引起,由于着力面积小,速度大,具有较强的穿透力,故可直接穿破头皮及颅骨而进入颅腔。颅骨洞形骨折的形态往往与致伤物形状相同,是法医学认定凶器的重要依据。这种洞形骨折的骨碎片常被陷入脑组织深部,造成严重的局部脑损伤、出血和异物存留。但由于颅骨整体变形较小,一般都没有广泛的颅骨骨折和脑弥散性损伤,因此,临床表现常以局部神经缺损为主。治疗原则是尽早施行颅脑清创缝合术,变开放伤为闭合伤,防止感染,减少并发症和后遗症。手术前应例行 X 线片检查或 CT 扫描检查,了解骨折情况和陷入脑内的骨碎片位置、数目,作为清创时参考。手术时,头皮清创方法已如前述,延长头皮创口,充分暴露骨折凹陷区,将洞形骨折沿周边稍加扩大,取出骨折片,骨窗大小以能显露出正常硬脑膜为度,按需要切开硬膜裂口,探查硬膜下及脑表面的情况,然后循创道小心清除脑内碎骨片、异物及挫碎的脑组织,并核对 X 线片上的发现,尽量不造成新的创伤。位置深在已累及脑重要结构或血管的骨碎片,不可勉强悉数摘除,以免加重伤情或导致出血。清创完毕,应妥当止血,缝合或修补硬脑膜。骨缺损留待伤口愈合 3 个月之后,再择期修补。

2)粉碎凹陷骨折:即粉碎性骨折伴有着力部骨片凹陷,常为接触区较大的重物致伤,不仅局部颅骨凹曲变形明显,引起陷入,同时,颅骨整体变形亦较大,造成多数以着力点为中心的放射状骨折。硬脑膜常为骨碎片所刺破,偶尔亦有硬脑膜完整者,不过脑损伤均较严重,除局部有冲击伤之外,常有对冲性脑挫裂伤或颅内血肿,治疗方法与洞形骨折相似,术前除 X 线片外,尚应做 CT 扫描检查了解脑组织损伤及出血情况。清创时对尚连有骨膜的骨片不易摘除,仍拼补在骨缺损区,以缩小日后需要修补的面积。

(3)凹陷骨折手术适应证与禁忌证:凹陷性骨折,有一定的手术适应证与禁忌证。

1)适应证:①骨折凹陷深度>1cm;②骨折片刺破硬脑膜,造成出血和脑损伤;③凹陷骨折压迫脑组织,引起偏瘫、失语和局限性癫痫;④凹陷骨折的压迫,引起颅内压增高;⑤位于额面部影响外观。对静脉窦上的凹陷骨折手术应持慎重态度,有时骨折片已刺入窦壁,但尚未出血,在摘除或撬起骨折片时可造成大出血,故应先做好充分的思想、技术和物质上的准备,然后才施行手术处理。儿童闭合性凹陷骨折,多钻孔将骨折片撬起复位;成人凹陷骨折难以整复时,往往要把相互嵌顿的边缘咬除才能复位;如实在无法复位,可将下陷之颅骨咬除,用颅骨代用品作Ⅰ期颅骨成形术或留待日后择期修补。

2)禁忌证:①非功能区的轻度凹陷骨折,成年人单纯凹陷骨折,如果直径<5cm,深度不超过 1cm,不伴有神经缺损症状和体征者;②无脑受压症状的静脉窦区凹陷骨折;③年龄较小的婴幼儿凹陷骨折,有自行恢复的可能,如无明显局灶症状,可暂不手术。

(二)颅底骨折

1.概述　单纯性颅底骨折很少见,大多为颅底和颅盖的联合骨折。颅底骨折可由颅盖骨延伸而来,或着力部位于颅底水平,头部挤压伤时暴力使颅骨普遍弯曲变形,在少数的情况下,垂直方向打击头顶或坠落时臀部着地也可引起颅底骨折。以线形为主,可仅限于某一颅窝,亦可能穿过两侧颅底或纵行贯穿颅前窝、颅中窝、颅后窝。由于骨折线经常累及鼻窦、岩骨或乳突气房,使颅腔和这些窦腔交通而形成隐性开放性骨折,易致颅内继发感染。

暴力作用的部位和方向与颅底骨折线的走向有一定规律,可作为分析颅骨骨折的参考;额部前方受击,易致颅前窝骨折,骨折线常向后经鞍旁而达枕骨;额部前外侧受击,骨折线可横过中线经筛板或向蝶鞍而至对侧颅前窝或颅中窝;顶前份受击,骨折线常经颞前伸延至颅前窝或颅中窝;顶间区受击,可引起经过颅中窝、穿越蝶鞍和蝶骨小翼而至对侧颅前窝的骨折线;顶后份受击,骨折线可经岩骨向颅中窝内侧延伸;颞部受击,骨折线指向颅中窝底,并向内横过蝶鞍或鞍背到对侧;颞后份平颅中窝底的暴力,可致沿岩骨前缘走向岩尖、卵圆孔、鞍旁、圆孔,再经鞍裂转向外侧,终于翼点的骨折;枕部受击,骨折线可经枕骨指向岩骨后面甚至横断之;或通过枕骨大孔而折向岩尖至颅中窝或经鞍旁至颅前窝。

2.临床表现及诊断

(1)症状与体征颅底骨折临床表现特殊、典型。颅前窝、颅中窝、颅后窝骨折表现又各不相同(见表5-2)。总的来说,临床上有三大体征:①迟发性瘀斑、淤血;②脑脊液鼻、耳漏;③脑神经损伤。也是诊断颅底骨折的主要依据。

颅前窝底即为眼眶顶板,十分薄弱,易破,两侧眶顶的中间是筛板,为鼻腔之顶部,其上有多数小孔,容嗅神经纤维和筛前动脉通过。颅前窝发生骨折后,血液可向下浸入眼眶,引起球结膜下出血,及迟发性眼睑皮下淤血,多在伤后数小时始渐出现,呈紫蓝色,俗称"熊猫眼",对诊断有重要意义。但有时与眼眶局部擦挫伤互相混淆,后者呈紫红色并常伴有皮肤擦伤及结膜内出血,可资鉴别。颅前窝骨折累及筛窝或筛板时,可撕破该处硬脑膜及鼻腔顶黏膜,而致脑脊液鼻漏和(或)气颅,使颅腔与外界交通,故有感染之虞,应视为开放性损伤。脑脊液鼻漏早期多呈血性,需与鼻出血区别,将漏出液中红细胞计数与周围血液相比,或以尿糖试纸测定是否含糖,即不难确诊。此外,颅前窝骨折还伴有单侧或双侧嗅觉障碍,眶内出血可致眼球突出,若视神经受波及或视神经管骨折,尚可出现不同程度的视力障碍。

表 5-2 颅底骨折临床表现区别

	颅前窝	颅中窝	颅后窝
受累骨	额、眶、筛骨	蝶骨、岩骨前部	岩骨后部、枕骨
淤血	眼眶、结膜下淤血	颞肌下淤血压痛	枕颈部压痛、乳突皮下淤血 Battle 征
CSF 漏	鼻	耳、鼻	乳突(耳、鼻)
脑神经损伤	Ⅰ、Ⅱ	Ⅱ～Ⅵ、Ⅶ、Ⅷ	Ⅸ、Ⅹ、Ⅺ
可能的脑伤	额极	颞极	小脑及脑干
并发症	气脑	CCF、ICA 破裂	气道梗阻

颅中窝底为颞骨岩部,前方有蝶骨翼,后份是岩骨上缘和鞍背,侧面是颞骨鳞部,中央是蝶鞍即垂体所在。颅中窝骨折往往累及岩骨而损伤内耳结构或中耳腔,故患者常有听力障碍和面神经周围性瘫痪。由于中耳腔受损脑脊液即可由此经耳咽管流向咽部或经破裂的鼓膜进入外耳道形成脑脊液耳漏。若骨折伤及海绵窦则可致动眼、滑车、三叉或展神经麻痹,并引起颈骨动脉假性动脉瘤或海绵窦动静脉瘘的可能,甚至导致大量鼻出血。若骨折累及蝶鞍,可造成蝶窦破裂,血液和脑脊液可经窦腔至鼻咽部,引起脑脊液鼻漏或咽后壁淤血肿胀。少数患者并发尿崩症,则与鞍区骨折波及下丘脑或垂体柄有关。颅中窝骨折的诊断主要依靠临床征象如脑脊液耳漏,耳后迟发性瘀斑(Battle 征)及伴随的脑神经损伤。如果并发海绵窦动静脉瘘或假性动脉瘤时,患者常有颅内血管及患侧眼球突出、结膜淤血、水肿等特征性表现,不难诊断。

颅后窝的前方为岩锥的后面,有内耳孔通过面神经及听神经,其后下方为颈静脉孔,有舌咽神经、迷走神经、副神经及乙状窦通过,两侧为枕骨鳞部,底部中央是枕骨大孔,其前外侧有舌下神经经其孔出颅。颅后窝骨折时虽有可能损伤上述各对脑神经,但临床上并不多见,其主要表现多为颈部肌肉肿胀,乳突区皮下迟发性瘀斑及咽后壁黏膜淤血水肿等征象。

(2)影像学检查:对颅底骨折本身的诊断意义并不太大。①由于颅底骨质结构复杂,凹凸不平,又有许多裂孔,故 X 线检查难以显示骨折线,但有时患者咽后壁软组织肿胀得以显示,亦可作为颅底骨折的间接影像;拍摄 X 线汤氏位照片,即向头端倾斜30°的前后位像,常能显示枕骨骨折,若骨折线穿越横窦沟时,则有伴发幕上下骑跨式硬膜外血肿或横窦沟微型血肿的可能,应予注意。此外,枕骨大孔环形骨折或颅颈交界处关节脱位和(或)骨折,也可以采用 X 线片检查做出诊断。②CT 检查扫描可利用窗宽和窗距调节,清楚显示骨折的部位,有一定价值;③MRI 扫描检查对颅后窝骨折尤其是对颅颈交界区的损伤有价值。

（3）治疗：颅底骨折本身无须特殊处理，治疗主要是针对由骨折引起的并发症和后遗症。原则：不堵流，头高患侧卧，防感染，忌腰穿。早期应以预防感染为主，可在使用能透过血脑脊液屏障的抗菌药物的同时，做好五官清洁与护理，避免用力擤鼻及放置鼻饲胃管。采半坐卧位，鼻漏任其自然流出或吞咽下，颅压下降后脑组织沉落在颅底漏孔处，促其愈合，切忌填塞鼻腔。通过上述处理，鼻漏多可在2周内自行封闭愈合，对经久不愈长期漏液达4周以上，或反复引发脑膜炎以及有大量溢液的患者，则应在内镜下或开颅施行硬脑膜修补手术。

视神经损伤：闭合性颅脑损伤伴视神经损伤的发生率为0.5%～0.4%，且大多为单侧受损，常因额部或额颞部的损伤所引起，特别是眶外上缘的直接暴力，往往伴有颅前窝和（或）颅中窝骨折。视神经损伤的部位，可以在眶内或视神经管段，亦可在颅内段或视交叉部。视神经损伤后，患者立即表现出视力障碍，如失明、视敏度下降、瞳孔直接对光反射消失等。视神经损伤的治疗较困难，对已经断离的视神经尚无良策。若系部分性损伤或属继发性损害，应在有效解除颅内高压的基础上，给予神经营养性药物及血管扩张剂，必要时可行血液稀释疗法，静脉滴注低分子右旋糖酐及丹参注射液，改善末梢循环，亦有学者采用溶栓疗法。视神经管减压手术，仅适用于伤后早期（＜12小时）视力进行性障碍，并伴有视神经管骨折变形、狭窄或有骨刺的患者，对于伤后视力立即丧失且有恢复趋势的伤员，手术应视为禁忌。

（三）颅骨生长性骨折

1.概述　颅骨生长性骨折（GSF）是颅脑损伤中少见的一种特殊类型的骨折，即骨折后骨折缝不愈合，反而逐渐扩大造成永久性的颅骨缺损，同时伴有脑组织的膨出，并可产生一系列的并发症。好发于顶部，其次为额部、枕部，偶发在颅底，表现为头部搏动性包块、颅骨缺损和神经功能障碍。颅骨生长性骨折的发病率很低，文献报道颅骨生长性骨折在婴幼儿颅脑外伤中占0.05%～1%，50%发生在1岁以内，90%发生在3岁以内。

2.病理生理　小儿硬脑膜较薄且与颅骨内板贴附紧密，颅骨发生分离骨折时，下面的硬脑膜同时发生撕裂，此时如硬脑膜、蛛网膜、软脑膜及脑组织突入骨折裂隙之间，即存在向外部生长的"力量"促成生长性骨折的发生。如蛛网膜突入后可能形成某种程度的活瓣样作用，使脑脊液流出而不易返回，形成局部的液体潴留；同时骨折裂缝长期受脑搏动的冲击，使骨折缝进一步分离及骨折缝缘脱钙吸收，形成颅骨缺损逐渐加宽，导致脑组织膨出继续加重。婴幼儿期颅脑生长发育较快也是促使脑膨出加重和颅骨缺损增大的重要因素。局部脑组织的挫裂伤及膨出脑组织在骨窗缘受压迫导致血供障碍，使局部脑组织萎缩、坏死、吸收，是膨出脑组织发生囊性变形成囊肿的主要原因。若同侧脑软化严重，膨出的脑囊肿可以和脑室相通形成脑穿通畸形，加重神经功能障碍。囊肿的形成和扩大可以使颅骨缺损增大。部分病例没有明显的脑膨出，局部以胶质瘢痕增生为主要病理表现。

3.临床表现　颅骨生长性骨折的最常见症状为颅脑外伤后数周至数月颅盖部出现进行性增大的软组织包块，可呈搏动性。多伴发偏瘫、失语等局限性神经功能障碍，其次是局灶性癫痫发作，部分患者抽搐可以是首发症状。发生于颅盖部的颅骨生长性骨折患者，病程中期、后期均可触及颅骨缺损。发生于颅底的颅骨生长性骨折不出现包块，神经系统功能障碍为主要表现，其他少数病例表现为眼部症状、脑膜炎等。一组60例的病例报告发现：2/3患者出现偏瘫，近一半存在癫痫发作。

4.诊断与鉴别诊断　降低严重颅骨生长性骨折的发生主要是做到早期诊断。多数学者认为颅骨线性骨折在X线片显示骨折缝宽度在4mm以上是颅骨生长性骨折的确诊标准。但是一组63例骨折缝宽度大于3mm的婴幼儿分离性颅骨骨折病例报告中提示，83%（52例）存在明确硬脑膜破裂并手术治疗；17%（11例）无明确硬脑膜破裂。随访6个月～3年均无生长性骨折发生。在此组病例中14例骨折缝宽度＜4mm存在硬脑膜破裂、脑组织疝出，6例骨折缝宽度＞4mm而未发现硬脑膜破裂或脑组织疝出。提示骨折缝宽度＞4mm 不能作为颅骨生长性骨折的唯一诊断标准。笔者手术发现一例骨折缝小于 1mm 却存在硬脑膜破裂,可能原因是幼儿颅骨较软,外伤即刻颅骨骨折明显变形移位造成硬脑膜撕裂,外力消失后移位骨板回弹复位,在颅骨影像学上骨折呈线性,无明显分离。在临床工作中需避免此类情况的漏诊。

颅骨生长性骨折局部包块需与单纯头皮血肿鉴别。颅盖部骨折后如出现逐渐增大的局部搏动性肿块,基底部触及颅骨缺损,则高度提示颅骨生长性骨折。典型的颅骨生长性骨折诊断并不困难,表现为外伤后合并颅骨骨折并逐渐出现骨折缝增宽颅骨缺损,局部搏动性包块。但颅骨生长性骨折早期诊断尤其重要,早期硬脑膜修补可避免颅骨缺损及继发性脑损伤的发生。准确判断颅骨骨折是否伴有硬脑膜破裂非常关键,因为颅骨骨折伴硬脑膜破裂是发生颅骨生长性骨折的病理基础。应根据颅骨骨折、脑损伤、合并头皮血肿等情况并辅助影像学检查,仔细判断是否有硬脑膜破裂。发生颅骨生长性骨折的病例往往有如下特征:①骨折部位位于颅盖部;②骨折相应部位脑组织有明显挫裂伤;③骨折缝有分离,一般大于3mm;④局部头皮肿胀与单纯头皮血肿(此时多为骨膜下血肿)有所不同:单纯头皮血肿有明显波动感,早期张力较高,数天后张力明显降低;合并硬脑膜破裂者头皮肿胀波动感稍差,几天后有明显沿骨折走形的头皮下软组织(皮下碎烂坏死脑组织);或者因为脑脊液漏出,较单纯头皮血肿有更明显的皮下水样波动感;⑤头皮下穿刺可见碎裂脑组织或淡血性脑脊液,此方法简便易行,安全可靠;⑥头颅 CT 检查可见皮下积液密度较头皮血肿低,结合三维 CT 及 MRI 判断硬脑膜完整性,典型病例可见脑组织疝出。一般情况下细致的体检结合头皮穿刺可以明确判断。一些难以明确诊断的病例,需充分告知家长密切门诊随访,一旦提示有生长性骨折的征象应及时复诊。

5.治疗 颅骨生长性骨折重在早发现、早处理,因为早期诊断及治疗是控制整个病情发展的关键环节。颅骨生长性骨折只能采用手术治疗,其主要目的是修补硬脑膜及颅骨缺损,对伴发癫痫者可同时行癫痫灶切除。在病情早期手术较容易,修补硬脑膜后颅骨骨瓣原位复位,即使存在缝隙较宽一般也不会影响颅骨的生长重建。病情进展后颅骨缺损范围增大,撕裂的硬脑膜常回缩至颅骨缺损区之外,开颅时为了显露出硬脑膜边缘,应在颅骨缺损缘约 1～3cm 外钻孔以探查骨孔下方是否存在硬脑膜。若存在硬脑膜即以此为界掀开骨瓣,若没有硬脑膜则需适当再扩大范围。术前还需了解有无硬膜下积液、脑积水等引起颅内压增高的并发症,若有则应作相应处理。硬脑膜修补材料可取自患者局部的颅骨骨膜、颞肌筋膜、帽状腱膜,现在使用人工材料神经补片修补硬脑膜也是较好的选择。颅骨修补材料以往多采用患者自身的肋骨或劈开的颅骨内外板,目前修补材料主要采用塑形钛网。修补颅骨缺损时需注意,因长时间脑搏动冲击,颅骨缺损边缘成唇样外翻,直接用钛网覆盖成形差,需去除变形的颅骨缺损边缘或打磨平整后再行钛网覆盖。手术皮瓣设计时需考虑到手术范围存在的可变因素,充分估计皮瓣大小。术前的塑形钛网准备可以根据头颅三维 CT 显示的颅骨缺损形状及术中颅骨缺损缘修整范围来设计钛网大小及形状,以达到满意的修复效果。

(宋志鹏)

第三节　原发性脑损伤

一、脑震荡

脑震荡是原发性脑损伤中最轻的一种,表现为受伤后出现一过性的脑功能障碍,经过短暂的时间后可自行恢复,其通常的特点是外伤后短暂的意识障碍,常表现为近事遗忘,无其他神经功能障碍;无肉眼可见的神经病理改变,显微镜下可见神经组织结构紊乱。幼儿中的脑震荡发生率最高。运动和自行车事故是多数5～14岁脑震荡病例的原因,而摔倒和交通事故则是成年人脑震荡的最常见原因。脑震荡性遗忘症的程度大致与意识丧失的持续时间和头部损伤的严重程度相关。患者既可有顺行性遗忘症(记不住新信息),也可有逆行性遗忘症,后者包括遗忘受伤前的情况,或在少见病例中,遗忘以前数天或更长时间的情况。在一些例外病例中,非常轻的头部打击可引起持续数小时的记忆障碍。顺行性记忆缺失的持续时间一般短于逆行性记忆缺失的持续时间,两种情况都可在数小时后改善。脑震荡不引起自传体信息的丢失,如患者的姓名和出生日期。这种类型的记忆丧失是癔症或诈病的一种症状。有脑震荡相关性遗忘症的患者没有虚构现象,临床很多情况类似于一过性完全性遗忘。

(一)机制及病理

脑震荡在临床脑损伤中最常见,但其机制却一直是个谜。它常在头部遭受轻度暴力的打击后产生,但并无可见的器质性损害,在大体解剖和病理组织学上均未发现病变,所表现的一过性脑功能抑制,可能与暴力所引起的脑细胞分子紊乱、神经传导阻滞、脑血循环调节障碍、中间神经元受损、中线脑室内脑脊液冲击波以及脑干网状结构受损影响上行性活化系统的功能等因素有关。在20世纪,为了解释脑震荡的病理生理学基础,产生了数个有价值的学说,这些学说都从某个特定的角度对其进行了探讨,并且在某些方面给出了解释,但单个学说均不足以解释,仍缺乏定论。

1.血管源性学说　此学说认为脑震荡时,颅骨遭暴力打击后的变形促使颅内压升高,将血液逼出毛细血管,同时合并血管功能的改变,造成的短暂脑缺血是脑震荡的主要病理生理基础。但这却很难解释即刻发生的意识障碍问题。

2.脑震荡的惊厥学说　由Walker等在1944年提出,他认为脑震荡外力刺激皮质形成类似癫痫样的放电,并向下传播,而产生一系列的症状。脑震荡的神经电生理学特征具有类似癫痫样的表现:皮质电活动最初呈自发的高兴奋表现,继之以较长时间的抑制期;此段时间,传入刺激不能引起皮质的相应反应。脑震荡和癫痫大发作的症状及体征又极具相似,并有足够的证据显示,脑震荡后神经元能量代谢提高,存在弥漫性的神经兴奋。

3.网状上行激动系统学说　起源于20世纪40年代,一度占据主导地位。它认为,头部遭受的外力打击暂时抑制了脑干网状结构中上行激动系统的上行激动通路,使网状结构的电活动暂时遭到破坏,从而导致即时的意识丧失。但是,该学说却无法解释外力是如何影响ARAS的问题。虽然发现了脑干的一些组织学改变,但却缺乏有力的神经病理证据来证明损害在网状结构。此外,它缺乏有力的电生理学证据,且脑震荡后即刻发现的皮质脑电图与之不符合。此外,它也无法解释在实验动物和某些临床病例中脑震荡后即刻发生的癫痫样运动和外伤后的近事遗忘。

4.向心学说　该学说在20世纪70年代由Ommaya等提出,认为突发的旋转力会在脑局部产生瞬间的剪切力,从而对中线结构产生影响,影响程度依作用强度而不同,轻者的神经损伤只是可逆的功能性改变;重者则是不可逆的器质性改变。此学说认为,脑震荡和重型闭合性脑伤的机制是相同的,区别只在于损伤程度的不同。但是,根据Ommaya等的模型,只有重型脑伤所致的损害才能波及中脑的上行激动系统(ARAS),影响其功能而导致意识丧失,轻型脑伤只影响皮质下的白质纤维,不会向深处传播。这就使得向心学说难以解释脑震荡的短暂意识障碍及其他各种症状。

5.脑桥胆碱能学说　在动物实验和临床研究中,不管是轻型或重型脑损伤,都发现脑脊液中乙酰胆碱的升高。此学说认为,乙酰胆碱激活了脑桥被盖部胆碱能的抑制系统而导致意识丧失。根据胆碱能学说的观点,脑震荡时只在脑桥被盖部存在高代谢,脑的其余部位因受到抑制都应是低代谢的状态。但新近的研究却发现,脑震荡后短期内不仅脑桥被盖部,更广泛的区域,包括皮质、海马都有高代谢反应的证据;不仅如此,实验动物脑震荡前注射抗胆碱药东莨菪碱,也没达到预期的避免脑震荡症状发生的目的。

脑震荡后肉眼观察脑组织基本正常,常规 HE 染色光镜检查仅轻度非特异性改变.包括散在神经元肿胀、个别神经元坏死、较弥漫的神经纤维髓鞘及间质水肿、轻度淤血等。水肿的轴索末梢可发生"瓦勒变性",进而发生"反应性生芽"。这些轴索变化在有髓神经纤维和无髓神经纤维均可见,还可见散在小出血灶特别是昏迷时间较长、症状较重的脑震荡,病理变化更明显。并推测这种病变在人类的典型例子是拳击运动员在多次脑震荡后发生脑萎缩。Ⅰ型透射电镜观察到则脑震荡后神经元、神经纤维和间质均有水肿。特别是神经元线粒体明显肿胀,线粒体嵴被推挤至周边。其变化有时序:伤后 30min 开始,1h 达高锋,24h 恢复正常。

(二)临床表现

脑震荡病人有须明确的头部外伤史,伤后即刻发生意识障碍,程度一般不严重,可表现为昏迷或一过性神志恍惚,持续时间一般不超过 0.5h;头部损伤后的瞬间感觉头晕眼花,但无短暂意识丧失,这种临床状态的后果不确定,但一般认为是最轻型的脑震荡。可能同时血压下降、心率减慢、面色苍白、出冷汗、呼吸暂停继而浅弱和四肢松软等现象。这是暴力传导致使大脑、脑干和颈髓功能抑制,引起血管神经中枢和自主神经调节紊乱。大部分病人中枢神经功能迅速自下而上由颈髓向大脑皮质恢复,多在 0.5h 内恢复正常。

有的病人清醒后对受伤发生的时间、地点和伤前不久的情况等不能记忆,出现近事遗忘或称逆行性遗忘,但对往事能够记述,出现记忆中枢海马回功能受损的表现。几乎所有的脑震荡病人都有不同程度的头痛、恶心、呕吐、头晕、乏力、耳鸣、畏光、失眠、心悸、烦躁、注意力和记忆力减退等症状,临床症状的严重程度与脑震荡的严重性有关,有时可合并呕吐。还可表现为一定程度的精神状态改变,如出现情绪不稳定,易激动、欣快等,也有部分病人可表现为忧郁、淡漠。一般在数日至数月恢复若上述症状持续 3~6 个月仍无明显好转,除考虑是否有精神因素外,还需除外继发损伤。

此外,人脑震荡后经常会出现一组中枢神经功能障碍症候群。由于其表现与其他颅脑损伤后的症状相似,所以,通常笼统地称为"脑外伤后综合征"或"脑震荡后综合征(PCS)"。PCS 症状缺少特异性,主要表现为持久的躯体、认知和行为症状,典型症状包括头痛、记忆力和注意力下降、眩晕、焦虑、失眠、抑郁、易激惹、易疲乏及对声光敏感。脑外伤后癫痫(外伤性癫痫)作为一种独立病症,不归类于 PCS。同脑震荡本身一样,仍不明确 PCS 是属于器质源性还是属于精神源性。目为,PCS 的症状也主要靠病人主诉,还没有可诊查的客观征象,特别是其临床表现经常受精神因素影响,有些脑震荡者可完全没有后遗症;有精神问题或心理压力的伤者多有 PCS。并且表现的症状明显而严重。

(三)诊断

脑震荡的诊断主要依据患者头部受伤史及临床症状,特别是出现短暂的意识障碍和近事遗忘,且患者的临床症状很快消失,昏迷时间不超过 30min,无生命体征变化,神经系统查体多无阳性表现。腰穿颅内压在正常范围,少数可偏高或偏低,脑脊液化验正常。头颅 X 线平片无明显骨折;头颅 CT 检查多无阳性发现;脑电图仅见低至高波幅快波;脑干诱发电位可有潜伏期延长;单光子发射断层扫描(SPECT)可见局部脑血流减少,呈放射性稀疏改变。在鉴别诊断上主要与轻度脑挫裂伤相区分,两者在临床表现上相似,必须通过各种辅助检查来明确诊断。

(四)治疗

脑震荡患者一般无须特殊治疗,伤后密切观察,避免一旦发生颅内血肿,不能及时诊断和治疗。伤后早期卧床休息,静养 1~2 周,可给予安神、镇静、镇痛等治疗,服用神经营养药物,自觉症状明显者可早期行高压氧治疗。减少外界刺激,注意脑力休息,少思考问题,不阅读长篇读物,避免长时间看电视,同时劝解患者消除对脑震荡的惧怕心理,多数患者在 2 周内痊愈,预后良好。对于急性期回家的患者,应嘱家属密切观察患者头痛、呕吐和意识障碍等症状,如有情况应及时来院检查。对于头痛、头晕、失眠较严重的患者,可适当选用不良反应较少的镇痛、镇静药,如罗通定、布洛芬、地西泮和神经功能改善药谷维素、吡拉西坦(脑复康)以及钙拮抗药尼莫地平等对症治疗,避免使用吗啡类药物以免影响病情观察。

二、脑挫裂伤

脑挫裂伤是脑挫伤和脑裂伤的总称,多呈点片状出血。脑挫伤指脑组织遭受破坏较轻,软脑膜尚完整者;脑裂伤指软脑膜、血管和脑组织同时有破裂,伴有外伤性蛛网膜下腔出血。脑挫裂伤的程度与致伤力的大小有关,加速性损伤时,受力处颅骨变形或发生颅骨骨折,可造成受力部位及其邻近部位脑组织的挫裂伤,通常为局灶性。减速性损伤时,脑挫裂伤常发生于远离冲击点的对冲部位,且造成广泛性的脑挫裂伤。

(一)临床表现

1.意识障碍 意识障碍是脑挫裂伤最突出的临床表现之一,其严重程度是衡量伤性轻重的指标。轻者伤后立即昏迷的时间可为数十分钟或数小时,重者可持续数日、数周或更长时间,有的甚至长期昏迷。一般以昏迷时间超过 30min 为判定脑挫裂伤的参考时限。如果患者昏迷后清醒或好转后再次昏迷,应考虑继发脑损害的存在,如颅内出血、脑水肿和弥漫性脑肿胀。由于 CT 检查的应用,发现部分没有原发昏迷的患者 CT 扫描时也可见脑挫裂伤征象,临床上应予以足够重视。

2.头痛、恶心、呕吐等症状 脑挫裂伤患者由于同时伴有不同程度的脑水肿和外伤性蛛网膜下腔出血,清醒后多有头痛、头晕、恶心、呕吐,以及记忆力减退和定向力障碍,严重者可出现智力减退。伤后早期出现恶心呕吐可能由于头部受伤时第四脑室底部呕吐中枢受脑脊液的冲击、蛛网膜下腔出血对脑膜的刺激或对前庭系统的刺激等所致,若脑挫裂伤急性期已过,仍持续剧烈头痛、频繁呕吐,或者一度好转后又加重,须警惕继发颅内出血的可能。对于昏迷病人则应注意呕吐物误吸后窒息的危险。

3.生命体征变化 早期多表现为血压下降、脉搏呼吸浅快,这主要为脑干功能抑制所致,常于伤后不久逐渐恢复.若出现持续性低血压,需注意有无复合伤存在。如果生命体征短时间内即恢复正常并出现血压进行性升高,脉搏洪大有力,心率变慢,呼吸深缓,则需考虑发生颅内血肿及脑水肿、脑肿胀等继发性损伤。脑挫裂伤患者常有低热,若损伤波及下丘脑则会出现中枢性高热。

4.脑膜刺激征 因蛛网膜下腔出血引起,表现为畏光,颈强直,克氏征阳性,多在 1 周后消失,若持久不见好转,应注意排除颈椎损伤或继发颅内感染。

(二)诊断

脑挫裂伤病人检查时应详细询问头部受伤经过,特别应注意分析受伤机制和严重程度。根据有明确颅脑外伤史,伤后原发昏迷超过 30min,有神经系统定位体征,脑膜刺激征阳性,结合 CT 扫描等辅助检查,即可确立脑挫裂伤的诊断。临床上需与颅内血肿鉴别,颅内血肿一般表现为继发昏迷,与脑挫裂伤原发昏迷之间可有一个中间好转或清醒期,并且颅高压症状明显,明确的诊断有赖于辅助检查。

1.腰穿检查 腰穿检查颅内压多显著增高,脑脊液呈血性,含血量与损伤程度有关;颅内压明显增高者应高度怀疑有颅内血肿或严重肿胀、脑水肿。已出现颅内压明显增高、颅内血肿征象或脑疝迹象时禁忌腰穿。

2.头颅 X 线平片 在伤情允许的情况下,头颅 X 线平片检查仍有其重要价值,不仅能了解骨折的具体情况,而且对分析致伤机制和判断伤情有其特殊意义。

3.头颅 CT 和 MRI 扫描 CT 扫描能确定脑组织损伤部位及性质,脑挫裂伤多表现为低密度和高、低密度混杂影像,挫裂伤区呈点片状高密度区,数小时后病灶周围出现低密度水肿带,同时可见侧脑室受压变形,严重者出现中线移位。CT 扫描对脑震荡和脑挫裂伤有明确的鉴别诊断意义,并能清楚显示挫裂伤的部位、程度以及继发损害,如颅内出血、水肿,同时通过观察脑室、脑池的大小和形态及移位情况间接估计颅内压的高低,因此是首选的重要检查。但需要强调的是,CT 只反映 CT 检查当时的颅内情况,CT 不能预测颅内血肿和严重脑肿胀的发生和发展。其中创伤性迟发性颅内血肿的首次 CT 特征为:侧裂池有较明显的积血;侧裂池周围的额颞叶有较明显的挫裂伤,其皮质下有较大范围的点状出血。MRI 扫描较少用于急性颅脑损伤诊断,但对诊断脑挫裂伤的敏感性明显优于 CT,主要表现为脑挫裂伤灶内的长 T_1、长 T_2 水肿信号及不同时期的出血信号。

(三)治疗

治疗脑挫裂伤以非手术治疗为主,其治疗原则是减少脑损伤后的病理生理反应,维持机体内外环境的生理平衡,促进脑组织功能康复,预防各种并发症的发生,严密观察有无继发性颅内血肿发生。若出现颅内继发性血肿、难以遏制的脑水肿、颅内高压时需考虑手术治疗。

对于轻型脑挫裂伤病人的非手术治疗可参照脑震荡的治疗,密切观察病情变化,针对脑水肿对症治疗,及时复查 CT 扫描。对于中重型脑挫裂伤患者则应加强专科监护,注意保持气道通畅,持续给氧,对有呼吸困难者应及时行气管插管呼吸机辅助呼吸。维持水、电解质平衡,在没有过多失钠的情况下,含盐液体 500ml/d 即可。含糖液补给时要防止高血糖以免加重脑缺血、缺氧损害及酸中毒。如果患者 3~4d 不能进食时,宜留置胃管,鼻饲流食以补充热量和营养。对于休克患者在积极抗休克治疗同时,应详细检查有无骨折、胸腹腔有无脏器伤和内出血,避免延误复合伤治疗。

伤后 6h 当除外了颅内血肿,无血压过低及其他禁忌证即可使用脱水治疗。其中 20% 甘露醇为临床上最常用的渗透性脱水药,它除了有确切的降低颅内压的作用外,尚可降低血细胞比容、降低血液黏滞度、增加脑血流量和增加脑氧携带能力。目前主张小剂量甘露醇,每次 125ml,6~8h 1 次,10~15min 快速静脉滴注。值得注意的是甘露醇进入血脑屏障破坏区可加重局部脑水肿,大剂量、长期使用或血浆渗透压超过 320mol/L 时可引起电解质紊乱、肾衰竭、酸中毒等,如同时应用其他肾毒性药物或有败血症存在时更容易发生肾衰竭。当出现弥漫性脑肿胀时,则应立即给予激素和巴比妥疗法,同时行过度换气及强力脱水,冬眠降温、降压也有助于减少脑血流量减轻血管炎性水肿。

病人的躁动、抽搐、去脑强直和癫痫发作常加重脑缺氧,促进脑水肿,应及早查明原因给予有效的抗癫痫和镇静治疗,苯巴比妥 0.1~0.2g 肌内注射,并避免使用有呼吸抑制作用的药物。对于颅脑损伤患者是否需要给予预防性抗癫痫药的问题一直存在着争议。不少学者认为伤后给予抗癫痫药能有效地预防癫痫灶的形成和癫痫的发生,而一些前瞻性的临床研究却认为预防性抗癫痫药无效。但后来有人提出,预防性抗癫痫药的效果不是单单取决于是否给药,而是取决于药物在血液中的浓度,只要达到药物有效的治疗浓度,就能起到预防癫痫的作用。

急性期治疗中应注意保护脑功能,可以酌情使用神经功能恢复药物,待病情平稳后尽早开始各种脑功能锻炼,包括听力、语言、肢体功能的康复治疗。对于不伴有气胸、休克、颅内血肿、感染等患者,可采用高压氧治疗;可降低脑外伤后因合并低氧血症、低血压、贫血等,从而导致继发缺血缺氧性脑损伤的可能,早期适时使用高压氧疗法有助于可逆性脑损伤的好转。在脑挫裂伤治疗中也要注意发生弥散性血管内凝血的可能,注意观测血流动力学变化。

原发性脑挫裂伤一般不需要手术治疗,但对于下列两种情况应考虑急诊手术治疗:①继发脑内血肿 30ml 以上,CT 示有占位效应,非手术治疗欠佳或颅内压超过 40kPa(400mmH$_2$O);②严重脑挫裂伤,脑组织挫碎坏死伴脑水肿导致进行性颅内压增高,降颅压治疗无效,颅内压达到 5.33kPa(533mmH$_2$O),应尽早行开颅手术,手术目的是清除颅内血肿和挫碎坏死的脑组织,充分内外减压。碎化脑组织的特征是组织颜色呈暗灰色,吸除时无出血,质地松脆,易于吸除;值得注意的是靠近或位于重要功能区的碎化脑组织的吸除须十分谨慎,少量的碎化脑组织可以不用处理。脑挫裂伤后期并发脑积水时,宜先行脑室引流待查明积水原因后再给予相应处理。

三、原发性脑干损伤

原发性脑干损伤是指伤后立即出现脑干症状,可分为脑干震荡、脑干挫伤及出血等。单纯的原发性脑干损伤较少见,一般多伴有严重的脑挫裂伤。是重型颅脑损伤的一种特殊类型,占颅脑外伤的 1.9%~3.0%,但其残疾率及病死率高达 70.0%。其病理改变主要表现为弥漫性脑干轴索损伤和脑干挫伤伴小灶性出血。其中脑损伤后立即出现的意识障碍,如意识模糊、浅昏迷、昏迷和深昏迷,是由于皮质、皮质下结构和脑干的弥漫性轴索损伤(DAI)的结果,只是因程度不同而出现意识障碍轻重不一;而生命体征的改变,呼吸、循环功能的紊乱甚至死亡则是由于脑干网状结构中的生命中枢受损,心血管运动中枢和呼吸中枢神经元及其传入或传出纤维不同程度损伤的结果。

(一)机制及病理

原发性脑干损伤通常指暴力作用于头部引起脑干为主的损伤,并于伤后立即发生持续时间较长的意识丧失或死亡。对于 PBSI 和 DAI 之间的关系有两种观点,一种观点认为 PBSI 从属于 DAI;Adams 早在 1985 年便提出所谓原发性脑干损伤实际上是 DAI 的一部分,不应作为一种独立病征;Masuzawa 等观察 60 例因剪应力所致的颅脑弥漫性轴索损伤中有 5 例为脑干损伤;国内也有观点认为原发性脑干损伤是 DAI 的一部分,孤立存在的 PBSI 很少存在或不存在。另一种观点则认为 PBSI 可以单独存在,而且是某些颅脑损伤致死的唯一原因。究竟孰是孰非,还有待于学者们进一步研究论证。PBSI 和 DAI 都是由于暴力直接作用所致的颅脑原发性损伤,颅脑的病理变化轻微,多不伴颅骨骨折、颅内血肿和脑疝等病变;不同的是两者的损伤范围不一样,DAI 较广泛,多同时累及大脑、胼胝体和脑干,而 PBSI 则局限于脑干。

造成 PBSI 的原因有:①头部受外力作用时,脑在颅腔内大幅度移动,脑干与小脑幕游离缘或斜坡相撞;②枕骨大孔区骨折直接损伤;③脑室内脑脊液波的冲击,此种损伤多见于顶枕部或枕部着力时;④颅底部间接着力;⑤颈部过伸展或挥鞭样损伤也常造成脑桥与延髓交界处断裂。通过生物力学的研究发现,人颅脑在动态冲击载荷下,除着力点的对极处压力最高外,脑干部位的压力比颅内其他部位均高,呈压力集中现象。说明在脑损伤中,脑干是易损部位。而且,脑损伤后的能量代谢障碍也是以脑干最明显。

原发性脑干损伤的一般病理改变:①脑干出血,多在中脑、脑桥的边缘或被盖部及第四脑室室管膜下,出血灶局限,境界清楚,大者肉眼即可见,小者需在光镜下才能发现;②脑干软化,脑干由于局限性缺血缺氧,而导致细胞坏死、软化;③脑干局限性水肿,多发生在损伤部位。脑干损伤的形态学异常是构成神经系统功能缺失的重要基础之一,一般认为脑损伤后组织病理学改变具有特征性,在几分钟内就可以发现神经元、胶质细胞和微血管异常,2h 后继发性病理改变逐渐明显,周围循环紊乱,炎性细胞浸润,脑实质肿胀、水肿加重,进一步引起神经元死亡。原发性脑干损伤属于弥漫性轴索损伤的一部分,外伤性脑损伤通过引起局灶性轴浆运输障碍导致反应性轴突肿胀,轴索断裂。关于轴浆运输障碍的机制,有人认为是创伤性反应机械地破坏神经丝及细胞骨架网,导致上述改变。还有人认为是剪应力和牵引力激发局部轴突内神经化学改变,而导致上述改变。还有人认为轴膜本身可能同时受到损伤,由此导致局部离子失调,引起轴浆运输障碍。脑干网状结构的广泛部位都存在意识中枢,脑干损伤后很容易引起意识障碍;如果损伤到脑桥下部和延髓上部网状结构中的生命中枢,则很容易引起死亡。对于原发性脑干损伤所致短期内死亡者脑干结构在细胞和分子水平上的改变,国外目前报道极少,国内学者近几年报道较多,取得了一定进展。

(二)临床表现

脑干损伤后患者多立即出现意识障碍,昏迷程度深,持续时间长,恢复过程慢。早期即出现典型的去大脑强直或交叉性瘫痪、锥体束征阳性、脑神经功能障碍等病灶体征。生命体征与自主神经功能紊乱,出现顽固性呃逆、呼吸衰竭或消化道出血等。不同部位的脑干损伤其表现也不同:中脑损伤后以意识障碍较为突出,系因网状结构受损所致。伤及动眼神经核时可表现出眼球歪斜,一侧外上一侧内下呈跷板状,去大脑强直;脑桥受损后除有持久意识障碍外,双侧瞳孔极度缩小,呼吸节律紊乱,呈陈-施呼吸或抽泣样呼吸;延髓受损的表现主要为呼吸抑制和循环紊乱,呼吸缓慢、间断,可在短时间内停止呼吸,脉搏快弱,血压下降,心眼反射消失。脑干损伤病人早期即出现典型的去大脑强直或交叉性瘫痪、锥体束征阳性、脑神经功能障碍等病灶体征。生命体征与自主神经功能紊乱,出现顽固性呃逆、呼吸衰竭或消化道出血等。

(三)诊断

原发性脑干伤的诊断可简单归纳成以下几点:伤后持续昏迷的前提下,具备以下一个条件即可诊断。①去脑强直;②双侧锥体束征阳性;③眼球分离;④双侧瞳孔散大或双侧瞳孔针尖样缩小或瞳孔不圆或瞳孔多变。生命体征的不稳定在除外心肺本身的疾患和休克外常提示预后不良,尤其是呼吸节律的改变如潮式呼吸、叹息样呼吸、双吸气呼吸常提示脑干功能衰竭。

原发性脑干损伤往往与脑挫裂伤或颅内出血同时伴发,临床症状相互参错,除少数早期病人于伤后随即出现脑干损伤症状又没有颅内压增高可资鉴别外,其余大部分均需借助 CT 或 MRI 检查始能明确,不过在显示脑实质内小出血灶或挫裂伤方面,尤其是对胼胝体和脑干的细微损害,MRI 明显优于 CT。Keller 等报道的 1 例导致脑桥交叉性瘫痪的脑干多发性损伤,便是通过 MRI 快速而准确地诊断出来。有学者还报道 MRI 是检测脑干损伤后下橄榄核肥大和齿状核-红核-橄榄核通路损害的高灵敏方法。Shima 等用脑压力—血流指数(PVI)、脑干听觉诱发电位(BAER's)和脑血流量(CBF)3 个指标来观察液压冲击所致的原发性脑干损伤家猫动物模型,发现不同程度的脑干损伤,其 PVI、BAER's 和 CBF 的变化不一样。轻度损伤组的 PVI 值明显高于重度损伤组,脑干损伤后 BAER's 的 Ⅱ、Ⅲ、Ⅳ峰均有短暂的抑制,但伤后 60～150min,轻度损伤组的 Ⅱ、Ⅲ、Ⅳ峰开始逐渐恢复,伤后 8h 恢复到基线值的 95%,而重度损伤组却未见恢复;脑干损伤 2h 后,CBF 均下降至损伤前的 40%,伤后 8h 轻度损伤组的 CBF 恢复到损伤前的 86.8%,而重度损伤组未见明显恢复。

(四)治疗

原发性脑干损伤的病死率高达 50%～70%,约占全部颅脑损伤患者病死率的 1/3。合并脑挫裂伤或颅内出血不严重时治疗与脑挫裂伤相同。合并脑挫裂伤继发脑水肿出现脑疝者,可行开颅手术,清除破碎脑组织,行脑内外减压术。一旦确定手术,应争分夺秒,尤其是已有脑疝形成的情况下更应尽一切努力缩短术前准备的时间。其余治疗包括:脑水肿和颅内高压的防治,应用防治措施包括脱水药、过度通气、脑室引流、巴比妥疗法、大剂量糖皮质激素、低温治疗。并发症的防治:低氧血症的纠正、肺部感染的防治、消化道出血的防治、癫痫的防治、深静脉血栓的防治。内环境的维持:正常体温或稍低体温的维持、正常电解质的维持、正常血气的维持、肝肾功能的维持、营养的支持。

四、丘脑下部损伤

下丘脑损伤分为原发性伤和继发性伤两类。前者系下丘脑直接受到损伤;后者则常是在严重广泛的脑创伤基础上,出现脑水肿、颅内压增高、脑组织移位和脑疝之后,下丘脑受到继发性损伤。因下丘脑在维持机体内环境稳定中极为重要,丘脑损伤防治对提高颅脑创伤救治水平有特殊意义。

(一)机制及病理

下丘脑是间脑的最下部分,重量约 4g,形成第三脑室底部及部分侧壁,其主要功能是保持内环境的稳定和行为协调。下丘脑的矢状面由前向后可分为 3 个区域:①前区(又称视上区),位于视交叉上方,内有视上核、交叉上核、室旁核、下丘脑前核等;②中区(结节区),位于灰结节,内有下丘脑背内侧核、腹内侧核以及结节核漏斗等;③后区(乳头区),位于乳头体前方,内有乳头体外侧核、后核、前核和内侧核。

下丘脑的传入纤维来自大脑皮质、丘脑、丘脑底核苍白球、内侧丘系、视觉分析器和嗅脑等部位。传出纤维到达中脑被盖、涎核、迷走神经运动核、脊髓侧角细胞以及神经垂体。

下丘脑的神经内分泌细胞有大小两种,对丘脑以上部位的神经冲动和神经递质(如单胺类、乙酰胆碱类)起反应,并受体液因素的反馈调节。大型神经元位于视上核和室旁核内,其传出纤维构成视上核室旁核神经的垂体束(下丘脑-垂体束),该束大部分终止于神经垂体,小部分终止于正中隆起。视上核主要分泌抗利尿激素(血管升压素),室旁核主要分泌催产素,少量分泌抗利尿激素。小神经元位于下丘脑正中隆起加第三脑室旁下部,分泌多种促垂体释放激素和抑制因子,经垂体门脉系统进入腺垂体。下丘脑的血液供应来自脑底 Willis 环。颈内动脉发出的垂体上动脉到达结节漏斗部后,即分成初级微血管丛,再集合成垂体肝门静脉系,沿垂体柄达腺垂体远侧部,形成第二级微血管丛。这些微血管各有其供应区,互不重叠,故易发生缺血性梗死或出血。垂体门静脉系统为下丘脑促垂体释放激素进入腺垂体的渠道,流出的血液经蝶顶静脉窦-岩静脉窦颈内静脉。

下丘脑具有广泛而复杂的生理功能,是神经系统与内分泌系统及免疫系统的连接枢纽;也是大脑皮质下自主神经和内分泌的最高中枢;又是垂体腺及其靶腺的控制中心。下丘脑参与调节和其他生理活动,如渗透压和体温调节、能量代谢与营养摄取、水盐平衡、睡眠与觉醒、情感行为、性功能与生殖以及心血管运动功能等。

下丘脑深藏于脑底和蝶鞍上方,前方有视神经固定,下方有垂体柄通过鞍膈孔和神经垂体相连,周围有丰富的垂体门脉血管系统包裹。因此,暴力既可直接又可间接地造成下丘脑致伤,也可影响到其血液供应而致缺血和(或)出血性操作。单纯原发性下丘脑创伤少见,而多数与广泛而严重的脑挫裂伤和脑干伤并存,且常伴有垂体腺出血与软化。下述情况易使下丘脑损伤。

1.广泛颅底骨折累及蝶鞍、蝶骨翼、前颅底时　骨折片可直接刺入下丘脑。

2.头部受到暴力打击时　尤其头部处于减速运动下,脑在颅腔内呈直线可旋转运动中,由于脑与骨结构摩擦致额叶底部严重挫伤,或因垂体柄、视神经等相对固定,头伤瞬间形成剪力作用,均可致下丘脑损伤。

3.严重脑挫裂伤、颅内血肿　因脑水肿和颅内压增高引起脑移位和脑疝时,可使下丘脑血供受到影响,而产生缺血性损害。

4.医源性损伤　多见于鞍区病变手术时,因下丘脑受到牵拉、挤压而造成损伤。

一组 106 例闭合性颅脑伤死亡病例早期尸检结果表明,有下丘脑损伤者占 42.5%(45 例),双侧损伤者占 22.6%(24 例)。病理改变包括微出血灶和缺血性损害两类(前者占 31 例,后者占 21 例,两者均有占 12 例)。微出血灶多出现于下丘脑前区,而缺血性病变则偶然出现,这可能与该区有丰富的微血管网有关。另一组病例也有类似发现,在颅脑伤后 30d 内死亡的病人中,下丘脑前区均可见大小不一的微出血灶。坏死性病理改变最常见于下丘脑结节区,并可合并垂体出血和梗死,可能是到达下丘脑的小穿支血管和垂体门脉系统分支受损所致。严重颅脑伤后继发的血肿、水肿或脑疝,导致下丘脑移位变形,血液循环发生障碍,也可能是因素之一。

(二)临床表现

下丘脑一旦受到损伤常较为严重,且损伤范围往往不止涉及一个核团,故临床表现复杂。当伴发广泛脑挫裂伤、脑干损伤时,其临床表现可被掩盖,不易识别,对此应提高警惕。其较为特征性表现有以下几点。

1.意识和睡眠障碍　下丘脑皮质脑干网状结构有着密切的传入与传出联系,对维持觉醒和睡眠具有重要作用。下丘脑损伤将影响脑干网状结构上行激活系统的功能。下丘脑损伤严重者多出现昏迷、运动不能性缄默;轻者可能出现嗜睡、睡眠节律紊乱等。

2.体温调节障碍　一般认为下丘脑的前部主其邻近区域有散热中枢;下丘脑后外侧有产热和保温中枢。散热机制是通过喘气、皮肤血管扩张和排汗来实现,其中以排汗最重要。产热保温机制是通过皮肤血管收缩、肌肉紧张、毛孔收缩、停止出汗等以保持体温。下丘脑损伤后,两种生理调控机制均可受到破坏,临床上可出现体温过高或过低,但以前者多见。下丘脑损伤病人伤后常迅速出现中枢性高热,体温持续40~41℃,四肢厥冷、躯干温暖、皮肤干燥,不受退热发汗药的影响,有时随着室温的变化体温可相应升高或降低。不论体温过高或过低,均显示下丘脑受到严重损害,对物理降温或升温反应不良者预后更差。

3.水盐代谢紊乱　生理情况下,水盐代谢受下丘脑调控。腺垂体分泌的促肾上腺皮质激素(ACTH)和神经垂体释放的抗利尿激素(ADH)等可通过对细胞内外液中电解质和渗透压的调控,共同维持机体的正常水盐代谢和机体内环境的稳定。ACTH通过增加肾上腺醛固酮的分泌,使血钠和血浆渗透压升高;而ADH则通过促使肾小管对游离水重吸收,引起低血钠、低血浆渗透压及高血容量。正常状态下ACTH和ADH保持着动态平衡。当下丘脑损伤尤其是视上核及室旁核受到损害时,可导致ADH分泌不足或过度而出现ADH异常分泌综合征(SIADHS)。临床上表现为尿崩症、水潴留、水中毒或中枢性高血钠综合征。

(1)尿崩症:ADH由下丘脑的视上核和室旁核产生后,沿垂体柄中下丘脑垂体束到达神经垂体,储存在神经末梢和微血管相连接处。下丘脑损伤后,不论是ADH分泌减少,或输送ADH的通路受到影响,均可发生尿崩症。其临床特征为:多尿、烦渴、多饮。病人常诉说口渴难忍,手不离水杯。尿量常在3000ml以上,多者高达10000ml/d,尿相对密度在1.010以下,尿渗透压在280mmol/L以下,肾功能及血浆渗透压常无明显变化。目前外伤性尿崩症的发生率尚无精确统计,可能与临床观察中对其认识不足有关。一组5000例闭合性头伤中,仅发现13例尿崩症;而另一组291例闭合性头伤中却发现8例尿崩症,发生率的差异可能与严重创伤病人由尿崩症引起的多尿易被临床医生忽视有关,以致尿崩症未得到早期诊断。因此在排除脱水药应用等外加因素后,重度颅脑伤病人出现明显多尿,就应想到尿崩症存在的可能。

(2)低血钠综合征:下丘脑损伤后出现的低血钠综合征,以低血钠(<130mmol/L)、低血浆渗透压(<270mmol/L)、高尿渗(尿渗:血渗>1)、高尿钠[>80mmol/(L·d)]和高血AVP(>1.5pg/ml)为特征。

水潴留和水中毒是低血钠综合征的主要临床表现。正常情况下,由于下丘脑调控,ADH和ACTH维持着动态平衡。下丘脑损害时调控机制失效,可出现ADH分泌增加,促进肾小管对游离水的重吸收,水分在体内潴留,出现低血钠、低血浆渗透压和高血容量。水向细胞内转移,致细胞内水分增加,最终引起渗透压性脑水肿和颅内压增高。血钠<120mmol/L时,病人即出现厌食、厌水、恶心、呕吐、腹痛等症状;血钠进一步下降,神经系统症状加重,易激怒,或反应迟钝、嗜睡、腱反射迟钝,出现病理反射;血钠90~105mmol/L时,意识障碍进一步加重,发生抽搐,甚至昏迷,因脑水肿和脑疝而不能救治。

但近年来发现部分低血钠综合征的病人,其血ADH含量并不高,故不属于SIADHS,而被称为脑性盐耗综合征,其发生机制可能与下丘脑致使心房钠尿肽(ANP)或脑钠尿肽(BNP)倡导的肾神经调节功能紊乱,致肾小管对钠的重吸收障碍有关。在临床实践中对于SIADH及脑性盐耗综合征的鉴别十分重要,因为其在治疗原则上具有根本差别。脑性盐耗综合征的处理为补充高渗氯化钠,并给予醋酸去氧皮质酮

（DOCA）或促肾上腺皮质激素（ACTH），以增加肾对钠的回吸收；而 SIADHS 则必须严格限制入水量（成年人每天 800～1000ml），甚至应用呋塞米才能见效，这是因为体内保留过多水分不能排出形成"水中毒"、血液被稀释而形成低钠低氯。

（3）高血钠综合征：中枢性高血钠症可见于下丘脑损伤病人，尤其在下丘脑损伤与严重脑损伤伴存时。昏迷病人渴感消失，再加上高热、多汗、大量应用脱水药、限制水分摄入等，均可促使水分丧失和血钠增高，导致低血容量性高钠血症，且易引起凝血机制亢进。维持血浆渗透压需靠血浆钠和氯含量的稳定。下丘脑损伤后 ADH 分泌减少和 ACTH 分泌增加，结果导致机体水盐平衡出现障碍。ACTH 兴奋其靶腺肾上腺分泌醛固酮而产生滞钠排钾，故 ACTH 分泌增多，可导致高血钠综合征。此外，有明显脑损伤后的高血钠病人，血 ADH 水平正常，也无体液容量减少，被称为原发性高钠血症，可能与下丘脑等损伤后，ANP 或 BNP 分泌不足，肾小管利钠利尿作用减少有关。血钠正常值 130～145mmol/L，高血钠综合征时血钠可高达 148～150mmol/L 或以上。血浆钠增高后，细胞外液内钠浓度虽很高，但钠泵不易使钠进入细胞内。细胞外液高渗致细胞内水分向细胞外转移，脑细胞处于脱水状态。急性血钠症病人，常表现烦躁、易激惹、四肢腱反射亢进、肌张力增高、抽搐、昏迷等。脑细胞严重脱水可致脑萎缩、脑动脉"机械性"牵拉或静脉内血栓形成，甚至发生脑出血和缺血。高血钠综合征病情都十分严重，诊断治疗易被延误，预后很差。

4.急性上消化道出血 严重颅脑损伤与严重脑血管病病人常并发上消化道出血，有合并下丘脑损伤时消化道出血发生率高达 90%。关于消化道出血的发病机制，目前尚无统一认识，但自主神经功能紊乱无疑起了主导作用、自主神经的皮质下高级中枢位于下丘脑，既有副交感神经中枢，又有交感神经中枢。不论直接损伤下丘脑或严重颅脑伤后导致下丘脑、脑干发生移位和扭曲，自主神经系统均可受到不同程度损害。大量的实验和临床研究均证明，严重颅脑伤早期应激状态下，交感神经处于异常兴奋状态，胃肠活动减少，胃潴留，儿茶酚胺、5-羟色胺等神经递质增多，胃肠黏膜下血管痉挛、缺血，黏膜代谢障碍。继而，迷走神经兴奋性明显增强，胃肠蠕动加快，胃酸分泌增多。在原已出现的胃黏膜病理损害基础上，由于胃酸的作用，胆汁反流、致 H+ 回渗等进一步加重黏膜屏障损伤，黏膜下血管痉挛、缺血加重，形成大小不一的糜烂面，最终融合成溃疡灶，上述病理改变多见于胃体和胃底部，并可发生在幽门区甚至小肠上段。近年来肠道自主神经系统功能紊乱在应激性溃疡出血中的作用越来越受到重视。上消化道出血多发生于伤后 1 周左右，程度因人而异。轻者仅有大便隐血试验阳性，胃液呈淡咖啡样；严重者有呕血、柏油样或暗红色大便，甚至出现休克。有时可合并溃疡穿孔，穿孔部位多位于十二指肠球部，持续胃内的 pH 监测对于防止消化道出血具有重要的指导作用。

5.高渗性非酮症糖尿病昏迷（HNDC） 是一种以高渗透压、高血糖和酮体阴性为特征的病症。下丘脑损伤后 HNDC 的发生机制，与颅脑挫伤、颅内血肿或脑水肿直接或间接损害下丘脑-垂体轴有关。急性颅脑损伤患者处于应激状态，有大量应激激素分泌，血中胰高血糖素、糖皮质激素明显升高，而胰岛素水平下降，糖代谢障碍。此外严重颅脑伤患者为减轻脑水肿，降低颅内压，常需用甘露醇等脱水治疗，限制入量；伴有高热或气管切开等情况时，水分丧失更多，也促使 HNDC 发生。HNDC 患者临床表现有多饮、多尿、发热、恶心、呕吐、嗜睡、定向障碍、幻觉、癫痫样发作直至重度昏迷等。实验室检查：血糖>33mmol/L、血渗透压>350mmol/L、血钠>150mmol/L，尿酮阴性或弱阳性，尿素氮与肌酐比例>30：1，二氧化碳分压和 pH 在正常范围。HNDC 应及早诊断和处理，否则预后不良，死亡率很高。

6.其他 下丘脑损伤后可出现丘脑饥饿综合征，病人食欲异常亢进，体态肥胖。下丘脑垂体轴损伤后存活下来的病人，则可继发性功能障碍、性腺萎缩、不育等腺垂体功能低下表现。

（三）诊断

颅脑损伤过程中，直接或间接损伤导致的广泛性下丘脑损伤的患者常病情危重，预后不良。孤立而局限的下丘脑原发性损伤,在急性颅脑损伤病例中则较为少见。

多数下丘脑伤病例由于暴力重,损伤机制复杂,往往合并脑其他部位的损伤,下丘脑伤的临床表现常被其他脑损伤的症状掩盖。因此,临床诊断时,只要有一二种"特征"性表现时,就应想到有下丘脑损伤的可能,尤其是蝶鞍区及附近有颅底骨折或额叶底部广泛性挫裂伤,又有高热、多尿等表现时,更应高度警惕,以免遗漏或延误诊断。

Mark 等报道 9 例鞍上区损伤的 MRI 表现,5 例临床疑有视交叉损伤病例中,2 例视交叉横断损伤;1例因直回下疝致视交叉损伤;2 例表现为第三脑室底的裂伤;2 例有垂体柄的横断损伤,表明高灵敏度的MRI 对下丘脑损伤的诊断具有一定意义。但目前对于丘脑下部损伤仍缺乏明确公认的影像学诊断标准。

头外伤后存活的下丘脑损伤患者,出现多饮、多尿、烦躁等尿崩症表现时,应注意与精神性多饮相鉴别。精神性多饮的患者亦可有多饮、多尿,且肾功能正常。鉴别诊断时,尚需进行水剥夺试验、高渗盐水试验等。其他如肾性尿崩、糖尿病等虽亦可有多饮、多尿等表现,但前者有肾病史,肾功能不良可资鉴别;后者有空腹血糖升高,尿糖阳性可资鉴别。

头外伤后进行有关内分泌功能检查如促甲状腺激素、生长激素、催乳素以及水盐代谢的有关激素水平,亦可提示下丘脑-垂体轴损害情况,对诊断有一定参考价值。

(四)治疗

急性下丘脑损伤是最严重的脑损害之一。由于大多数患者常合并其他部位的脑损伤,故对其治疗应采用综合性治疗原则;防治颅内血肿及脑水肿所致的颅内压增高仍是治疗的关键,同时也是防治下丘脑继发性损伤的重要措施。下丘脑损伤所继发的高热、水盐代谢障碍、消化道出血、高渗性非酮症糖尿病昏迷等是严重影响患者预后的因素,同时也是脑伤后"二次"打击致脑伤的主要因素,故在下述治疗在下丘脑损伤中有特殊重要的意义。

1.亚低温治疗　早在 20 世纪 50 年代,国内外已应用冬眠低温疗法治疗严重颅脑损伤,尤其是用于治疗伴有高热的严重脑挫伤和脑干损伤,并显示良好作用。但实验研究不够深入,亦缺乏系统临床总结,故后来应用不够普遍。20 世纪 80 年代以来,国内外大量实验研究证明,亚低温疗法(28～35℃)优于深低温疗法,且并发症少,对脑有良好保护作用。大量的临床应用实践证明,亚低温治疗可降低颅脑伤的脑耗氧和代谢率,降低颅内压,从而明显降低死残率。

亚低温治疗的脑保护机制,目前尚不完全清楚,但实验研究和临床应用研究均提示,它有以下几方面作用:①降低耗氧量和乳酸堆积,减轻酸中毒;②维持正常脑血流量和能量代谢;③抑制花生四烯酸代谢产物白三烯 B_4 生成,减轻脑水肿;④抑制颅脑损伤后急性高血压反应,减轻血脑屏障损害;⑤抑制颅脑伤后有害因子如乙酰胆碱、单胺类介质、兴奋性氨基酸、自由基等的生成和释放,减轻脑的继发性损害;⑥调节脑损伤后钙调蛋白激酶Ⅱ和蛋白激酶 C 的活力。

降温方法及注意事项:①严重颅脑外伤伴有高热、深昏迷等下丘脑损伤的患者应尽早实施亚低温治疗,力争在数小时内使脑温降至 32℃(条件不具备者,可测定鼻腔温度或肛温代替),维持 2～3d,或根据病情适当增减;②停止低温治疗时,宜自然复温,保持体温 36℃左右;③为了保持降温迅速和防止寒战反应,开始降温前肌内注射或静脉滴注冬眠合剂和冬眠肌松药(需辅助呼吸者),然后以半导体降温毯或冰袋在颈部和四肢大血管处及胸背降温;④降温过程应严密监护病情,注意水盐平衡,防止低钾;⑤休克、严重心肺功能损害、严重的多器官创伤、妊娠及婴幼儿等宜慎用亚低温治疗。

2.急性上消化道出血的治疗　重点在于预防和及早发现、及早治疗。严重颅脑伤和下丘脑损伤病人宜尽早进行胃内 pH 监测并及早置入胃管,以便吸除滞留的胃内容物和监测胃液改变。常规静脉或胃管内注入硫糖铝(本药可与胃黏膜分泌黏蛋白结合,形成一层保护膜)、雷尼替丁、奥美拉唑(洛赛克)等。如发现胃液隐血试验阳性(注意排除误吸血液)、呕血或柏油样便等,证实有明显消化道出血时,则可用 6～8℃冷生理盐水 150ml 内加入去甲肾上腺素 1～2mg,或凝血酶 2000U 加生理盐水 20ml 行胃内灌注 3～4/d,同时静脉滴注巴曲酶(立止血)、奥美拉唑(洛赛克)及其他止血药,并根据柏油样便的量和次数、血红蛋白值,适时补充新鲜全血。经过上述处理多可止血,如反复大量呕血和大量柏油样便,非手术治疗无效时,有条件者可在急诊下通过纤维胃镜进行止血、急诊腹腔动脉造影介入止血或急诊剖腹探查止血,以挽救病人的生命。

3.水盐紊乱的处理

(1)尿崩症:出现典型的多尿、烦渴和多饮表现,诊断多无困难。但对于严重颅脑外伤早期出现的多尿,则应注意查找原因,注意尿相对密度及尿渗透压,以防延误治疗。轻症尿崩症病人,应嘱其限制盐、咖啡及茶的食用,可口服氢氯噻嗪 25mg,2～3/d。本药作用机制尚不清楚,有人认为与抑制肾小管对钠的重吸收,细胞外液中钠浓度下降,抑制下丘脑渴觉中枢兴奋,减少饮水有关。中重症病人可应用垂体后叶素(尿崩停)鼻腔吸入。本品为猪脑垂体后叶提取物,主要成分为抗利尿激素,每次吸入 20～50mg,3～4/d。有鼻旁窦炎及支气管哮喘者禁用。油剂加压抗利尿素注射剂(长效尿崩停注射液)系鞣酸升压素抗利尿素油剂,肌内注射,每次 1ml,可维持药效 10d 左右,耐受量因人而异,应注意病情及时调整用药剂量,有高血压、冠心病、心力衰竭者及孕妇禁用。1-去氨基-8-右旋精氨酸血管升压素(AVP)为人工合成的抗利尿素,由鼻吸入(每次 10～20μg)或注射,每毫升含 100μg,肌内注射每次 0.1～0.2ml,该药应在医生严密监护下应用,防止用药过多导致水潴留,诱发脑水肿。

(2)低血钠综合征的治疗:SIADHS 引起的低血钠综合征,具有二低(低血钠、低血渗)和三高(高尿钠、高尿渗、血 AVP 高),但无心、肝、肾功能损害,无水肿和糖尿病,主要从以下方面着手处理。①限制水摄入,因患者体内有较多水分潴留,常有渗透压性脑水肿表现,使病情加重。故应限制水分摄入,一般每日 1000ml 左右。限制水分后血钠可逐渐回升。②利尿和脱水,可应用 20%甘露醇和呋塞米,以呋塞米为首选药物,因该药利尿作用强,本身不带入更多水分,按每千克体重 1mg/d,最大用量可达 0.5～1g/d,分次静脉输入。③补钠,一般认为 SIADHS 低钠血症,并不代表体内真正缺钠,补钠过多可能有害,故 SIADHS 患者的补钠应慎重。应每日测定血钠、尿钠、体重。严重病例血钠＜120mmol/L,有明显神经精神症状者,可输注 5%高渗盐水,使血钠升至 130mmol/L。④SIADHS 患者,给予 ACTH 治疗,腺垂体 ACTH 分泌绝对或相对不足,补充 ACTH 有助于纠正 ADH 与 ACTH 平衡失调。ACTH 用量一般为 25～50U,肌内注射,1/d。⑤其他,近年研制的血管升压素类似物,如去氨加压素(弥凝)可以选用。

脑性盐耗综合征的处理:为补充高渗氯化钠,并给予醋酸去氧皮质酮(DOCA)或促肾上腺皮质激素(ACTH),以增加肾对钠的回吸收。体重的监测对于 SIADHS 及脑性盐耗综合征具有简便、明确的鉴别意义。

(3)高钠血症的处理:由 ADH 分泌减少引起的高钠血症属于低血容量性高钠血症,其治疗原则是在纠正失水和高血钠的同时,积极治疗颅脑损伤。首先是严格测算失水量,并注意不同体液的丢失量。需补充的液体总量,应均匀分布输入,最好在 48h 内分次给予,切勿输注过快,以防引起脑水肿,中心静脉压的监测对于合理补液具有重要的指导意义。给予的液体,应以 280mmol/L 葡萄糖溶液和 77mmol/L 氯化钠为主。如出现周围循环衰竭时,应迅速纠正休克,输注混合血浆、干燥血浆或人血白蛋白。

4.高渗性非酮症糖尿病昏迷的治疗 HNDC 患者多存在低血容量性休克,失水可多达 12～14L。治疗原则应迅速纠正休克和降低高血糖,但补液速度及降糖不宜过快,并注意预防并发症和兼顾原发性脑损伤的治疗。

(1)立即停用易诱发和加重 HNDC 的药物:如甘露醇、呋塞米、苯妥英钠及肾上腺皮质激素。

(2)以 0.45％低渗盐水 500ml,于 2h 内静脉滴入,并测定血浆渗透压。

(3)经胃管注水,有人认为此法简单有效。无消化道出血者,用凉开水以 6ml/min 速度注入胃内;有消化道出血者,用 4~6℃冷水以 3ml/min 速度注入胃内,直到血浆渗透压降至 330mmol/L 时,即停用。

(4)此类患者对胰岛素反应敏感,故应以小量为宜,首次 10~20U 加入 0.45％盐水 500ml,在 2h 内静脉滴入。胰岛素治疗中应当定期监测血糖和尿糖。

(5)伴有高热、肺炎或消化道出血等并发症时,应降温,并选用有效抗生素,按消化道出血治疗。

(马显武)

第四节　弥漫性轴索损伤

弥漫性轴索损伤(DAI)是外伤直接引起的广泛性脑实质轴索损伤,系颅脑损伤后的一种常见病理类型,其特征为神经轴索断裂,临床上以意识障碍为其典型表现,诊断和治疗困难,预后极差。近年来对 DAI 的研究很多,已深入到亚细胞和分子水平,病理机制被逐渐阐明,干预病变进展的药物已在动物实验研究中得到证实,并开始在临床中予以应用。

一、流行病学

由于诊断标准不一,发病率报道也不一。临床报道 DAI 占重型颅脑损伤的 28％~42％,与 33％的脑伤死亡有直接关系。在脑外伤死亡患者中,DAI 占 29％~43％。

DAI 是颅脑损伤后出现非血肿性迁延昏迷、严重致残的最常见原因,越来越多的证据显示,DAI 是颅脑损伤中普遍存在的一种病理变化,轻、中型脑伤也可存在 DAI,只是受损轴索的数量和分布范围不同。从临床角度讲,从短暂性意识障碍(脑震荡)到持续性昏迷(原发性脑干损伤)均可合并 DAI。

一般来说,DAI 预后差。重型 DAI 患者治愈率 5％,重残率 14％,轻残率 17％,植物生存率 15％,死亡率高达 49％。Gennarelli 按 GOS 评估法统计 DA1 预后百分比,结果显示,DAI 早期病死率较高,占脑损伤早期死亡例数的 33％。由于缺乏脑挫裂伤、颅内血肿、脑水肿等致颅内压明显增高的占位效应,故其预后极差的原因,除因脑干损伤引起中枢性功能衰竭外,还与持久、深度意识障碍引起的多系统并发症有关。预后判断的指标,除影像学检查外,GCS 亦是简便的评估手段。

二、解剖学

过去曾认为,白质损害继发于缺氧、缺血或因颅内血肿或脑肿胀所致的颅内压增高。1982 年,Gennarelli 利用特制装置,成功地用灵长类动物复制出与人类 DAI 病理特征和临床表现一致的创伤性迁延性昏迷的动物模型,证明:①DAI 是一种原发性脑损伤,并阐明了 DAI 发生的生物力学机制。②DAI 只发生于头部成角和(或)旋转加(减)速过程中。③不必有任何物体打击头部或头部撞击任何物体。

DAI 发生的生物力学机制:在头部成角和(或)旋转加(减)速过程中,由于脑内各组织的质量不同,因此其运动的加速度和惯性也不同,头部在成角或旋转加速或减速运动中,周围脑组织与中央脑组织之间产生相对运动,将在脑组织内产生剪切力和牵张力,作用于神经纤维,即造成轴索的剪切伤或牵拉伤。在损伤时,头部不必与外界接触,如果有接触,这种接触也只对头部的运动产生影响(出现加速或减速),而与否发生 DAI 无关。

　　动物实验进一步证实,轴索损伤的严重程度及分布范围与加(减)速度的大小、持续时间及头部运动的方向有密切的关系。加(减)速度小、持续时间长(10～20ms)的加速或减速运动容易产生 DAI。不同旋转方向造成的 DAI 轻重不同,从重到轻排列,头部轴向(水平位旋转)>侧向(冠状位)>斜向(介于冠状面和矢状面之间)>前后向(矢状面),头部轴向旋转较侧向旋转更易产生意识丧失。临床的实际情况与 DAI 的生物力学原理相吻合。DAI 常见于交通事故伤中。在翻车、撞车时,头部将经历加速或减速和旋转运动过程,同时头部撞击到相对较软的车内钝物(如衬垫的仪表盘、有弹性的挡风玻璃、可变形的车顶棚等)时,减速运动过程也相对较长,因而特别容易发生 DAI。临床和病理研究发现 DAI 较少合并颅骨骨折,这与脑挫裂伤多伴有颅骨骨折形成鲜明对照,说明两者的致伤机制的确不同。

三、分子生物学

　　1.轴索球形成　传统的观点认为,轴索在受伤瞬间即刻发生断裂,轴浆被挤出,断端形成回缩球,这一过程被称为原发性轴索断裂。但在动物实验中很少见到原发性轴索断裂,相反,轴索损伤后,轴索不会即刻中断,而是经历连锁的病理反应,首先是轴浆运输在某些局部受阻,随后在阻塞处近端出现轴索肿胀,继而在肿胀处出现轴索缩窄,最后在受伤数小时后于缩窄断裂,这一过程称为继发性轴索断裂或延迟性轴索断裂。尸检标本可见,轴索球一般于伤后 12h 出现,2 周以内数量逐日增多,持续存在最长可达 64d。现在认为,只有在遭受最大负荷时,轴索才在受伤瞬间断裂,而在绝大多数情况下,轴索将发生迟发性断裂。这是一个非常重要的新概念。这一发现为寻找治疗 DAI 的有效方法提供了一个极其重要的时间窗,即轴索受损后的若干小时将是决定受损轴索转归的关键阶段,如能阐明此阶段轴索病理反应的过程及其机制,采取针对性治疗,就能避免或减轻轴索损害,改善 DAI 预后。

　　2.神经纤维丝破坏　轴索内神经纤维丝(NF)结构紊乱,是引起轴索肿胀的关键始动因素,是轴索损伤最早、最主要的超微形态学改变。DAI 超早期在轴索完整时,神经纤维蛋白多种亚单位的免疫活性即已暴露。近来证实,DAI 后神经纤维丝蛋白以低分子量(68kDa)亚单位免疫活性暴露最早。有学者用 Western blotting 技术分析及 NF68 免疫组化观察,认为 NF68 的磷酸化水解,造成了 NF68 免疫活性增强及其含量减少,这是导致 NF 结构破坏的重要原因。可见,轴索损伤不是外力直接引发,而是一种继发损伤,有其复杂的中介机制。

　　3.钙离子超载　在实验条件下,将神经轴索暴露于高浓度 Ca^{2+} 中,可引起轴索内不可逆转的微管、微丝结构紊乱,内质网肿胀,线粒体空泡形成。有证据表明,受体依赖性 Ca^{2+} 通道多分布于神经元胞体及树突膜上,而电压依赖性 Ca^{2+} 通道多分布于神经轴索膜上。高浓度 Ca^{2+} 导致的病理生化反应包括:①磷脂酶 A_2 活性增强,使膜磷脂变性、分解,致膜损伤;②蛋白水解酶被活化,破坏微丝、微管,造成细胞骨架崩解;③黄嘌呤氧化酶活性提高,使脂质过氧化反应过度,产生大量自由基,加重膜结构损害;④激活核酸酶使 DNA 结构断裂,核染色质溶解;⑤线粒体内氧化磷酸化脱偶联从而抑制能量的产生。DAI 时轴索内 Ca^{2+} 超载则使轴索膜性结构水解、破坏,膜通透性增加,从而引起髓鞘板层分离、断裂,线粒体肿胀及空泡变,微管和微丝断裂、溶解及排列紊乱,最终形成组织水肿、软化。实验表明,轴膜通透性增高,是反应性轴索损伤必然伴随的改变。此外,Ca^{2+} 超载对血管内皮细胞同样产生类似的破坏作用,导致血管屏障受损,这也是造成脑组织水肿的一个原因。钙通道阻滞药通过抑制 Ca^{2+} 大量内流,对 DAI 起到了一定的保护作用,这也进一步证实 Ca^{2+} 超载是 DAI 发生发展的关键环节。脑损伤的分子生物学研究已明确肯定,脑损伤后其内部同时可产生自我损毁和神经保护两种内源性因素的效应,两者作用结果相互消长,决定了组织损伤的预后。强烈的自我毁损,常常引起二次脑创伤。自我损毁因之主要包括一些磷脂水解产物如游离脂肪酸、自由基、多种阳离子、生物胺、血栓素、内源性阿片类物质及兴奋性氨基酸等,它们共同参与着外伤后脑组织复杂的链式生化及代谢反应。

4.轴索反应　神经轴索受到损伤后,其神经元胞体会出现中央染色质溶解或称轴索反应。胞体的轴索反应在伤后24h以内即可发生,并可持续十数日,它包括神经元胞体肿大、变圆;胞质中空泡形成,尼氏体变小,甚至消失;胞核肿胀。远离轴丘,最后固缩溶解。

5.DAI晚期改变　DAI数周后,轴索断裂为多个节段,髓鞘碎片皱缩成空心或空心小球,吞噬细胞侵入吸收髓鞘分解产物,可特征性地出现小胶质神经细胞群落,但也可弥散存在非特异性的星形细胞。数月后,轴索远侧断端发生 Waller 变性,脑实质内胶质细胞弥散增生并演变为瘢痕收缩,脑室则被动扩张。

四、病因病理

(一)三大病理特征

1.广泛的轴索损害　累及大脑、脑干和小脑的白质和大脑深部核质,包括中线旁皮质下白质、胼胝体、穹隆柱、内囊、基底核及丘脑、齿状核背侧小脑叶、皮质脊髓束、内侧丘脑系、内侧纵束等。

2.胼胝体局限性出血灶　病变多位于中线一侧,常见于胼胝体下部,室间隔可受累甚至断裂。

3.上脑干背外侧局限性出血灶　病变位于中脑和脑桥上部,单侧或双侧,常常累及小脑上角。

前者依赖光镜和电镜检查,后两者依赖肉眼和光镜检查。

(二)病理分级

1. Ⅰ级　只有广泛的轴索损害。轻型 DAI。

2. Ⅱ级　Ⅰ级+胼胝体局限性出血灶。中型 DAI。

3. Ⅲ级　Ⅱ级+上脑干背外侧局限性出血灶。重型。

五、临床分期

Levi 分级法对病情判断及预后均有重要意义,该法根据患者入院时的 GCS 评分和瞳孔改变,将 DAI 分为四级。

1. Ⅰ级　GCS 11~15s。

2. Ⅱ级　GCS 6~10s。

3. Ⅲ级　GCS 3~5s,无瞳孔改变。

4. Ⅳ级　GCS 3~5s,有瞳孔改变。

Cordobes 认为,入院时 GCS 评分和瞳孔变化是判断预后的可靠指标。

六、临床表现

(一)DAI 的临床特点

1.主要见于交通事故伤,坠落伤少见。

2.一般无中间清醒期。

3.颅骨骨折发生率低。

4.一般无颅内压增高。

5.较少合并脑表面挫裂伤和常见的颅内血肿,可有深部灰质小血肿。

(二)DAI 的典型临床特点

1.伤后立即陷入持续性昏迷。

2.去大脑强直或去皮质强直。

3.瞳孔不等大,或双侧散大,但与脑疝无关。

4.高血压、多汗、高热,呼吸心率增快。

5.持续植物生存状态。

近年来的临床研究显示,存在伤情较轻、预后较好的 DAI 病例,伤后有清醒期,并能言语,甚至可以不产生意识丧失。

伤情较轻的 DAI 病例的临床表现与上述典型征象有所不同,概括起来有如下特点:①意识障碍时间虽较长(数天至数周),但往往能完全苏醒。②昏迷程度不太深。一般为浅昏迷,或昏睡至浅昏迷,少数患者甚至无意识障碍。③瞳孔等大,光反应存在,或迟钝。④可有各种运动功能障碍,如单瘫、偏瘫、三肢瘫,但不能用相应功能区的脑挫裂伤或脑疝来解释,运动障碍在数周或数月后可有不同程度的恢复,甚至完全恢复。⑤生命体征无显著改变。

七、辅助检查

常规 CT、MRI 在 DAI 的检查中阳性率不高,且影像学征象与伤情不完全一致。CT、MRI 不能直接显示轴索损伤,CT 只能显示部分 DAI 的出血灶 MRI 对非出血灶的敏感性优于 CT。

(一)DAI 的 CT 表现

1.大脑半球白质内单发或多发小出血灶,直径<2mm。

2.胼胝体出血。

3.脑室内出血。

4.第三脑室周围小出血灶,直径<2mm。

5.脑干出血。

6.急性期合并脑肿胀,蛛网膜下腔出血。

7.后期弥漫性脑萎缩,脑室代偿性扩大。

需要指出的是,CT 发现与临床病情轻重相关性不高。

(二)DAI 的 MRI 表现

1.非出血灶　T_2 像显示大脑白质、胼胝体、小脑和脑干背侧圆形、椭圆形或线条状高信号影,T_1 像呈等或低信号,T_2 优于 T_1。

2.出血性灶　伤后 4d 内,T_2 像显示大脑白质、胼胝体、脑干背侧低信号影,4d 后在 T_1 像上显示高信号影,T_1 优于 T_2 像。

3.后期　弥漫性脑萎缩,脑室代偿性扩大。

八、诊断及鉴别诊断

目前尚无统一的诊断标准,比较得到推崇的诊断依据如下。

1.有明确外伤史,尤其是车祸伤。

2.伤后持续昏迷>6h。

3.头颅 CT、MRI 有 DAI 的影像学依据。

4.病情严重程度与颅内压升高程度不符。

5.临床状况差,而头颅 CT 未见明显结构异常,或颅内病变不能解释临床症状。

6.伤后晚期出现弥漫性脑萎缩。

7.尸检发现弥漫性轴索损伤的证据。

以上依据中,1～5 项可以表现出来,而第 5 项中的部分病例及第 6 项注意复查 CT、MRI 才能发现,第 7 项目前在我国很难做到。

DAI 与脑震荡、原发性脑干损伤的关系的重新认识。目前已有不少学者认为,DAI 包括了脑震荡和原发性脑干损伤,前者损伤较轻微,后者损伤较严重。

DAI 与脑震荡都以意识障碍为典型临床表现。利用光镜和电镜在人类脑震荡和动物模型上均证实存在轴索损伤的病理变化。利用免疫细胞化学方法检测死于其他原因的 5 例脑震荡病例的脑组织,发现了多灶性轴索损伤的证据,所以认为,脑震荡实际上是一种轻型弥漫性脑损伤。

九、治疗

(一)一般治疗

DAI 目前无特殊的治疗方法。主要采取防止或减少延迟性轴索断裂,促进神经功能恢复的针对性治疗。

1.亚低温　能够阻断弥漫性轴索损伤后的一系列继发性病理过程,如稳定轴膜、抑制钙离子内流及谷氨酸和氧自由基生成、保护微管和神经微丝,从而减少轴索肿胀、断裂。早期施行亚低温治疗还可降低脑组织代谢率、减少氧耗、阻断脑组织缺氧—水肿颅内高压的恶性循环,具有显著的脑保护作用;目前已广泛应用于伤后 6～24h 的弥漫性轴索损伤患者的治疗,与神经保护药物联合应用可产生协同效果。

2.钙通道阻滞药与镁制剂　钙离子超载是导致轴索断裂的关键因素,应用钙通道阻滞药可显著减轻钙离子超载及脑水肿、降低轴索损伤程度,还可预防脑血管痉挛、减轻脑组织的迟发性缺血,从而保护脑功能。目前,多主张早期应用尼莫地平,尽可能地促进神经功能恢复,改善预后。镁离子是钙离子的天然拮抗药物,弥漫性轴索损伤后血清镁离子水平明显下降,早期给予镁制剂可抑制钙离子内流、谷氨酸释放和氧自由基损伤等继发性病理过程,利于保护轴索、促进神经功能恢复,并有减轻伤后应激反应和焦虑情绪的作用。

3.神经营养药物　神经生长因子和营养因子与神经的再生、分化密切相关,弥漫性轴索损伤后应用外源性神经生长因子和营养因子可明显促进轴索再生、神经细胞修复及神经通路重建。其中以对于神经节苷脂 GM_1 的研究最富成效,早期使用神经节苷脂 GM_1 能促进患者苏醒、改善神经功能,降低病死率和病残率。神经保护药物和神经营养药物联合应用对促进细胞存活、改善神经细胞可塑性具有明显的协同作用,此为未来发展的主要方向。

4.高压氧　可提高血氧含量和张力,改善脑组织缺血、缺氧情况,对促进弥漫性轴索损伤患者意识状态恢复和改善神经功能有确切疗效。早期施行可改善急性期病理变化,阻断脑组织缺氧—水肿恶性循环,利于神经细胞结构的修复;晚期施行则可促进神经细胞有氧代谢恢复,抑制脱髓鞘反应,促进轴索再生并改善脑干供血,激活上行网状系统,从而促进患者苏醒和神经功能恢复。

(二)新进展及新方向

1.亲免素配体　近年来,以环孢素(CsA)和他克莫司(FK506)为代表的亲免素配体治疗弥漫性轴索损伤的潜力愈来愈引起重视。实验研究业已证明,两者可减轻神经微丝致密化和轴浆运输障碍,从而减少轴索的肿胀、断裂。环孢素与线粒体通透性转换孔上的受体结合,抑制该通道开放,可维持线粒体完整性,减少细胞色素 C 的释放和 caspases 激活,尚可维持离子泵的功能,阻断钙离子内流,抑制微管水解和神经微丝病变,从而保护轴索;他克莫司具有抑制神经钙蛋白活性、减少钙离子依赖性酶类激活的作用,可减轻钙离子介导的病理过程。新近研究表明,环孢素可改善弥漫性轴索损伤神经功能的转归,而他克莫司可预防亚低温后快速复温产生的并发症。今后将通过两者的联合应用,探讨更为合理的治疗方案。

2.免疫疗法　弥漫性轴索损伤后,髓鞘抑制物 Nogo-A 和髓鞘相关糖蛋白对轴索再生产生抑制作用,阻滞其作用便可促进轴索生长。有研究显示,针对 Nogo-A 氨基端特定氨基酸的单克隆抗体 IN-1 可阻断 Nogo-A 和髓鞘底物的作用,而达到促进轴索再生之目的。该研究成果有望成为治疗弥漫性轴索损伤的新措施,尤其是 Nogo-A 抑制药更具临床应用潜力。另外,以适量的髓鞘抗原为主动或被动免疫,可激发保护性自身免疫性 T 细胞反应,消除轴索生长抑制物,促进轴索再生和神经功能恢复。这便催生了免疫接种疗法,如应用 cDNA 疫苗便可达到中和髓鞘抑制物的目的,但在临床应用前尚需探讨其抗原的选择、剂量、转送途径、时机、佐剂及增强剂等问题。

3.细胞移植　中枢神经系统损伤后仅产生微弱的再生反应,神经干细胞或祖细胞移植可增强神经再生能力。Seledtsov 等应用胚胎神经细胞和造血干细胞移植入蛛网膜下腔的方法对 38 例重型颅脑创伤急性期昏迷患者进行治疗,其中包括 23 例弥漫性轴索损伤者,结果显示可促进患者苏醒及神经功能恢复;治疗组与对照组死亡率分别为 5% 和 45%,结局良好者各占 87% 和 39%,且无严重并发症。脑损伤后急性期实施细胞移植可预防或减轻继发性病理过程,其机制可能与移植细胞直接参与新生神经连接的形成并释放多种神经营养介质刺激各脑区的协调作用有关。另外,神经膜细胞移植可刺激轴索生长,而供体少突胶质细胞具有合成髓鞘的能力,供体星形细胞抑制胶质瘢痕形成,由此推测,多种细胞成分移植可能比单一成分更为有效。细胞移植治疗将会为弥漫性轴索损伤的治疗带来巨大突破,但仍需要克服诸多技术和伦理方面的难题。

4.基因治疗　利用转基因技术使神经生长因子和营养因子的表达达到治疗水平是新的研究方向。弥漫性轴索损伤后血-脑屏障开放,为基因转染提供了时机。近年来试图通过脂质体或反转录病毒将这两种因子的基因转染到脑组织中使之持续表达,且发现阳离子微脂粒介导神经生长因子基因的转移可提高转染效率,具有潜在的治疗前景。动物实验结果亦显示,诱导热休克蛋白、抗炎细胞因子、内源性抗氧化酶及大麻素等神经保护物质高表达对弥漫性轴索损伤有治疗作用,有望在未来应用于临床治疗。

十、并发症

1.保持呼吸道通畅,预防肺部并发症　确保有效供氧和预防肺部感染对 DAI 患者的预后至关重要。呼吸道的梗阻可直接或间接地加重脑水肿,从而进一步引起颅内压升高,加重继发性脑损害。保持呼吸道通畅的措施:患者侧卧位,防止呕吐物的误吸,头部抬高 30°,同时防止颈部扭转或过伸。及时清理呼吸道的分泌物,改善肺泡通气和换气功能。每次吸痰前给予 5min 预充氧并叩击背部;吸痰后听诊肺部,评价吸痰效果,并给予高流量氧气吸入 5min,然后给予低流量氧气吸入。常规给予雾化吸入,湿化气道。如痰液黏稠不易吸出或已发生感染,应积极配合医生给予气管切开。

2.早期留置胃管预防消化道应激性出血　消化道出血是 DAI 常见并发症,DAI 患者消化道应激性黏膜病变发生率高达 90% 以上,多数属于亚临床期,如不注意实施保护措施,一旦发生出血,病死率可达 50%。

3.加强泌尿系统护理,监测肾功能,预防肾衰竭　DAI并发肾衰竭的病因是多方面的,较多见甘露醇对肾脏的毒性反应所致的血尿、肾功能异常等。

4.加强各种生化检测,预防电解质紊乱　水、电解质平衡紊乱是DAI常见并发症。主要有高血糖与高钠/低钠血症。DAI急性期的高血糖是影响患者预后的因素,应严格执行胰岛素的用法用量。

5.合理有效给予营养支持　营养的供应对于DAI患者非常重要,合理的营养支持,可提高抵抗力,减少各种并发症,促进患者康复。营养支持的原则是:早期给予。一般于伤后48~72h即给予营养支持。营养支持途径包括胃肠内营养及胃肠外营养。伤后早期,即亚低温治疗期以胃肠外营养为主,胃肠外静脉给予脂肪乳、复方氨基酸等;胃肠内营养可通过鼻饲管持续给予小剂量混合奶,以保护胃黏膜并提供一定的热量,5~7d或以后逐渐增加鼻饲量及品种,如菜汁、果汁、肉汤等,配合静脉高营养,基本能满足患者的生理需要。

十一、预后

DAI的致残率和死亡率均较高,Cordobes报道的78例患者中,病死49%、植物状态15%、重残14%、中残17%、良好5%。多数学者认为,导致DAI患者预后较差的因素有:①老年患者;②入院时GGS评分低者;③入院时瞳孔改变者;④脑深部出血者;⑤伴有急性弥漫性脑肿胀者;⑥伴有其他类型脑损伤者。

(于铁生)

第五节　外伤性蛛网膜下腔出血

一、概述

1858年,Wilks首先提出了外伤与蛛网膜下腔出血的关系,他描述了8例死于"蛛网膜隙血性渗出"的病例。大量临床病例资料研究发现外伤性蛛网膜下腔出血是加重继发性脑损害的重要因素。1950年,有人通过一组4万例尸检研究发现外伤性蛛网膜下腔出血(tSAH)是颅脑伤后最常见的损伤表现。1963年,美国巴尔的摩医学中心对1367例尸检研究也发现tSAH是颅脑伤后最常见的病理变化。美国外伤昏迷资料库(TCDB)显示,753例重型脑外伤患者中,39%的患者在伤后首次CT扫描出现tSAH。日本学者分析197例闭合性脑损伤患者,发现12%的病人CT扫描仅表现为tSAH。另一位日本学者报道414例重型颅脑伤患者,23%CT扫描见tSAH。关于轻型脑外伤患者tSAH发生率报道不一,美国学者回顾了712例轻型脑外伤患者CT资料,他们发现tSAH是最常见的影像学改变。但也有医生的报道与上述结果相反,认为轻型脑外伤患者tSAH发生率仅为2%~4%。

二、病理生理机制

tSAH很可能涉及多种致伤机制。创伤导致颅内动脉或桥静脉破裂,这种断裂可以是完全或不完全的,可以是多根或单根血管。脑皮质的挫伤亦可引起tSAH,此点已为尸检资料所证实。蛛网膜和软脑膜血管破裂常发生于致伤当时硬膜下脑组织在颅腔内剧烈的移动。有人研究发现大脑后循环通路血管损伤是引起颅底蛛网膜下腔出血的常见原因。有人发现轻度或中度脑外伤也可引起基底池出血,且有时向大脑凸面扩展。外伤性动脉破裂不仅发生于颅底,亦可发生于大脑凸面。临床观察到重型脑损伤病例更易发生因动脉出血引起的蛛网膜下腔出血,其中12%的病例有严重的蛛网膜下腔出血。也有人报道脑干挫伤脑底血管破裂引起的蛛网膜下腔出血,这一情况好发于脑桥延髓连接处。通过大宗尸检病例研究发现,因静脉破裂引起的tSAH多为薄层出血,薄壁的静脉较厚壁的动脉更易撕脱。

tSAH对脑组织造成继发损害表现为多方面,主要有:①tSAH刺激及红细胞碎裂所释放的5-羟色胺、内皮素、特别是氧自由基等有害物质则引起脑血管痉挛(CVS),CVS容易导致脑梗死,且CVS使脑血流量(CBF)进一步下降,加重脑水肿。②tSAH致Ca^{2+}通道开放,从而破坏细胞内脂质和蛋白质的正常代谢,严重者导致神经细胞凋亡。③tSAH可阻塞中脑导水管、第四脑室及基底池影响脑脊液循环,同时血液堵塞了蛛网膜粒的绒毛孔,晚期(2周后)由于SAH的分解产物尤其是含铁血黄素、胆红质的刺激造成蛛网膜的粘连阻碍了脑脊液的循环和吸收。④tSAH的降解产物对脑组织有毒性作用。因此,尽快清除脑脊液中的积血,尤其是去除其有害的代谢产物,具有至关重要的作用。

颅脑外伤蛛网膜下腔出血最常见的并发症是脑脊液循环通路受阻所引起的脑积水。脑积水的发生取决于出血的程度及基底池受累的情况,大部分蛛网膜下腔出血病例中,脑脊液循环通路受阻是一过性的,不会发展成粘连性蛛网膜炎,而最终导致交通性脑积水。

三、临床表现及处理

(一)tSAH病人的临床特征

1.年龄　　tSAH常出现于年龄较大的病人。随着年龄的增长,tSAH的发生率也有所增加。在老年患者中常发现tSAH,是因为老年人蛛网膜下隙扩大而使积血容易辨认。这可以解释为什么大量的积血常见于老年病人。一组大宗病例临床研究结果表明广泛性tSAH病人的平均年龄为47岁,中等度tSAH的平均年龄为42岁,而少量tSAH的平均年龄为38岁。

2.致伤原因　　一组临床资料表明车祸致伤引起tSAH发生率比无SAH要低,约有37%的tSAH病人受伤与车祸有关,而无SAH的病人则达43%。车祸致伤可以是高强度伤,这种情况下弥漫性轴索损伤出现概率比局灶性损伤高。年轻病人与交通事故相关密切,这些病人中更有可能出现弥漫性轴索损伤。

3.伤前饮酒　　已有研究表明酒精中毒与头颅外伤后严重蛛网膜下腔出血联系密切。较多临床资料发现急性酒精中毒的病人SAH的发生率增加。但也有一组资料表明tSAH和无SAH两组病人的急性酒精中毒百分率没有明显的差别。他们还进一步研究发现局灶性tSAH的病人与无tSAH的病人酒精中毒比例没有明显差别。而广泛性tSAH的病人中急性酒精中毒比例明显上升。酒精会影响颅脑损伤病人的伤情程度判断,使其GCS评分降低。另外酒精可能使病人病情恶化。

4.体温　　一组临床研究发现病人的首次平均体温为36.3℃。在伤后第1个24h,体温开始上升,达37.5℃。在第一个48h达到38.2℃,在伤后早期几天体温维持在这个水平。有人提出tSAH的病人伤后早期体温升高是由于蛛网膜下隙的血液分解产物积累有关。但也有人认为有或无SAH存在的病人其体温曲线没有明显的差别。

5.头颅骨折　　大宗临床病人的头颅X线平片发现有57%tSAH病人有颅骨骨折。tSAH的病人颅骨骨折发生率较无SAH病人显著增多。尽管tSAH病人合并骨折的发生率很高,但这些病人合并硬膜外血肿的发生率反较SAH的病人低。

6.神经系统评分　tSAH 病人和无 SAH 的病人在入院时 GCS 评分和运动功能计分几乎相同。但 tSAH 病人 GCS 评分和运动功能计分改善速度比无 SAH 病人明显慢,充分说明 tSAH 会加重颅脑伤后脑神经功能恢复。

(二)tSAH 病人的临床检查

CT 检查快捷,诊断准确,在颅脑外伤的诊断中发挥着重要作用,是颅脑外伤的首选检查方法。tSAH 常与颅内其他损伤并存。CT 扫描能清晰地显示 tSAH 出血的部位和程度。

1.出血量　出血量的多少取决于出血当时蛛网膜下隙存在的空间大小。空间越大,可测量到的 SAH 的出血量越大,尽管可能比空间小的 CT 密度要低,这可能是解释为什么老年人 CT 可见的蛛网膜下腔出血发生率高的原因之一。另一个原因是伤后首次 CT 的检查时间,因为蛛网膜下腔出血的检测以及出血数量取决于伤后发生的形态上的变化。一个快速出现的脑肿胀或颅内出血的进展可使蛛网膜下隙消失。另外,CT 扫描技术,骨窗的水平也影响 tSAH 的发现。

CT 扫描出血量的确认和定量评估:利用半定量法计算蛛网膜下腔出血量。基底池和脑裂的积血用 Hijdra 法进行计算,首先将基底池和脑裂分成 10 个部分:纵裂池、左侧裂池、右侧裂池、左基底池、右基底池、左鞍上池、右鞍上池、左环池、右环池、四叠体池。这 10 个脑池和脑裂中的每一个都据其血量分别积分。0 分,无血;1 分,少量积血;2 分,中等量;3 分,充满积血。总分为 30 分。如果大脑凸面脑沟中出现积血,不能按照 Hijdra 法进行计分,应使用另外的方法。考虑到大脑凸面蛛网膜下隙的积血量较基底池多,可按下述方法进行积分。0 分,无血;3 分,小量积血;6 分,中等度积血;9 分,充满积血。SAH 计分总分为 48 分,可将 6 分以下计为少量 tSAH,6~13 分为中度 tSAH,13 分以上为广泛 tSAH。定量评估的方法亦可使用 Fish-er 等提出的自发性 SAH 的评估方法。使用 4 级计分法。1 分,无积血;2 分,广泛出血但无凝血块,积血厚度<1mm;3 分,积血厚度超过 1mm;4 分,脑室内出血。Hijdra 和 Fisher 评分法积分越高、伤情越重、预后越差。

2.tSAH 清除　CT 扫描是否有出血及出血的程度与影像检查的时间有关,因为 tSAH 血液会迅速稀释于脑脊液中。在伤后早期即在蛛网膜下隙消失。在一组 tSAH 病人临床资料分析发现,伤后平均 4h 左右的首次 CT 扫描发现的出血量较伤后 65h 的第 2 次 CT 扫描多 1 倍。另一组临床资料则发现 tSAH 出血量在首次 CT 检查后的 24h 内再次行 CT 检查时,蛛网膜下腔出血量比原来下降 20%。通常情况下,tSAH 出血量在首次 CT 检查后的第 2 天减少至原来的 1/2,第 3 天减少至原来的 1/3。tSAH 所致的血肿清除速度要比动脉瘤引起的出血快,后者还要考虑到再出血的可能。

3.出血的部位　在首次 CT 扫描阳性的病例中出现 SAH 症状占 70%。继发的最常见的累及的部位是在大脑半球沟裂中,约占 53%:其中 45% 位于侧裂池侧面,41% 出现于纵裂池,25% 出现于侧裂的基底部。基底池有 33% 的病人出血,24% 的病例环池出血,鞍上池占 18%,四叠体池占 10%,tSAH 的病人有 21% 出现凸面的症状而无基底池的症状,而有 22% 的病例有基底池出血的症状而无大脑凸面出血的症状。

大脑凸面的出血与后部脑池的出血一样,会在天幕缘引起积血,这可以解释为什么在头颅伤后小脑幕区域有高密度的轮廓。在某些病例这是 CT 仅有的发现。这种天幕区域的高密度可能表示有硬膜下出血。这也可能是在某些病例,在邻近的蛛网膜下隙没有出血,或表明在邻近的半球间或凸面有硬膜下血肿。在 SAH 的病人中有 21% 的病例在天幕缘有出血,在整个病例中占 7%。

4.相关的 CT 表现　约 8% 的脑外伤病例在首次 CT 检查时完全正常。另外,9% 以脑肿胀为主要表现。其余颅脑伤病人有不同程度的颅内损伤病灶,tSAH 的病人并发颅内损伤病灶明显高于无 SAH 的病人。患 tSAH 的病人中约有 89% 有相应的颅内损伤病灶。①脑挫伤:脑挫伤是与 tSAH 相关的最常见的病灶,53%无 SAH 的病人并发脑挫伤病灶,而 tSAH 病人并发脑挫伤病灶高达 77%(P<0.001)。tSAH 病人第 2 次 CT 检查比第 1 次脑挫伤更常见,在第 1 次 CT 检查无挫伤病人中,又有 13%的病人第 2 次 CT 检查出脑挫伤灶。这表明 tSAH 是一个皮质病灶,甚至在早期 CT 检查还不明显就已存在。皮质脑挫伤是皮质下脑挫伤的 2 倍。在 tSAH 病人中,80%的脑挫伤位于皮质,同时有 42%的脑挫伤位于皮质下。为什么 tSAH 最常见于大脑半球的表面、脑沟以及侧裂的外侧部和大脑半球间裂,是因为脑挫伤和硬膜下血肿与 tSAH 有很高的相关性。②硬膜下血肿:硬膜下血肿是 CT 表现上最常见的颅内血肿,常是开颅清除血肿的主要原因。在 tSAH 的病人中硬膜下出血约占 44%。tSAH 病人硬膜下血肿的发病率明显高于无 SAH 的病人(24%)。区分硬膜下血肿和 tSAH 有时显得有些困难,如果在脑回脑沟表面有出血,鉴别诊断就比较容易,但有时并不明显,尤其有颅内压增高的病人。③硬膜外血肿:仅在 10%的 tSAH 病人中有硬膜外血肿,其比率比无 SAH 的病人低(18%)。但 tSAH 与颅骨平片中颅骨骨折呈高度相关性。④脑内血肿:患有脑内血肿的 tSAH 的发病率与无 SAH 的病人几乎相同,约有 10%的病人有脑内血肿。⑤脑室内出血:19%tSAH 病人脑室内出血,比无 SAH 的病人几乎高 2 倍。按 Fisher 的分级这些病人属 4 级。⑥ CT 扫描出现颅内压增高的征象:通常认为如果基底池消失,第三脑室消失,中线移位或对侧脑室扩大,可能存在有 ICP 增高。ICP 增高的症状在所有的头颅外伤中,首次 CT 检查中约占 58%。这些征象在 tSAH 病人中比无 SAH 病人有更显著的相关性,占病例总数的 66%。尽管首次 CT 扫描分析中,CT 提示的 ICP 增高与实际测的 ICP 值有高度的相关性。约有 66%的 tSAH 病人 CT 表现有 ICP 增高,61%的 ICP 值高于 20mmHg。⑦低密度灶与缺血的相关性:在 tSAH 病人中第 2 次行 CT 扫描占 6%,第 3 次行 CT 扫描占 20%,发现低密度灶和脑挫伤后梗死相关。尽管第 2、第 3 次行 CT 扫描随访人数减少,但随访的 CT 中这种梗死样病灶的发病率仍有增高的趋向。

5.脑血管造影　1936 年,有人首先提出颅脑伤后存在脑血管痉挛的观点。1966 年,人们经过脑血管造影证实约 30%脑外伤患者存在脑血管痉挛。1970 年,有人报道脑外伤患者经脑血管造影检查有 5%的发生脑动脉痉挛,他们认为动脉痉挛与神经功能缺损之间有一定联系,鉴于部分患者出现了血性脑脊液,他们认为 tSAH 脑缺血的病理生理机制类似于自发性蛛网膜下腔出血。1972 年,有人回顾了 350 例脑外伤患者,血管造影发现 19%的病人存在脑血管痉挛。且有不少病例因伤后动脉痉挛引起脑缺血出现神经功能障碍。

由于当时脑血管造影仅仅作为初步诊断的方法而没有重复多次进行复查,不可能明确伤后脑血管痉挛的确切发生率和时程。因此,伤后脑血管痉挛对继发性脑损害作用及其对患者预后评价尚有待深入探讨。

6.经颅多普勒超声检查　随着 CT 技术的进展,血管造影较少地应用于脑外伤病人。直至 TCD 无创检查手段应用于脑血管痉挛的检测,人们对 tSAH 对伤后脑血管痉挛和继发性脑损害作用才引起足够的重视。有人曾经设想,tSAH 类似于自发性 SAH,都会造成脑血管痉挛,并成为继发性损害的一种形式。这一设想已为多名研究者所证实。不少临床观察结果表明重型脑外伤患者中,约 68%出现血管痉挛及血流量增高,他们观察到约 50%的患者血流速度升高的同时出现神经功能障碍。其中有 50%的患者 CT 检查发现 tSAH。

tSAH 是脑外伤后最重要的病理生理改变之一,伤后首次 CT 检查发现阳性率高达 40%。法医学及临床系列研究已发现 tSAH 与受伤的严重程度有关,同时亦观察到 tSAH 的存在可以使颅脑伤患者的预后恶化。tSAH 的存在与脑血管痉挛密切相关,与继发性缺血性神经功能障碍有关,此观点已为血管造影及 TCD 超声检查研究所证实。

四、临床处理与预后

（一）tSAH 病人的临床处理

tSAH 的治疗以药物治疗为主。脑血管痉挛（CVS）是 tSAH 最常见并发症，是增加 tSAH 患者死残率的主要原因。早期积极地使用氧自由基清除药的同时应尽早使用血管扩张药。丹参能抑制血小板聚集、改善脑微循环；钙通道阻滞药尼莫地平能高度特异性地与相关受体结合，阻断 Ca^{2+} 进入血管平滑肌细胞内，使血管平滑肌松弛，从而达到解除或缓解脑血管痉挛的作用。

尼莫地平是在重型颅脑伤患者中研究的钙拮抗药之一，初步证实它对动脉瘤性 SAH 所致的缺血性脑损伤有预防作用。当然这一研究结果并非是结论性的。欧洲研究组 3 期临床研究结果表明，尼莫地平对重型颅脑伤病人无明显疗效。然而，尼莫地平对 CT 显示 tSAH 的患者则有一定的效果，它能显著地减低死残率。

尼莫地平在临床上已广泛应用于因动脉瘤破裂而引起的蛛网膜下腔出血的治疗。但在头部外伤后蛛网膜下腔出血治疗中的疗效国内、外报道不一。由于尼莫地平会引起脑血管扩张，继而导致颅内压增高。所以，对于无 tSAH、广泛性脑挫裂伤脑水肿、颅内高压的颅脑伤病人，尼莫地平应列为禁忌证；对于有 tSAH、广泛性脑挫裂伤脑水肿、颅内高压的颅脑伤病人，应该在严密连续动态颅内压监测下才能使用尼莫地平，一旦发现颅内压逐渐增高（尤其 ICP>30mmHg）时，必须停止使用尼莫地平。

血性脑脊液的释放与置换疗法血性脑脊液的机械性刺激及颅内高压是早期 tSAH 剧烈头痛的主要原因。后期由于血管活性物质释放，强烈缩血管效应致脑组织缺血缺氧、变性坏死，血液凝结并附着在脑表面、脑池及蛛网膜颗粒致脑脊液吸收障碍或脑脊液循环通路受阻，临床上易并发非交通性脑积水。因此，积极正确地处理 tSAH 对减轻脑水肿、预防脑血管痉挛、防止脑积水十分重要。常用方法：①腰穿释放脑脊液；②颅内压控制下持续腰大池引流；③脑脊液置换法。

（二）tSAH 患者的预后

欧洲研究组 3 期临床研究提示 tSAH 患者伤后 6 个月预后明显差于无 SAH 的同期颅脑伤患者。无 SAH 患者的不良预后为 30%，tSAH 患者为 60%（P<0.001）；两组的植物生存状态和重残则相似。tSAH 患者的不良预后发生率为无 SAH 患者的 2 倍。

1.出血量与预后　不良预后率直接与首次头颅 CT 所显示的出血量相关。出血量越大，死残率越高。第 1 周的死亡主要发生在有广泛蛛网膜下腔出血的患者中。Fisher's 分级与预后：Fisher's 分级与预后的关系近似于出血量的半定量分类；脑室内出血的 tSAH 患者预后最差。第 1 周内死亡主要发生于 Fisher 4 级的患者。

2.出血部位与预后　出血部位对预后也有明显影响。出血常见于大脑半球凸面，但基底池出血时危险更大。当基底池前部发生 SAH 时不良预后率最高。天幕部位的出血对预后没有显著影响。

3.头颅 CT 的影像学改变与预后　正如 Fisher 分级系统，脑室系统内出血的不良预后率很高。tSAH 同时伴有脑内血肿的预后较差，当伴有接近大脑半球凸面硬脑膜的脑挫裂伤时则相对较轻。

4.人群分布和临床因素与预后的关系　欧洲研究组 3 期临床研究提示年龄不是决定 tSAH 患者预后的主要因素。饮酒后受伤对 tSAH 患者预后亦无显著影响。其他因素如多发、颅骨骨折、开颅血肿清除术、颅内高压等均显著影响患者预后。显著影响 tSAH 患者预后的因素有伤后早期的意识状态和低血压。这些因素同样影响无 SAH 患者的预后。在 tSAH 患者中，伤后早期意识状态是最重要的决定因素，其中以运动评分最有意义。在伤后早期昏迷越深、预后越差。影响 tSAH 和无 SAH 患者预后的另一重要因素是低血压。当收缩压低于 90mmHg 时,提示患者预后不佳。

5.功能评估　颅脑损伤后 6 个月评估患者的记忆力、个性改变、语言障碍、轻偏瘫,以及社会属性和能否参加工作。tSAH 和无 SAH 生存者的主要差异在于言语障碍、社会属性的改变。伤后 6 个月,2/3 的生存者未能恢复工作,是否发生 tSAH 无明显相关。

6.创伤后癫痫　欧洲研究组 3 期临床研究的全部病例中,创伤后癫痫的发病率为 8%。tSAH 患者的创伤后癫痫发病率为 17%,是无 SAH 患者的 2 倍。创伤后癫痫可能是由于 tSAH 出血和血红蛋白释放的铁离子沉积导致痫灶的形成。

(张志健)

第六节　颅脑损伤后继发脑损害

一、外伤性脑水肿

(一)概述

外伤性脑水肿是脑组织承受暴力打击后引起的一种病理生理反应,其病理改变主要表现为过多的水分积聚在脑细胞内或细胞外间隙,引起脑体积增大和重量增加。临床上,不论是局限性还是广泛性脑损伤均可引起不同程度的脑水肿。外伤性脑水肿的主要危害是引起和加重高颅内压,甚至引起脑移位和脑疝,是致死或致残的主要原因之一。近年来,颅脑损伤研究取得了许多重要突破,对于外伤性脑水肿的发生机制有了较为深入的认识,也提出了一些防治的新观点、新方法,但关于外伤性脑水肿的发生机制和临床救治仍有很多问题尚待解决。

1967 年,Klatzo 首先将脑水肿分为血管源性即细胞外水肿和细胞毒性即细胞内水肿两大类。后续研究发现,在外伤性脑水肿病理过程中往往是两类水肿并存,只是在不同病理阶段上,血管源性脑水肿和细胞毒性脑水肿的表现程度不同而已。现已发现,颅脑损伤亚急性期,可合并低渗性脑水肿;而在慢性期,可发生脑积水合并间质性脑水肿。故近年来,多数学者主张在血管源性脑水肿和细胞毒性脑水肿的基础上,增加渗透压性和间质性脑水肿。

1.血管源性脑水肿　血管源性脑水肿主要因血-脑脊液屏障受损,毛细血管通透性增加,水分渗出增多,积存于血管周围及细胞间隙所致。此外,由于部分蛋白质也渗透到细胞外液中,使细胞外液渗透压升高,脑水肿继续发展。脑损伤所致的脑水肿早期主要为血管源性脑水肿。

2.细胞毒性脑水肿　细胞毒性脑水肿是不同致病因素使脑细胞内外环境改变,细胞膜系统功能障碍,Na^+-K^+-ATP 酶、Ca^{2+}-Mg^{2+}-ATP 酶活性减低,细胞内外钠、钾、钙、镁离子交换障碍所致。钠离子由胞外向胞内转移,钾离子由胞内向胞外转移,形成了胞内高钠、细胞间隙高钾的反常现象。此外,细胞钙离子通道也受到影响,发生钙超载,这些因素均可导致细胞内水肿,出现神经细胞肿胀,髓鞘内液体积聚。此类水肿时,血-脑脊液屏障可不受影响,血管周围间隙及细胞外间隙无明显扩大。

3.渗透压性脑水肿　渗透压性脑水肿是由于细胞内、外液及血液中电解质与渗透压改变引起的细胞内水肿。正常情况下,细胞内、外电解质和渗透压保持平衡和稳定状态,受下丘脑与垂体调节和制约。腺垂体分泌促肾上腺皮质激素,促进醛固酮分泌,血浆渗透压增高,胞内水分外流。神经垂体释放抗利尿激素(ADH),致水潴留、血容量增加、血液稀释、血浆渗透压降低,水分由胞外流入胞内。脑损伤后,下丘脑-垂体轴功能受影响,ACTH 分泌减少,ADH 释放增多,血浆渗透压降低,引起渗透压性脑水肿。

4.脑积水性脑水肿 脑积水性脑水肿又称间质性脑水肿,常见于梗阻性脑积水。不同病因引起梗阻性脑积水,致使脑室内压力显著高于脑组织内压力,产生脑室-脑组织压力梯度,脑室内液体可透过室管膜渗透至脑室周围组织中,形成间质性脑水肿。

(二)病理与病理生理

1.病理

(1)肉眼观察:大体标本与手术中可见硬脑膜紧张度增加,脑部张力增高,脑表面静脉淤血,脑组织膨隆呈黄白色,脑回增宽变平,脑沟变浅。以细胞外水肿为主者,脑组织较软且湿润;细胞内水肿为主者,脑组织较实密。

(2)光镜检查:血管和细胞周围间隙扩大,有时在血管周围间隙可见絮状物,为水肿液中蛋白物质凝固、染色所致。也可见星形或少突胶质细胞肿胀、变形。神经细胞水肿表现为胞体肿胀,核固缩,胞间边界不清,有时可见格子细胞和神经轴索解离、退变、弯曲、呈念珠状,最后破碎。

(3)电镜检查:毛细血管周围间隙明显扩大,星形胶质细胞突起肿胀,内质网肿大,线粒体改变,胞核、胞膜破坏,髓鞘排列紊乱。

2.病理生理 外伤性脑水肿的病理生理机制复杂,至今仍未完全阐明,存在多种学说:

(1)血-脑脊液屏障学说:血-脑脊液屏障结构与功能损害是血管源性脑水肿的病理基础,主要特点是毛细血管内皮细胞微绒毛形成、胞饮小泡增多、紧密连接开放,通透性增加,血中大分子物质及水分从血管内进入脑组织,积聚于胞外间隙,形成血管源性脑水肿。既往认为脑损伤后血-脑脊液屏障破坏在伤后 6 小时出现,伤后 24 小时明显。1990 年,徐如祥等发现伤后 30 分钟就已有血-脑脊液屏障通透性改变,伤后 6 小时达高峰。

(2)钙通道学说:钙对于神经细胞损害和凋亡起决定性作用。脑损伤后钙超载的原因:①缺血缺氧致神经细胞能量供应障碍,Ca^{2+}-Mg^{2+}-ATP 酶的排钙功能受损;②内质网、线粒体的储钙作用减弱;③细胞膜结构受损,Ca^{2+} 通道开放,细胞外 Ca^{2+} 进入细胞内。神经细胞内钙超载产生下列危害:①激活细胞内中性蛋白酶及磷脂酶,促进细胞蛋白质及脂质分解代谢增加,破坏细胞膜完整性,胞外钠、氯及水进入细胞内致细胞内水肿。②Ca^{2+} 沉积于线粒体内,无氧代谢增强,大量氢离子释放,细胞内 pH 降低,造成细胞内酸中毒,Na^+-H-交换使 Na^+ 进入细胞内增多,发生细胞内水肿。③Ca^{2+} 进入微血管壁,通过钙调蛋白或直接作用于微血管内皮细胞,使紧密连接开放,血-脑脊液屏障通透性增加,导致血管源性脑水肿。④血管平滑肌细胞内 Ca^{2+} 浓度升高,肌细胞收缩致血管痉挛,加重脑缺血缺氧,破坏血-脑脊液屏障,诱导血管源性脑水肿。

(3)自由基学说:氧自由基是指一类具有高度化学反应活性的含氧基团,主要有超氧阴离子(O_2^-),羟自由基(OH^-)和过氧化氢(H_2O_2)。氧自由基主要产生于神经细胞和脑微血管内皮细胞。脑损伤后上述部位氧自由基产生增多的原因:①缺血缺氧使线粒体呼吸链电子传递中断,发生单价泄露现象,氧分子被还原为 O_2^-;②细胞内能合成减少,分解增多,大量 ATP 降解为次黄嘌呤,后者在被还原为尿酸过程中生成大量 O_2^-;③细胞内 Ca^{2+} 超载激活磷脂酶 A_2,花生四烯酸产生增加,后者在代谢过程中产生 O_2^-;④单胺类神经递质,肾上腺素、去甲肾上腺素和 5-羟色胺大量释放,自身氧化生成 O_2^-、OH^- 和 H_2O_2;⑤脑挫裂伤及蛛网膜下腔出血,大量氧合血红蛋白自身氧化成氧自由基。

氧自由基对生物膜的损害广泛和严重。神经细胞和脑微血管内皮细胞既是自由基的产生部位,又是受自由基损害最为严重的部位,细胞膜遭受氧自由基攻击后,产生下列病理损害:①Na^+-K^+-ATP 酶、Ca^{2+}-Mg^{2+}-ATP 酶、腺苷酸环化酶、细胞色素氧化酶等重要的脂质依赖酶失活,膜流动性和通透性增加,

细胞内 Na^+、Ca^{2+} 增多；线粒体膜破坏，细胞能量合成障碍；溶酶体膜破裂，溶酶体内大量水解酶释放，导致细胞内环境紊乱，细胞肿胀发生细胞毒性脑水肿。②氧自由基破坏脑微血管内皮细胞的透明质酸、胶原和基底膜，使血-脑脊液屏障通透性增加，血浆成分漏出至细胞外间隙，导致血管源性脑水肿。③氧自由基攻击脑血管平滑肌及其周围的结缔组织，导致血管平滑肌松弛，血管扩张，微循环障碍加重，加剧脑水肿。

（4）脑微循环学说：脑微循环障碍包括血管反应性降低、血管自动调节紊乱和血流动力学改变。脑血管反应性降低是指对 CO_2 的收缩反应能力低下，当血中 CO_2 降低时管壁并不收缩。研究证实严重脑损伤后数小时内脑血流量下降，随后脑血流量增加，24 小时达高峰。脑血管扩张可能是脑组织缺血、缺氧和血管活性物质堆积的继发性反应，由于毛细血管后括约肌、微静脉等阻力血管麻痹扩张，而细静脉、小静脉因耐受缺氧的能力较强，对 CO_2 和乳酸反应性低，仍处于收缩状态，损伤组织呈过度灌注，加剧血-脑脊液屏障损伤，血浆成分漏出增多，发生和加剧血管源性脑水肿，严重者发展为弥漫性脑肿胀。

（5）能量匮乏学说：细胞能量代谢障碍与细胞毒性脑水肿和血管源性脑水肿的发生和加剧密切相关。脑损伤后脑组织呈不完全性缺血缺氧，葡萄糖进行无氧酵解，ATP 产生不足，乳酸产生增多，细胞内 pH 下降，Na^+-H^+ 交换，使 Na^+ 进入细胞内。同时细胞膜 Na^+-K^+-ATP 酶活性受抑制，排 Na^+ 作用减弱，Na^+ 大量储存于细胞内，大量水分被动内流，发生细胞内水肿。在不完全性缺血的同时，毛细血管内血流处于淤积状态，水分从血管内向外移动，脑组织含水量增加，致血管源性脑水肿。临床上采用能量合剂、亚低温和高压氧等治疗脑损伤均能使脑水肿减轻，也证实能量代谢障碍是导致并加重创伤性脑水肿的重要因素。

（6）兴奋性氨基酸学说：研究表明，大鼠弥漫性脑损伤后脑组织谷氨酸（Glu）含量迅速升高且与脑损伤程度呈正相关。Glu 是中枢神经系统含量最丰富的兴奋性氨基酸，在生理及病理状态下发挥不同的作用。生理状态下，Glu 释放对维持神经细胞间的突触传递、调节神经功能具有重要作用；病理状态下，Glu 过度释放或重吸收障碍致 Glu 堆积或 Glu 受体敏感性上调，通过多种途径产生神经毒性作用；离子型谷氨酸受体（iGluR）活化导致 Ca^{2+} 内流，神经元细胞内钙超载；代谢性谷氨酸受体（mGluR）则通过第二信使系统如 PI、DAG、cAM 等改变，引起细胞内 Ca^{2+} 释放与钙超载，造成神经损害。

（三）临床表现

外伤性脑水肿是颅脑外伤后常见的继发性病理过程，往往会引起或加剧颅内压增高，其临床表现往往与原发伤所致的症状重叠，并使其加重。

局限性脑水肿多发生在局部脑挫裂伤伤灶或脑瘤等占位病变及血管病的周围。较轻微的脑水肿，一般不致增加脑损害症状；较重的脑水肿，可以使原有症状恶化。常见症状为癫痫与瘫痪症状加重，或因水肿范围扩大，波及语言运动中枢引起运动性失语。脑损伤后，如症状逐渐恶化，应多考虑脑水肿所致。如症状急剧恶化，应考虑继发颅内血肿。脑水肿可使原有症状加重，经治疗数日后，脑水肿消退，症状又逐渐减轻。

弥漫性脑水肿，可因局限性脑水肿未能控制，继续扩展为全脑性，或一开始即为弥漫性脑水肿，例如弥漫性轴索损伤，主要表现为以下两点：

1.颅内压增高症状　脑水肿使脑体积增大，增加颅内容物的总体积，引起颅内压增高或加剧颅内压增高症状。表现为头痛、呕吐加重，躁动不安，嗜睡甚至昏迷。眼底检查有视神经盘水肿。早期出现生命体征变化，脉搏与呼吸减慢，血压升高，如脑水肿与颅内压升高继续恶化则会导致脑疝发生。

2.其他症状　脑水肿影响到额叶、颞叶、丘脑前部，可以引起精神障碍，严重者神志不清、昏迷；累及下丘脑，可引起相应的下丘脑损害症状；累及顶叶，引起肢体运动、感觉障碍等。

（四）辅助检查

1.CT　CT 显示外伤性脑水肿均出现在血肿周围。开始表现为较薄的一层，以血肿近脑室侧较为明显,与血肿或挫伤的形状较一致,呈不规则形或者圆形。随后,近脑室侧的水肿加重明显,向脑室方向发展;近皮层处水肿加重不明显,沿皮层向两侧发展,逐渐形成三角形,顶点指向脑室,底边为水肿的皮层,类似圆锥形。近皮层处的水肿比近脑室处轻,如血肿或挫伤不在皮层表面,皮层可无水肿。脑水肿高峰过后,水肿面积逐渐减少,近皮层的水肿吸收得较近脑室侧的快,但仍保持三角形的特点。

2.MRI　脑水肿时细胞内和(或)细胞外水分增加,致使脑组织纵向弛豫和横向弛豫时间均不同程度延长。所以 T_2WI 呈高信号,T_1WI 呈低信号,以前者表现更加明显,如有出血则可随时间推移而表现出不同的混杂信号。

(五)诊断与鉴别诊断

脑水肿的诊断可以从几方面得到提示:

1.临床表现与发病过程　脑水肿多是继发于原发疾病,如在短时间内,临床症状显著加重,应考虑存在局限性脑水肿,如果患者迅速出现严重的颅内压增高症状、昏迷,多为广泛性或全脑水肿。应用脱水治疗,如出现利尿效果,且病情亦随之改善,也表明存在脑水肿。

颅脑损伤时,分析临床表现特点有助于诊断脑挫裂伤、脑水肿与颅内血肿,脑挫裂伤、脑水肿患者,伤后病情发展与加重的过程,多是渐进性的,脉搏多数偏快、血压稍高或有波动。而颅内血肿,在伤后多有中间清醒或好转期,然后意识障碍又急剧加重。生命体征在脑受压时表现为两慢一高,即呼吸慢、脉搏慢、血压高。

2.CT 或 MRI 检查。

3.颅内压监护　颅内压监护可以显示和记录颅内压的动态变化,如颅内压升高,从颅内压曲线结合临床过程分析,可以提示脑水肿的病情进展。

(六)治疗

脑水肿治疗主要是病因治疗。可通过外科手术切除颅内病灶、减压术以及各种分流术解除病因。药物治疗包括脱水剂和激素等,随着脑水肿研究机制的深入,也出现了一些新的治疗方式,但有待进一步临床验证。

1.手术治疗

(1)解除病因:包括清除脑挫裂伤和坏死脑组织,清除颅内血肿,摘除凹陷性骨折片等。病因去除有利于脑水肿消退。

(2)去骨瓣减压:对于颅脑外伤引起的广泛性脑水肿,去骨瓣减压是有效治疗方式之一。

(3)脑脊液引流:根据 Starling 假设,利用水肿区脑组织压力高于相对正常脑组织压力,使水肿液向压力低的区域移动最后流入脑室,可减轻脑水肿。行脑室持续引流,不仅可以引流脑室的脑脊液,而且有消除水肿作用。对于间质性脑水肿和严重脑外伤患者有一定效果。但同时需要注意,脑水肿患者脑室小,不易穿刺置管,故临床治疗中此法应慎用。

2.非手术治疗

(1)保持水、电解质平衡:液体摄入过多,特别是体内渗透压较低,如低钠血症时,会导致体液过多积聚于组织间隙加重水肿。入水量应稍少于失水量,一般控制在 1500～2000ml/d 之间,使脑组织保持轻度脱水状态。补液以糖为主,根据尿钠高低补盐。尿钠低于 20mmol/24h,提示机体已处于钠负平衡,可适量补盐。

(2)脱水剂的应用:目前常用的脱水剂有:

1)呋塞米:属非渗透性利尿剂,借细胞膜离子传递作用于肾脏,也能抑制脉络丛分泌脑脊液。常用剂量为 10～20mg/6～12h。呋塞米脱水效果一般,易于反弹,由于大量水分和电解质排出,应注意水电解质平衡。

2)20％甘露醇：应用最普遍，属于大分子高渗溶液，不能透过正常的血-脑脊液屏障，在机体内不被破坏，随尿排出时借渗透压作用而产生利尿作用。但甘露醇只有在血-脑脊液屏障正常时起作用，对血-脑脊液屏障受破坏的脑水肿区不起作用，甚至甘露醇分子可经开放的血-脑脊液屏障聚集于脑组织细胞外液，形成局部高渗环境，加重脑水肿。脑组织对持续高渗透压可产生适应性，长期应用甘露醇脱水效果变差。甘露醇使用剂量每公斤体重 $1\sim3g$，每 $4\sim6$ 小时快速滴注 1 次，根据病情和颅内压监测调整。该药对肾功能有轻度损害，肾功能不全和休克患者慎用。

3)血浆白蛋白：高渗透胶体溶剂，其降压效果差，可协同甘露醇作用。

4)高渗盐水：以 7.5％ NaCl 溶液为代表，其应用理论依据为，在大多数非中枢部位，内皮细胞的平均连接距离为 65A，在这种连接状态下，蛋白质不能通过，而钠则可以通过。但在脑组织内，内皮细胞连接距离为 7A，所有递质包括钠均不能通过。在脑组织内，决定水交换的因素是晶体压而不是胶体压。大量研究表明高渗盐水通过其渗透性作用，调节血流动力学、血管活性、神经递质及免疫特性等方式，有效提高氧分压、增加脑血流量、降低脑血管阻力使颅内压降低，其推荐用量为 $4\sim6ml/kg$ 体重。但是，在临床抢救工作中，绝对不能单纯依靠高渗液体。必须明确，高渗 NaCl 溶液的少量应用，只是抢救工作的一个补充，而不能代替任何一个已被实验证明是有效的复苏技术。

(3)糖皮质激素：主要起保护细胞膜，稳定细胞膜钙离子通道，促使钙离子外流，对抗自由基，改善脑细胞代谢功能，减少毛细血管通透性，促使血-脑脊液屏障正常化，从而加速脑水肿消除。有研究结果显示，脑外伤后使用激素不能降低脑水肿的发病率和死亡率，糖皮质激素对细胞性水肿疗效不肯定，需谨慎使用。

常用的糖皮质激素为地塞米松，每日分数次投药，起始用 10mg，然后用 4mg，每日 4 次。如在 48 小时内起效，则应维持此剂量至神经系统症状缓解后再减量。激素治疗最常见并发症是消化道出血，同时用酸抑制剂并尽量缩短激素用药时间可降低并发症发生率。

(4)钙离子拮抗剂：目前不少人认为钙离子阻断剂是治疗外伤性脑水肿的有效药物，钙离子拮抗剂尼莫地平等可以阻止钙离子通过血-脑脊液屏障进入细胞内，有效防治细胞毒性和血管源性脑水肿。其他钙离子阻断剂，如 N-甲基-D-天冬氨酸受体拮抗剂如苄哌酚醇等也可以减轻脑损伤后脑水肿，对神经细胞有保护作用。

(5)高压氧治疗：高压氧能够增强有氧代谢，降低血浆内皮素水平，减少氧自由基的产生，抑制脂质过氧化反应，减轻脑水肿；高压氧还可增强吞噬细胞吞噬和消化坏死组织细胞的能力，加速病灶清除和血肿吸收；加速组织修复，促进胶原纤维产生，加速侧支循环形成，可减少脑损伤的后遗症，降低致死率。

(6)亚低温治疗：亚低温($32\sim35℃$)能够显著减轻颅脑外伤后脑水肿的发生，其作用机制可能与降低氧耗量，减少脑组织乳酸堆积，维护血-脑脊液屏障，抑制乙酰胆碱、儿茶酚胺以及兴奋性氨基酸等内源性毒性物质对脑细胞的损害，抑制神经元凋亡，减少钙离子内流，阻断钙对神经元的毒性作用，减少脑细胞结构蛋白破坏，促进脑细胞结构和功能恢复，减轻弥漫性轴索损伤等因素有关。

(7)自由基清除剂：治疗外伤性脑水肿的许多药物如甘露醇、巴比妥盐、维生素 C、维生素 E、氯丙嗪、辅酶 Q10 等均有清除自由基的作用。大剂量维生素 C 治疗创伤性脑水肿的作用明显，优于常规剂量维生素 C。外源性超氧化物歧化酶(SOD)可清除脑内氧自由基，而对继发性脑水肿有防治作用，但因其半衰期较短，难以通过血-脑脊液屏障，其效果并不理想。有研究报道，用脂质体包埋的 SOD 静脉注射 10000U/ml，可使脑内 SOD 水平增加并持续 2 小时以上，且其增加的程度与脑损伤后脑水肿改善程度一致。

(8)巴比妥类：近年来发现巴比妥类药物有减轻脑水肿和脑保护作用，其作用机制是能降低脑代谢率，使脑血管收缩，脑血容量减少并能增加血管阻力，使脑血流转向缺血区。此外，还具有清除自由基和抗氧化作用；在脑供氧障碍时可稳定细胞膜，干扰脂肪酸释放，减少缺血时脑细胞内钙含量，减少神经介质释放等。常用的巴比妥类药物有巴比妥钠、硫苯妥钠、戊巴比妥。巴比妥类药最好能在颅内压监测、心脏和血压监护及血药浓度监测下使用，其血药浓度的安全值为 20～40mg/L，如超过此值时应停药。本疗法常与人工冬眠、类固醇、脱水剂合用。

（9）中医中药：中药种类繁多，诸如具有抗自由基、SOD 样、改善微循环及激素样等方面作用的药物，往往可以在一定程度防治脑水肿。中药制剂往往成分复杂，作用广泛，副作用较小。所以，开发中草药治疗颅脑创伤是今后治疗的一个新方向。

随着现代医学科学技术的不断发展，相信在不久的将来，人类必将研究出疗效更确切的药物和更完善的治疗方法，从而大大提高外伤性脑水肿的治愈率，有效降低其致死和致残率。

二、外伤性颅内血肿

颅内血肿属颅脑损伤严重的继发性病变，约占闭合性颅脑损伤 10%，重型颅脑损伤的 40%～50%。颅内血肿极易致有生命危险的脑疝形成。因此，其早期诊断和及时手术治疗非常重要。一般而言，急性颅内血肿量幕上超过 20ml，幕下 10ml 即可引起颅内压增高症状。

1.按血肿在颅内结构的解剖层次分类

（1）硬脑膜外血肿：指血肿形成于颅骨与硬脑膜之间者。

（2）硬脑膜下血肿：指血肿形成于硬脑膜与蛛网膜之间者。

（3）脑内（包括脑室内）血肿：指血肿形成于脑实质内或脑室内者。

（4）多发血肿。

2.按血肿的症状出现时间分类

（1）急性型：伤后 3 天内出现者，大多数发生在 24 小时以内。

（2）亚急性型：伤后 4～21 天出现者。

（3）慢性型：伤后 3 周以后出现者。

3.特殊部位和类型的血肿　如颅后窝血肿、多发性血肿等。因其各有临床特点而与一般血肿有所区别。

（一）硬膜外血肿

1.病因与病理　硬脑膜外血肿是位于颅骨内板与硬脑膜之间的血肿，占颅脑损伤的 1%～3%，外伤性颅内血肿的 25%～30%，其中，急性 85%，亚急性 12%，慢性 3%。可发生于任何年龄，但以 15～30 岁的青年多见，小儿则少见，可能因小儿的脑膜中动脉与颅骨尚未紧密靠拢有关。硬膜外血肿多发生在头部直接损伤部位，是因为颅骨骨折（约 90%）或颅骨局部暂时变形致血管破裂，血液聚积于硬脑膜和颅骨之间而形成血肿。出血来源为硬脑膜中动脉（70%）和静脉、板障导血管、静脉窦和脑膜前动脉和筛动脉等损伤，除原出血点外，由于血肿的体积效应可使硬脑膜与颅骨分离，撕破另外一些小血管可使血肿不断增大。血肿多位于颞部、额顶部和颞顶部。

典型的急性硬脑膜外血肿常见于青壮年男性颅骨线形骨折患者，以额颞部和顶颞部最多，这与颞部含有脑膜中动、静脉，又易为骨折所撕破有关。特别是发展急速的硬脑膜外血肿，其出血来源多属动脉损伤所致，血肿迅猛增大，可在数小时内引起脑疝，威胁患者生命。若出血源于静脉，如硬脑膜静脉、板障静脉或静脉窦，则病情发展稍缓，可呈亚急性或慢性病程。急性硬脑膜外血肿在枕部较少，因该处硬膜与枕骨贴附较紧，且常属静脉性出血。据研究，血肿要将硬膜自颅骨上剥离，至少需要 35g 的力量。但有时由于骨折线穿越上矢状窦或横窦,亦可引起骑跨于窦上的巨大硬膜外血肿,这类血肿的不断扩张,多为硬脑膜与骨内板剥离后,因新的再出血所致,而非仅由静脉压造成继续出血。血肿的大小与病情的轻重关系密切,愈大愈重。不过出血速度更为突出,往往小而急的血肿早期即出现脑压迫症状,而出血慢的血肿,则于数日甚至数周,始表现出颅内压增高。位于半球凸面的急性血肿,常向内向下推压脑组织,使颞叶内侧的海马及钩回突向小脑幕切迹缘以下,压迫大脑脚、动眼神经、大脑后动脉,并影响脑桥静脉及岩上窦的回流,称为小脑幕切迹疝。为时较久的硬膜外血肿,一般于6~9天即有机化现象,由硬膜长入纤维细胞并有薄层肉芽包裹且与硬膜及颅骨粘连。小血肿可以完全机化,大血肿则囊性变内贮褐色血性液体。

2.临床表现　硬脑膜外血肿可同时存在多种类型的颅脑损伤,血肿又可以出现在不同部位,故其临床表现各有差异,出血速度及年龄的差异也使其临床表现有所不同,但从临床特征看,仍有一定规律及共性,即昏迷-清醒-再昏迷。以单纯的颞部硬脑膜外血肿为例,具有下列特征:

(1)有急性颅脑损伤病史,颞部可有伤痕、可有骨折线跨过脑膜中动脉沟,伤后神经系统可无阳性体征。

(2)意识障碍:由于原发性脑损伤程度不一,这类患者的意识变化,有三种不同情况:如果没有原发脑损伤,可无原发昏迷,而是随着颅内出血、血肿形成颅内压升高逐渐进入昏迷状态。若原发性脑损伤略重,伤后曾一度昏迷,受伤时可能有短暂意识障碍,意识好转后,因颅内出血使颅内压迅速上升,出现急性颅内压增高症状,同时再次转入昏迷状态,两次昏迷之间的时间称为"中间清醒期"。如果原发脑损伤较重,原发昏迷较深、持续时间较长,伤后可出现昏迷程度变浅,而随着颅内出血、血肿形成颅内压升高再次出现昏迷程度加深,这段时间称为"意识好转期"。"中间清醒期"或"意识好转期"短者为2~3小时或更短,大多为6~12小时或稍长,24小时或更长者则少见。"中间清醒期"或"意识好转期"短,表明血肿形成迅速,反之则缓慢。

(3)颅内压增高:随着颅内压增高,患者常有头疼、呕吐加剧,躁动不安和四曲线的典型变化,即Cushing反应,出现血压升高、脉压增大、体温上升、脉率及呼吸缓慢等代偿性反应,等到衰竭时,则血压下降、脉搏细弱及呼吸抑制。

(4)神经系统体征:单纯的硬膜外血肿,早期较少出现神经受损体征,仅在血肿形成压迫脑功能区时,才有相应的阳性体征,如果患者伤后立即出现面瘫、偏瘫或失语等症状和体征时,应归咎于原发性脑损伤。当血肿不断增大引起颞叶钩回疝时,患者则不仅有意识障碍加深,生命体征紊乱,同时将相继出现患侧瞳孔散大,对侧肢体偏瘫等典型征象。偶尔,因为血肿发展急速,造成早期脑干扭曲、移位并嵌压在对侧小脑幕切迹缘上,则可引起不典型体征:即对侧瞳孔散大、对侧偏瘫;同侧瞳孔散大、同侧偏瘫;或对侧瞳孔散大、同侧偏瘫;应立即借助辅助检查定位。

3.诊断　具有上述典型表现的病例约占小脑幕上硬脑膜外血肿的1/3左右,诊断较容易。辅助检查:X线片可有骨折线;CT扫描绝大多数(84%)表现为颅骨内板与脑表面之间的双凸镜影或梭形高密度影,据此可确定诊断,11%表现为颅骨侧球面外凸形,而脑组织侧平直,5%表现类似硬膜下血肿的新月形。急性一般为高密度影,含不凝血时可有低密度影,边界清楚,亚急性和慢性可等密度,需增强才能显示,有时血肿内含气体。CT扫描可以明确血肿定位、计算血肿量、了解脑受压及中线结构移位情况,以及脑挫裂伤、脑水肿、多个或者多种血肿并存的情况,CT骨窗可了解有无骨折及骨折情况。MRI表现为颅骨内板梭形病灶,T_1WI呈高信号,T_2WI为低信号。

4.治疗与预后　急性硬膜外血肿的治疗,原则上一经诊断即应施行手术,排除血肿以缓解颅内高压,术后根据病情给予适当的非手术治疗。一般若无其他严重并发症且脑原发损伤较轻者,预后均良好。死亡率介于5%~25%之间,不同地区或单位悬殊较大。实际上这类患者死亡的主要原因并非血肿本身,而是因脑疝形成后所引起的脑干继发性损害所致,因此,必须做到早期诊断、及时处理,才能有效地降低死亡率。国外有人提出单纯硬膜外血肿患者应该争取无死亡。

(1)手术技术:按常规行皮瓣、肌骨瓣或游离骨瓣开颅,部分患者可行骨窗开颅,开瓣大小要充分,以能全部或大部暴露血肿范围为宜。翻开骨瓣见到血肿后,可用剥离子或脑压板轻轻将血肿自硬脑膜上剥离下来,亦可用吸引器将其吸除。血肿清除后如遇到活动出血,应仔细寻找出血来源,探明损伤血管后,应将其电凝或用丝线贯穿结扎,彻底止血。位于骨管内段的脑膜中动脉破裂时,可采用骨蜡填塞骨管止血。如上矢状窦或横窦损伤,可覆盖吸收性明胶海绵压迫止血,出血停止后,可于静脉窦损伤处,用丝线缝合对吸收性明胶海绵加以固定。对硬脑膜表面的小血管渗血,应电凝彻底止血。沿骨瓣周围每隔 2～3cm,用丝线将硬脑膜与骨膜悬吊缝合。如仍存有渗血处,须在硬脑膜与颅骨内板之间放置吸收性明胶海绵止血。对骨瓣较大者,应根据骨瓣大小,于骨瓣上钻数小孔,做硬脑膜的悬吊,尽量消灭无效腔。如血肿清除后,发现硬脑膜张力很高,脑波动较弱,硬脑膜下方呈蓝色,说明硬脑膜下可能留有血肿,应切开硬脑膜进行探查,如发现有血肿,则按硬脑膜下血肿继续处理。如未见硬脑膜下有血肿并排除邻近部位的脑内血肿时,提示可能在远隔部位存在血肿,应行 CT 复查或钻孔探查,以免遗漏。

(2)非手术治疗:对于神志清楚、病情平稳、血肿量<15ml 的幕上急性硬膜外血肿可采取保守治疗。但必须动态观察患者神志、临床症状和动态 CT 扫描。一旦发现血肿增大,立即改为手术治疗。急性硬膜外血肿,无论施行手术与否,均须进行及时、合理的非手术治疗,特别是伴有严重脑原发性损伤和(或)继发性脑损害的患者,决不能掉以轻心。治疗措施应是在严密观察患者临床表现的前提下,采用脱水、激素、止血及活血化瘀药物治疗,如丹参、川芎等。

5.迟发性硬膜外血肿及慢性硬脑膜外血肿

(1)迟发性硬膜外血肿:迟发性血肿的意义是影像学检查的概念,即首次 CT 扫描时没有明显影像异常,而是在相隔几小时甚至十多天之后再次复查时,才发现的血肿,故谓之迟发,并不是指血肿的期龄或病程的急缓。迟发性硬膜外血肿占整个硬膜外血肿的 5％～22％,男性青年较多。其发病机制,可能是由于患者头部外伤时存在硬脑膜的出血源,但因伤后脑组织水肿、其他先此形成的血肿及某些引起颅内压增高的因素,形成了填塞效应而对出血源有压迫作用。但继后若采用过度换气、强力脱水、脑脊液漏、清除颅内血肿及手术减压等措施,或因全身性低血压的影响使颅内高压迅速降低,突然失去了填塞效应,故而造成硬脑膜自颅骨剥离,遂引起迟发性硬膜外血肿。临床上,这类患者常有病情突然恶化或首次 CT 为阴性而病情却无好转,此时应立即复查 CT,明确诊断。一旦诊断确立,应尽早手术清除。迟发性硬膜外血肿与慢性硬膜外血肿相比,预后明显较差。

对已有明显病情恶化的患者,应及时施行手术治疗。除少数血肿发生液化,而包膜尚未钙化者,可行钻孔冲洗引流之外,其余大多数患者都须行骨瓣开颅清除血肿。一则暴露充分,二则不残留颅骨缺损。同时对术中查寻出血点和施行止血操作均较方便。此类患者如果处理得当,不伴发严重并发症,预后均较好。对个别神志清楚、症状轻微、没有明显脑功能损害的患者,亦有人采用非手术治疗,在 CT 监护下任其自行吸收或机化。

(2)慢性硬膜外血肿:在临床上慢性硬膜外血肿较少见,系指伤后 2～3 周以上发现者,占硬膜外血肿的 3.5％～3.9％,自从 CT 应用以来发生率有所上升,这中间可能有部分属亚急性硬膜外血肿,甚至是迟发性血肿,况且诊断慢性硬膜外血肿的时间标准,也不像慢性硬膜下血肿那样明确。一般认为伤后 13 天以上,血肿即开始有钙化现象可作为慢性血肿的诊断依据。慢性硬膜外血肿的致伤因素与急性者并无特殊之处,其不同者乃是患者伤后能较长时间地耐受血肿,且临床症状表现十分迟缓。这可能与血肿的大小、形成速度、所在部位和患者颅腔容积的代偿能力有关。故有出血源于静脉的说法,虽然静脉压力较低不易剥离硬脑膜,但若受伤的瞬间硬膜与颅骨已被分离,或因伴发脑脊液漏致使颅压偏低时,均有造成慢性血肿的可能。此外,亦有人认为是因外伤后引起的脑膜中动脉假性动脉瘤破裂所致。慢性硬膜外血肿的转归与硬膜下血肿不同,早期呈凝血块状,后期在局部硬膜上形成一层肉芽组织并能由 CT 所显示。仅有少数慢性血肿形成包膜及中心液化,但为时较久,约需 5 周左右。

本病以青年男性为多,可能是因为硬脑膜在颅骨上的附着没有妇女、儿童及老人紧密,而易于剥离之故。好发部位与急性硬膜外血肿正好相悖,即位于额、顶、枕等处为多,而颞部较少,究其原因,多系颞部血肿易致脑疝,故而病程发展较速。临床特点主要是头疼、呕吐及视乳突水肿。患者可以较长时间处于慢性颅内高压状态,如果不认真检查,往往误诊为脑外伤后综合征,直到因颅内高压引起神经系统阳性体征,如意识障碍、偏瘫、瞳孔异常或眼部体征时,才引起重视。

慢性硬膜外血肿的诊断有赖于影像学检查。绝大多数患者均有颅骨骨折,而且骨折往往穿越硬膜血管压迹或静脉窦。CT 扫描的典型表现,是位于脑表面的梭形高密度影,周界光滑,边缘可被增强,偶见钙化。MRI 于 T_1 和 T_2 加权图像上均呈边界锐利的梭形高信号区。

(二)硬膜下血肿

硬脑膜下血肿是颅脑损伤常见的继发损害,是颅内血肿中最常见的一类,发生率约为 5%~6%,占颅内血肿的 50%~60%。由于出血来源的不同又分为复合型硬脑膜下血肿与单纯型硬脑膜下血肿。前者系因脑挫裂伤、脑皮质动静脉出血,血液集聚在硬脑膜与脑皮层之间,病情发展较快,可呈急性或亚急性表现。有时硬膜下血肿与脑内血肿相融合,颅内压急剧增高,数小时内即形成脑疝,多呈特急性表现,预后极差;单纯型硬脑膜下血肿系桥静脉断裂所致,出血较缓,血液集聚在硬脑膜与蛛网膜之间,病程发展常呈慢性,脑原发伤较轻,预后亦较好。

急性硬脑膜下血肿发生率最高达 70%,亚急性硬脑膜下血肿约占 5%。两者致伤因素与出血来源基本相同,均好发于额颞顶区。临床病程发展的快慢,则据脑原发损伤的轻重、出血量及个体代偿能力的不同而异。慢性硬脑膜下血肿约占 25%,多系单纯型硬脑膜下血肿。

1.急性硬脑膜下血肿

(1)伤因与病理:急性硬脑膜下血肿大都是由脑挫裂伤皮质血管破裂引起出血,基本上均属复合型硬膜下血肿。如果加速性损伤所致脑挫裂伤,血肿多在同侧;而减速性损伤所引起的对冲性脑挫裂伤出血常在对侧;一侧枕部着力的患者,在对侧额、颞部前份发生复合型硬膜下血肿,甚至同时并发脑内血肿;枕部中线着力易致双侧额极、颞尖部血肿;当头颅侧方受到打击时,伤侧可引起复合型硬膜下血肿,即硬膜下及脑内血肿;头颅侧方碰撞或跌伤时,同侧多为复合性硬膜下血肿或硬膜外血肿,对侧可致单纯性和(或)复合型硬膜下血肿;另外,前额部遭受暴力,不论是打击还是碰撞,血肿往往都在额部,很少发生在枕部,而老年人则常引起单侧或双侧单纯性硬膜下血肿。

(2)临床表现:复合性硬脑膜下血肿发生后首先使原来的神经症状加重,进而出现急性颅内压增高及脑疝征象。患者伤后意识障碍严重,常无典型的中间清醒期或只表现意识短暂好转,继而迅速恶化,一般表现为持续性昏迷或意识障碍程度进行性加重。由于病情进展迅速,多很快出现血肿侧瞳孔散大,不久对侧瞳孔亦散大,肌张力增高,呈去脑强直状态。而单纯性硬脑膜下血肿伴有的原发性脑损伤多较轻,似硬膜外血肿,常有中间清醒期,出血量一般较复合型者为多,如及时将血肿清除,多可获得良好的效果。

局灶性体征:伤后早期可因脑挫裂伤累及某些脑功能区,伤后即有相应的体征,如偏瘫、失语、癫痫等;若是在观察过程中有新体征出现,系伤后早期所没有的或是原有的阳性体征明显加重等,均应考虑颅内继发血肿的可能。

(3)诊断与鉴别诊断:颅脑损伤后,原发昏迷时间较长或原发昏迷与继发性意识障碍互相重叠,表现为昏迷程度不断加深,并随之出现脑受压及颅内压增高的征象,特别是伴有局灶体征者,即应高度怀疑急性硬脑膜下血肿;行辅助检查诊断,切勿观望,不要等到瞳孔散大、对侧偏瘫、昏迷加深及生命征紊乱等典型脑疝综合征出现,以致延误病情,应该及早进行 CT 检查。另外,对小儿及老人急性硬脑膜下血肿的诊断,应注意其临床表现各具特点:小儿脑受压症状出现较早、较重,有时脑挫裂伤不重但脑水肿或肿胀却很明显,易有神经功能缺损,癫痫较多,预后较成人差;老年人因血管硬化、脑萎缩,脑的活动度大,故轻微头伤也可造成严重损害,故急性硬脑膜下血肿多属对冲性复合型血肿,常伴有脑内血肿,虽然脑水肿反应没有青年人重,但组织修复能力差,恢复慢,并发症多,死亡率亦高。

辅助检查首选 CT 扫描,既可了解脑挫裂伤情况,又可明确有无硬脑膜下血肿;颅骨 X 线片检查,约有半数患者可出现骨折,但定位意义没有硬膜外血肿重要,只能用作分析损伤机制的参考;头 CT 显示:颅骨内板与脑表面之间新月形高密度影,也可为混杂密度或等密度。

(4)治疗与预后

1)非手术治疗:急性硬脑膜下血肿无论手术与否,均须进行及时、合理的非手术治疗,特别是急性血肿术后,尤为重要。虽有个别急性硬脑膜下血肿可以自动消散,但为数甚少,不可存侥幸心理,事实上仅有少数病情发展缓慢的急性硬脑膜下血肿患者,如果原发脑损伤较轻,病情发展迟缓,才可采用非手术治疗。适应证为:神志清楚、病情稳定、生命征基本正常,症状逐渐减轻;无局限性脑压迫致神经功能受损表现;CT扫描脑室、脑池无显著受压,血肿在 40ml 以下,中线移位不超过 10mm;颅内压监护压力在 3.33~4.0kPa(25~30mmHg)以下。

2)手术治疗:大多数急性硬脑膜下血肿病情发展快,伤情重,尤其是特急性病例,死亡率高达 50%~80%,一经诊断,刻不容缓,应争分夺秒,尽早施行手术治疗。手术方法的选择须依病情而定,根据血肿是液体状(多为单纯性硬脑膜下血肿和亚急性硬脑膜下血肿)或固体凝血块(多为复合性硬脑膜下血肿),分别采用不同的手术方法。常用的手术方法包括:钻孔冲洗引流术、颞肌下减压术、骨瓣开颅血肿清除术+去骨瓣减压术和标准外伤大骨瓣开颅术。

①钻孔冲洗引流术:只适合术前没有条件行 CT 检查或病情进展太快,来不及 CT 定位的紧急钻孔探查,则应按致伤机制及着力点,结合患者临床表现做出定位,然后按序钻孔。若属对冲性损伤,应首先在颞前部钻孔,其次是额部,然后顶部;若系直接冲击伤,则先在着力部,继而于对冲部位钻孔探查。发现血肿后,应将钻孔稍加扩大,以方便冲洗和清除血肿。如为液状血肿,又无活动性出血时,可于血肿较厚的部位再多作 1~2 个钻孔,然后经各孔间插管冲洗常可将血肿大部排出。此时,若颅内高压得以缓解,脑搏动良好,即可终止手术。于低位留置引流管一根,持续引流 24~48 小时,分层缝合头皮。小儿急性硬膜下血肿囟门未闭者可经前囟侧角穿刺反复抽吸逐渐排出,若属固态血肿则需钻孔引流或开颅清除血肿。

②常规手术入路与操作:急性硬脑膜下血肿往往与脑挫裂伤和脑内血肿并存,且多位于对冲部位的额叶底区和颞极区,易发生于两侧,故多需采用开颅手术清除血肿及去骨瓣减压术。

ⅰ.骨瓣开颅切口:按血肿部位不同,分别采取相应骨瓣开颅。因额叶底和额极的对冲伤最为多见,常采用额颞区骨瓣或双侧前额区冠状瓣开颅,具有手术野显露广泛和便于大范围减压的优点,但其缺点为不能充分显露额极区与颞极区以及脑的底面,难以彻底清除上述部位坏死的脑组织及对出血源止血。对损伤严重者可采用标准外伤大骨瓣开颅术。如血肿为双侧,对侧亦可采用相同切口。

ⅱ.钻孔减压:对于脑受压明显,估计颅内压显著升高者,可先在设计的颞区切口线上做小的切开,颅骨钻孔后,切开硬脑膜,清除部分血肿,迅速减轻脑受压。如系两侧血肿,也用同法将对侧血肿放出后再继续扩大开颅完成手术全过程。这样可以避免加重脑移位,防止脑膨出和脑皮质裂伤以及损伤脑的重要结构。

ⅲ.清除血肿:翻开硬脑膜瓣后,先用生理盐水冲洗术野及冲洗出骨瓣下较远部位脑表面的血液,吸除术野内的血块和已挫裂失活的脑组织。对脑皮质出血用双极电凝耐心细致地加以止血。然后分别从颅前窝底和颅中窝底将额叶和颞叶轻轻抬起，探查脑底面挫裂伤灶。用吸引器清除失活的脑组织，并彻底止血。最后用大量生理盐水冲洗术野。

iv.减压：应视情况而定。如损伤以出血为主，脑挫裂伤不重，血肿清除后见脑组织已自行塌陷、变软、波动良好者，只需将颞极区做适当切除，行颞肌下减压即可；如血肿量不太多，脑挫裂伤较重，血肿清除后仍有明显脑肿胀或出现急性脑膨出，并确已证明无其他部位血肿时，在应用脱水药物的同时将额极区和颞极区做适当切除，并弃去骨瓣，行颅内外减压术。

注意事项：在翻开骨瓣切开硬脑膜时，要特别注意观察，如果硬脑膜很紧张，脑压很高，最好用宽的脑压板经硬脑膜的小切口伸入硬脑膜下将脑皮质轻轻下压，然后迅速将硬脑膜切口全部剪开，或者先经硬脑膜小切口（可多处）清除部分血肿减压后再扩大硬脑膜切口，这样可以在切开硬脑膜的过程中，避免严重肿胀的脑组织由切口中膨出，造成脑皮质裂伤。

③标准外伤大骨瓣开颅术：主要用于治疗单侧急性幕上颅内血肿和脑挫裂伤，特别是伴有脑疝者更适合。因为标准外伤大骨瓣开颅术能达到下列手术要求：a.清除额颞顶硬脑膜外、硬脑膜下以及脑内血肿；b.清除额叶、颞前以及眶回等挫裂伤区坏死脑组织；c.控制矢状窦桥静脉、横窦以及岩窦撕裂出血；d.控制颅前窝、颅中窝颅底出血；e.修补撕裂硬脑膜，防止脑脊液漏等。大量临床应用证明标准外伤大骨瓣开颅术[(10~12)cm×(12~15)cm]比经典骨瓣[(6~8)cm×(8~10)cm]疗效好，而且改良后用于双侧硬脑膜下血肿脑挫裂伤患者。目前已在国外广泛推广应用，取得肯定的疗效。临床证明标准外伤大骨瓣开颅术能清除约95%单侧幕上颅内血肿，另外5%幕上顶后叶、枕叶和颅后窝血肿则需行其他相应部位骨瓣开颅术。例如，顶后和枕部颅内血肿应该采用顶枕瓣、颅后窝血肿则需要行颅后窝直切口或倒钩切口、双额部颅内血肿应该采用冠状瓣切口等。

标准外伤大骨瓣开颅手术方法：a.手术切口：手术切口开始于颧弓上耳屏前1cm，于耳郭上方向后上方延伸至顶骨正中线，然后沿正中线向前至前额部发际下。若颅脑伤患者术前病情急剧恶化，出现脑疝症状时，应首先采取紧急颞下减压术。在颞部耳郭上方迅速切开头皮，分离颞肌，颅骨钻孔，用咬骨钳扩大骨窗，迅速切开硬脑膜，放出并吸除部分血肿。紧急颞下减压术能暂时有效地降低颅内高压，缓解病情。然后应该继续行标准外伤大骨瓣开颅术。b.骨瓣：采用游离骨瓣或带颞肌骨瓣，顶部骨瓣必须旁开正中线矢状窦2~3cm。c.切开硬脑膜：对于已采取紧急颞下减压术的患者，从原来颞部硬脑膜切开处开始作T字弧形硬脑膜切开。若未曾采取紧急颞下减压术的患者，应从颞前部开始切开硬脑膜，再作T字弧形切开硬脑膜。硬脑膜切开后可以暴露额叶、颞叶、顶叶、颅前窝和颅中窝。d.清除硬脑膜下血肿、脑内血肿：脑膜切开后，采用冲洗、吸引和杯状钳等轻柔去除硬脑膜下血肿。血肿清除后，仔细寻找出血来源。对于脑表面动静脉破裂出血者采用双极电凝止血；对于矢状窦静脉出血双极电凝止血无效时，宜采用吸收性明胶海绵止血或肌片填塞止血。脑挫裂伤通常发生在额叶前部、额叶底部和颞叶。对于肉眼所见的挫裂伤坏死脑组织应彻底吸除；对于颞上回后部、中央沟附近、顶叶或枕叶等重要功能区挫裂伤组织应慎重处理。若这些功能区挫裂伤组织确实坏死，则应吸除。脑内血肿最常见的部位是额叶和颞叶。脑内血肿可发生于脑浅表组织同脑挫裂伤并存，也可单独发生于脑深部组织。对于直径>1cm浅表脑内血肿应予以手术清除。对于脑深部血肿应慎重处理，若深部脑内血肿造成颅内高压、脑移位或神经功能障碍时，则应小心分开脑组织，暴露和清除深部脑内血肿；对于未引起颅内高压和神经功能障碍的较小脑深部血肿，则不必采用外科手术清除，血肿可自行吸收。硬脑膜切开后，有时会出现急性脑肿胀和脑膨出。手术过程中急性脑肿胀、脑膨出的原因主要包括：脑血管张力自主调节能力丧失，当硬脑膜切开或血肿清除减压后，脑血管被动性扩张，脑充血脑肿胀形成；手术同侧或对侧术前已存在的颅内血肿或手术过程中形成的新血肿。对于其他颅内血肿应该给予手术清除;对于脑血管张力自主调节能力丧失所致的脑肿胀患者,目前最有效的治疗措施是控制性低血压,收缩压控制在 8.0~12.0kPa,时程 2~4 分钟,以减轻脑充血和脑肿胀。在实施控制性低血压时可同时给予甘露醇和过度通气。控制性低血压时程不宜过长,以免造成缺血性脑损害。目前通常使用的控制性低血压药物是硫喷妥钠。给药方法:成人先静脉注射 500mg,必要时加大剂量至 75mg/kg;另外,术前或术中给予降温处理,也能有效地减轻脑肿胀和脑充血,绝大多数患者经过上述治疗后能有效地控制脑肿胀和脑膨出,若经过上述治疗措施仍无效,可考虑实施部分额叶或颞叶切除术。e.缝合硬脑膜和手术切口:颅内手术完毕后,应尽一切可能缝合硬脑膜,若因脑张力大硬脑膜无法缝合时,应采用腱膜或其他组织修补缝合硬脑膜。缝合硬脑膜的理由:防止术后硬脑膜外渗血进入蛛网膜下腔;减少术后大脑皮层与皮下组织的粘连;减少术后脑脊液漏和脑脊液切口漏;减少术后硬脑膜下脑内感染;防止脑组织从切口膨出;减少术后外伤性癫痫发生率。硬脑膜缝合完毕,放回并固定骨瓣,缝合手术切口。在手术缝合过程中,手术区放置引流管,用于引流手术部位渗血和渗液。术后脑室放置引流管,用于监测颅内压,颅内压高时可用于放脑脊液以降低颅内压。

2.亚急性硬脑膜下血肿　其形成机制、症状与急性型相似,不同的是进展较慢,常在脑挫裂伤的基础上,逐渐出现颅内压增高症状,出现新的神经体征或原有体征加重,甚至出现脑疝。若外伤后病情发展较缓已为期 4~12 天,曾有中间意识好转期,继而加重,并出现眼底水肿及颅内压增高症状,则往往伴有亚急性硬脑膜下血肿。这类血肿要与继发性脑水肿相鉴别。MRI 不仅具有能直接显示损伤程度与范围的优点,同时对处于 CT 等密度期的血肿有独到的效果,因红细胞溶解后高铁血红蛋白释出,T_1、T_2 像均显示高信号,故有其特殊优势。所以,磁共振成像对于亚急性硬脑膜下血肿的诊断优于 CT 扫描。亚急性硬脑膜下血肿中,有部分原发性脑损伤较轻,病情发展较缓的病例,亦可在严密的颅内压监护下或 CT 扫描动态观察下,采用非手术治疗获得成功。但治疗过程中如有病情恶化,即应改行手术治疗,任何观望、犹豫都是十分危险的。手术方法的选择须依病情而定,根据血肿是液体状或固体凝血块,分别采用钻孔冲洗引流术及骨瓣开颅血肿清除术。

3.慢性硬脑膜下血肿　慢性硬脑膜下血肿是指头部伤后 3 周以上出现症状,血肿位于硬脑膜与蛛网膜之间,具有包膜的血肿。本病好发于小儿及老年人,占颅内血肿的 10%,占硬脑膜下血肿的 25%。起病隐匿,临床表现多不明显,容易误诊。从受伤到发病的时间,一般在 1~3 个月,文献中报告有长达 34 年之久者。

(1)病因与病理:血肿形成和逐渐扩大的机制尚无统一认识。一般将慢性硬脑膜下血肿分为婴幼儿型及成人型。成人型绝大多数都有轻微头部外伤史,老年人额前或枕后着力时,脑组织在颅腔内的移动较大,易撕破脑桥静脉,其次静脉窦、蛛网膜粒等也可受损出血。一般血肿的包膜多在发病后 5~7 天开始出现,到 2~3 周基本形成,为黄褐色或灰色结缔组织包膜,靠蛛网膜一侧包膜较薄,血管很少,与蛛网膜粘连轻微,易于剥开,靠硬脑膜一侧包膜较厚,与硬脑膜紧密粘连,该层包膜有丰富的新生毛细血管,血浆不断渗出,有时见到毛细血管破裂的新鲜出血。非损伤性慢性硬脑膜下血肿十分少见,可能与动脉瘤、脑血管畸形或其他脑血管疾病有关。慢性硬脑膜下血肿扩大的原因,可能与患者脑萎缩、颅内压降低、静脉张力增高及凝血机制障碍等因素有关。

婴幼儿慢性硬脑膜下血肿以双侧居多,常因产伤引起,产后颅内损伤者较少,一般 6 个月以内的小儿发生率最高,此后则逐渐减少,不过外伤并非唯一的原因,除由产伤和一般外伤引起外,营养不良、维生素 C 缺乏病、颅内外炎症及有出血性体质的儿童,甚至严重脱水的婴幼儿,也可发生本病。出血来源多为大脑表面汇入上矢状窦的脑桥静脉破裂所致,非外伤性硬脑膜下血肿则可能由全身性疾病或颅内炎症所致的硬脑膜血管通透性改变引起。

慢性硬脑膜下血肿的致病机制主要在于：占位效应引起颅内高压，局部脑受压，脑循环受阻、脑萎缩及变性，且癫痫发生率高达40％。为期较久的血肿，其包膜可因血管栓塞、坏死及结缔组织变性而发生钙化，以致长期压迫脑组织，促发癫痫，加重神经功能缺失。甚至有因再出血内膜破裂，形成皮质下血肿的报道。

（2）症状与体征：一般把临床表现归纳为四类：

1）颅内压增高症状，一般呈慢性颅内压增高表现，有头疼及眼底水肿等。

2）智力、精神症状：如记忆力和理解力减退、智力迟钝、精神失常等。

3）局灶性症状：如偏瘫、失语、偏侧感觉障碍等，但均较轻。

4）婴幼儿患者，前囟膨隆，头颅增大，可误诊为先天性脑积水。

国外有人将慢性硬脑膜下血肿的临床表现分为四级：Ⅰ级：意识清楚，轻微头疼，有轻度神经功能缺失或无；Ⅱ级：定向力差或意识模糊，有轻偏瘫等神经功能缺失；Ⅲ级：木僵，对痛刺激适当反应，有偏瘫等严重神经功能障碍；Ⅳ级：昏迷，对痛刺激无反应，去大脑强直或去皮质状态。

（3）诊断与鉴别诊断：由于这类患者的头部损伤往往轻微，出血缓慢。加以老年人颅腔容积的代偿间隙较大，故常有短至数周、长至数月的中间缓解期，可以没有明显症状。当血肿增大引起脑压迫及颅内压升高症状时，患者早已忘记外伤的历史或因已有精神症状、痴呆或理解能力下降，不能提供可靠的病史，所以容易误诊。因此，在临床上怀疑此症时，应尽早施行辅助检查，明确诊断。以往多采用脑超声波、脑电图、核素脑扫描或脑血管造影等方法辅助诊断。近年来临床都采用CT扫描，不但能提供准确诊断，而且能从血肿的形态上估计其形成时间，而且能从密度上推测血肿的期龄。一般从新月形血肿演变到双凸形血肿，需3～8周左右，血肿的期龄平均在3.7周时呈高密度，6.3周时呈等密度，至8.2周时则为低密度。但对某些无占位效应或双侧慢性硬膜下血肿的患者，MRI更具优势，对呈等密度时的血肿或积液均有良好的图像鉴别。

慢性硬脑膜下积液，又称硬脑膜下水瘤，多数与外伤有关，与慢性硬膜下血肿极为相似，甚至有作者认为硬膜下水瘤就是引起慢性血肿的原因。鉴别本要靠CT或MRI，否则术前难以区别。

大脑半球占位病变：除血肿外其他尚有脑肿瘤、脑脓肿及肉芽肿等占位病变，均易与慢性硬膜下血肿发生混淆：区别主要在于无头部外伤史及较为明显的局限性神经功能缺损体征。确诊亦需借助于CT、MRI或脑血管造影。

正常颅压脑积水与脑萎缩：这两种病变彼此雷同又与慢性硬膜下血肿相似。均有智能下降和（或）精神障碍、不过上述两种病变均无颅内压增高表现，且影像学检查都有脑室扩大、脑池加宽及脑实质萎缩为其特征。

（4）治疗与预后：目前，对慢性硬脑膜下血肿的治疗意见已基本一致，一旦出现颅内压增高症状，即应施行手术治疗，而且首选的方法是钻孔引流，疗效堪称满意，如无其他并发症，预后多较良好。因此，即使患者年老病笃，亦需尽力救治，甚至进行床旁锥颅引流，只要治疗及时，常能转危为安。现存的问题主要是术后血肿复发率仍较高，还有部分患者出现硬膜下积液，经久不愈，因此术后治疗不可忽视。

1）钻孔冲洗引流术：根据血肿的部位和大小选择前后两孔（一高一低）。也有临床研究证明单孔钻孔冲洗引流术与双孔钻孔冲洗引流术的疗效基本相同，故不少临床医生采用单孔钻孔冲洗引流术。于局麻下，先于前份行颅骨钻孔，进入血肿腔后即有陈旧血凝血块及棕褐色碎凝血块流出，然后用硅胶管或8号尿管小心放入囊腔，长度不能超过血肿腔半径，进一步引流液态血肿。同样方法于较低处（后份）再钻孔，放入导管，继而通过两个导管，用生理盐水轻轻反复冲洗，直至冲洗液变清为止。术毕，将两引流管分别另行头皮刺孔引出颅外，接灭菌密封引流袋。采用单孔钻孔冲洗引流术者，术中需注意排气。

2）前囟侧角硬脑膜下穿刺术：小儿慢性硬脑膜下血肿，前囟未闭者，可经前囟行硬膜下穿刺抽吸积血，选用针尖斜面较短的肌肉针头,经前囟外侧角采用45°角斜行穿向额或顶硬膜下,进针0.5～1.0cm即有棕褐色液体抽出,每次抽出量以15～20ml为宜。若为双侧应左右交替穿刺,抽出血液常逐日变淡,血肿体积亦随之减小,如有鲜血抽出和(或)血肿不见缩小,则需改行剖开术。

3)骨瓣开颅慢性硬膜下血肿清除术:适用于包膜较肥厚或已有钙化的慢性硬膜下血肿。开颅方法已如前述,掀开骨瓣后,可见青紫增厚的硬脑膜,先切开一小孔,缓缓排出积血,待颅内压稍降后瓣状切开硬膜及紧贴其下的血肿外膜,一并翻开可以减少渗血。血肿内膜与蛛网膜多无愈着,易于分离,应予切除,但不能用力牵拉,以免撕破内外膜交界缘,该处容易出血,可在近缘0.5cm处剪断。术毕,妥善止血,分层缝合硬脑膜及头皮各层、血肿腔置管引流3～5天。对双侧血肿应分期、分侧手术。

4)术后处理:除一般常规处理外,可将床脚垫高,早期补充大量液体(每日3500～4000ml),避免低颅压,利于脑复位。记录每24小时血肿腔的引流量及引流液的颜色,如引流量逐渐减少且颜色变淡,表示脑已膨胀,血肿腔在缩小,3～5天后即可将引流管拔除。如颜色为鲜红,多示血肿腔内又有出血,应及时处理。病情稳定好转并拔管后,可早期实施高压氧治疗,改善脑组织相对缺氧状态,以利于脑复张,减少血肿复发和慢性硬膜下积液发生。

(5)外伤性硬膜下积液:外伤性硬膜下积液又称硬膜下水瘤,是外伤后硬膜下出现的脑脊液积聚,发病率占颅脑损伤的0.5%～1%,以老年人多见。硬膜下积液的原因不清,多认为系外伤引起蛛网膜破裂形成活瓣,使脑脊液进入硬膜下腔不能回流,或液体进入硬膜下腔后,蛛网膜裂口处被血块或水肿阻塞而形成。有急、慢性之分,急性少见,无包膜,慢性形成晚,有完整的包膜。临床表现似硬膜下血肿。CT表现为一侧或双侧颅骨内板下方新月形低密度区,以双侧额颞区多见,常深入到前纵裂池,呈M型,CT值7Hu左右。MRI表现为T_1WI为低信号,T_2WI为高信号。可演化为硬膜下血肿,也可自行吸收。治疗以保守治疗为主,不吸收者可钻孔冲洗引流术或分流术。

(三)脑内血肿

1.概述　头部外伤后在脑实质内形成血肿称为外伤性脑内血肿。可以发生在脑组织的任何部位,多数为急性血肿。在迟发性颅内血肿中脑内血肿最常见。一般认为,幕上出血量达20ml、幕下出血量达10ml称之为血肿,因为临床上患者达到这一出血量即可导致急性脑受压症状,否则称为出血。当然,颅内血肿是否引起脑受压状态,取决于血肿量、血肿部位、血肿形成速度,是否合并脑挫裂伤和脑水肿程度等诸多因素。在CT应用之前,文献报道脑内血肿在闭合性颅脑损伤中占0.5%～1.2%。CT应用之后其比例为1.5%～8.3%。

2.发病机制　脑内血肿多发生于脑挫裂伤较重的部位。浅部的出血系由于骨折后刺伤皮层小血管或挫裂伤区脑皮质血管破裂所致。对冲伤所造成血肿多位于额极及颞极处,而且血肿多接近脑表面,并多伴有硬膜下血肿,这是外力作用于脑组织时使脑组织在颅内快速移动额极、底部及颞极与顶骨及蝶骨嵴撞击摩擦所致,位于脑深部的血肿系外伤时脑组织受变形或剪应力作用造成深部血管的撕裂伤所致。位于基底核区、丘脑或脑室壁附近的血肿较大时,可破入脑室致脑室内出血。此类患者往往病情危重,预后不佳。

3.病理改变　急性脑内血肿初期为凝血块,形状不规则,常与挫裂伤或坏死的脑组织相混杂。4～5天后血肿开始液化,血肿颜色逐渐变为酱油样或棕褐色陈旧性血液,周围有胶质细胞增生,脑组织内水肿也较明显。随着时间的延长,血肿逐渐变为黄褐色液体,血肿周围包膜形成,包膜为增生的胶质纤维和神经胶质,至2～3周包膜也较完整,少数可出现钙化。血肿周围脑组织可见含铁血黄素沿着。脑沟变平、脑回变宽、变软,触之有波动感,此时周围脑水肿已减轻,多无明显颅内压增高。

4.血肿部位　外伤性脑内血肿可发生于脑内任何部位,但其发生部位与受伤机制有直接关系。临床上最常见的部位为额颞叶前部,约占80%,常为对冲性脑挫裂伤所致。其次为顶叶、枕叶约占10%,其他则分布于基底核区、小脑、脑室内和脑干等处。在加速性损伤中,血肿多发生于外力直接作用的部位,而在减速性损伤中血肿多发生于外力作用的对冲的部位。了解受伤机制与血肿部位的关系,有助于对一些已经发生脑疝特别危重、没有时间进行 CT 扫描的患者手术时决定开颅手术部位。

5.临床表现   脑内血肿的临床表现与血肿的部位、大小及所伴随的脑损伤程度等密切相关。脑内血肿较小、脑挫裂伤较局限者伤后意识障碍较轻、持续时间较短,多有中间清醒期;而脑挫裂伤广泛、血肿较大或深部血肿破入脑室者,伤后意识障碍多较深,且进行性加重,无中间清醒期,病情变化快,容易发生脑疝。如位于非功能区体积较小的血肿且伴随的脑挫裂伤较轻者,则可能无明显的神经缺失症状。而对于因对冲性脑挫裂伤较重的额、颞叶前部的血肿患者,则有明显颅内压增高症状,而无神经系统定位症状和体征。位于功能区附近血肿,除了颅内压增高症状外还会出现神经系统功能缺失症状、体征。如位于运动区及语言中枢及附近血肿可出现偏瘫、失语,并可出现局灶性癫痫。位于基底区者出现"三偏征"。位于小脑的血肿表现为肢体共济失调及平衡功能障碍。脑干血肿则病情凶险,意识障碍。并伴有高热和生命体征改变。

6.辅助检查   CT 扫描是诊断颅内血肿最简便、最有效的辅助检查,对于急性出血应首选 CT 检查。主要表现脑内圆形或不规则形高密度影,急性期 CT 值为 $50 \sim 90 Hu$,周围有低密度的水肿带。占位效应明显者可见脑室、脑池受压变形和中线结构移位等。同时还可发现其所伴随的脑挫裂伤、蛛网膜下腔出血或其他部位血肿等情况。3 天后,血肿周围部分的血红蛋白开始溶解、破坏并被周围巨噬细胞吞噬,周围部分出血密度开始降低,中心部分仍为高密度,随着时间推移,血肿中心的高密度范围逐渐缩小,至出血后 1 个月时,通常整个血肿呈等密度或低密度。

颅内出血的 MRI 表现比较复杂,其信号强度随出血量不同而异。新鲜出血时,理论上 T_1 和 T_2 相应为等信号,但由于血肿初期蛋白含量较低,质子密度较高,或由于血肿内水分增加,可使血肿的 T_1 和 T_2 弛豫时间稍长于脑组织,所以 T_1 相常表现为稍低信号,T_2 相对稍高信号;但在高磁场 MR 机成像时 T_1 相则表现为等信号。出血数小时后,红细胞内的血红蛋白逐渐转变为脱氧血红蛋白,它可使 T_2 弛豫时间缩短,T_2 相上呈低信号,T_1 相依据急性血肿的不同时期可呈等信号、稍低信号、稍高信号或高信号。出血 $3 \sim 6$ 天开始,T_1 相上常表现为高信号环,而血肿中心部分为低或等信号。而此期的 T_2 相表现较复杂,既可是高信号,也可是低信号。出血 2 周后,红细胞已溶解,出现含铁血红素沉积,并主要位于血肿壁,所以在 T_1 相上常表现为血肿周围一低信号环,呈慢性血肿的特点。因此,对诊断颅内血肿而言,急性期应首选 CT 扫描而非 MRI 扫描。

7.诊断与鉴别诊断   根据病史,临床表现,结合头颅 CT 扫描辅助检查,发现脑内异常高密度影,周围低密度水肿带及合并脑挫裂伤或其他颅内血肿即可做出外伤性脑内血肿的诊断。在 CT 应用之前,其诊断有一定困难,CT 应用之后诊断就变得容易了。对于没有 CT 设备的医疗单位或病情危急来不及行头颅 CT 扫描者应根据受伤机制分析脑内血肿可能的发生部位进行钻孔探查,以发现血肿,以免遗漏。本病应注意与单纯脑挫裂伤、局限性脑水肿或其他类型颅内血肿相鉴别。

8.治疗

(1)非手术治疗:对于意识清楚、病情进展缓慢、临床症状较轻、无明显颅内压增高、幕上血肿<30ml,幕下血肿<10ml,中线结构无明显移位者,或年老体弱者并有其他脏器严重疾病者,可采取非手术治疗,给予脱水、利尿、止血、防治感染等手术治疗,但非手术治疗期间应严密观察病情变化,特别是位于颞叶的血肿,因容易发生颞叶钩回疝。如病情呈进行性加重,应及时复查头颅 CT,必要时改为手术治疗。少数慢性颅内血肿患者,由于血肿已囊变、颅内压不高,则无须特殊处理,除非有顽固性癫痫发作,否则也不需要手术治疗。

(2)手术治疗:脑内血肿的手术指征与其他类型的外伤性颅内血肿一样,包括临床症状体征加重者、头颅 CT 扫描幕上血肿＞30ml、颞叶血肿＞20ml 或幕下血肿＞10ml 并有急性颅内压增高和占位效应者。手术目的是清除血肿，控制颅内出血，降低颅内压，防止脑移位和脑疝形成。手术方法：一般采用骨瓣或骨窗开颅，清除硬膜下血肿及破碎坏死的脑组织后，采用脑针试行穿刺脑内血肿后予以清除，对血肿腔周围彻底止血。若血肿破入脑室应沿破口进入脑室系统，尽量清除其内的血肿块。术后行持续脑室外引流。清除血肿后若脑肿胀仍明显、颅内压高者应去除骨瓣减压。手术清除血肿时应注意：①打开骨瓣时如发现颅腔张力很高、触之较硬者，应采取脱水、利尿或过度换气等使压力下降后先在硬膜上切一小口吸除部分血肿及坏死脑组织再扩大硬膜切口，翻开硬膜。否则在颅压很高的情况下骤然打开硬膜会形成急性脑膨出，引起脑组织嵌顿，加重原有的脑损伤；②如果清除血肿后颅压仍未下降或降低后又出现颅压高甚至脑膨出应该查明原因，如是否其他部位还有血肿并做相应处理；③对于位于深部的血肿则不必勉强清除，血肿可自行吸收；④清除血肿时应注意保护功能区脑组织。

9.预后　由于外伤性急性脑内血肿常伴有严重的脑挫裂伤，死亡率很高，文献报道约 45%。死亡的原因包括血肿本身的影响以及脑挫裂伤、蛛网膜下腔血肿出血、脑水肿等合并伤所带来的一系列问题。本病术后遗留神经功能缺失和癫痫发生率较其他颅内血肿高。对于亚急性和慢性血肿，只要及时治疗，方法得当，则预后较好。

迟发性脑内血肿，是 1977 年 Frech 和 Dubin 根据 CT 扫描结果最早提出来的一个影像学概念，系指头部外伤后首次头颅 CT 扫描未发现的脑内血肿，经过一段时间重复 CT 扫描或手术、尸检发现的血肿，或是清除血肿一段时间后又在脑内不同部位发现血肿者，其发生率 1%～10%，多见于年龄较大的颅脑损伤患者，发病高峰常在脑挫裂伤后 3 天内或清除其他脑内血肿突然减压之后。低血压、低氧血症、全身凝血功能障碍及手术减压早期应用脱水剂、过度通气降颅压等对迟发性脑内血肿的发生起到促进作用。本病的临床特点是：中老年人减速性暴力所致的中重型颅脑损伤，伤后 3～6 天内临床症状和体征逐渐加重，或出现局限性癫痫，意识进行性恶化，特别是有低血压、脑脊液外引流或过度换气或强力脱水的病例，应及时复查 CT，以便尽早诊断及治疗。提高本病的诊疗水平关键是加强病情观察，尽早复查 CT，及时诊断迅速清除血肿。本病预后较差，死亡率为 25%～55%。

（四）脑室出血

1.概述　外伤性脑室出血临床上相对少见，多数患者伴有严重的颅脑外伤。其特点是伤情重，预后差，死亡率较高。临床上单纯脑室内出血较少见，大部分患者常合并有弥漫性轴索损伤、脑挫裂伤、颅内血肿及颅骨骨折等其他脑损伤。

2.发病机制　原发性脑室出血由脑室壁及脑室内血管如脉络丛血管破裂出血引起，而继发性脑室内出血则是外伤时致脑实质内出血形成血肿并破入脑室所致。外伤性原发性脑室内出血的机制尚不完全明确，有部分学者认为系沿矢状方向的外伤作用于头部，在脑室壁受伤的瞬间，突然发生向前向后移动、变形，使脑室壁上的室管膜受到负压吸引，同时受到脑脊液的强力作用，也促使中线部位的胼胝体、室管膜及脉络丛结构受到重力的作用致血管破裂，血液淤积于脑室。也有学者认为有些病例系脑室壁上的隐匿性血管畸形在外伤时由于外力作用使其破裂出血所致。总之，脑室受伤瞬间脑室变形，负压形成及剪应力作用使脑室壁破裂致室管膜下血管及脉络丛血管损伤出血，可能是外伤性原发性脑室内出血主要原因。

3.临床表现　外伤性脑出血病情较复杂，由于常常伴有其他严重的颅脑损伤，所以其临床表现与一般的颅脑损伤并无太大区别和特异性，根据患者的出血部位、出血量的多少及累及脑室的多少、是否伤及中线结构而有不同。临床上患者可表现：①意识障碍，伤后持续昏迷或昏迷持续加重，如出血量多累及全脑室系统同时脑损伤严重如伴有下丘脑、脑干损伤者，除了严重意识障碍外常有消化道出血、高热、抽搐、呼吸节律改变等；也有部分单纯性脑室内出血，其他脑伤较轻者仅有较轻意识障碍，仅表现头痛、烦躁或淡漠,无明显定位体征;②生命体征不同程度的变化,临床上发热患者较多,这与脑室内出血后对视丘下部的刺激有关。③神经系统检查可见脑膜刺激征、脑干损伤体征及神经系统定位体征,这与伴发的脑损伤有关。④有部分患者早期症状较轻,但可突然出现昏迷、抽搐、去皮质强直发作、呼吸停止等,应予高度重视。

4.辅助检查 头颅 CT 扫描见脑室系统不同程度高密度影,可表现为单侧或双侧脑室出血,有些表现为全脑室系统积血,脑室铸型。部分患者伴有蛛网膜下腔出血,有脑挫伤、颅内血肿。少数脑室内出血可以由脑室内病变引起,最常见为脑血管畸形。血管畸形可完全位于脑室内,也可以部分位于脑室旁,以侧脑室最为常见。出血可以局限在脑血管畸形部位,也可以充满脑室。若 CT 扫描不易鉴别,可行头颅 MR 检查。血管畸形在 MR 图像上容易显示,表现为血管流空、低信号或出血灶内信号不均质。血管畸形病灶小而出血量多时,血管畸形本身可能被掩盖。脑室旁血管畸形引起的脑室内出血,血管畸形部位脑实质内常可见到少量出血。

5.诊断与鉴别诊断 外伤性脑室内出血由于缺乏特征性临床表现,仅凭临床症状体征难以诊断,进一步结合头颅 CT 扫描和患者外伤史,则诊断较容易。

在鉴别诊断方面,应注意与外伤性继发性脑室内出血相鉴别。特别是那些先有脑室内出血,后因意识丧失而跌倒致伤头部的病例。如前所述,原发性脑室出血与脑的解剖有密切关系,多是由于侧脑室侧壁脉络丛组织和室管膜血管破裂出血流入脑室所致。脑室周围 1.5cm 区是由脉络膜前后动脉末梢分支组成的离心血管和一组由脑表面向脑室周围深入向心性血管所供血,两组动脉都是终末动脉分支不吻合,这些部位容易缺血、软化、梗死并出血破入脑室。原发性脑室出血的患者多数为高血压脑动脉粥样硬化的老年患者。这些病例多有高血压病史,常常伴有跌伤,除了脑室出血外,其他的脑伤往往比较轻,甚至不伴其他脑伤。总之,通过详细询问病史,结合影像学改变几乎都能做出鉴别诊断。

6.治疗 外伤性脑室内出血的治疗应采取个体化治疗方案,除了考虑脑室积血处理,还应考虑其伴随颅脑损伤的处理,原则是引流清除脑室内积血、积液,降低颅内压。

持续脑室外引流适用于各种脑室内出血患者,通过持续脑室外引流可以清除脑室内积血,减少或防止梗阻性脑积水的发生,降低颅内压。根据头颅 CT 显示的脑室积血情况采取单侧或双侧脑室外引流。置管成功后对积血较多、引流不畅的患者,可以从引流管内注入尿激酶,每次 2 万单位,夹管 2～3 小时后开放继续引流,每日一次,一般 3～4 天后脑室内积血多能清除。脑室引流期间应特别注意防止引流管脱落,注射尿激酶时应严格无菌操作防止继发感染。此外,应注意观察每天的引流量,引流管的高度应适当,过高引流不畅,过低易造成过度引流。拔管前应先夹闭引流管观察 24 小时,同时复查 CT 了解积血引流情况及脑室大小,依据具体病情决定是否拔管。

对于合并颅内血肿有明显占位效应或脑疝形成者应积极开颅手术清除血肿,术中尽量清除脑室内积血,术毕时行脑室引流,必要时也可从引流管内注入尿激酶。

对单纯脑室内积血、病情较轻、颅内压不高的病例也可采用多次腰穿或持续腰大池引流血性脑脊液,有助于缓解临床症状,减少脑积水的发生。

7.预后 外伤性脑室内出血死亡率较高,文献报道高达 31.6%(18/45)和 35.4%～61.7%。国内两组病例报告分别为 40%(18/45)和 35.4%(17/48)。死亡原因与合并其他颅脑损伤、脑室内积血致脑脊液循环通路受限,脑室急剧膨胀,颅内压骤升及脑深部结构破坏有关。

(五)创伤性颅后窝血肿

1.流行病学 外伤性颅后窝血肿是一种特殊类型的颅内血肿,占颅内血肿的 2.6%～6.3%。因颅后窝容量较小,为脑脊液经第四脑室流入蛛网膜下腔的孔道所在,并有重要生命中枢延髓位于此,较易引起急性梗阻性脑积水及枕骨大孔疝,导致中枢性呼吸、循环衰竭,死亡率高达 15.6%～24.3%。随着 CT 的普及,大大提高了颅后窝血肿的早期检出率,使病死率明显降低。

2.发生机制及病理生理　外伤性颅后窝血肿大多由于枕部直接暴力损伤所引起,暴力以减速伤多见,以枕部为着力点的跌倒伤和低高度坠落伤为主。按其发生的部位可分为硬膜外、硬膜下、小脑内及混合性血肿等,以硬膜外血肿占绝大多数,这与多数患者有枕骨骨折有关。不同于幕上外伤性血肿,单纯的外伤性颅后窝硬膜下血肿非常少见,这是因为颅后窝颅骨内表面较光滑且呈弧形,导致小脑挫伤和小脑血肿很少发生。血肿范围以单侧多见,双侧者少见。血肿往往位于骨折线处,有些可以超过中线累及双侧,少数可以向幕上发展形成骑跨横窦的血肿。出血主要来源有:①静脉窦撕裂出血;②板障静脉出血;③硬脑膜血管出血;④小脑皮层表面血管或桥静脉出血;⑤小脑半球挫裂伤等。此外,枕部受力除易发生颅后窝血肿外,常并发额颞部对冲损伤,如脑挫裂伤伴硬膜下血肿、脑内血肿,文献报道约20%的患者伴有幕上血肿。因此在早期重视颅后窝血肿可能诱发枕大孔疝的同时还须正确估价幕上脑组织损伤的程度和颅内压的情况,以便及时、全面、正确、有效地抢救患者。由于颅后窝代偿空间狭小,一旦发生颅内空间失代偿,患者的临床病情恶化进展就相当迅速,而且往往是致命的。

3.临床表现　外伤性颅后窝血肿的临床表现缺乏典型特征,一般以进行性颅内压增高为主要表现。除非患者伴有原发性脑干损伤或伴有严重的幕上脑挫裂伤并血肿,单纯的幕下颅内血肿患者在伤后多不表现为持续的意识障碍。外伤早期意识障碍常较轻,可有中间清醒期,这种意识状态可能与硬膜外血肿多见有关。伤后烦躁往往是颅压增高的早期表现,剧烈头痛及频繁呕吐往往是血肿形成的早期症状之一。若血肿扩大,可发生进行性意识障碍,血肿增大到一定程度则可突然出现枕大孔疝导致脑干受压功能衰竭,如呼吸骤停、去大脑强直、双侧锥体束征等,甚至死亡,不容忽视。呼吸节律改变、小脑体征、颈部抵抗虽被认为是颅后窝血肿的特征性表现,但近年临床上这种特征性改变已较少见,一旦出现则预示病情凶险。患者较轻的临床表现和潜在的致命性后果之间的不一致性是外伤性颅后窝血肿的重要临床特征之一。

4.影像学检查

(1)X线片:头颅侧位及汤氏位X线片,可显示枕骨骨折和邻近骨缝分离。

(2)CT:头颅CT扫描最为方便、迅速,诊断准确率高,易于随诊复查,不仅可精确地显示血肿部位、血肿量及血肿与横窦、乙状窦、脑干等重要结构的关系,而且能提示第四脑室、环池的形态以及颅内是否并发其他病变,是确诊和制订治疗方案的关键。CT扫描时应注意充分显示后颅层面,要求扫描基线不可过高,同时扫描层面与枕鳞部夹角不可偏小,否则可漏诊颅后窝血肿,这在对有枕部着力致伤机制的颅脑损伤进行检查时尤应重视。此外,为获得良好图像,对躁动者可给予地西泮等镇静药后行CT扫描。

5.诊断　颅后窝血肿的治疗关键在于早期诊断,而其诊断在很大程度上依赖于头颅CT检查。X线片可提示枕骨骨折,但没有骨折不能排除血肿的存在。文献报道头部外伤后存在枕部软组织肿胀和枕骨骨折是发生颅后窝血肿的重要线索,对这些患者即使没有明显的临床症状也建议进行头颅CT检查,是避免漏诊的关键。故要高度重视枕部外伤史,对凡有枕部着力的外伤史,有/无枕骨骨折而出现头痛、呕吐症状进行性加重者,即应考虑有颅后窝血肿的可能,应尽早做CT扫描,以便早期发现颅后窝血肿,同时明确幕上伴随病变。临床查体时格外注意检查有无枕部头皮挫伤、头皮裂伤和头皮血肿,对枕部或乳突可见局部损伤者应警惕颅后窝血肿的可能。此外,需强调颅脑创伤早期动态观察患者病情变化的重要性。对已明确存在颅后窝小血肿、小脑挫伤的患者,在强调创伤早期密切注意患者病情变化的同时,即使在观察中患者的症状、体征没有明显变化,也应重视常规CT检查随访,以避免颅后窝血肿增大而延迟诊治;对于伤后首次头颅CT扫描阴性并不能除外迟发性颅内血肿的发生,必要时行CT复查,警惕颅后窝迟发血肿的可能。若病情危重而又无特殊检查条件者,必要时可直接施行手术探查,而不应为了强调某种检查而延误诊治。此外,对枕部伤合并幕上损害,当清除幕上血肿后,脑压仍明显高者应再探查颅后窝,对此应引起重视。总之，凡有以下体征者均提示有颅后窝血肿的存在：①向后跌倒或枕部受打击的病史；②枕部有伤痕；③枕骨骨折；④颅内高压症状、小脑症状或小脑与脑干结合性损伤症状，特别当这些症状呈进行性发展趋势者。最后，应重视横窦沟微型硬膜外血肿的诊断，即血肿在 3ml 左右的横窦沟处的小血肿，压迫横窦引发静脉回流受阻，致患侧脑组织弥漫性肿胀，颅内压升高，最终可发生颞叶沟回疝致使病情恶化，尤其当主侧横窦受累者。临床特征为伤后渐出现颅内压增高症状及体征，在 1 周左右达高峰，脱水治疗难以奏效，部分患者病情可急骤恶化，导致严重后果。

6.治疗　外伤性颅后窝血肿的早期诊断与及时准确的治疗是降低死亡率，提高抢救成功率的关键。颅后窝容积较小，对占位性病变代偿差，脑内血肿又伴有挫伤水肿，血肿又邻近脑干，故外伤性颅后窝血肿一经确诊，应积极治疗，但是否手术应根据临床症状、体征和 CT 征象而决定。

（1）保守治疗：若有下列表现可作为非手术治疗的参考指征：①出血量<10ml；②GCS 评分>12 分；③CT 提示第四脑室形态、大小和位置良好，且无环池受压、梗阻性脑积水征象；④颅内高压症状如头痛、呕吐、颈阻等不明显；⑤动态观察生命体征平稳者。治疗包括以脱水降低颅压及颅内压监测为主，期间应强调密切临床观察及头部 CT 动态复查，一旦病情有加重趋势，应调整方案，积极手术。

（2）手术治疗：若患者有下列表现应及时手术治疗：①出血量≥10ml；②CT 提示第四脑室、环池明显受压和（或）合并有阻塞性脑积水；③头痛、呕吐等颅内高压症状进行性加重，甚至出现意识状态突然变化；④开放性颅后窝损伤合并血肿；⑤保守治疗失败者；⑥横窦沟微型硬膜外血肿：部分横窦沟微小型硬膜外血肿经脱水降颅压等对症治疗，临床症状渐趋缓解，尤其是左侧非主侧横窦受压多能代偿，但保守治疗过程中，出现颅内高压症状进行性加重，应积极手术治疗，同时应警惕脱水治疗后由于颅内压暂时性下降，可因压力填塞止血作用减弱，致部分硬膜外血肿进一步扩大，甚至演变为较大的颅后窝硬膜外血肿。

（3）手术策略

1）幕上和幕下血肿共存时，根据其危害性决定手术先后顺序。

2）就颅后窝硬膜外血肿而言，单纯的硬膜外血肿一般只需行血肿清除术，即使患者伴有梗阻性脑积水，术后也能很快缓解，而无须行脑室外引流术；但小脑挫伤伴小脑血肿患者同时伴有急性梗阻性脑积水，除了行小脑血肿清除、颅后窝减压术外还需要行侧脑室外引流术，待术后脑水肿消退后拔除外引流管。为预防小脑扁桃体上疝，脑脊液引流压力应保持在 Monro 孔水平线上 15～20cmH$_2$O。

3）对于硬膜下血肿，骨窗应暴露横窦下缘，以利于发现和控制小脑天幕面汇入横窦-窦汇的桥静脉，检查发现小脑组织挫裂伤，应仔细止血，若水肿明显，可用筋膜或人工硬脑膜行颅后窝扩容，必要时咬除枕大孔后缘和寰椎后弓。

4）对于小脑内血肿，应清除血肿周围的挫裂伤组织，尽量保留小脑蚓部回流静脉，控制好操作界面避免损伤脑干，若小脑组织肿胀明显者，可切除部分小脑半球，并行寰枕减压术，咬除枕大孔后缘及寰椎后弓，充分解除对脑干的压迫。

5）对术前呼吸骤停的患者时应快速气管插管，人工呼吸，快速静脉滴注 20%甘露醇，迅速行侧脑室外引流，进而紧急开颅清除颅后窝血肿，解除脑干压迫，仍可挽救部分脑干功能障碍的患者。

6）对颅后窝血肿病情紧急者，在不能及时进行 CT 检查时，可在枕骨部位、枕骨骨折线上，实行正中及旁正中钻孔探查。若发现血肿，应作枕骨鳞部和寰椎椎弓部分切除，以保证充分的颅后窝减压。

7.预后　外伤性颅后窝血肿病情恶化进展主要是压迫脑干，发生急性脑积水和枕大孔疝而导致死亡，因此及时、正确的手术清除血肿有利于解除脑干受压及缓解脑积水，这样不仅能终止病情的恶化，而且有利于改善脑神经功能。术前 GCS 评分是评价患者预后的最重要指标。Sripairojkul 等报道的 22 例颅后窝血肿 GCS 13～15 分恢复良好占 90%，而 GCS 低于 9 分的恢复良好占 30%；d'Avella 等报道 24 例急性外伤性颅后窝硬膜下血肿,其中 GCS 评分≥8 分 12 例,GCS 评分<8 分 12 例,前者 75% 预后良好,后者 91.6% 预后不佳。同时,血肿部位与手术预后也有密切关系。文献报道硬膜下血肿及小脑挫裂伤伴小脑血肿患者的预后较差,与常伴有小脑、脑干损伤有关。此外,受伤后距离手术时间的长短对患者的预后亦有较大的影响。因此,早期诊断、早期手术至为关键。对于颅后窝血肿,尤其是单纯硬膜外血肿,一旦诊断明确,又具备手术指征,必须争分夺秒,有效地清除血肿或挫伤灶,充分颅后窝减压,这也是抢救的关键。对凡有枕部外伤后头痛,呕吐或发现枕骨骨折者,应及时进行头颅 CT 检查,一旦确诊又具备手术指征者,尽快手术清除血肿和减压。只要诊断及时、治疗方案选择得当,绝大多数外伤性颅后窝血肿预后是较好的。最后,外伤性颅后窝血肿预后除了取决于颅后窝创伤本身外,患者伴有的幕上创伤性病变也是影响预后的关键。即使合并幕上血肿,只要治疗及时,也能收到满意效果。只有合并广泛而严重的脑挫裂伤或严重原发性脑干伤者预后不良。

(六)外伤性迟发性颅内血肿

1.概述 1977 年 Frech 和 Oubin 根据 CT 扫描,最早论及外伤性迟发性颅内血肿(DTICH)的概念。DTICH 实际上是一个影像学上的概念,是一个颅内从无血肿到有血肿的病理过程。它指头外伤之后,首次 CT 扫描"颅内未见异常",病情加重时迅速行 CT 复查,在颅内发现了血肿;也指首次 CT 扫描仅仅表现为蛛网膜下腔出血,或者脑组织灰白质交界不清,或者局部的占位效应,或者为脑挫裂伤,颅骨骨折,或者薄层血肿,颅内出血,而经反复的 CT 扫描复查发现了颅内血肿;还可指手术清除了首次 CT 扫描所发现的血肿,术后 CT 复查在原无血肿的部位新发现了血肿;而首次 CT 扫描"颅脑未见异常",死后尸检时在原无血肿的部位发现了颅内血肿也可称作迟发性血肿。当迟发性血肿清除之后,而经常规的 CT 扫描复查在原无血肿的部位发现了新的颅内血肿,可称之为多发性迟发性颅内血肿。DTICH 的发病率国内外报道不一,临床统计表明其发生率占全部颅脑损伤患者的 4%～15%,甚至高达 30%。迟发性颅内血肿可发生于中枢任何部位:硬膜外、硬膜下、脑内、脑室内。可为单发血肿,也可为多发性血肿,但以迟发性脑内血肿和迟发性硬膜外血肿多见,而硬膜下血肿较少见。此病可见于任何年龄,起病方式可为急性、亚急性或慢性,但仍以外伤后急性期多见。患者受伤机制为减速伤,年龄在 50 岁以上,外伤后首次头颅 CT 检查有脑挫伤、蛛网膜下腔出血、颅骨骨折等原发性颅脑损伤,是发生外伤性迟发性颅内血肿的高危因素。

2.病理与病理生理 外伤性迟发性颅内血肿的发病机制目前尚不明确。多数学者认为脑挫裂伤是外伤后迟发性颅内血肿的重要基础。脑挫裂伤区血管舒缩功能障碍,导致血管坏死、破裂出血形成血肿,而低血压、低氧血症以及全身凝血功能障碍、手术减压或过度使用脱水剂等治疗之后均可促使脑挫裂伤灶出血,从而形成迟发性血肿。具体而言,其发生机制有以下几方面:

(1)保护性机制学说:颅脑损伤后,由于脑水肿、脑肿胀及颅内血肿等引起颅内压增高或其他填塞效应的保护机制存在,对撕裂的血管起压迫止血作用,未形成或仅形成少量血肿,当使用强力脱水、手术清除血肿、去骨瓣减压后,颅内压迅速降低,消除了脑保护机制对出血源的填塞作用,原已破裂的血管和板障迅速出血,丧失自主调节功能的小血管也可因血管内外压力差增高破裂出血,从而形成迟发性血肿,非手术区脑组织压力及已损伤血管的血管外压力也降低,引起远隔手术区及手术区对侧硬脑膜与颅骨分离,从而牵拉和扯断硬脑膜血管、硬脑膜静脉窦,更易出血形成迟发性血肿。

(2)血管舒缩机制障碍:脑挫裂伤可直接损伤血管壁,造成局部脑组织代谢紊乱,释放血管活性物质,导致血管舒缩功能障碍,颅内压增高亦可使脑血管调节功能下降,引起局部脑组织缺血缺氧,血管壁软化破裂,同时形成高碳酸血症,毛细血管和小静脉扩张、充血、血流停滞,促进血细胞外渗,形成血肿。而治疗后脑血管内外压力差突然增大可能是术后脑出血的重要诱发因素。脑外伤致血管舒缩功能障碍,使脑血管渗透性增加,血管壁坏死、破裂和出血,最后融合成血肿。

(3)凝血机制障碍:颅脑损伤后,受损的脑组织释放大量组织因子(凝血活酶)进入血液循环,激活Ⅶ因子从而触发外源性凝血途径。颅脑损伤患者在合并缺氧、酸中毒、细菌感染或休克时,由于血管内皮细胞受损,又可触发内源性凝血途径和血小板聚集。这种血液高凝状态,在重型颅脑损伤患者伤后6小时内即可发生。纤溶酶原与纤维蛋白结合后,提高了对纤溶酶原激活物的敏感性,或因组织纤溶酶原被激活,引起纤溶亢进。D-Dimer是凝血酶及因子Ⅷ作用下的交联纤维蛋白经纤溶酶降解作用后的终末产物,血浆中D-Dimer含量增高表明体内有血栓形成及溶解发生,并出现在继发性纤溶中。全身性凝血机制障碍或脑损伤区释放组织凝血激酶引起局灶性凝血异常,从而导致外伤性迟发性颅内血肿。

3.临床表现　外伤性迟发性颅内血肿多发生于颅脑损伤后3天以内,以24小时为发病高峰。根据其发病特点可分为以下几类:

(1)中、老年外伤性迟发性颅内血肿:中、老年人由于生理性脑萎缩,颅与脑间隙增大,脑血管硬化脆性增强,外伤后容易引起脑挫伤,导致迟发性颅内血肿。①多为减速伤;②由于脑萎缩,临床症状较轻,而复查CT时发现的迟发性颅内血肿已较大;③老年人的神经反应差,当出现迟发性颅内血肿时已到了晚期;④外伤性迟发性颅内血肿以中、老年人多见;⑤中、老年患者常有高血压病史,伤后全身系统血压升高,外伤灶内血管进一步扩张、破裂出血而形成迟发性血肿;⑥老年人多有动脉硬化、血管壁脆性大,经猛烈撞击后较年轻人更容易出血而形成血肿。

(2)小儿迟发性颅内血肿:有如下临床特点:①受伤史有的不清楚,有的甚至在首次CT扫描正常之后仍然隐瞒病史;②临床上表现为烦躁不安、拒食、哭闹;③头痛、恶心、呕吐,以喷射状呕吐为主,多为晨吐;④重时嗜睡,甚至昏迷;⑤贫血貌,年龄越小越明显,面色苍白或是土灰色;⑥前囟张力高,搏动下明显;⑦有的逐渐地出现单瘫或者偏瘫、失语等症状;⑧实验室检查见红细胞及血红蛋白较低。

(3)术中迟发性颅内血肿:颅脑损伤之后比较重,首次CT扫描或者复查CT扫描发现了需要急诊手术的巨大血肿,血肿清除之后术中发现:①术中急性脑膨出者;②术前双瞳等大,术中对侧瞳孔散大者;③手术同侧肢体活动差或者不活动者;④血肿清除之后,脑压迅速增高者(除麻醉浅之外);⑤血肿清除之后延髓受压的症状未缓解者;⑥术中因脑肿胀而探查原无血肿的部位发现了血肿;⑦术中脑膨出,探查其他部位未发现血肿,可缝合伤口之后带气管插管急行CT扫描,以排除术中的迟发性血肿;⑧术前双瞳散大,清除血肿之后双瞳不见回缩者,特别是血肿对侧的瞳孔。

(4)术后迟发性血肿:一般来说,伤后手术的时间越早,发生迟发性血肿的可能性越大,不论是血肿清除术还是内外减压术。在临床上主要表现为:①术后意识障碍进行性加重,GCS逐渐地降低者;②术后回缩的瞳孔又散大者;③逐渐地出现新的脑受压的症状者,如偏瘫、失语等;④术后发生癫痫者,特别是局限性癫痫或者癫痫持续状态;⑤骨窗的张力逐渐增高者;⑥颅内压监护:颅压超过25mmHg者;⑦逐渐地又出现延髓受压的症状:血压高、呼吸慢、脉搏慢者;⑧术前神志清醒,术后出现精神症状或者意识障碍不能以脑挫裂伤及全身疾患所解释者;⑨术后经降颅压,止血等对症治疗之后,病情仍未见好转者;⑩术后麻醉未醒者。

(5)颅后窝迟发性血肿:临床上比较少见,多为硬膜外血肿。临床症状隐匿,一旦发生迟发性血肿,病情进展迅速,失去了抢救机会。早期主要表现为:①有枕部头皮下血肿或者颅骨骨折;②颅内压增高的症状较明显:头痛、恶心、呕吐、视神经盘水肿;③伤后逐渐地出现小脑的症状;④枕部着力,可见皮下淤血、瘀斑;⑤颈项强直或强迫头位,克氏征阴性或阳性;⑥骨折线横跨横窦者;⑦首次CT扫描颅后窝有出血者。

4.辅助检查　连续性CT扫描是诊断外伤性迟发性颅内血肿最重要的方法之一,它可早期发现以前没有发现的迟发性血肿。严密的临床观察是CT复查的前奏,反复地CT复查确定诊断的最终目标。

对首次CT检查发现以下征象者应视为外伤性迟发性颅内血肿的高危因素:①脑挫裂伤可能是迟发性

血肿发生的基础。多数迟发性脑内及硬膜下血肿在此基础上形成,以减速性损伤多见。减速性损伤不但可致冲击点局部挫伤,而且由于对冲部位的脑皮质与粗糙的前、中颅底及蝶骨嵴冲撞造成脑组织挫伤出血,故部位多为受伤部位及额底和颞极等对冲部位。脑挫裂伤伴点片状出血,同时引起局部脑血管调节机制障碍,毛细血管、小静脉扩张充血,血流停滞,血细胞外渗,形成点状出血,最后融合形成血肿。文献报道48%~80%的外伤性迟发性颅内血肿发生于脑挫裂伤出。②蛛网膜下腔出血是脑挫裂伤的重要间接征象,只有当血肿局部血红蛋白>70g/L时,CT检查才能发现脑组织密度的差异从而诊断脑挫裂伤。首次CT检查过早,局部组织虽有出血,但血红蛋白浓度尚未达到70g/L,CT不能发现,只能发现蛛网膜下腔出血这一间接征象。复查CT可发现脑挫裂伤灶,并在此基础上出现迟发性脑内血肿。因此检查如发现脑沟变浅、灰白质界限模糊等早期表现时不可忽视。尤其是在外侧裂、前纵裂及脚间池积血者,更应注意。同时蛛网膜下腔出血尤其侧裂及脑沟的积血,可引起脑血管的痉挛导致血管壁各层组织缺血、坏死,也可导致外伤性迟发性颅内血肿。③颅骨线样骨折是迟发性颅内血肿最多见的早期CT征象,尤其当骨折线跨脑膜中动脉或静脉窦时,常发生硬膜外血肿。骨折容易造成脑膜中动脉或其分支静脉窦的破裂出血以及板障出血。早期因压力填塞等原因出血缓慢,为颅腔的适应提供了时间,因此症状隐蔽,不易发现。脱水治疗后颅压降低,硬膜外血肿会在短时间内出现,造成硬脑膜从内板剥离,使出血不易止。且发病突然,出血量大,极易发生小脑幕切迹疝。④首次CT检查阴性的患者亦要警惕迟发性颅内血肿的发生。

5.诊断　目前认为颅脑损伤后及时复查CT是诊断迟发性颅内血肿的有效办法。临床上对于轻微颅脑损伤症状、体征不严重者应严密观察病情(不能依赖首次CT检查结果),一旦出现头痛、呕吐加剧,意识障碍进行性加深,出现新的神经定位体征,或术后病情好转后又加重,或原无脑肿胀,术中发生急性脑组织膨出等,均应立即复查CT,尤其是中、老年患者,由于脑萎缩的存在,更易形成迟发性颅内血肿。一般认为CT复查的最佳时间为伤后24小时,虽然24小时内及24小时后发现血肿较少,但不也可忽视,应高度重视,因仍有迟发性颅内血肿发生的可能。

6.治疗　外伤性迟发性血肿的治疗,原则上应积极手术治疗,特别是病情进行性加重,经对症治疗未见好转的病例。

(1)手术治疗

1)适应证:①意识进行性加重者;②一侧或者双侧瞳孔散大者;③幕下血肿大于10ml并伴有梗阻性脑积水者;④有癫痫发作者,特别是局限性癫痫;⑤幕上血肿量大于30ml者,特别是硬膜外血肿和颞叶血肿;⑥有血肿所致的神经系统症状和体征者;⑦昏迷的患者,CT复查发现了迟发性颅内血肿;⑧迟发性颅内血肿合并脑挫裂伤或者复合血肿量加起来超过30ml者;⑨有明显的颅内压增高症状和体征如头痛、恶心、呕吐、视神经盘水肿,经对症治疗不见好转者;⑩颅内压监护超过25mmHg,并呈进行性升高者;⑪脑室、环池明显受压,显示不清楚者;⑫中线结构移位超过1cm者;⑬幕上血肿最大直径>4cm者。

2)手术方法:

①骨瓣开颅血肿清除术:适应于各种类型的绝大多数的迟发性颅内血肿,特别是需要内外减压术的患者。

②钻孔冲洗引流术:适用于神志清楚的中老年的急性、亚急性硬膜下血肿。

③血肿穿刺引流术:适用于无脑疝的症状和体征、年龄较大、因各种原因不能耐受全麻手术的急性、亚急性、慢性硬膜下血肿。多次穿刺,每3~5天一次,直至血肿量减少,病情逐渐好转,中线结构复位,脑压下降时为止。剩余的血肿保守治疗,动态观察,复查CT见血肿完全消失为痊愈。

④血肿穿刺、尿激酶溶解引流术:因患者高龄,不适合全麻手术,无脑疝症状及体征,血肿位于硬膜外或者硬膜下,椎颅血肿穿刺不易抽出较多的血肿,可注入小于穿刺血肿量的尿激酶液,夹闭引流管4~6小

时后放开引流管,行持续性外引流术,根据患者的情况,使用适当量的甘露醇,常规 CT 复查动态观察血肿的变化。夹管后病情加重时可提前开放引流管。

不论哪种手术方式,术后都要在 24 小时内行 CT 复查,以观察血肿量及脑复位的程度,以便确定下一步的最佳处理方案。术后仍然要严密观察神志的变化,若意识明显好转,可延期行 CT 复查,但离院前一定要复查 CT。

非手术治疗:因伤后常规的反复地 CT 扫描动态观察,发现了不少的迟发性血肿,这些患者在临床上少数症状轻,一般情况好,GCS 13～15 分,不一定需要手术治疗,但要严密观察。

(2)非手术治疗:非手术治疗的指征:①幕上单个血肿量少于 30ml;②神志清楚或者意识障碍不明显,GCS≥13 分者;③没有颅内压增高的症状及体征者;④环池无明显受压或正常者;⑤持续的颅内压监护≤25mmHg 者;⑥无脑受压的症状及体征,如:偏瘫、失语、偏盲等;⑦经脱水、止血等治疗后病情逐渐地好转者;⑧幕下血肿不超过 10ml,无梗阻性脑积水者;⑨硬膜外血肿的最大厚度小于 4cm 者;⑩中线结构的移位小于 0.5cm 者;⑪血肿位于颞叶以外的硬膜下及脑内者。

7.预后与展望　外伤性迟发性颅内血肿因病情变化急剧,病死率高,诊治较困难易被忽视。早期文献报道预后极差,病死率为 42%～71%。因此,只有做到早期诊断、早期治疗,才能降低死亡率。

三、外伤性硬膜下积液

(一)概述

创伤性硬脑膜下积液(TSE)又名创伤性硬脑膜下水瘤(TSH),是颅脑损伤时各种原因导致的硬脑膜下间隙脑脊液聚集。发生率因各家报道不同,占颅脑损伤的 1.16%～10%。儿童发病率较高,约 19.5%。常发生于一侧或两侧额颞部,双侧额部亦多见。

(二)病理与病理生理

创伤性硬膜下积液的形成机制较为复杂,主要有以下相关机制:

1.单向活瓣学说:软脑膜与蛛网膜之间充满脑脊液,有许多蛛网膜小梁相连,而蛛网膜与硬脑膜之间为一潜在间隙,它们之间有桥静脉、少量的蛛网膜颗粒以及病理性粘连。头部创伤时,暴力可造成脑表面、视交叉池、外侧裂池等处的蛛网膜撕裂,破口可呈单向活瓣样,脑脊液可随脑搏动不断从破口。流入硬膜下腔,却不能返回蛛网膜下腔而逐渐聚集形成硬膜下积液。

2.血-脑脊液屏障破坏学说:颅脑损伤后,血-脑脊液屏障受到破坏,毛细血管通透性增加,血浆成分大量渗出聚积在硬膜下腔而形成。

3.脑外伤后,由于硬膜下腔出血,积聚的血液中红细胞逐渐破坏后,积液内蛋白含量升高,或由于炎性反应致硬脑膜胶原合成增加及高蛋白渗出物增多等原因,局部积液的渗透压增高,周围组织水分不断渗入硬膜下腔积聚形成硬膜下积液。损伤出血可能是其主要原因,手术也证实在小儿颅脑创伤早期硬膜下积液都呈血性,慢性期积液呈橘黄色高蛋白液体。

4.颅内压平衡失调,同时伴蛛网膜撕裂,脑脊液向压力减低区聚积。

5.婴幼儿蛛网膜颗粒发育不良,易出现各种原因所致的脑脊液吸收不良。外伤及出血引起蛛网膜颗粒损伤或蛛网膜绒毛闭塞,蛛网膜颗粒对脑脊液重吸收减少也是硬膜下积液形成的可能原因。

6.过度脱水、脑萎缩及颅内压减低使硬脑膜与蛛网膜间隙增大,促进硬膜下积液的形成。

7.小儿脑组织含水量较成人高,脑组织脱水后体积萎缩明显,扩大的硬膜下腔易形成局部积液;小儿脑蛛网膜菲薄,易被撕破致脑脊液流至硬膜下腔。因此小儿创伤后硬膜下积液的发病率更高。对不同年龄、不同类型的颅脑损伤患儿,硬膜下积液的发生往往是多种病理生理因素综合影响形成的。

(三)临床表现

小儿创伤性硬膜下积液无明显特异性的临床表现,多合并于中、重型脑损伤、硬膜下出血等的临床表现过程中。若继发于轻型脑损伤,伤后早期可无明显的临床症状,随着硬膜下积液的发生逐渐出现头痛、呕吐等高颅压表现,常见因血性积液所致的烦躁不安、易激惹等脑膜刺激症状,同时伴有神萎、嗜睡、食欲减退等表现。部分患儿可出现局灶性抽搐发作,肢体偏瘫或锥体束征阳性。婴幼儿可表现为前囟饱满、张力增高、搏动消失,颅骨骨缝增,头围增大,头皮静脉扩张。由于婴幼儿对高颅压代偿能力较强,极少出现瞳孔散大、光反射消失及昏迷等严重的表现。前囟穿刺或引流可见创伤急性期积液为血性,数周之后逐渐演变为橘黄色清亮积液,细胞数正常而蛋白含量增高。

根据病情演变转归情况可分为 4 个不同时期:

1.进展期　发生在伤后早期(1～2 周内),表现多合并急性脑损伤的临床症状和体征中。积液的产生使颅内压进行性增高,意识障碍加重,婴幼儿前囟膨隆,可有烦躁、偏瘫、失语等表现。头颅 CT 动态观察积液逐渐增多,脑受压逐渐加重。

2.稳定期　急性期后脑水肿逐渐消退,硬膜下积液量多不再增加,高颅压趋于缓解,临床症状改善,病情逐渐稳定。CT 动态观察(2～4 周)硬膜下积液量无明显变化,部分病例可形成包裹性硬膜下积液。

3.消退期　稳定期病例经 1 至数月后硬膜下积液逐渐吸收,受压的脑组织逐渐复张,临床症状好转。CT 动态观察硬膜下积液减少或消失。

4.演变期　部分病例由于脑萎缩严重及形成包裹性硬膜下积液,积液可长期存在。包膜的形成常发生在积液后 22～100 天内,积液即转变为"水瘤",包膜形成后若合并包膜内缓慢出血而导致慢性血肿。由于占位效应为慢性过程,即使积液演变为血肿,多数患儿亦无明显临床症状,仅可表现为脑的功能发育延迟或倒退。复查头颅 CT 可以确诊。

(四)辅助检查

头颅创伤后择期多次的头颅 CT 扫描是常规的确诊手段,阳性率达 100%。典型的头颅 CT 表现为颅骨内板下方新月形或弧形低密度影,脑皮层有明显受压表现,脑回变平、脑沟变浅或消失。积液区 CT 值(7～28Hu)稍高于脑室内正常脑脊液 CT 值,边界清晰,增强扫描无强化表现,额、颞、顶部常见,以脑损伤较重一侧明显,可为单侧或双侧。当积液演变为包裹性积液或慢性硬膜下血肿时,CT 显示密度增高,增强扫描包膜强化。

头颅 MRI 表现:T_1 加权像、T_2 加权像、质子加权像信号一般稍高于脑脊液信号或基本接近脑脊液信号,同时可以更加清晰显示局部脑损伤情况。MRI 还可以显示积液有无包膜形成。

(五)诊断与鉴别诊断

1.创伤性硬膜下积液诊断标准

(1)有明确的头部外伤病史,但需考虑到可能被家长忽略的小儿隐匿性头部创伤史。

(2)临床表现主要为原有的脑损伤症状加重或恢复延迟。部分轻型脑损伤患儿可能没有明显的症状。

(3)硬膜下积液多出现在外伤后 20 天之内,头颅 CT 显示硬膜下腔有低密度的均匀的新月形或弧形低密度影。

(4)MRI 显示硬膜下腔有稍高于脑脊液信号或接近脑脊液信号的新月形或弧形区域,病变区及周边硬膜组织强化不明显。

外伤性硬膜下积液可演变为慢性硬膜下血肿,其诊断标准:外伤后 CT 扫描发现硬膜下积液,复查 CT 发现硬膜下积液演变为高 CT 值的硬膜下血肿。

2.鉴别诊断

(1)脑外间隙增宽(外部性脑积水):脑外间隙增宽多无明显症状,部分患儿有头颅异常增大、前囟宽大的体征。少数患儿因头颅创伤后行头颅 CT 检查时偶然发现。脑外间隙增宽的积液部位位于蛛网膜下腔,硬膜下积液位于硬脑膜和蛛网膜之间。脑外间隙增宽 CT 表现鉴别为:①为双侧额颞顶部左右对称分布,其下方脑组织沟回无任何受压表现,CT 值与正常脑脊液相同,为 0~10Hu。②多伴纵裂池、侧颞池扩大。③脑室前角稍钝,脑室系统稍扩大,无脑室受压表现。④脑沟加深脑回变窄,有轻度对称性脑萎缩表现。

值得注意的是外部性脑积水可以合并硬膜下积液,在头颅 CT 上难以区分,而头颅 MRI 可显示两者的分界。

(2)慢性硬膜下血肿:外伤可导致急性硬膜下血肿,若急性期后发现则已演变为慢性硬膜下血肿。外伤性硬膜下积液亦可演变为慢性硬膜下血肿。若有早期头颅影像资料对比即可鉴别。若无早期资料对比则通过以下影像特征鉴别:①硬膜下积液 CT 值明显低于慢性硬膜下血肿。②增强 CT 扫描硬膜下积液无强化,而慢性硬膜下血肿有边缘强化。③MRI 显示 T_1 加权像、T_2 加权像、质子加权像信号一般稍高于脑脊液信号或基本接近脑脊液信号,而慢性硬膜下血肿信号明显较强。增强 MRI 也可见到血肿有明显的边缘强化。

需注意的是,急性期单侧小儿硬膜下积液和慢性硬膜下血肿都可引起明显的占位效应导致相应的神经系统症状。

(六)治疗

小儿硬膜下积液应根据有无高颅压或神经功能障碍、硬膜下积液量、积液性状、脑创伤急、慢性期等因素综合判断,选择不同的治疗方式。

1.非手术治疗　对于无明显临床表现,病情相对稳定的病例,积液量多少仅作为手术相对指针。以下情况可考虑保守治疗:①处于稳定或消退期的无症状硬膜下积液,即使积液量大也暂不行手术治疗,因为部分病例是由于重型脑损伤继发严重脑萎缩使硬膜下腔明显增宽,从而导致积液量多,此时即使手术效果不佳,且增加继发出血及感染的风险;②头颅影像表现无中线偏移及脑室脑池受压,无明显脑结构改变的病例。

非手术治疗方法:①一般治疗:卧床头高位,避免哭闹、烦躁不安、屏气等导致颅内压增高的因素;②对症治疗,如惊厥发作需充分止惊,加强呼吸道管理,保持呼吸道通畅;③注意补液治疗,避免电解质紊乱,合理使用脱水剂,加强神经营养、扩张脑血管、改善脑微循环。适当输注白蛋白维持血浆胶体渗透压,促进积液吸收;④高压氧治疗有利于脑结构修复及脑功能恢复,促进积液吸收。

2.手术治疗　非手术治疗效果不佳,处于进展期的病例往往需手术治疗。以下情况需考虑手术:①临床症状明显或进行性加重;②出现与积液部位明确相关的神经系统定位症状及体征,包括局灶性抽搐发作,精神智能障碍,肢体瘫痪等;③复查 CT 提示硬膜下积液进行性增多,积液厚度大于 0.6cm,脑受压明显;④积液量虽未增加但持续存在且占位效应明显,非手术治疗无效;⑤头颅 CT 动态观察提示积液向慢性硬膜下血肿转化。

常用手术方式:前囟穿刺引流、钻孔外引流、包裹性硬膜下积液包膜切除、颞肌瓣硬膜下转移填塞术、硬膜下腔一腹腔分流术。

(1)前囟穿刺持续引流术:对前囟未闭,积液位于前囟区域者,可行前囟侧角穿刺硬脑膜下持续引流。患儿镇静后仰卧或侧卧位,于前囟外侧角头皮局麻后,用静脉 7 号套管针于前囟右外侧角垂直或稍向前外方呈 30°刺入,当穿透硬脑膜时阻力消失,即达硬膜下腔(深度在 1cm 左右),拔出针芯即见有血性或橘黄色液体流出,接肝素帽,无菌敷片固定引流针,外接引流袋。持续引流 1~3 天,最长不超过 1 周。术后可采用向患侧头低位,注意脱水及补液治疗,促进脑组织膨起消除积液。

(2)颅骨钻孔硬膜下腔外引流术:于积液量较厚部位、低位、发际内做切口颅骨钻孔,硬脑膜电灼成孔后立即置入引流管,深度 1cm 左右,切忌置入过深致引流管插入脑实质内。亦可采用硬脑膜切开,此法置入引流管深度及方向易控制,但造成脑脊液漏、皮下积液的风险较大。拔管指征:临床症状及体征好转或消失;引流液由血性转为较清亮无色或淡黄色;复查 CT 积液量明显减少;引流量<10ml/d。引流时间不超过 1 周。可不必夹管而直接拔管,拔管后局部头皮缝合并采用头高位防止脑脊液漏,以减少感染的风险。

(3)包裹性硬膜下积液包膜切除术:硬膜下积液时间超过 3 周,多形成囊膜包裹,囊壁由纤维组织构成,囊膜附着于大脑表面及硬脑膜,压迫脑组织,限制脑的发育。此时引流效果差,脑组织再膨起困难,须开颅切除囊膜。术中主要切除脏层囊膜(贴附脑表面侧),应尽量广泛剥离,切除困难处可放射状剪开解除对脑组织的压迫。需注意的是附着于硬脑膜内侧的壁层包膜予以保留,因剥离后易发生硬脑膜广泛渗血且止血困难,是造成术后硬膜下积血、积液的主要原因。

(4)颞肌瓣硬膜下转移填塞术:对于积液形成时间短,尚未包裹,积液量多但高颅压及脑组织受压不明显者,可采用蛛网膜造瘘及硬膜下腔颞肌转移填塞术。其机制在于:①颞肌填入硬膜下腔,缩小了积液存留的空间;②带血管的颞肌有持续吸收积液的作用;③利用脑、肌血管共生作用可进一步改善脑组织功能。手术方法:于颞部取带蒂颞肌宽约 3cm×1.5cm,颅骨磨开约 1.5cm×0.5cm,切开硬脑膜后将颞肌瓣置入硬膜下腔,肌瓣与硬脑膜缝合固定。

(5)硬膜下腔-腹腔分流术:手术方法与脑室-腹腔分流术相同。有学者对硬膜下积液的患儿行脑池造影检查发现硬膜下积液在 2～3 周已经孤立,囊肿形成,并推荐行硬膜下分流。分流后硬膜下积液逐渐消失,分流作用停止后可以拔出分流管。但对于硬膜下腔与蛛网膜下腔相通者,手术效果不佳。

(七)预后及转归

硬脑膜下积液患儿的预后主要取决于原发脑损伤的严重程度。若脑损伤较轻,硬膜下积液一般预后良好。而脑损伤严重者多有继发性脑萎缩等病理改变,硬膜下积液治疗效果往往不佳。仅从积液来说有两种转归:①大多数硬膜下积液治疗后吸收或手术后消失;②硬膜下积液长期持续存在。因脑损伤后继发脑软化、脑萎缩等导致脑复张困难而持续存在积液,手术治疗效果不佳,可以临床观察随访。

(陈志林)

第七节　颅内血肿

一、急性硬膜外血肿

硬膜外血肿(EDH)是发生于硬膜和颅骨之间的潜在腔隙的血肿。临床上急性 EDH 以颅脑外伤多见,且多发生于受重击局部,偶为自发因素。EDH 容易治疗,合并的脑损伤一般不重,如及时治疗常常能取得良好的预后。随着现代 CT 影像的进步使 EDH 获得诊断快速而准确。

(一)发生率

EDH 占所有头伤病人的 10%～20%。头伤清醒以后恶化昏迷的病人中 EDH 占 17%。

（二）相关解剖

硬膜与颅骨联系较紧密，特别是在骨缝处。主要骨缝为冠状缝（额骨与顶骨）、矢状缝（双侧顶骨）和人字缝（顶骨与枕骨）。EDH一般不超过骨缝。由于骨折线穿越上矢状窦或横窦，亦可引起骑跨于窦上的巨大硬膜外血肿，这类血肿的不断扩张，多为硬脑膜与骨内板剥离后，导致新的出血所致，而非仅由静脉压造成继续出血。EDH最常见的部位是颞顶部，占70%～80%。该部位骨质相对较薄，脑膜中动脉紧贴其内板。发生于额部、顶部和枕部的血肿各占10%左右，其中部分枕部EDH为横窦上下骑跨型。EDH较少发生于矢状窦附近。

（三）病因和病理生理

创伤是最经典的原因，常常为钝性伤，如交通事故、打击、坠落和其他意外。与急性膜下血肿、脑挫裂伤和弥漫性轴索损伤不同，EDH不是头的相对运动所产生，而是局部而主要是硬膜和颅骨血管的破裂。EDH的出血来源多见于硬膜血管的破裂，包括脑膜中动脉分支、静脉、硬膜静脉窦和颅骨血管（板障和颅骨导血管）等，颅骨骨折导致脑膜中动脉破裂是最常见的原因。少数EDH非创伤引起，包括颅骨感染性疾病、硬脑膜血管畸形和颅骨转移瘤。也可由凝血障碍所致，如终末期肝病、慢性酒精中毒、血小板功能障碍。

（四）临床表现

绝大多数EDH为创伤性，常伴有局部头皮裂伤、肿胀或挫伤，从而提示损伤的部位和可能的血肿部位。根据打击的力量以及出血速度不同，可表现为不同时限的原发昏迷。

1.意识障碍　由于原发性脑损伤程度不一，这类病人的意识变化，有3种形式：①原发性脑损伤较轻，伤后无原发昏迷，至硬膜外血肿到一定程度后，开始出现意识障碍，这类病人容易漏诊。②原发性脑损伤略重，伤后曾一度昏迷，随后即完全清醒或有意识好转，但不久又再次昏迷，这类病人即所谓典型病例，EDH病人中的20%～50%有典型的中间清醒期。最初，头部受力引起意识改变，意识恢复后，EDH继续增大，直至占位效应明显、引起颅内压增高，重新导致意识障碍，甚至脑疝形成。这类病人容易诊断。③原发性脑损伤严重，伤后即持续昏迷，颅内血肿的征象常被原发性脑挫裂伤或脑干损伤所掩盖，这类病人较易误诊。

2.颅内压增高　随着颅内压的增高，病人表现为头痛、呕吐、躁动等，进一步发展则可发生Cushing反应。经典的Cushing三联征是全身血压升高、心率变慢和呼吸抑制。主要是颅内压增高后脑灌注不足所致。此时，若使用抗高血压治疗可能引起脑缺血。血肿清除后可消除Cushing反应。等到衰竭时，则表现为失代偿，呈血压下降、脉搏细弱及呼吸抑制。

3.神经系统体征　单纯的硬膜外血肿，早期较少出现神经受损体征，仅在血肿形成压迫脑功能区时，才有相应的阳性体征。当血肿不断增大引起颞叶钩回疝时，病人则不仅有意识障碍加深，生命体征紊乱，同时将相继出现患侧瞳孔散大，对侧肢体偏瘫等典型征象，如果病人伤后立即出现面瘫、偏瘫或失语等症状和体征时，多为原发性脑损伤所致。偶尔，因为血肿发展急速，造成早期脑干扭曲、移位并嵌压在对侧小脑幕切迹缘上，则可引起不典型体征：即对侧瞳孔散大、对侧偏瘫；同侧瞳孔散大、同侧偏瘫；或对侧瞳孔散大、同侧偏瘫。应立即借助辅助检查定位。

（五）实验室检查

必要的检查包括血细胞比容、血生化、凝血实验、血小板计数。严重头伤引起组织促凝血酶原激酶释放，导致DIC。必要时应给予补充相应的凝血因子。成年人发生EDH时，很少引起血细胞比容明显下降。婴幼儿的血容量小，同时硬膜外出血可经过颅缝扩展，导致明显的血液丢失，从而引起血流动力学不稳定，因此，应该监测血细胞比容。

（六）影像检查

1.X 线片　尽管 CT 扫描已逐步替代 X 线成为颅脑外伤的首选影像学检查,但颅骨 X 线片也能显示骨折线走形及是否跨越脑膜中动脉的血管沟等信息,提示可能的血肿部位。虽然骨折并不意味着 EDH,然而,90％以上的 EDH 有颅骨骨折。儿童颅骨的可塑性较大,EDH 时发生骨折的比例稍低。

2.CT 扫描　CT 是诊断 EDH 最精确而敏感的方法(图 5-1)。其表现具有特征性。血肿受骨缝之间硬膜与颅骨内板的限制,血肿在 CT 轴位上呈双面凸镜样,多表现为均匀一致的高密度,有时也可见部分区域由于血清渗出和新鲜出血而呈混杂密度。特急性出血可为低密度,可能表明有活动性出血。血肿中血红蛋白的量决定了射线吸收量。信号强度依时间而改变。急性期为高密度;2～4 周时,变成等密度;时间更长,则变为低密度。头颅顶部(穹隆)和颅底(如中颅底)的出血少见,由于解剖位置的关系,其诊断较困难,容易漏诊,必要时行冠状 CT 扫描或 MRI 发现并判断血肿的位置和大小。

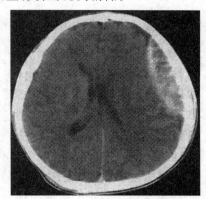

图 5-1　CT 平扫示硬膜外血肿

3.MRI　急性出血为等信号,故急性创伤不考虑行 MRI 检查,但对脑挫裂伤的检出率高于 CT 扫描。

（七）诊断与鉴别

应该强调早期诊断的重要性。幕上急性硬膜外血肿的早期诊断,应判定在颞叶钩回疝征象之前,而不是昏迷加深、瞳孔散大之后。故临床观察殊为重要,当病人头痛呕吐加剧、躁动不安、血压升高、脉压差加大或出现新的体征时,即应高度怀疑颅内血肿,及时进行的影像学检查,包括 X 线颅骨平片、A 型超声波、脑血管造影或 CT 扫描等。

（八）手术适应证

EDH 治疗决策取决于多种因素。当 EDH 具有占位效应并引起脑结构变形、脑疝形成和颅内压增高,或引起神经功能损害时应积极手术治疗。并非所有的急性 EDH 需要立即手术清除血肿。如果病变小,病人神经系统功能良好,可密切观察病人并早期行 CT 扫描,若血肿体积增大或症状恶化,应手术清除血肿。

手术治疗适应证为:幕上 EDH 体积＞30ml、厚度＞15mm、中线移位＞5mm 均应手术清除血肿,符合上述血肿条件的病人多有意识恶化或定位体征。非手术治疗适应证为:幕上血肿体积血肿＜30ml,厚度＜15mm,中线移位不超过 5mm,GCS 评分＞8 分且没有局部神经功能障碍;无意识恶化、眼底水肿及新病征出现;非颅中窝或颅后窝血肿者。治疗措施应是在严密观察病人临床表现的前提下,采用降低颅内压、止血及活血化瘀药物治疗,须行 CT 做动态监测,尤其是伤后的头 24h。

（九）手术治疗

1.术前准备　CT 扫描后,尽快进入手术室,病人仰卧,注意三翼钉固定可能扩大已有的颅骨骨折。枕部或颅后窝血肿应侧位、侧俯卧位或俯卧位。在不了解颈椎和颈髓情况时,应用硬的颈领固定。血肿位置也是重要的手术因素。颞叶血肿容易引起脑疝,导致病情迅速恶化;颅后窝血肿多为静脉窦破裂,代偿容积小,常常要急诊清除血肿。通常多采用骨窗开颅或骨瓣开颅术,便于彻底清除血肿、充分止血和必要时行硬膜下探查,是硬膜外血肿沿用已久的术式。骨窗开颅硬膜外血肿清除术适用于病情危急,已有脑疝来不及行影像学诊断及定位,直接送入手术室抢救的病人,先行钻孔探查,然后扩大成骨窗清除血肿。钻孔的顺序应是先在瞳孔散大侧颞部骨折线的附近,有 60％～70％的硬膜外血肿可被发现。探得血肿后按需要延长切口,扩大骨孔,排出血肿,并妥善止血。若清除血肿后硬脑膜张力仍高,或膨起或呈蓝色时均应切开探查,以免遗漏硬脑膜下或脑内血肿。术毕,硬膜外置橡皮引流条,分层缝合头皮。颅骨缺损留待 2～3

个月之后择期修补。

2.手术方式　常规开颅,注意血肿位置。骨瓣打开后,即见血肿,清除血肿、出血点止血。静脉窦出血一般经过压迫止血,注意抬高床头,避免静脉空气栓塞。

(1)骨瓣开颅硬膜外血肿清除术:适用于大部分病例。由于 CT 扫描检查的普及,能很好了解血肿的部位、大小和伴随的脑损伤情况,并能动态地观察血肿的变化,多数病例诊断明确。根据影像学检查结果,行骨瓣成形开颅。血块可用吸引器吸去或用脑压板剔出。清除血肿同时寻找出血来源。来自静脉窦的出血一般只需用明胶海绵覆盖即能控制。较严重的静脉窦出血可用止血纱布、肌片、生物胶等止血。来自脑膜中动脉的出血则需用双极电凝、结扎控制;若出血来自脑膜中动脉进颅处,须将颞部脑膜自颅中窝底翻起,沿脑膜中动脉找到棘孔,用小棉粒将棘孔塞住。由于出血常来自脑膜中动脉,为了能及早将其控制,清除血肿时应从接近颅底之处开始,发现出血点后立即进行处理。待血肿清除后,宜用生理盐水冲洗创面,仔细检查有无出血点,并逐一止血,防止术后再出血。注意同时伴有其他颅内损伤,如硬膜下血肿或脑内血肿,必要时一并清除。仔细悬吊硬脑膜于骨窗外缘,回置骨瓣并固定,分层缝合头皮,硬膜外置引流 24～48h。颅后窝的硬脑膜外血肿用枕下开颅。皮肤切口采用一侧枕下直切口或正中直切口。找到血肿后按其大小和位置将骨孔扩大,清除血肿。

(2)骨窗开颅硬膜外血肿清除术:CT 时代之前,经常采用钻孔探查,尤其是病人表现定位体征或症状迅速恶化时。现在的 CT 能快速扫描,一般不需要直接探查,除非病人颅内压极高、全身情况差、血流动力学不稳定。现在适用于病情危急、已有脑疝来不及行影像学诊断及定位,直接送入手术室抢救的病人,先行钻孔探查,然后扩大成骨窗清除血肿。如果病人表现为脑疝,应先在血肿部位快速钻孔,清除部分硬膜外血肿,使颅内压部分缓解。然后,开颅清除全部血肿。急性患者的症状如能提示血肿部位,则探查性钻孔先在该部位施行。如果症状不能提示血肿部位,可先探查颞部,因为这是最常发生血肿的所在。通过颞弓后 1/3 上方 3～4cm 处的钻孔,一般能找到颞部血肿。但少数患者的血肿接近颅中窝底,所以探查时亦应注意颅底部分。如在颞部未发现血肿,可在额、顶和枕部依次钻孔进行探查。这些探查性钻孔的切口都应采取这样的方向,使能延长成减压骨窗,或可将各钻孔连接成骨片成形。如果这些钻孔仍未发现血肿,当在对侧头部的相同部位进行探查。如果仍属阴性,最后应做枕下探查。清除血肿后,宜做硬膜小切口,探查硬膜下情况。发现硬膜下血肿时一并清除之。清除硬膜外血肿后硬膜应松弛塌陷,脑压降低。如脑压仍高,或者患者病情全无改善甚或有所恶化,应考虑另有颅内血肿,或有脑水肿-脑肿胀存在,应在其他部位再做钻孔探查。

(3)钻孔穿刺清除硬膜外血肿:其适应证为病情相对稳定,出血量 30～50ml,经 CT 检查明确定位,中线移位达 0.5cm 以上,无继续出血者。方法则按 CT 所示血肿最厚处,行锥孔或钻孔,然后插入吸引针管或放入带绞丝的碎吸针管。排出部分血液后再注入尿激酶,或尿激酶加透明质酸酶溶解残留的血凝块,反复数次,留管引流 3～6d 至 CT 复查血肿已排尽为度。该方法也可用于院前急救或脑内血肿的引流。

3.术后处理　病人通常放在监护病房直至病情稳定。处理好相关的颅内或全身损伤。行 CT 扫描,了解血肿清除的程度,并及时发现迟发性血肿。

(十)并发症

EDH 引起颅内压增高,脑疝形成,大脑前和大脑后动脉闭塞,导致脑梗死形成。进一步的脑疝压迫脑干,引起 Duret 出血,多发生在脑桥。颞叶钩回疝所致的动眼神经麻痹常常需要数月的时间来恢复。3 岁以内的儿童,颅骨骨折可能导致蛛网膜囊肿、生长性骨折形成。长期脑搏动和膨出形成囊肿,使骨折不能愈合,硬膜撕裂范围扩大,骨折边缘也扩大。通常形成搏动性头皮包块。

（十一）预后

尽管 EDH 治疗的终极目标是达到零病死率和 100％的良好功能预后,但报道的病死率为 9.4％～33％,平均约 10％。若病人生存,则术前的运动功能、GCS 和瞳孔反应与病人的功能预后显著相关。不合并脑损伤的单纯的 EDH,只要迅速清除血肿,则预后极好。总之,EDH 是神经外科的紧急情况,需要密切的临床和影像学观察或手术清除。多数病例有颅骨骨折、脑膜中动脉分支破裂。快速的诊断和适当的处理使病死率极低,获得良好的功能预后。

二、急性硬膜下血肿

急性硬膜下血肿(SDH)在 72h 内出现,一般发生在坠落、交通事故或打击伤以后。CT 扫描通常高密度。临床上,1 周内的血肿表现为急性血肿,1 周以上的血肿表现为慢性血肿。急性 SDH 常常与广泛的原发性脑损伤有关。弥漫性脑实质损伤与病人的预后密切相关,有报道显示急性 SDH 昏迷病人的 82％有脑挫裂伤。

（一）发生率

急性 SDH 是颅脑损伤常见的继发损害,在重型颅脑外伤患者中发生率为 12％～29％,占全部颅内血肿的 40％左右。SDH 发生的男女比例为 3∶1。急性 SDH 病人年龄比创伤病人的平均年龄大。一项研究发现,无急性 SDH 病人的平均年龄为 26 岁,而有 SDH 者为 41 岁。因此,头伤后,年长者更容易形成SDH。这是由于年长者存在脑萎缩,在撞击后的当时,桥静脉经受了更大的剪切力。

（二）病理生理

产生急性 SDH 的机制通常是颅骨受到高速撞击,引起脑组织相对于固定的硬膜结构移位,导致脑皮质血管撕裂。同时引起相关的脑挫裂伤,脑水肿和弥漫性轴索损伤。破裂的血管常常是连接皮质表面和静脉窦的静脉。皮质静脉也可能被直接撕裂。皮质动脉破裂引起的急性 SDH 发生于轻度头伤时,可无脑挫裂伤。血肿来源有:①来自脑挫裂伤。在裂伤部位的皮质动脉和静脉破裂,血液流入硬脑膜下腔或先流入脑内形成脑内血肿,再穿破皮质流到硬膜下腔。在贯穿性脑损伤中,这些皮质裂伤位于损伤的途径中。在闭合性脑损伤中,这些皮质裂伤可位于冲击点或对冲点。前者在损伤暴力的着力部位(额、顶、枕和小脑),常伴有颅骨凹陷性骨折,后者常位于大脑额颞叶的尖底。由皮质裂伤所引起的硬脑膜下血肿常局限于损伤部位。②大脑皮质静脉在进入静脉窦处破裂;乃由于额部或枕部受到暴力冲击,使大脑发生前后摇荡的结果。这些静脉损伤可位于大脑上静脉之进入上矢状窦处、大脑下静脉支进入横窦和蝶顶窦处,或大脑中静脉支进入上岩窦处。所引起的血肿常分布于大脑凸面的较大范围。

加速性损伤所致脑挫裂伤,血肿多在同侧;而减速性损伤所引起的对冲性脑挫裂伤出血常在对侧;一侧枕部着力于对侧额、颞部前份发生硬膜下血肿,甚至同时并发脑内血肿;枕部中线着力易致双侧额极、颞尖部血肿;当头颅侧方打击时,可引起伤侧硬膜下血肿和(或)脑内血肿;头颅侧方碰撞或跌伤时,同侧多为硬膜下血肿和(或)硬膜外血肿,对侧可致单纯性和(或)复合型硬膜下血肿;前额部着力时,血肿往往都在额部,很少发生在枕部,而老年人则常引起单侧或双侧单纯性硬膜下血肿。一项研究中,皮质的破裂均发生于侧裂,病人年龄常较大,其中部分人有中间清醒期。

（三）临床表现

急性 SDH 的临床表现取决于血肿的大小和脑实质损伤的程度。应根据 GCS 来评价病人。神经系统表现为:①意识改变;②血肿侧瞳孔扩大;③瞳孔对光反应消失;④血肿对侧偏瘫。少见的表现有同侧偏瘫,可由血肿对侧脑实质直接损伤或大脑脚受压引起。视盘水肿或一侧或双侧外展神经麻痹也可能出现。

还应检查全身各系统，以排除合并伤。

1.症状与体征　急性者大多为复合型硬脑膜下血肿，故临床表现酷似脑挫裂伤，所不同的是进行性颅内压增高更加显著，超过了一般脑损伤后脑水肿反应的程度和速度。病人伤后意识障碍较为突出，常表现为持续性昏迷，并有进行性恶化，较少出现中间清醒期，即使意识障碍程度曾一度好转，也为时短暂，随着脑疝迅速形成又陷入深昏迷。亚急性者，由于原发性脑挫裂伤较轻，出血速度稍缓，故血肿形成至脑受压的过程略长，使颅内容积代偿力得以发挥，因此常有中间清醒期。不过神志恢复的程度，不像硬膜外血肿那样鲜明、清醒。颅内压增高症状：急性者，主要表现为意识障碍加深，生命体征变化突出，同时，较早出现小脑幕切迹疝的征象；亚急性者，则往往表现头痛、呕吐加剧、躁动不安及意识进行性恶化，至脑疝形成时即转入昏迷。

2.局灶性体征　伤后早期可因脑挫裂伤累及某些脑功能区；伤后即有相应的体征，如偏瘫、失语、癫痫等；若是在观察过程中有新体征出现，系伤后早期所没有的或是原有的阳性体征明显加重等，均应考虑颅内继发血肿的可能。

（四）实验室检查

在急性 SDH 形成中，需要排除并纠正凝血障碍，应检查凝血酶原时间（PT），部分凝血活酶时间（APTT）和血小板计数。常规检查还包括血红蛋白、血电解质等。

（五）影像学检查

1.CT 平扫　怀疑急性 SDH 时，按照标准的高级创伤生命支持指南使病人稳定后，立即行 CT 扫描（图 5-2）。急性 SDH 一般为月牙形高密度区，位于颅骨内板和脑表面。单侧多见。有时，急性 SDH 为等密度，见于下列情况：①病人血细胞比容低；②血肿为特急性（少于 1h）；③有活动性出血。SDH 的 CT 表现如下。第 1 周 SDH 为同脑组织相等的高密度；第 2 周、第 3 周，血肿表现为等密度；3 周以后血肿为低密度。表现为混杂密度的慢性 SDH 表明反复出血，在急性和慢性成分之间可见液平。

2.MRI　在诊断急性 SDH 中的应用价值不大，因为MRI 需要花费较多的时间，且患者体内不能有金属异物。但 MRI 对于判断脑实质损伤和预后有价值，但需要稳定和治疗任何威胁生命的病变以后方可进行。

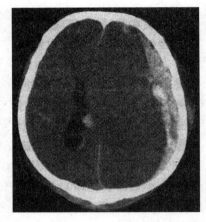

图 5-2　CT 平扫示左侧大脑半球急性硬膜下血肿

（六）诊断与鉴别诊断

颅脑损伤后，原发昏迷时间较长或原发昏迷与继发性意识障碍互相重叠，表现为昏迷程度不断加深，并随之出现脑受压及颅内压增高的征象，应怀疑急性硬脑膜下血肿；若病情发展较缓慢已为期 3d 至 3 周，有中间意识好转期，继而加重，出现颅内压增高症状，则提示可能伴有亚急性硬脑膜下血肿。应积极行 CT扫描。

对小儿及老年人急性硬脑膜下血肿的诊断，应注意其临床表现各具特点；小儿脑受压症状出现较早、较重，有时脑挫裂伤不重但脑水肿或肿胀却很明显，容易发生癫痫和并发电解质紊乱等，但小儿神经系统再生能力强，若处理得当，可获得较好预后；急性硬脑膜下血肿若属老年人对冲性特急血肿，出现双瞳孔散大、对光反应消失，则预后极差。老年人因血管硬化、脑萎缩，脑的活动度大，轻微头伤也可造成严重损害，而急性硬脑膜下血肿多属对冲性损伤，常伴有脑内血肿，虽然脑水肿反应不像青年人那么重，但组织修复能力差,恢复慢,并发症多,死亡率亦高。

亚急性硬脑膜下血肿中,有部分原发性脑损伤较轻、病情发展较缓的病例,亦可在严密的颅内压监护下或CT扫描动态观察下,采用非手术治疗获得成功。但治疗过程中如有病情恶化,即应改行手术治疗。

辅助检查主要依靠CT扫描,明确有无硬脑膜下血肿及了解其他损伤类型如脑内血肿、脑挫裂伤;颅骨X线平片检查,约有50%的病人可出现骨折,有一定的参考意义,但不如硬膜外血肿重要,可用作分析损伤机制;MR不仅能直接显示损伤程度与范围,同时对处于CT等密度期的血肿有独到的效果,因红细胞溶解后高铁血红蛋白释出,T_1、T_2均显示高信号,故有其特殊优势;此外,脑超声波检查或脑血管造影检查,对硬膜下血肿亦有定位诊断价值。

(七)手术适应证

无论GCS评分如何,CT轴位扫描时急性SDH厚度>10mm,中线移位>5mm,和(或)引起神经系统功能障碍,都应急诊手术清除血肿。急性SDH厚度<10mm、没有明显的占位效应或神经体征时可密切观察病人并动态行CT扫描,若血肿体积增大或症状恶化,应手术清除血肿。

急性、亚急性硬脑膜下血肿无论手术与否,均须进行及时、合理的非手术治疗,特别是急性血肿术后,尤为重要。小的急性SDH<5mm厚,无明显占位效应和神经症状,可临床观察。保守治疗的急性SDH可转变成慢性SDH,应行系列CT扫描随访。SDH导致脑疝时,立即给予甘露醇并急诊清除血肿,注意保持循环的稳定。过度通气可能引起脑缺血,使用时须慎重。病人还应输入新鲜的冷冻血浆(FFP)和血小板维持正常的凝血酶原时间和血小板计数>$100×10^9$/L。无占位效应和神经症状及体征的慢性SDH可行动态CT扫描,血肿可能消散。没有药物能使急性SDH快速消散,虽有个别急性硬脑膜下血肿可以自动消散,但为数甚少,不可存侥幸心理,事实上仅有少数亚急性硬脑膜下血肿病人,如果原发脑损伤较轻,病情发展迟缓,始可采用非手术治疗。适应证为:神志清楚、病情稳定、生命征基本正常、症状逐渐减轻;无局限性脑压迫致神经功能受损表现;CT扫描脑室、脑池无显著受压,血肿在40ml以下,中线移位不超过10mm;颅内压监护压力在25~30mmHg以下。

(八)手术治疗

1.术前处理　急性SDH病人发生创伤后癫痫的机会为20%,因此可给予苯妥英钠预防早期创伤后癫痫(伤后7d)。7d后停药,因不能预防后期的创伤后癫痫(伤后1周开始)。

急性硬脑膜下血肿病情发展急重,尤其是特急性病例,病死率高达50%~80%。亚急性硬脑膜下血肿中,有部分原发性脑损伤较轻、病情发展较缓的病例,亦可在严密的颅内压监护或CT扫描动态观察下,采用非手术治疗获得成功。但治疗过程中如有病情恶化,均应手术治疗,任何观望、犹豫都是十分危险的。

2.手术方式　手术方式的选择须依病情而定,常用的手术方法有以下3种。

(1)钻孔冲洗引流术:根据CT显示血肿所在部位,行钻孔引流。此法优点为手术简便,节省时间,创伤性较小,大多数硬脑膜下血肿都可用此法清除。对于亚急性和慢性血肿,手术时出血已经停止,不存在止血问题,此法尤为适用。缺点是手术显露较差;如继续出血,常常无法止血,较硬的凝血块,因无法清除而残留。术前来不及定位的紧急钻孔探查,应根据致伤机制,结合病人临床表现推测血肿位置,按序钻孔。若属对冲性损伤应首先在颞前部钻孔,其次额部,然后顶部;使连接各切口能组成一个骨片成形术。这样就可能在钻孔冲洗法不能完全清除血肿或发现硬脑膜下有新鲜出血时,改做骨瓣成形术。若系直接冲击伤,则先在着力部,继而于对冲部位钻孔探查。发现血肿后用吸引器吸去血肿内容,用导尿管插入腔内冲洗。血肿清除后在低位留置引流管1根,持续引流24h,分层缝合头皮。小儿急性硬膜下血肿囟门未闭者,可经前囟侧角穿刺反复抽吸逐渐排出,若属固态血肿则需钻孔引流或开颅清除血肿。

(2)骨瓣开颅术:适用于血肿定位明确的病人;经钻孔探查发现血肿呈凝块状,难以冲洗排出者;于钻孔冲洗引流过程中有活动性出血者;或于清除血肿后,脑组织迅速膨起,颅内压力又复升高者;并存有的脑挫裂伤和脑内血肿常需手术处理,骨瓣开颅是唯一适宜的方法。其优点为手术显露较好,可以清除血肿并进行止血。但手术较复杂,可能费时较多,创伤性较大,因此在病情紧急的患者中,最好先用钻孔法将血肿大部清,等脑压下降病情稳定后,再将钻孔连成骨瓣,进一步处理。手术方法与一般开颅术相同。开颅范围尽可能包括侧裂,因该处是破裂的皮质血管的主要所在。如同侧脑室存在,行脑室穿刺引流或行脑基底池引流。严重脑伤病人,若同时行对侧脑室引流,当能使病人获益。术毕,如常缝合硬脑膜及头皮各层,硬膜外置引流24h。若清除血肿后脑压又增高,应根据受伤机制估计可能的血肿部位,试行钻孔及探查。特别是额极、颞底部及脑内深部,术中B超检查有助于病变的定位。在确定无其他血肿后,根据伤情行颞肌下减压术或去骨瓣减压术。有些急性患者伴有较严重的脑实质损伤,脑水肿较为严重,脑压很高。这时如骤然切开硬脑膜,有发生急性脑肿胀、脑膨出和血压骤降的危险。所以如发现脑压极高、硬脑膜极度紧张时,应先用降温和降压麻醉,然后再切开脑膜。切脑膜时先做小切口,放出血液后如脑压即行下降,再扩大切口做进一步处理。

(3)颞肌下减压及枕下减压术:在急性血肿中,用骨瓣成形清除血肿和严重破碎脑组织后,如果脑压较高,缝合硬脑膜较紧张,或者有严重脑挫裂伤较严重,估计术后脑水肿较重时,为安全计,宜行减压术,硬膜敞开或行硬膜扩大成形术。有时甚至需要切除额极和颞极,行内减压,方能关颅。

①颞肌下减压:适用于幕上血肿。颞肌下减压术常于弃去骨瓣之后,将颞肌自颅骨表面充分剥离,咬除颞骨鳞部向下到颧弓水平、向前到额骨眶突后面的蝶骨大翼和顶骨相邻部,不超过颞肌覆盖面为度,使颞叶和部分额叶能有向外缓冲的空间,减轻侧裂血管及脑干的压迫。然后放射状剪开硬脑膜达骨窗边缘,缝合颞肌,颞肌筋膜不给予缝合,以便减压。分层缝合头皮,不放引流。一般多行单侧减压,如有必要亦可行双侧颞肌下减压。

②枕下减压术:适用于颅后窝血肿。方法与一般颅后窝开颅术相同。用正中枕下皮肤切口作枕下减压骨窗。枕骨大孔后缘和寰椎后弓切除,硬脑膜切开。清除血肿后,硬脑膜不给予缝合或行扩大成形术。缝合肌肉与皮肤,根据脑伤程度和血肿清除情况决定是否行侧脑室穿刺或放置引流。急性和亚急性硬脑膜下血肿常伴有较严重的脑实质损伤,患者病情多较严重,因此术后还须给予积极的非手术治疗。由于同一原因,这两种血肿的死亡率均较高。死亡原因有脑实质损伤太重;手术过迟,手术不彻底,可能另有血肿尚未发现;全身性并发症如循环衰竭、肺炎、脑膜炎、休克等。

3.术后处理　急性SDH一般合并存在脑挫裂伤和水肿,应行颅内压监测。清除急性SDH后,将ICP控制在20mmHg以下,维持脑灌注在60~70mmHg。清除急性血肿的24h内,应常规行CT复查。如果术后ICP仍高,急诊CT扫描,了解是否重新形成SDH或其他血肿。术后随访复查凝血问题(PT,APTT)和血小板,及时纠正,减少再出血的危险。如果病人病情稳定,可行脑MRI扫描,发现相关的脑实质损伤。急诊处理时一般只用CT。残留的急性SDH可变成无症状的慢性SDH,术后或保守治疗的病人,均应动态CT扫描观察血肿是否完全消散。仔细地进行神经系统检查,了解病人病情是稳定、改善还是恶化。

（九）并发症

急性SDH常伴随脑实质损伤,可能导致ICP增高。术后血肿可能残留或复发,症状未消除时应再次手术清除。严重头伤后有多达1/3病人发生创伤性癫痫。手术后应密切注意脑膜炎或脑脓肿可能。

（十）预后

急性SDH的病死率约为50%。近期文献报道为36%~79%。多数病人未恢复到伤前功能水平,14%~40%病人的结果较满意。高龄是重型脑外伤预后不良的独立因素,60岁以上高龄患者预后不良率显著增加。<40岁病人的病死率为20%,而40~80岁病人的病死率为65%,>80岁病人的病死率为

88%。受伤至手术的时间影响预后。急性硬脑膜下血肿若属老年人对冲性特急血肿,双瞳孔散大、对光反应消失,血肿小而病情重,则预后极差。Seelig 发现急性 SDH,在 4h 内手术者,病死率为 30%,而 4h 以上手术者,病死率为 90%。Wilberger 发现类似的结果。CT 扫描显示的脑损伤也是重要的预后因素。包括①血肿体积;②中线结构移位的程度;③其他硬膜下病变;④基底池受压。术后 ICP 升高提示预后不良。病因是重要的预后因素。继发于皮质动脉破裂的急性 SDH,在迅速地手术清除血肿后,预后较好。总之,急性 SDH 多伴有严重脑损伤,故治疗困难。

三、急性脑内血肿

急性脑内血肿在外伤时常见,少数为亚急性,特别是位于额、颞前份和底部的浅层脑内血肿,往往与脑挫裂伤及硬脑膜下血肿相伴发,临床表现急促。深部血肿,多于脑白质内,系因脑受力变形或剪力作用致使深部血管撕裂出血而致,出血较少、血肿较小时,临床表现亦较缓。血肿较大时,位于脑基底节、丘脑或脑室壁附近的血肿,可向脑室溃破造成脑室内出血,病情往往重笃,预后不良。

(一)发生率

由于不同的损伤机制所引起的血肿部位不同,所以按部位来考虑时,发生频数也有一定规律。额颞叶前部的脑内血肿最为常见,约占全数之 80%;顶枕叶次之,占 10%,其他 10% 位于大脑深部、小脑和脑干。以发生部位定,对冲点血肿最为常见,着力点次之,大脑深部与脑干内血肿较少见。在贯穿性损伤中,脑内血肿可发生于损伤途径的任何部位。血肿可为单侧或双侧。双侧血肿或源于两侧额叶的对冲损伤,或为一侧着力点(顶枕叶)和对侧对冲点(额颞叶)的损伤。这些病理特点,在定位诊断尚未确定的病例中,对决定钻孔探查部位有一定意义。与血肿合并存在的头皮和颅骨损伤,通常提示损伤时的暴力着力情况,故对定位亦有一定帮助。老年病人因血管脆性增加,较易发生脑内血肿。

(二)病理生理

脑内血肿大多数由脑裂伤部位的出血所造成。在闭合性脑损伤中,脑裂伤可发生于暴力作用的着力部位或对冲部位。如果有较大和较深在的皮质血管损伤,出血流入白质中,即形成脑内血肿。对冲损伤所造成的血肿多位于额颞叶的尖底;着力点损伤可发生于任何部位(包括小脑)。这两种血肿较接近脑表面,并常伴有硬脑膜下血肿。另一类血肿由大脑深部动脉(特别是脉络丛前动脉的分支)损伤所造成,血肿部位深在,在基底节丘脑一带。第四类血肿由 Bollinger 所提出,称为"迟发性卒中"。这种患者在外伤早期并无血肿症状,而在数周后突然发生卒中样的脑内出血。这类血肿亦多位于额顶叶的深部。

血肿形成的初期仅为一血凝块,浅部者周围常与挫碎的脑组织相混杂,深部者周围亦有受压坏死、水肿的组织环绕。4~5d 之后血肿开始液化,变为棕褐色陈旧血液,周围有胶质细胞增生,此时,手术切除血肿可见周界清楚,几乎不出血,较为容易。血肿的外形,按其存在时间久暂,可分为下述几个阶段。在最初 1~2d 由血液或血凝块所组成,其四周为水肿的脑组织。如果局部脑挫裂伤严重,则破碎的脑组织和血块混合,可形成一种糜烂样的结构;4~5d 后,血块和破碎脑组织开始液化,血肿转变为棕黄色的稠厚液体,同时四周有胶原纤维和神经胶质增生,至 2~3 周时,血肿表面有包膜形成,内储黄色液体,并逐渐成为囊性病变,相邻脑组织可见含铁血黄素沉着,局部脑回变平、加宽、变软,有波动感,已多无颅内压增高表现。这些形态特点使血肿在手术时甚易辨认。

(三)临床表现

脑内血肿的临床表现,依血肿的部位而定,位于额、颞前端及底部的血肿与对冲性脑挫裂伤、硬脑膜下血肿相似,除颅内压增高外,多无明显定位症状或体征。若血肿累及重要功能区,则可出现偏瘫、失语、偏盲、偏身感觉障碍以及局灶性癫痫等征象。因对冲性脑挫裂伤所致脑内血肿病人,伤后意识障碍多较持久,且有进行性加重,多无中间意识好转期,病情转变较快,容易引起脑疝。因冲击伤或凹陷骨折所引起的局部血肿,病情发展较缓者,除表现局部脑功能损害症状外,常有头痛、呕吐、眼底水肿等颅内压增高的征象。

（四）实验室检查

在急性 ICH 形成中,需要并纠正排除凝血障碍,应检查凝血酶原时间（PT）,部分凝血活酶时间（APTT）和血小板计数。常规检查还包括血红蛋白、电解质等。

（五）影像学检查

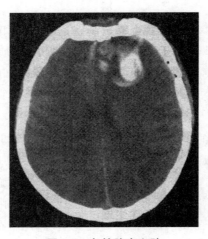

图 5-3　急性脑内血肿

1.CT 平扫　急性期 90％以上的脑内血肿均可在 CT 平扫上显示高密度团块（图 5-3）,周围有低密度水肿带,但 2～4 周时血肿变为等密度,易于漏诊,至 4 周以上时则呈低密度,又复可见。

2.MRI　能较好显示脑实质损伤情况,但急性期应根据需要和患者病情综合考虑,以免影响急诊救治。

（六）诊断与鉴别

急性及亚急性脑内血肿与脑挫裂伤硬脑膜下血肿相似,并且许多病人,特别是受伤机制严重时如对冲伤,可能同时既有脑内血肿,又有硬膜下血肿。颅脑损伤后,随即出现进行性颅内压增高及脑受压征象时,即应进行 CT 扫描检查以明确诊断。发生脑疝等紧急情况来不及行头颅 CT 扫描时,可根据致伤机制的分析行颞部或可疑的部位钻孔探查;并行额叶及颞叶穿刺,避免遗漏脑内血肿,术中可采用超声定位。由于这类血肿多属复合性血肿,且常为多发性,故而根据受伤机制分析判断血肿的部位及行影像学的检查。

（七）治疗

1.非手术治疗　外伤性脑内血肿多在损伤较严重时发生,表现为严重的颅内压增高,故无论手术与否,入院后应该及时给予脱水、利尿、止血、抗感染等治疗。在急性期血肿中,除大脑深部（中央灰质）和脑干内的出血体积较小、并常伴有生命中枢损伤,因而不是手术适应证外,其他部位血肿引起颅内压增高和神经症状者时,只要手术可达,均应给予手术治疗。慢性血肿已变为液体,通常不表现颅内压增高,此时除非引起其他并发症,一般不必直接手术。有少部分脑内血肿虽属急性,但脑挫裂伤不重,血肿较小,不足 30ml,临床症状轻,神志清楚,病情稳定,或颅内压测定不超过 25mmHg 者,亦可采用非手术治疗对单纯性脑内血肿。发展较缓的亚急性病人,则应视颅内压增高的情况而定,如呈进行性加重,有形成脑疝可能者,宜改为手术治疗。对少数慢性脑内血肿,已有囊变者,颅内压正常,则无须特殊处理,除非有难治性癫痫外,一般不考虑手术治疗。

2.手术治疗 对急性脑内血肿的治疗与急性硬脑膜下血肿相同,均属脑挫裂伤复合血肿,两者还时常相伴发。手术方法与外伤性急性硬膜下血肿类似。血肿主要为固体血块,往往合并的脑挫裂伤和水肿较严重,可能有活动性出血,故多采用骨窗或骨瓣开颅术,于清除硬脑膜下血肿及破碎坏死脑组织后,并探查额、颞叶脑内血肿,予以清除。如遇有清除血肿后颅内压缓解不明显,应在脑表面挫伤严重、脑回膨隆变宽、触之有波动感处穿刺。少数脑内血肿可用钻孔穿刺,此时血肿内容以液体为主,其四周并无严重脑挫伤或水肿;血肿清除手术后可能残留的小凝块可液化吸收,一般不再引起临床症状,不需要再次手术。血肿破入脑室者,应行脑室穿刺引流。病情发展较急的病人预后较差,病死率高达50%左右。

骨瓣成形术亦与一般采用者相同。在血肿部位形成骨瓣后,如发现硬脑膜张力很高,则不宜骤然将之切开,以免发生急性脑膨出,引起脑组织嵌顿,加重已有的脑损伤。可在紧急脱水、利尿或适当过度换气等辅助措施下,在硬脑膜上切一小口进行穿刺,吸出血肿;或在血肿表面做2~3cm长的直线脑膜切口,再同向切开暴露的脑皮质和白质,将血肿和破碎脑组织吸出部分后,再放射状剪开脑膜,清除血肿及其破碎脑组织。如果脑压仍未显著下降,则表明可能另有血肿存在,应在其他可疑部位另行钻孔探查。在急性期中,脑损伤较严重的患者术后常有脑水肿存在,因此一般须同时行减压术。

(八)术后处理

患者术后常有脑水肿存在,应给予积极的抗水肿治疗。癫痫是常见的并发症,应同时行抗癫痫治疗。定期随访,注意有无脑软化、癫痫灶形成、脑积水、脑穿通畸形等晚期改变发生。

(九)并发症

急性与亚急性脑内血肿患者常并有其他严重的脑挫裂伤,手术病死率较高,约为45%。同时,后遗症也较多,诸如瘫痪、半身感觉减退、偏盲、智能减退、癫痫等的发生率,均较其他血肿为高。影响疗效的因素有:患者的一般情况、脑损伤的程度、病变的部位以及手术的及时与否等。慢性血肿患者因已度过了脑损伤的急性阶段,故病死率较低。

四、颅后窝血肿

颅后窝血肿较少见,仅占颅内血肿3%~5%,其中颅后窝硬膜外血肿报道最多,少部分为颅后窝硬膜下血肿和脑内血肿。但由于颅后窝空间狭小,更容易发生脑干受压而致患者病情急剧恶化,因此一旦怀疑患者存在颅后窝损伤即应尽快行CT检查明确诊断,明确诊断为颅后窝血肿应后应引起高度重视。对于具有手术适应证的患者应尽快手术治疗。延误诊断或手术时机则可能导致患者预后不佳。

(一)颅后窝硬膜外血肿

文献报道颅后窝硬膜外血肿占全部硬膜外血肿的1.2%~12.9%不等,是最常见的颅后窝损伤类型。由于颅后窝硬膜外血肿早期常缺乏特征性表现而易于延误诊治。近年来,随着神经影像技术的发展和普及,颅后窝硬膜外血肿多可能获得早期诊断和治疗,治疗效果和预后较过去已有明显提高。

1.发病机制 外伤性颅后窝硬膜外血肿常见于枕部着力伤,导致枕骨骨折,骨折线越过横窦时可造成横窦上下硬膜外血肿,即骑跨横窦型硬膜外血肿。笔者医院报道此类骑跨型血肿约占颅后窝硬膜外血肿的60%。颅后窝血肿主要压迫小脑与枕叶,造成占位效应,但高立达曾于1983年报道横窦沟小型硬膜外血肿压迫横窦造成静脉回流障碍,并出现颅内压增高表现。笔者医院亦有类似病例,发现后及时手术清除横窦区积血即可缓解颅内压增高。

2.临床分类与表现

(1)急性颅后窝硬膜外血肿:受伤后 3d 内发生,可枕部受伤史,乳突根部皮下淤血、肿胀,患者可出现剧烈头痛,呕吐频繁,血压升高,烦躁不安,具有典型急性高颅压表现,小脑共济失调往往缺乏。血肿巨大者可很快出现昏迷,双侧瞳孔散大,呼吸骤停,直至死亡。X 线照片,可在汤氏位片上发现枕骨骨折或人字缝分离。CT 扫描可发现颅后窝高密度血肿影(图 5-4),骨窗位可见枕骨骨折。但应强调的是,多数患者症状较轻且缺乏特异性表现,因此对于头部外伤患者,特别是具有枕部受伤史和枕骨骨折的患者,更易发生合颅后窝硬膜外血肿,应尽快行急诊 CT 扫描。

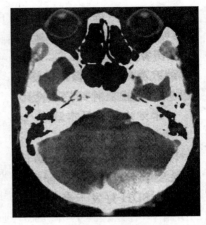

图 5-4　CT 平扫示颅后窝硬膜外血肿

(2)亚急性与慢性颅后窝硬膜外血肿:亚急性血肿在伤后 4d 至 3 周发病,慢性血肿则在 3 周后出现症状。此二类血肿病程长,病情发展慢,通常认为较急性病变预后好。枕乳部着力外伤,照片发现人字缝分离或枕骨骨折,可有头痛、呕吐,查体常发现眼底水肿,少数病人可有眼球水平震颤或小脑共济失调,多数病人会去医院就诊并接受 CT 检查而确诊,很少出现误诊而危及病人生命。CT 扫描可发现颅后窝混杂密度、等密度或低密度血肿。

3.手术适应证　血肿压迫导致神经功能障碍和(或)CT 检查具有占位效应的血肿均应手术治疗,包括中线结构移位、基底池受压或消失、第四脑室受压或消失、合并阻塞性脑积水等。急性颅后窝硬膜外血肿的非手术治疗应慎重,对于 CT 扫描显示血肿量少,无明显占位效应,且无神经功能障碍的患者可在严密监护和影像学动态观察的基础上暂时给予非手术治疗。

4.手术方法

(1)骑跨横窦型硬膜外血肿:清除血肿的原则是先清除横窦下方颅后窝硬膜外血肿,再清除横窦上方枕叶硬膜外血肿。患者全麻,侧俯卧位,术前标记出中线与横窦等重要体表标志,做枕外粗隆与乳突根连线中点的纵行直切口,全层切开软组织达颅骨,首先于横窦下方钻一骨孔探查,确诊血肿后扩大骨窗,清除幕下血肿,迅速去除颅后窝的占位,解除小脑、脑干受压。然后于横窦上方钻一孔探查,彻底清除幕上血肿。多数血肿清除后无活动性出血,冲洗后安放引流管,术后 1～2d 拔除。若横窦损伤出血用明胶海绵压迫出血处几分钟,并缝合上下硬膜悬吊于横窦骨桥上。对横窦沟小血肿致高颅压者,应将压迫横窦的血块清除,必要时将血肿处颅骨咬去,以达彻底解除横窦受压、恢复横窦静脉血液回流之目的,多可获得满意的手术效果。

(2)单纯性颅后窝硬膜外血肿:手术方法与骑跨血肿相同,但皮肤切口应偏下方,骨窗位于幕下。

(二)颅后窝硬膜下血肿和脑内血肿

1.发病机制　单纯颅后窝硬膜下血肿和小脑脑内血肿少见,常见于颅后窝粉碎性凹陷性骨折,小脑挫伤,小脑皮质小动脉、小静脉或回流的桥静脉损伤出血所致。颅后窝硬膜下与小脑脑内血肿多合并严重的脑干损伤,愈合极差。

2.临床表现　常见于严重的颅脑外伤病人,伤后立即昏迷,甚至呼吸困难、血压下降。CT 扫描可发现颅后窝硬膜下血肿、小脑脑内血肿或混合血肿,第四脑室受压移位。如同时合并脑干损伤者大多很快死亡。

3.治疗原则　CT 扫描确诊为颅后窝硬膜下血肿和(或)小脑脑内血肿,一般应立即手术清除,手术方法视血肿部位而设计切口,血肿清除后往往要做侧脑室穿刺外引流术。

4.手术方法。

五、慢性硬膜下血肿

慢性硬膜下血肿（SDH）病程一般＞3周，在CT上呈低密度改变。慢性SDH好发于老年人，脑萎缩或任何其他原因的脑组织体积减少如酒精中毒、卒中，在硬膜和脑表面形成了空腔，有利于血肿的形成。少数慢性SDH病例来源于急性SDH。慢性硬脑膜下血肿占颅内血肿的10%，为硬脑膜下血肿的25%，双侧血肿的发生率较高。本病头伤轻微，起病隐袭，容易误诊。

（一）概况

慢性SDH发生率为约为每年15.3/10万人。近年研究报道发病率较以往报道有所增高可能缘于影像学技术的发展及普及。男女比例约为2∶1。大多数病人的年龄在50岁以上。慢性SDH多数有轻微的头部外伤病史，但有1/4~1/2患者可无确切的外伤史。慢性SDH的危险因素包括慢性酒精中毒、癫痫、凝血障碍、蛛网膜囊肿、抗凝治疗、心血管疾病（如高血压、动脉硬化）、血小板减少等。在较年轻患者中以酒精中毒、凝血障碍和口服抗凝治疗较常见，＜40岁的患者合并蛛网膜囊肿更多见，而年长病人则以心血管疾病、动脉硬化和糖尿病为主。

（二）病理生理

近年来发现部分慢性硬膜下血肿可能源于外伤后硬膜下积液。由于硬脑膜与蛛网膜间隙分离扩大，其间充满脑脊液，周围硬脑膜边缘细胞开始增生并形成假膜，新生细小血管长入膜内，这些薄弱的微血管可能出血，成为慢性SDH出血和逐渐增大的来源。部分慢性SDH可由急性SDH演变而来，急性血肿逐渐发生液化，血肿周围同样可形成假膜，长入的新生血管可反复出血，从而导致血肿逐步增大。的原因多种假说。目前多数认为血肿不断扩大，与病人脑萎缩、颅内压降低、静脉张力增高及凝血机制障碍等因素有关。开始时为硬膜与蛛网膜界面的分离，硬膜边缘细胞增生，产生了新的膜。电镜发现血肿内膜为胶原纤维，未见血管；外膜含有大量毛细血管网，其内皮细胞间的裂隙较大，基膜结构不清，有很高的通透性，在内皮细胞间隙处，尚可见到红细胞碎片、血浆蛋白和血小板，说明有漏血现象。Kawakami发现慢性SDH内凝血和纤溶系统被过度激活，血小板凝集抑制，表现为不完全凝块和反复出血。产伤引起小儿慢性硬脑膜下血肿。

（三）临床表现

慢性硬脑膜下血肿起病常较隐匿，可表现为逐渐加重的意识障碍、失衡、认知功能不全、记忆缺失和运动障碍、头痛、失语等。慢性SDH的占位效应引起颅内高压、局部脑受压、脑循环受阻、脑萎缩及变性、癫痫发生率可较高。形成时间较长的血肿，其包膜可因血管栓塞、坏死及结缔组织变性，甚至发生钙化，长期压迫脑组织，促发癫痫，加重神经功能缺失。神经系统检查可表现为偏瘫、视盘水肿、偏盲或动眼神经功能障碍。以上表现多为非特异性，易与颅内肿瘤或正常颅压脑积水相混淆；60岁以上病人，常表现为偏瘫、痴呆、精神异常和锥体束征阳性。＜60岁的病人，头痛常见。双侧慢性SDH占8.7%~32%。

（四）手术适应证和和禁忌证

1.手术适应证　有症状的患者和（或）影像学上血肿具有占位效应的患者均应手术治疗。

2.禁忌证　血肿量少且无占位效应、没有神经系统症状或体征可持续观察，并动态复查CT扫描。

（五）实验室检查

需进行凝血功能相关实验室检查包括凝血酶原时间，部分凝血活酶时间和血小板计数等，以明确慢性

SDH 患者是否合并凝血功能障碍并予以纠正。其他常规检查还包括血红蛋白、血电解质等。

（六）影像检查

1.CT 扫描　CT 平扫血肿通常为低密度或混杂密度，典型的占位效应包括中线结构移位和脑室受压，增强扫描时，慢性 SDH 的膜表现不同程度的增强（图 5-5）。

2.MRI　MRI 能更加清楚的分辨血肿边界，对于 CT 扫描上难以区分的等密度血肿，MRI 有助于明确诊断。特别当 CT 上等密度血肿为双侧时，常可无明显中线移位，MRI 对于此类血肿的诊断尤其有帮助。

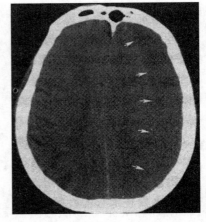

图 5-5　CT 平扫示左侧大脑半球慢性硬膜外血肿

（七）诊断与鉴别诊断

由于这类病人的头部损伤往往轻微，出血缓慢，加之老年人颅腔容积的代偿间隙较大，故常有短至数周、长至数月的中间缓解期，可以没有明显症状，当血肿增大引起脑压迫及颅内压升高症状时，病人早已忘记头伤的历史，或因已有精神症状、痴呆或理解能力下降，不能提供可靠的病史，所以容易误诊。因此，在临床上怀疑此症时，应尽早施行辅助检查，明确诊断。只要怀疑此病，行头颅 CT 或 MRI 多能确诊。

1.慢性硬脑膜下积液　又称硬脑膜下水瘤，多数与外伤有关，与慢性硬膜下血肿相似，有研究发现部分硬膜下积液发展成为慢性血肿。鉴别主要靠 CT 或 MRI，否则术前难以区别。

2.大脑半球占位病变　除血肿外其他尚有脑肿瘤、脑脓肿及肉芽肿等占位病变，均易与慢性硬膜下血肿发生混淆。区别主要在于无头部外伤史及较为明显的局限性神经功能缺损体征。确诊亦需借助于 CT、MRI 或脑血管造影。

3.正常颅压脑积水与脑萎缩　这两种病变彼此雷同，又与慢性硬膜下血肿相似，均有智能下降或精神障碍。但上述两种病变均无颅内压增高表现，且影像学检查都有脑室扩大、脑池加宽及脑实质萎缩。

（八）手术治疗

液化的慢性 SDH 通常经 1～2 孔引流。闭合引流系统放置 24～72h。床旁钻孔引流也是有效的治疗方法。非液性的慢性 SDH 仅通过钻孔不能充分减压，必须开颅清除。双侧慢性 SDH 必须双侧引流，通常一次手术，两侧钻孔。

1.手术方式

（1）钻孔引流术：通常为首选方法，根据血肿的部位和大小选择 1 孔或 2 孔均可。于局麻下，先于前份行颅骨钻孔或采用颅锥锥孔，进入血肿腔后即有陈旧血及棕褐色碎血块流出，放置引流管，用生理盐水轻轻反复冲洗，直至冲洗液变清为止。术毕，进一步引流液态血肿。在 CT 监测下观察血肿引流情况和脑受压解除、中线结构复位程度。小儿慢性硬脑膜下血肿，前囟未闭者，可经前囟行硬膜下穿刺抽吸积血：选用针尖斜面较短的针头，经前囟外侧沿 45°斜行穿向额或顶硬膜下，进针 0.5～1.0cm 即有棕褐色液体抽出，每次抽出 15～20ml。若为双侧应左右交替穿刺，抽出血液常逐日变淡，血肿体积亦随之减小，如有鲜血抽出或血肿不见缩小，则需开颅止血。

（2）骨瓣开颅血肿清除术：适用于包膜较厚或已有钙化的慢性硬膜下血肿。掀开骨瓣后，可见青紫增厚的硬脑膜。先切开一小孔，缓缓排出积血，待颅内压稍降后瓣状切开硬膜及紧贴其下的血肿外膜，一并翻开可以减少渗血。血肿内膜与蛛网膜易于分离，应予以切除，但不能用力牵拉，以免撕破内外膜交界缘，该处容易出血，可在近缘 0.5cm 处剪断。妥善止血，分层缝合硬脑膜及头皮各层，血肿腔置管引流 3～5d。

2.术后处理　无论是钻孔冲洗引流还是开颅手术切除,都有血肿复发的问题。常见的复发原因有:老年病人脑萎缩,术后脑膨起困难;血肿包膜坚厚,硬膜下腔不能闭合;血肿腔内有血凝块未能彻底清除;新鲜出血而致血肿复发。可采用头低位、卧向患侧,多饮水,给予充足的液体以帮助脑复张,不用强力脱水药,术后接引流袋,同时经腰穿或脑室注入生理盐水;术后做动态的 CT 观察,如果临床症状明显好转,即使硬膜下仍有积液,可不必再次手术。

3.随访　残留的急性 SDH 可变成无症状的慢性 SDH,术后或非手术治疗的病人,均应动态 CT 扫描观察血肿是否完全消散。仔细地进行神经系统检查,了解病人病情是稳定、改善还是恶化。检查凝血实验和血小板计数,降低再出血的危险。动态 CT 扫描,记录慢性 SDH 的消散情况。术前接受抗凝治疗的病人是否重新开始抗凝治疗,必须仔细权衡抗凝治疗的危险和利益。

(九)并发症

慢性 SDH 及手术相关并发症的发生率为 5.4%～19%,疾病相关并发症包括癫痫、肺部感染或其他部位感染等,手术并发症包括急性 SDH、脑内血肿、张力性气颅等。术后 4d 内 CT 扫描,92% 的病人有不同程度的血肿残留,但一般不影响病人症状的改善。文献报道术后血肿复发而需再次手术率为 12%～22%,其中部分患者可能需多次手术。其中 2 例病人形成硬膜下积脓而行第 3 次手术。一组病例报道,慢性 SDH 手术后,4% 病人手术后的 3d 到 6 周形成对侧血肿。术后癫痫的发生率为 3%～10%,预防性抗癫痫是否能降低术后癫痫发生的风险尚不清楚,必要时可使用预防性抗癫痫药物。其他术后并发症还包括硬膜下积脓、脑脓肿和脑膜炎等。

(十)预后

慢性 SDH 的治疗结果与术前的神经功能有关。在出现严重的神经功能障碍之前进行早期诊断和治疗是改善预后的关键。一组 500 例慢性 SDH 研究显示,89.4% 的患者接受钻孔引流术后恢复良好,仅有 2.2% 的患者症状加重。

(马显武)

第八节　开放性颅脑损伤

一、非火器开放性颅脑损伤

(一)概述

开放性颅脑损伤,依据致伤原因的不同,可分为非火器与火器性颅脑开放伤。其中,非火器性颅脑开放伤是指由锐器或钝器严重撞击、打击头部,导致脑组织、硬脑膜、颅骨及头皮直接或间接暴露于外界的损伤,由于受伤机制、受伤部位以及并发症的多样性、复杂性,对神经外科医生是非常严峻的挑战。在损伤中幸存下来的患者,其长期预后因能否接受及时、精确的手术干预,以及有无及时高质量神经重症监护治疗而不同。对开放性颅脑损伤的认识主要来源于军事战争经验,第一次世界大战后 Harvey Cushing 对颅脑损伤进行了分类归纳,在海湾战争、伊拉克自由行动等军事行动中进一步积累相关经验,逐步完善形成现代开放性颅脑损伤诊疗策略。

非火器开放性颅脑损伤流行病学特点以青中年为主体,随着社会进步和经济迅速发展,其发生率逐年

升高,给社会和家庭带来巨大损失和压力。非火器开放性颅脑损伤主要常见病因有以下几类:

1.交通事故　交通事故是非火器开放性颅脑损伤最常见致伤原因。近年来交通工具数量剧增,道路交通事故及其所致的伤亡人数不断上升,开放性颅脑损伤发生率也随之增加。交通事故受行人、司机、车辆、道路环境等多种因素影响,其中人的因素居首位。酒后驾驶、生理能力不足、驾驶经验不足、安全意识淡薄等,是人为增加交通事故发生率的重要原因。

2.高处坠落伤　高处坠落是非火器开放性颅脑损伤另一重要致伤原因。其发生率直接或间接受周围环境、人的应急能力、文化水平、管理状况、安全设施等因素影响。我国建筑工伤的主要原因中以高处坠落位居第一,高处坠落伤致死人数占全部建筑事故死亡人数的 45% 以上。

3.暴力伤害　暴力伤害是现代社会发展中的一个突出问题,其头颈部外伤发生率约为 65%,致残、致死率高。从暴力发生方式看,钝器伤最常见,约占 56.4%,其中拳击占 48.4%,棍棒次之;锐器占 38.2%,居第二位,主要以菜刀、匕首、水果刀多见。开放性颅脑损伤多以锐器损伤为主。

(二)病理与病理生理

非火器开放性颅脑损伤的病理生理机制在很多方面同各种类型的重型颅脑损伤相似。损伤可分为原发性损伤(外力直接作用)和二级损伤(继发并发症持续损害)。在外力直接作用部位,早期即可出现神经细胞坏死,随后出现的颅内压增高、占位性效应、休克、初始血管损伤或延迟创伤性血管痉挛、感染、持续癫痫发作以及迟发性脑积水,均可引起神经功能的进一步损害。

血管损伤破裂出血可形成颅内血肿,其占位效应升高颅内压力,从而导致颅内高压和脑灌注下降。低灌注压造成受损脑组织缺血和正常脑细胞缺氧。缺氧状态下,神经细胞进入无氧代谢,导致线粒体功能障碍和细胞内能量储备腺苷三磷酸耗竭,进而影响腺苷三磷酸依赖钠钾泵的正常运行,使得正常离子通道的开放,以及兴奋性神经递质谷氨酸的摄取和存储功能障碍。兴奋性神经递质的大量累积,导致兴奋性毒性损害发生,该损害致使突触内钙和钠离子的积累,发生细胞毒性水肿,最终导致神经元死亡。另外,由于脑组织膨胀,颅内压增加、脑灌注压降低,造成脑水肿循环灌注不良,进行性加重恶化。水肿组织张力得不到外部释放,占位和压缩邻近重要脑组织,可引发脑疝而死亡。对于不同的损伤机制,其病理表现各有特点:

1.锐器伤　细小、尖利锐器常引起穿刺伤,通常创面刺孔小而整齐,其大小及形态往往与致伤锐器的横断面相仿,刺入深度则依暴力作用的强弱而异,如损伤血管,则容易引起脑内血肿。通常锐器伤污染较轻,颅内异物亦少见,故感染率较低。偶尔亦可有小碎骨片被带入脑内,成为后期感染病灶。阔刃利器多造成砍伤,创口呈条状,创缘整齐,无明显擦、挫伤痕迹,颅骨亦为槽形裂开或陷入,硬脑膜及脑组织也有裂伤及出血。

2.钝器伤　钝器致开放性颅脑损伤伤情多较为复杂,长形的钝器多造成条状的头皮挫裂伤,创缘不整,颅骨损伤多呈粉碎性骨折伴条形凹陷,硬脑膜可有撕裂,颅骨碎片刺入脑内者较多。脑组织挫裂伤面积较大,可伴有一定程度的脑对冲伤。块状钝物常引起凹陷骨折或洞形骨折,常伴不同程度的放射状线形骨折。头皮挫伤多与致伤物外形相似,但裂伤往往呈三角形或星芒状,创缘不整,挫伤严重,硬膜常被骨折片刺破。钝器损伤通常污染较重,脑内异物、毛发、泥沙常见,易致感染,且颅内并发血肿的机会甚多。

3.其他类型损伤　钝器刺入型开放性颅脑损伤。如儿童奔跑时不慎跌倒,将手中所持竹筷、铅笔或长柄玩具等棒状物,经眼眶、鼻腔、额窦或上颌窦等骨质薄弱处,戳入颅内,造成脑组织损伤及出血。如污染较重往往导致颅内感染。

碰撞所致开放性颅脑损伤。虽然属于减速性损伤,但由于作用面积较小,速度大,故与颅骨遭受外力打击类似,造成犹如加速性损伤的表现,即以颅骨局部变形为主的凹陷性或洞形骨折,但是伴发的脑对冲性损伤及剪应力性损伤仍较一般加速性损伤为重。颅内出血及感染的机会也较多。

(三)临床表现

开放性颅脑损伤的临床表现,因致伤因素、损伤部位的不同及有无继发性出血或感染而各异。

1.全身症状

(1)意识改变:开放性脑损伤患者意识变化差别较大,轻者可以始终清醒,例如,锐器穿刺伤,若未伤及功能区,又未引起颅内出血,则情况往往良好。重者可出现持续昏迷,如果伤及脑干或下丘脑时,患者常有去皮质强直及高热等表现;若继发颅内血肿,亦可引起脑疝征象。

(2)生命体征:开放性脑损伤多有失血,故常呈面色苍白、脉搏细弱、血压下降等表现。即使是伴有颅内血肿,其生命体征的变化也多不典型。

(3)复合伤:复合伤的存在是引起休克的又一常见原因。常见的复合伤多为胸腹闭合性损伤。若颅脑伤重于复合伤时,临床征象大多以脑伤为主,容易漏诊复合伤,特别是对有意识障碍的患者,不可忽视全身体格检查。

(4)癫痫:较闭合性脑损伤多见,伤后早期癫痫可能与损伤的刺激或脑皮质挫伤有关。局限性凹陷骨折、急性硬膜下血肿、脑挫伤、软脑膜下或蛛网膜下腔出血以及晚期出现的感染、脑膜瘢痕,都是引起癫痫的因素。

(5)颅内感染:开放性脑损伤常有异物、骨片、毛发被带入颅内,脑内创道又是良好的培养基,故较易感染。感染初期多为脑膜炎及化脓性脑炎,患者常有头疼、呕吐、颈强直、高热及脉速等毒性反应。晚期则往往形成脑疝和(或)脑脓肿。

2.局部体征 多有面部致伤史,颅面部都有创口。头部开放伤重者可见伤口裂开,颅骨外露,脑脊液外溢,患者也常处于濒危状态。轻伤者局部伤口可以很小,甚至被头发所掩盖,有时系钢针、铁钉、竹筷等致伤物,经眼眶、鼻腔或耳道刺入颅内。检查时应注意创口的大小、方向及深度,对留置在创伤处的致伤物,暂勿触动,以免引起出血。根据受伤的部位、失血的多少、有无大量脑脊液流出,可以判断脑原发伤情况及有无静脉窦或脑室穿通伤。

3.脑部症状 因受伤部位和范围而异,常见的脑功能损害有:偏瘫、失语、偏身感觉障碍及视野缺损等;脑神经损伤多见于嗅、视、面及听神经;严重的开放性脑损伤可累及脑干或基底核等重要结构,患者临床表现严重,预后不良。

(四)辅助检查

诊断开放性颅脑损伤一般易于诊断,根据病史、检查伤口内有无脑脊液或脑组织,即可确定开放性损伤的情况。X线片及CT扫描更有利于伤情的诊断。少数情况下,硬脑膜裂口很小,可无脑脊液漏。

1.X线片 对了解颅骨骨折线走向、凹陷深度、颅内异物、骨碎片分布以及气颅等情况均十分重要,只要患者情况许可,应作为常规检查;包括正侧位和凹陷区的切线位照片。

2.CT扫描 可以看到确切的损伤部位和范围,并能对异物或骨片的位置、分布做出精确的定位。特别是当颅内继发血肿、积液或后期的脑积水、脑肿胀、脑穿通畸形及癫痫病灶均有重要诊断价值。CT较X线片更能清楚地显示X线吸收系数低的非金属异物。

3.脑血管造影 主要针对开放性颅脑损伤后期的并发症和后遗症,如外伤性动脉瘤或动静脉瘘。在没有CT设备的情况下,脑血管造影仍不失为重要的诊断手段。

4.实验室检查 腰椎穿刺的目的是测定颅内压,发现和治疗蛛网膜下腔出血和颅内感染。清创术前一般不做腰椎穿刺。

(五)诊断与鉴别诊断

需与闭合性颅脑损伤相鉴别,后者硬脑膜无裂口,无脑脊液漏,X线片及CT扫描对判断有帮助。有些病例初诊时难以确定是否为开放性脑损伤,往往需要手术探查时才能明确。

（六）治疗

首要治疗措施应是止血、包扎、纠正休克。伴有活动性出血时，应采取临时性止血措施，同时检查患者的周身情况，明确其他部位严重合并伤，初步评估整体病情，判断是否存在休克或处于潜在休克，必要时行心肺脑复苏抢救，当生命体征趋于平稳时，才适于进行脑部清创。应尽早清除挫碎组织、异物、血肿，修复硬脑膜及头皮创口，变有污染的开放性伤道为清洁的闭合性伤道，为脑损伤的修复创造有利条件。能否在6～8小时内施行清创术，取决于患者就诊时间的早迟，故有早期清创、次期及晚期处理之分。

1.早期清创术　由于颅脑开放伤的特殊性，早期清创缝合的时限可以延长到48小时，如无明显污染，在强有力的抗菌药物控制下，可延长到伤后72小时。患者若有休克，应首先加以纠正。手术前常规给予广谱抗生素及破伤风抗毒素，作好备血工作。一般宜在气管插管复合麻醉下手术，麻醉应平稳，避免呛咳，保持良好气体交换，以免脑组织膨出。清洁冲洗创面：先以灭菌干纱布轻轻填压在创口上，对嵌入颅内的异物、毛发等暂勿触动，然后用灭菌生理盐水冲洗创周，并用肥皂水刷洗，继而取下纱布继续冲洗，用水量不少于1000ml，注意勿直接将冲洗液注入颅内。随后按常规消毒、铺巾，开始清创手术。清创操作应由外至内、由浅入深，首先行头皮清创并适当延长切口，以增加暴露，并应照顾到缝合时不致增加张力。然后逐层清除挫碎及失去活力的组织、异物，继而于颅骨凹陷的周边用咬骨钳咬开或钻孔后扩大骨窗，小心摘除已松动的骨片，在直视下取出嵌入颅内的异物。若是在静脉窦附近，必须作好突发出血的应急准备，以防不测。硬脑膜破口亦须适当扩大，以利暴露。脑组织清创时，应在直视下进行，用边吸引边冲洗的方法，清除创内所有糜烂组织、凝血块、异物及失去活力的组织，但于重要功能区应采取审慎态度。对非功能区则以尽量彻底为好，可以减轻术后脑水肿及感染的机会。术毕，妥善止血，创伤处尽量不用吸收性明胶海绵。创腔置引流管，特别是与脑室相通者，作为术后引流和给药途径，经头皮刺孔引出颅外。硬脑膜及头皮分层缝合或修补整复，将开放性脑损伤转为闭合性，经清创手术，脑水肿仍严重者，则不宜缝合硬脑膜，而需进行减压术，避免发生脑疝。皮下置橡皮引流24～48小时。颅骨缺损留待伤口愈合3个月后，择期修补。

2.次期清创术　指伤后4～6天的开放性颅脑损伤，常因就诊较晚或因早期清创不彻底，创面已有感染迹象，或有脑脊液外溢。此时不宜进行过多的外科性处理，应作创面细菌培养及药敏试验。同时清洁创面改善引流条件，并用过氧化氢清洗伤口，摘除表浅异物。根据创口具体情况放置引流条或用盐水纱布、油纱布更换敷料。创口过大时可以于清洁创面之后松松全层缝合创口两端以缩小创面，但必须保证创口引流通畅。待创面分泌物减少、肉芽生长良好，局部细菌培养连续3次阴性时，即可全层减张缝合头皮创口，留置引流2～3天，处理得当创口常能如期愈合。

3.晚期处理　颅脑开放伤已逾1周以上，感染严重，常伴颅内感染，局部脑膨出或已有脑疝形成。此时应保持创口引流通畅，及时更换敷料，改善患者营养状况，增强抵抗力，选用敏感的抗菌药物控制感染。同时，创面采用弱消毒剂冲洗、高渗湿敷以促肉芽生长，争取二期植皮，消灭创面。若患者伴有颅内高压，明显脑膨出，则须及时行CT扫描检查，查明原因，再给予相应处理。颅骨缺损一般在伤口愈合后3～4个月进行修补为宜，感染伤口修补颅骨至少在愈合半年后进行。颅面伤所致开放性脑损伤，常涉及颌面、鼻窦，眼部及脑组织。清创术的要求：①作好脑部清创与脑脊液漏的修补处理；②清除可能引起的创伤感染因素；③兼顾功能与整容的目的。手术时要先扩大额部伤口或采用冠状切口，翻开额部皮瓣，完成脑部清创与硬膜修补术，然后对鼻窦做根治性处理。最后处理眼部及颌面伤。脑挫裂伤、脑水肿及感染的综合治疗同闭合性颅脑外伤。

4.特殊伤的处理　钢、钎、钉、锥等刺入颅内形成较窄的伤道，有时因致伤物为颅骨骨折处所嵌顿，在现声急救时不要贸然将其拔除，特别是伤在静脉窦所在处或鞍区等部位时，拔出致伤物可能引起颅内大出血或附加损伤，引起不良后果。接诊后应行头颅正侧位及必要的特殊位置的X线片，了解伤道以及致伤物大小、形状、方向、深度、是否带有钩刺；以及伤及的范围；如果异物近大血管，静脉窦，可进一步行脑血管造影、CT 等,查明致伤物与血管等邻近结构的关系。根据检查所获取的资料,分析可能出现的情况,研究取出致伤物方法。作好充分准备再行手术。

5.静脉窦损伤的处理 首先要做好充分输血准备。上矢状窦伤时,应先在其周边扩大颅骨骨窗,再取出嵌于静脉窦裂口上的骨片,同时立即以棉片压住窦的破口,并小心检查窦损伤情况。小的裂口用止血海绵或辅以生物胶即可止住,大的破裂口则需用肌盘膜片覆盖于裂口处,缝合固定,亦可取人工硬脑膜修补静脉窦裂口,以达到妥善止血。

（七）并发症

非火器开放性颅脑损伤并发症纷繁复杂,目前尚无系统分类方法,按发生时间可初步分为早、晚期并发症,按发生过程又可分为直接、间接并发症及医源性并发症等。其中主要常见并发症及发生时间。

一些常见并发症表现及处理:

1.外伤性动脉性鼻出血 颅底骨折伤及颈内动脉、蝶腭动脉或筛动脉可引起难以制止的动脉性鼻出血。颈内动脉海绵窦段破裂引起的鼻出血表现为头部伤,单眼或双眼失明和严重鼻出血,可予鼻腔填塞紧急止血处理,对有休克者给予输血、输液补充血容量。严重者可行颈动脉结扎术或颈内动脉假性动脉瘤孤立术或蝶窦填塞术。蝶腭动脉或筛动脉损伤引起的鼻出血可行蝶腭动脉或颈动脉结扎术。术前均需根据临床表现和颈动脉造影明确病变部位才能正确有效地处理。

2.外伤性颈内动脉海绵窦瘘 由颅底骨折或异物直接损伤颈内动脉海绵窦段及其分支所致。典型症状:搏动性突眼;颅内杂音,压迫颈动脉杂音减弱或消失;眼球运动障碍;球结膜水肿、充血等。治疗:可脱离性球囊导管栓塞瘘口或肌片"放风筝"法。

3.脑脓肿 是脑穿透伤常见并发症和后期死亡原因之一。清创不彻底者,脓肿的发生率约为 10%～15%,所以早期彻底清创是预防脓肿发生的关键措施。处理:应及时手术治疗,早期脓肿应将伤道扩大引流,清除异物。重要功能区的脓肿先行穿刺抽脓。晚期脓肿可连同异物及窦道一并切除。

4.脑膨出 可分早期脑膨出和晚期脑膨出。早期脑膨出(一周内),多系广泛脑挫裂伤,急性脑水肿,颅内血肿或早期并发颅内感染等因素引起;晚期脑膨出(一周以上),多因初期清创不彻底,颅内骨片异物存留,引起脑部感染,脑脓肿,或亚急性、慢性血肿等,使颅内压增高所致。处理时应将脑膨出部以绵圈围好,妥加保护并用脱水及抗生素治疗,因血肿或脓肿所致应予清除。

5.外伤性癫痫 多见伤后 3～6 个月,早期发作与脑挫伤,脑水肿,血肿及凹陷骨折有关。晚期发作多因脑脓肿,脑瘢痕和脑萎缩等引起。临床以局限性发作为主,亦可呈大发作。一般以内科治疗为主,可选用卡马西平、丙戊酸钠、苯妥英钠等。难治性癫痫(药物控制不佳)时可针对病因进行相应的手术治疗。

6.颅骨骨髓炎 常由颅骨开放骨折,清创不及时或不彻底所致。早期局部红肿热痛并有脓性分泌物。晚期形成慢性窦道,硬膜外炎性肉芽组织或脓肿,X 线片示有死骨或骨缺损边缘有破坏。处理:急性期应用抗生素使感染得到控制和局限。晚期应切除窦道,摘除死骨,清除硬膜外肉芽组织和脓液。

7.颅骨缺损 直径 3cm 以上、伴有头晕、头痛,有时还引起恶心、呕吐与癫痫症状,患者不安全感严重以及位于额部影响面容等情况颅骨缺损均须行颅骨修补术。一般伤口愈合后 3 个月即可修补,感染过的伤口须延至伤后半年以上。凡近期有感染,清创不彻底,或颅内压仍高而有脑膨出者均暂不宜修补。

二、火器性开放性颅脑损伤

（一）颅脑火器伤

1.流行病学 火器性颅脑损伤是指因火药、炸药等发射或爆炸产生的投射物,如枪弹弹丸、各种碎片等所致的颅脑损伤。火器性颅脑损伤为一严重的创伤,战时常集中发生,在西方国家平时枪伤相当多见。平时见到的气枪伤,严格讲不属于火器伤,但因射出的铅弹射速较快进入颅内也可以造成伤道,故也放在火器伤内。颅脑火器伤在各部位的火器伤中死亡率占第1位。

随着现代作战武器发展,所用的枪弹口径小、质量轻、速度快,而杀伤作用更强。现代杀伤榴弹也向高爆性、破片质量小、速度快、密度大发展。高密度高速小质量碎片常造成多个创口并存和复杂的伤道,因而现代火器所造成的颅脑损伤更为复杂严重,给火器伤的救治带来极大困难。

致伤火器常为枪弹、弹片或其他爆炸飞射物。通常按照飞射物的速度不同,又分为高速和低速两种,高速者多系枪弹伤,后者常为弹片伤。火器致伤的轻重与飞射物的速度、大小、形态及性质密切相关,速度是其中最有影响力的因素,当射速超过2000ft/s的飞射物造成的颅脑火器伤常当场致死。进程射击时弹丸的动能很大,穿入颅内可将冲击波传递至弹道四壁,对周围脑组织产生强大压缩力,从而形成瞬时空腔,此空腔的直径可达原发伤道的数倍至数十倍。同时此瞬间颅内压可高达3000mmHg,随后在数毫秒之内空腔又产生负压性回缩。由于正负压梯度骤然变化,造成的脑组织损伤大大超过飞射物本身的危害。此外,被击碎的颅骨折片也被嵌入脑组织内,成为继发性投射物,更加重了脑损害。低速飞射物虽然对脑组织损伤相对较轻,但若直接击中脑部重要结构,或因弹头在颅腔内壁反弹,造成复杂性弹道时,也可因伤势过重、出血或感染而致死。

2.分类及病理

(1)颅脑火器伤的基本分类

1)非穿通伤:常有局部软组织或伴颅骨损伤,但硬脑膜尚完整,创伤局部与对冲部位可能有脑挫裂伤,或形成血肿。此类多为轻、中型伤,少数可为重型。常见的有两类。

①浅切线伤:单纯头皮创伤或沟槽状损伤所致头皮和颅骨开放伤,硬脑膜完整无损,局部脑组织可因飞射物动能的冲击而致脑挫裂伤甚至颅内继发性血肿。

②反跳伤:低速投射物击中头部所致头皮和颅骨开放伤,弹头或弹片自颅骨上反弹跳出,并未穿入颅内,硬脑膜多无损伤,局部颅骨可有折裂或下陷。

2)穿通伤:指头皮、颅骨和硬脑膜均被穿破的开放性颅脑创伤。颅内多有碎骨片或枪弹存留,伤区脑组织有不同程度的破坏,并发弹道血肿的机会多,属重型伤,通常将穿通伤又分为非贯通伤、贯通伤、沟槽伤。

①非贯通伤:伤道只有入口而无出口,为动能略小的飞射物所致,头皮伤口恰似致伤物的大小和形态,颅骨呈孔洞形骨折,在颅内入口附近常有碎骨片与异物,脑内形成深浅不一的伤道,损伤的程度与飞射物的形态、大小及速度有关。金属异物多位于伤道的远端,局部脑挫裂伤较严重。伤道穿过的部位有无重要脑组织结构直接影响伤员预后。如金属异物撞击颅腔内面骨壁上发生反弹,可造成复杂的折射性伤道,进而造成多处脑损伤。

②贯通伤:亦称贯穿伤。多为高速枪伤所致,是颅脑火器伤中最为严重的一种,有入口和出口,入口小,出口大。可分别在两侧半球,或是同侧贯穿多个脑叶,甚至纵贯幕上下,常伴有脑室损伤或静脉窦损伤。伤道内常有碎骨片残留,金属异物多已穿出颅外,伤道周围脑挫裂伤严重,出口端较入口端严重。若伤及生命中枢,伤员多在短时间内死亡。

③沟槽伤:亦称深切线伤,射入口与射出口相近,头皮、颅骨、硬脑膜和脑组织均呈沟槽状损伤,常有碎骨片刺入脑内,局部较易引起脑内血肿,但多数无金属异物存留。

(2)颅脑火器伤特殊类型

1)静脉窦损伤:火器性颅脑贯通伤伤道累及静脉窦,造成严重后果,出血凶猛,失血流向颅外可至失血性休克,流向颅内时可发生颅内血肿,以致脑疝。最常受累静脉窦为上矢状窦,占70%,其次为横窦,约20%,此外窦汇、直窦、乙状窦等也可能受累。

2)脑室穿通伤:贯通伤或非贯通伤创道穿过脑室或与脑室相通,见于伤道较深的情况,或因飞射物反弹形成多个创道,金属异物穿过或停留于脑室内。多见于一侧脑室损伤,也可累及单侧及多处脑室,多于伤后早期死亡。脑室穿通伤的危险在于脑室内积血和继发性感染。

3)颌面损伤:飞射物经颌面部射入颅内引起的颅脑穿通伤,包括经眶、经额窦、经筛窦、经鼻腔、经耳颞等处进入颅内的穿通伤,可直接导致感染、颅底血管损伤及脑脊液漏。患者早期如存活,但后期常死于颅内继发性感染,预后差。

4)颅后窝伤:火器飞射物穿透颅后窝病例较少。颅后窝容量较小,而且脑干重要生命中枢在此分布,此处发生穿通伤后常迅速毙命。飞射物可由枕部、颈部、耳颞部甚至经额部穿入,脑干及颅底血管损伤后引起中枢衰竭,椎动脉受损多见。

5)颅脑散弹伤:为霰弹枪或猎枪、子母弹枪发射的散粒弹丸所引起的特殊类型的颅脑火器伤,特点为多数散射的弹丸,数利或数十粒同时射入颅内。散弹飞行速度稍低于枪弹,常常为非贯通伤,多数金属异物存留于颅内。散粒弹丸在颅内分布范围取决于发射距离,距离越近越集中,伤情也越重。弹丸体积较小,冲击力相对较弱,所以瞬时空腔效应较小或没有。射入口较集中时,皮肤及颅骨破损严重多呈蜂窝状,而随着射距的增加,弹丸也相应分散,间距加宽,伤情相对减轻。弹丸由于较小而分散,给手术带来困难。

（3）颅脑火器伤病理

1)颅脑火器伤的弹道特点:现代火器枪弹特点为质量轻,射速快,动能大,致伤作用强。而弹丸质量轻,会使其击中组织后减速快,能量释放迅速,造成损伤较为严重。贯通伤时常常造成较大出口,形成出口大于入口的特点。近距离射击时,弹丸击中头部的入口常大于出口。爆炸形成的小型碎片导致的非贯通伤很多,贯通伤少见,而小型金属弹丸伤基本均为非贯通伤。入口的形状可不尽相同,与碎片的形状相关,多角形、方形或不规则形碎片所致的损伤入口较大,常为不规则形,有撕裂样改变。金属珠弹入口一般为圆形边缘整齐的圆孔,有时容易与血痂相混淆而掩盖伤情。当飞射物击中颅骨时,形成骨碎片也可继续作用于伤道,使伤道腔扩大,并形成许多继发性伤道。

2)颅脑火器伤的伤道分区

①原发伤道区:为投射物直接造成的伤道,伤道内充满破碎损毁的组织,还可见碎骨片、头发、皮肤碎屑、沙土等随致伤物进入伤道的异物,以及血块、血液等。碎骨片常散布于伤道近端。脑膜及脑组织出血可形成血肿,血肿可在硬脑膜外、下或伤道内。如伤道较长则伤道血肿可分布在伤道近端、中段和远端。而非贯通伤的伤道远端如已达到对侧皮质,要注意对侧皮质处的硬膜下血肿。

②脑挫裂伤区:位于原发伤道的周围。脑组织由于空腔效应形成表面参差不齐、较为广泛的脑挫裂伤区。其病理表现为血管断裂或破裂,形成点片状出血,神经细胞结构不清,神经胶质细胞肿胀,血管周围间隙加大,组织水肿。其损伤程度和范围取决于致伤物传递给周围组织的能量大小。在伤道周围,还可见大脑凸面、脑底面、丘脑下部、小脑、脑干等处有蛛网膜下腔出血。

③震荡区:脑组织挫裂伤区外的区域为震荡区。在该区域内,组织结构完整,神经元及神经纤维可因震荡而发生暂时的功能抑制,不伴有其他继发性损害,日后常能恢复功能。震荡区的大小不一,范围与传递给组织的能量有关。碎片致伤的情况下,震荡区大多集中于入口附近,在非贯通伤末端或穿通伤出口处可完全没有震荡区。

3)伤后不同时期的病理改变:可分为急性期、早期和晚期三个阶段。

①急性期病理改变(受伤至伤后 3d):火器伤对颅脑产生机械性破坏作用和随后的脑组织出血、水肿及坏死等改变。飞射物体积较大,形态不规则所造成的射入口较大,颅内碎骨片也较多。飞射物如体积较小,形态光滑则造成的射入口较小而整齐,颅内碎骨片相对较少,也可无碎骨片入颅。如果弹头发生变形或具有爆炸性,则入口常小而出口较大,伤道远端的脑组织、颅骨及头皮伤情多较为严重。

②早期病理改变(3d至3个月):火器伤如未经及时合理处置,随时间推移,在4～5d或以后创道内坏死的组织及血凝块开始液化,创道周围失去活力的挫伤组织也开始逐渐坏死液化,并与正常脑组织分离。如没有继发性感染,则创道将被增生胶质所包裹,形成条梭形管腔,而血凝块、坏死组织及脑脊液成分混合物存于此管腔内。此后这些成分逐步进入吸收及修复阶段,约3个月,晚期并发症较多。感染的发生率可高达20%～30%,如发生感染则预后不良,因化脓性脑实质炎、脑室炎、脑膜炎及伴发脑水肿而导致颅内压增高,形成脑疝。严重病例伴有多发性脑脓肿,而创伤道内进入的异物成为感染的因素。

③晚期病理改变(伤后3个月以上):在颅脑火器伤伤后3个月以上发生远期病理改变,伤道已被纤维细胞和胶质细胞修复,伤道口硬膜破口处常有大小不一的结缔组织团块形成,裂口被封闭,而结缔组织呈楔形向伤道内延续,到不同的深度,此时的脑膜和脑组织瘢痕易引发癫痫。因异物可能存留在颅内,脑肿胀可在多年后发生,表现为明显的颅内压升高及占位效应。晚期阶段可出现的并发症包括脑积水、脑穿通畸形、外伤性颅内动脉瘤及功能区受损等。

3.临床表现　火器性颅脑开放伤的临床表现依据具体受伤机制而不尽相同,高速度飞射物造成的损伤明显高于低速度者。

(1)生命体征紊乱:重型颅脑伤员,伤后多数立即出现呼吸、脉搏、血压的变化。伤及脑干部位重要生命中枢者,可早期发生呼吸紧迫,缓慢或间歇性呼吸,脉搏转为徐缓或细远,脉律不整与血压下降等中枢性衰竭征象。呼吸深而慢,脉搏慢而有力,血压升高的进行性变化是颅内压增高、脑受压和脑疝的危象,常指示颅内血肿。开放伤引起外出血,大量脑脊液流失,可引起休克和衰竭。出现休克时应注意查明有无胸、腹创伤及大的骨折等严重合并伤。

(2)意识障碍:几乎都出现意识障碍,少数低速弹片伤或远距枪弹伤可无原发性意识障碍。意识障碍的发生及程度与飞射物的性质、动能、击中部位等关系密切。伤后意识水平是判断火器性颅脑损伤轻重的最重要指标,是手术指征和预后评估的主要依据。但颅脑穿通伤有时局部有较重的脑损伤,可不出现昏迷。应强调连续观察神志变化过程,如伤员在伤后出现中间清醒期或好转期,或受伤当时无昏迷随后转入昏迷,或意识障碍呈进行性加重,都反映伤员存在急性脑受压征象。休克和药物可以掩盖伤者的意识情况,须注意鉴别。

(3)颅内压增高:火器性颅脑开放伤伴有颅内压增高时,多可见糜烂碎裂脑组织、血凝块和脑脊液等自创伤口溢出,又因伤口偏小随即被上述成分堵塞。如飞射物造成的伤口较大,脑组织将从伤口膨出。引起颅内压增高的因素在早期主要为颅内血肿和脑水肿,在晚期则多为颅内继发性感染、脑脓肿或脑脊液循环受阻。脑穿通伤伴发颅内血肿最多,其中尤以出口端伤道内血肿和(或)硬膜下血肿为多见。

(4)神经功能缺损症状:即原发性脑损伤表现。飞射物损伤不同位置的脑实质所引起的神经功能缺损,以失语、瘫痪及视野缺损多见,偶有感觉障碍、癫痫发作及脑神经麻痹症状。蛛网膜下腔出血可引起脑膜刺激征。下丘脑损伤可引起中枢性高热。但由于伤员处于意识障碍状态,故上述表现常被掩盖。

(5)颅内感染症状:颅内感染严格讲不成为火器性颅脑开放伤的急性期表现,但穿通伤的初期处理不彻底或过迟,易引起颅内感染。主要表现为高热、颈强直、脑膜刺激征。

4.检查　对颅脑火器伤患者进行有目的有重点的查体非常有必要,尽可能考虑周全,尤其是被霰弹枪、爆炸所致的火器伤时,注意防漏诊。

(1)伤口检查:这在颅脑火器伤是一项特别重要的检查。出入口的部位、数目、形态、出血、污染情况均属重要,出入口的连线有助于判断穿通伤是否横过重要结构。多数伤员的伤口暴露,但有时射入口非常隐蔽,必须剪去长发认真检查方可显露。穿通伤者要仔细识别入口及出口,通常入口较小,出口明显大。有时射出口位置较为特殊,隐藏在鼻、口腔,乃至颈部软组织内,容易误诊为非贯通伤。如发现糜烂脑组织外溢或有脑脊液流出,表明硬脑膜已开放穿透。如发现脑脊液不断外流,表明脑室已经穿通。当伤员躁动、咳嗽及用力时,有血块挤出于伤口,则暗示伤员颅内出现血肿。滞存于伤道内的毛发、骨片等异物在检查时不要盲目触碰,尤其是在靠近静脉窦附近伤口,进行探查则为禁忌。需在手术室完善术前准备后,方可进行探查伤道情况。晚期阶段的伤员,如已有脑组织感染,突出于创口,局部常有脓性分泌物、坏死脑组织和血块溶解的残渣,不宜直接探查伤口,应通过影像学检查了解伤口周围及颅内情况,避免炎症或脓肿扩散。

(2)神经系统检查:要求是简捷、侧重、突出重点。包括:①意识状态、有无颅内压增高症状、神经系统是否出现功能缺损;②有无脑疝迹象;③清醒伤员迅速检查语言、视力、视野、感觉、运动及脑神经损伤情况,意识障碍者需侧重眼部体征,肢体活动情况,准确记录 GCS 评分,定时观察、分析、比较。

单侧瞳孔散大固定多为本侧半球广泛损伤或眼眶直接受损;双侧腱反射亢进、病理反射阳性、颈项强直往往表示广泛蛛网膜下腔出血;脑神经的损伤则提示颅底有相应损伤。

(3)辅助检查

1)颅骨 X 线平片:对颅脑火器伤应争取在清除表面砂质等污染后常规拍摄正侧位颅片。不仅可以明确是非贯通伤还是贯通伤,颅内是否留有异物,并了解确切位置,对指导清创手术有重要作用。

2)颅脑 CT 扫描:CT 扫描对颅骨碎片、弹片、创道、颅内积气、颅内血肿、弥漫性脑水肿和脑室扩大等情况的诊断,既准确又迅速,对于伤员处理有非常重要的作用。

3)磁共振检查(MRI):对于晚期脑损伤情况、颅内感染、脑脓肿等有特殊意义,但有金属异物存留时不宜采用。

4)脑血管造影:对于诊断伤后血管性并发症如外伤性动脉瘤、脑血管栓塞及动静脉瘘有决定性诊断意义。

5.颅脑火器伤的处理

(1)颅脑火器伤处理原则:合理的现场急救和迅速安全后送是救治颅脑火器伤的基本保证,进行有效清创,修复术及相应的非手术综合治疗是提高颅脑火器伤救治水平的必要环节。

1)急救

①先将伤员转移到安全地带,防治再次受伤。

②保持呼吸道通畅:简单的方法是把下颌向前推拉,侧卧,吸除呼吸道分泌物和呕吐物,也可插管过度换气。

③包扎止血:立即采用无菌敷料包扎创口,减少出血和污染;头皮活动出血可采取局部压迫止血;伤口内部出血不可盲目填塞或加压包扎,应适当抬高头部,利用止血纱布、明胶或敷料贴附出血处轻压片刻再进行包扎,防止在搬运过程中再次出血;对昏迷者宜采取侧俯卧位,避免血液或分泌物误吸至气道。

④抢救休克:对于发生休克的火器伤伤员应仔细分析休克原因,如为失血性休克,要特别注意有无其他部位合并伤,并立即展开输血措施。如为严重脑挫裂伤、脑干损伤或丘脑下部损伤所致中枢性休克,则预后极差,应就地急救,当伤情稳定或好转后方能考虑转运。

2)后送:后送在战时火器伤尤为重要,这与平时的枪弹伤不同,短时大量伤员出现,故必须采取合理部署,迅速分类,填写伤票,记录伤情,酌情逐级后送。后送原则需根据伤情及战况而定,当战争情况限制时,可根据条件给予必要处理,稳定病情。常采用的 Heaton 伤情分级法进行分级:Ⅰ级,清醒,没到中度神经功能障碍,如轻瘫或偏盲;Ⅱ级,昏睡,严重神经功能障碍,如偏瘫;Ⅲ级,濒死或深昏迷、双侧瞳孔散大、眼球固定、呼吸困难、呼吸浅慢不规则。Ⅰ级和Ⅱ级伤员应及时后送,救治希望较大。对于Ⅲ级伤员不宜急于后送,应就地积极抢救。待伤情稳定后再后送。

3)颅脑火器伤分期处置:由于伤员在伤后不同时期来院治疗,故需按照伤后不同分期,分别处理。

①早期处理(伤后 72h 以内):早期彻底清创应于 24h 以内完成,但由于近代有效抗生素的发展,对于

转送较迟,垂危或其他合并伤需要紧急处理时,脑部的清创可以推迟至72h。一般认为伤后3～8h最易形成创道血肿,故最好在此期或更早期清创。对合并胸腹、四肢其他危及生命的损伤时,应根据主次关系依次进行手术,必要时可采取两组手术同时进行来争取时间。如患者全身情况较差,生命体征不稳定时,应先积极行支持治疗,待患者情况稳定后再实施彻底清创。

②延期处理(伤后3～6d):伤后创口未经处理或处理不彻底,此时常有感染情况,创面有脓性分泌物,或创口已经闭合或缝合,局部炎症反应,水肿,隆起,应切开伤口使引流通畅。局部分泌物及时行细菌培养及药敏试验。及时进行CT平扫了解颅内伤道、异物及血肿情况,指导下一步处理。如创口感染不明显,无急性炎性表现,也可实施清创术,清除糜烂组织及异物,争取修复硬脑膜,全层缝合头皮或部分缝合,也可二期缝合。

③晚期处理(伤后7d以上):伤口多有明显感染,此时不宜彻底进行手术,只需扩大伤口增加引流,排出局部或伤道内浅部的炎性坏死组织、血凝块、脓液。同时加强全身抗菌治疗及支持疗法,待炎症局限,伤口进入慢性炎症阶段,再进一步处理。如创口较小,感染较为表浅,也可在具有强力抗生素应用条件下实施清创,也可达到一期愈合。

(2)清创术

1)清创术的总原则

①清创术应尽早进行。对合并有颅内血肿、脑受压、致命性外出血、脑室伤和大量脑脊液漏的危重伤员,应进行紧急清创救治。

②穿通性颅脑开放伤伤员应快速、越级后送至专科处理单元实施清创处置。

③关于清创术的要求:对头皮颅骨创口实施彻底清创,对脑组织伤道只清除伤道内已碎裂坏死的脑组织,不切除伤道周围挫伤失活组织。清除伤道内的积血和血块。

④关于伤道内异物:应彻底清除伤道内的毛发、皮肤软组织碎屑、泥沙、衣物碎片等异物。碎骨片应在清除伤道内异物时尽量摘除,而伤道周围脑组织内或深部的细小的碎骨片不要强求摘除。伤道内金属弹丸等异物在不增加脑损伤的情况下尽量取出。细小的金属异物不必强行取出。

⑤早期清创术后应争取缝合或修补硬脑膜及头皮各层组织。

⑥麻醉、术前准备、一般清创原则基本上与平时开放性颅脑损伤的处理相同,在战时,为了减轻术后观察和护理任务,宜多采用局麻或只有短暂的全身麻醉。

2)颅脑火器伤清创术的准备和步骤

①术前准备:

a.评估创道入口和出口,临时包扎;

b.注射破伤风类毒素;

c.静脉注射抗生素;

d.配血备用。

②操作方法及程序

a.体位:头位摆放时应同时显露创道入口和出口,以备必要时延长头皮切口。

b.全头剃发。

c.消毒铺巾。

d.切口:颅脑火器伤清创术一般都经原开放伤口按需要扩大骨窗,进行创道内的清创操作,偶尔为暴露进入脑深部的异物或远离创口部的血肿,可采用骨瓣开颅。切线伤常为较长的沟槽状开放伤,切口可沿其长轴自两端向左右呈S形延长。非贯通伤及贯通伤常以创口为中心做三叉形切口。

e.颅骨切除:显露正常骨质,暴露缺损硬脑膜。

f.硬脑膜剪开:骨窗缘悬吊硬脑膜,硬脑膜十字剪开,暴露弹道周围正常脑组织。

g.清创:在不增加动脉血管损伤情况下取出骨质和子弹碎片,清除硬脑膜下或脑内血肿,去除失活脑组织。冲洗弹道,直至呈现正常脑组织。

h.应用双极电凝止血。

i.关颅,缝合头皮。

j.弹道腔留置引流管。

k.严密缝合硬脑膜,硬脑膜缺损用骨膜、筋膜或人工硬脑膜修补。

l.骨瓣复位固定,骨窗缺损可在伤口愈合3个月或6个月后择期修补。

m.头皮Ⅰ期缝合或Ⅱ期植皮。

3)不同类型颅脑火器伤清创术的操作要点

①穿通伤清创术

a.原则:高速枪弹穿透颅腔,通过入口至出口连线,反映出弹道路径,以评估颅内损伤情况。损伤严重,出口端重于入口端。手术死亡率和伤残率均较高。早期清创极为重要,具体手术方案视伤情和弹道路径而定。出入口相距较远的穿通伤分别对出口及入口清创,先行出口清创。如有一端脑受压明显,则优先清创。出入口相距较近者实施同时清创,CT显示两口之间广泛硬膜下血肿者,将两口之间皮肤进行弧形或冠状切开,显露弹道两端。个别出现两侧半球的开口均有明显脑受压者,可同时展开分组实施清创以迅速缓解颅内压而抢救生命。

b.操作要点:由浅入深,严格冲洗清洁。清创头皮做好修复缺损设计。颅骨清创必须显露硬脑膜破损区。陷入嵌插静脉窦的骨折片切不可随意拔出,应在做好输血、止血及吸引准备后进行操作。注意严密修补硬脑膜,可使用骨膜、筋膜、帽状腱膜或人工补片,防止术后脑脊液漏发生。脑内伤道清创时要按照弹道方向由浅入深冲洗、吸引,彻底清除琐碎组织、血块、碎骨片及异物,不宜过宽清除伤道壁。合并脑室穿通伤时,要吸出脑室内积血、异物及碎裂组织,用庆大盐水冲洗,直到清亮脑脊液流出,注意保护脑室壁及脉络丛。脑室深部进行清创时不可强调大力吸引,有条件单位应用神经内镜进行清创。常规放置脑室引流管,方便术后引流及给药。术后强化抗感染治疗,监测脑脊液化验指标。

②非贯通伤清创术

a.原则:只有入口,无出口。弹丸等金属异物存留颅内,需利用辅助检查手段了解伤道方向及反弹情况。CT扫描意义重大。

b.操作要点:扩大颅骨破口,显露至少5cm×5cm骨窗。仍为由浅及深,边冲洗便吸引,见活跃出血点进行电凝止血。吸出挫裂组织及血块异物。对于脑深部特别是功能区骨片及异物不必强求全部去除,避免加重组织损伤。残留于脑内的异物如无明显症状以后也不必行摘除术。如清创术后脑压并无随之降低则说明清创不彻底,或者又有新发血肿存在或有反弹伤道。实施去骨瓣减压,严密缝合硬脑膜。

③切线伤清创术

a.原则:飞射物以切线方式穿过头皮或颅骨,常引起头皮裂伤、颅骨沟槽伤或凹陷性粉碎性骨折,弹丸不存于颅脑。高速度飞射物的冲击波效应,可导致硬脑膜及脑组织损伤,警惕即便硬脑膜完整也可能存在脑实质挫裂伤或继发出血。

b.操作要点:实施头皮清创术,避免修剪过度。颅骨清创时警惕附件是否存在静脉窦。硬脑膜尽量保护,必要时果断剪开硬脑膜实施探查,避免贻误硬膜下血肿和脑皮质损伤。

④静脉窦损伤清创术

a.原则:静脉窦损伤的手术处理目的在于控制出血,防止气栓及恢复窦腔。

b.操作要点:术中首先注意充分显露手术野,暴露破裂静脉窦的两端,不要急于探查静脉窦损伤区。适当抬高床头,做好输血及止血的准备。缓慢去除损伤静脉窦壁上的骨片或血块,立即使用吸引器处理出血,查看破口情况,酌情取材修补。对于短小裂伤采取明胶海绵黏附轻压止血,8字缝合固定。对于线性裂伤采取细丝线间断对位缝合法。对于窦壁缺损伤,无法直接缝合,应采用翻转附近硬脑膜外层掩盖缝合,配以骨膜、筋膜等修补破孔,整复窦壁。对于静脉窦横断伤,处理非常困难,对非主要静脉窦可直接结扎,而对于非常重要静脉窦则需进行吻合或修复,重建窦腔血流。采取大隐静脉、硬脑膜、大脑镰、小脑幕或人工材料实施静脉窦成形术。术中注意防止气栓,避免急性脑膨出。术后进行预防性抗凝治疗。

⑤合并颌面损伤的清创术

a.原则:经眼眶、鼻旁窦或经耳颞部火器伤,容易伤及颅底,常使硬脑膜严重破损,发生脑脊液机会较多,导致颅内感染机会很大。应在相关专科如五官、颌面或眼科医师的协作下尽早完成彻底清创术;必须严密修复颅底硬脑膜,妥善止血;对断裂的脑神经,除视、嗅神经之外,在情况允许的情况下应进行吻合。

b.操作要点:采取气管插管全麻,防止鼻腔或咽部血液、脑脊液及分泌物等吸入气道。颅内清创完毕后于双侧颈静脉加压,观察有无脑脊液漏,确定硬脑膜是否严密修复。耳颞部火器伤常因颅中窝及颞叶底部损伤而导致早期颞叶沟回疝,注意警惕。已经敞开的中耳腔、乳突气房可用颞肌填塞或骨蜡封闭。硬脑膜严密修复,皮下放置引流管24～48h。

4)不予缝合修补硬脑膜而需行减压术的情况

①清创不彻底。

②脑挫裂伤严重,清创后脑组织仍肿胀或膨出。

③已化脓之创伤,清创后仍需伤道引流。

④止血不彻底。

5)术后处理:脑穿通伤清创术后,需定时观察生命体征、意识、瞳孔的变化,观察有无颅内继发出血、脑脊液漏等。加强抗脑水肿、抗感染、抗休克治疗。保持呼吸道通畅,吸氧。躁动、癫痫高热时,酌用镇静药、冬眠药和采用物理方法降温,昏迷瘫痪伤员,定时翻身,预防肺炎、褥疮和泌尿系统感染。

6.颅脑火器伤的预后　穿透伤的病死率在第一次世界大战初期为49.3%～60.7%,后期约为30%,第二次世界大战时降至15%。近年的病死率仍在10%以上。主要死亡原因为:①脑部重要区域损伤;②并发颅内血肿;③合并伤与休克;④颅内感染等。近20年来,我国创伤弹道学研究发展很快,对各种投射物的致伤效应、致伤机制、损伤特点、颅脑火器伤的直接损伤、邻近损伤、远隔部位损伤(远达效应)及其对全身影响的认识逐渐深入。采用创伤弹道学理论来指导火器伤的治疗,取得了良好的效果。颅脑火器伤的病死率目前已降至9.4%～9.6%。

(二)颅脑爆炸伤

本节叙述的颅脑爆炸伤,是指各种爆炸物生成的冲击波作用于头部产生的一系列病理生理变化,造成颅脑创伤,严格讲应称为爆炸冲击波性颅脑损伤。

1.流行病学　由于世界各地不断发生的恐怖事件及反恐战争,越来越多的士兵和平民遭受炸弹爆炸带来的颅脑损伤,而相当一部分伤员是冲击波引起。而这种损伤与单纯闭合性颅脑损伤及火器性颅脑开放伤有所区别。历史上统计的近代战争中头部战创伤约占20%,而在伊拉克战争和阿富汗战争中,爆炸物的冲击波造成的颅脑损伤占阵亡的60%。一些刊物及媒体报道,美军在军事行动中爆炸冲击波创伤性脑损伤的发生率为40%～60%。爆炸物的威力使人员飞出,头部受撞击而损伤不归为冲击波损伤。军事科技的进步对作战头盔不断改进,大大减少了颅脑冲击波损伤的程度。

2.病理特点　爆炸冲击波创伤性脑损伤具有开放性和闭合性颅脑创伤的特点。原发性损伤来自于爆炸产生的物理力量引起的头颅及脑组织两者的共同损害。导致损害的确切的作用力仍不是很清楚,但短暂的压力波可能是重要的但不是唯一的原因。

爆炸冲击波性颅脑创伤的损害包括四级:①初级损伤来源于爆炸所致的物理性伤害。②次级损伤来自于爆炸抛出的物体(包括武器碎片和周围物体散落的碎片)。③三级损害源于爆炸冲击波将伤者抛出后撞击于墙壁或地面引起的颅脑损伤。④四级损害源于以上3种伤害之外的因素,如烧伤或吸入有毒烟雾。

严重的爆炸冲击波创伤性脑损伤的典型特点是广泛的脑水肿和充血,并且发展迅速,往往在伤后1h内发生。蛛网膜下腔出血的出现表明损伤严重且预示着更严重的脑出血和水肿及延迟性脑血管痉挛。这种血管痉挛通常会引起迟发性的神经损害。

3.损伤机制

(1)爆炸冲击波引起其经过的物体媒介中离子运动。当经过头颅时,头部将会遭受其冲击效应而变形。

(2)爆炸生成的光、热、声能及电子脉冲效应会作用于脑部,造成一定损伤。

(3)爆炸同时产生的有毒性烟雾可被伤者吸入而发生脑组织缺氧或中毒。

4.临床表现

(1)遵循GCS评分对伤员进行分类,具体如下。

1)轻度爆炸冲击波创伤性脑损伤(GCS评分13~15分):表现为头痛、意识模糊、记忆缺失,以及注意力难于集中、情绪异常、睡眠紊乱及焦虑。这些症状常在伤后几小时或几天内好转。伤后恐惧症非常普遍而顽固,可持续数天至数周。

2)中度爆炸冲击波创伤性脑损伤(GCS评分9~12分):通常有较长时间的意识丧失和(或)神经功能的缺失。需要立即后送进行神经外科手术治疗。此类伤员可进展为重度损伤或发展成创伤后综合征。

3)重度爆炸冲击波创伤性脑损伤(GCS评分1~8分):此类患者可表现为明显的意识障碍及神经功能缺损。在神经影像学检查中有严重的脑损伤改变,脑CT平扫可见颅骨骨折、脑挫裂伤、颅内血肿及弥漫性脑损害(弥漫性脑水肿或弥漫性轴索损伤)。

(2)爆炸冲击波性颅脑创伤引发的颅脑震荡伤。轻者意识模糊时间较短,重者明显的意识丧失。

(3)爆炸冲击波性颅脑创伤后的应激综合征(应激障碍)。伤者经历爆炸伤后虽经积极治疗,仍表现出注意力难以集中、睡眠紊乱、易怒、高度警觉、易惊吓或者被害妄想等精神心理症状。

5.处置及治疗

(1)战地救护和后送处理:首先要使伤员立即脱离爆炸范围保护其免受进一步损害。保证气道通畅,维持呼吸平稳,建立有效循环。GCS评分低于13分者尽快后送至高级医疗中心。注意此类伤员常有多发伤,如胸腹、四肢及烧伤等,要进行全面评估。

(2)病房救治包括:①CT检查了解颅内情况;②心电监护生命体征;③吸氧、控制颅内压,以及保证足够的脑灌注压;④对于颅内高压而有明显压迫表现,尽早实施神经外科手术;⑤爆炸伤引起的蛛网膜下腔出血需注意抗血管痉挛治疗;⑥颅内压监护措施;亚低温脑保护治疗等。

爆炸冲击波损伤合并弹片飞射造成的开放性颅脑外伤十分常见。

爆炸冲击波创伤性脑损伤可以导致严重的脑血管病变,包括静脉窦损伤、颅内动脉损伤及假性动脉瘤。依赖血管造影诊断,并需血管内(介入)治疗或开颅手术治疗。

爆炸冲击波创伤性脑损伤伤员常伴有颌面损伤或烧伤,需联合五官、眼科、耳鼻咽喉、烧伤等多学科人员共同会诊处理。

（三）外伤性脑脊液漏

外伤性脑脊液漏,是由于颅脑创伤导致的颅底硬膜撕裂,脑脊液经筛板、额窦壁、岩骨、鼓室盖部骨折处、骨膜、耳咽管等裂隙流出为主要表现的临床综合征。颅底骨折后脑脊液漏发生率为15％～20％。严重者可引起颅前窝与鼻腔或鼻旁窦瘘管。脑脊液如经耳咽管流入鼻腔,称为脑脊液鼻漏,如岩骨鼓室盖骨折时脑脊液经破裂的鼓膜流出外耳道,称为脑脊液耳漏。眶顶的穿通伤或眶顶粉碎骨折刺破硬脑膜伴有眶内及眼睑裂伤时可发生脑脊液眼漏脑脊液眼漏。脑脊液伤口(皮漏)几乎均为开放性颅脑创伤初期处理不当所致,多见于火器性脑穿透伤,因为硬脑膜修复欠妥或因创口感染愈合不良而引起。颅底损伤是最常见的发生脑脊液漏的原因,其中以前颅底损伤最多。

1.临床表现　脑脊液漏多于伤后立即发生,也可伤后数月才出现,个别情况下漏液早期可自行愈合,数月至数年后又复出现。某些患者于特定体位方出现漏液。急性期流出的脑脊液常带血色,久则变黄色,慢性期则转为清亮水样。急性病患者伤后常有血性液体自鼻腔溢出、眼眶皮下淤血(俗称"熊猫眼")、眼结合膜下出血,可伴有嗅觉丧失或减退,偶尔亦有伤及视神经或动眼神经者。

延迟性脑脊液漏则往往于颅前窝骨折后长短不一的期间,由于突然咳嗽、用力引起颅内压骤然增高时,使脑膜破孔开裂,漏出液体为清亮的脑脊液。一般在患者起坐、垂头时漏液增加,平卧时停止,因为仰卧位时液体流向鼻后孔而下咽,或积于蝶窦及其他鼻旁窦腔内,故这类患者清晨起床时溢液较多。脑脊液鼻漏在小儿发生较少原因为儿童期鼻旁窦发育尚未完全。

脑脊液耳漏常为颅中窝骨折累及鼓室所致,因岩骨位于颅中窝、颅后窝交界处,无论岩骨的颅中窝部分或颅后窝部分骨折,只要伤及中耳腔,则皆可有血性脑脊液进入鼓室。若耳鼓膜有破裂时溢液经外耳道流出,鼓膜完整时脑脊液可经耳咽管流向咽部,甚至由鼻后孔反流到鼻腔再自鼻孔溢出,酷似颅前窝骨折所致的鼻漏。

岩骨骨折后常有面神经及听神经损伤,以及展神经或三叉神经损伤。此外,耳后乳突区迟发性皮下瘀斑(Battle征)亦为颞岩部骨折常见的体征。

严重颅底损伤或存在脑室穿通伤时,脑脊液漏常有大量脑脊液流失,不仅全身情况低下,而且往往导致严重脑膜炎及脑炎。发生率为2％～50％,在脑脊液漏者中发生率和病死率高,多数常见于外伤后5～10d自行愈合的80％～85％鼻漏患者和几乎所有耳漏患者。最常见的病原微生物是肺炎球菌,其次是链球菌和流感嗜血杆菌。

由于脑脊液流失可引起低颅内压综合征,意识清楚的患者常主诉头痛、头晕等症状。

2.诊断

(1)病史与症状体征:外伤史、上述临床表现及颅底骨折证据即可诊断。如漏液为血性,可将漏出液体滴入纱布上观察血块周围是否有浸润现象。如血块周围有无色或淡黄色液体向周围扩散,即为合并脑脊液漏。

(2)辅助检查

1)颅脑CT平扫或颅底薄层扫描:是最常用的检查,可见颅底骨折证据。多数可见额骨、额窦、眶顶、筛板、蝶骨、岩骨骨折线。多排螺旋CT三维成像可显示出漏口的立体位置。CT检查对骨性缺损显示较为明显,但有一定的漏检率。颅脑磁共振成像(MRI)可发现更细小的缺损,特别是软组织缺损或裂口,当存在脑膜膨出时就更明显了,有助于寻找漏口位置。均为手术修补提供重要影像学证据。

2)CT脑池造影:如CT或MRI仍不确定,CT的脑池造影术可以考虑进行。而许多学者认为,荧光剂经腰大池穿刺后CT造影应逐步取代CT脑池造影。术前进行腰穿荧光剂注入对于定位漏口非常有效。但荧光剂注入法有报道说个别患者出现了癫痫发作及室性异位心律的并发症。当上述常规的检查仍无法寻找出漏口存在时,一些学者使用放射性核素脑脊液显影技术用于协助找出脑脊液漏的存在,但是由于检查成本颇高且阳性率一般,故不能普及这项检查技术,而是作为一项研究用于个别患者。

3.治疗

(1)非手术治疗:取头高 30°卧向患侧,使脑组织沉落在漏孔处,以利贴附,鼻漏与耳漏都不可填塞或冲洗鼻腔与耳道,应清洁鼻腔或耳道时嘱伤员不要用力咳嗽、擤鼻涕,保持排便通畅,以防逆行感染,或造成颅内积气,不利于破口粘连与愈合。预防性应用抗生素疗效仍存争议。报道显示,有脑脊液漏的患者感染率达 8.7%。国外学者一项前瞻性随机双盲研究显示 26 例脑脊液漏患者预防性使用抗生素,结果均没有发生脑膜炎,而用安慰剂者仅有 1 例发生脑膜炎。由此可见,预防性应用抗生素对脑脊液漏患者并不是常规治疗。

50%~80%脑脊液漏患者 1~3 周自行停止。包括以下非手术治疗指征:①脑脊液漏在 1 周内自行停止;②颅前窝损伤并无明显骨折;③或仅是小型的线状骨折;④无嗅觉缺失。

(2)手术治疗

1)手术时机及指征:依赖于伤者的一般情况及受伤类型。危及生命的出血需要立即手术处理。对于合并面部软组织损伤的病例,手术干预也需要尽早进行。遵循如下指征:①脑脊液漏经 4 周以上不能自愈者;②曾并发脑膜炎者;③颅底骨折线较宽者;④迟发性脑脊液漏或复发者;⑤并发鼻旁窦炎及张力性气颅或碎骨片及异物嵌入脑内者。

2)手术方法

①直视下修补术:可以探查瘘口及血管结构。对于延迟性、合并大面积颅前窝骨折或弹道伤、通过鞍结节或岩谷的脑脊液漏,很难自行愈合,应尽早手术。手术方式决定于漏的位置。术前应用激素、甘露醇及抗惊厥药,并可行腰大池引流脑脊液使脑回缩减少术中脑的牵拉而利于手术操作。对于颅前窝的手术,以硬脑膜分界可分为颅内硬脑膜外法和颅内硬脑膜内法。术前如已经确定漏口位于颅前窝一侧的,可行单侧切口暴露;如未确定漏口的位置,则需行冠状皮瓣和双侧骨瓣。骨瓣下缘应足够低以便充分显露颅底。如果需要进入额窦,应剥离骨瓣和窦腔内的黏膜,用明胶海绵、脂肪或肌肉填塞。而触及窦腔的手术器械应视为污染,需要更换。使用周围筋膜覆盖窦腔,并缝合固定于硬脑膜上。

如果不能明确发现漏口,此时需要大的游离颅骨周围骨膜覆盖整个前颅底,包括双侧筛板和蝶骨骨缘。可使用自体筋膜、腱膜,以及纤维蛋白胶和人工硬脑膜补片。术后继续引流脑脊液可减少漏的复发。

对于岩骨骨折引起的漏,探查颅中窝及颅后窝对确定漏的位置十分重要。但须注意避免过度牵拉膝状神经节而损伤面神经。来源于颅中窝后部的漏,通过硬膜外入路修补较为方便。生物蛋白胶对于硬膜修补和漏口封闭非常有效,尤其是当漏来源于颅骨破坏程度较大的颅中窝时。

②神经内镜:经鼻内镜下修补瘘口也是目前较为先进的修补办法。国外学者有报道称内镜修补脑脊液漏的成功率已达 90%。经鼻内镜手术不损伤脑组织,无嗅觉丧失等并发症,尤其适合蝶窦骨折引起的脑脊液漏。切除蝶窦找到漏口的位置。用腹部脂肪填塞漏口,用蛋白胶封闭。用明胶海绵和止血纱布填塞蝶窦隐窝。再用气囊或膨胀海绵填塞鼻腔,加强修补效果,术后配合腰大池引流可加速漏口愈合。而此手术的并发症仅 0.03%,最常见的为术后脑膜炎,还有个别的颅内积气、脑积水、颅内脓肿、静脉栓塞、形成黏液囊肿等并发症的病例报道。国外学者报道中有 75%的病例在围术期 2~14d 常规使用抗生素治疗。

③其他:外伤后 1 周内脑室引流同时监测颅内压力有助于漏口自行修复和及时动态地了解颅内情况,推荐应用。当怀疑脑脊液漏合并外伤性血管损伤时,尽早安排脑血管造影。可使用 Onyx 胶进行血管内治疗,可以止住一些其他方法难以控制的出血,使伤者生命体征尽早稳定,能提高救治成功率。

每天要注意严密观察患者伤后(或术后)情况:①球结膜;②眼眶肿胀情况;③是否有鼻腔渗液及外耳道渗液;④乳突颜色变化等。上述的情况,特别是患者细微的变化容易被忽略。

(宋志鹏)

第九节　外伤性脑水肿

外伤性脑水肿是脑损伤后最常见的继发病理改变。它的形成机制十分复杂,国内外对这一方面的研究很多,了解了一些前所不知的问题,但是揭示其最核心的问题,尚有特长远的深入研究。曾有科学家预言,如果能揭开脑水肿之谜,就等于得到了打开神经外科复杂问题的金钥匙。

本文系统地介绍了外伤性脑水肿的分类、病理生理和治疗的新进展。

创伤性脑水肿是脑组织承受暴力打击引起的一种病理生理反应,其病理改变是过多的水分积聚在脑细胞内或细胞外间隙,引起脑体积增大和重量增加。临床上,不论是局限性抑或广泛性脑损伤均可引起不同程度的脑水肿。外伤性脑水肿的主要危害是引起和加重颅内压增高,甚至引起脑移位和脑疝,是导致伤死和致残的主要原因之一。因而外伤性脑水肿的病例生理和临床救治的研究一直是神经外科研究最为活跃的领域。近年来颅脑创伤的研究已从一般形态学观察上升到分子水平,对脑水肿的发生机制有了更深入的认识,提出了一些防治脑水肿的新观点,新方法,提高了颅脑损伤的救治水平。

一、分类

1967 年 Klotzo 将脑水肿分为血管源性即细胞外水肿和细胞毒性即细胞内水肿两大类。后来在实验研究和临床实际工作中发现,在外伤性脑水肿病理过程中往往是两类水肿并存,只是在不同病理阶段上,血管源性脑水肿和细胞毒性脑水肿的表现程度不同而已。现已发现颅脑损伤亚急性期,可合并低渗性脑水肿;而在脑损伤慢性期可发生脑积水合并间质性脑水肿。故近年来,多数学者主张在 Klatzo 提出的血管源性脑水肿和细胞毒性脑水肿的基础上,增加渗透压性和间质性脑水肿,共 4 类。

(一)血管源性脑水肿

主要见于脑挫裂伤灶周围,实验研究发现在伤后 30min 血管源性脑水肿即已发生,并于伤后 6～24h 达高峰,在临床上由于治疗因素的影响,脑水肿的高峰期通常推迟至伤后 48～72h。

血管源性脑水肿病理特点是脑挫裂伤后,血脑屏障遭受不同程度的损害,通透性增加,大量水分从毛细血管内渗出,积聚于血管周围间隙和神经细胞外间隙中。由于水肿液含有血浆成分高浓度蛋白质,促使水肿逐渐向周围组织扩散。脑白质细胞外间隙(＞80nm)比灰质(15～20nm)大 4～6 倍,故水肿主要存在于白质内,并且沿神经纤维索扩展。脑水肿的发展主要取决于血管内液静力压与脑实质内组织压之差,当前者高于后者时,脑水肿发展,至两者相等时水肿停止发展。

脑水肿的吸收可能涉及两个方面的作用:①组织压力差作用。实验研究表明,水肿区的脑组织压力高于其周围相对正常的脑组织压力,这种压力差的存在使水肿液大幅度地向周围压力低的区域流动,最后流入脑室内,随脑脊液循环而吸收。脑室内脑脊液压力越低,脑水肿的吸收越快。在脑水肿期,血浆成分不断地从脑挫伤区受损的血管外溢,其压力梯度持续存在,水肿液的流动持续进行。②廓清作用。当血脑屏障功能逐渐恢复以后,压力梯度消失,则通过星形胶质细胞将从血管内渗透到脑实质中的蛋白质等大分子物质消化、吸收,降低细胞外液中的渗透压,从而使水分易于被毛细血管重吸收,消除水肿液。有人用铁蛋白或辣根过氧化物酶作为示踪剂,在电子显微镜下发现,在血管源性脑水肿时,除在内皮细胞的胞饮小泡内、基底膜或组织间隙中追踪到这些大分子物质外,在胶质细胞及其突起内亦能观察到示踪剂,证实了星形胶质细胞的上述作用。但这一吸收过程远较前者为慢,不及前者明显。因此,临床治疗外伤性脑水肿时采用持续脑室外引流,不仅可引流出原脑室内的脑脊液,而且可通过廓清作用减轻脑水肿和降低颅内压。一般含蛋白质的水肿液的吸收多在受伤 7d 以后。

(二)细胞毒性脑水肿

脑损伤后,由于血肿压迫和血管痉挛,脑组织细胞发生缺血缺氧,细胞能量代谢障碍,引起细胞膜上 Na^+-K^+-ATP 酶(钠泵)和 Ca^{2+}-Mg^{2+}-ATP 酶(钙泵)活性降低,使 Na^+ 等离子大量储存于细胞内,细胞内渗透压遂升高,水分被动进入细胞导致细胞肿胀,因此称为细胞毒性脑水肿或称为细胞内脑水肿。这类型脑水肿主要发生在灰质和白质的细胞内,而细胞外间隙无明显扩大。因 Na^+ 主要进入胶质细胞,Ca^{2+} 主要进入神经细胞,所以细胞毒性脑水肿时胶质细胞水肿发生最早,神经细胞水肿发生稍迟,常发生在脑损伤早期(24h 内),与血管源性脑水肿并存,一般至伤后 72h 开始消退。但进展迅速,对神经功能的影响严重。

(三)渗透压性脑水肿

渗透压性水肿常见于脑损伤亚急性期。在正常情况下,脑细胞内液的恒定,受控于垂体前叶分泌的促肾上腺皮质激素(ACTH)及垂体后叶释放的抗利尿激素(ADH)。通过下丘脑的调节使这两种激素处于动态平衡。脑损伤时因下丘脑遭受到直接或间接的损伤或水肿,引起 ACTH 分泌不足,垂体后叶大量释放出 ADH,出现抗利尿激素不适当分泌综合征(SIADH),产生水滞留,血容量增加,血液稀释,低血钠,低血浆渗透压,导致血管内水向细胞内渗透,引起神经细胞与胶质细胞内水肿,称为渗压性脑水肿。此时因 ACTH 相对不足,醛固酮分泌相应减少,肾小管重吸收钠减少,故低钠的同时,反而出现尿钠增多($>$ 80mmol/24h)的反常现象,提示低血钠并非机体真正缺钠。治疗主要是使用 ACTH 和利尿,禁忌盲目补盐。

(四)间质性脑水肿

间质性脑水肿主要见于脑损伤后期或恢复期,发生于脑室周围白质,常与脑积水伴发,故又称为脑积水性水肿。此类水肿主要病理特点为室管膜上皮严重损害,细胞扁平且有过度牵张,部分区域被撕破,室管膜下层有空泡化,神经细胞与胶质细胞分离、疏松、肿胀。由于室管膜上皮通透性增加,脑脊液渗透到脑室周围室管膜下白质,造成不同程度的水肿。水肿的程度取决于脑室内外压力的高低。虽然脑室周围白质水肿明显,但后期由于静水压的作用使白质发生萎缩,其蛋白质及类脂成分也降低,故脑白质体积并不增大反见缩小,此时脑室内压力得以缓解,腰穿压力可表现正常。间质性脑水肿影响颅脑损伤病人的恢复,提倡早做脑脊液分流,以及应用乙酰唑胺(醋氮酰胺)抑制脑脊液分泌,有利于消除脑水肿。

上述脑水肿的分类有助于对脑水肿的认识与治疗,但在临床上单纯发生某一种类型脑水肿者较少见。一般概念的外伤性脑水肿指血管源性和细胞毒性脑水肿的混合而言,发生较早;而渗透压性与间质性脑水肿出现在稍后时期。

二、病理生理

(一)外伤性脑水肿的发生机制

外伤性脑水肿发生机制是多因素的,至今有些问题并未完全得到阐明,可归纳为下列 5 种学说。但在外伤性脑水肿的发生与发展过程中,是多种因素掺杂相关的。

1.血脑屏障学说　血脑屏障结构与功能损害是血管源性脑水肿的病理基础。主要病理特点是脑毛细血管内皮细胞微绒毛形成、胞饮小泡增多、胞饮作用增强以及紧密连接开放。脑损伤后血脑屏障开放、通透性增加,血中大分子物质及水分从血管内移出进入脑组织内,积聚于细胞外间隙,形成血管源性脑水肿。既往认为脑损伤后血脑屏障破坏在伤后 6h 始出现,伤后 24h 才明显。1990 年,有学者发现伤后 30min 就有血脑屏障开放和脑水肿,至伤后 6h 已达高峰,证明了血脑屏障的通透性改变与破坏是外伤性脑水肿的最早和最重要的因素。

2.钙通道学说 钙对神经细胞损害和凋亡起着决定性作用。1989 等,Shapiro 发现脑损伤后脑组织内钙的浓度升高,认为其与外伤性脑水肿的发生与发展有关。1990～1991 年,有学者对 Ca^{2+} 在外伤性脑水肿形成过程中的作用进行了多项较系统的研究,发现脑损伤早期大量 Ca^{2+} 进入细胞内,胞质中游离钙浓度异常升高,可达正常的 10～15 倍,即钙超载。伤后神经细胞内游离钙超载,其浓度显著高于脑组织总钙的水平,是引起神经细胞损害、血脑屏障破坏和外伤性脑水肿的关键因素。这种改变在伤后 30min 即十分明显,伤后 6h 到达高峰,并一直持续到伤后 72h。

脑损伤后钙超载的原因:①由于早期缺血、缺氧,神经细胞能量供应障碍,Ca^{2+}-Mg^{2+}-ATP 酶的排钙功能受损;②内质网、线粒体的储钙作用减弱;③特别是细胞膜结构受损,流动性及稳定性降低,钙离子通道开放,细胞外大量 Ca^{2+} 涌入细胞内,尤其是神经细胞内,细胞内的低 Ca^{2+} 稳态受到破坏,发生钙超载。神经细胞内钙超载产生下列危害:①激活细胞内中性蛋白酶及磷脂酶,或通过钙调蛋白(CaM)的介导,使神经细胞蛋白质及脂质分解代谢增加,细胞膜完整性破坏,细胞外 Na^+、Cl^- 及水等物质进入细胞内,导致细胞内水肿。②Ca^{2+} 沉积于线粒体内,使线粒体氧化磷酸化电子传递脱耦联,无氧代谢增强,释放大量氢离子,细胞 pH 降低,造成细胞内酸中毒,Na^+-H^+ 交换使 Na^+ 进入细胞内增多,发生细胞内水肿。最终也会使线粒体破坏,神经细胞崩溃。③Ca^{2+} 进入微血管壁,通过钙调蛋白或直接作用于微血管内皮细胞,紧密连接开放,血脑屏障通透性增加,导致血管源性脑水肿。④Ca^{2+} 进入脑血管壁,血管平滑肌细胞内 Ca^{2+} 浓度升高,使其收缩,导致脑血管痉挛,这一环节同样起到加重脑缺血缺氧和血脑屏障破坏的作用,加剧血管源性脑水肿。脑血管痉挛又常常是创伤性蛛网膜下腔出血所引起,是影响预后的严重因素。近年来的大量实验和临床研究表明,脑损伤早期应用钙离子通道阻滞药尼莫地平等可有效地阻止 Ca^{2+} 内流,保护神经细胞和血脑屏障功能,防止脑血管痉挛缺血,能有效减轻细胞内和血管源性脑水肿。

3.自由基学说 氧自由基是指一类具有高度化学反应活性的含氧基团,主要有超氧阴离子(O_2^-)、羟自由基(OH^-)和过氧化氢(H_2O_2)。早在 1972 年,Demopoulos 等就开始用自由基学说解释脑水肿的发生机制,随后国内外不少学者在实验中观察到,脑损伤后脑内氧自由基产生增加,脂质过氧化反应增强,是引起神经细胞结构损伤和血脑屏障破坏,导致细胞毒性脑水肿和血管源性脑水肿的重要因素。

氧自由基主要产生于神经细胞和脑微血管内皮细胞。脑损伤后上述部位氧自由基产生增多的原因:①不全性缺血缺氧使线粒体呼吸链电子传递中断,发生单价泄漏现象,氧分子被还原为 O_2^-;②细胞内能量合成减少,分解增加,大量 ATP 降解为次黄嘌呤,后者在被还原成尿酸过程中生成大量 O_2^-;③细胞内 Ca^{2+} 增多,激活磷脂酶 A2,使花生四烯酸产生增加,后者在代谢过程中产生 O_2^-;④单胺类神经递质肾上腺素、去甲肾上腺素和 5-羟色胺大量释放,它们自身氧化生成 O_2^-、OH^- 和 H_2O_2;⑤脑挫裂伤出血以及蛛网膜下腔出血,大量氧合血红蛋白自身氧化成各种氧自由基,血中的铁、铜等金属离子及其络合物催化脂质过氧化反应,又生成氧自由基。

氧自由基对生物膜的损害作用最为广泛和严重。神经细胞和脑微血管内皮细胞既是自由基的产生部位,又是受自由基损害最为严重的部位。由于这些细胞的膜都是以脂质双分子层和多价不饱和脂肪酸为框架构成,易于遭受氧自由基的攻击,产生下列病理损害:①神经细胞膜上 Na^+-K^+-ATP 酶、Ca^{2+}-Mg^{2+}-ATP 酶、腺苷酸环化酶、细胞色素氧化酶等重要的脂质依赖酶失活,导致膜流动性和通透性增加,细胞内 Na^+、Ca^{2+} 增多;线粒体膜破坏,细胞能量合成障碍;溶酶体膜破裂,溶酶体内大量水解酶释放,导致细胞内环境紊乱,细胞肿胀,发生细胞毒性脑水肿。②氧自由基破坏脑微血管内皮细胞的透明质酸、胶原和基底膜,使血脑屏障通透性增加,血浆成分漏出至细胞外间隙,导致血管源性脑水肿。③氧自由基还攻击脑血管平滑肌及其周围的结缔组织,导致血管平滑肌松弛,同时氧自由基使血管壁对血管活性物质的敏感性下降,血管扩张,微循环障碍加重,加剧脑水肿。

4.脑微循环学说　脑损伤可引起脑微循环功能障碍,导致其静力压增高,产生压力平衡紊乱,导致脑水肿。脑微循环障碍包括血管反应性降低、血管自动调节紊乱(血管麻痹或过度灌注)和血流动力学改变。

脑血管反应性降低指其对 CO_2 的收缩反应能力低下,当血 CO_2 分压降低时管壁并不收缩。研究表明,脑损伤24h后血管平滑肌松弛,不论动脉血 CO_2 分压增高或降低,脑血管均呈扩张状态。

脑损伤时全脑血流动力学变化。1985年,Yashino 等对重型脑损伤病人进行头颅 CT 动态扫描发现急性期病人大多数有脑充血表现。一般认为,在重型、特重型脑损伤急性期,脑干血管运动中枢和下丘脑血管调节中枢受损,引起广泛性脑血管扩张,脑血流过度灌注。临床观察发现,脑充血多在重型脑损伤后4～14h 发生。实验证明最早可发生在伤后30min。近年来实验研究证实脑血管扩张可能是脑组织缺血、缺氧和血管活性物质堆积的继发性反应,也是不利因素。在脑损伤组织存在脑血管扩张和过度灌注的主要原因是脑损伤后脑组织缺血缺氧,无氧酵解增加, CO_2 和乳酸堆积,毛细血管后括约肌、微静脉等阻力血管麻痹扩张,而细静脉、小静脉耐受缺氧的能力较强,对 CO_2 和乳酸反应性低,仍处于收缩状态,导致损伤组织过度灌注。脑血流过度灌注可致血脑屏障受损,通透性增加,血浆成分漏出增多,发生和加重血管源性脑水肿,严重者发展为弥漫性脑肿胀。

脑损伤时局部脑血流动力学变化。有学者的实验研究,采用立体定向微电极刺激与破坏蓝斑 NA 神经元的方法观察到,在脑损伤后并刺激蓝斑,脑水肿加重。而先毁损蓝斑,再造成脑损伤,脑水肿较轻。与此相应出现一系列血流动力学改变包括细胞膜 ATP 酶活性降低,红细胞变形能力下降,血液黏稠度增高等。这些改变与脑水肿相关,而且是同步的。可见中枢递质亦参与脑水肿的发生过程,影响了脑微循环。脑损伤时由于微血管自动调节机制丧失,局部脑血流的变化主要靠血流动力学调节。脑损伤时脑组织缺血、缺氧,大量单胺类神经递质释放, Ca^{2+} 超载等,使红细胞膜 ATP 酶活性降低,变形能力下降。加之脑损伤时血管内皮细胞受损, Ca^{2+} 激活磷脂酶 A_2,分解膜磷脂产生花生四烯酸,导致血栓素 A_2($TX A_2$)生成过多,前列腺素 I_2(PGI_2)生成减少,导致微血管过度收缩、痉挛及血管内皮肿胀,脑微循环灌注减少;甚至出现无再灌注现象,加重受伤脑组织缺血和水肿。

广泛的脑血管麻痹和脑血流过度灌注与损伤局部脑微循环血栓形成,血管痉挛所致的无再灌注现象形成一对矛盾,表现为盗血现象,脑水肿与脑缺血形成恶性循环。近年来,国内外一些学者都主张采用控制性过度换气的方法,降低动脉血 CO_2 分压,使扩张的脑血管收缩,防止受伤区域的盗血现象,改善微循环。但在使用过度通气时,首先要保持呼吸道畅通,保证氧供,并使用自由基清除剂,以减少因缺氧和高碳酸血症、氧自由基反应所致的血管反应低下。

5.能量代谢学说　细胞能量代谢障碍是细胞毒性脑水肿发生的基础,同时亦引起和加剧血管源性脑水肿。临床观察发现,重型脑损伤后脑缺血缺氧的发生率高达30%,其中50%的病人合并低血压和低氧血症而加重脑组织缺血、缺氧。

目前认为,脑损伤后脑组织为不完全性缺血缺氧,加之脑细胞能量储备很少,组织中葡萄糖进行无氧酵解,ATP 产生不足,乳酸产生增多,细胞内 pH 下降, Na^+ - H^+ 交换,使 Na^+ 进入细胞内。同时细胞膜 ATP 依赖的 Na^+ - K^+ -ATP 酶(钠泵)活性受抑制,排 Na^+ 作用减弱, Na^+ 大量储存于细胞内, Cl^- 随之进入细胞内,使细胞内呈高渗状态,大量水分被动内流,发生细胞内水肿。

在不完全性缺血的同时,毛细血管内血流仍处于淤积状态,水分从血管内向外移动,脑组织含水量增加,合并血管源性脑水肿。

脑缺血、缺氧可引起微循环障碍,触发 Ca^{2+} 超载及自由基反应等,加重细胞毒性和血管源性脑水肿。

临床上采用能量合剂、亚低温和高压氧等治疗脑损伤均能使脑水肿减轻,证实能量代谢障碍是导致并加重外伤性脑水肿的重要因素。值得一提的是,在缺氧条件下若大量补充葡萄糖,由于增加了无氧酵解,加重脑组织酸中毒,足以使脑组织受损和脑水肿加重,应引起注意,因此,已不再用高渗葡萄糖作为脱水药。

创伤性脑水肿的发生机制是十分复杂的。上述的各种机制也并非孤立存在、单独起作用,而是相互影响、多种机制共同起作用的结果。如脑微循环障碍可加重缺血、缺氧,ATP合成减少、血脑屏障破坏等。另外单胺类神经递质、谷氨酸、一氧化氮、缓激肽、内皮素、花生四烯酸等的增多也与外伤性脑水肿的发生与发展有关。

有人综合过去的研究,提出了关于外伤性脑水肿发生机制的新观点,即在外伤性脑水肿的发生与发展过程中,脑损伤即时引发的应激性、反射性的中枢神经递质的改变,似为脑水肿的启动因素。微循环障碍、脑缺血与缺氧导致一系列继发病理变化瀑布反应,其中神经细胞和微血管内皮细胞钙超载起着关键作用。

(二)外伤性脑水肿的超微结构改变

在20世纪60年代,已有关于外伤性脑水肿的超微结构改变的早期描述。发现冷冻伤性脑水肿时胶质细胞及其突起明显肿胀,白质组织间隙增大。

近年来的研究表明,在创伤性脑水肿早期,神经细胞水肿和血脑屏障破坏亦是一个重要方面。以下是我们在自由落体脑损伤模型中观察到的水肿区超微结构变化,按水肿发生的顺序逐一叙述。

1.神经细胞　伤后15min,皮质神经细胞出现水肿改变,表现为神经细胞线粒体肿胀,可见脱颗粒,嵴结构尚清楚,内质网轻度扩张,神经细胞周围神经元基本正常。伤后30min,上述改变加重,线粒体嵴结构模糊,内质网及高尔基复合体明显扩张,神经毡肿胀已明显。伤后3~6h见神经细胞核膜皱缩,异染色质边聚。细胞内线粒体消失,呈空泡化,内质网及高尔基复合体高度扩张,粗面内质网上核糖体显著减少。突触结构明显破坏。神经毡结构不清,仅见空泡化及较多的髓鞘结构,髓鞘分层不清,板层分离,间隙增宽。上述改变持续到伤后72h。伤后1周,线粒体崩解,部分神经细胞核固缩,细胞器减少,髓鞘崩解。

2.胶质细胞　皮质星形胶质细胞于伤后30min至1h出现水肿的超微结构改变,而且显著。于伤后6~24h水肿改变最明显,表现为核染色质疏松变淡,异染色质边聚,胞质清亮,细胞器稀少,线粒体嵴结构不清、肿胀,进一步则空泡化,内质网扩张呈大泡样,微丝解聚,漂浮于胞质。核呈孤岛。因星形胶质细胞的改变较神经细胞突出,被视为外伤性脑水肿或血管源性脑水肿的典型改变之一。

少突胶质细胞和小胶质细胞超微结构基本正常。

3.微血管与血脑屏障

(1)内皮细胞。

①线粒体:伤后30min,常见水肿区毛细血管内皮细胞线粒体肿胀,嵴模糊。伤后1h,上述改变更加明显,内皮细胞肿胀,线粒体空泡化。

②胞饮小泡:伤后30min,内皮细胞管腔面不光滑,微绒毛和内皮小凹样结构形成增多,胞饮小泡活动增强。伤后1h,胞饮小泡增多,大小不等,形式多样,呈圆形、椭圆形或管形。并可见到内皮细胞质内多个小泡相互融合,呈串珠状,形成贯通内皮细胞管腔面与基底面的通道,可能是血管内大分子物质快速进入脑实质的途径。胞饮小泡密度与血浆密度相同,应用辣根过氧化物酶(HRP)和胶体金微粒(5nm)等作为示踪物可见到示踪物进入胞饮小泡并被转运入脑实质。伤后3h,可见到更多的HRP和5nm、10nm的胶体金微粒进入胞饮小泡转运入脑。伤后6h尚可见到15nm的胶体金微粒通过胞饮小泡进入脑实质。上述改变持续到伤后72h。说明胞饮小泡在脑损伤早期即可形成,将血浆成分转运到血管外而致血管源性脑水肿,胞饮作用贯穿在脑水肿形成的自始至终。

③紧密连接:伤后30min及至6~24h,内皮细胞紧密连接逐步开大,并有5nm、10nm和15nm的胶体

金微粒经此通过血脑屏障入脑。伤后 24～48h,可见内皮细胞局部坏死、穿孔,大量胶体金微粒涌入内皮细胞。

(2)基底膜:伤后 1h,即可观察到毛细血管基底膜增厚、间隙增宽,密度变淡。部分基底膜呈虫蚀状,基底膜内充满胞饮小泡。上述改变随伤后时间的延长,渐趋明显,持续至伤后 72h。

(3)星形胶质细胞足突:伤后 30min,即可观察到胶质细胞足突肿胀,线粒体嵴结构模糊不清。伤后 1h,肿胀更加明显,线粒体空泡化,足突内可见到胞饮小泡。至伤后 6h,足突高度水肿,压迫毛细血管管腔,使管腔明显变窄,上述改变持续至伤后 72h。

三、治疗原则

外伤性脑水肿可以早期出现在颅脑损伤之后,不论是原发性脑损伤、继发性脑损伤,脑蛛网膜下腔出血和颅内血肿,也不论损伤是闭合性或开放性,还包括颅内感染并发症脑膜炎、脑脓肿等,都可能引起脑水肿或使之加重。如果脑水肿得不到控制,会使神经组织退变、萎缩,加剧神经功能障碍。而脑水肿引起的颅内压持续增高,最终可能导致脑疝,成为颅脑损伤早期死亡的主要原因之一。因此在颅脑损伤综合治疗中,早期防治脑水肿是很重要的一个环节。

(一)纠正和消除脑水肿的全身因素,特别是防治缺氧和纠正低血压、休克

在颅脑损伤急救和治疗的全程,必须保证呼吸道通畅,防缺氧,防窒息,维持有效的呼吸功能。为此,当病人处于呼吸障碍、呼吸衰竭时,需要采取调整体位,维持呼吸通畅,置口咽导管,紧急做气管内插管。国外很重视院前急救,约有 1/3 病人在急救时,已做气管内插管或气管切开术。必须严密观察血压,纠正低血压与休克。为此要实行严密的 ICU 监护。

(二)严重脑水肿病人,应限制输液量与速度

水分输入过多,尤其是单位时间内大量输液,将很快加重脑水肿。一般成年人输液量在 1500～2000ml (30ml/kg 体重),输液量稍少于尿量加上不显性失水量之和。但在热带高温环境下,应适当增加补液量。目前认为,应根据水、电解质情况,应用高渗或等渗盐水,而不是一味强调早期禁止补盐。在整个颅脑损伤急性期,必须注意调整水、电解质和酸碱平衡。还要注意纠正可能并发的血糖增高、糖尿症。

(三)脱水治疗

1.甘露醇　是减轻脑水肿最快速有效的药物。其降低颅内压最用机制是:①高渗性脱水作用。通过提高血浆渗透压使脑组织内水分吸收入血管经肾脏排出体外,使脑组织体积缩小达到降低颅内压的目的。②收缩脑血管和降低血液黏滞度。由于血管收缩使脑血容量减少,颅内压降低,同时血液黏滞度降低使脑血管阻力减少,脑灌注压相对提高,有利于改善脑缺血、缺氧。③对脑微血管内皮细胞的自由基清除作用,改善脑微循环,减轻脑水肿。甘露醇快速输入后 15min 颅内压开始降低,1～3h 出现利尿,维持 4h,有效降低颅内压时间为 2～6h,每 4～6h 用药 1 次。多数认为有效剂量为每次 1.0g/kg 体重,也有人强调每次 0.5g/kg 体重的小剂量用药,并认为用药是否有效不在于剂量,而在于用药前的颅内压和重复用药的次数。用药前颅内压增高越明显,降低颅内压效果越显著;用药次数越多,重复用药时所需剂量就越大,对 6h 内未曾用药者,小剂量与大剂量作用相同。在处理脑疝时,可连续使用 20% 甘露醇 500～750ml 快速静脉滴注,使颅内压下降而争取到手术准备的时间。主要不良反应为增加心脏负荷和引起肾小管损害,心肾功能不全者用药剂量和次数应减少。并注意定期复查肾功能、电解质、血浆渗透压和记录尿量,肾功能严重损害时应停用。

2.呋塞米　为肾襻利尿药,对受损的脑组织有选择性脱水作用,没有一过性血容量增多引起的暂时性

颅内压增高,适用于心功能不全者,对儿童更有效。不良反应为反复长期使用易引起水、电解质紊乱,大剂量使用时可加重肾功能损害。使用方法为 20～40mg,静脉注射,每 4～6h 1 次,与甘露醇合并使用效果较好,脑疝急救时成年人可一次静脉注射呋塞米 100mg。

3.甘油果糖 亦为高渗性脱水药,但降低颅内压效果较甘露醇差,适用于肾功能不全者,使用方法为 20％甘油果糖 250～500ml,静脉滴入,每日 2～3 次。

4.糖皮质激素 糖皮质激素的主要作用机制为减轻血脑屏障的通透性,一般认为对血管源性脑水肿有效。使用方法有两种。

(1)常规方法:地塞米松 5～10mg 或甲泼尼龙 40～80mg 加入甘露醇内静脉滴注,1 周后逐渐减量停用。

(2)大剂量冲击疗法:①地塞米松 1～2mg/kg 体重静脉注射,每 6h 1 次,1 周后逐渐减量和停药。②甲泼尼龙 30mg/kg 体重静脉滴注,每 6h 1 次,共 2 次,以后 3～5mg/kg 体重,每 6h l 次,3d 后逐渐减量停用。该疗法由于使上消化道应激性溃疡发生率增加,并增加脑氧耗量,目前尚未被广泛采用。这是因为该疗法产生的不良反应。①提高脑氧代谢;②易导致血糖增高和升高血压;③上消化道出血率增加;④影响内分泌调节。而且用药后减轻脑水肿的效果并不明显。但对于合并呼吸、循环功能不全和严重创伤的病人可考虑使用。

5.人体白蛋白 对严重颅内压增高、脱水药使用较多的病人,每日静脉滴注人体白蛋白,以提高血浆胶体渗透压,有利于脑水肿的消退,降低颅内压。

(四)钙通道拮抗药治疗

从颅脑损伤继发脑水肿的机制中主要环节—神经细胞钙通道开放与钙超载着手,脑水肿病人应及早应用钙通道阻滞药,国内外常用者为尼莫地平。对昏迷病人,先采用静脉缓慢滴注尼莫地平 10mg,每日 2～3 次,15d 为 1 个疗程,以后改为口服,每日 3 次,每次 30mg,对防治脑水肿有良效。

(五)亚低温治疗

采用低温治疗脑水肿创始于 20 世纪 50 年代。我国于 20 世纪 50 年代末推广应用冬眠药物配合人工降低体温治疗严重脑水肿,称为冬眠低温治疗。亚低温使病人体温在短时间内降至 32～34℃,使机体新陈代谢处于较低水平,脑代谢和氧耗量减少,并减轻血脑屏障损害,减少 Ca^{2+} 内流引起的神经元损害,以及抑制内源性毒性物质对脑细胞的代谢性损害,达到减轻脑水肿的作用,而又大大避免了深低温所产生的并发症。临床上较多应用于重型颅脑损伤,亚低温疗法一般应用 3～5d,不超过 7d。江基尧等对应用亚低温治疗颅脑损伤进行了系统的实验与临床研究,使这一治疗取得新的进展,并制订了亚低温治疗方案。综合亚低温的作用机制:①降低脑氧耗,减轻脑缺氧损害,减少脑组织乳酸堆积;②减轻血脑屏障损害;③减少 Ca^{2+} 内流引起的对神经元的损害;④抑制内源性毒性产物对脑细胞的损害;⑤减少脑细胞结构蛋白破坏,促进修复;⑥减轻弥漫性轴索损伤。

(六)自由基清除剂

动物实验和临床研究表明,自由基清除剂依达拉奉有明显的抗脑水肿作用,目前已广泛应用于外伤性脑水肿。研究认为,甘露醇、糖皮质激素、维生素 E 和维生素 C 等亦具有氧自由基清除作用,能有效地减轻外伤性脑水肿。

(七)其他

及时解除引起脑水肿的其他不利因素,如蛛网膜下腔出血、颅内血肿、颅内感染、急性脑积水、急性硬膜下积液等,以解除脑水肿的恶性循环。使病人平稳过渡到康复阶段。酌用能量合剂,神经营养药物如神经节苷脂(GMI)。

(李 勇)

第十节　特殊类型颅脑损伤

一、灾害性颅脑损伤的救治

灾害性颅脑损伤是颅脑损伤的一个特殊类型,是地震、矿难等自然或事故灾害之后的常见伤情及重要致死因素。因灾害突发及其对建筑和生命的巨大破坏,加上次生灾害频发、急救条件较差,多发伤、复合伤常见,严重时伤情复杂而且症状相互掩盖,同时救治过程需考虑搬运、时间等诸多要素,在灾害性颅脑损伤救治中有其明显的特点。

(一)灾害性颅脑损伤的流行病学

在人类赖以生存的这个星球,无时无刻不在发生着各种灾害,其中有自然的原因比如地壳运动导致的地震、海啸、山体滑坡、洪灾水灾等,亦有人为事故因素,比如矿难、爆炸、交通运输事故等。不同的灾害因致伤因素不同而伤情各异。其中,地震灾害后人体损伤以机械性损伤为主(约95%~98%);就损伤发生率而言,四肢伤发生率占首位,但就死亡率而言,灾后颅脑损伤死亡率最高,有数据表明早期灾后颅脑损伤死亡率达30%以上;其他伤情包括:挤压伤、感染、完全性饥饿、淹溺、烧伤、冻伤等。而对于火灾、水灾、爆炸、矿难等灾害,灾后人体损伤以烧伤或淹溺为主,其他包括窒息、中毒及少量的机械损伤和复合伤。因为灾后的颅脑损伤是导致患者死亡的重要原因,其早期诊断和治疗对于提高伤病员的生存率、改善生活质量具有重大意义。

(二)灾害性颅脑损伤的特点

灾害造成的颅脑外伤以机械性损伤为主,是外界暴力直接或间接作用于头部所致,致伤机制与常见颅脑损伤类似,但因发生于灾害之后,因而具有鲜明的特点。

1.致伤环境因素复杂　灾害致伤因素复杂,因建筑物的突然倒塌,可有打击伤、跌落伤、挤压伤、爆震伤等,单一颅脑外伤患者的致伤原因可能为单一因素,亦可能多因素重复致伤。伤员在早期往往是被消防、群众等非医疗专业人员施救,可能因救助不当而导致的继发性颅脑损伤等。

2.多发伤或复合伤常见　灾害发生后,建筑物的倒塌和坠落造成的伤害,常经历一段时间的压埋,除颅脑外伤外,可合并有骨折和软组织挤压伤、窒息、外伤感染等伤情,饥饿和缺水也很常见。在有火灾、寒冷等因素存在时,还有烧伤、冻伤等复合伤情况出现。这些因素交织、早期症状往往不典型,导致伤情漏诊率高,救治难度大,容易发生休克、感染、多器官功能衰竭等并发症而导致伤员死亡。

3.灾害救援时限性较强　根据灾害发生的天数可将灾难医学救援分为早期、中期和晚期3个阶段:灾后6天内为早期,是外伤/伤口类疾病高发病率阶段,灾害性颅脑损伤救治的伤病员多数均在此期内。中期和晚期分别指灾后7天至1~3月和灾后1~3月以后,此期间疾病多为早期未及时处理、处理不当或灾难间接因素导致的外伤,内科类疾病发病率逐渐上升;外伤多无生命危险,但处理不当会导致致残率明显增加。其中,灾后72小时又被称为黄金救援时间,是颅脑损伤救援医学的关键阶段,伤员会因为救治时间的延迟而存活率明显下降。

4.精神障碍发生率高　灾害发生对人的精神影响巨大,维持时间长。灾害的恐怖景象、长时间压埋、家庭成员或亲友的伤亡等强烈心理精神应激因素存在,灾后极易产生不同程度的精神疾患,需要进行精神心理干预或治疗。这些精神心理干预根据伤员的症状不同而各异,从伤员早期治疗时即需同步进行心理疏导,有症状需给予对抗精神症状的药物治疗,帮助患者度过精神心理应激阶段。

（三）灾害性颅脑外伤的分类

灾害性颅脑损伤根据伤情标准可分为轻、中、重型,但在分类救治过程中更侧重于损伤部位及开放与否,常见伤情分类如下。

1.颅伤　包括开放性颅伤及闭合性颅伤两种类型。

（1）开放性颅伤:在硬膜完整时,开放性皮肤损伤及其暴露的硬膜外各层组织结构损伤。包括头面部皮肤裂伤、头皮撕脱伤等。颅骨损伤有颅骨线性骨折、凹陷性骨折、粉碎性骨折等。有开放性骨折时尤其要注意有无开放性脑伤发生。

（2）闭合性颅伤:无或仅有皮肤钝挫伤,可合并头皮血肿,包括头皮下血肿、帽状腱膜下血肿、骨膜下血肿等;可合并颅骨骨折,包括单纯线形骨折、凹陷骨折、无内开放的颅底骨折。

2.脑伤　包括开放性脑伤及闭合性脑损伤。

（1）开放性脑伤,即灾后非火器性颅脑穿透伤,包括粉碎、凹陷或线性骨折并伴硬脑膜破裂及脑损伤,也见于合并颅底骨折之后的开放性脑伤。可有脑内异物出现,可合并有颅内血肿、气颅、脑脊液漏等。除原发伤情外,此类伤情可能因救治不及时发生颅内感染而致命。

（2）闭合性脑伤包括脑震荡、脑挫裂伤、弥漫性轴索损伤、原发性脑干损伤等,可有各种颅内血肿出现可能:单发血肿（硬膜外血肿、硬膜下血肿、脑内血肿、脑室内血肿）、多发血肿、迟发性血肿等。

（四）灾害性颅脑损伤的医疗救助

"5.12"汶川大地震及"4.20"雅安芦山大地震等多次灾害救援实践经验告诉我们,合理指挥和分级救治能够最大限度利用医疗资源、提高救治效率。身强力壮、基本功较好的中青年医护人员到灾区一线完成搜救任务,灾区内简易医疗分类场所可进行救命的简易手术,大量的专科手术宜在后送医疗单位进行。据此,可将灾区颅脑损伤的救治分为三个阶段:搜寻伤员、医疗急救和专科治疗。不同救治阶段有不同的救治特点。

1.搜寻伤员阶段　主要由消防救援、部队及志愿者等构成,现场抢救小组在救灾指挥机构统一领导下进行快速抢救,利用生命探测仪、金属切割机、吊车或徒手将被掩埋的人员救出。救援过程中医疗人员随时待命,当发现有伤员使,及时在现场进行医疗指导,避免继发性颅脑损伤或其他继发损伤发生。搜救的原则为:先幸存者,后遇难者;先易后难;优先搜索处境高危者。

2.医疗急救阶段　本阶段救治在有一定便携式诊治设备的情况下完成,往往在较短时间内完成分类、急救和转运准备等工作。此时,救治重点为:先救命后治伤,先重伤后轻伤,先抢后救,抢中有救,使幸存者尽快脱离危险环境,危重患者得到及时有效的救治。

（1）基本救护技术要求,需掌握现场急救的"五项技术",即:通气、止血、包扎、固定和搬运技术。

1）通气技术:疏通呼吸道方法:将伤员平卧于地面,松解衣领和腰带,"C"型手法托起下颌,清除口咽部的异物。根据患者呼吸情况可选用口咽或鼻咽导气管,必要时可行气管插管或气管切开,并可借助气囊进行辅助通气。

2）外伤止血:外伤患者在短期内失血过多,需及时有效地止血,对拯救伤病员的生命有重要意义。头面部临时止血常用的方法有指压止血法,加压包扎止血法,必要时需紧急清创、缝扎止血。

3）包扎技术:头面部伤口最常用的包扎技术为绷带环形包扎法,急救时还可使用三角巾包扎法:头部普通式,即折叠三角巾底边约两横指宽,底边中部放在前额,两底角在头后方交叉打平结,再绕至前额打结;头部风帽式,即三角巾顶角和底边中央各打一结,顶角放在前额部,底边中点放在枕结节下方;两角向面部拉紧,包绕下颌,交叉拉至枕后打结。

4)固定技术:对于合并颅骨骨折、怀疑有颈椎损伤可能的患者,需在妥善包扎下行颈部头部的固定,常用颈托固定颈部,头部骨折可将头部稍垫高,两侧安放沙袋或枕头,以保持头部稳定。这样能减轻患者的疼痛及继发性损伤。

5)搬运技术:伤病员经现场急救后,要迅速安全地送往医院。根据各伤员病情不同,应明确搬运要求,选用适当的搬运方法,以免因搬运不当给伤病员增添痛苦,甚至造成终生残疾乃至丧命。

(2)检伤分类:灾害现场伤员数量大,伤情复杂,危重伤员多,需将患者按照分类标准进行分诊,在处置大批次伤员时尤为重要,正确快速有效的分诊能极大提高救治的成功率、降低致残率。常用检伤分类参照《战伤救治规则》(2006 版)规定伤势与处置对应关系:①紧急处置:重伤员(6~9 分),有危及生命损伤,不能耐受任何延迟,需立即复苏和手术。②优先处置:中度伤员(10~11 分),伤情不立即危及生命,但延迟处理可发生严重的内脏并发症,需 6 小时内手术或同时需要复苏。③常规处置:轻伤员(12 分以上),伤情较稳定,不需复苏,延迟手术不影响生命和转归。④期待处置:危重伤员(5 分或以下),遭受致命损伤,处于濒危状态,或濒临死亡,继续抢救存活的机会仍非常小,在同时有较多伤员需紧急处置,医疗资源有限的情况下,为保障伤员整体救治时效,该类伤员可作为期待处置。

针对颅脑损伤患者,首先按治疗方法分为手术患者和非手术患者。其次,又将手术患者分流为紧急手术、急诊手术和近期手术,在建立的临时手术间立即开展紧急手术,以抢救生命为第一原则。再次,按病情分为轻型、中型、重型颅脑损伤患者,以服从救治需要的原则,开展各类患者的治疗抢救。结合患者病情,按损伤部位将伤员分类为单纯颅脑外伤和复合型损伤患者,以迅速而准确的原则开展伤员的救治,减少伤员的漏诊和误诊。而对于重型颅脑损伤患者的抢救中,特别是伴有复合伤的重症伤员,对于治疗费时费力、效果有限、生存机会很少的极重度伤员,并不放弃抢救,及时转入 NICU 采取对症和支持等抢救治疗,保持观察,视病情和医疗条件改变随时重新分类。

(3)现场急救:确保建立畅通的气道,建立静脉通道,补液、输血、CPR 并使用必要药物维持循环功能稳定;出血部位立即包扎或简单缝扎确切止血;颅内压增高者,可使用脱水剂治疗,还可同时使用呋塞米,以增强脱水效果;对已暴露的脑开放创面出血可用吸收性明胶海绵贴附,再以干纱布覆盖,包扎不宜过紧,以免加重脑组织损伤;尽早使用广谱抗生素防治感染,对开放性损伤患者尽早使用破伤风抗毒素或破伤风免疫球蛋白;尽早实施的心理干预和援助;做好伤情和救治记录,根据情况做好后送前的相关准备工作。

(4)按照分类情况迅速转运:重型颅脑损伤的伤员在呼吸道保持通畅、休克已得到纠正的情况下尽快就近送往技术设备力量较强的省市级医院,完成后续治疗。中度伤员和轻伤员,就近送往区级医院。对严重呼吸、循环不稳定者,不宜立即转送。伤员转送前必须有初步检查的记录,备有必要的抢救器材及药品,转送工具要求快速、平稳,除了传统车辆转运伤员外,目前已经有条件通过直升机转运部分伤员。

3.院内专科救治　本阶段为灾害性颅脑损伤救治的主要阶段,病员多为灾区现场转运后送来的中重度颅脑损伤伤员,部分为危重伤员。本阶段要求迅速全面查体、检查,不遗漏伤情,并根据各伤情危重程度及时有效的实施救治。

(1)详细的伤情询问及全面体格检查

1)详细询问受伤时间,受伤原因、伴发情况等,了解伤后症状、自救或急救时进行过的处理措施,对伤病史全面了解。

2)全身体格检查,除神经系统查体外,着重检查有无伤口及伤口的情况:皮肤色则、温度、肿胀、分泌物及异味,检查有无躯体其他部位的骨折、挫伤、肿胀,有无胸腹部脏器挫伤症状体征等。同时注意观察伤病员的精神状况、了解有无过度心理应激,必要时进行心理测评以明确。

（2）辅助检查

1）常规进行血、尿、便等常规检查，了解有无感染，评估失血、血浆成分丢失等；关注尿量、尿常规的异常尤其是尿肌红蛋白、红细胞、管型等与挤压综合征密切相关的检验指标。

2）肝、肾功、电解质血糖等生化指标的检查，凝血功能检查；了解血尿的肌酐、尿素氮比值变化，了解血浆谷草转氨酶（GOT），肌酸激酶（CPK），进行血浆肌红蛋白测定；同时血型检查，备血，为必要时的输血做好充分准备。

3）完善头颅 CT 检查，同时进行全身伤情普查，必要时结合腹部超声，肢体 X 线等检查确诊。在急救或条件不允许、而伤情需要时，可行透露 X 线检查、B 超探查等辅助检查以帮助初步判断伤情。待条件允许后，行头颅 CT、MRI、脑电图、TCD 等多种检查协助诊治。

（3）手术治疗：开放性颅脑损伤、闭合性损伤伴较大颅内血肿或因颅脑外伤所引起难以控制的高颅压等情况需进行手术治疗，其原则是救治患者生命，纠正或保存神经系统重要功能，降低死亡率和伤残率。开放性损伤清创术，应尽早进行，最迟不超过 72 小时。颅内血肿应尽早明确诊断，根据病情决定是否手术。对那些伤后迅速出现再昏迷加深、一侧或两侧瞳孔散大的患者，应争分夺秒检诊后尽快手术探查减压，部分辅助检查可待情况稳定后陆续进行。对严重脑损伤伴颅内高压，术前已发生脑疝，引起继发性脑干损害，清除血肿后肿胀或水肿较重，张力大，脑搏动恢复欠佳者，应行去除骨瓣减压手术。

（4）NICU 治疗和护理：主要的措施为：①密切观察病情，注意监测生命体征、意识及瞳孔的变化，维持正常的呼吸及循环功能，保持呼吸道通畅。出现异常，及时处理。②监测、治疗颅内高压，改善脑循环，适当应用神经营养药物促进神经功能康复。30°头高位缓解可能的颅内高压，应用脱水药物治疗脑水肿。监测颅内压可采用治疗性腰椎穿刺，若患者已实施外科手术可在术中同时安置颅内压监测探头，利于术后的颅内情况治疗。病情允许时，可早期进行高压氧治疗，促进颅脑恢复并能对感染、其他脏器功能起到治疗和保护作用。③处理外伤创口/创面，维持水电解质及酸碱平衡，保持内环境稳定，保护各个脏器功能，加强营养均衡摄入，处理高热及各种感染。同时注意观察有无继发性癫痫、应激性溃疡等并发症，预防或治疗院内感染。④加强基础护理，做好吸痰、协助排痰、口腔及尿路等护理工作。⑤积极处置其他合并伤情情况，必要时多科室协作，完成救治。

（5）经抢救治疗，大部分患者虽然幸存下来，但常遗留有不同程度的神经功能障碍，需长期进行康复治疗。制定康复计划应因人而异行个体化康复治疗。坚持长期、有计划地进行康复治疗，定期复查，可明显改善伤病员的神经功能或生活能力，使之能生活独立，重返家庭和社会。

（五）重视精神心理应激及心理治疗

因灾害发生的特殊性，灾民是发生心理障碍的高危人群。灾害的心理应激与颅脑创伤相互作用可产生复杂且严重的临床症状。目前，灾后的心理应激已经得到充分的重视。在早期进行专科治疗时，已经同步进行心理应激情况监测，对有心理症状的伤员需同步进行心理疏导，比如对清醒患者，意外的伤害、疼痛的刺激及伤后可能导致伤残，甚至死亡的威胁，予以心理安慰和鼓励，消除恐惧紧张心理。通过心理应激水平监测或心理量表测定，对于过度应激或已经产生精神障碍的患者，需给予抗精神药物治及综合治疗。精神治疗建议在精神科医生指导下进行，并坚持长期治疗，定期随访。

二、儿童颅脑损伤

（一）概述

创伤是引起 1～14 岁儿童死亡的主要原因，其中颅脑创伤占 40％。小儿颅脑损伤发生率每年约为

100/10万,每年每10万儿童中10人死于颅脑损伤。儿童并非成人缩影,儿童神经系统处于发育成熟阶段,不同发育阶段的未成熟脑及颅骨具有不同的生理特性,并且儿童颅脑损伤在损伤机制、创伤病理生理、临床表现及预后等方面均与成人有一定差异,年龄越小差异越明显。儿童期的神经系统生理、病理特点如下:

1.小儿头皮较薄,血供丰富,皮下组织疏松,头皮与颅骨间移动性较大,易发生头皮血肿;颅骨质地软、薄且富有弹性,囟门和颅缝未完全闭合,颅脑创伤时可因颅骨骨缝分离和囟门膨隆缓解颅内压力,故对创伤性颅内血肿、脑水肿等导致的高颅压耐受能力较强。但不成熟颅骨的可塑性也使得脑组织易受损及形成颅骨凹陷骨折;婴儿由于颅前窝底及颅中窝底相对平坦且不如成人颅骨坚硬,脑底部的对冲性损伤较少。

2.小儿骨膜与颅骨黏和不紧,尤其是婴儿颅骨易变形,在外力作用下骨膜容易剥离从而导致骨膜下血肿,如未及时处理易发生骨膜下成骨,形成头部硬性包块。

3.小儿鼻窦6岁以后开始发育气化,故学龄前儿童颅前窝颅底骨折不易与鼻腔相通,减少了颅内感染发生的几率。

4.小儿硬脑膜血管处于发育阶段,颅骨内板血管沟较成人浅,发生颅骨骨折时不易损伤硬脑膜血管,因此儿童的硬膜外血肿较成人发生率低。小儿硬膜外血肿多为颅骨骨折板障出血所致。

5.小儿蛛网膜下腔、硬脑膜下间隙较成人狭窄,减少了创伤时颅脑习惯性运动的相对空间,且婴儿的颅骨内侧面及颅底相对光滑,这使得婴幼儿期脑对冲伤发生率较低。在新生儿严重颅脑损伤中对冲伤仅为10%,而年长儿和成人可达85%～95%。

6.由于婴幼儿的神经系统发育不完善,如大脑皮质的抑制功能差,神经髓鞘未完全形成,脑受到刺激后兴奋容易泛化引起抽搐,因而脑损伤后抽搐的发生率明显高于成人。

7.小儿血容量少,对失血的耐受能力明显较成人差。发生颅脑损伤的出血、尤其颅脑损伤合并多发伤的患儿休克发生率高。

8.小儿呼吸系统功能较成人差,气道细小、肺活量小,外伤昏迷或手术中气管插管后均易导致气道不畅,低氧血症的发生率高。

9.发育中的脑组织修复、重建能力强,小儿颅脑损伤后神经系统功能恢复往往较成人好。

10.小儿对于各种检查及治疗难以主动配合,增加了诊治的难度。

(二)临床表现及特点

1.新生儿颅脑损伤　主要为产伤所致。多见于自然分娩困难使用产钳等器具助产的患儿,亦可见剖宫产手术时意外损伤,但也有"生理性"损伤可能,如"乒乓球"样的凹陷骨折也可由于婴儿头部被母体尾骨岬部挤压所致,这偶见于产程延长而又无法通过产道分娩的患儿。新生儿头皮血肿可合并颅骨骨折及硬膜外血肿,即使没有明显的神经系统损害表现,仍需常规影像学检查除外颅内损害。首选方便无创的经颅超声检查,这可以避免患儿遭受头颅CT扫描中X射线的辐射。若超声检查提示有颅内损伤再行头颅CT或MRI检查。新生儿创伤性蛛网膜下腔出血继发硬膜下积液、脑积水多见,需密切观察头围、前囟、骨缝的变化及神经精神发育情况,随访影像学检查。大部分新生儿颅脑损伤为轻型损伤,多不需要手术治疗。

2.颅骨损伤　儿童颅脑损伤中约40%～60%存在颅骨损伤,包括线性骨折、(粉碎性)凹陷骨折和骨折缝分离。好发于顶骨、枕骨、额骨,少数病例骨折位于矢状窦、横窦和窦汇区域。线性骨折多数仅限于颅骨损伤,也可能合并脑损伤和颅内出血;婴幼儿颅骨凹陷骨折损伤大多仅限于颅骨损伤,儿童期颅骨凹陷骨折合并颅脑出血和脑损伤多见;骨折缝分离主要发生在婴幼儿,分离缝多在3～15mm,常合并硬脑膜破裂,局灶脑组织挫裂伤或脑内血肿,颅内压增高可使挫裂伤脑组织和出血被挤压至帽状腱膜下腔。

3.原发性脑损伤　指暴力作用于脑组织的瞬间即已造成的脑损伤,包括脑震荡、脑挫裂伤及弥漫性轴索伤。

(1)脑震荡与弥漫性轴索损伤:脑震荡系轻度脑损伤所致的临床综合征,其临床特点是头部创伤后短暂的意识丧失,很快清醒,其后伴有近事遗忘,无其他任何神经系统功能缺失表现。既往认为脑震荡仅仅是脑的暂时性功能障碍,无任何器质性损伤。但近年来的研究发现脑震荡存在脑组织的超微结构、生物化学及神经电生理等多方面的异常改变,并认为脑干网状结构受损影响上行激活系统功能是导致意识障碍的重要原因。脑震荡的诊断过去主要以颅脑创伤史、伤后短暂昏迷、逆行性遗忘、无神经系统阳性体征、头颅 CT 阴性作为依据。小儿脑震荡临床表现与成人有所不同,难以发现逆行性遗忘病史,短暂的意识丧失也较少,但常出现头痛、头晕、呕吐、嗜睡及抽搐等症状,尤其是婴幼儿可能仅表现为嗜睡或不愿进食。同时可伴有面色苍白、心率缓慢等自主神经功能紊乱的表现。因此儿童脑震荡的临床诊断不能完全参照成人的标准,只要头部暴力伤后即刻出现了脑损伤的症状,查体无神经系统阳性体征,头颅 CT 或 MR 检查无阳性发现即可诊断。小儿脑震荡的诊断需建立在详细的病史询问及病情观察基础上,必要时应动态随访头颅影像,以免误诊或漏诊更为严重的原发或继发性脑损伤。儿童脑震荡根据其临床表现也可分度:①轻度:不出现意识丧失;②中度:存在轻度的意识改变和逆行性遗忘;③重度:意识丧失超过 5 分钟。部分脑震荡患儿脑电图可见慢波改变,但 1～2 周左右可完全恢复,此与轻型弥漫性轴索损伤的脑电图改变相似,提示脑震荡与弥漫性轴索损伤在病理损伤的本质有相近之处。儿童脑震荡预后良好,"脑震荡后遗症"少见,其发生可能与创伤后心理因素有关。

儿童弥漫性轴索损伤在颅脑外伤中所占比例较成人高,可能与儿童脑白质处于发育中及儿童头颅损伤的致伤原因以坠落伤、车祸伤多有关。目前已证实弥漫性轴索损伤是导致脑损伤患儿长期昏迷的重要原因,其主要的临床表现为伤后立即出现并持续较长时间的昏迷,同时常常合并瞳孔改变、斜视、去脑强直状态等。在 MRI 临床应用之前,这些症状常被称为"脑干损伤"。尽管单纯的脑干损伤也可能发生,但几率极低。相反,大多数昏迷的合并脑干功能障碍的闭合性脑损伤患儿都存在弥漫性轴索损伤。因为没有明显的颅内血肿及大面积脑肿胀,多数弥漫性轴索损伤的患儿没有严重的颅内压增高。伤后早期的头颅 CT 扫描结果取决于损伤的程度以及有无合并颅内出血,少数病例甚至可以为阴性发现。典型的弥漫性轴索损伤的 CT 表现为半球深部的脑白质区域、基底核区及脑室内的小片状出血,而 MRI 可以更好地显示脑白质、基底核、胼胝体到脑干的不同程度挫伤,近年来弥散张量成像的应用对于轴索损伤的诊断和预后判断可能有更大价值。脑电图近年也逐渐应用于弥漫性轴索损伤的监护,它对脑功能的判断有不可替代的作用,急性期的脑电图多表现为弥漫性慢波改变,部分患者可出现癫痫波。对于弥漫性轴索损伤目前临床尚无可靠地手段判断预后,通常昏迷的时间及程度与预后呈正相关,患儿常遗留不同程度的神经功能后遗症,但儿童尤其是婴幼儿脑的修复重建功能强,总体预后优于成人。

(2)脑挫裂伤:小儿脑挫裂伤病情的个体差异极大。非功能区的局灶性脑挫裂伤病情较轻,有的甚至无任何临床症状,但存在脑挫裂伤的患儿仍需高度警惕继发性脑损伤发生。脑挫裂伤部位的继发血肿形成多在创伤 6 小时后较常见,需及时复查头颅 CT,若占位效应明确应及时手术。创伤 72 小时之后迟发性血肿形成少见。脑水肿在 3～5 天达到高峰,以后逐渐消退。伤后脑组织修复代偿能力比成人好,后遗症发生率较低。

4.颅内血肿

(1)硬膜外血肿:小儿硬膜外血肿可以发生在颅内的任何部位,最多见于颞顶部和额部,颅后窝硬膜外血肿占全部颅后窝病变的 25%～40%。出血来源多为静脉系统,包括颅骨板障静脉及硬脑膜静脉出血。随着儿童年龄增长脑膜中动脉破裂出血导致的典型硬膜外血肿逐渐增多,其病情进展迅速,出血量大。小儿硬膜外血肿原发昏迷较少,常见症状为严重的头痛呕吐、失血貌及继发性意识障碍,但 Cushing 反应没有成人明显。小儿硬膜外血肿一旦出现继发性昏迷,提示伤情严重甚至脑疝发生。需密切注意患儿瞳孔变化,血肿导致环池受压首先会出现血肿同侧瞳孔散大,随后脑干受压才出现昏迷及生命体征变化。在瞳孔变化到昏迷和生命体征明显变化之间的时间窗是抢救危重硬膜外血肿患儿的关键期。在此时及时手术,散大的瞳孔可较快恢复,术后少见神经功能后遗症。一旦出现双侧瞳孔散大及呼吸停止后再行手术预后不良。

(2)硬膜下血肿:硬膜下血肿出血来源主要是桥静脉撕裂和脑皮层挫裂伤继发出血,小儿以前者多见。急性创伤性硬膜下血肿病情重,除血肿本身占位效应导致颅内高压外,脑皮层静脉血管直接受压后导致静脉回流障碍可加重颅内高压。临床表现为头疼、呕吐、抽搐、进行性加重的意识障碍及生命体征变化等。在治疗上,任何出现昏迷或其他神经功能缺失,占位效应明显的急性硬膜下血肿应行急诊开颅手术清除血肿。对于薄层硬膜下血肿伴有严重脑水肿的患儿,大多存在明显颅内压增高及神经功能障碍,对此不能仅以出血量多少作为唯一的手术指征,应积极进行开颅手术清除血肿,同时行硬脑膜切开减张缝合及标准去大骨瓣减压术。在开颅指征难以把握的情况下,应及时行有创颅内压监测以辅助非手术治疗及判断手术时机。儿童创伤性硬膜下血肿的预后较硬膜外血肿的预后差。

(3)脑内血肿:小儿单纯外伤性脑内血肿较少见,多与严重脑挫裂伤、硬膜下血肿合并存在。临床可见到轻微的头部外伤而出现脑内血肿的病例,需注意有无先天脑血管病变存在的可能性。脑内血肿与其他颅内血肿处理原则基本相同,根据出血量、出血部位深浅及临床症状体征选择治疗方案。除非占位效应明显须积极行血肿清除减压外,一般情况采取密切监护下的保守治疗。

(三)诊断

由于儿童颅脑及颅脑创伤的生理、病理特点,故在诊治颅脑创伤患儿过程中更应重视详细的病史询问及全面查体,选择必要的辅助检查以帮助颅脑损伤的诊断,避免多发伤的漏诊。儿童颅骨损伤应常规行CT 扫描,具备条件者,须做 CT 三维重建。如果有骨折缝经静脉窦所在部位时,还要考虑 CTA 检查,以明确静脉窦有无受损以及损伤的具体情况。

随着影像技术的发展,影像检查在颅脑损伤的诊断中起着越来越重要的作用,但不能因此而忽略了最基本的病史询问及体格检查。儿童颅脑损伤诊断时必须尽早明确有无其他系统损伤,尤其是闭合性胸腹部损伤及脊柱脊髓损伤,避免漏诊导致的死亡和致残。结合病史、查体及影像学表现明确颅脑损伤的诊断不难,较为困难的是在诊治过程中要始终注意观察病情的动态变化,根据病情复查头颅 CT,及时了解病情进展并采取相应有效的治疗措施。

(四)儿童颅脑损伤的处理

儿童颅脑损伤治疗原则与成人基本相同,但必须注意结合小儿生理特点进行治疗。

新生儿硬膜外血肿往往合并颅骨骨折及头皮血肿,因头皮血肿与硬膜外血肿可通过骨折缝相通,故处理此类硬膜外血肿时往往不需开颅手术,仅行头皮下血肿穿刺即可治愈硬膜外血肿。

颅骨凹陷骨折手术指征:①在穹隆部合并开放性颅脑损伤;②凹陷骨折范围>3cm,凹陷深度>0.5cm;③病灶在脑的功能区伴有明确的神经功能障碍;④凹陷骨折部位存在异常脑电图表现;⑤病灶压迫静脉窦出现颅内压增高表现。

常用手术方式:①钻孔凹陷骨折撬起复位:对婴幼儿凹陷骨折是一种简单有效的治疗方式。②凹陷骨折整复或碎骨片Ⅰ期植入:部分年龄稍大患儿凹陷骨折钻孔复位困难,可用铣刀铣下凹陷骨瓣,经整复后,钻小孔以丝线或钛钉固定;如果系开放性颅脑损伤 12 小时内,伤口污染不重,彻底清创后颅内压不高,脑搏动明显,头皮伤口血供好、缝合无张力,也可将处理后的颅骨碎片Ⅰ期植入,涂少许医用胶,缝合头皮。

被植入的碎骨片在血供丰富、温度适宜的头皮下存活、生长、成形效果好。

颅内血肿的手术指征：①幕上血肿量＞25ml，幕下血肿量＞10ml；②进行性意识障碍，颅内压较高；③CT片上脑组织受压明显，脑室、脑池被挤压、变形或消失，中线向健侧移位＞5mm。符合手术者尽早完成术前准备，全麻下尽快行开颅血肿清除，及早解除脑受压，术中充分止血，改善脑组织缺血低氧，术后积极有序规范治疗，多预后好。同时，需注意患有血液系统疾病（如血友病）以及脑血管病变（如动静脉畸形）等病例，轻微外伤或本身病灶致使颅内血肿发生，处理要特别谨慎，尽量采用保守治疗。

小儿体重轻，血容量相对少，年龄越小对失血的耐受能力越差，易发生失血性休克。术前需充分建立静脉通道，重视纠正贫血、失血性休克及凝血功能障碍，术中注意控制出血尤其重要。小儿头皮薄、颅骨相对薄软，特别是婴幼儿存在前囟及骨缝等薄弱部位，因此对婴幼儿患者行头皮切口及颅骨钻孔时尤其注意避免直接切破硬脑膜甚至造成静脉窦及脑的损伤。由于术前、术中的失血易造成小儿凝血功能异常，开颅手术中满意的止血十分重要，不要盲目依赖术后止血药物的作用，否则可能造成严重的不良结果。对于需行颅骨缺损修补的病例，主张术后1～3个月内早期修补，以减少因颅骨缺损造成的继发性脑损伤。颅内压监测的广泛应用为儿童颅脑损伤的救治提供了循证医学证据，总体上提高了颅脑损伤患儿的救治水平。

三、老年人颅脑损伤

（一）概述

随着生活水平和医疗保健技术的提高，中国人口年龄结构已经开始逐渐进入老龄化阶段。随着人口老龄化趋势的出现，老年人颅脑损伤的人数逐渐增多，已经引起了我神经外科工作者的广泛关注。所谓老年人颅脑损伤是颅脑损伤中的一种特殊类型，一般认为国内老年人颅脑损伤发生率在8%～15%左右，并有逐年上升的趋势。发生率上升的原因与人类寿命普遍延长以及老年人口比例增长有关，这一年龄组颅脑损伤的治疗效果差，死亡率高可达37.8%～70%左右，这提醒我们对该病的诊断和治疗要给予足够的重视。

（二）受伤机制与病理生理

1.老年人颅脑损伤的病理机制　老年人因其生理、病理的特点，在发生颅脑外伤时其临床表现及病程与其他人群有明显的不同。首先因其反应迟缓，腿脚不便，所以在病因上多为车祸伤或跌坠伤。其次是颅骨硬化，由于钙质增多、弹性减低，受伤时颅骨变形少，不能缓冲暴力强度，故不仅易于骨折，同时脑损伤也比较严重，再加上脑血管硬化、变脆，往往形成的脑损伤较年轻人严重。同时因骨质疏松等原因易合并其他部位的损伤，如骨折。因此诊治中强调全面仔细。有学者通过尸颅颅缝的光镜和扫描电镜观察，发现胶原纤维是构成颅缝的主要承力结构，它按照一定方向分布，使骨间结合更为牢固，对抗骨间过度靠拢，对外力有缓冲作用而减轻脑损伤。而老年人骨缝在30岁以后逐渐骨化且颅骨有硬化改变，弹性差，故在相同外力作用下脑损伤多较严重。其次，老年人脑组织有不同程度的退化和萎缩，颅脑空间较大，蛛网膜下腔脑脊液含量多，当外力作用时易造成大块脑组织在相对增宽的蛛网膜下腔中的相对运动，易造成脑干扭曲或相对移动，故老年人脑损伤较青年人伤情重，昏迷时间长。

2.老年人颅脑损伤后并发症的发生及机制　老年人内环境稳定性差，伤前常有多脏器功能减退史，机体代偿能力下降，外伤常加重伤前疾病。老年人对脑实质机械性损伤的耐受性减低，增加了老年人颅脑损伤并发症、后遗症及死亡的发生率。有报道老年颅脑外伤出现并发症最多的是肺部感染，其次是上消化道出血等。老年人由于伤前合并有基础肺疾患，加上创伤卧床，容易引起误饮误吸或痰液不能顺利排出而导致肺部感染。发热的可能机制包括脱水热、中枢性发热或其他感染性因素。上消化道出血是颅脑损伤患者常见的严重并发症,主要是胃黏膜应激性溃疡造成。老年人随年龄增长,各器官功能以及免疫力、应变力均处于低下状态,常患有动脉硬化、冠心病、高血压病、慢性支气管炎、肺气肿、糖尿病等多种慢性疾病,颅脑外伤后可致使某些器官功能进一步降低或处于临界功能不全状态。肺部感染是老年多脏器功能衰竭常见的诱因;感染后内毒素的作用引起全身中毒反应,易发生血流动力学变化,使重要器官灌注不足,低灌注使单核-吞噬细胞系统受损,削弱了防御机制。此外,老年人代谢较低,创口愈合和恢复能力均比年轻人差,需在日常医疗工作中予以充分的关注。对伴有意识障碍、主诉不明者,应注意合并伤的症状和体征,正确有序地处理各种合并伤,重视感染和多脏器功能不全综合征的防治,及时有效抗休克。

(三)临床特点

老年人颅脑损伤以车祸伤及跌碰伤多见。究其原因是随着我国交通事业的发展,车辆逐渐增多,而人们遵守交通法规的意识尚未得到普及和强化,无论是行人还是驾驶员违反交通法规的现象仍然较多,所以因交通事故引起的损伤最多。而另一部分高龄老人,由于行动迟缓、反应慢、视力减退等原因从而外出减少,但在家常出现跌碰伤,在合并有脑血管疾病的老年人中,常因突发脑血管事件跌倒伤及头部,从而造成颅脑损伤。

由于脑萎缩等原因,老年人颅脑内空容积较大,在脑外伤颅内出血等征象发生时早期可无颅高压表现。因此,病程当中的中间缓解期较年轻人长。但如果脑挫裂伤出血,脑组织肿胀进一步加剧超过了其代偿容积,则会再度出现颅内高压症状。临床上表现为病情突然恶化,脑疝发展较快,难以救治。另一方面,若原发损伤较重,脑组织移动、冲撞、扭曲严重时,可导致原发昏迷或意识障碍的时间较长。同时,老年人往往患有各种慢性疾病,颅脑损伤就容易加剧、加重原有疾病,甚至直接导致患者的生命危险。故对于老年颅脑损伤,无论伤后昏迷时间长短,即使临床无明显神经系统症状和体征,也应十分重视,严密观察,必要时随时复查头颅 CT。

另外,缺氧会进一步损伤原可生存的脑组织,使之成为不可逆病理改变。因老年患者多伴有动脉硬化,在老年性颅脑损伤早期,不仅在大脑半球挫伤处,而且在其远隔部位,脑血流量明显减少,发生急性脑血流异常改变。导致患者出现大面积、多发脑组织缺血及梗死。此类患者预后不良,死亡率极高。

老年人自我调节能力差,轻微的撞击也可能导致较重的颅脑损伤。老年人对脑实质机械性损伤的耐受性降低,增加了老年人颅脑损伤并发症、后遗症及致残率、致死率的发生率。老年人颅脑损伤后病灶定位体征不明显,易出现精神症状,有些在急性期即可出现近似痴呆的症状。

老年人骨质脆弱,尤其是颅底骨骨质更薄,稍受外力极易骨折。同时老年人在颅脑损伤时易合并其他脏器的损伤,易出现合并伤,最多见的是骨折,其次为胸腹部损伤。此外,老年人易出现迟发性颅内血肿。并发症最多为上消化道出血,其次为肺部感染、高血糖、肾衰竭等。

(四)辅助检查

头颅 CT 是诊断老年人颅脑损伤重要的辅助技术之一,常见的 CT 征象可归纳为以下几种:

1.颅骨骨折　老年人颅底骨质很薄,受外力时极易骨折。骨折常累及鼻窦,CT 表现为前、颅中窝底不规则线性骨折线,骨折线延长至额窦上颌窦、筛窦及蝶窦窦壁,容易形成窦腔内积血。

2.硬膜外血肿　老年人颅脑损伤造成的急性硬膜外血肿较少,CT 表现往往在受力部位或骨折相应部位颅骨内板下方见梭形高密度影,一般不跨越颅缝。

3.蛛网膜下腔出血和硬膜下血肿　老年患者大多数都有较明显的脑萎缩,脑组织在颅内空间较大,收到外力时,较容易出现桥静脉或皮层表面血管破裂,加上脑血管硬化,弹性差,出血难以停止,极易导致急性硬膜下血肿,CT 表现为颅骨内板下方新月形高密度影,占位效应较为明显,中线易受压移位,患侧侧脑室变窄向对侧移位,基底池及环池受压,甚至导致脑疝形成。但少量急性硬膜下血肿初始时表现为对冲部位颅骨内板下方线样高密度影,相应水平脑组织稍有受压,脑沟、脑裂展平,有时很难与蛛网膜下腔出血区别。因此,老年人颅脑损伤 CT 检查有上述征象应怀疑有少量硬膜下血肿可能,可于首次 CT 检查 4 小时后动态 CT 扫描观察,若发现原有线样高密度影扩大成新月形,相应脑实质明显受压内移,即可排除蛛网膜下腔出血。

4.脑挫裂伤　老年人脑萎缩明显时,蛛网膜下腔间隙增宽,颅内有效代偿空间较大,撞击发生后脑组织在颅内移动度也相应增加,极易产生严重的脑挫裂伤。CT 表现常为对冲部位的脑实质内斑点状及小片状高、低密度混杂信号,早期占位效应不明显,随着病程的演变,极易在短期内出现迟发性颅内血肿。老年人脑挫裂伤多合并急性硬膜下血肿、急性硬膜外血肿或颅骨骨折等两种或两种以上的复合伤,此时发生迟发性颅内血肿的时间往往更短,甚至小于 4 小时,占位效应也更加明显,不及时处理常常引发小脑幕切迹疝或大脑镰下疝,CT 表现为基底池变窄甚至消失,中线结构及患侧侧脑室向对侧明显偏移并向后下移位。

(五)诊断

1.临床表现

(1)受伤的时间:因为老年人常合并有脑血管硬化,容易损伤出血,且较难自行停止,故即使小血管损伤出血也难自行停止,有时要相当长时间后才出现临床症状,所以在询问病史时不应只注意近期的外伤史,还应询问近几年的头部外伤史。

(2)受伤原因:因询问是否交通意外伤害、贴碰伤、打击伤等,根据受伤原因,可判断受伤是减速性损伤还是加速性损伤。

(3)外力大小和着力部位:外力作用于头部的方式有直接和间接之分,前者为外力直接撞击头部,后者外力作用于身体其他部位,外力传到头部而损伤。着力部位不同产生的脑损伤亦不同。

(4)受伤时和伤后的表现:询问受伤当时有无昏迷,伤后肢体能否活动,有无抽搐、恶心、呕吐,昏迷时间长短,有无昏迷-清醒-在昏迷或清醒至昏迷的病情变化,如果发现一侧瞳孔或两侧瞳孔散大,应询问是否伤后立即发生或伤后逐渐发生,是否用过影响瞳孔收缩的药物等。

(5)伤后的处理经过:询问伤后曾用过何种药物,用药的时间及剂量。有的药物能影响瞳孔或意识状态,如阿托品能使瞳孔扩大,吗啡、哌替啶、冬眠药物可使瞳孔缩小。伤后曾行何种检查,结果如何。如伤口已缝合,应询问手术时的发现等。

(6)伤前健康状态:应当询问有无高血压病、糖尿病、心脏病、精神病、头痛、易晕厥等,患者是昏迷然后跌倒还是先有跌倒再昏迷。

2.体格检查　老年人颅脑损伤后生命体征改变较为明显,检查应迅速。要根据伤情的轻重和患者的合作程度进行尽可能详细而必要的检查,所谓必要的检查至少包括意识状态的判断、运动功能、瞳孔改变、眼球运动和生命体征等,而昏迷患者只能根据其对外界刺激所做出的反应来判断。在检查老年人瞳孔时,要考虑到常见的虹膜睫状体炎和青光眼等,虹膜睫状体炎时瞳孔可缩小,而青光眼瞳孔则扩大。老年人在发生外伤性颅内血肿出现偏瘫时,需与肢体外伤引起的运动障碍和老年人易患的脑卒中引起的肢体功能障碍相鉴别。

3.实验室和其他辅助检查　头颅 CT 检查是神经外科脑外伤最常见、最有效的诊断方法。抢救颅脑损伤患者时,为明确诊断及正确治疗应首选 CT 检查。鉴于老年性颅脑损伤的固有特点,外伤后可发生迟发性病变、迟发性颅内血肿,除在当日进行 CT 扫描外,应在病情变化时立即进行 CT 扫描。磁共振在急性颅内血肿中的信号不如 CT 的高密度影像显著,且成像费时,显示的影像信号不易与水肿相区别,因此急性颅脑损伤时不宜采用,但等密度的硬膜下血肿 MRI 比 CT 较能清楚显示。弥漫性轴索损伤、亚急性及慢性硬膜下血肿的显示 MRI 常优于 CT。因老年人在发生颅脑损伤同时,常伴有其他合并伤,同时因老年人伤前常患有其他慢性疾病,所以应结合病史、体检,及时拍摄胸片、四肢关节片和行腹部 B 超等检查,同时行心电图及相关的实验室检查等。

故根据详细的询问病史、体格检查及辅助检查,老年人颅脑外伤的诊断并不复杂,但应随时注意患者的病情变化,及时复查头颅 CT,给予恰当的治疗。

(六)治疗

1.保守治疗

(1)老年颅脑损伤保守治疗条件:生命体征平稳;神志清楚或嗜睡,意识障碍渐好转;幕上颅内血肿总量<20ml,可行保守治疗,20~40ml 可在病情监护下行保守治疗;中线移位在 5mm 以内;侧脑室无明显变化;环池显示基本正常;已有呕吐但无明显颅内压增高症状。在保守治疗的同时应严密观察病情变化。应根据病情变化及时复查头颅 CT,尽快明确是否需手术治疗。

(2)老年颅脑损伤保守治疗的注意事项:因老年人体质弱、病情复杂多变,对于严重脑挫伤者,应每天 1 次,必要时每天 2 次测定电解质、肝肾功能、血气、尿量和血细胞比容等。合理应用抗生素,加强肺部护理,加强监护,及时发现处理各种并发症。

2.手术治疗 对于老年重型颅脑外伤患者是否应积极手术在临床上存在一定的争议,主要原因是老年人基础疾病患病率高,手术对患者内环境影响较大,增加了发生心血管疾病、肺部并发症及肾衰竭的风险,造成了延长患者生命却不能改善患者预后的现象,甚至使死亡率增高。

(1)老年颅脑外伤的手术指征:幕上颅内血肿>40ml 或幕下>10ml,有明确颅内压增高及占位体征,既往无糖尿病、高血压、冠心病等疾病,且年龄小于 80 岁,CT 扫描显示有占位效应、非手术治疗效果欠佳时或颅内压监护压力超过 4.0kPa(30mmHg),应及时行开颅去骨瓣减压血肿清除术;对于年龄大于 80 岁,有重要器官并发症及双侧瞳孔散大者应行保守治疗为妥。

(2)老年颅脑外伤手术的注意事项:老年人颅脑损伤手术应非常小心,止血要彻底,须尽量缩短手术时间和限制手术范围,术前、术后应密切观察意识状态及瞳孔变化,发现问题及时处理。因老年人对手术的耐受性较差,单纯外伤血肿如病情较稳定且无大面积脑挫裂伤可考虑行微创术治疗。国外有研究指出,早期气管切开可以减少住院时间,在肺炎发生率和死亡率相关指标上没有差异,因此建议在急性严重颅脑损伤患者治疗过程中应该早期实行气管切开术。老年人多有血管硬化,特别是既往有高血压病史,术中止血困难,易出现术后血肿,而且术后血肿往往较大,预后极差。

3.支持治疗

(1)认真全面的体检及辅助检查:在治疗颅脑损伤的基础上治疗并发症,同时用药时应考虑伤前存在的疾病及伤后可能出现的并发症并给予预防。

(2)保持呼吸道通畅:深昏迷及呼吸障碍者应尽早气管切开,有利于消除呼吸不畅并控制呼吸,减少肺部并发症,提高动脉血氧饱和度,改善脑缺氧,促进脑的氧代谢。

(3)早期肠内营养:可以维持肠道功能,对于预防消化道溃疡有利,同时可使患者得到较多的热能和蛋白质,改善氮平衡,促进损伤组织和神经功能的恢复。

(4)积极预防并发症:老年人颅脑损伤的并发症治疗原则应以预防为主。对于并发脑梗死者在严格把握适应证的前提下可适当给予溶栓,改善微循环、扩血管等药物治疗。对于有精神症状者可给予抗精神病药物治疗,对于恢复期患者可辅以高压氧治疗,以促进脑功能的恢复。

(七)预后与展望

老年人颅脑损伤的预后与年龄、伤前并发症、受伤至治疗的时间、瞳孔变化、GCS、CT 表现、术后并发症等因素有关。国外外伤性昏迷的资料统计中心对严重脑损伤患者的预后分析显示,入院时患者未合并低血压和低氧血症者的病死率为 30%，合并低血压者为 60%，而同时有低血压和低氧血症者病死率达 70%。老年颅脑损伤患者多伴有心肺疾病，如慢性呼吸道疾病、冠心病、高血压等，故低血压、低氧血症更加明显，愈后更差。老年人颅脑损伤患者的死亡原因：未能早诊早治致病情延误；脑伤过重或严重合并伤伴休克；伤后及术后并发症；原有多种慢性疾病的发作和加剧。老年人各器官不同程度退行性改变，代偿能力减退，抵抗能力下降，伤后易发生多种并发症。许多老年人虽抢救及时，手术成功，但由于术后多种并发症相继发生，使病情反复，出现多器官功能衰竭终致死亡。

　　老年人有不同程度的脑萎缩、机体的神经功能减退和伤前多患有慢性脑血管疾病和其他疾病等特点，其颅脑外伤的类型、病理生理、临床表现均与儿童、青壮年的颅脑损伤有不同之处，所以在处理上更加复杂、棘手。对于老年颅脑损伤，早期诊断与积极的综合治疗，手术时小心止血，术后加强监护并预防并发症，就可以降低死亡率，改善预后。

（张志健）

第十一节　颅脑损伤并发症

一、颅脑损伤后心功能不全

　　颅脑外伤后出现心功能变化有多种原因，其中主要与颅脑损伤对心脏的直接影响和心脏自身的病变加重有关。据统计重型颅脑外伤的患者 50% 出现心肌坏死和心内膜下出血。颅脑外伤的动物模型研究也证实了这一点。此外，颅脑外伤后，交感神经的兴奋性过度提高，大量儿茶酚胺类物质分泌入血，以及凝血系统的变化，均可导致心肌过度损害，微血栓形成促使心肌灌注不良，持续的钙离子内流等，可加重心肌的进一步损害。另外，颅脑外伤后，由于脑组织损伤造成的高热、出汗以及气管切开后造成呼吸幅度的变化，都可直接或间接对心脏的功能造成影响。另据研究报道，严重颅脑损伤后会出现循环系统的高动力状态其中主要表现在下丘脑、丘脑、中隔、杏仁核、眶额皮质部位的损伤，严重者可表现血压增高和心动过缓状态。对于既往有心脏病史的患者，严重颅脑外伤后更易出现心功能不全的表现，但基本上都是原发病的加重。

（一）发病原因

1.颅脑损伤对心功能的直接影响

　　(1)颅脑伤后出现心肌损害，致使心功能受损：重型颅脑外伤的患者约有 50% 的病人出现心肌坏死、心内膜下出血。颅脑外伤动物模型研究也证实心肌存在病理改变。严重脑外伤后交感神经的高活性导致心肌损害产生血栓形成物质，促使血小板聚集，造成心肌灌注不良；另外，持续增高的交感活性又通过心肌内钙的分布过多进一步加重心肌缺血。心肌损害作为脑外伤后的严重并发症，可以是造成病人死亡的直接原因。

　　(2)严重的心律失常：脑外伤后可出现多种心律失常，如室上性心动过速或室性心动过速。频发的室性期前收缩(早搏)可使舒张期缩短，回心血量相对减少，心排血量下降，容易诱发心功能不全。致命的心律失常可出现在既往健康的颅脑伤病人。

　　(3)渗透性利尿药的使用及血容量减少：甘露醇的快速输注可短暂地增加循环血量，诱发或加重外伤后或其他原因造成的心功能不全；脱水及失血造成血容量的减少也会影响心脏功能。

（4）电解质紊乱及酸碱平衡失调：脑外伤后高热、出汗、过度换气或呼吸抑制等一些容易造成代谢紊乱的异常因素，加上利尿药的使用及不合理的液体输注，可导致水、电解质和酸碱失衡；外伤病变直接累及影响水盐调节、容量、渗透压、渴饮等中枢或有关神经内分泌功能的重要结构，可导致特殊形式的电解质紊乱。电解质紊乱及酸碱失衡会影响心肌的收缩力。

（5）神经源性肺水肿及呼吸道感染导致肺动脉高压：神经源性肺水肿及呼吸道感染是颅脑伤后常见的并发症。当病人出现左心衰竭时，肺部的并发症会进一步导致肺动脉高压而引起全心衰竭。

（6）脑外伤后系统高动力状态：脑外伤后交感神经的高活性造成病人持续高代谢状态的机体系统高动力状态。Cushing 所描述的心动过缓往往是颅内高压晚期的表现，而且由于缺氧、酸中毒及电解质紊乱等因素的影响可能并不出现。动脉血压的控制是一种交错的神经联系，包括下丘脑、丘脑、中隔、杏仁核、眶额皮质、脑干（如疑核、孤束核），当这些神经联系的任何部分受到损害时，均可引起血压的升高和波动。许多研究证实心率和系统动脉压同血浆去甲肾上腺素呈明显的正相关，可作为交感神经高活性的最敏感的临床标志。

2.心脏本身的病变　既往有心脏病史的病人是引起伤后严重心功能不全的高危人群。如高血压性心脏病，冠状动脉硬化性心脏病，二尖瓣及主动脉瓣病，急性或慢性肺源性心脏病、心肌病等。年龄超过50岁的病人死于颅脑伤后心血管系统并发症的危险性显著提高。

（二）临床表现

颅脑外伤病人心血管系统功能异常的表现依病情的轻重及病情的进展而不同。一般分为 3 种情况。

1.心率减慢，血压下降　轻型颅脑伤一般表现为颅脑损伤后心率减慢，血压轻度下降，无须特别处理可很快恢复正常，无不良后果。严重颅脑伤早期也可出现心率减慢，但随着病情进展，往往出现更复杂的心血管功能异常。开放性颅脑伤常出现休克状态，脉细数，血压下降。

2.心率增快，血压增高　严重颅脑伤病人在伤后 2～4d 有 1/3 从最初的心血管反应发展为心率增快，约 1/4 病人出现动脉血压增高。病人不仅可出现窦性心动过速.还可出现窦性心律速率不稳。具体表现为昏迷状态下，基础心率为正常窦性心律或窦性心动过缓的病人，当受到轻微刺激或自发原因，心率突然出现较大幅度增加（30/min 以上）。这种现象反映严重脑外伤后自主心血管系统交感神经和副交感神经的不稳定状态及心血管调节中枢功能紊乱导致的调节障碍。脑外伤后系统血压增高不仅表现为持续增高，而且可以出现短暂的波动性升高。此阶段病人血流动力学监测一般呈现高心排血量为特征的高动力状态。

3.心血管功能不全　常伴有心律失常、进展性低血压，血流动力学监测呈低动力状态。左心功能常首先出现衰竭，但由于严重脑外伤病人处于昏迷状态，而且左心衰竭的一般症状，如呼吸困难、咯血、呼吸道分泌物呈粉红色泡沫样及发绀也可由外伤后急性肺水肿及肺部感染引起，所以诊断必须结合体征及血流动力学监测。心血管功能不全常见的体征有：①心率增快；②出现心室舒张期奔马律，这是心室衰竭的标志，于舒张早期听到的奔马律是顺应性降低的心室壁或衰竭后扩张的心室壁受血流急性充盈的结果；③肺动脉瓣区第二心音亢进，这是肺动脉高压的特征表现；④肺底可听到细湿啰音，急性肺水肿时两肺可布满水泡音和哮鸣音。

颅脑伤后的右心衰竭多由左心衰竭引起。左心衰竭引起肺部淤血，加之肺水肿及肺部感染、肺动脉压增高、右心室负荷加重，最终引起右心衰竭。由于严重脑外伤病人急性期脱水药的持续使用，右心衰竭的典型的体循环淤血及体征可能并不突出。一旦右心衰竭发展到全心衰竭时，预后大多不良。

（三）辅助检查及血流动力学监测

1.心肌特异性酶学检查　由于脑组织中含有丰富的酶，脑外伤后，原发的机械损伤和缺血、缺氧等继发性损害均可造成血液和脑脊液中肌酸激酶（CK）、乳酸脱氢酶（LDH）及天冬氨酸氨基转移酶（AST）的明显升高,因而单纯检测血清中 CK、LDH 及 AST 就限制了对心肌损害的判断。CK 的心肌型同工酶 CK-MB 和 LDH 的同工酶 α-羟丁酸脱羧酶(LDH_1、LDH_2),这两种酶均主要存在于心肌,是心肌特异性酶。一般认为,急性心肌梗死病人 CK-MB 水平多在 24~48h 迅速降至正常,而严重脑外伤病人急性期心肌酶,尤其是 CK-MB 和羟丁酸脱羧酶两种心肌特异性酶,经常持续高于正常,提示心肌细胞存在进行性损害。

2.心电图   严重脑外伤后出现的心律失常主要包括窦性心动过速和(或)窦性心动过缓、室上性心动过速、窦性心律不齐、房性期前收缩(早搏)或室性期前收缩(早搏)、左心室高电压、房室或心室内传导阻滞、Q-Tc 间期延长及 T 波的改变。严重心肌坏死的病人心电图可表现为 ST 段降低、T 波倒置。窦性心动过速和左心室高电压是颅脑损伤后病人高血流动力学状态的反映。对于存活的病人,脑外伤后心电图的改变具有一过性的特点,2 周时存活的病人心电图的恢复提示随着伤情的控制和恢复,交感神经活性的逐步减低,心血管功能稳定状态的恢复,心脏的电生理异常可出现可逆性的改变。

3.血流动力学检测   脑外伤病人急性期处于高血流动力学状态,表现为血流动力学指标:心率、收缩压、舒张压、心排血量(正常值 4~8L/min)、心排血指数[正常值:2.5~4L/(min·m²)]及氧的分配利用增加,肺血管阻力[正常值:25~150(kPa·s)/L]和体循环阻力[正常值:90~150(kPa·s)/L]正常或下降。终末期病人心排血量可明显降低。通过肺毛细血管楔压可估计左心室充盈压(正常值为 0.73~1.3kPa,左心衰竭时可>2.0kPa)。血流动力学监测,中心静脉压(正常值:0.49~0.98kPa)超过 1.4kPa,应考虑右心衰竭。

4.X 线胸部检查   左心衰竭时,可见心脏影增大,肺动脉段突出,肺门淤血,肺动脉影扩张。肺水肿时肺门处有云雾状阴影,可向肺野扩散。合并右心衰竭时,右心室、右心房增大,或心脏向两侧增大,上腔静脉增宽。

(四)治疗

1.加强监护对病情判断及治疗的意义   严重脑外伤的预后不仅决定于颅内因素,颅外的并发症也有非常重要的作用。神经外科重症监护室(NICU)的建立可以明显地改善严重脑外伤的预后。常规的监测不仅包括颅内压监护、呼吸的管理及一般心血管功能的指标,如心率、血压、心电图等,还应重视和监护脑外伤病人急性期的血流动力学状态。由于脑外伤病人血流动力学状态的不稳定和渗透性利尿药的使用,未经严格的血流动力学监测和合理的液体输注,会引起严重的脱水、低血容量,甚至发生肾衰竭;又由于脑外伤后系统血管有扩张趋势,如果仅维持 PCWP 于正常范围,病人实际处于相对的低血容量状态,液体的限制会引起严重脱水,低血容量还会影响组织中氧的分配,而结合心排血量的测定,可以更准确地把握血流动力学状况,避免由于脱水造成的低血容量。另外,血流动力学的监测还可以更准确地把握脑外伤后颅内血流动力学状态和全身血流动力学状态之间的关系。血流导向气囊导管检查可在床旁进行,对颅脑伤病人并不增加更多危险。建议有条件的单位,对严重颅脑伤伴心血管功能不稳定的病人进行血流动力学监测。

2.纠正血流动力学状态   β受体阻滞药普萘洛尔在改善脑外伤后血流动力学状态,保护心脏功能方面具有独特作用。其药理作用主要通过下面途径:①降低血循环中儿茶酚胺的含量;②纠正脑外伤后的心律失常;③控制脑外伤后高血压及心排血量升高,纠正血流动力学异常;④降低脑外伤后的分解代谢,减少热量摄入;⑤降低心肌的需氧量,避免心肌的缺血性损害,保护心肌。普萘洛尔的使用为 2~2.5mg 加入100ml 葡萄糖溶液静脉滴注,即刻起效,数分钟后为最大效应,持续 3~6h。治疗终止的指征是收缩压<21.3kPa(160mmHg),舒张压<12kPa(90mmHg)或心率<70/min。肼屈嗪一类的血管扩张药,虽然有降低血压作用,但由于这类药物可能扩张脑血管、增加脑血流、升高颅内压,增加心脏做功、加重心肌缺血,故应避免在颅脑伤病人纠正高血流动力学状态中使用。

3.脱水药的使用 渗透性利尿药是颅脑伤病人最常用的脱水药物,而对既往有心血管病史或已经出现心功能不全的病人应慎用。但有效的血流动力学监测可以增加药物使用的目的性,并可及时调整用药剂量。利尿性脱水药(如呋塞米)与渗透性脱水药交替使用,不失为一种安全有效的选择。

4.监测并治疗水、电解质紊乱,维持酸碱平衡,纠正低氧血症 可以防止由此引起的心肌缺血,避免诱发心功能不全。

5.及时治疗心力衰竭和纠正心律失常

(1)洋地黄:心力衰竭引起的心动过速应首选洋地黄,多使用毛花苷C(西地兰),0.2~0.4mg,加入20ml葡萄糖溶液内静脉注射,10~30min开始起作用,作用峰值为1~2h,饱和量为0.8~1.2mg,维持量为0.2~0.4mg。

(2)增加心肌收缩力和心排血量:常用的正性肌力药物洋地黄有下列作用。增强心肌收缩力,使衰竭心脏的心排血量增加;使房室结和浦肯野纤维传导速度减慢;心房的传导速度增加;使心房和心室的不应期缩短,使房室结和浦肯野纤维的不应期延长;使浦肯野纤维的兴奋性增加,对心房的兴奋性影响很小,对心室的兴奋性作用不一;使浦肯野纤维起搏自主性增加,对窦房结起搏自主性很少影响。洋地黄达到毒性剂量时,可有心律失常,包括房性心动过速伴阻滞、室性心律失常、心电图上Q-T间期变短、P-R间期延长以及ST段呈鱼钩状下降。适当选用地高辛、毛花苷C、毒毛花苷K(毒毛旋花子苷K)等强心药物,可改善心脏功能,其中毛花苷C、毒毛花苷K属速效洋地黄药物,适用于颅脑损伤后急性心功能不全。

(3)GIK溶液:GIK溶液能够促进心肌细胞内氧化磷酸化过程,改善心肌能量代谢。葡萄糖可以补充糖原,胰岛素能增加心肌对葡萄糖的利用,因而GIK溶液对缺氧的心肌具有保护作用。成年人GIK溶液组成:葡萄糖1.0g/kg、胰岛素0.2U/kg,氯化钾0.03g/kg静脉滴注。

(4)纠正心律失常:对心律失常的病人应加强心电图监测,根据不同心律失常类型,选用最合适的抗心律失常药物。

(5)使用血管活性药物:心血管系统衰竭至终末状态时,病人出现低血压、低心排血量、循环血量不足,需用升压药维持血压,但升压药可增加心肌负担,有损害心肌的可能。常用的升压药物:多巴胺100~200mg加入5%葡萄糖溶液500ml中,小剂量开始(50μg/min),渐增剂量,并根据血压调整滴速,一般每分钟2~20μg/kg。间羟胺(阿拉明),20~100mg加入5%葡萄糖溶液250~500ml中,根据血压调整滴速,常与多巴胺合用。使用升压药物中,如PCWP>2.4kPa,表明左心室充盈压过高,可配合使用血管扩张药物。中心静脉压<1.3kPa时,可输注右旋糖酐40或复方氯化钠注射液(林格注射液)。此期,病人一般预后不良,最终演变为脑死亡。

严重的心功能不全可直接造成病人的死亡,因而对颅脑损伤后心功能不全的认识与治疗,是改善病人预后的重要一环。

二、颅脑损伤后肺部并发症

肺部并发症影响严重颅脑损伤的预后。因为肺部并发症,机体氧交换障碍导致脑水肿加重,颅内压增高,后者又增加呼吸功能紊乱,两者形成恶性循环,可致死亡。重型颅脑损伤后,患者呼吸功能与以下几方面因素有关:①中枢性呼吸障碍,重型颅脑损伤病人,由于脑缺氧、脑疝或因颅后窝、脑干伤,椎-基底动脉供血不足,直接损害呼吸中枢。②呼吸道梗阻,颅脑伤病人常有意识障碍,咳嗽反射和吞咽反射均降低,呼吸道分泌物不能主动排出。血液、脑脊液及呕吐物误吸,导致呼吸道梗阻,昏迷病人,由于舌根后坠,可造成严重呼吸道梗阻。③肺部感染,颅脑伤后病人咳嗽反射和吞咽反射减弱,支气管黏膜纤毛清除能力下降,使气道内分泌物不易排出;另外多数病人建立人工气道,这些均使局部免疫防御功能降低;意识障碍者常发生误吸,全身免疫功能在严重创伤时有所下降。重型颅脑损伤肺部感染,病原菌具有多样性、耐药性的特点,从而使控制感染变得困难。④神经源性肺水肿,少数重型颅脑伤病人可产生急性肺水肿。这方面机制尚不清楚。有学者认为重型颅脑伤时体内大量释放儿茶酚胺类物质,使外周动脉血管阻力急剧升高。心脏负荷超载。⑤周围性呼吸障碍,颅脑伤如合并高位颈段脊髓损伤使膈肌和肋间肌运动麻痹,导致通气障碍,甚至出现呼吸停止。⑥颅脑伤合并多部位损伤若创伤失血性休克纠正不及时,可致肺损伤;颅脑伤特别是合并胸部伤。且存在血气胸、连枷胸及肺挫伤时,均可导致呼吸功能不全。

(一)肺部感染

肺部感染是颅脑伤后最常见的并发症之一,目前认为它属于院内感染,即医院获得性肺炎(HAP)。HAP 是指住院期间由细菌、真菌、支原体、病毒或原虫等引起的感染性肺部疾病。近年来危重病病人合并肺部感染受到广泛重视。

1.发病机制

(1)免疫防御功能障碍:颅脑伤造成机体免疫力下降,呼吸道黏膜-纤毛清除能力下降,咳嗽反射减弱;肺泡巨噬细胞介导的吞噬作用受到影响;因呼吸中枢的抑制使潮气量减低,分泌物潴留,这些均可抑制呼吸道局部免疫防御功能。外伤还可造成细胞和体液免疫功能下降,降低机体对致病微生物的抵抗力,导致肺部感染容易发生。

(2)致病微生物侵入下呼吸道:颅脑伤可造成呼吸道上皮细胞表面纤维连接结合蛋白减少,使上呼吸道机会致病菌或其他病原体得以黏附繁殖,为 HAP 的发生提供了先决条件。昏迷、休克、气道分泌物增多、人工气道及雾化吸入、机械通气病人,均可促使病原体侵入下呼吸道。

(3)滥用抗生素:广谱抗生素的大量应用造成菌群失调和二重感染。病理环境和医源性因素(如无菌操作不严格)是导致病原体进入下呼吸道的重要因素。全身和局部免疫功能障碍是导致肺部感染的体质因素。

2.病原学特征　HAP 可由多种病原体引起,其中以需氧革兰阴性杆菌引起者最多见,占各种感染的 60%～80%,尤以克雷白杆菌、铜绿假单胞菌(绿脓杆菌)、肠杆菌更常见,而金黄色葡萄球菌(简称为金葡菌)和嗜肺军团菌感染有增加趋势。近年来,广谱抗生家的发展和大量使用,使一些平时少见的病原体如真菌、病毒、原虫等引起的肺部感染也时有发生。

(1)铜绿假单胞菌肺炎:由铜绿假单胞菌所致,病情严重,病死率高。为条件致病菌,广泛存在于潮湿环境中,在有潜在疾病、免疫功能低下或 ICU、机械通气病人中易引起肺部感染。该菌虽为需氧菌,在厌氧条件下也可生长,是院内感染的重要病原体,它产生的溶血素对形成肺部感染有关。90%的铜绿假单胞菌株可产生细胞外蛋白酶,导致出血、坏死性病变,其中 A 毒素具最大毒力,易引起毒血症及败血症。临床表现为高热、咳嗽、气道分泌物增多、痰呈黄绿色,白细胞升高,感染严重时可下降;X 线显示双侧下叶呈结节状浸润,部分浸润发生融合,或表现为局限性及弥漫性肺部浸润。

(2)克雷白杆菌肺炎:克雷白杆菌肺炎为近年来引起院内感染最多见的革兰阴性杆菌,占 30%。它可产生肠毒素,肺部症状出现快,痰呈黏稠果酱样,常有明显中毒症状,严重感染者可出现粒细胞减少。X 线表现为支气管炎、大叶肺炎及肺脓肿形成。肺炎以上叶多见,病程长,机体抵抗力低下者可多叶受累。

(3)金葡菌肺炎:金葡菌引起的急性化脓性肺部感染病情重,病死率高。正常情况下此菌寄生于鼻前庭及皮肤等处,为兼性厌氧的革兰阳性球菌,占院内肺部感染的 10%。产生的溶血毒素和血凝固酶与致病密切相关。近年来出现的耐甲氧西林的金葡菌株(MRSA)给临床治疗提出了新的挑战。在院内感染病人,金葡菌肺炎起病往往隐匿,表现为咳嗽、发热、咳黄脓痰或脓血痰。肺部体征早期往往不明显,与病变范围大小、严重程度等因素有关,肺叶实变不多见。白细胞升高,核左移,重症病人白细胞可不升或下降。X线显示肺炎性浸润、肺脓肿、脓胸或脓气胸,病灶在数小时或数天内可发生改变,故短期X线随访有助于本病的诊断。

(4)军团菌肺炎:为需氧革兰阴性杆菌,属细胞内寄生菌,感染多通过吸入到达肺部,细胞免疫起主要防御作用,后期体液免疫也参与。临床表现为高热,咳嗽以干咳为主,伴有明显的肺外症状,如恶心、呕吐、腹泻等,可累及多个脏器。呼吸急促,相对缓脉,病程长。X线表现缺乏特异性,通常可见斑片状实质浸润,重症者可累及多叶。

(5)不动杆菌感染:不动杆菌是医院内感染的重要条件致病菌,属革兰阴性杆菌。近年来,在医院ICU院内感染和临床多重耐药菌株有明显增加趋势。常见革兰阴性杆菌有醋酸钙不动杆菌、鲍曼不动杆菌等,多见于有严重基础病的病人。诊断主要依靠临床表现和痰涂片以及细菌培养查到病原菌。由于不动杆菌分布广泛、易于生长繁殖,故易于污染标本产生假阳性结果。因此,一般认为,培养2次以上阳性结果才有诊断价值。对于仅一次阳性结果的病人,应结合临床症状和体征、病人的免疫功能、药物敏感试验结果和药物治疗的疗效等情况综合判断。

(6)肺部真菌感染:正常人体对真菌具有较强的抵抗力,机体免疫力下降时通过吸入真菌孢子或经皮肤、黏膜入侵造成感染,为机会致病菌。机会性感染在呼吸系统发生率占首位。另外,长期大量使用广谱抗生素,使体内敏感细菌受抑制,不敏感细菌包括真菌得以繁殖,引起二重感染;激素的应用,危重病人机体免疫系统的破坏使肺部真菌感染逐年增多。常见肺部真菌病为呼吸道念珠菌病、肺曲菌病、肺毛霉菌病、肺隐球菌病、肺孢子丝菌病、肺放线菌病、肺奴卡菌病等。临床上发生肺部感染时,除细菌、病毒等病原体外,应警惕真菌感染的可能。对机体抵抗力低下,长期使用抗生素、皮质激素病人更应注意真菌病原学的检查。

(7)其他致病菌所致肺部感染:如大肠埃希菌、阴沟杆菌等亦十分常见,均为机会致病菌。不易及时诊断,因而防治上比较困难,预后差。

3.诊断

(1)临床表现:颅脑伤病人伤前肺部多无感染,伤后误吸、呼吸、咳嗽抑制以及局部和全身免疫功能下降是造成颅脑伤后肺部感染的重要因素。颅脑伤48h后出现发热、咳脓性痰,肺部听诊闻及啰音,白细胞计数升高,特别是中性粒细胞升高,结合胸部X线发现异常阴影,均提示肺部感染的存在,应进一步查找病原体,不仅有助于诊断,同时可指导抗菌药物的应用。

(2)病原学诊断:痰涂片染色和培养是诊断肺部感染常用的重要手段。但痰标本采集时应注意污染的可能,有时分离到的病原体不能真正代表下呼吸道感染致病菌。近年来,为提高病原体查找的准确性,对痰标本进行洗涤法处理,定量培养以及提高获取标本可靠性如经气管吸引、纤支镜采样、支气管肺泡灌洗法,其结果对临床诊治具有重要的参考价值。另外,还可通过肺炎标记物的检测,如测定分泌物中弹性蛋白纤维对坏死性肺炎具特异性;通过抗体染色技术对已使用过多种抗生素、细菌培养阴性的病人具有特殊意义;纤维支气管镜活检结果更为可靠,对机会性感染有诊断价值。对于真菌性肺炎痰培养找到真菌,如中段尿找到同种真菌,可以确立真菌感染,同时提示存在真菌性败血症。

4.抗菌药物的选择策略　目前,虽有大量新的抗生素问世,但肺部感染仍面临新的问题,抗生素应用不合理,使细菌耐药率明显上升,降低了治疗效果,故应强调抗菌药物的合理应用。

医院HAP的抗感染的经验性治疗:在未查获病原菌前,针对临床表现和痰涂片革兰染色结果,尽可能使用窄谱抗菌药物,对革兰阳性球菌应选用青霉素或红霉素;革兰阴性菌或混合感染可给予第二代头孢菌素或第三代头孢菌素,或与氨基糖苷类抗生素联合应用。

（1）轻、中症 HAP。常见病原体：肠杆菌科细菌、流感嗜血杆菌、肺炎链球菌、甲氧西林敏感金葡菌（MSSA）等。抗感染药物的选择：第二、第三代头孢菌素（不必包括具有抗假单胞菌活性者）、β-内酰胺类/β-内酰胺酶抑制药；青霉素过敏者选用氟喹诺酮类或克林霉素联合大环内酯类。

（2）重症 HAP。常见病原体：铜绿假单胞菌、MRSA、不动杆菌、肠杆菌属细菌、厌氧菌。抗感染药物的选择：氟喹诺酮类或氨基糖苷类联合应用下列药物之一：抗假单胞菌 β-内酰胺类，如头孢他啶、哌拉西林、美洛西林等；广谱 β-内酰胺类/β-内酰胺酶抑制药（替卡西林/克拉维酸、头孢哌酮/舒巴坦钠、哌拉西林/他唑巴坦）；碳青霉烯类（如亚胺培南）；必要时联合应用万古霉素（针对 MRSA），当估计真菌感染的可能性大时应选用有效的抗真菌药物。

5.肺部感染的预防和护理

（1）加强气道湿化和吸痰：颅脑伤后特别是昏迷病人咳嗽、咳痰能力下降，过度通气、吸氧、人工气道呼吸，加之脱水治疗均使气道分泌物黏稠，不易咳出，因此气道湿化十分重要。加强气道雾化吸入，以稀释痰液。对于人工气道病人可持续气道点滴生理盐水，每日 250～500ml，或定时气道内注入生理盐水，每次 5ml，若气道内有小痰栓或痰痂形成，可反复以生理盐水 5～10ml 气道内冲洗吸痰。目的在于稀释气道分泌物，达到痰液引流，排出顺畅，减少感染发生，同时可提高抗感染治疗效果。对无人工气道病人，可用吸痰管自鼻咽部导入气管刺激咳嗽和吸痰。

（2）重视医源性因素，避免交叉感染：重视病室内空气和各种接触性医疗器械的消毒，注意无菌操作，减少医源性因素。对重症感染病人应单独护理，物品专用，医护人员操作完毕后注意洗手和泡手，以减少院内交叉感染。

（3）协助排痰，避免误吸：经常改变体位，翻身并结合拍背促进小气道分泌物排出，减轻肺下垂部位分泌物潴留。对呕吐病人避免误吸，如发生误吸可于雾化吸入时加入 5mg 地塞米松。存在人工气道时可直接气道内注入地塞米松，剂量为每次 2～5mg，每日 6～8 次，以减轻气道炎症反应。

（4）加强营养支持和内环境的稳定：提高机体抵抗力，加强营养支持，维持内环境稳定（水、电解质和酸碱平衡）。

（二）神经源性水肿

肺水肿的临床表现十分凶猛，如不及时处理，常因肺间质及肺泡水分迅猛增加，造成病人急性呼吸衰竭，最终因缺氧导致死亡。文献报道病死率为 58%。肺水肿分心源性和非心源性因素，前者临床较为多见，后者近年来逐渐引起人们的注意，其中神经源性肺水肿在临床上并不少见，应引起充分的认识。

1.发病机制　对神经源性肺水肿的发生机制目前认识尚不统一。多数学者认为，肺血管痉挛性收缩及肺毛细血管通透性增加是造成神经源性肺水肿的主要因素。与 ARDS 的发生机制和病理改变不相同，其发生机制主要是由于各种急性中枢神经系统损伤其发生机制导致颅内压急剧升高而引起一系列病理改变。

2.临床表现　病人颅脑伤或手术后数分钟至 5d 出现神经源性肺水肿，表现为烦躁、心率增快、呼吸急促、气道内短时间内呛咳溢出中等至大量淡红色泡沫样痰，随即血压下降，经皮 SaO_2 降低。血气检测结果提示，低氧血症、二氧化碳分压下降。双肺听诊可闻及满布中等湿啰音，表现为急性肺水肿临床征象。X线显示双肺或单侧肺呈均匀性渗出性密度增高影；病人病情发展迅速，如不给予及时有效地处理，病人很快死亡。

3.治疗　神经源性肺水肿起病迅速，治疗困难，病死率高。治疗上除增强对本病的认识外，应迅速采取以下几项措施。

（1）病因治疗：迅速降低颅内压，应用脱水药及地塞米松或甲泼尼龙以减轻脑水肿，并能降低肺毛细血管通透性;对颅内血肿造成的颅高压应紧急开颅清除血肿,脑组织损伤严重者,可行单侧或双侧去大骨瓣减压;对严重损伤、弥漫性脑水肿和脑肿胀病人须给予亚低温治疗。

(2)改善肺通气:紧急气管插管或气管切开给予呼吸机正压通气,以保证供氧,减少呼吸做功耗氧,同时可给予呼气末正压通气,以改善因肺水肿是通气血流比例失调所致的弥散障碍。

(3)维持循环功能稳定:适当使用强心、血管活性药(建议使用多巴胺和多巴酚丁胺),血压稳定后尽早应用扩血管药酚妥拉明,以改善循环。

(4)中枢神经抑制药:适当应用巴比妥类药或地西泮,减少神经兴奋性,提高机械通气同步性。

(5)调整水、电解质、酸碱平衡,维护内环境稳定。

(6)加强护理:护理工作是抢救成功与否的关键,对中枢神经系统严重损伤的病人,应警惕神经源性肺水肿的发生,出现临床迹象及时报告医生,避免延误抢救;抬高床头以利脑静脉回流,促进脑脊液循环;加强气道护理,定期气道湿化吸痰,预防呼吸道感染。

总之,神经源性肺水肿病情复杂,病程发展迅速,临床应提高对本病的认识,根据病因、临床表现和血气分析结果,尽早确立临床诊断,采取相应的急救措施,以提高救治成功率。

(三)急性呼吸窘迫综合征

急性呼吸窘迫综合征(ARDS)是指多种原发疾病(如休克、创伤、严重感染、误吸等)过程中发生的急性进行性缺氧性呼吸衰竭。其主要病理生理改变为弥漫性肺损伤、肺微血管壁通透性增加和肺泡群萎陷,导致肺内血液分流增加和通气与血流比率失调。临床表现为严重的不易缓解的低氧血症和呼吸频数、呼吸窘迫。ARDS发病机制错综复杂,迄今尚未完全阐明,临床诊治仍较困难。有研究表明,颅脑伤可继发造成肺损伤,伤后并发的肺部感染以及颅脑伤合并胸部伤均是引发ARDS的因素。

1.发病机制　多种效应细胞和炎症介质是引起急性肺损伤的两个主要因素,而ARDS是其病理发展的结果。多形核白细胞、肺泡上皮细胞、肺泡毛细血管内皮细胞、单核-巨噬细胞系统和血小板是主要的效应细胞;其炎症介质包括氧自由基、花生四烯酸代谢产物、蛋白溶解酶、补体系统、血小板活化因子、肿瘤坏死因子和白介素等。此外,肺表面活性物质异常也与ARDS发病有关。

(1)肺泡毛细血管膜渗透性增加:由于病理损害因素,使毛细血管内液体和蛋白质渗漏增多,导致肺间质和肺泡水肿。另外,肺泡萎陷、间质负压增高,可进一步促进水肿形成。

(2)肺表面活性物质减少:缺氧、低灌注、水肿、酸中毒、吸入高浓度氧、感染等均可影响肺表面活性物质的合成与代谢,进一步加重肺萎陷,形成恶性循环,这是造成呼吸窘迫的病理基础。

2.临床表现　ARDS是急性肺损伤发展结局,表现为呼吸加快、窘迫,发绀;血气检测结果突出表现为低氧血症和代谢性酸中毒;肺部听诊早期可无体征,后期可闻及干、湿啰音;X线胸片显示双侧肺浸润呈斑片状阴影,边缘模糊,可融合成均匀致密的毛玻璃样影。

3.诊断　国内外ARDS的诊断标准较多,尚未完全统一。目前,临床诊断主要依据病史、临床表现、X线胸片和动脉血气分析结果进行综合判断。对具有易发因素的病人,应高度警惕,严密监护,经常观察呼吸频率,注意有否窘迫和发绀,X线胸片表现常在缺氧之后出现,对早期诊断价值不高,强调连续、动态监测动脉血气变化对诊断具有重要意义。

4.治疗　ARDS的治疗至今尚无特异方法,以针对性和支持性治疗为主。积极治疗原发病,特别是控制感染,改善通气和组织氧供,防止进一步的肺损伤和肺水肿。

(1)控制感染:颅脑伤后院内获得性肺部感染是威胁病人生命的最主要因素,也是引发ARDS的首位高危因素。因此,肺部感染控制与否是预防和治疗ARDS的关键。

(2)纠正低氧血症:病人由于广泛肺泡萎陷和肺水肿,肺顺应性下降。换气功能严重障碍,组织缺氧,因此,病人必须给予机械通气治疗,以打断缺氧环节。应给予间歇正压通气(IPPV)。潮气量 6～8ml/kg(潮气量过大易致肺气压伤),当吸入氧浓度提高至 50%、$PaO_2 < 80kPa(60mmHg)$ 时,应加用 PEEP,以不超过 $1.47kPa(15cmH_2O)$ 为佳,以免对循环产生过多影响。机械通气最终是以改善组织氧供为目的,因此不能单纯为了提高氧分压而影响心排血量。近年来,有许多治疗 ARDS 的新方法问世,如液相通气、血管内氧合器、体外膜氧合器、肺表面活性物质替代疗法、吸入一氧化氮等,均取得一定效果,但它们的最终临床价值仍需进一步验证。

(3)其他治疗措施:①减轻肺水肿,应控制补液量,适量给予胶体,必要时可用利尿药;②加强营养支持。由于 ARDS 病人机体处于高代谢状态,因此应尽早给予强有力的营养支持。对不能耐受鼻饲者,可静脉补充营养。近年来的观点认为,病人虽然存在高代谢,但过多的营养支持并不被机体所利用,反而造成不利后果,故主张给予适量的营养即可。

三、颅脑损伤后肾功能障碍

据统计重型颅脑损伤(SHI)合并急性肾衰竭者约占 50%,它常常与患者其他重要脏器的功能衰竭同时存在,一旦出现病死率极高。

(一)病因

目前认为,重型颅脑损伤并发肾衰竭的原因主要有以下几点。

1.血容量不足导致心排血量不足、肾灌注量减少,造成少尿、产生的尿素及肌酐等毒性物质不能及时清除,对肾脏造成损害,即肾前性肾衰竭。

2.肾毒性药物对肾脏的损害应用经肾脏代谢的药物如甘露醇及一部分抗生素(如氨基糖苷类)等,加重肾脏的负担,并且对肾脏本身具有一定的损害。如同时合并血容量不足,应用的药物经肾脏排泄速度减慢,导致药物在体内蓄积更会加重对肾脏的损害。

3.多系统器官衰竭(MSOF)当机体受到严重的损害,会发生剧烈的防御性反应,即应激反应,应激反应中有大量儿茶酚胺、血管升压素等释放,引起血液分布改变和组织一时性缺血。继而可出现缺血一再灌注综合征,细胞受损后发生酶的变化、氧自由基释放、血小板活化因子产生、补体活化等,进一步使细胞组织受到损害,导致机体多器官的损害,形成多系统器官衰竭。在肾脏方面,表现为肾细胞内 ATP 大量分解,生成次黄嘌呤。细胞内钙离子超载使黄嘌呤脱氢酶转化为黄嘌呤氧化酶,后者使次黄嘌呤转变为黄嘌呤及尿酸,同时产生大量超氧阴离子,再转化为过氧化氢及氢氧基,这些氧自由基使肾小管上皮细胞内膜发生脂质过氧化,导致细胞功能障碍,甚至死亡。此外,应激反应还可引起机体分解代谢亢进和免疫功能低下。

4.颅内某些部位的损伤肾脏的功能受间脑调节中枢和丘脑下部-垂体-肾上腺皮质系统的控制,当颅脑损伤或颅内高压累及这些部位时,可以导致神经源性肾功能障碍或因为肾素-血管紧张素系统反应,使肾小球滤过率降低,导致肾衰竭。

5.水、电解质、酸碱平衡紊乱是肾衰竭的并发症之一,同时又会导致、加重肾衰竭。

6.机体高代谢状态颅脑损伤后机体处于高代谢状态,表现为负氮平衡,产生的含氮物质增多,加重肾脏的负担,同时对肾脏具有一定的毒性。

(二)诊断

1.临床表现

(1)少尿、无尿期:正常人每日尿量一般不低于 1000ml,尿量少于 400ml,称为少尿。尿量减少的初期多为功能性少尿，若不及时发现和纠正，则进入器质性少尿期。成年人每日尿量低于50ml，称为无尿，表明肾衰竭进一步恶化。少尿/无尿期越长，尿量越少，病情越重，预后越差。

有些急性肾衰竭病人每日尿量可以达1000～1500ml，但血浆尿素氮和肌酐进行性升高，称为非少尿型肾衰竭，常见于创伤及大手术后，一般预后较好，但仍有20％～25％病人死于严重感染等并发症。

①水中毒：在少尿期、无尿期，水分排出减少，加上机体代谢产生的内生水（每日为450～500ml）及未严格限制水、钠摄入等，可引起水大量滞留于体内，造成水中毒，进而加重创伤后脑水肿，表现为高颅压的症状加重，甚至发生肺水肿及心力衰竭。

②电解质代谢紊乱：包括以下几种。

高钾血症：血清钾＞5.5mmol/L称为高钾血症。正常机体经肾排钾占总排钾量的90％。当病人出现少尿、无尿时，钾排出受阻，加之组织破坏释放出钾至细胞外液中；酸中毒，氢-钾交换，钾溢至细胞外；进食含钾食物，服用药物，输入库存血等，均可使血钾迅速上升。高血钾可致心肌兴奋性下降，表现为心搏缓慢、无力，甚至停搏。高血钾是急性肾衰竭无尿、少尿期最主要的电解质失调，是导致死亡的常见原因。当血钾高于6.0～6.5mmol/L时，心电图出现典型变化：T波高尖，P波降低、增宽或消失，P-R波间期延长，R波降低及QRS波增宽，Q-T间期缩短。

低钠血症：血清钠＜135mmol/L称低钠血症。由以下情况引起。呕吐、出汗、脑脊液大量丢失及肾小管重吸收钠减少，造成缺钠性低钠血症；过多输入低钠或无钠液体，内生水的形成，以及缺血、缺氧致钠泵功能低下而使细胞内钠主动外移受限，导致稀释性低钠血症。低钠血症可产生和加重脑水肿，表现为头痛、头晕、倦怠、定向力障碍、晕厥甚至昏迷。需要注意的是，在颅脑损伤中，即使未发生肾衰竭，也常并发低钠血症，包括两类。抗利尿激素分泌异常综合征（SIADH），系因下丘脑-神经垂体系统失去血浆晶体渗透压的调控，致血管升压素（抗利尿激素）大量分泌；脑性耗盐综合征（CSWS），与肾近曲小管对水、钠重吸收障碍及心房钠尿肽过多分泌有关。

高镁血症：正常人由肾排出的镁占总排泄量的40％。少尿、无尿期血镁升高，当血镁达3～6mmol/L时，出现全身中毒症状，肌肉软弱无力，腱反射减退或消失，心动过速，血压下降，嗜睡或昏迷，心电图示Q-T间期延长。

低氯血症：由于血钠的丢失或稀释必然引起氯相应变化，故低氯血症常与低钠血症伴随。

高磷血症和低钙血症：少尿、无尿时，血磷经肾排泄减少，导致高磷血症，因而肠道排磷增加。单纯高磷血症并不产生临床症状，但在消化道中磷与钙结合成不溶解的磷酸钙，大大影响钙的吸收，造成低钙血症。低血钙会引发肌肉抽搐，并加重高血钾对心肌的毒性作用。

酸碱平衡失调：颅脑损伤尤其是合并复合伤时，由于缺血、缺氧和急性肾衰竭肾脏排酸及重吸收碱性离子能力下降，可导致代谢性酸中毒。这是少尿、无尿期最常见的酸碱失衡，也是加重高钾血症的重要因素。代谢性酸中毒常引起病人恶心、呕吐、疲乏、嗜睡，甚至昏迷，且使心血管系统对儿茶酚胺的反应性降低，致心搏无力及血压下降。肾衰竭病人在严重酸中毒时，可出现深快呼吸或潮式呼吸。

氮质血症：颅脑损伤、手术、发热及感染后，蛋白分解代谢骤增，由于少尿、无尿，其代谢产物如肌酐、尿素氮及酚、胍类等不能随尿排出，形成氮质血症，重者可致尿毒症。尿毒症是急性肾衰竭病人预后不良的征象，临床上表现为恶心、呕吐、头痛、烦躁、倦怠、谵妄或昏迷。

（2）多尿期：少尿、无尿期开始1～2周后，肾功能逐渐好转，较明显的征象是尿量开始增加，每日尿量可超过500ml，称为多尿。尿量可多至每日3000～6000ml，甚至可达10000ml以上。多尿期持续约2周。多尿初期，肾功能尚未完全恢复，氮质血症及水、电解质紊乱仍然存在，且易并发感染。此期如不予以重视或处理不当，常会引起严重低血钾与感染，是导致病情再度恶化的主要因素。

2.病史采集及体格检查　详细的病史采集和全面的体格检查,明确有无肾前性、肾性及肾后性影响肾脏的潜在因素,有助于及早发现肾衰竭征象。急性肾衰竭,是颅脑损伤并发多器官功能衰竭中最常见受累的器官,对此,医务人员应有足够的认识和估计。

3.尿液检查　应留置导尿,准确记录每小时尿量。由于存在非少尿型肾衰竭,尿量没有减少也不能除外肾衰竭的可能性。尿相对密度一般为 1.010～1.014,pH 呈酸性,尿钠减少。若为肾小管变性、坏死引起的肾衰竭,其尿液中常出现多种管型,有较大诊断意义。

4.肾功能检查

(1)氮质代谢产物测定:血尿素氮水平取决于机体氮分解和肾排泄状况。正常成年人血尿素为 2.5～6.4mmol/L。急性肾衰竭或高分解代谢时,尿素氮明显增高。由于尿量减少及尿流缓慢,肾小管内尿素向肾间质弥散,致尿中尿素减少。血肌酐含量不受机体氮分解代谢的影响,是诊断肾衰竭可靠而灵敏的指标。正常成年人血肌酐为 44～106μmol/L,急性肾衰竭时可显著上升。

(2)肾小球滤过率测定:是指单位时间内从肾脏排出某物质的总量,相当于在当前血浆该物质浓度下,有多少容量的血浆经两肾时其内的该物质被全部滤过,反映肾小球的滤过功能。菊粉经静脉注入体内可全部从肾小球滤过,不被肾小管系统吸收和分泌,故常用于标准的肾小球滤过率测定。

5.电解质及酸碱度测定　包括血清钾、钠、镁、钙、磷、碳酸氢根及 pH。

6.其他

(1)心电图:呈高血钾变化。

(2)补液试验:5%葡萄糖盐水 250～500ml,于 30～60min 静脉滴注,若尿量不增加,且血钾迅速上升,尿肌酐/血肌酐<20,提示有急性肾衰竭。此时应与血容量不足相鉴别,后者补液后尿量增加,血钾缓慢上升,尿肌酐/血肌酐>30。

(三)治疗

预防肾衰竭发生相当重要。首先应警惕各种因素对肾脏的损害作用,系统而动态地监测水、电解质及酸碱变化,若有异常,及时予以纠正。利尿药可消除肾血管痉挛,增加肾血流量,改善肾循环,有利于预防急性肾衰竭,但在应用利尿药前,需充分补足血容量,以免应用后加重低血容量而诱发肾衰竭。肾衰竭一旦确诊,应慎用或停用高渗性利尿药,可选用对肾脏无损害的药物如呋塞米和利尿合剂(10%葡萄糖 500ml+普鲁卡因 1g+氨茶碱 250ml+咖啡因 250mg+维生素 C 3g)。

1.少尿、无尿期

(1)限制水入量:根据 24h 出入水量、动态血电解质测定结果来计算补液量。应遵循"量出为入,宁少勿多"的原则,防止因输液过多而引起水中毒。一般当日补液量=显性失水+非显性失水-内生水。

(2)营养:给予低蛋白、高热量及多维生素饮食,保证供给机体每日足够的热量。于肾衰竭病人营养需求的慎用氨基酸。

(3)促蛋白质合成:苯丙酸诺龙或丙酸睾酮等雄性激素能减少蛋白质分解,有利于纠正氮质血症。肾衰竭时,每日可肌内注射苯丙酸诺龙或丙酸睾酮 25mg。

(4)抗感染:感染可能是急性肾衰竭的主要原因,亦是肾衰竭的常见并发症。在抗生素治疗中,应避免使用已被肯定对肾脏有毒性作用的药物,如氨基糖苷类抗生素。由于氯霉素、青霉素的体内半衰期在肾衰竭少尿期无明显延长,故可按常规使用。

(5)纠正电解质和酸碱失衡。

①高钾血症:减少钾摄入,彻底清创,减少由创面组织坏死和继发感染所致的血钾增高;忌用含钾食物,不输库存血;对抗钾的心脏毒性作用,给予 10%葡萄糖酸钙 10ml 缓慢静脉注射;使血钾向细胞内转移,

碱化血液,可静脉滴注 5％碳酸氢钠 100ml 或 11.2％乳酸钠 40～80ml,也可用 25％葡萄糖加胰岛素(葡萄糖:胰岛素＝4g：1U);促进血钾外排:口服离子交换树脂或保留灌肠,可用聚苯乙烯磺酸钠树脂 40g 加 20％山梨醇 200ml 保留灌肠,或口服该树脂 10～20g 加 20％山梨醇 10～20ml,每日 3～4 次。

②代谢性酸中毒:可给予碱性液体纠正,常用 5％碳酸氢钠或 11.2％乳酸钠或 3.6％三羟甲基氨基甲烷(THAM)。但大量补碱容易造成体内钠盐增多,加重水中毒。THAM 不含钠,适于急性肾衰竭酸中毒病人应用,但静脉滴注时切忌过量和过快。

(6)透析疗法:肾衰竭经一般治疗未能改善,尤其当血钾＞6.5mmol/L、血尿素氮＞35.7mmol/L、血肌酐＞707.2mmol/L 时,应行透析疗法,包括血液透析、腹膜透析及消化道透析,以血液透析效果最佳。但血液透析需全身肝素化,故在活动性脑出血及开颅术后,腹透不失为一种较佳的选择。如在透析过程中增加超滤,从而减少体内容量,迅速改善脑水肿状态。

2.多尿期 治疗旨在防止大量利尿后出现的缺水及低钾、低钠血症。补液量相当于每日出量的 1/3～1/2。钾、钠补给量应根据血电解质检查结果来决定,一般每日可用氯化钠 5～10g、氯化钾 3～6g。同时不能将尿量增多作为透析终止的唯一标准,需综合参考病人全身状况及肾功能恢复程度,决定透析终止时间。此外,尚需加强病人的营养以增强体质,预防和治疗感染或其他并发症。

四、颅脑损伤后应激性溃疡

颅脑损伤后并发应激性溃疡,亦称 Cushing 溃疡,1932 年由 Cushing 首先发现而得名,该并发症与脑损伤的严重程度密切相关,是颅脑损伤后的常见并发症。颅脑损伤后应激性上消化道病变的发生率高达 91％,其中出血发生率为 16％～47％,出血后病死率可高达 50％。因此,针对颅脑损伤后应激性溃疡的发病原因,积极预防及溃疡发生后采取综合治疗措施是降低其发生率和提高重型颅脑损伤患者救治成功率的重要措施之一。

(一)颅脑损伤后应激性溃疡发病机制

1.交感神经强烈兴奋致胃肠黏膜缺血 严重颅脑损伤时,早期交感肾上腺系统活动异常增高,交感神经强烈兴奋,体内儿茶酚胺分泌增多,致胃黏膜血管强烈持续收缩,使胃黏膜血流量迅速减少,是胃黏膜损害的主要因素。胃黏膜缺血、缺氧,黏液分泌减少,限制了黏膜清除或中和胃酸的能力,导致 H^+ 发生反向弥散,引起黏膜内酸中毒,结果有氧代谢发生障碍,引起高能磷酸钾匮乏,加重黏膜细胞的损害。

2.胃黏膜屏障破坏、H^+ 逆扩散 脑外伤可使病人处于高能消耗状态,蛋白分解加速,使胃黏膜细胞脱落加快、更新减慢。胃黏膜上皮细胞的完整性、细胞间的紧密连接和表面黏液层的保护,能使胃黏膜免于被其自身 H^+ 浓度高 100 万倍的胃液消化。强烈应激下,胃黏液蛋白肽在核糖体内合成过程中的酰化、糖化过程受抑制,胃黏液分泌减少。黏膜缺血、细胞肿胀、坏死脱落加快,使细胞之间的紧密连接和完整性遭到破坏,H^+ 可以大量逆向渗入。而胃黏膜血管痉挛缺血又无法缓冲渗入的 H^+,从而促使胃病变的发生。

3.胃酸、胃蛋白酶分泌增加 颅脑损伤后副交感或交感中枢自主神经调节失去平衡,导致胃酸、胃蛋白酶增加,因而在胃黏膜缺血基础上,促进了胃黏膜的损害。

4.凝血机制的异常 颅脑损伤时可激活外源性凝血系统,导致血液凝固异常,甚至发生弥散性血管内凝血。梁维邦等报道,FDP 是反映颅脑损伤后凝血异常最敏感的指标。

5.其他因素影响 颅脑损伤后应激引起垂体-肾上腺释放大量糖皮质激素。另外,临床使用大剂量的糖皮质激素,机体内激素水平突增,使胃酸分泌量进一步增加,抑制蛋白合成,亦阻碍胃黏膜上皮细胞更新,进一步加重胃黏膜损害。

颅脑损伤病人出现应激性溃疡的因素包括 GCS<8 分、出现 SIADH、创伤后神经功能减退、年龄>60岁、有溃疡史病人、高血压病人、胃酸 pH<4、中枢神经系统感染、长时间呼吸机支持(>48h)及败血症。

（二）颅脑损伤后应激性溃疡的诊断

并发应激性溃疡出血的时间多在颅脑损伤后的 1～2 周。应激性溃疡起病隐匿,多无明显的前驱症状。患者突然出现急性腹痛、急性腹膜炎症状,精神差、面色苍白、脉搏细数、皮肤湿冷、血压下降或休克,出现呕血或经胃管抽出咖啡色或血性胃液,大便呈柏油样或暗红色,大便或胃液隐血试验阳性,并排除因颅底骨折、口腔、鼻腔损伤出血入胃内引起者,化验检查提示血红蛋白、血细胞比容、红细胞计数等下降,可诊断为应激性溃疡。如难以确诊时,可行如下检查明确诊断。①纤维胃镜检查:是最可靠的检查方法,可确定溃疡的部位。镜下可见黏膜充血、水肿、点片状糜烂、出血,大小不一的多发性浅溃疡,溃疡面有新鲜出血或血凝块。②选择性腹腔内动脉血管造影:在纤维胃镜不能确诊,或经内镜治疗出血仍然继续者,或出血一度停止短期内复发者,应尽早进行该项检查。此项检查可明确出血部位,同时,可采用药物灌注或栓塞疗法达到止血目的。在进行该项检查时,急性活动性大出血是最佳适应证,在血管造影时出血已经停止或处于间歇期而影响诊断效果。③胃十二指肠钡剂检查:由于应激性溃疡多为浅表性,故不易发现,检查阳性率仅占 5%～10%,如做气钡双重造影可提高检查阳性率。

（三）颅脑损伤后应激性溃疡的治疗

1.非手术治疗　当颅脑损伤后出现应激性溃疡出血时,除给予适当的输血、输液、纠正休克和酸中毒、供给营养等积极的全身支持疗法外,目前我们常用的方法有以下几种。

(1)禁食:发生应激性溃疡出血的病人必须禁用食物和饮水。

(2)留置鼻胃管:可吸出胃液及血液,使胃黏膜暴露面积缩小,同时可观察出血情况,灌注治疗药物。必要时,应行持续胃肠减压,防止胃扩张以改善胃壁血循环,吸出胃内容物以减少胃酸浓度或吸出反流的胆汁和十二指肠液以保护胃黏膜。

(3)胃内灌注治疗药物。

①冰盐水去甲肾上腺素溶液:可使胃内局部降温,胃黏膜血管收缩,有利于止血,适用于有明显活动性出血的病人。方法为冰盐水 100ml 加去甲肾上腺素 4～8mg,每 30min 灌洗 1 次;一般灌洗 4～6 次,当吸出胃内容物由红逐渐变清,即证明止血有效,然后改为 2～4h 1 次,每次胃内灌注后保留 30min 后吸净,根据上消化道出血情况调整去甲肾上腺素的用量及间隔时间;出血基本停止后,改冰盐水 100ml 加去甲肾上腺素 2mg,继续使用 24h。

②凝血酶:可单独应用,也可与冰盐水去甲肾上腺素溶液交替使用。每 50～100ml 生理盐水中加入凝血酶 1000～2000U,4～6h 1 次,每次灌注前应将胃内容物吸净并尽量洗胃至吸出液澄清为止。如此凝血酶方可直接作用于溃疡出血的黏膜表面,避免凝血块的影响,用药至出血停止胃液澄清为止。

③云南白药:可用于应激性溃疡隐性出血的病人,或用于上述两种药物的后续治疗量,0.5～1.0g 溶于生理盐水中,每 6～8h 1 次。

(4)制酸药的应用:西咪替丁,0.8～1.2g/d,静脉分 2～3 次滴入约 1 周,好转后改口服或胃管灌注,对有高危因素的病人也常规应用。奥美拉唑(洛赛克)针剂,40mg,静脉或肌内注射,每日 2 次,出血停止后继续用药 1 周,然后口服 20mg,2/d,维持用药 1 周。目前认为,奥美拉唑是制酸药中用于颅脑损伤后应激性溃疡出血治疗的首选药物。

(5)联合应用抗酸药和细胞保护药:葡萄糖与碳酸氢钠混合液(25% 或 10% 葡萄糖 500ml 加入 5% 碳酸氢钠 30ml,冰箱中保存),视出血情况,30～60min 冲洗后注入 30ml,保留 20～30min,好转后逐渐延长间歇期。

（6）经胃镜止血：经胃镜止血的方法较多。①血管收缩药、硬化栓塞药注射止血；②激光、微波或电灼止血等。在并发症控制后，急性胃黏膜病变可逐渐恢复。一般在做胃镜检查后即注射止血，诊断和治疗可同时进行。

（7）选择性动脉栓塞：以下两种情况可考虑应用。①胃内出血量太多无法用内镜辨认出血源；②经采用上述各种止血措施仍然不能奏效，病人病情危重不能耐受手术者。

此时，可考虑进行经股动脉穿刺选择性胃左动脉插管造影，通过导管注入明胶海绵微粒或真丝线段等栓塞材料，使出血的动脉栓塞止血。

2.手术治疗　外科治疗仅限于某些药物治疗无效的应激性溃疡出血与穿孔。外科治疗一定要阻断迷走神经功能，应激性溃疡出血部位常在胃底、体部，往往只行胃大部切除是不够的。若一味等待，等到病情严重时再手术，则病死率很高。

（1）手术指征

①在药物治疗中，每日仍需输血 1200ml 以上尚不能维持血压者。

②经输血及药物治疗，血细胞比容不升，仍有出血倾向者。

③纤维内镜检查证实上消化道出血来自胃或十二指肠溃疡病灶出血，经非手术治疗无明显好转，仍有活动性出血，24h 内需输血 1000ml 以上方能维持血压或血压不稳定，应行紧急手术切除溃疡病灶。

④高龄合并心肺功能不全，药物治疗未能止血，又难以控制液体治疗者。

⑤虽然出血量不大，但伴幽门排空障碍者。

⑥有胃及十二指肠穿孔者。

（2）手术原则：颅脑损伤后应激性溃疡出血，可行迷走神经切断术加幽门成形术、迷走神经切断加胃次全切除术。溃疡穿孔的治疗也可行迷走神经切断，穿孔修补加幽门成形术或迷走神经切断加含溃疡穿孔的胃次全切除术。

①全胃切除术：止血效果最理想，但手术过大，手术死亡率高，术后营养吸收影响较大。因此，要严格掌握全胃切除的指征，除非胃黏膜糜烂出血范围很广泛，胃镜定位出血点确在胃底或贲门周围，才行全胃切除。第一次行胃大部切除术后又出血者，应将胃近端切除。

②迷走神经切断术加胃次全切除术：单纯胃次全切除术效果很差，约有 50% 的病人术后再出血，在此术式上加用迷走神经切断术，可明显改善疗效，并可治疗应激性溃疡。

③迷走神经切断术加幽门成形术：这是一种损伤较小而简单、快捷又能保持胃的某些功能的手术。一般认为，胃上段胃部膜病变用这种手术效果较好。如术后再出血，还有再次手术的机会。

（四）颅脑损伤应激性溃疡预防

颅脑损伤越重，应激性溃疡的发生率越高，病情越凶险，病死率越高。而应激性溃疡出现的时间越晚，症状越轻，治愈的可能性就越大。所以主张以预防为主，措施包括：①积极治疗原发病，腰穿放出血性脑脊液，治疗颅内血肿，防治颅内高压，消除应激原。②早期留置胃管。可监测 pH 和胃液隐血试验；避免胃扩张，并引流胃液及反流入胃内的胆汁、胰液等；可早期行胃肠道内营养，即发病后 3～4d 鼻饲。③糖皮质激素的使用不超过 3～4d。④早期有效的输液和氧疗，以保证血容量和纠正缺氧。⑤保持呼吸道通畅，必要时尽早行气管插管或气管切开。⑥预防感染，控制体温。⑦预防性使用抑酸药和胃黏膜保护药。⑧纠正低蛋白血症、电解质和酸碱平衡紊乱。⑨积极有效控制高血糖。有研究表明，重型颅脑损伤患者血糖与预后显著相关，即预后较差者血糖值显著高于预后良好者；也有资料显示，重型颅脑损伤患者的血糖＞10mmol/L，病死率为 64.3%，血糖＞15mmol/L，病死率为 86.7%。⑩改善黏膜微循环，提高胃肠黏膜血流量。只要患者无凝血功能障碍，临床上无明显出血倾向，可于伤后或术后 3～4d 给予复方丹参注射液 20ml

静脉滴注,1/d。⑪恰当的心理治疗、护理,及时消除、缓解患者的心理应激,对预防应激性溃疡的发生有一定的好处。

五、颅脑损伤后水、电解质紊乱和酸碱失衡

水和电解质广泛分布在细胞内外,参与体内许多重要的功能和代谢活动,对正常生命活动的维持起着非常重要的作用。体内水和电解质的动态平衡是通过神经、体液的调节实现的。颅脑损伤后,可造成水分供给、排泄和电解质在血管内外、细胞内外的分布紊乱,引起失水或水潴留,Na^+、K^+、Ca^{2+} 和 Mg^{2+} 等主要离子的过多和过少地分布在血浆内和细胞内外间隙,造成一系列病理生理现象,出现相应临床症状,严重时可危及生命。颅脑损伤后的水和电解质失衡的主要影响是发生难以控制的脑水肿和颅内高压。

(一)失水和水潴留

1.失水　根据水丢失程度,可分为①轻度失水:失水量占体重 2%～3%;②中度失水:失水量占体重 3%～6%;③重度失水:失水量约占体重 6% 以上。根据水和电解质特别是钠丢失程度的不同,又可分为①高渗性失水:水丢失多于电解质,血浆渗透压＞310mmol/L,尿相对密度和血清钠增高,颅脑损伤中常见于颅内压增高、大量呕吐,且长时间禁水、禁食者,或因病人昏迷,长时间行高渗性鼻饲饮食而补液不足或高热、大汗、输入过多、脱水药以及伴有糖尿病者;②低渗性失水:电解质丢失大于水的丢失,血浆渗透压＜280mmol/L,尿相对密度和血清钠降低,常见于反复呕吐,大汗后单纯补水而未补盐及大面积烧伤病人;③等渗性失水:水和电解质以血浆正常比例丢失,血浆渗透压在正常范围。常见于胃肠道消化液短时间内大量丢失者。

近年来,临床与实验研究有越来越多的证据认为,脑水肿和颅内压增高的病人不应过分限制水和钠的入量,也不应一律地限制入量。这种观点的理论基础是:外伤造成的脑损害不仅仅是在损伤后瞬间完成的,伤后几小时到几天内逐渐发展演化形成的继发性脑缺血,才是颅脑损伤后脑损害的主要病理过程,是颅脑损伤致死、致残的重要原因。简言之,颅脑损伤后脑水肿和颅内压增高在脱水疗法的过程中,尿量增多者均必须补足液体和电解质,以保证血压与脑灌注压在正常范围,防止脑缺血、缺氧所导致的继发性脑损害。

在补液类型的选择上,过去常用 0.45% 氯化钠溶液加入葡萄糖溶液中。近年多数研究发现,输注低渗性液体,可使颅脑损伤后脑水肿加重或使颅内压增高,认为给予等渗性电解质液(即 0.9% 氯化钠溶液在 5% 葡萄糖溶液中)最为恰当,可防止过度脱水或低血压,维持血浆渗透压在 310mmol/L 左右。

2.水潴留　急性水中毒由于脑细胞肿胀和脑组织水肿造成颅内压增高,引起各种神经精神症状,如头痛、失语、精神错乱、定向能力失常、嗜睡、躁动、惊厥、谵妄、共济失调、肌肉抽搐、癫痫样发作甚至昏迷,有时可发生脑疝。

实验室检查血浆渗透压和血清 Na^+ 明显降低,严重时血 Na^+ 可降至＜110mmol/L,尿 Na^+ 增多,血清 K^+、Cl 及血浆清蛋白、血红蛋白、平均红细胞血红蛋白浓度、血细胞比容等均降低,平均红细胞体积增大。如无其他失钠因素,血 Na^+ 水平可大致反映水过多或水中毒的程度。急性水中毒时神经系统受累的程度与低血钠的程度和持续时间密切相关。

纠正水过多的基本措施是严格控制入水量。轻症病人通过限制水、禁水、进干食,使水代谢呈负平衡,即可逐渐恢复。重症病人,特别是出现惊厥或昏迷时,需迅速纠正低渗状态。常用高渗溶液为 3%～5% 氯化钠溶液,一般剂量为 5～10ml/kg 体重,先给 100ml(2～3ml/kg 体重)于 1h 内缓慢静脉滴入。滴注完毕观察 1～2h,如病情需要可把余下的 1/3～1/2 量分次补给。同时,用利尿药促进水分排出,一般用渗透性

利尿药,如20％甘露醇或25％山梨醇200ml静脉内快速滴注,以减轻脑细胞水肿和增加水分排出;也可用静脉注射利尿药,如呋塞米(速尿)或依他尼酸(利尿酸)。严重病例或有肾衰竭者可采用透析疗法。

(二)电解质紊乱

1.低钾血症　　血清钾浓度<3.5mmol/L,血气分析常显示碱中毒。颅脑损伤后低钾血症的常见原因有:①由于昏迷和禁食、摄入不足;②反复呕吐、高热或大量出汗;③长期应用脱水药和利尿药;④大量葡萄糖和胰岛素注射和碱中毒时,钾离子转入细胞内,细胞外液血浆内钾减少;⑤急性肾衰竭的多尿期,或在大量输入盐水后,细胞外液内Na^+增多,促使钾离子从尿中排出。低血钾可使机体的应激性减退。血清钾<3mmol/L时,表现为肌无力;<2.5mmol/L时,可有软瘫、腱反射迟钝或消失;<2mmol/L时,可出现意识模糊、定向力障碍、嗜睡等,少数表现为烦躁不安,情绪激动等。心电图早期即可出现T波变平、倒置,QRS增宽,出现U波时即可确诊。目前多数学者认为,在颅脑损伤后或术后就需预防低钾血症,特别是在用强脱水药、大量葡萄糖液注射和肾上腺皮质激素时,应每天输入1～2g钾。当心电图出现缺钾或血清钾<3mmol/L,或有代谢性碱中毒时,每天应输入3～4g钾。

2.高钾血症　　高钾血症是指血清钾浓度>5.5mmol/L。常与肾衰竭、少尿或无尿同时存在,或合并有其他部位严重创伤,细胞内钾大量流入血浆。高钾血症主要危害为心肌应激性下降,出现心率缓慢、心律失常或传导阻滞。严重时可出现呼吸麻痹、心室纤颤。心电图显示T波高尖、QRS波群增宽。一旦确诊高钾血症,应立即停用钾盐制剂,同时积极处理原发病,改善肾脏功能,防治心律失常。输入25％葡萄糖溶液100～200ml,按每3～4g糖加入胰岛素1U,可促使钾离子向细胞内转移。对肾衰竭、血清钾进行性增高者,可口服或直肠灌注阳离子交换树脂,促使钾自肠道内排出,或应用腹膜透析或血液透析。如血清钾>7mmol/L或出现心律失常时,应立即静脉推注10％葡萄糖酸钙10～20ml或10％氯化钙5～10ml。

3.高钠血症　　血钠高于150mmol/L的病症。病因多由于严重颅脑伤后病人长时间昏迷、摄水量不足,特别是在气管切开时,从呼吸道丢失大量水分,大量使用高渗性脱水药、尿崩症、鼻饲或输入高营养物质,不能充分利用而从尿中排出所产生的溶质性利尿,使电解质潴留失水和引起氮质血症。有时病人神志清楚,又无尿崩症,但由于脑损伤使渗透压感受器功能障碍,病人口渴感丧失,ADH分泌不能相应增加,水分仍无节制地从尿中排出,形成高张综合征,又称神经源性高钠血症。

高钠血症的临床症状和致死原因主要归咎于脑血管性损害。急性高血钠时,脑细胞内失水,脑组织突然皱缩会引起机械性脑血管牵拉而继发脑血管损害,脑毛细血管和静脉明显充血、蛛网膜下腔出血、脑皮质下出血、硬脑膜下血肿、脑内血肿、大静脉窦血栓形成、脑梗死均可发生,终致死亡。

严重失水性低血容量性高血钠时,高速滴注低渗液体补充水分时会引起癫痫和脑水肿,亦可因而致命。反之,高血容量性高血钠会导致脑萎缩继发颅内出血而致死,其处理刻不容缓。一般认为,对失水性高血钠病人应补液多于补钠,但补液切勿操之过急。应分散在48h内进行。如在24h内集中补充之,可继发脑水肿,造成永久性脑损害而致死。补液量主要根据血清钠上升值来计算。公式为:补水量(ml)=[血清钠测定值(mmol/L)-142]×体重(kg)×常数+每日生理需水量1500ml(男性常数为4,女性为3,儿童为5)。具体补给时,一般当日先补给计算值的1/2,余下的1/2第2天再补,而不宜当日一次补完,以免发生水中毒。鼻饲饮食中蛋白质含量每天每千克体重不要超过1g,每24h输入液体量应在2000～3000ml。

4.低钠血症　　成年人日丢失的盐总量为5～10g,通常由静脉补液中所含氯化钠补充。但是偶尔也发生血浆钠缺失,其原因在于:①为降低颅内压长期使用利尿药,如乙酰唑胺、氯噻嗪、依他尼酸(利尿酸钠)和呋塞米等,致使钠丧失过多;②水潴留过多,如ADH分泌过盛;③输入过多无电解质的液体,或以上几种因素的综合。在神经外科病人处理中,为了避免输入钠引起脑水肿,输液时不给生理盐水只给葡萄糖,故其血浆钠缺失以最后一个原因最为多见。

有时,低血钠不引起任何明显的临床症状,只是在常规血清电解质和渗透压检测时发现。症状的严重程度与血浆低渗程度基本成正比。稀释性低血钠时,细胞外液缺少电解质即不能保留水分,水从尿中排出,血容量减少,病人有心率加快、乏力、肌肉痛性痉挛、周围循环衰竭、血压下降等表现。水进入脑组织引起脑水肿而有头痛,抑郁、躁动、昏睡、抽搐,严重时可导致昏迷甚至死亡。实验室检查血清钠降低,但除非低至 $128\sim130mmol/L$ 以下,否则很少出现症状。血中尿素氮常有增高,尿中钠和氯均降低,尿相对密度(比重)低于正常。临床上,常用测定血清钠离子和钾离子的和来进行判别,如相加值 $>150mmol/L$ 为高张,$<140mmol/L$ 为低张,或血清氯离子($98\sim106mmol/L$)与二氧化碳容积含量($25\sim29mmol/L$)之和 $>135mmol/L$ 为高张,$<120mmol/L$ 为低张。

重度缺钠者,一般先补给 3%高渗盐水(氯化钠)$200\sim300ml$。具体补钠量可根据血清钠计算:补钠量(mmol/L)-[血清钠正常值(mmol/L)-血清钠测出值(mmol/L)]×体重(kg)×0.6(女性为0.5),再按 $17mmol/L$ 钠 $=1g$ 氯化钠推算,换算成盐水量,24h 内分 $2\sim3$ 次补入。或按血细胞比容公式计算:应补生理盐水量 $=0.2×$体重(kg)×(病人血细胞比容-正常血细胞比容)/正常血细胞比容,正常血细胞比容男性为 0.48,女性为 0.42。

5.抗利尿激素分泌异常综合征 抗利尿激素分泌异常综合征(SIADHS)由 Schwartz 于 1957 年首先报道,乃因抗利尿激素(ADH,即 AVP)或类似抗利尿激素样物质分泌过多使得水的排泄发生障碍所致,改变以低钠血症为突出表现。通常体液张力下降到一定程度的时候,血管升压素(抗利尿激素,ADH)的分泌终止,但是由于下丘脑-垂体区损伤或手术等的刺激,使渗透压调节中枢功能紊乱,血管升压素的分泌失去控制,持续不断地分泌,导致肾小管加强了水分重吸收,细胞外液容量增加,引起稀释性低血钠。又由于细胞外容量增加,使醛固酮的分泌受到抑制,肾小管对钠的重吸收减少,尿中排钠增多,更加重细胞外液的低钠。由于水分不能排出体外即进入细胞内引起脑水肿,进一步加重下丘脑的损害,形成恶性循环。

诊断依据是在肾和肾上腺功能正常,即排除肾炎、肾上腺皮质功能减退,肝硬化或心力衰竭等情况下,发现:①血浆钠 $<130mmol/L$;②尿钠 $>80mmol/L$;③血浆渗透压 $<270mmol/L$;④尿渗透压高于血浆渗透压;⑤血浆精氨酸升压素(AVP)$>1.5ng/L$。人类血管升压素为 AVP,故利用放免方法直接检测血中 AVP 含量,可为 SIADHS 诊断提供直接证据。另外,严格限水后 SIADHS 迅速好转,也可作为诊断依据之一。

SIADHS 导致渗压性脑水肿,引起颅内压增高。其临床表现首先取决于低血钠、低血浆渗透压的严重程度和进展速度。一般在慢性低血钠、低血浆渗透压时,如血钠 $>120mmol/L$,血浆渗透压 $>280mmol/L$,可无任何症状,血钠 $<120mmol/L$ 时,最初表现为消化道反应如厌水、厌食、恶心,继以呕吐、腹绞痛等。随后出现神经系统症状,如肌肉跳动、抽搐、易激惹、不合作、嗜睡或失眠、肌无力、腱反射迟钝、巴宾斯基征阳性、意识模糊、木僵等。血钠为 $90\sim105mmol/L$ 时,则表现出重症水中毒,如惊厥、昏迷,甚至死亡。

一旦确诊 SIADHS,应迅速减少输液,限制入水量在 $1000ml/d$ 以内,甚至严格控制在 $400\sim700ml/d$,通常数天内病人的症状即可得到改善。高钠饮食抑制从 ACTH-肾上腺皮质轴而兴奋神经垂体,低盐饮食则相反。SIADHS 时低血钠伴高尿钠,提示机体并不真正缺钠,故补钠不仅不能矫正低血钠,反而足以兴奋血管升压素的释放,有害无益。如果动态观测中尿钠锐减至正常值以下,则表示机体已处于钠的负平衡,此时可适量补钠。因此,每日常规同时测定血钠和尿钠不可缺少,切忌盲目补盐。尿钠值之多寡是决定补钠与否的关键。一般待尿钠下降时,给予生理盐水 $250ml/d$ 是可取的。

对于血钠 $<120mmol/L$ 的急性严重病例伴意识模糊、抽搐等神经症状时,不论病因如何,治疗目的首先是提高细胞外液渗透压以促进细胞内液移出至细胞外,从而减轻脑水肿,如症状较轻伴高血容量者,可在严格控制摄水和钠的基础上,加用呋塞米促进利尿而减少细胞外液。如症状严重,可立即给予 3%或 5%

高渗盐水,其输注速度可按每小时升高血钠 2mmol/L 为准,直至回升至 130mmol/L 为止。此时,同时给予呋塞米 1mg/kg 静脉滴注当为最佳组合。呋塞米能产生稀释尿,作用强而迅速,大剂量时对肾功能不全者亦有效,是目前稀释性低血钠时的首选药物,大剂量应用达 500～1000mg/d 时亦很安全。

6.尿崩症　尿崩症在头部外伤中的发生率不高,其机制完全不同于 SIADHS,可能是由于直接创伤或继发性脑水肿影响到垂体-下丘脑轴,ADH 的分泌不能适应机体体液渗透压的升高。尿崩症的诊断依据是持续排放大量低相对密度的尿液。如果没有给予病人超负荷的液体,又无肾衰竭的迹象而病人尿量持续上升就应怀疑是尿崩症。起初血尿素氮和血细胞比容偏低,同时血钠和血浆渗透压可以偏低或正常。然而,血浆钠和渗透压很快上升到很高的水平,最后病人死于高钠血症。

治疗的根本措施是补充与尿液丢失相等量的液体。对意识障碍的病人宜采取静脉补液,每小时测定尿量和尿相对密度,每日测定 2 次血电解质,酌情进行调整。Clark 推荐交互使用复方氯化钠注射液(林格注射液)和 5％葡萄糖水以避免过多钠的丢失。须注意的是,这类病人尽管其尿液中盐含量较低,但由于尿液的过多生成将导致尿钠的丢失。

(三)酸碱失衡

重型颅脑损伤常导致中枢性呼吸障碍,加之脑损伤并发支气管黏膜下出血、神经源性肺水肿及肺部感染等,因此病人的呼吸常出现异常。由于伤后脑桥网状结构呼吸抑制中枢受损、颅内高压脑缺氧、代谢性酸中毒(代酸)等原因,可引起通气过度、$PaCO_2$ 下降,产生呼吸性碱中毒(呼碱),此型酸碱紊乱,在颅脑外伤多见。颅脑外伤后,颅内高压压迫呼吸中枢引起中枢性呼吸衰竭,使呼吸变浅、慢、不规则,CO_2 排除受阻;患者昏迷、呼吸道不畅、肺部感染,使通气功能障碍,$PaCO_2$ 上升、PaO_2 下降,产生呼吸性酸中毒。诊断酸碱失衡,应重视呼吸功能监护和以血气分析作为依据,结合紊乱原因、发展程度、代偿功能和临床表现等进行综合分析,科学地做出诊断,及早和有针对性地进行纠正。

1.呼吸性碱中毒　呼吸性碱中毒是指肺泡过度通气,体内生成的二氧化碳排出过多,以致 $PaCO_2$ 下降引起低碳酸血症。呼吸性碱中毒多见于颅脑损伤后脑水肿,颅内压增高,产生脑缺氧和 $PaCO_2$ 升高,刺激呼吸中枢引起反射性过度通气;或原发性脑干损伤,伤后早期即出现自主性过度呼吸。单纯呼吸性碱中毒,血浆 HCO_3^- 降低不超过 3～4mmol/L,$PaCO_2$ 为 0.133kPa,血浆 HCO_3^- 仅降低 0.4～0.5mmol/L,HCO_3^- 一般不低于 15mmol/L。血清钾和血清氯升高是呼吸性碱中毒的特点。

治疗措施包括应用纸罩或口罩呼吸,吸入含 5％二氧化碳的氧气,以及补充酸性物质。有手足抽搐者,可静脉注射葡萄糖酸钙,对 pH＞7.65 的重症病人,可行气管插管、控制呼吸,同时可考虑补充氯化铵溶液,每千克体重给予 10ml 0.9％氯化铵,并视病情变化适量补钾。

2.代谢性碱中毒　代谢性碱中毒常见于颅脑损伤后病人不能进食,颅内压增高引起频繁呕吐,在限制摄入量的同时又大量脱水,使钠、氯排出增多,在纠正酸中毒时输入大量碱性液体等。代谢性碱中毒时,体内 HCO_3^- 增多,SB 和 AB＞26mmol/L,BE＞3mmol/L。治疗中应首先针对病因,如补足血容量。处理原则是补充合适的电解质。一旦发现有代谢性碱中毒,应将每日液体量控制在 2500ml,以 10％葡萄糖为主,另用 500ml 低分子右旋糖酐 40,同时注意补钾。在低氯、低钾性碱中毒时,要同时补充氯化物、钠和钾离子,可给予氯化钾和氯化钠。近年来临床实践证明,从中心静脉缓慢滴入 0.1mol/L 的盐酸液是有效和安全的,而 NH_4Cl 液疗效不够理想。计算补充盐酸的公式为:[Cl^- 正常值(mmol/L)－Cl^- 测得值(mmol/L)]×总体液量(体重的 60％)×0.2。第 1 个 24h 内一般给计算值的 1/2,最多只能给计算值的 2/3。

3.呼吸性酸中毒　肺换气不足是呼吸性酸中毒的最常见原因,多见于昏迷病人。因呼吸道不通畅、误吸、肺不张、肺部感染或脑干受损,呼吸中枢抑制导致肺换气不足,或加之呼吸中枢对血液中 $PaCO_2$ 及 pH 变化极为敏感,使 PaO_2 下降、$PaCO_2$ 升高,引起碳酸血症。PaO_2 下降使脑组织缺氧,乳酸堆积,细胞膜通透性增加,脑水肿加剧;$PaCO_2$升高使脑血管扩张,脑血容量增加,颅内压增高,脑损害加重。

治疗上要求及时了解病情,观察呼吸道及肺部情况,有效解除呼吸道梗阻,控制肺部感染,必要时行气管插管或气管切开,或用呼吸机辅助呼吸。一般不宜用药物治疗纠正酸中毒,但在有昏迷和心律失常者,可短期用 0.3mol/L 氨丁三醇(又称三羟甲基氨基甲烷,THAM),既可增加 HCO_3^-,又可使 $PaCO_2$ 下降。

4.代谢性酸中毒　严重颅脑损伤或颅脑损伤术后,尤其是脑水肿严重的病人,由于脑细胞缺血、缺氧,脑组织破坏,均可导致脑细胞内三羧酸循环障碍,丙酮酸转化为乳酸增加,产生代谢性酸中毒。

代谢性酸中毒时,体内 HCO_3^- 减少,SB 和 AB<22mmol/L,剩余碱(BE)<-3mmol/L。$PaCO_2$ 在 4.66~5.99kPa(35~45mmHg)时多为急性代谢性酸中毒而无呼吸性代偿,>5.99kPa 时常伴有其他原因引起的呼吸性酸中毒,<4.66kPa 则为慢性代谢性酸中毒有呼吸代偿。须注意的是,对于颅脑损伤、脑缺血或脑水肿,当血气分析有关数据发生变化时,应进一步了解原因,注意有无其他部位损伤、休克或高热等。

神经外科重危病人酸碱紊乱的治疗:应该是首先治疗脑部原发病变、降低颅内压、应用有效抗生素控制肺部感染、改善心肺功能。针对酸碱紊乱的主要矛盾,采取相应措施,如主要矛盾为低钾、低氯所致代碱时,应给补充氯化钾、盐酸精氨酸,还可少量补充氯化钙、乙酰唑胺。如主要矛盾为低血容量所致代碱时,单靠补酸无法纠正代碱,必须有效的补充血容量。此外,还应尽量避免医源性因素,如利尿药、激素、呼吸兴奋药的应用等。如 AG 代酸为主要矛盾时,应给输适量生理盐水和葡萄糖液,增加热量供给。随着尿量增加、营养改善,AG 自动下降。特别乳酸升高引起的高 AG 代酸,不一定补碱,随着病情改善、缺氧纠正,乳酸可转化为 HCO_3^-。如呼碱严重者,应增加呼吸道无效腔或减少每分通气量,或两者兼顾,笔者认为,用一塑料纸管扣在患者口鼻处及气管切开处,以增加呼吸道无效腔,使 CO_2 重新吸入,此种方法较为有效。但最好在无创血气监测仪监护下进行,控制 $PaCO_2$ 在 4.67kPa(35mmHg)左右。治疗中注意不要使 $PaCO_2$ 上升的过快,避免纠正呼碱后出现代酸。如呼酸为主要矛盾者,应给呼吸兴奋药,尽早行气管切开,保持呼吸道通畅。效果不佳者,使用呼吸机辅助呼吸。但治疗中,应注意通气改善后,$PaCO_2$ 下降而引起 HCO_3^- 相对升高,发生代碱。

六、颅脑损伤后代谢紊乱和营养

颅脑损伤特别是重型颅脑损伤在受伤以后,全身代谢立即发生明显改变。总的来说,机体处于高分解状态,机体的分解代谢明显高于合成代谢,这种代谢改变是神经内分泌反应的结果,与细胞因子如 TNF、IL 等的产生密切相关,是机体自身的改变,非外源性营养所能纠正。具体表现为:①高能量代谢;②高分解代谢;③糖耐受力降低;④呈负氮平衡状态。因此,对于颅脑创伤患者,特别是重型颅脑创伤,营养支持治疗显得尤其重要,是一种不可缺少的治疗措施。

(一)糖代谢

重型颅脑损伤病人糖代谢表现为:血糖上升,糖耐受力下降,对糖负荷的反应性降低。伤后儿茶酚胺、肾上腺皮质激素、胰高血糖素等分解激素增多,血糖含量迅速上升,可较正常时增加 150%~200%。研究表明,脑损伤后高血糖症能明显加重脑组织病理损害程度,增加脑缺血梗死灶的范围。血糖含量越高,脑缺血梗死灶范围越广泛。动物实验发现,血糖升高会加重脑缺血后血脑屏障的损害。高血糖加重脑损害的机制,目前认为主要与脑组织能量代谢障碍、乳酸堆积和酸中毒有关。脑损害后,产生的离子紊乱需要大量的能量来增加细胞膜的离子泵功能,以保证细胞膜内外离子平衡。但在糖代谢增加而缺少等量有氧代谢时,能量 ATP 的获得只能通过糖酵解。糖酵解将葡萄糖转化为丙酮酸,在脑损伤后脑组织缺血缺氧使线粒体内膜受损,导致氧化还原作用减弱,使丙酮酸进入三羧酸循环的结合率降低,不能彻底氧化而直接还原为乳酸,致使乳酸堆积,产生细胞内酸中毒,出现脑局灶性功能缺失和意识障碍。

血糖在颅脑损伤后瞬间升高,24h内达到峰值,持续一定时向后逐渐降至正常范围。颅脑损伤后24h内血糖峰值与颅脑损伤的伤情和预后密切关联,伤情越重,血糖越高,预后也越差。Lam测定GCS≤8分和GCS12～15分两组颅脑损伤病人的血糖水平分别为(10.7±0.4)mmol/L和(7.2±0.4)mmol/L,前者显著高于后者(P<0.001),证实颅脑损伤伤情越重,GCS评分越低,病人的血糖水平也越高。一组59例成年人颅脑损伤病人血糖测定结果表明,入院血糖≥11.1mmol/L的病人伤后18d GCS评分只比入院时提高了2分。而<11.1mmol/L者则提高了4分。在小儿颅脑损伤的研究中亦发现预后良好组的血糖水平显著低于死亡和植物生存组。Lam指出,严重颅脑损伤病人若入院血糖≥8.3mmol/L或急诊开颅术后血糖≥11.1mmol/L则预后极差,并强调颅脑损伤病人入院时血糖含量≥11.1mmol/L是预后不良的一个客观指标。张赛等在研究中发现GOS=3.59-0.36(GCS)+0.054(血糖)(P<0.001),入院时血糖水平对预后的影响程度为GCS对预后影响程度80％左右。因此,将入院GCS评分与测定血糖含量相结合,可以更加准确客观地判断病情和估计预后。

对于颅脑损伤后高血糖症的治疗仍有待解决。目前倾向于伤后早期禁用高渗含糖液体,有人认为可用乳酸林格液替代。对于脑脊液乳酸浓度的增高,可尽早应用氨丁三醇。然而,乳酸林格液并非是最理想的液体,静脉输入的乳酸经氧化后与葡萄糖竞争进入三羧酸循环,影响血糖代谢。此外,早期适量应用胰岛素对于促进合成代谢,抵抗分解代谢,降低血糖水平也是十分有意义的。

(二)蛋白质代谢

重型颅脑损伤病人蛋白质代谢的表现为:蛋白质分解代谢加快,组织成分丢失,绝对负氮平衡,氮排出量增加。Cerra等称之为自身相食。蛋白质受分解激素的作用,分解代谢较正常增加40％～50％,尤其是骨骼肌的分解可以增加70％～110％,分解出的氨基酸部分经糖异生作用后供给能量,部分供肝脏合成急性相蛋白(C反应蛋白、α-抗胰蛋白酶等)。每日约需要70g蛋白质。由于蛋白质分解增加,机体内的肌酐、尿素与氨生成量增多,平均氮丢失(20.2±6.4)g/d,同时氨基酸的异生增加。脑创伤后的负氮平衡维持2～3周,尿素氮排出峰值在伤后10～14d。在正常人,氮丢失与RME密切相关,但是在颅脑损伤病人有所不同。G.L.Clifton在对14例脑外伤病人的营养支持研究中发现,RME较低,特别是在镇静或麻醉状态中的病人中出现了大量的氮丢失,提示可能有其他因素在影响RME和氮丢失。另外,氮丢失还和氮摄入、机体的肌肉量、类固醇应用以及肌肉活动延迟(例如瘫痪和巴比妥昏迷)有关。负氮平衡产生的迟(例如瘫痪和巴比妥昏迷)有关。负氮平衡产生的低蛋白血症具有如下潜在危险:①加重脑水肿;②延迟伤口愈合,阻碍脑组织结构和功能的恢复;③抗体的产生受到影响,免疫力降低;④全身各个脏器的功能降低,机体内环境紊乱。不但有蛋白质的严重分解代谢,脑外伤后10d内血清中19种氨基酸也有明显变化,有研究发现:总氨基酸浓度显著下降,但苯丙氨酸、谷氨酸和天门冬氨酸浓度反而上升。血浆支链氨基酸与芳香族氨基酸之比为1.92±0.39,低于正常的3.42。

颅脑损伤病人发生低蛋白血症时会加重继发性脑损害,影响病情恢复。其潜在危险包括:①加重脑水肿;②延迟伤口愈合,阻碍脑组织结构和功能的恢复;③抗体产生受到影响,免疫功能降低,对感染抵抗力下降,感染发生率增加,感染是严重创伤常见的并发症之一,它加重机体损伤后代谢功能的变化,使病人对损伤的耐受力和康复能力明显降低;④影响呼吸功能,长期蛋白质缺乏,将严重影响肺功能和通气量,肺间质水肿,支气管分泌增多,呼吸肌功能因蛋白质分解代谢的影响出现呼吸功能不全,通气量减少,排出分泌物的力量降低,最终导致致死性肺炎形成;⑤外源性营养供给不足时,除肌肉蛋白外,体内其他蛋白质也同时被消耗,包括起重要代谢作用的蛋白质,如血浆清蛋白,各种酶类等均被利用供日常分解代谢需要,以致影响全身各脏器的功能,影响机体内环境的稳定。血红蛋白的减少,使循环系统携氧能力下降,加重脑组织缺氧,从而加重继发性脑损害。因此,对于颅脑损伤病人,特别是重型颅脑损伤,营养治疗是一种不可或缺的治疗措施。

(三)脂肪代谢和微量元素变化

在创伤病人中,高分解代谢和高尿氮排出持续存在使得一些学者认为蛋白质是损伤后的基本燃料。实际上,多数研究资料表明,脂肪是创伤病人的主要能量来源。儿茶酚胺增加和胰岛素的下降致使脂肪分解增加,脂肪酸增加。最后,由于作为运输载体的血浆清蛋白减少,肝脏摄取和利用率增加,以及储存三酰甘油的释放减少,血浆游离脂肪酸减少。

A Bryron Young 等对急性期脑损伤病人的血清锌、铜进行了研究。发现血清锌在入院低于正常值,随后在 3 周内缓慢上升之正常。血清铜在入院时正常或偏高,在第 11 天,研究组内所有病人均高于正常。

(四)营养支持疗法

重型颅脑损伤病人营养支持疗法的原则是:高热量、高蛋白而不升高血糖。营养补充的途径包括胃肠外营养(TPN)和胃肠道内营养(TEN)。对于重型颅脑损伤病人损伤后早期应采用 TPN,而不采用 TEN,以免发生胃管反流误吸、窒息和呼吸道感染等严重并发症。但由于 TPN 必须具备一定的技术和设备条件,需有专门人员实施和监测,所以国内大部分医院尚不具备条件开展,而鼻饲胃肠道营养价格便宜,操作简单,如操作及监护中细心正确,可避免并发症的发生。因此,在国内通过胃管鼻饲补充营养仍是治疗重型颅脑损伤的常用方法。

1.全胃肠外营养

(1)输注途径:TPN 可通过中心静脉和周围静脉 2 种途径给予。无论营养支持时间长短,还是 TPN 需特殊配方,应首选中心静脉营养。但对于某些病人,周围静脉营养支持也是适宜的,因其操作简单,且危险性亦较采用中心静脉导管小。采用周围静脉营养的适应证为①静脉营养支持时间不超过 2 周;②中心静脉插管有困难或缺乏专业人员及器械。不宜采用周围静脉营养的情况有①长期静脉营养支持治疗者;②病人热量和蛋白质需求大于周围静脉营养支持的安全极限者;③对液体摄入有限制者。

中心静脉插管包括经颈外静脉、头静脉、颈内静脉和锁骨下静脉插管。以颈内静脉和锁骨下静脉插管为常用,而采用周围静脉插管尽可能采用手臂静脉。

(2)营养需求与营养液配置:重型颅脑损伤病人处于高分解代谢状态,必须根据病人创伤或感染的不同情况精确计算营养素的需要量,尤其重要的是不可补充超过病人平衡所需的能量和氮。

①能量需求:可用间接测量法估算所需能量。20 世纪 80 年代有人提出判断重型颅脑损伤病人基础代谢的简单计算方法。伤后第 1 周,GCS 评分≥7 分,心率约 100/min,基础代谢为正常值的 100%～150%;伤后第 1 周,GCS≤6 分,心率≥120/min,基础代谢为正常值的 150%～175%;伤后第 2 周,GCS≥7 分,心率约 100/min,基础代谢为正常值的 175%～200%;伤后第 2 周,GCS≤6 分,心率≥120/min,基础代谢为正常值的 200%～250%。临床可通过简单的估算判断病人的基础代谢和能量消耗值。一般每天应补充热量 8372～12558kJ 或 167.4～188.4kJ/kg。

②氮需要量:可根据氮平衡计算氮需要量,一般每天应补充氮 0.2～0.3g/kg。肠外营养最佳氮源是 L-氨基酸溶液,应包括必需氨基酸和非必需氨基酸,其比例约为 1∶2,应激状态下可选用支链氨基酸溶液,有人认为,它能减少蛋白分解,增加氮潴留,促进蛋白质合成,同时支链氨基酸可抑制兴奋性氨基酸对神经细胞的损害。

③脂肪和糖类:肠外营养中最佳的非蛋白质能量来源应是糖和脂肪所组成的双能源。重型颅脑损伤后呼吸熵较低,说明机体对脂肪的利用量多于对葡萄糖的利用量。因此,非蛋白热量中脂肪提供的应占 50% 以上,而葡萄糖的比例应适当减小,并适当应用胰岛素,以避免产生高血糖症。但应保证至少 2g/

(kg·d)的葡萄糖的供应以满足机体的需求,减少机体蛋白质的消耗。一般非蛋白热量与氮之比为(150～200)∶1。

④电解质、微量元素和维生素:应根据病情变化的需要给予足量补充。维生素需要量不便估算,每天约需正常人需要量的2倍。病程初期不需补充锌,1～2周后每天补充1mmol。适当补充磷酸盐以满足较高的能量需求,通常每天补充25～50mmol即可。水及电解质的用量须精确计算并随时调整,以避免加重脑水肿。

(3)临床监测:TPN中及时有效地监测对于调整治疗方案,观察治疗效果,预防并发症的发生,是十分必要的。

①治疗效果的观察:包括氮平衡、血浆蛋白的测定、免疫功能检查、体重变化等。

②不良反应监测:应每天记录病人的一般情况,生命体征及液体出入量,定期检查心、肺、肝和肾功能,初期每1～2d检测血、电解质、血糖,3d后可每周2次。接受脂肪乳剂进行肠外营养超过1周的病人应定期检查血脂。

(4)并发症及防治

①置管并发症:在采用深静脉穿刺过程中可发生气胸、血胸、臂丛神经损伤、空气栓塞、出血、心律失常等并发症。因此,需由熟悉解剖并经过专业训练的医务人员进行操作。

②导管感染:是TPN过程中一种严重并发症,发生率为3%～7%。主要由于TPN过程中无菌操作不严引起,应及时拔除静脉导管并对症处理,一般不会引起严重后果。

③代谢并发症:常见有渗透性利尿、高糖高渗性非酮症性昏迷、高血糖症、高脂血症、某些营养物质缺乏、代谢性酸中毒、水、电解质紊乱、代谢性骨病及淤积性胆囊炎等。及时有效地监测是减少或防止并发症的最有效措施。

④肠外营养到肠内营养的过渡:长期TPN使胃肠道功能衰退,因此,从TPN过渡到肠内营养须逐渐进行,大致可分为4个阶段。肠外营养与管饲结合;单纯管饲;管饲与经口摄食结合;正常膳食。

2.全胃肠道营养　对于重型颅脑损伤病人采用TEN应严格掌握其适应证:①肠鸣音正常;②无应激性溃疡,消化道出血;③无腹泻或腹腔感染;④无肠梗阻。

(1)供给途径:取决于病情、喂养时间及胃肠道功能。它包括有鼻胃管饲、鼻-十二指肠或鼻-空肠管饲、胃或空肠造口术(PEG)及空肠导管穿刺术等。如胃肠道功能完好,且短期使用,以鼻饲法最合适。如需长期营养支持(4周以上)的病人以胃或空肠造口法为首选,在无腹腔炎、肠壁健康情况下空肠穿刺造口亦可。当病人有胃排空不良、反复呕吐或胃-食管反流时,则以空肠造口最为适宜。

(2)供给方法:推注给液更接近正常进食状态,即在15min至1h中将200～400ml营养液输注到胃内。但其不良反应较多,如腹胀、腹泻等,因而连续输入是首选的方法。最好采用温控输液泵24h均匀输入,如以重力法滴注应严格控制滴注速度,最初以40～50ml/h速度滴入,以后逐渐增加,一般每小时进入不超过100～120ml,滴注量应逐渐增加,在2～3d达到2000～3000ml。开始即以全容量和全浓度膳开始肠内营养。胃肠道不良反应发生率在肠道功能正常的病人和肠道有炎症的病人中无明显差异。

(3)肠内营养的选择:目前,国外已采用专门配置的标准胃肠道营养液供重型颅脑损伤病人使用。每升标准液中含42g蛋白、10.8g脂肪、185g糖类,并富含维生素和无机盐。国内目前也有此类肠内膳商品,但由于条件所限,尚未普及。胃肠道功能完全的病人可用聚合物膳,一般由牛奶、豆浆、鸡蛋等配置,还可加入食盐和水。如肠的同化作用不全,则采用要素饮食,含单分子的水解蛋白产物或氨基酸,大分子糖类、完整的脂肪或中链三酰甘油,各种维生素、无机盐和微量元素。在上消化道中能完全吸收,无残渣。每日可供给热量10450～12540kJ,且很少发生并发症。

重型颅脑损伤后机体处于高分解代谢状态,肠内膳应选择高热量密度膳,即其膳食的热量密度＞4.2kJ/ml,如有其他并发症(如肝衰竭、肾衰竭等)应根据病情对营养液成分进行调整。

（乔善海）

第十二节　颅脑损伤后遗症

一、颅脑损伤后综合征

颅脑损伤后经治疗仍留有头痛、头晕、记忆力减退、注意力不集中、烦躁、易怒和抑郁等一系列躯体、情感和认知方面的症状,但神经系统检查无明显阳性体征,CT/MRI等检查也无异常发现,临床上把这种现象称为颅脑损伤后综合征。该综合征于1890年由Homen首先报道,为反复发生的慢性脑部外伤引起。其后,不同学者有多种命名:摇晃综合征、撞击性头晕综合征、拳击家综合征、脑损伤后神经症、脑震荡后遗症、脑挫伤后综合征、脑外伤后综合征等。这是由于神经功能失调,特别是自主神经功能紊乱所致。

这类病人往往是轻度或中度闭合性颅脑损伤,伤后一般情况恢复较好,但头痛、头晕、自主神经功能失调或精神性症状却经久不愈。这些症状持续到伤后3个月以上仍无明显好转时,即称为颅脑损伤后综合征。对其发病原因究竟属器质性或功能性,目前仍无定论。目前认为,可能是在轻微脑器质性损害的前提下,再加上病人身心因素与社会因素而促成。在暴力打击头部以后,无论轻重都将引起一系列不同程度的脑组织病理生理改变。必须指出,脑外伤后综合征的发生与脑组织受损的轻重程度并无相应的关系,相反,脑损伤轻且不伴有明显神经功能障碍者比重型颅脑外伤伴有神经功能缺损者为多。

（一）发生机制

病理研究证实,在轻型脑损伤中,大脑皮质损伤最重,皮质下结构次之,脑干最轻。在这种大脑皮质的损伤中,又是浅层重于深层。镜下显示,皮质神经细胞的坏死或缺失是弥散性分布的,而间质却常不受损害。因此,这种脑组织的坏死和功能丧失是可以恢复的。另外,大脑白质内呈现广泛的轴突肿胀,可能会导致轴突的断裂和退行性改变。可见,这种皮质神经细胞坏死的弥散性、轴索拉长的可复性以及脑组织坏死的不完全性,是临床上大部分颅脑损伤后综合征病人得以恢复的病理学基础。

自主神经皮质中枢在相应的躯体功能区附近或与之相重叠,在皮质运动区及运动前区有散在的局限性自主神经代表区。下丘脑是自主神经系统重要的皮质下中枢,额叶皮质的大部分与下丘脑有密切关系,特别是边缘系统的扣带回、海马回、海马沟、穹隆峡、额叶后眶回及前岛叶存在着心血管、呼吸、消化等内脏系统有关的自主神经中枢,这些边缘叶的某些部位又与下丘脑有着神经纤维的往返联系,这可以来解释颅脑损伤后综合征是以自主神经功能失调和精神症状作为其主要临床表现。在直接暴力打击或加速-减速伤时,脑组织除了广泛的震荡伤之外,其在颅内移动的剪力易发生在中线结构区,引起脑干网状结构和额极、颞极受损,产生明显的自主神经功能紊乱和精神症状。

另外,颅脑损伤后综合征与心理因素和个体的心理素质有密切关系。颅脑损伤后综合征多数发生于轻型颅脑损伤,且症状与脑损伤的严重程度不一致。病人常有明显的精神症状或癔症样反应。此处,还常常涉及伤情鉴定、赔偿以及诉讼等诸多社会因素。这些说明心理因素、个体的心理素质在颅脑损伤后综合征的成因中起着主导的作用。

（二）临床表现

1.症状　颅脑损伤后综合征的临床表现虽然多种多样,但主要是头痛、头晕和神经系统功能障碍三方面。头痛是最常见的症状,约占80%,可表现为搏动性痛、胀痛和重压感。病人常述如束带或帽盔紧箍头部,时轻时重,发作时间不定,终日不得安宁。头痛呈持续性,多集中在额颞部或枕后部,头痛的发作常因失眠、疲劳、情绪差、工作紧张或环境嘈杂而加剧。其次头晕也较为常见,约占50%。病人往往陈述为头晕目眩,其实多非真正的眩晕,而是主观感到头部昏沉,思维不清晰,或是一种混乱迷糊的感觉。精神症状也比较多见:包括失眠、焦虑、易怒、欣快、伤感、反应迟钝、抑郁和精神沮丧等。有时可有抽搐发作、失明、失声、耳聋、咽喉或躯体异物感以及不自主哭笑、甚至出现癔症性瘫痪,严重者表现不动不食不语的木僵状态。认知功能障碍:神经心理学测试表明,颅脑损伤后综合征的病人的语言、反应、记忆、注意力与集中力、学习能力等方面,较正常人明显下降。

2.体征　多数病人无肯定的阳性体任发现。仔细查体可能会发现一些零散的轻微的体征,比如:癔症样步态,头部、眼睑或四肢的轻微节律性震颤,眼球震颤,视力减退,周边视野向心性缩小,腹壁反射不对称,不恒定的锥体束征,共济失调,平衡障碍以及前庭功能障碍等。自主神经功能失调的体征还包括:心动过速、血压波动、多汗、皮肤温度异常、皮肤划痕征阳性等。

（三）诊断

颅脑损伤后综合征的发生涉及复杂的心理因素和社会因素,诊断必须慎重,不能仅凭病人的陈述轻易做出诊断,首先应在认真排除器质性病变之后方能考虑。但也应强调早期诊断的重要性,以免贻误治疗时机,加重病情。

首先应全面询问病史,详细了解病人头部受伤经过,如外伤时有无颅骨骨折、意识障碍及其严重程度,是否合并有颌面、颈部及躯体损伤,分析受伤机制,证实有颅脑损伤存在。了解伤后有无遗忘、情感变化、感知障碍和行为异常。其次仔细查体,注意可能存在的神经系统阳性体征,判断其是否有器质性损伤的可能性。

针对具体病人,应根据病人的实际情况,有选择地进行必要的辅助检查,以发现或排除可能存在的颅内病变;有时检查虽为阴性,但可消除病人的心理负担,病人会觉得脑伤已愈,从而恢复健康心态。

腰椎穿刺及脑脊液的常规检查可了解颅内压、脑脊液细胞学与生化的变化。头颅X线平片及颈椎摄片简便易行,不仅可发现颅骨骨折和颈椎损伤,还有助于分析受伤机制和脑伤的情况。颅脑损伤后综合征病人的EEG大部分是正常的。EEG的改变是非特异性的,并不能做出明确诊断。但也不能否认EEG的诊断价值,如EEG异常随症状的好转而进行性的改善,则提示预后良好;如EEG异常长期不恢复,则表示有某种器质性损伤的存在。脑电地形图（CET）主要是记录在安静状态下皮质电活动的电位分布状态。颅脑损伤后综合征CET的主要表现为:频率段功率增高,α频率段功率分布不规则,或β频率段功率增高。诱发电位（EP）与大脑皮质、皮质下、脑干和脊髓的相关功能有着密切的关系。研究表明,在颅脑损伤后综合征病人中,无论伤后有无意识障碍,EP检查均在一定程度上显示异常。头颅CT扫描能明确损伤病灶,排除慢性硬膜下血肿和硬膜下积液、有无脑萎缩、脑积水等;MRI更有利于发现脑实质内的微小出血点或软化灶;放射性核素脑脊液成像可以了解脑脊液循环是否存在阻碍。

（四）治疗

1.强调心理治疗的主导作用　医生应耐心倾听病人陈述,同情和理解病人,认真了解病人思想症结所在。依据具体病情,安慰、疏导病人的心理,使其了解疾病性质及预后,取得病人的信任和配合。指导病人进行放松训练,如参加文体活动、旅行或更换环境,减轻精神压力,消除应激反应,建立良好的生活方式。切不可言语简单、态度生硬,甚至认为病人小题大做、随意夸张、故作病态,造成医源性的不良影响。

2.药物治疗　头痛症状可以对症治疗给予适量的镇痛药,但不宜用麻醉药或吗啡类药品,以免成瘾。常用有:罗通定、肠溶阿司匹林、贝诺酯(扑炎痛)、布洛芬、萘普生等。自主神经功能调节药:谷维素、吡拉西坦(脑复康)、普萘洛尔(心得安)、苯巴比妥、东莨菪碱等;脑代谢激活药:双氯麦角碱、都可喜、能量合剂、胞磷胆碱等;脑血管扩张药:氟桂利嗪(西比灵)、尼莫地平、丹参等;抗焦虑药:地西泮、氯丙嗪、奋乃静、阿普唑仑、氯普噻吨(泰尔登)等;抗忧郁药:百忧解、帕罗西汀等;另外,常用的中成药有:安神补脑丸、天麻素、安宫牛黄丸、脑震宁等。

3.中医治疗　颅脑损伤综合征根据临床主证不同,分别归属中医"头痛""眩晕""心悸""不寐"和"郁证"范畴。中医学认为脑为髓海、元神之府、五脏六腑之精气皆上注于脑。颅脑损伤后,可导致气滞血瘀和痰湿阻滞;精神过度惊恐、肾精暗耗,可导致肝肾失养,阴虚阳亢;伤后病损日久,内伤心脾,可导致气血亏损,不能上奉于脑。因此治疗当以辨证论治,理气化瘀,祛湿豁痰为主,兼以平肝潜阳,补气养血。

二、外伤性脑脊液漏

(一)发生机制

外伤性脑脊液漏多继发于颅底骨折,脑脊液经鼻腔、外耳道流出,是颅脑损伤的严重并发症之一,其发生率为 2%～9%,处理不当可导致颅内感染等严重后果。其发生机制可能因为颅底骨质较薄、于硬脑膜附着紧密,颅脑损伤时,颅底骨折的同时硬脑膜和蛛网膜被撕破,脑脊液由骨折缝经鼻腔、外耳道流出,与外界相通,形成漏孔;颅前窝有筛板、筛窦及蝶窦与鼻腔相通,形成脑脊液漏;颅中窝岩骨内的中耳鼓室内外沟通了耳咽管和外耳道,形成脑脊液耳漏。

多数外伤性脑脊液漏属急性期脑脊液漏,伤后可立即出现或伤后数日出现,漏口大多数可在 1 周左右自行愈合封闭,脑脊液漏停止;有少数脑脊液漏可延迟至伤后数月甚至数年后发生,此种为延迟性脑脊液漏,常常迁延不愈,容易导致继发颅内感染以及反复发作性脑膜炎。

(二)临床分类及临床表现

外伤性脑脊液漏可分为脑脊液鼻漏和脑脊液耳漏。

脑脊液鼻漏多数见于前颅窝骨折,发生率高达 39%。以骨折累及额窦、筛窦者多见。患者常有"熊猫眼征",是因为眼睑淤血所致;球结膜下出血;可伴有嗅觉丧失或减退;少数患者可伤及视神经或动眼神经而出现相应体征。漏液一般在坐位、低头时增加,平卧时减少或停止。

脑脊液耳漏多见于颅中窝骨折,因岩骨骨折累及鼓室所致,无论岩骨的颅中窝部分或颅后窝部分骨折,只要伤及中耳腔,皆可有血性脑脊液进入鼓室,漏液经破裂的耳鼓膜从外耳道流出。患侧耳后乳突区皮下瘀斑(Battle征)为颞岩部骨折常见的体征;岩骨骨折后常伴有面、听神经损伤,少数可致展神经或三叉神经损伤,而表现出相应的体征。

(三)治疗原则及方法

绝大多数外伤性脑脊液耳漏或鼻漏可以通过非手术治疗而愈合,需行手术治疗的仅占 2.4%。只有漏口经久不愈或愈合后反复发作者才需行手术治疗。

1.非手术治疗　采用半卧位,头偏向患侧,利用脑组织的重力使其贴附于漏口处,以利用漏口封闭愈合。清洁鼻腔或外耳道,禁止堵塞,避免咳嗽、擤鼻及用力闭气,保持大便通畅,限制液体入量,适量给予脱水、利尿药物如甘露醇、呋塞米、乙酰唑胺等,应用抗生素预防颅内感染,以及营养、支持治疗。必要时可行腰椎穿刺引流脑脊液,以减少漏液从而使漏口愈合。绝大多数患者经过 1～2 周的非手术治疗后可痊愈。

2.手术治疗

(1)手术适应证:一般认为鼻漏持续 1 周以上不见减少,或经过非手术治疗 1 个月以上不愈,或治愈后多次复发者为其手术指征。颅脑外伤急诊手术中若发现额窦或筛窦骨折裂缝及硬脑膜漏口较大($>4cm$),且与鼻旁窦相通,或颅内气体较多,尽管此时可能尚无脑脊液鼻漏,也应尽早行手术处理;前颅底骨折合并脑脊液鼻漏者,若 CT 提示骨折裂缝较宽,估计难以自行愈合者,也应尽早手术处理;大多数病例术中发现有脑组织,或肉芽组织疝入漏口,可能是骨折及硬膜漏口难以愈合的主要原因,若术前 MRI 检查发现有软组织自漏口疝出者也是早期手术指征之一。

(2)定位方法:若术前能明确定位及确定漏口大小对手术大有帮助。与术中发现的漏口位置相比较,头颅 X 线片及 CT 水平扫描仅能确定骨折大致位置,但难以精确定位,更难以确定漏口大小。术前行颅底冠状位薄层 CT 扫描对外伤性脑脊液漏有重要诊断价值,有助于确定漏口的位置、大小,以便采取合适的手术方式,可避免术中盲目探查而加重脑损伤,同时可避免遗漏对侧漏口。

(3)手术方式。

①脑脊液鼻漏修补术:脑脊液鼻漏的修补手术传统上有两种入路,一种为硬膜外入路;另一种为硬膜内入路。近年来有人主张经鼻内镜入路,此入路除对术者要求较高外,且需严格选择手术适应证。

手术采用患侧或双侧额部冠状皮瓣开颅,留取适当大小骨膜,抬起额叶,逐渐显露骨折及硬膜漏口位置。骨折及漏口处大多有脑组织疝入,沿硬脑膜切断疝入漏口的脑组织及新生肉芽组织,刮除干净并仔细电凝,骨折破裂处以骨蜡或颞肌及筋膜填塞后,涂以生物胶,后用骨膜覆盖,表面再涂以生物胶,并用明胶海绵粘贴表面及四周,呈"夹心饼干"样,压紧、贴牢,硬膜漏口一般不需缝合。

硬膜内入路较硬膜外入路优越,可避免硬膜破裂、漏口扩大,术野显露较好,操作较为方便,不易引起颅内感染;缺点是可能致额叶组织挫伤,但可通过轻柔操作多可避免。一般认为硬膜漏口需修补缝合,但此处缝合修补硬膜多较为困难,通过前述以肌片、颞肌筋膜、骨膜、明胶海绵及生物胶"夹心饼干"式多层黏附后,一般不需缝合硬脑膜漏口,即可达到封闭硬脑膜漏口的目的。

②脑脊液耳漏修补术:由于中颅窝骨折累及鼓室,使脑脊液直接进入中耳腔经破裂耳鼓膜流至外耳道,属迷路外耳漏;因颅后窝骨折累及迷路,使蛛网膜下隙与中耳腔相通者,属迷路内耳漏。两者手术入路不同,前者可采用颞枕入路,以外耳乳突为中心做颞部皮瓣,骨窗尽量靠近中颅底,经硬膜外或硬膜下入路探查,找到漏口所在,按上述方法修补漏口,注意勿损伤岩大浅神经、三叉神经及海绵窦等结构。后者亦可采用颞枕入路,沿岩骨嵴切开天幕进入颅后窝探查岩骨后面的漏口,其多位于内听道稍外侧,漏口修补方法亦如前述。此外,也可采用枕下入路修补岩骨后面的漏口。

三、外伤性脑积水

外伤性脑积水是颅脑外伤的常见并发症或后遗症之一,其发生率差异较大,为 $1.3\%\sim8\%$。Cardoso 报道 2374 例颅脑外伤中,脑积水发生率占 0.7%,并仅见于重型颅脑外伤后持续昏迷 1 周以上者,合并脑积水的可能性高达 90%。外伤性脑积水是重型颅脑外伤病人预后不良的重要原因之一。外伤性脑积水按发生时间分为急性和慢性两种。伤后数小时至 2 周以内出现者为急性脑积水,临床上较多见;伤后 3 周甚至 1 年出现者为慢性脑积水,两者的发生机制及临床表现均有所不同。

(一)发生机制

1.急性脑积水 大多由于脑挫裂伤后蛛网膜下腔出血形成的血块阻塞脑脊液的循环通路,或因红细胞阻塞蛛网膜绒毛以及蛛网膜形成粘连,导致脑脊液吸收障碍而引起,患者表现为进行性颅内压显著升高。

2.慢性脑积水　多因蛛网膜粘连导致脑脊液吸收障碍所致,多为交通性脑积水。病理可见蛛网膜增厚、纤维变性,室管膜破坏以及室壁周围脱髓鞘等。有人认为脑脊液的吸收能力与蛛网膜下隙和矢状窦的压力差,以及蛛网膜颗粒的阻力有关。当颅内压增高时,矢状窦的压力随之升高,使蛛网膜下隙和矢状窦的压力差变小,从而使蛛网膜绒毛微小管系统受压甚至关闭,从而影响脑脊液的吸收。由于脑脊液的不断积蓄造成脑室内压力升高,使脑室进行性扩大,慢性脑积水的早期表现为高颅压,后期逐渐颅内压降至正常,称正常颅压脑积水,脑室不再继续扩大,但脑萎缩逐渐加重。

(二)临床表现

1.急性外伤性脑积水　表现为进行性颅内压增高,患者持续昏迷或一度好转后又恶化,经积极治疗后意识恢复差,患者颅内压持续升高,减压窗膨隆,除外颅内迟发性血肿后,应考虑有脑积水存在,易误诊为迁延性昏迷或植物状态。

2.慢性外伤性脑积水　表现为正常颅压脑积水。伤后至出现脑积水症状的时间为 3 个月,一般不超过1 年。表现为逐渐发生并加重的痴呆、步态不稳、反应迟钝及行为异常,可有大、小便失禁、癫痫、情感障碍等症状。病情发展较缓慢,症状有时波动。腰部蛛网膜下腔或脑室内压力大都正常,脑脊液蛋白含量升高。眼底检查多无视盘水肿现象。

(三)诊断

对于重型颅脑外伤病人,经过及时合理的治疗,病情虽有改善,但意识恢复较差,或有新的神经损害症状、体征出现时,应警惕有外伤性脑积水的可能,及时行影像学检查。

1.头部 CT　是目前较准确的诊断手段之一,急性脑积水表现为:脑室系统扩大,侧脑室周围有明显的间质性水肿带(“戴帽征”);脑室扩大比脑池扩大更加明显;无脑萎缩表现,脑沟不宽。慢性脑积水表现为:侧脑室普遍扩大,脑沟增宽,脑室周围无水肿带。

2.头部 MRI　与 CT 所见一致,但更为明显和清晰。除脑室扩大及脑室周围的间质性水肿带外,还可了解第三脑室、第四脑室及导水管的情况,对选择手术方式有很大帮助。

3.放射性核素脑脊液成像(ECT)　对脑积水的诊断有重要价值,不仅有助于鉴别梗阻性或交通性脑积水,帮助医生选择合适的手术方式;根据核素在脑室内的滞留时间还有助于评估脑积水的严重程度。

(四)预防

对于重型颅脑外伤患者,尤其是伴有蛛网膜下腔出血或脑室内出血者,应早期积极预防外伤性脑积水的发生。可以行脑室外引流术或反复腰椎穿刺排除血性脑脊液,必要时腰穿注入过滤空气以减少脑积水的发生。

(五)治疗

外伤后脑积水诊断明确后,无论是高颅压或正常颅压性脑积水,均应积极采取手术治疗。传统手术方法为脑室-腹腔分流术,可取得一定疗效,但外伤性脑积水的脑脊液常常有较多絮状分泌物,且蛋白含量较高,容易导致分流管堵塞,需多次手术调整分流管。近几年来随着神经内镜在临床上的不断应用,根据获得的临床治疗经验认为神经内镜治疗外伤性脑积水较单纯脑室-腹腔分流术更为有效,梗阻性或交通性脑积水均可采用神经内镜手术。术前需行 ECT 检查明确梗阻性抑或交通性脑积水,以便选择合适的手术方式。

对于以梗阻性脑积水为主者,应首选神经内镜下第三脑室底造口术,以避免分流手术的并发症。造口部位选择第三脑室底部乳头前方三角区无血管处,术中超声或经颅多普勒探查确定基底动脉位置后,以双极电凝或激光烧灼形成小孔,再以微导管扩张球囊将瘘口扩大至 5mm 以上,使第三脑室与桥前池充分沟通,可行术中脑室造影证实瘘口通畅,多可取得较好疗效。造口术后短期颅压缓解较差,甚至会有短暂颅压升高,可行脑室外引流以监测颅内压的变化,少数第三脑室底造口术后失败者可加行脑室-腹腔分流术。

对于以交通性脑积水为主者,可行神经内镜下脉络丛烧灼加脑室-腹腔分流术,先行脉络丛烧灼术以减少脑脊液的分泌,后在内镜下将分流管脑室端置于室间孔上方无脉络丛区,可减少分流管脑室端的堵塞机会。在外伤性脑积水术中,常见脑室内有胶冻样沉着和絮状分泌物,应加大冲洗液流量,在脑室内反复冲洗至脑脊液清亮为止,可以减少造口或分流管的堵塞机会,大多可取得较好疗效,能否使用尿激酶等药物脑室内灌注减少外伤性脑积水的发生,值得临床进一步研究。

四、外伤性癫痫

外伤性癫痫是颅脑损伤的严重并发症之一,主要表现为颅脑损伤后出现复发性的癫痫发作症状。

1.外伤性癫痫的分类　外伤性癫痫依据病程分为外伤后即刻癫痫,伤后 24h 内出现;早期癫痫,伤后 1 周内出现;晚期癫痫,外伤 8d 后出现。根据癫痫发作的临床表现及脑电图改变,国际抗癫痫联盟(ILAE)将癫痫分类为全面性发作和部分性发作,这两种类型在外伤性癫痫均可发生。

2.外伤性癫痫的流行病学特点　外伤性癫痫占症状性癫痫发病患者的 20%,其中年轻成年人占多数,可能与他们更容易发生颅脑损伤有关;颅脑损伤后出现外伤性癫痫的总体发生率为 3%~5%,开放性颅脑损伤的外伤性癫痫发生率可达 8%~9%。战时颅脑损伤后外伤性癫痫的发生率更高(可达 50%),其中非穿透性颅脑损伤出现外伤性癫痫的发生率为 12%~24%,颅脑穿透伤后其发生率为 34%~53%;平时,开放性颅脑损伤后外伤性癫痫的发生率为 20%~33%,即刻癫痫儿童常见,其发生率为 1%~4%,早期癫痫的发生率为 4%~25%,晚期癫痫的发生率为 9%~42%。外伤性癫痫中,伤后 1 年内出现首次癫痫发作的占 80%,伤后 2 年内出现癫痫发作的约占 90%。

3.外伤性癫痫的风险因素　外伤性癫痫的发病原因和以下因素有关,包括脑挫裂伤、颅内血肿、意识丧失的持续时间、开放性颅脑穿通伤、颅骨凹陷骨折、脑水肿、颅内感染等,如果伤后早期复查头部 CT 发现存在局灶性脑损伤,则出现外伤性癫痫的风险显著增高。Pagni 等一组 280 例颅脑损伤手术患者,术后 1 年服用苯巴比妥 50~100mg/d,48 例(18%)患者出现晚期癫痫,其中单纯性急性硬膜外血肿的晚期癫痫发生率较低,21 例单纯性硬膜外血肿中只有 1 例(4%)患者出现晚期癫痫;而急性硬膜下血肿的晚期癫痫发生率相对较高,41 例单纯性急性硬膜下血肿中有 5 例(12%)患者出现了晚期癫痫,73 例急性硬膜下血肿合并脑挫裂伤患者中 8 例(11%)发生晚期癫痫,55 例颅骨凹陷骨折合并脑挫裂伤患者中 15 例(27%)发生晚期癫痫,34 例硬膜外血肿合并脑挫裂伤患者中 8 例(23%)发生晚期癫痫,56 例脑挫裂伤患者中有 11 例(19%)发生晚期癫痫。在开放性颅脑穿通伤中,额枕叶穿通伤的癫痫发生率为 25%,颞顶叶穿通伤为 45%,发生感染的开放性颅脑穿通伤其癫痫发生率高达 70%。伤后出现早期癫痫发作也是晚期癫痫的高危因素,17%~33% 的早期癫痫患者后期发生晚期癫痫。

4.外伤性癫痫的临床表现　晚期癫痫的潜伏期长短不一,有超过 50% 的晚期癫痫在伤后 1 年内出现,2 年内为 79%~80%,潜伏期 10 年的为 3%~5%,也有伤后 20 年才出现外伤性癫痫的个案报道。外伤性癫痫可以表现为全面性发作和部分性发作,其中全面性发作的外伤性癫痫占 30%~40%,局灶性发作继发全面性癫痫发作占 30%~40%,复杂性部分发作占 10%~20%。癫痫发作频率的差别也很大,可以为每年 2 次大发作或多次小发作到每天出现多次癫痫发作,在有明显脑部损害或神经功能障碍的患者,其癫痫的发作频率相对较稳定;没有严重脑部损害的部分患者,其癫痫发作可能会随时间而逐渐消失或仅在特殊因素诱发下出现。外伤后癫痫病人行脑电图、脑磁图检查对于外伤性癫痫的诊断及预后判断均有重要临床价值,此外脑部 CT、MRI、SPECT、PET 等解剖和功能性检查有助于发现患者脑部的结构和功能异常。

5.外伤性癫痫的发生机制　外伤性癫痫作为颅脑损伤的严重并发症,其发生机制也是临床和基础研究的重点内容,但目前对于外伤性癫痫的发生机制仍不甚清楚,可能与以下因素有关。

研究发现,颅脑损伤如脑挫裂伤、硬膜下血肿等导致红细胞外渗、溶解和含铁血黄素沉积可能与癫痫的发生有直接联系;动物模型中,脑皮质注入血液、亚铁血红素、$FeCl_2/FeCl_3$等可以制备慢性癫痫样反复发作;研究发现,患者脑部含铁血黄素沉积周围神经胶质网形成和发展可作为预测癫痫发生的重要因素,如果伤后早期含铁血黄素沉积周围即有神经胶质网形成,则外伤性癫痫发生的可能性较小,若伤后早期铁血黄素沉积周围神经胶质网包裹完全,则外伤性癫痫发生的可能较大。

铁离子或铁化合物导致外伤性癫痫发生可能与自由基介导的脂质过氧化反应相关。脑组织在外伤或缺血后,铁蛋白、转铁蛋白或出血易释放出铁离子,催化细胞膜过氧化;铁的氧化可产生超氧离子、过氧化氢等自由基,造成亚细胞膜结构的损伤、去氧核糖和氨基酸的降解以及抑制 Na^+-K^+-ATP 酶的活性,最终可导致细胞凋亡、神经元质膜的除极,而大量神经元的同步除极是造成癫痫发作的主要原因。试验研究显示,应用氧自由基清除药和脂质过氧化物酶抑制药可以阻断上述反应,从而预防脑皮质血液注入引起的癫痫发作。

颅脑损伤造成的兴奋性氨基酸的释放和抑制性氨基酸水平的降低也与外伤性癫痫的发生有密切的关系。兴奋性氨基酸的释放增加,可以启动在急性发作中兴奋毒性 NMDA 受体,直接产生癫痫灶。在发作中兴奋性氨基酸神经递质受体的过度激活可以产生 NO 和 ROS,包括超氧自由基、羟自由基及过氧化氢、神经毒性胍类化合物的产生增加,结果产生恶性循环,兴奋性氨基酸介导的兴奋毒性作用数分钟内即可导致神经元的过度兴奋,也是外伤性癫痫发生的重要原因之一。

6.外伤性癫痫的预防和治疗

(1)外伤性癫痫的预防:癫痫可增加局部脑血流量,加剧颅内压增高,造成乳酸水平升高、脑血供下降、高碳酸血症以及神经递质的过度释放,从而导致继发性神经功能损害,加重原发颅脑损伤,因此对于早期癫痫的高危患者应给予相应的预防处理,目前认为静脉注射苯妥英钠具有预防早期癫痫发生的作用,同时,苯妥英钠可产生 Na^+ 阻滞作用,具有一定的神经保护功能;丙戊酸对于早期癫痫发生也有一定的预防作用,巴比妥类药物、异丙酚、苯二氮草类药物等对于早期癫痫有明显的治疗和控制作用。虽然苯妥英钠等药物对早期癫痫有预防作用,但对晚期癫痫的预防无效,且研究发现,即使早期应用预防性抗癫痫药物,对于颅脑损伤所致的残废率和死亡率也无明显改善作用,相反,长期应用预防性抗癫痫药物有部分患者可出现相应的药物不良反应。因此目前认为,若伤后 7～14d 若无癫痫发作,即可停止预防和治疗性抗癫痫用药。

(2)外伤性癫痫的治疗:目前对于晚期癫痫的药物治疗多在发作 2 次后进行,然而,同前述,颅脑损伤后出现过 1 次癫痫发作的患者中有 80% 会出现晚期癫痫,因此,对于有晚期癫痫高危因素的患者,首次癫痫发作至再次发作之间即应该进行抗癫痫药物干预。晚期癫痫患者的用药必须遵守抗癫痫药物治疗的一般原则,即先选用一种药物,从小剂量开始,无效时可逐渐加量,甚或联合用药,应持续用药,不能突然停药,更换或增减药物剂量时应在医生指导下进行,应逐渐更换或增减;同时要定期监测血药浓度,定期检查血象、肝功能等;若有过敏、中毒等药物不良反应出现时应及时停药并进行相应的治疗。一般服用抗癫痫药物,至少 2 年,完全控制后仍应再服 2 年,而后逐渐减量,直至停药。外伤性癫痫很易用药物控制,有血浓度监测可以进一步提高疗效。

对药物难以控制达 1～2 年的晚期癫痫患者可行手术治疗,手术治疗须具备以下条件:有明确的外伤性癫痫发作病史,至少两种药物正规治疗无效,癫痫灶位于一侧大脑,且发生部位可以切除而对语言、运动、感觉、记忆或视觉等影响较小。术前应进行脑部 CT、MRI 等影像学检查,明确癫痫患者脑部结构有无明显异常,同时,在癫痫发作期和发作间期应进行脑电图、视频脑电图、fMRI、SPECT、脑磁图等功能检查,以明确癫痫灶定位及相应脑区的功能定位。术中应用脑皮质电极、深部电极的脑电记录和电刺激等,进一步明确癫痫灶定位及相应脑区的功能定位。晚期外伤后癫痫常用的手术有如下几种:①脑皮质癫痫病灶切除术;②颞叶前部切除术;③大脑半球切除术;④胼胝体切开术;⑤软脑膜下多处横切术;⑥迷走神经刺激术。

五、外伤性颅骨缺损

外伤性颅骨缺损常见原因为:粉碎性凹陷骨折、颅脑穿透伤、严重颅脑外伤去骨瓣减压等。颅骨缺损直径在3cm以上,常出现头痛、头晕、骨缺损边缘疼痛及怕震动等主观症状;大面积颅骨缺损者,在体位剧烈变动时,可产生脑移动影响颅内血液循环,且易受外伤,合并外伤性癫痫者危险性更大;位于额颞部的颅骨缺损也会造成患者外观上的缺陷,因此应适时行颅骨成形,修复颅骨缺损。

颅骨修补时机视缺损原因及伤口愈合情况而定。一般情况下闭合性损伤或一类伤口愈合后3~6个月;开放伤6~8个月;感染伤口应待伤口痊愈1年以上行颅骨修补。

颅骨修补材料可分自体材料和异类材料。目前除特殊原因者外,已不用病人自体肋骨或髂骨作为修补材料,但有人将初次手术取下的骨瓣,经储存后再植者。常用的异类成形材料有金属类如钽片、钛片及钛合金网等,非金属类如聚甲基丙烯酯(有机玻璃)、硅橡胶板、聚合纤维板等。金属片、硅橡胶板、聚合纤维板,因可防外力打击,对于伴有癫痫大发作的骨缺损更适用。国内以往有机玻璃应用较为普遍,以3~4mm厚为优,它有化学性稳定,质轻无毒,加热至80℃左右变软,塑形后能保持原状,并可透过X线等优点,但其主要缺点是受打击后易碎裂,可能造成新的颅内损伤。金属修补材料中,以钛合金网较多用,该类材料除造型容易、可对抗外力打击,且不影响进行磁共振检查,由于金属修补材料塑形有一定的困难,特别对于额部难以塑形、对美观影响较大的区域,人工塑形后可能对外观的修复不尽理想,目前较先进的方法为术前进行颅骨薄层CT扫描,计算机三维重建后依据重建数据在数控机床进行塑形,术后整形的效果更加理想。

手术方法:头皮必须健康,术前备皮,术前肌内注射苯巴比妥钠,选择局麻或全麻均可。具体手术步骤(以有机玻璃修补为例)如下。围绕骨缺损区,用甲紫画好马蹄形切口线,局部麻醉(或全麻),切开头皮,从硬脑膜外分离皮瓣并翻向一侧。某些大面积骨缺损常有硬脑膜缺损,骨膜或筋膜直接贴在脑膜表面并有粘连,将其由表面彻底分离常造成广泛损伤,可仅分离到骨膜或筋膜外为止。沿骨缺损边缘切开骨膜,修整硬化或不规则的骨缘。将消毒好的有机玻璃覆盖在骨缺损上,用尖刀片将骨缺损形状画下,在酒精灯上加热变软后剪下,并边加热边塑形至所需弧度与形状。沿骨缺损四周,选好钻孔位置(一般4个),用骨科钻钻孔,钻孔时要防止钻头刺破脑膜,损伤颅内结构。妥善止血,有脑脊液漏者,应严密缝合或修补。将有机玻璃修补片进一步修整,在与骨缘钻孔相应部位钻孔,修补片中心亦需钻孔若干个(亦可在术前钻孔),以利于引流及新生肉芽组织穿过。修补片边缘锉成斜面,用银丝或粗尼龙线与相应骨孔固定。较大的骨缺损修补后,修补片下应放置橡皮引流,术后24h内拔除。头皮分层缝合,加压包扎。术中注意事项:分离皮瓣时应避免皮瓣过薄或过深,过薄会影响头皮血液循环,造成皮瓣坏死;过深会造成脑脊液漏,需行硬脑膜修补。有癫痫的患者,可在皮质电图的监测下行癫痫灶切除术,并严密缝合硬脑膜,必要时可使用生物蛋白胶,以避免术后脑脊液漏。

术后常规加压包扎;皮下积液时,可穿刺抽吸;有癫痫的患者术后常规使用抗癫痫药物。

六、持续植物状态

随着救治水平的提高,重型颅脑损伤病人的死亡率不断降低,但仍有不少病人因损伤严重,双侧大脑半球广泛神经元变性、丘脑坏死、上行性网状激活系统功能损伤,最终发展成为持续植物状态(PVS)。由于这部分病人多为家庭护理,其发病率和确切数字难以统计,美国有 15000～40000 例 PVS 病人,我国 1998 年报道估计有 PVS 病人 7 万～10 万例,给国家、社会、家庭造成了沉重的负担。一直以来无论是从医学、法律还是道德角度出发,对 PVS 的定义、诊断标准、治疗等均存在争议。

(一)定义

"植物状态"首先由 Jennett 和 Plum 在 1972 年提出,是指由各种原因造成严重脑损害后出现的一种没有感知的觉醒状态。我国中华医学会意识障碍专业组提出植物状态的定义为:"植物状态是一种临床特殊的意识障碍,主要表现为对自身和外界的认知功能完全丧失,能睁眼,有睡眠-觉醒周期,丘脑下部及脑干功能基本保存。"英国和美国主张植物状态持续 1 个月以上可判定为 PVS,日本主张 3 个月,其他欧洲国家主张 1 年以上,1996 年 4 月我国召开持续性植物状态专家讨论会明确昏迷持续 1 个月为植物状态,3 个月以上可判定为 PVS。

(二)诊断

1.症状与体征　国际上常用植物状态的判定标准均以病人的症状和神经系统体征为依据。PVS 病人的特点是对自身和外界环境无感知;具有睡眠-觉醒周期;可被疼痛或其他显著的刺激唤醒,对不良刺激偶可表现出痛苦的表情或肢体活动;存在无意识的自主活动,如咀嚼、磨牙、吞咽等,有时会无缘地微笑、流泪、呻吟或尖叫;多数病人缺乏持续性的视觉追踪,但常保留原始的听觉或视觉定位反射,如头或眼睛可转向运动的物体或声响。神经系统检查存在瞳孔对光反应、头眼反射、角膜反射以及呕吐反射;多数病人保留有咳嗽反射、吮吸反射、吞咽反射;疼痛刺激可引起伸肌或屈肌的反应。大部分长期存活的病人能够维持正常体温,进行自主呼吸,具有健全的心血管、胃肠道和肾脏功能。

2.神经电生理检查　神经电生理检查可为植物状态的判定提供重要参考,包括:①脑电图,植物状态病人脑电图的主要特征是广泛弥漫性多形性 δ 和 θ 波,而动态脑电图或多次检查的准确性和可靠性较高;②诱发电位,植物状态病人的体感诱发电位(SEP)主要表现为 N13-N20 的中枢传导延长和 N20 波幅降低,是评价病情较敏感的一种方法,若 SEP 波形正常,伤者的意识有望恢复,若伤后 1 周 SEP 波形消失则提示预后不良;③经颅多普勒检查,PVS 病人大脑前、中动脉血流缓慢或无血流,而供应脑干的椎-基底动脉血流相对较好。

3.神经影像学检查　常规的 CT 和 MRI 检查可见 PVS 病人灰质和白质有弥漫性多灶性病变,双侧脑室扩大以及大脑皮质萎缩,仅脑干保持相对原形或轻度萎缩。功能神经影像学如正电子发射断层扫描(PET),功能磁共振(fMRI),脑磁图(MEG)等可检测脑功能的状态、程度和定位,为持续植物状态病人的诊断和预测提供的新的手段。

4.病理学改变　对 PVS 死亡病人的脑组织进行病理检查发现,主要的病理改变有以下 3 类:①弥漫性轴索损伤,通常由严重的闭合性颅脑损伤和缺血缺氧损伤引起,表现为弥漫性大脑半球白质变性坏死;②颅脑损伤后大脑半球缺血缺氧导致的继发性大脑皮质坏死;③丘脑坏死。PVS 病人脑组织的病理检查通常混杂有上述 3 种病变。

(三)鉴别诊断

PVS 病人需要与其他几类意识障碍的病人进行鉴别(表 5-3)。

表 5-3　持续植物状态的鉴别诊断

诊断	觉醒状态	对自身或环境的感知能力	交流
植物状态	可自动睁眼,有睡眠-觉醒周期	无	无
微意识状态	可自动睁眼,有睡眠-觉醒周期	断续但能重复出现	从无到断续出现,能重复
昏迷	无自动睁眼,无睡眠-觉醒周期	无	无
闭锁综合征	无自动睁眼,无睡眠-觉醒周期	完全存在	通过眼球活动交流
脑死亡	无自动睁眼,无睡眠-觉醒周期	无	无

1.昏迷　昏迷病人无认知功能,也不处于清醒状态,无睡眠-清醒周期,不能睁眼。昏迷通常维持较短时间,一般认为典型的昏迷出现在颅脑损伤后 2~7 周,如不发生死亡,则可进入植物生存状态或持续昏迷。两者的区别在于后者能觉醒但无认知,而前者既不能唤醒又无认知。

2.闭锁综合征　出现在脑干腹侧受损的病人,其中枢神经系统的传出纤维功能障碍,但传入纤维尚好,病人处于完全清醒状态,四肢虽无法活动,却可以用眼球或眼睑的运动来与外界交流。

3.脑死亡　脑死亡病人脑干所有功能发生不可逆的丧失,而 PVS 则正好相反,此时大脑半球功能丧失或严重受损,而脑干功能通常完好,从医学角度讲,脑死亡意味着一个人的生命的终结。

4.微意识状态　指对自身或环境可产生断续但能重复感知的觉醒状态。微意识状态是近年才提出来的概念,也是与植物状态最接近的一种意识状态,强调客观可以检测到病人存在意识的证据,只是这种意识时有时无,但能反复出现,处于微意识状态的病人预后较 PVS 病人要好。

(四)PVS 病人的治疗

PVS 病人原发性脑损伤重,达到判定标准时,损伤已处于亚急性期或慢性期,神经元胞体和突触变性已不可逆,虽然有一些报道认为对 PVS 病人有效的药物或方法,但到目前为止,仍无循证医学证据证实对 PVS 有确切疗效的治疗方法。常用治疗 PVS 的方法可大致分为:基础治疗与护理、药物治疗、神经电刺激治疗、高压氧治疗、中医中药治疗,以及处于实验阶段的神经干细胞和基因治疗等。

1.基础治疗与护理

(1)合并伤的治疗:脑损伤病人常合并颅脑以外的损伤,可能会影响病人的苏醒,甚至加重脑损伤,因而不可忽视对其他系统合并损伤的积极治疗。

(2)保持呼吸道通畅:由于 PVS 病人的咳嗽反射消失和吞咽反射变浅或消失,呼吸道的分泌物难以有效排除,易导致呼吸道梗阻和吸入性肺炎,必要时应行气管切开或呼吸机辅助呼吸。

(3)防治感染:PVS 病人活动减少,抵抗力低下,易引起肺部、尿道感染以及下肢静脉血栓的形成,故感染防治是病人能否生存的关键。

(4)预防和控制高热:PVS 病人下丘脑体温调节中枢功能紊乱,高热对脑神经的损害严重,对意识的恢复不利,必要时应采取物理降温、药物降温或联合应用。

(5)预防和控制癫痫:外伤性癫痫可以加重神经细胞缺血、缺氧,虽然抗癫痫药物有镇静作用,对 PVS 的恢复不利,但有癫痫发作的病人仍需应积极抗癫痫治疗。

(6)加强营养:PVS 病人的能量消耗是正常人的 14%~25%,但足够的能量支持是苏醒的基本条件。

(7)防治并发症:加强翻身、拍背和皮肤护理防治压疮发生,使用胃黏膜保护药预防应激性溃疡。在病情相对稳定时,尽早有计划地让病人接受环境刺激,例如让病人在室外接受阳光、空气、湿度的刺激;让病人听亲人说话或录音;让病人看电视,从而促使未受累的脑细胞进行代偿,改变大脑皮质的抑制状态,可能加快病人的意识恢复。

2.药物治疗 颅脑外伤后 PVS 病人除了可予以改善脑血流量药物(如尼莫地平、川芎嗪等)、促进中枢神经细胞代谢药物(如脑复素、神经生长因子等)及神经激动药物(吡拉西坦、纳洛酮等)外,儿茶酚胺能激动药和胆碱能激动药可能对 PVS 病人有催醒作用:前者包括左旋多巴和美多巴、溴隐亭、苯丙胺、金刚烷胺、L-3,4-双羟苯丝氨酸(L-DOPS)等;后者包括磷脂酰胆碱的前体胞二磷胆碱和抗胆碱酯酶类药物如:他克林、维那克林、庚基毒扁豆碱等,最近,我国从石杉科植物中分离出的石杉碱也是一种高效胆碱酯酶抑制药,对改善认知记忆及行为作用明显。据 Nel 等报道应用唑吡坦治疗 1 例 PVS 病人 7 年,最后清醒,而其治疗的 150 例 PVS 病人中好转的病人达 60%,近期在对 360 例 PVS 病人应用唑吡坦治疗,最终结果尚未出来,但估计有好转迹象的病人也可达 60%。Matsuda 等报道了 3 例分别诊断为脑外伤后 PVS 3 个月、7个月、12 个月的病人经左旋多巴治疗后恢复意识,但 3 例病人伤后查体及影像学均提示存在多巴胺能神经通路损害。Laureys 等采用鞘内注射巴氯芬刺激一名诊断为 PVS 19 个月的病人,结果病人清醒。

3.神经电刺激治疗 神经电刺激治疗包括丘脑电刺激、脑干中脑电刺激、小脑电刺激、高颈髓后索电刺激及周围神经刺激,现应用较广泛的是高颈髓后索电刺激疗法,将电极置入 T_2 和 T_4 水平硬膜外正中部,刺激条件是 $2\sim5V$,$0.1\sim0.5ms$,$100/s$,每日刺激持续 $6\sim12h$,目前认为其总有效率为 $20\%\sim40\%$。深部电刺激法(DBS):则是采用立体定向方法将电极置入双侧丘脑进行电刺激。

4.高压氧治疗 高压氧治疗(HBOT)是指大于一个绝对大气压(ATA)的高压氧舱内间断吸入纯氧的治疗方法,因为高压氧可以纠正脑缺氧,维持神经细胞的能量供应;降低颅内压,减轻脑水肿;改善脑微循环;改善脑干网状激活系统功能,有促进 PVS 病人觉醒的作用。目前高压氧治疗压力多为 $2.0\sim2.5ATA$,每次吸纯氧 $40min\times2$ 次,间歇呼吸空气 $10min$,每日 1 次,$10\sim12$ 次为 1 个疗程,每 2 个疗程休息最短 2周再继续下一疗程治疗,最少 4 个疗程,最长可达 21 个疗程。目前认为治疗时间越早、年龄越小,恢复越快,疗效越显著。

5.神经干细胞治疗和基因治疗 神经干细胞是一类具有多向分化潜能的细胞,分化成少突胶质细胞、神经元和星形胶质细胞,主要分布在室管膜下区、海马、齿状回、脊髓的中央管周围等区域。用于移植的神经干细胞有:①直接从成年哺乳动物或哺乳动物胚胎的中枢神经系统内分离出神经干细胞;②利用胚胎干细胞培养神经干细胞,把提取的胚胎干细胞在体外培养繁殖,产生神经干细胞和其他祖细胞;③其他途径,如大鼠和人的骨髓基质细胞(BMSC)经体外传代培养后,在特定条件下具有多潜能横向分化的能力,而且可以向神经元样细胞定向分化。

基因治疗是通过转基因技术为神经的再生创造一种合适的微环境,目前主要指将神经营养因子的基因转染合适的受体细胞,使其在损伤部位表达发挥效应,刺激神经再生。目前基因治疗分两种:一种是向脑内植入可分泌神经营养因子的基因修饰细胞(间接转移技术),它的优点在于无须将病毒颗粒或 DNA 直接植入体内,可选择被转导的靶细胞,细胞的转导率较高;缺点是需额外收集靶细胞,体外培养扩增时间长,费用较高;另一种是直接以神经营养因子的基因转染(通常通过病毒或化学载体)病人原位组织细胞(直接转移技术),该过程简单,但转导效率低,只能发挥相应神经营养因子的单一作用。

神经干细胞治疗和基因治疗已成为当今研究的热点,被认为是 PVS 病人最有希望的治疗方法,但目前的研究尚处于实验阶段,仍有一系列问题有待解决,如神经干细胞的定向分化、能否发挥有效功能、重组病毒的安全性、诱发宿主的免疫反应、转移基因的长期稳定表达或过量表达的不良反应等,临床应用尚需时日。

(周 焜)

第十三节　颅脑创伤的高压氧治疗

高压氧治疗是指在高压氧舱内,给予大于一个大气压以上的纯氧,通过人体血液循环携带更多的氧到病损组织和器官,用以促进病损组织的修复和功能恢复。高压氧治疗脑部疾病在近几年有了很大的突破,特别是在颅脑损伤的救治和防治后遗症方面的显著疗效,已在临床上得到了广泛的应用。它能显著缩短病人昏迷时间,尤其以轻、中型脑损伤患者为明显,重型脑损伤患者也有明显改善,对于病程长而常规治疗无效者也有部分疗效。随着对高压氧治疗作用的机制研究的逐步深入,已成为颅脑损伤救治的常规规辅助治疗方案。现就高压氧在颅脑损伤中的应用及研究进展进行探讨。

一、高压氧治疗脑损伤的机制

1.急性颅脑损伤后,影响病情演变、常能致命的最重要因素是脑水肿的形成与发展,控制脑水肿发展是治疗急性颅脑损伤的重要选择。高压氧下血管收缩、脑血流量减少、脑水肿减轻、颅内压降低,作用明显、可靠。如 0.2MPa 氧压下,脑血流量减少 21%,颅内压降低 36%。但要使高压氧治疗能降低颅内压,其前提条件是必须保证脑血管运动未发生功能性麻痹(即对吸入二氧化碳有反应),也就是高压氧治疗必须在脑水肿高峰前介入。否则,一旦脑水肿高峰形成,血管运动发生功能性麻痹,则高压氧作用非常有限。因此对高压氧治疗必须掌握治疗时机。有人甚至用最佳时机概念,按脑水肿规律,颅脑损伤后即可出现水肿,2~3d 后达高峰,轻者一般伤后 2 周、重者持续月余可完全消失。因此高压氧治疗最佳时机应该是脑水肿高峰前,有人建议 6h 内,最迟不超过 48h。

2.纠正脑缺氧,维持脑细胞能量代谢。高压氧下血液运输方式发生明显改变,可有效提高血氧张力增加脑的弥散半径,提高血氧弥散率,以克服毛细血管受压或与组织细胞距离增大而造成的供氧障碍,增加脑组织对氧的利用,对于解决脑水肿条件下的组织缺氧是临床其他方法难以比拟的。可有效纠正脑缺氧状态,亦可纠正脑外伤后综合征所引起的可逆性、局灶性脑缺血。

3.促进脑组织血管侧支循环形成,加快毛细胞血管再生和微循环建立。高压氧改善细胞代谢,使细胞有足够能量,促进成纤维细胞增生和胶原纤维生成,促进毛细血管再生和微循环的建立,保护损伤病灶周围缺血半暗带区的神经细胞,促进昏迷觉醒,有助于神经功能的恢复。常见 0.2MPa 氧压下葡萄糖代谢旺盛,能量生成恢复,可促进脑组织的修复。

4.网状结构供血主要来自椎-基底动脉,Hayakwa、Sukoff 已证实高压氧可使椎动脉血流量增加,在 0.2MPa 氧压下椎-基底动脉血流量升高 18%,同时减少网状系统血流受血管功能性运动麻痹的影响,有效刺激上行性激活系统的兴奋性,改善觉醒状态,有利于患者的苏醒。Kannai 用超声血流描记,发现高压氧下脑干血流不像颈内动脉系统那样减少,而是增加,因此对伴有脑干损伤的患者也有治疗指征,临床证实其效果显著。

5.通过增加吸入氧的压力,改变了循环系统运输氧的方式,通过提高脑组织和脑脊液氧分压,使化学和物理溶解氧增加数倍,甚至数十倍。

6.促进脑细胞的新陈代谢,引起红细胞类脂质的过氧化作用生溶血机制,对血肿早期有溶蚀破坏作用,对血肿的软化、机化作用具有促进作用,有利于血肿解离成微小碎片,从而加快血肿吸收。同时还可增加吞噬细胞消化坏死细胞和组织的能力,加速病灶清除。有报道,通过颅脑CT观察颅脑血肿,一般需 30d 吸收完成,高压氧治疗后血肿在 3～5d 开始液化、吸收。

7.高压氧可以改善血液流变特性。缺血、缺氧组织的血管,特别是微血管的盘液流变特性发生明障碍,在高压氧作用下可减少红细胞、血小板聚集,血液淤滞明显改善,微小血栓甚至可以消失,流速加快。高压氧还可以改变微血管舒缩反应,通过管径和流速变化,改善微循环,增加组织的微血流和灌流量,同时对抗了毛细胞血管的扩张,减少了渗出血肿。

8.高压氧对细胞能量代谢和信使系统具有调控作用。研究发现,高压氧可抑制缺血所致的细胞内钙超载,可能与减少膜上的钙通道有关。

9.高压氧治疗可使 ATP 生成增多,增加 SOD 氧酶活性,从而使机体清除氧自由基的能力增强,减少其对脑细胞的毒性作用。

10.促进神经细胞轴突和树突的再生,改善缺血半暗带脑细胞的恢复。促进胶质细胞分化、增殖,产生大量胶质纤维以修补损伤的组织。

11.促进 bcl-2 表达上调,抑制 bax 蛋白,抑制脑缺血细胞的凋亡。

二、适应证

1.脑震荡,脑外伤后综合征。

2.重度脑挫裂伤或脑干损伤病情稳定者。

3.各种颅内血肿术后或确认无活动性出血的,病情稳定者。

三、高压氧治疗的临床应用

1.高压氧治疗前病人的准备　建立通畅的静脉通道,保证抢救药物和液体能根据需要输入患者体内。玻璃输液瓶需插入一根长针,针尖露出液面,使输液瓶内外压力平衡,保证输液的安全。危重患者进入高压氧舱治疗时,必须准备必要的抢救药品。

2.高压氧治疗方案

(1)标准方案:0.15～0.25MPa,50～60min 吸氧 2 次,中间停止吸氧 10～15min。

(2)也可根据病情和治疗目的适当调整治疗方案。随着舱内压力不断上升,颅内压呈急剧下降,到 0.25MPa 以后呈缓慢下降、幅度不大。因此,高压氧治疗急性颅脑损伤,尤以解决水肿问题,其压力选择宜为 0.25MPa;若针对中、后期颅脑外伤或后遗症治疗,压力选择可低一点,一般多用 0.18～0.2MPa。

(3)治疗次数:急性期颅脑外伤,多主张每天 2～3 次,病情稳定者可每天 1 次。

(4)治疗疗程:脑损伤修复比较缓慢,一般颅脑外伤治疗可以 10d 左右为 1 个疗程,中间间隔 2～3d 后再进行下个疗程;总疗程一般 2～4 个。对于慢性脑缺氧昏迷时间较长且伴有神经系统后遗症或弥漫性轴索损伤的应当适当延长治疗周期。

3.高压氧治疗时机选择　过早开始高压氧治疗可能会因病情变化及舱内条件限制,影响病情的观察和抢救,过晚则会丧失抢救时机,降低治疗效果。一般原则为:①首先,应在循环、呼吸较稳定情况下才能充分发挥高压氧治疗作用;②患者有气管切开或气管插管并非治疗禁忌证,但应在氧舱中配置有相关设备支持下才能进行;③排除禁忌证(活动性出血,无即刻手术要求)。

四、高压氧治疗的注意事项

1.严格掌握入舱指征,对中度以上颅脑外伤伴有昏迷者,入舱前应注意有无气胸、颅内出血等证候。有条件时应做全 X 线胸片、头颅 CT 扫描、心电图、脑电图、血生化、血气分析等检查,以助病情判断及预后估计。

2.严格掌握高压氧治疗压力-时限,根据病情制订治疗方案,防止氧中毒和减压病。急性脑水肿期禁用高压混合氧方法(含 CO_2)。

3.高压氧治疗是脑复苏的重要手段之一,要取得最佳疗效,必须紧密配合临床治疗。综合保护细胞治疗措施:低温治疗、脱水、激素;预防和治疗感染,营养神经药物、针灸、推拿等也是非常重要的。此外,早期使用自由基清除剂,适当补充维生素 C 和维生素 E,对减轻和防止继发性脑损伤、促进神经功能恢复,有积极意义。

4.昏迷病人或者气管切开患者呼吸道分泌物多,高压氧环境下分泌物将会进一步增加,因此要求进舱前吸痰外,在舱内也应经常吸痰,保持呼吸道通畅。

5.颅脑损伤后治疗越早,疗效越好。应根据病人的年龄、生命体征及损伤程度,决定病人进行高压氧治疗的时间,一般受伤或者手术后 1～7d 为宜。

6.减压过程中颅内压可出现"反跳现象",因此应尽量减慢减压速度,必要时给予激素或脱水药。

7.对病程长或康复期患者治疗时为防外伤性癫痫的发作,进舱前应给予抗癫痫药物,静脉滴注或口服均可。

8.绝对和相对禁忌证:脑损伤合并颅内血肿,有手术指征的,应先手术治疗;严重颅内压增高及有脑疝征象的,呼吸道不畅,生命体征不稳的应为禁忌。颅内出血昏迷患者如果出血 6h 后并在继续用止血药的,医师有相当经验时也可以进行治疗,对脑外伤导致的脑脊液漏患者也不是绝对禁忌证。

(宋志鹏)

第十四节　颅脑创伤患者的亚低温治疗

一、概述

目前国际上将低温划分为轻度低温(32～35℃)、中度低温(28～31.9℃)、深度低温(17～27.9℃)和超低温(2～16.9℃)。近年来,我国学者将轻、中度低温(35～28℃)称之为亚低温。

早在 20 世纪 50 年代,人们已将深低温(体温降至 28℃以下)应用于心血管直视手术中,以保护脑和其他重要器官。20 世纪 60～70 年代,国内外学者也曾一度将深低温体外循环方法应用于颅内动脉瘤夹闭手术。但由于深低温易发生室颤、凝血功能等障碍,术后复温过程中常发生颅内再出血等并发症,而增加患者的病死率,故已很少被临床所采用。1964 年国际低温生物学和低温医学学会成立,分别出版了低温生物学杂志《Cryobiology》和低温外科学杂志《Surgical Journal of Cryobiology》,促进了低温生物学和低温医学的发展和交流。20 世纪 30 年代,国外有人应用冬眠低温(3～34℃)治疗重型颅脑创伤(sTBI)患者。20 世纪 80 年代中期至 90 年代,轻、中度低温(35～28℃)治疗颅脑创伤(TBI)实验研究进一步取得令人瞩目的结果,促进了亚低温治疗 TBI 的临床发展。20 世纪 90 年代以来,临床应用结果表明亚低温治疗 sTBI 具有良好效果,不产生严重并发症。目前国内外有些医院已将亚低温治疗列为 sTBI 患者的治疗常规,同时也开展和进行了亚低温脑保护的实验和临床应用研究。从而全面推动了亚低温疗法在我国临床的普及和发展。

二、亚低温与颅脑创伤

1938 年,美国神经外科医师 Temple Fay 等首先把亚低温治疗应用于临床。有学者分别在 20 世纪 50 ~60 年代报道了冬眠低温(31~34℃)治疗 sTBI 的临床研究结果,表明低温有良好的脑保护作用,使 sTBI 病死率有所降低。近 10 年来,已经有许多关于中度低温对 sTBI 疗效的研究,这些研究均已发现应用中度低温治疗可使脑组织 ATP 储备和 PO_2 增加,对脑血流(CBF)无明显影响,还可改善脑血循环和供需状态。另外,其他关于 TBI 和脑卒中的研究表明,34℃ 左右的低温能够显著降低 ICP。也有研究证实,中度低温可显著抑制血清和脑脊液中白细胞介素-1(IL-1)和谷氨酸水平的升高。

1993 年,Marion 等临床研究表明,32~33℃ 亚低温治疗能使 sTBI 患者的颅内压(ICP)、脑氧代谢率均较常规组明显下降,生存率明显提高。Shiozaki 等对 33 例 sTBI 伴高 ICP 患者,进行临床前瞻性研究,结果表明 34℃ 低温治疗能显著降低伤后高 ICP,升高脑灌注压(CPP);Clifton 的同类研究亦显示,sTBI 患者在伤后 6h 内开始低温治疗(体温 32~33℃)并维持 48h 左右,其恢复良好率明显提高。1996 年 Metz 观察低温治疗对 TBI 患者预后、ICP、脑血流(CBF)和氧代谢率的影响,发现亚低温治疗能显著降低 ICP 和脑氧代谢率,能使伤后脑组织乳酸清除率恢复至正常水平。1996 年、1998 年和 2001 年 Shiozaki 等多次报道,对 sTBI 患者进行亚低温治疗的随机对照研究后发现,亚低温治疗对于 sTBI 后 ICP 不高者,疗效不如 ICP 增高者明显。1997 年 Marion 等报道对 82 例 sTBI 亚低温治疗的研究结果,表明伤后采用 32~33℃ 的亚低温治疗可明显促进 GCS 5~7 分的 sTBI 患者神经功能恢复和改善预后。在伤后 6 个月时,应用 32~33℃ 低温治疗 24h 的低温组患者比常温对照组恢复良好和轻残者(良好组)的数目增加了 2 倍。2001 年江基尧报道对 87 例 sTBI 进行长时程(7~14d)亚低温治疗研究的结果发现,亚低温组的病死率为 27.1%,对照组为 45.2%(P<0.05)。同年,Clifton 等报道了美国多中心前瞻性随机对照研究结果:应用亚低温疗法对 392 例 sTBI 患者的研究发现,亚低温治疗对伴有高 ICP 的 sTBI 患者;可有效降低 ICP。但亚低温组与常温对照组患者在伤后 6 个月的病死率无显著差异,分别为 28% 和 27%。入院时低体温的 sTBI 患者,亚低温治疗无效。这提示 sTBI 患者入院时的体温可作为亚低温治疗的参考标准。我们在 2000 年和 2001 年,先后两次报道了对大宗病例的 sTBI 患者进行亚低温治疗研究结果。表明亚低温治疗能使 sTBI 患者的脑组织氧分压(P brO_2)、CBF 和颈静脉血氧饱和度(S jvO_2)均得到明显的改善,而且,患者伤后 6 个月的病死率为 26.7%,恢复良好率 60% 左右,而常温对照组患者的病死率为 37.4%,恢复良好率仅为 26%。这充分说明了亚低温治疗可以改善 sTBI 患者急性期的脑氧代谢,并且可有效改善预后,提高生存质量。

应用亚低温治疗 sTBI,大多数临床研究证实其有良好疗效,但也有相反的研究结果报道。两者的差别就在于对亚低温治疗的适应证应严格掌握。例如:患者年龄,伤后时间,伤后整体状况等。因而这些重要课题应值得继续深入探讨。

三、亚低温治疗颅脑创伤的应用指征

亚低温治疗颅脑创伤的相对适应证:①原发性和继发性脑干损伤,尤其伴有去大脑强直者;②弥漫性脑损伤,伴有广泛脑水肿及 ICP 增高者;③丘脑下部损伤,或有持续性中枢高热者;④颅内血肿清除或内、外减压术后脑水肿严重,仍有 ICP 增高者;⑤伤后有明显精神症状或谵妄、躁动不安者;⑥创伤性蛛网膜下腔出血伴 ICP 增高者;⑦外伤后脑梗死伴有 ICP 增高者。

亚低温治疗的禁忌证包括:①患者有严重的复合伤或已处于全身衰竭期;②合并低血压、休克尚未纠正或有出血倾向者;③疑有颅内血肿,正在观察阶段的病人;④年老且伴有严重心血管功能不良者。

特别要指出,亚低温在治疗过程中不能脱离颅脑创伤的整体诊治原则,尤其要保持呼吸道通畅,病情变化时应及时复查,及时手术。

四、亚低温脑保护的机制

早在 20 世纪 50 年代,国内外已有实验研究和临床应用证明低温对脑损伤有保护作用。1993 年,Pomertanz 等观察了 31～35℃低温对实验性颅内高压动物模型伤后继发性颅内高压和脑病理形态的影响,发现 31～35℃低温能有效地防止继发性颅内高压,且能明显减轻颅内高压所造成的脑病理损害程度和范围。1993 年,美国迈阿密大学医学院 Dietrich 等的动物实验发现,正常脑温颅脑创伤动物伤后大脑半球、海马和丘脑等部位有明显的出血坏死灶,梗死灶范围约(2.14 ± 0.71)mm^3,而 31℃低温治疗使脑组织出血梗死灶明显减少,约(0.50 ± 0.14)mm^3。1993 年,美国匹斯堡大学医学中心 Mansfield 等采用重物打击法致颅脑创伤模型,观察发现,伤后 10min 开始 32℃低温治疗,能明显减少颅脑创伤动物脑组织坏死灶范围。1996 年 Marion 等报道伤后不同时程(10min、25min、40min)采用 30℃亚低温和 21 氨基类固醇对实验性脑创伤动物弥漫性轴索损伤(DAI)都有明显治疗作用,而两者联合使用未见协同作用。

2000 年,有学者在动物实验研究证实,30～35℃的亚低温治疗能明显降低颅脑创伤大鼠伤后运动神经功能障碍,能防止或减少脑创伤后脑神经细胞凋亡的发生发展。

大量动物实验和临床应用的研究结果表明,亚低温治疗对颅脑创伤具有肯定的治疗效果。但亚低温脑保护的确切机制尚不十分清楚,国内外文献报道包括以下几方面。

1.降低脑氧耗量,维持正常的脑血流和细胞能量代谢,减轻乳酸堆积。

脑组织本身没有能量储存,完全依赖血流供应氧和葡萄糖。实验表明亚低温能明显降低能量代谢率,能使损伤后的脑组织 ATP 含量维持在正常范围。30～35℃低温能明显促进脑创伤后脑组织 pH 恢复到正常范围,提示亚低温能减轻脑创伤后脑组织酸中毒程度。有学者采用脑微透析技术研究发现,亚低温显著降低脑挫裂伤区细胞外液乳酸含量。

2.抑制白三烯(LTs)生成,保护血脑屏障,减轻脑水肿及降低颅内压。

由于脑创伤后脑组织 LTs 增加,直接使血管内皮细胞收缩,内皮细胞间隙增加,血脑屏障通透性增加,加重脑水肿。亚低温能抑制 LTs 生成,从而减轻脑水肿,降低颅内压。

3.抑制颅脑创伤后乙酰胆碱、儿茶酚胺以及兴奋性氨基酸等内源性有害因子的生成和释放,减少对脑组织的损害。

研究已证明,亚低温能显著抑制脑创伤后谷氨酸和甘氨酸的生成释放,也能有效降低实验性脑创伤后脑脊液中乙酰胆碱含量,减轻乙酰胆碱对脑神经元的毒性作用。此外,亚低温还能明显抑制脑创伤后脑组织多巴胺、去甲肾上腺素和 5-羟色胺等单胺类物质生成和释放,从而有效地阻断这些毒性产物对神经细胞的损害作用。

4.减少钙离子内流,阻断钙对神经元的毒性作用,并能调节钙调蛋白激酶Ⅱ活性和蛋白激酶 C 的活力。

有学者用微荧光测定法测定神经细胞内钙离子浓度,并观察不同温度(31～37℃)对缺氧后脑切片神经元内钙离子浓度的影响,结果发现,31～37℃低温能显著抑制缺氧所造成的神经元钙离子内流,降低神经细胞内钙离子浓度,试验研究发现亚低温能使钙调蛋白激酶Ⅱ活性恢复正常,并能调节钙调蛋白激酶Ⅱ的 mRNA 表达。

5.减少脑细胞结构蛋白破坏,促进脑细胞结构和功能修复。

脑创伤后脑细胞蛋白的合成明显降低,特别是重要的细胞结构蛋白微管相关蛋白-2(MAP-2)含量也显著降低。研究发现,亚低温能有效地使脑创伤后脑组织蛋白质合成及微管蛋白-2 含量恢复至正常水平。

6.可减少或防止脑创伤后神经细胞凋亡的发生发展。

7.减轻弥漫性轴索损伤的继发轴索断裂。

8.改变脑缺血后各种酶的活性,减轻缺血性神经元损伤。

9.改变遗传信息的传递,促进蛋白质合成的恢复。

10.调节损伤后钙调蛋白激酶Ⅱ和蛋白激酶的活性,促进缺血再灌注后期蛋白质的合成。

11.抑制炎性反应。

五、亚低温治疗颅脑创伤的临床实施方法

1.脑温监测及降温程度　在亚低温治疗中,正确监测脑温至关重要。其测量方法分为直接测量法和间接测量法。直接测法量准确可靠,是一种较理想的脑温监测方法,经钻颅将脑温探头插入脑实质内或脑室造口将探头放于脑室中,通过半导体温度显示装置监测脑温变化。临床常用间接测温法有:①中心温度(温度探头置于肺动脉内测量血流温度),此温度与脑温十分接近;②口腔温度,操作容易,缺点是舌下温度比中枢温度略低;③应用鼓膜测温仪在鼓膜处连续测温,其结果较接近中枢温度;④直肠温度,在临床上具有实用及易推广的优点,但有学者报道直肠温度比脑温低 0.33℃左右;⑤膀胱温度,凡需保留尿管患者均可放置装有热敏探头的尿管,该部位温度与脑温接近;⑥颞肌温度,颞肌温度可较好地间接反映脑温。根据实验及临床研究结果,目前比较公认的降温程度是直肠温度 32.5～33℃,脑温或中心温度 33～34℃最为理想。但需要在设备良好的神经外科低温中心才可实行。直肠温度低于 30℃以下,易发生并发症。有学者应用前端带有温度传感器探头的脑室外引流管,对 135 例 sTBI 患者进行连续 3～5d 的观察研究,目的是为了探讨直肠、膀胱与脑温之间的关系。根据 3 万多分钟的连续观察资料,研究者发现脑温与直肠、膀胱温度之间常常存在着差距,其范围 1～2℃不等。当直肠或膀胱温度超过 38℃,其差距达到最大值。他们还发现当直肠温度分别在 38℃和 39℃时,脑深部温度则是 40～41℃。

有学者应用 LicoX-Ⅱ脑组织多参数监护仪,对 58 例 sTBI 患者无明显损伤的额叶深部脑白质的温度(BT)进行 3～7d 的监测研究,并与肛温(RT)进行对比研究,结果发现 BT 比 RT 高(1.0 ± 0.5)℃。如果 sTBI 病人 RT 达 38～39℃,则 BT 在 40～40.8℃,说明 BT 比 RT 高,应该是我们临床上更为重要的指标。这些研究结果提示我们应该改变神经创伤 ICU 的治疗方案。在过去,只有当直肠温度超过 38.5℃时才给予降温治疗,而现在,当直肠温度超过 37.5℃,一般都开始降温治疗,目的是为了保证有效地防止和治疗更高的脑温。

2.降温的时间窗　据文献报道,在 20 世纪 90 年代以前,低温治疗重型 TBI 患者的临床研究,通常在伤后 12～24h 方接受亚低温治疗,疗程 2～10d。据临床报道有一定疗效。动物实验表明,在脑组织损伤超过 60min 实施亚低温治疗,疗效较差。2001 年,Marrorof 和 Clifton 等报道的有关亚低温治疗时间窗的实验研究也证明了这一观点。但多数临床治疗开始于颅脑创伤后的数小时至十几小时,亦取得满意疗效。Metz 提出在颅脑创伤后亚低温治疗实施越早越好,只要在伤后 24h 内开始亚低温治疗,仍然有肯定的治疗

效果。临床亚低温治疗维持时程一般为24~72h,但也有人主张亚低温治疗维持4~5d为宜,也可维持到7d。但多数学者主张,亚低温治疗应根据病情而定,对于重型颅脑创伤颅内压增高的患者,应在颅内压降至正常水平后再维持24h,一般为3~5d,而对于无颅内压增高的重型颅脑创伤患者,亚低温治疗持续24h即可达到治疗目的。

3.降温方法　临床应用的降温方法有多种。有学者对几种降温方法进行比较后认为,单纯物理降温或药物降温均难以取得良效,只有头部降温、口服对乙酰氨基酚、乙醇擦洗、腋下及腹股沟放置冰块等几种方法联合应用,脑温才可能很快降至35℃。Marion用肌内注射琥珀酰胆碱、冰盐水洗胃以及冰毯包裹全身的综合方法,在10h内可将体温降至32~33℃。有学者采用硫喷妥钠4~6mg/(kg·h)静脉注射,然后4~8mg/(kg·h)静脉注射,配合冷水循环式降温毯包裹全身,使脑温缓慢降至33.5~34.5℃。近年研究表明,有效的降温方法应该是物理降温与冬眠药、肌松药相结合,主要步骤包括:①深昏迷患者做气管切开;②呼吸机辅助呼吸(同步及设定),尽可能减少患者的自主肌肉活动(包括呼吸肌的活动);③静脉使用冬眠肌松药,即生理盐水100ml+维库溴铵100mg和镇静药,生理盐水100ml+盐酸吗啡静脉滴注,维持24h;④合理使用冰毯降温。不过在应用上述方法进行降温及维持治疗时,应特别注意如下方面:①冬眠肌松药用量,应根据患者血压、心率、肌张力情况进行调整,一般在诱导降温时静脉给药速度为40ml/h左右,亚低温治疗维持期间为10ml/h左右;②患者应保持镇静,无寒战,无躁动;③患者躁动时临时使用维库溴铵8mg静脉推注,但必须在人工呼吸或呼吸机辅助呼吸情况下,以防呼吸停止意外;④终止亚低温治疗时,逐渐停用冬眠药及肌松药。

上述常规降温方法被称为"反应性"措施,即指当患者住在ICU内时,肛温或膀胱温度就应被监测。一旦所测温度超过了原先规定值时,护士就给予标准的方法进行降温处理,这些方法包括应用对乙酰氨基酚口服或灌肠等。然而这些方法需要0.5~1h,才能发挥最大作用。另外,1个或2个降温毯置于患者的后背或前胸后背,这种方法具有其矛盾性,即外源性冰毯降温可能引起患者出现寒战,寒战则又导致体温升高,而且应用冰毯降温要获得效果需要一定的时间。对一些顽固性的发热病例,则加用冰盐水胃内灌洗的方法,但这需要护士站在床边进行长时间的反复冰盐水胃内灌洗。从笔者的研究结果看来,冰盐水反复胃内灌洗法不但护士的劳动强度大,而且对降温也没有确定的效果。现在有人发明了一种替代上述降温方法的新技术,即血管内降温方法。

目前,Marion等已完成了对包括SAH、脑出血、TBI和卒中在内的20例危重患者应用血管内降温法的Ⅰ期临床研究工作。并对这些患者发病后7d内的情况跟踪研究,10例患者应用COOLGUARDTM降温导管在血管内进行降温,而另外10例患者则采用常规方法进行降温。结果显示,应用血管内降温设备组的患者,其控制发热所需时间比对照组缩短一半多,其不但没有发生因血管内置入导管所造成的显著并发症,而且还明显减轻了护士为控制发热站在床边等所付出的劳动强度。由此他们认为血管内降温是有效地防止和控制神经外科ICU内患者发热的一种理想的新方法。

目前尚无理想而简便的降低脑温的方法。现在有些学者在动物的右股动脉和右颈总动脉之间建立体外循环旁路,从股动脉流出的血液经过降温,输入颈总动脉,达到局部快速降低的效果。1994年,Towfighi使用从头皮到颈总动脉导管灌注流动的冰水,可使头皮温度保持在22~35℃。当头皮温度为28℃时,海马温度为29.5℃,体温为32.8℃;当头皮温度降为32℃时,海马温度为24.7℃,体温为32.8℃。证明这种方法对降低脑温是有效的,且对体温影响较小。1993年,Hall在大鼠脑缺血中给予毒蕈碱乙酰胆碱部分拮抗药U-80816F腹腔注射,可使颞肌温度下降1℃。国内学者采用半导体块循环水降温原理研制的亚低温脑保护仪,降温可控,在时间窗内达到预设温度,初步认为是实施局部亚低温的比较理想的仪器。

4.复温方法　目前多主张自然复温法,即停止亚低温治疗后使患者大约每4h复温1℃,在12h以上使其体温恢复至 37℃ 左右。也有人主张控制性缓慢复温,即每天复温 0.5℃。在复温过程中,可适当肌内注射肌松药及镇静药,以防肌颤导致颅内压增高。

六、亚低温治疗过程中可能出现的并发症及其防治

亚低温治疗使用得当时不发生明显的并发症,但当治疗时间过长或直肠温度低于 30℃ 时则常有并发症发生。亚低温治疗的可能并发症有:①心率减慢、血压下降及各种心律失常,复温后可逐渐消失,被视为非病理性改变。复温过程中由于血管扩张,回心血量减少,易引起低血容量休克。为此,复温速度宜缓慢,一旦发生低血容量休克,可用儿茶酚胺类药物如多巴胺提高外周血管阻力并适当补充血容量。②复温速度过快易引起颅内压反跳增高,故复温速度要缓慢,并适当应用肌松药及镇静药预防,必要时用 20% 甘露醇纠正。③有人报道低温能引起血黏度增加和凝血功能障碍,引发出血倾向,但一般认为 32～34℃ 低温对血液系统无明显影响。④低温期间常发生低钾血症,应注意及时纠正。⑤低温期间免疫功能受抑制,易并发呼吸系统及泌尿系统感染,应注意预防。⑥低温状态下,促肾上腺皮质激素、肾上腺素和皮质激素的分泌均受抑制,要注意在短时程内适当补充少量激素类药物。⑦亚低温治疗过程中会发生胰酶活性增加和血小板降低,但治疗结束后患者均可恢复正常水平。

七、亚低温治疗的护理及注意事项

亚低温治疗过程中护理工作十分关键,应给予足够重视,做好以下工作。

1.及时观察生命体征,尤其是呼吸情况,使用肌松药的同时,应备好呼吸机准备辅助呼吸。

2.动态观察颅内压变化,防止脑灌注不足,维持脑压在 20mmHg 以下,脑灌注压在 70mmHg 以上。

3.动态观察脑氧分压变化,防止脑供氧不足,维持脑氧分压在 15mmHg 以上。

4.观察记录降温时间,肌松药泵入速度及肌肉松弛程度,根据脑温或肛温调节肌松药泵入速度。

5.动态观察脑温或肛温传感器固定情况,防止脱出,影响测温效果。

6.动态观察心电监护,及时发现和处理心律失常。

7.每 2h 定时翻身,防止压疮发生,加强排背吸痰,一般 1/30min。加强雾化吸入,每 4h 雾化 1 次。

8.每 2h 放气管套管气囊 1 次,10～15min。通气过程中,每次吸痰不应超过 15s。防止脑缺氧发生,吸痰前吸入纯氧 1～2min。

八、亚低温监护室的设置

进行亚低温治疗,应具备必要的条件,其中亚低温治疗室及其设置是十分重要的。

1.环境条件　亚低温治疗室或在 ICU 内,采用闭路循环式净化及制冷系统,净化程度达到手术室标准,室内保持恒温(16～23℃),并附有报警装置。目前最好将室内环境控制在 17℃±1℃ 的恒温、恒湿状态。

2.监护　专职的医护人员昼夜 24h 实行 ICU 监护,设有多功能网络式床旁监护系统:包括血管内动脉血压、脉搏、呼吸、心电图、血氧饱和度、颅内压、中心静脉压等。

3.机械通气及呼吸机　亚低温治疗的患者,多需要在控制与辅助呼吸下进行亚低温治疗。

4.体温控制毯　这是亚低温治疗中主要的物理降温设备,具有冷热调节功能。它能把患者的体温降低到理想的亚低温水平,并维持稳定。

5.生化血气分析仪　这是监护患者呼吸功能及代谢状态的重要手段。除血气指标外,尚包括一些代谢指标,如 Na^+、K^+、Cl、血糖、乳酸、BUN 等。

6.微调输液泵系统　亚低温治疗患者,最好行锁骨下静脉或股静脉穿刺置管,以便用输液泵控制冬眠药物和常规液体的输入。

7.吸痰及吸氧设备　备有中央供氧、吸引系统。

8.心电除颤仪　以备心律失常时使用。

9.脑氧、脑温监测系统　在亚低温治疗中,最好直接监测脑组织温度(BT)和脑组织氧分压($P\ brO_2$)。脑组织氧分压是反映患者伤情预后的可靠指标。

10.颈静脉氧饱和度($S\ jvO_2$)监测系统　在亚低温治疗中,最好同时直接监测患者伤侧的 $S\ jvO_2$,由此可反映患者该侧大脑半球血流供应及脑氧代谢状况。

11.脑血流直接监测　用激光多普勒血流仪(LDF)直接监测亚低温治疗当中重型 TBI 大脑皮质的微循环血流量,由此观察患者局部的脑血供变化。

12.血流动力学监测　有条件时,可监测患者的心排血量(CO)、心脏指数(CI)、中心静脉压(CVP)、肺动脉压(PAP)、肺动脉楔压(PCWP)等,以观察亚低温治疗中患者的血流动力学状况。

13.微透析分析系统　在亚低温治疗中使用脑微透析技术,它能连续动态监测脑组织细胞外液多种生化物质的变化,这些变化较血中的变化早,更准确。通过观察这些生化物质含量变化,有助于判断患者伤情和预后。

14.急救车　车内应备有各种抢救用药及简易呼吸器。

九、对亚低温治疗的作用应正确理解和认识

许多动物实验和临床研究都显示出低温的有效性,尤其是 20 世纪 90 年代以来,欧、美、日本及我国的一些神经外科中心有关亚低温治疗重型脑创伤的临床研究结果令人振奋。但 2001 年美国 Clifton 等报道了亚低温对重型脑创伤治疗无显效的临床研究结果,同年,又由这一作者报道了亚低温对脑创伤有肯定治疗作用的动物实验研究结果。我们通过自己的临床和实验研究,以及查阅有关文献认识到,亚低温是一种很有实用价值的脑保护措施,关键是我们在临床上如何去正确理解和应用这一有效疗法,而不是简单随便地滥用之。在亚低温治疗重型脑创伤的临床过程中,我们应该特别注意如下几点:①亚低温治疗的时间窗,应该是伤后越早开始越好;动物实验表明,脑创伤后 90min 内亚低温效果肯定而良好。②亚低温方法应准确可靠,最好有脑温直接监测,同时能监测颅内压、脑灌注压、脑血流和脑组织氧分压,这样可以指导亚低温治疗的过程。③掌握好适应证,年老体弱、生命体征不稳定者,应避免亚低温治疗。④选择合适的病例,如局灶性脑创伤者亚低温疗效最好,而弥漫性脑肿胀者几乎无效。⑤强有力的医护队伍,因为正规的亚低温治疗要有很高的技术要求,期间任何环节不当都会造成疗效减低或者带来严重并发症。

近 10 年来,无论从实验研究,还是临床实践,绝大多数研究都表明亚低温具有肯定疗效。因此,我们要对于各种类型病理改变的 sTBI 患者区别对待,研究如何根据伤后患者的 ICP、$P\ brO_2$、CBF 变化决定是否应用亚低温治疗;应该进一步探索亚低温治疗的最佳适应证、时间窗、温度窗以及亚低温方法。特别注意避免简单地滥用亚低温这一疗法。真正地发挥亚低温脑保护等作用,提高我们的临床治疗水平。

新近的系统性文献资料回顾和 Meta 分析研究认为,亚低温治疗法对于颅脑创伤在指征掌握适当的情况下是有益的。美国 2007 年版(第 3 版)颅脑创伤救治指南中已把亚低温疗法应用于成年人急性重型颅脑创伤病人的临床这一观点列入其中,并指出要正确应用,亚低温疗法是很有前途的。

(宋志鹏)

第十五节　颅脑创伤的现代康复治疗

现代脑功能康复理论和实践研究证明:通过康复治疗可以观察到中枢神经系统(CNS)的改变:①CNS一边破坏,一边自行修复;②CNS残存部分具有修复巨大的潜力;③通过运动训练,可以学会生来而不具备的运动方式;④通过训练可使一个系统承担与本运动毫不相干的功能;⑤通过训练不仅可以恢复功能,而且在脑的相应部位也发生相应的形态和结构的改变。如此5点说明,脑功能的可塑性和实行功能康复的理论与实践的依据。

脑损伤康复是以非药物治疗方法为主,包括 PT、OT、ST、RT 及中国的传统中医疗法,其主要是以提高患者各项功能为目的。

重症脑外伤患者的肢体功能障碍,严重影响了患者的生活质量,给家庭及社会带来了沉重的负担。国内外研究报道认为:早期康复的介入可降低致残率、改善生活质量,其功能恢复是基于损伤后的中枢系统功能的重塑和可塑性原理,通过输入正常的运动模式,促进患者正常运动模式的形成,达到最大的功能恢复。康复介入越早,其肢体功能 Fugl-Meyer 评分和日常生活自理能力 Barthel 指数预后越好。

一、功能障碍特点

(一)运动功能障碍

颅脑损伤患者的运动功能障碍表现是多方面的,如肌力减弱、关节活动度受限、耐力的降低、共济失调、肌张力增高、姿势不良、异常运动模式、运动整合能力丧失等。表现为患侧上肢无功能,不能穿脱衣物,下肢活动障碍,移动差,站立平衡差,不能如厕、入浴和上下楼梯。

(二)认知障碍

认知是知觉、注意、记忆、思维、言语等心理活动。当颅脑损伤时常可造成患者认知功能障碍,最常见的功能障碍包括:注意力降低;记忆减退;动作开始、终止能力受损;安全感降低和判断能力受损;反应迟钝;执行功能困难和抽象思维能力障碍;概括归纳。对于认知障碍的患者来说,这种障碍往往持续很长时间,不仅影响患者的日常生活和社会生活,而且直接影响患者的康复治疗。故在其康复过程中尤其应引起重视。

(三)感知觉障碍

感知觉是一种人们了解外界事物的活动,即知识的获得、组织和应用,它是一个体现功能和行为的智力过程。感知觉可分为:视觉、躯体觉、运动觉和语言觉。当颅脑损伤时常可造成患者感知觉功能障碍。知觉障碍具体表现四大类:体像障碍;空间关系紊乱;失认和失用。患者常表现为以下特征:不能独立完成简单任务;主动和全部完成某项任务很困难;从一件任务转到另一件任务很困难;对于完成任务的必要目标不能很好地加以辨认。

(四)行为障碍

颅脑损伤患者经受各种各样的行为和情感方面的困扰,对受伤情景的回忆、头痛引起的不适、担心生命危险等不良情绪都可导致包括否认、抑郁、倦怠嗜睡、易怒、攻击性及躁动不安。严重者会出现人格改变、类神经质的反应、行为失控等。

(五)言语功能障碍

言语是人类特有的复杂的高级神经活动,言语功能障碍直接影响患者的社会生活能力和职业能力,使其社交活动受限。脑损伤后的言语运动障碍常见的有构音障碍、言语失用。构音障碍是由于言语发音肌群受损后不协调,张力异常所致言语运动功能失常,常涉及所有言语水平(包括呼吸、发声、共鸣、韵律)。患者表现为言语缓慢、用力、发紧,辅音不准,吐字不清,鼻音过重,或分节性言语等。言语失用是由于言语的中枢障碍而产生的言语缺失。大脑左半球是语言运动中枢,当病变部位在大脑左半球额叶和其他 1～2个脑叶时,会出现重度非流利型失语,患者表现为言语表达能力完全丧失,不能数数,不能说出自己的姓名,复述、呼名能力均丧失,不能模仿发出言语声音等。

二、康复评定

(一)颅脑损伤程度的评定

1.功能及预后评测的评定量表

(1)Glasgow 昏迷评分标准。

(2)Glasgow 结果量表(GOS):为了统一颅脑损伤治疗结果的评定标准,1975 年 Jennett 和 Bonel 又提出伤后半年至 1 年患者恢复情况的分级,即格拉斯哥结果分级(GOS),Glasgow 结果分级提供了五种不同的预后:

Ⅰ级:死亡(death,D)。

Ⅱ级:持续性植物状态(PVS),长期昏迷,呈去皮质或去大脑强直状态。

Ⅲ级:重度残疾(SD),不能独立生活,需他人照顾。

Ⅳ级:中度残疾(MD),患者不能恢复到原来的活动水平,但能生活自理。

Ⅴ级:恢复良好(GR),可以恢复到原来的社会活动和职业活动。成人能工作,学生能就学。

它是对颅脑外伤患者恢复及其结局进行评定,根据患者能否恢复工作、学习、生活能否自理、残疾严重程度分为 5 个等级:死亡、植物状态、重度残疾、中度残疾、恢复良好。

(3)残疾分级量表(DRS):包括一个逆向 GCS,附加基本功能技巧、就业能力和总的依赖水平的检测。DRS 主要用于中度和重度残疾的颅脑外伤患者,目的是评定功能状态及随其时间的变化,DRS 的最大优点是覆盖面广,从昏迷到社区活动,从睁眼、言语运动反映到心理、认知、社会活动。

2.其他评估预后的指标

(1)颅内压监测:据统计颅内压 5.3kPa(530mmH$_2$O)以下时,压力高低与治疗结果无明显相关性,若达到或超过此压力时,则死亡率显著升高;如经各种积极治疗颅内压仍持续在 5.3kPa(530mmH$_2$O)或更高,提示预后极差。

(2)体感诱发电位检查:对预后具有相当敏感性和特异性(73%～95%),异常诱发电位愈少,在 3 个月内愈能取得较好恢复,如明显出现诱发电位异常,虽进行了康复治疗,最大恢复时间仍可能延长至 12个月。

(3)瞳孔反射:如有瞳孔反射者 50%可获得良好恢复至中度残疾,无反射者则只有 4%。

(4)冰水灌注试验:冰水灌注昏迷患者耳内,如无前庭一眼反射,常表明有严重脑干功能失常,其死亡率可高达 85%～95%。

(5)脑电图和脑地形图可作为脑外伤后脑功能的评价,并可对昏迷程度和脑死亡做出评定。

急性颅脑外伤后大部分神经功能可在伤后 6 个月内恢复,恢复期可持续至伤后 2 年或更长。一般认为昏迷时间在 24 小时至 1 周的患者,治疗时间平均需要 6 个月,而意识丧失 2～7 周的患者则需 1 年,对伤势很重和昏迷 8 周以上的患者需 2 年的治疗时间。伤前的病患和精神因素可影响恢复过程,如过去曾有颅脑外伤、原有认知或行为异常或神经系统疾患则恢复较慢,且较少能完全恢复。颅脑外伤可加重原先的认知或行为异常。

(二)认知功能评定

可分别对记忆、注意、思维等进行评定,但常采用韦氏成人智力量表(WAIS)。认知障碍的分级通常采用 Rancho Los Amigos Hospital 的 RLA 标准。

(三)行为评定

颅脑损伤患者行为异常,常由情绪障碍所致,如抑郁或焦虑。可分别用汉密尔顿抑郁量表(HDS)和焦虑自评量表(SAS)进行评定,也可按行为障碍常见的临床表现来评定。

1.发作性失控　往往是颞叶内部损伤的结果,发作时脑电图有阵发异常,是一种突然无诱因、无预谋、无计划的发作,直接作用于最靠近的人或物,如打破家具,向人吐唾液、抓伤他人、放纵地进行其他狂乱行为等。发作时间短,发作后有自责感。

2.额叶攻击行为　因额叶受损引起,特点是对细小的诱因或挫折发生过度的反应,其行为直接针对诱因。

3.负性行为障碍　常因额叶和脑干高位受损。特点是精神运动迟滞、感情淡漠、失去主动性,即使日常生活中最简单、最常规的活动也不愿完成。

(四)言语功能评定

常用的评定方法为:Halstead-Wepman 失语症筛选测验;标记测验;语言功能障碍的观察评测,包括:听、说、读、写等相关内容。

(五)运动功能评定

ROM 评定、肌痉挛评定(改良 AS 法)、平衡协调性评定、步态评定及肢体综合运动功能评定。

三、音乐疗法对昏迷促醒作用

(一)音乐疗法的现状

音乐疗法是科学且系统地运用音乐的特性,通过音乐的特质对人体产生影响,协助个人在疾病或残障的治疗过程中达到生理、心理、情绪的整合,并通过和谐的节奏刺激身体的神经、肌肉,使人产生愉快的情绪,使患者在疾病或医疗过程中身心改变的一种治疗方法。音乐疗法,在欧美、日本、我国台湾等地已蓬勃开展,西方一些国家将其广泛应用于精神病医院、老年疗养院及儿童特殊教育部门。国外学者的研究结果也提示在颅脑损伤早期给予积极的音乐治疗有辅助治疗作用。因此,音乐疗法对昏迷的促醒作用正日益被医务人员所接受,并初步应用于临床。在国内,音乐治疗多数用于晚期肿瘤患者缓解疼痛、减轻化疗反应,改善心身疾病和临终关怀等。

(二)音乐的治疗作用

据研究,音乐的治疗作用主要由曲调的节奏、旋律、响度、和声等因素决定,其中又以节奏、旋律最为关键。音乐活动主要对人体生理、心理、社会等方面产生积极作用。

1.生理方面　音乐对人体的生理作用首先是音响对听觉器官和听神经的刺激,继而影响到全身的肌肉、血脉及其他器官的活动。国外有学者认为音乐活动中枢在大脑右半球,其中起作用的主要涉及边缘系统。边缘系统是感觉、情绪、情感的反应中枢,也参与部分直觉、想象和创造性信息的处理过程。当人们受到非语言性音乐刺激后,边缘系统随之应答并通过释放内啡肽而使大脑产生一系列效应。美妙的音乐可充分调动和发挥集体的潜能,提高神经细胞的兴奋性及整个神经系统的活动力。对昏迷患者,音乐治疗主要通过其生理效应起作用。

此外,国内学者成其讯认为人机体能由许多有规则的振动系统和多种生物信息符号构成。人的脑电波运动、心脏搏动、肺的舒缩、胃肠的蠕动,以及自律神经的活动,形成有规律的振动系统。当一定频率的音乐节奏与上述振动系统的频率相一致时,就能使身体与音乐发生同步共振,产生一种类似细胞按摩的作用,从而起到镇静、镇痛、降压等综合的治疗效果。

2.心理方面

(1)自我表现:自恋是弗洛伊德提出的一个概念,指的是一种爱恋自己的心态。而自我陶醉即为一种自恋的表现,在音乐治疗的临床应用中,音乐治疗师借助歌唱、舞蹈、器乐表演等音乐活动,可以让来访者尽情地表现自我,用表演体验后的喜悦来满足患者的自恋情绪。

(2)唤起联想:在人的意识中,音乐常被无意识地感知并记录下来,无论是整首乐曲,还是片段音乐,每当我们听到它时,就会很自然地联想起过去的经验,唤起往日的记忆,再现过去的事件或情感。音乐治疗师借助来访者聆听音乐所产生的音乐本身以外的联想,可以达到心理治疗的目的。

(3)音乐同化:音乐可以使人同化,让人和音乐一样,在精神上与音乐的思想融为一体。从音乐中患者可以听到作曲家发自心灵深处的声音,而跟随着这种声音,听者也会不知不觉地离开现实世界,进入到音乐所描述的另外一个境地,从而满足患者虚幻的体验和逃避现实的需求。同样,对于一些沉迷于虚幻的患者来说,他们也会从音乐的实际声响中,恢复有意识的知觉,把他们从梦境般的不现实的世界带回到现实世界,借由体验现实生活的音乐活动,领悟社会环境的约束,从不切实际的幻想中恢复到意识状态。音乐引导想象技术中,音乐治疗师就是利用音乐同化方法,借助来访者心理需求来达到对其心理治疗的目盼。

3.社会方面

(1)增进交流:通过音乐会、舞会、文艺演出等社会活动,人们可以借助音乐传达情绪、情感。音乐提供的非语言性交流的作用实际上反映了人们思想和价值观念,它是患者在很多场合下用语言交流所不能表达的。通过音乐表达、交流,可以为患者提供一个良好的社会交往平台,增进他们的语言表达和人际沟通能力。

(2)适应社会:音乐治疗中选择的音乐或歌曲都具有现实的社会意义,它具有启发和引导来访者什么是正当的、高尚的行为,协助患者适应社会的作用。通过歌曲演唱或音乐演奏等音乐活动,可以充实患者的社会习俗,这些音乐活动强调社会的体统,告诉来访者应该做什么及如何做,以及如何做才能真正适应社会生存。

(3)促进社会整合:大型的音乐活动本身就有社会整合功能,比如宗教音乐活动和大型交响音乐会等音乐活动,借由类似的音乐活动来自不同行业、不同宗族、不同宗教信仰的人们会自发地集合在一起,接受音乐的熏陶和洗礼。在团体的音乐治疗中,音乐成为一种信号,召集来自不同阶层的患者,把他们集中在一个安全、温馨的治疗环境里,患者通过参与需要集体协作的音乐治疗活动,借助音乐交流,也能有效提升患者在社会交往中的社会资源整合能力。

(三)音乐疗法促醒的作用机制

现代医学认为脑具有巨大的可塑性,当脑细胞受损后,正常脑细胞和平时受抑制的神经细胞可代替或脱抑制以适应脑受损后的功能改变。

此外,脑损伤昏迷者受损的脑组织中存在未坏死但丧失功能的细胞,这部分细胞功能的恢复是脑功能恢复的另一个途径。音乐作用于听神经,对患者产生听觉刺激,促使脑部生物电活动增强,调整大脑皮质的潜在能力。Sisson 等认为听觉刺激对颅脑损伤昏迷患者大脑皮质活动有不同程度的影响,刺激听神经可使脑内多数区域血流量增加,从而改善临床症状;音乐的旋律、节奏还可以调节大脑边缘系统和脑干网状结构功能,促使未受损的脑细胞进行代偿,从而弥补变性受损脑细胞的功能,通过自身调节而加快意识的恢复。研究表明,颅脑损伤昏迷患者进行音乐治疗后,运动能力改善,情绪的稳定性增加,并能促进患者早期苏醒。

(四)音乐疗法促醒的实施方法

一般音乐治疗的实施方法有两种:被动式和主动式。被动式是使患者通过欣赏、感受音乐,在情绪、情感上发生变化,从而达到在生理、心理上进行自我调节的目的。主动式是让患者参与演唱或演奏活动,包括学习某种乐器的简易演奏法,也可同时结合体操或舞蹈动作及配合治疗人员对患者的交流达到治疗的目的。音乐疗法的一个特点是:音乐是通过人的耳进入人体的一种刺激,人的耳是不能自动关闭的,所以音乐疗法可以在任何时候,应用于任何人。对于昏迷患者只能采用被动性音乐疗法,音乐是此类患者音乐治疗的唯一方式。在国外曾发生过一件趣事:因交通事故受伤昏迷的 25 岁女子艾丝德是流行歌手伊里阿斯的歌迷,精神病学专家迪高医生得知此情,立即开出音乐处方:每日 24 小时播放伊里阿斯演唱的歌曲。在连续播放两周后的一天,艾丝德开始睁开眼睛,身体能慢慢移动,以后逐渐康复。一般患者以 1 小时/次为宜,音量控制在 70dB 以下,乐曲的选择则应因人和病症而异。我国相关人员研究表明对重症脑损伤患者(植物人)定时播放他(她)所熟悉的音乐,3 次/天,1 小时/次,能提高大脑皮层的兴奋性,促进神经系统的修复能力。另外,对脑外伤后持续性植物状态患者在音乐疗法的基础上,给患者播放其最亲密对象的声音(内容为呼唤患者的昵称及具有鼓励性、刺激性的语言,或较难忘的事和物),6 次/天,10~15 分/次,也取得良好效果。

(五)音乐疗法促醒作用的效果评价

对于音乐疗法促醒作用的效果评价,目前多数研究者主要依据临床指标(生命体征、昏迷量表、日常生活能力评定等)的观察结果和部分患者的脑电图改变做出结论。

最近国外学者采用功能性磁共振成像技术对音乐的脑部效应进行研究,初步证实本方法的有效性,推测其在音乐疗法的效果评价研究中有重要价值。另一方面,较多的研究报道以治疗前后对照作为疗效评价的依据,仅少数设立了对照组。因此,结果受其他治疗措施的影响,结论的可靠性有限。

(苗志凯)

第六章　中枢神经系统肿瘤

第一节　概论

一、颅内肿瘤的流行病学

颅内肿瘤是神经外科最常见的疾病。多数为起源于颅内各组织的原发性肿瘤。继发性颅内肿瘤则来源于身体其他部位恶性肿瘤的转移或邻近肿瘤的侵入。其发生率各国报道不一,美国原发性脑肿瘤的总体发生率为(11~12)/10万,每年新诊断原发性脑肿瘤和脑转移瘤患者超过19万。我国颅内肿瘤的发生率为每年(7~9)/10万,其中恶性肿瘤占颅内肿瘤的40%~50%,以来源于神经上皮组织的肿瘤为主,占全身恶性肿瘤的1.5%~2.0%,居全身恶性肿瘤的第11位。脑转移瘤发病率稍低,为(2.1~11.1)/10万。根据近年来的跟踪调查结果显示,我国颅内肿瘤的死亡率为3.13/10万,占全部恶性肿瘤死亡的2.3%,其中男性为3.50/10万,女性为2.74/10万,而且脑肿瘤的死亡率随年龄的增长而升高。城市与农村居民脑肿瘤死亡率分别为3.78/10万和2.80/10万。中国东、中及西部地区的死亡率分别为3.60/10万、3.14/10万、2.49/10万。其中位生存期在15个月左右。总之,我国颅内肿瘤的发生率和死亡率呈上升趋势,男性居民脑肿瘤死亡率高于女性,不同地区间的死亡率也存在较大差异。

颅内肿瘤的年龄分布:儿童颅内肿瘤发病的种类与成人有所不同。成人中脑肿瘤的发病率仅次于胃、肺、子宫、乳腺及食管等肿瘤,约占全身肿瘤的2%。儿童期脑肿瘤在全身各部位肿瘤中所占比例较成人高,约占7%,占12岁以下儿童死亡率的12%,居首位。颅内肿瘤可发生于任何年龄,但大部分肿瘤好发于30~50岁,不同病理类型的颅内肿瘤在其发病年龄上有其明显特点,0~4岁儿童的年发病率为3.1/10万,15~24岁的人群其发病率下降到1.8/10万,但随后发病率上升,65岁以上人群的发病率为18/10万。

颅内肿瘤的地域分布:由于不同地区的气候条件、自然环境及生活饮食习惯等因素的不同,不同地域之间颅内肿瘤的构成比也存在差异,1996~2006年十年流行病学调查发现,大庆地区的原发性脑肿瘤中,最常见的是鞍区肿瘤,而不是最常见的神经上皮性肿瘤(如胶质瘤)。

胶质瘤为最常见的原发性颅内肿瘤,约占所有颅内肿瘤的44.6%,其中又以星形细胞瘤最多见,恶性星形细胞瘤约占66%;其次是髓母细胞瘤和少突胶质细胞瘤。在儿童和青少年中,髓母细胞瘤、室管膜瘤及脉络丛乳头状瘤的发生率要明显高于成人。在年龄分布上,男性略多于女性,以星形细胞瘤,胶质母细胞瘤和室管膜瘤较为明显。在发生部位上,成人多见于额顶颞叶,而儿童则以小脑半球和脑干较为多见。

脑膜瘤发病率约为2/10万,占全部颅内肿瘤的20%左右,仅次于胶质瘤占第二位。发病人群以成人为多见,女性多于男性。大脑半球凸面脑膜瘤最为多见。

垂体腺瘤是发生在腺垂体的良性肿瘤,约占颅内肿瘤的 10%,为临床上仅次于胶质瘤和脑膜瘤的第三大类肿瘤,女性多于男性。作为一种内分泌肿瘤,其具体分类较为复杂,但其中最常见的是女性垂体泌乳素瘤。

颅内转移瘤占颅内肿瘤的 3%～10%,以成年人尤其是中老年人多见,其中又以肺癌颅内转移最为多见,其次是子宫,卵巢,黑色素瘤等。

二、颅内肿瘤的病因学

颅内肿瘤的发生及发展是一个十分复杂的问题,至今尚无定论。癌变的多阶段学说认为,各种环境的致癌因素与遗传的致癌因子以协同或序贯的方式引起遗传物质 DNA 的损伤与错误性修复,导致癌基因的激活及抑癌基因的失活,先使细胞发生转化,呈多克隆增生,然后经过漫长的多阶段演变,其中一个克隆相对无限制的扩增,再通过附加突变,选择性地形成具有不同特点的亚克隆,进而获得浸润及转移能力,形成恶性肿瘤。现在普遍认为,绝大多数肿瘤是由内在因素与外在因素相互作用引起的。"外在因素"主要指环境因素,可概括为环境中的物理、化学、生物因素。"内在因素"指个体因素,主要指遗传所决定的个体对肿瘤的易感性。现明确的颅内肿瘤病因仅有电离辐射,其他均为可能因素。

(一)环境因素

1.物理因素

(1)电离辐射:大剂量的电离辐射暴露是明确的颅内肿瘤病因。研究表明,大剂量放疗(2500cGy)可增加颅内原发良、恶性肿瘤的发病率,如脑膜瘤、胶质瘤等。对于诊断剂量的电离辐射暴露,有部分研究报道头颈部 X 线、牙科 X 线检查可增加颅内肿瘤的发病风险,但还存在争议,仍需研究证实。

(2)电磁场:仍存在争议。1987 年 Wertheimer 和 Leeper 报道了在高压电场下生活的儿童颅内肿瘤的发病风险增加,随后又有高压电场工作工人颅内肿瘤发病率增加的报道。但后续大量的研究结果未能证实这一结论。所以,至今仍不能确定电磁场在颅脑肿瘤发病过程中的作用。

(3)手机(无线电波):早在十几年前人们就开始担心手机产生的无线电波是否会增加颅内肿瘤的发病风险。实验表明无线电波的能量不足以损伤 DNA 或造成任何表观遗传的改变。动物实验也未发现无线电波可增加恶性肿瘤的发病风险。故手机的使用仅为一个可疑的颅内肿瘤病因。

(4)外伤:少数研究报道,头部外伤可使脑膜瘤的发病风险增加,这可能是由于外伤处细胞的过度增殖所致,但后续大量的研究表明外伤与颅内肿瘤间无明显的关联,所以外伤只是颅内肿瘤的一个可能因素。

2.化学因素

(1)亚硝基化合物:亚硝基酰胺是一种直接致癌物,可引起 DNA 畸变,是一种强力的神经系统致癌物。乙基亚硝基脲(ENU)也是一种亚硝基酰胺,在大鼠、小鼠、猴等多种动物中被证实有致神经系统肿瘤的作用。在我们日常生活中,亚硝基化合物广泛存在,如腌制食品中含有较高的亚硝基化合物,但仅有少量的证据表明食用腌制食品会增加颅内肿瘤的发病风险。

(2)外源性激素:由于女性脑膜瘤的发病率明显高于男性,故雌激素可能与脑膜瘤的发病有一定关联。近来研究发现,外源性雌激素的摄入(如激素替代疗法,口服避孕药等)可增加女性脑膜瘤的发病风险,其机制未明。

(3)饮酒:有报道表明,母亲怀孕时饮酒可增加儿童中枢神经系统肿瘤的发病率,但目前普遍认为饮酒与成人颅内肿瘤的发病无明显联系。

(4)吸烟:被动吸烟被认为可增加儿童及妇女中枢神经系统肿瘤的发病风险。但近来的一项研究显示,吸烟的起始年龄,吸烟强度,吸烟年限,开始吸烟的年龄均与成人胶质瘤的发病率无明显关联。故吸烟是否是颅内肿瘤的发病原因之一仍需进一步证实。

3.生物因素

(1)细菌及寄生虫:有报道认为结核杆菌与胶质瘤及脑膜瘤有关。弓形虫的脑组织寄生可能与星形细胞瘤发病有关,但这些结果均未得到大样本研究的证实。

(2)病毒:已有多种致瘤病毒在中枢神经系统肿瘤中被发现,如乳头状多瘤空泡病毒、JC 病毒、猿猴病毒 40(SV40)等。致瘤病毒,如 ROUS 肉瘤病毒、SV40、JC 乳头状瘤病毒、鼠及鸟肉瘤病毒均可在动物模型中诱导出中枢神经系统肿瘤。这些病毒可能使原癌基因重排或扩增而导致中枢神经系统肿瘤。

(二)个体因素

1.家族聚集性 尽管部分颅内肿瘤的发病存在家族聚集倾向,但无法区分是家族人群共同生活的环境还是家族的遗传因素所致。研究发现,有家族聚集性的颅内肿瘤常发生在无遗传疾病的家族,这提示相对于遗传因素,环境因素可能起着更重要的作用。

2.遗传综合征 许多遗传综合征被证实会增加颅内肿瘤的发病风险,这些综合征包括Ⅰ型神经纤维瘤病和Ⅱ型神经纤维瘤病、Von Hippel-Lin-dau(VHL)病、Li-Fraumeni 综合征、结节性硬化、Gorlin 综合征等。然而,这些遗传综合征十分少见,仅在人群中占有很小一部分。

三、颅内肿瘤的病理分类

(一)分类历史

Bailey 和 Cushing 根据 Cohnheim 关于胚胎残留细胞形成肿瘤的假说,结合自己的临床实践和病理学研究,最早提出了中枢神经系统肿瘤的分类,包括神经外科初期胶质瘤类的分类。这一学说的基础是神经系统胚胎发育过程中某些细胞发育停滞,出生后由这些发育停滞的胚胎残留细胞发生肿瘤,这与现代的肿瘤发生理论十分矛盾。现代观点认为,肿瘤的发生是由于正常细胞的染色体受到遗传及外界因素的影响,发生二次基因突变而形成的。但 Bailey 和 Cushing 的分类法首先创立了神经系统肿瘤特别是胶质瘤的分类,能反映肿瘤的组织来源及其恶性程度,推动了早期神经外科发展。而后 Hortega 根据 Bailey 等学说,提出了自己的分类方法,但并未脱离胚胎残留学说的观念,还提出了"副胶质瘤"的概念。1949 年 Kernohan 等根据肿瘤细胞分化程度,以间变学说为基础,提出胶质瘤的Ⅰ~Ⅳ级分类方法:瘤细胞占 25% 的肿瘤组织为Ⅰ级;25%~50% 为Ⅱ级;50%~75% 为Ⅲ级;75% 以上为Ⅳ级。许多临床医师对此分类法很感兴趣,病理工作者却对此持不同观点,认为这种分类法往往不能全面地反映肿瘤组织的生长特点。以后 Russell 和 Rubinsteine 根据上述两种分类法,提出了神经外胚层肿瘤分类法。国际抗癌协会于 1965 年提出了全部神经系统肿瘤的分类,但未被人们所采用。1977 年世界卫生组织委托有关专家经过 15 年的研究,提出了新的比较全面系统的中枢神经系统肿瘤分类。

我国对中枢神经系统肿瘤分类法也缺乏一致的意见,多数学者受到 Bailey-Cushing、Kernohan 等的学术思想影响。国内较早对神经系统肿瘤进行系统统计的是赵以成教授,基本为 Bailey 和 Cushing 的分类法。王忠诚主编的《神经外科学》采用了北京市神经外科研究所自己的方法。张福林 1978 年发表的分类方法基本上是 Kernohan 的Ⅰ~Ⅳ级分类法。继世界卫生组织(WHO)的神经系统肿瘤分类公布以后,我国黄文清、吴在东等也发表了类似的分类方法。他们根据肿瘤发生的解剖部位、组织来源、形态学特点和生物学特性,将神经系统肿瘤分成 140 则细目,既照顾到临床不同专业(如眼科和鼻科),又照顾到形态学特点,同时辅助以分级对照,最后落实在良性、交界、恶性 3 个级别上。

（二）WHO 中枢神经系统肿瘤分类

WHO 分别于 1979 年、1993 年和 2000 年出版了神经系统肿瘤分类。第 1 版、第 2 版称为《中枢神经系统肿瘤的组织学分型》，第 3 版为《WHO 肿瘤分类：神经系统肿瘤的病理学与遗传学》。2007 年的第 4 版改称为《WHO 中枢神经系统肿瘤分类》，增加了许多 2005～2006 年乃至 2007 年新文献中介绍的内容。例如，原发性和继发性胶质母细胞瘤的遗传学研究进展，不典型脉络丛乳头状瘤的研究、血管中心性胶质瘤的研究进展等。第 4 版对各个肿瘤的发病率、患者的年龄和性别分布、部位、临床表现、影像学特点、大体和组织病理形态、免疫表型、细胞增殖状况、遗传学和分子改变、预后因素等进行了细致的修订和更新，提供了大量新的信息。新增病种和亚型是第 4 版分类的一个显著特点，如毛黏液样星形细胞瘤、不典型脉络丛乳头状瘤、血管中心性胶质瘤、乳头状胶质神经元肿瘤、脑室外神经细胞瘤、神经垂体细胞瘤、腺垂体梭形细胞嗜酸性粒细胞瘤等。现将最新版 2007 WHO 中枢神经系统肿瘤分类（第 4 版）的组织学分类分列如下。

1. 神经上皮组织肿瘤

（1）星形细胞肿瘤：①毛细胞型星型细胞瘤，黏液型毛细胞型星形细胞瘤；②室管膜下巨细胞星形细胞瘤；③多形性黄色星型细胞瘤、弥漫性星形细胞瘤（纤维型星形细胞瘤；肥胖细胞型星形细胞瘤；原浆型星形细胞瘤）；④间变性星形细胞瘤；⑤胶质母细胞瘤（巨细胞胶质母细胞瘤；胶质肉瘤）；⑥大脑胶质瘤病。

（2）少突胶质细胞肿瘤（少突胶质瘤；间变性少突胶质瘤）。

（3）少支星形细胞肿瘤（少支星形细胞瘤；间变性少支星形细胞瘤）。

（4）室管膜瘤：①室管膜下瘤（黏液乳头型室管膜瘤）；②室管膜瘤（细胞型、乳头型、透明细胞型、脑室膜细胞型）；③间变性室管膜瘤。

（5）脉络丛肿瘤（脉络丛乳头状瘤；非典型性脉络丛乳头状瘤；脉络丛乳头状癌）。

（6）其他神经上皮肿瘤（星形母细胞瘤；第三脑室脊索样胶质瘤；血管中心性胶质瘤）。

（7）神经元和混合神经元—神经胶质肿瘤（小脑发育不良性神经节细胞瘤；婴儿多纤维性星形细胞瘤／节细胞胶质瘤；胚胎发育不良性神经上皮肿瘤；节细胞瘤；神经节胶质瘤；间变性节细胞胶质瘤；中央性神经细胞瘤；脑室外神经细胞瘤；小脑脂肪神经细胞瘤；乳头状胶质神经元肿瘤；第四脑室菊形团胶质神经元肿瘤；副神经节瘤）。

（8）松果体区肿瘤：（松果体细胞瘤；中等分化的松果体实质瘤；松果体母细胞瘤；松果体区乳头状瘤）。

（9）胚胎性肿瘤：①髓母细胞瘤（多纤维性／结节性髓母细胞瘤、广泛结节性髓母细胞瘤、间变性髓母细胞瘤、大细胞髓母细胞瘤）；②中枢神经系统原始神经外胚层瘤（中枢神经系统神经母细胞瘤、中枢神经系统节细胞神经母细胞瘤、髓上皮瘤、室管膜母细胞瘤）；③非典型畸胎样／横纹肌样瘤。

2. 脑和脊神经肿瘤　①神经鞘瘤（神经膜细胞瘤），如细胞型、丛状型、黑色素型。②神经纤维瘤：丛状型。③神经束膜瘤，如非特指恶性神经束膜瘤。④恶性周围神经鞘瘤，上皮样型；伴有间质分化的；黑色素型；伴有腺样分化的。

3. 脑（脊）膜肿瘤　①脑（脊）膜上皮细胞肿瘤；②脑（脊）膜瘤，如上皮型、纤维型（成纤维细胞型）、移行型（混合型、砂粒型、血管瘤型、微囊型、分泌型、淋巴浆细胞丰富型、化生型、脊索样型、透明细胞型、非典型性、乳头型、横纹肌样型、间变性（恶性）；③脑膜间质肿瘤，如脂肪瘤、血管脂肪瘤、蛰伏脂瘤、脂肪肉瘤、孤立性纤维瘤、纤维肉瘤、恶性纤维组织细胞瘤、平滑肌瘤、平滑肌肉瘤、横纹肌瘤、横纹肌肉瘤、软骨瘤、软骨肉瘤、骨瘤、骨肉瘤、骨软骨瘤、血管瘤、上皮样血管内皮瘤、血管外皮瘤、间变性血管外皮瘤、血管肉瘤、卡波西肉瘤、E-wlng 肉瘤-PNET；④原发性黑色素细胞病变，如弥漫性黑色素细胞增生症、黑色素细胞瘤、恶性黑色素瘤、脑膜黑色素瘤病；⑤与脑膜有关的其他肿瘤；⑥血管网状细胞瘤。

4.淋巴瘤和造血系统肿瘤　①恶性淋巴瘤；②浆细胞瘤；③粒细胞肉瘤。

5.生殖细胞肿瘤　①生殖细胞瘤；②胚胎性癌；③卵黄囊瘤；④绒毛膜癌；⑤畸胎瘤（成熟型、未成熟型、畸胎瘤恶变）；⑥混合性生殖细胞肿瘤。

6.鞍区肿瘤　①颅咽管瘤（釉质瘤型、乳头型）；②颗粒细胞瘤；③垂体细胞瘤；④垂体嗜酸性纺锤形细胞瘤。

7.其他　转移性肿瘤。

四、颅内肿瘤的基础科学概述

（一）颅内肿瘤与免疫

由于脑组织对抗原不能产生经典的免疫反应，中枢神经系统既往一直被认为是一个免疫豁免器官。由于血-脑屏障和血-脑脊液屏障的存在，脑实质、脑间质液和脑脊液与血液隔离，内皮细胞之间的紧密连接限制了可溶性分子如病原体和免疫细胞从血液中进入中枢神经系统。尽管这些障碍的存在，脑实质内和脑脊液中仍可检测到免疫细胞，其中辅助性 T 细胞最为多见，说明中枢神经系统其实存在免疫监视机制。目前很多研究发现，在病理条件下，血-脑屏障和血-脑脊液屏障的完整性受到破坏，炎症细胞可能进入中枢神经系统，由此启动中枢神经系统的免疫反应。除此之外，中枢神经系统不同成分及细胞类型也表达招募免疫细胞的特殊配体，成为中枢神经系统免疫应答的前提条件。

众所周知，肿瘤可以通过免疫逃避或者免疫抑制等多种机制逃避或者减弱免疫反应，胶质瘤特别是胶质母细胞瘤（GBM）也不例外，GBM 可以表达多种抑制免疫的分子，如 VEGF、IL-10、IL-6、TGF-β 等细胞因子、蛋白、酶类等。这些脑肿瘤中上调的抗炎分子在一定程度上可抑制免疫功能。此外，由于遗传学和表观遗传学的修饰，肿瘤细胞表达的抗原与正常细胞表达的抗原迥然不同，这些抗原在肿瘤逃避免疫监视过程并维持自身恶性增殖表型中具有重要作用，因此也成为目前抗肿瘤中的重要分子靶点，如 Survivin、EGFR、WT1 等。在肿瘤免疫中，另一个重要发现是肿瘤细胞微环境中上调的抗炎因子可以下调一种重要的免疫调节细胞——NK 细胞的活化受体 NKG2D 的表达水平，从而抑制其功能。已有研究发现 GBM 患者及胶质瘤动物模型的外周血中 NK 细胞数量减少，这种下调的 NK 细胞功能已被认为是胶质瘤免疫逃逸的机制之一。

迄今为止已有多种免疫治疗应用于 GBM 的临床前期研究并证实具有一定效果，其中部分疗法已经转化为临床试验。在Ⅰ～Ⅱ期临床试验中发现复发及新诊断的 GBM 患者接受免疫治疗可以获益。最近设计并注册的这些试验将评估免疫治疗方法如单克隆抗体（抗 EGFR、抗 VEGFA 等）、免疫细胞因子（干扰素）、TLR 激动药、T 细胞或 NK 细胞过继治疗和肿瘤疫苗（多肽或 DC 为基础的疫苗）对提高标准治疗效果的作用。

（二）颅内肿瘤与生长因子

生长因子是一类可以与细胞膜受体发生特异性结合，从而调节细胞生长与其他细胞功能等多效应的多肽类物质，可以通过自分泌和（或）旁分泌方式调节各种细胞的增殖和分化，对人体的免疫、肿瘤发生、炎症与感染、血管形成、细胞分化、细胞凋亡等方面具有重要的调控作用。

EGFR 是一单链跨膜糖蛋白，在组织生长发育和损伤修复中具有重要作用，并与肿瘤细胞的生长、恶性增殖和分化密切相关。EGFR 在恶性脑肿瘤特别是 GBM 中呈过度表达，提示与胶质瘤的恶性生物学特性关系密切。针对 EGFR 及其信号通路的靶向治疗可抑制肿瘤的生长，包括靶向 EGFR 的单克隆抗体（尼妥珠单抗）、酪氨酸激酶抑制药、生长因子拮抗药和受体抑制药等，其中部分治疗方案已进入临床试验。

　　VEGF是已证实的直接作用与血管内皮细胞的生长因子,与肿瘤发生、肿瘤血管生成、瘤周水肿等生物学行为有密切相关。在GBM中VEGF的表达明显升高,与血管内皮细胞的通透性、肿瘤血管生成、血-脑屏障及胶质瘤的恶性表型密切相关,也与脑膜瘤的肿瘤血管生成和瘤周水肿相关。通过靶向抑制VEGF的基因表达、靶向VEGF单抗等方法阻止VEGF与其受体结合可减少肿瘤血管生成,从而抑制肿瘤生长,已成为目前胶质瘤靶向治疗的研究重点之一。

　　IGF是胚胎发育期中枢神经系统重要的生长调控因子,包括IGF-1和IGF-2两种。IGF-1通过与细胞表面受体IGF-1R结合发挥生物学效应,激活胞内PI3K-AKT-mTOR和MAPK/Ras-Raf-Erk等信号通路,从而促进细胞增殖、抑制凋亡和促进血管生成。研究发现,IGF-1与胶质瘤恶性程度呈正相关,且拮抗IGF-1可抑制胶质瘤细胞的生长。在垂体瘤中,IGF-1是肢端肥大症诊断的重要指标,也是评判其治疗效果的重要指标之一。IGF-1被证实可以调节生长激素的分泌及其mRNA的表达,因此在肢端肥大症的发病机制中具有重要作用。

(三)颅内肿瘤与血管生成

　　脑肿瘤血管生成是指从瘤周或瘤内血管形成新生毛细血管的过程,包括血管内皮细胞激活,细胞外基质和血管内皮基底膜降解,内皮细胞迁移和增殖,管腔结构形成,新的基底膜形成及最终新的血管生成等多个步骤。在胶质瘤中,缺氧诱导肿瘤细胞VEGF表达增高,从而造成血管通透性增加进而导致胶质瘤微血管生成。血管内皮细胞表达的Ang-2可与VEGF协同促进新生血管产生,某些缺氧相关转录因子可以直接与VEGF基因启动子结合从而启动基因表达。在脑膜瘤中,血管生成也被认为与脑膜瘤增殖活性、复发及生存时间关联。

　　针对新生血管生成的不同环节抑制肿瘤血管生成,可以遏制肿瘤生长和进展。目前临床常用的VEGF抑制药——贝伐单抗是重组人源性抗VEGF单克隆抗体,通过中和VEGF以阻断其与内皮细胞上的VEGF受体(Flt-1和KDR)结合而发挥抗血管生成作用。临床研究结果表明贝伐单抗单药治疗可明显延长复发高级别脑胶质瘤患者6个月的无进展生存期PFS,但中位生存期改善不明显;而对于新诊断的高级别脑胶质瘤患者,其PFS也可显著获益,但总体生存时间需更多大型前瞻性Ⅲ期临床研究的证实。

(四)颅内肿瘤的基因组学与蛋白组学研究

　　1.颅内肿瘤的基因组学研究　基因组学是研究生物体全基因组DNA的序列和属性的学科,包括在DNA(基因型)、mRNA(转录物组)和蛋白质(蛋白质组)水平上研究细胞或组织的所有基因。也有人将其定义为是研究基因组的结构、功能及表达产物的学科。由于脑胶质瘤尤其是胶质母细胞瘤是颅内最常见的原发性恶性肿瘤,因而对其基因组学和蛋白组学的研究也最为重视,主要集中在以下几个方面。

　　(1)寻找颅内肿瘤特征性差异表达基因:肿瘤的发生是一个多因素、多阶段的复杂过程。正常基因的突变或缺失、癌基因的异常扩增和表达、抑癌基因的失活及多基因协同作用导致的信号转导通路及信号调控网络异常,最终决定肿瘤表型。使用基因组学技术结合生物信息学方法可对肿瘤的基因表达谱进行比较和分析,寻找未知基因的功能信息或已知基因的未知功能。某医院神经外科利用基因芯片技术对18例胶质瘤样本进行基因表达谱分析,发现脑胶质瘤相关基因438条,其中55条为未在GenBank登录的新基因。对其中12条进行克隆、生物信息分析和功能研究,发现与细胞信号转导、代谢、细胞骨架和运动、细胞周期、细胞凋亡等基因功能和胶质瘤侵袭性密切相关。

　　美国加州大学洛杉矶分校的研究者利用全基因组芯片研究发现,脑膜瘤绝大多数存在22号染色体长臂缺失,而在复发或间变型脑膜瘤中,6号染色体长臂和14号染色体长臂缺失更为常见。根据基因表达谱及拷贝数的不同,可将脑膜瘤分为五个亚组,分别对应不同的生物特性和治疗预后,为后续的个体化治疗提供了迄今为止最完整的全基因组研究资料。

一项由德国学者发起,多国研究者参与的研究发现,成人髓母细胞瘤的基因组学特点与儿童并不相同,根据基因组学研究,成人髓母细胞瘤可进一步细分为三个亚组,分别对应 sonic hedgehog 通路、Robust和 Wnt/wingless 通路激活,并提示不同的预后。

法国学者利用基因组学技术建立了泌乳素型垂体瘤的基因模型,可用来有效预测肿瘤的侵袭性及复发倾向性,为临床早期预测并治疗侵袭性垂体腺瘤提供了分子基础。

(2)寻找颅内肿瘤分子分型标记物:目前临床上颅内肿瘤的病理诊断和分级主要依据显微镜下细胞形态学表现,但这种病理诊断常不能解释相同病理级别而临床归转和预后截然不同的现象。基于肿瘤不同基因表达谱分析的肿瘤分类法可建立新的颅内肿瘤分子分型标准,成为对光镜下组织学诊断的重要补充,有助于精确诊断和个体化治疗。目前可将 GBM 进一步细分为神经元前型、神经元型、经典型和间质型四种亚型。2015 年即将更新的 WHO 中枢神经系统病理诊断指南也将首次把分子病理的内容纳入诊断依据。

有学者通过对大样本 GBM 的全基因组测序发现,中国人群的胶质瘤根据分子标记可分为三型,分别与 TCGA 分型中的神经元前型、神经元型和间质型对应,却未发现经典型的分子标记,为胶质瘤的个体化治疗进一步细化奠定了基础。

(3)寻找颅内肿瘤预后判断标记物:基因表达与调控决定肿瘤细胞的生物学特性,基因型与临床疾病行为之间存在着必然的内在联系。通过基因芯片技术可对大量基因进行筛选、聚类、功能分析,结合生存期分析可在分子水平更客观、更准确地判断疾病的发展与转归。研究发现,存在 1p/19q 杂合性缺失的少突胶质细胞瘤患者,预后更为良好;存在 MGMT 启动子甲基化的恶性胶质细胞瘤患者,则对替莫唑胺辅助治疗的疗效较好。

2.颅内肿瘤的蛋白组学研究　　蛋白组学是对基因组学研究的重要延续和补充,目前人类蛋白组学组织(HUPO)主持的人类蛋白组计划也已启动,目标在于鉴定每条基因编码的蛋白序列,中枢神经系统疾病,特别是神经肿瘤已成为当前医学研究中最为活跃的领域,其目的也在于寻找肿瘤特异性标记物,明确病理信号途径和筛选治疗靶标。近年来已有较多采用不同蛋白组学方法对颅内肿瘤细胞系、患者血清、脑脊液和颅内肿瘤组织进行差异蛋白的筛选,找出了不少与颅内肿瘤发生发展、恶性进展、化疗相关以及预后相关的差异蛋白,并对部分差异蛋白的功能进行了研究,为在蛋白水平深入破解颅内肿瘤的发病机制和可能提供的干预措施奠定了一定的基础。

3.目前存在的问题和展望　　颅内肿瘤基因组学和蛋白组学尚处于初步阶段,目前大多数获得的数据结果还不能完全应用于临床。随着实验技术的不断进步,结合计算机生物学的应用,采用不同类型的微阵列技术,对癌细胞中来自基因组水平的基因表达谱、DNA 拷贝数、DNA、蛋白质相互作用和转录后调控作用等不同层次的数据资料进行整合,可为今后肿瘤患者个体化分子诊断和治疗提供坚实的基础。但尚需进一步研究明确其在肿瘤分子分型、个体治疗反应及预后判断中的作用与意义。此外,基于生物信息学的meta 分析亦有助于遴选出在颅内肿瘤生物学行为中扮演重要角色的功能蛋白。

(五)颅内肿瘤的分子标记物与靶向治疗

这方面的研究也多集中于胶质瘤尤其是胶质母细胞,以下为临床上研究较多且具有一定应用前景的研究结果。

1.颅内肿瘤的分子标记物

(1)MGMT 启动子甲基化:O^6-甲基鸟嘌呤-DNA-甲基转移酶(MGMT)是一种 DNA 损伤修复酶,可使烷化剂造成的细胞 DNA 错配损伤得以修复,从而降低烷化剂疗效。MGMT 启动子甲基化可使其表达量降低,在 GBM 发生率为 20%～45%,在间变性星形细胞瘤中发生率为 40%～50%,MGMT 启动子甲基化提示替莫唑胺同步放化疗效果较好,比 MGMT 启动子非甲基化的患者预后生存期有延长。

(2)IDH 突变:异柠檬酸脱氢酶(IDH)是三羧酸循环中的一种关键性限速酶,其家族有三种异构酶(IDH1,IDH2 和 IDH3)。IDH1 和 IDH2 的突变在原发性 GBM 中发生率很低(5.0%),但是在继发性 CBM(84.6%)和 WHOⅡ级、Ⅲ级胶质瘤中发生率很高(星形细胞瘤 83.3%、少突胶质细胞瘤 80.4%、少突星形细胞瘤 100%、间变性星形细胞瘤 69.2%、间变性少突胶质细胞瘤 86.1%)。该突变发生在胶质瘤形成的早期,与较长的无进展生存期有关,是提示较好预后的标记物。

(3)染色体 1p/19q 缺失:染色体 1p/19q 联合性缺失是指 1 号染色体短臂和 19 号染色体长臂同时缺失,最早发现于少突胶质细胞瘤样本中。1p/19q 联合性缺失在少突胶质细胞瘤中的发生率为 80%～90%,在间变性少突胶质细胞瘤中发生率为 50%～70%,在弥漫性星形细胞瘤中发生率为 15%,而在胶质母细胞瘤中发生率仅为 5.0%。对于有 1p/19q 联合缺失的少突或间变性少突胶质细胞瘤患者,推荐化疗或联合放、化疗,可改善预后生存期。1p/19q 联合缺失本身也提示有较好预后。

(4)Ki-67:Ki-67 是一种增殖细胞相关的核抗原,其功能与有丝分裂密切相关,在细胞增殖中是不可缺少的。Ki-67 作为标记细胞增殖状态的抗原,其染色阳性说明癌细胞增殖活跃。Ki-67 蛋白存在于所有的有活性的细胞周期中(G1、S、G2、M),而不存在于静止期(G0),已成为判定增殖细胞数比例的指标。然而至今为止,并没有确定的阈值可作为评定肿瘤级别的指标。Ki-67 表达水平均能较客观地反映脑肿瘤的增殖速度和恶性程度,Ki-67 阳性标记指数越高,则恶性程度(分级)越高,预后越差。该标记物已在胶质瘤、脑膜瘤和其他神经肿瘤的术后病理诊断中得到普遍应用。

2.靶向治疗　靶向治疗是近年来在肿瘤治疗领域的研究热点,针对肿瘤发生发展通路中的一个或多个关键分子和通路,施以特异性较强的治疗。在乳腺癌、肺癌等实体肿瘤中均取得了较好的效果。

颅内肿瘤的靶向治疗研究主要集中在恶性胶质瘤特别是 GBM。GBM 的核心通路共有三条(分别是 RTK-PI3K-Akt 通路、TP53 通路和 RB 通路),其中有数十个起关键作用的调控因子。针对这些关键分子,研究者设计了单克隆抗体或抑制药等药物,目前部分已进入临床研究阶段。但截至目前,仅有针对血管内皮生长因子(VEGF)的单克隆抗体 Bevacizumab 获得 FDA 的批准,用于复发恶性胶质瘤的辅助治疗,然而最新的研究提示 Bev-acizumab 应用于新诊断的 GBM 患者并无生存期获益。因此,寻求分子靶向药物与传统治疗方法结合或研发更具疗效的新药或寻找新的分子治疗靶点将成为未来研究的方向。

(六)瘤周水肿

1.定义　是指中枢神经系统肿瘤所伴发的肿瘤周围神经组织内(主要是白质内)水含量增加。

多数研究者认为,瘤周水肿(PTBE)属于血管源性水肿,Klatzo 将其定义为毛细血管通透性增加引起的脑水肿,由液体通过不完整的血-脑屏障进入脑实质细胞外间隙所致。水肿液在动物模型中证明类似于血浆成分,提示水肿液来源于血管内液体,电镜研究证实水肿液来源于肿瘤,而不是来源于脑实质。

2.发生机制　PTBE 的发生机制至今尚未完全阐明,主要由下列因素造成:①肿瘤细胞新生血管结构异常,导致血浆渗透到肿瘤细胞外间隙引起水肿;②肿瘤因子(如 VEGF 和扩散因子等)引起的局部炎症反应使瘤周组织中微血管通透性增加,血-脑屏障破坏,导致细胞外间隙液增加而形成脑水肿;③肿瘤压迫周围静脉,导致静脉回流受阻,产生瘤周水肿。

3.PTBE 的危害性　已证明 PTBE 可引起神经元兴奋性下降,并破坏突触传递。Yamada 的实验表明,瘤周水肿区的脑组织局部血流量及葡萄糖的利用率均有下降,可引起脑缺血,加重细胞毒性脑水肿。

临床上 PTBE 可导致或加重神经缺失症状,增加颅内压甚至导致发生脑疝。Ohnish i 等认为,脑水肿渗出的蛋白为肿瘤生长提供了基质和空间,促进了肿瘤细胞的扩散,导致了肿瘤细胞的高度侵蚀性;胶质瘤、脑转移瘤等颅内恶性肿瘤瘤周水肿区内肿瘤细胞残留可能是手术后复发的原因之一。

4.临床表现　PTBE的临床表现并无特异性,它可进一步加重肿瘤原有的占位效应,形成和(或)加重颅内高压,出现头痛、呕吐、眼底视盘水肿、意识障碍或在原有基础上的加重,可出现生命体征改变,严重者可诱发脑疝;累及功能区可出现相应的运动、感觉、语言、脑神经等神经缺失症状和癫痫;也可引起脑脊液循环通路的阻塞导致梗阻性脑积水,严重者可形成脑疝。

5.影像学诊断　头颅CT为最常用的影像学诊断方法,表现为病灶周围低密度水肿环。MRI能够提供更详细的病变信息,T_1WI图像呈现低或等信号,T_2WI呈高信号的区域,临床常采用MRIFlair成像技术对瘤周水肿进行精确判断。其他MRI衍生技术,如DSC-MRI、DT-MRI等也可以定量分析瘤周水肿变化情况。

6.瘤周水肿的治疗　肿瘤是导致瘤周水肿的根本原因,因此切除肿瘤是瘤周水肿治疗的根本方法。当颅内肿瘤及瘤周水肿导致患者颅内压增高并危及患者生命时,手术治疗(肿瘤切除、内外减压、脑脊液引流)仍是临床治疗的主要手段。

就瘤周水肿的药物治疗而言,目前推荐的一线药物是糖皮质激素,临床常用的为甲泼尼龙和地塞米松。其机制主要有:抑制炎性反应,主要通过抑制花生四烯酸通路的磷脂酶A2、稳定溶酶体膜、改善瘤周微循环(重建血-脑屏障以减少渗出)、减少肿瘤组织毛细血管的渗漏、减少脑脊液的产生,减少血管密度,对抗肿瘤的血管生成效应(下调VEGF或收缩血管)等。

甘露醇是通过全身脱水达到降低颅内压的目的,从而缓解颅高压症状。对于有明显颅内高压的肿瘤患者,术前仍主张联合应用甘露醇和糖皮质激素。

五、颅内肿瘤的临床表现

颅内肿瘤导致临床症状的主要原因有:①肿瘤累及功能区出现相应的神经功能缺失症状或癫痫;②肿瘤增大和瘤周水肿的占位效应,导致颅内高压症状和(或)精神症状;③肿瘤压迫周围回流静脉导致水肿加重,或压迫脑脊液循环通路导致脑积水,出现或加重颅内高压。

临床症状分为大体表现和局灶表现,两者可单独出现也可同时出现。

(一)大体表现

大体表现多为颅内占位效应或特殊部位受累所致,包括精神症状、头痛、癫痫大发作、恶心、呕吐。大的占位可能导致精神迟滞,小的占位如颞叶的占位同样也会导致精神症状,部分失语综合征也可伴发精神症状。

(二)局灶表现

局灶表现取决于肿瘤的累及部位,下表是颅内肿瘤的局灶症状、体征与肿瘤发生可能部位的关系(表6-1)。

表 6-1　颅内肿瘤的局灶症状、体征和可能的肿瘤发生部位

颅内肿瘤的局灶症状、体征	肿瘤发生的部位
癫痫	
局灶性癫痫	额叶、顶叶、枕叶
杰克逊癫痫	顶叶皮质
部分(精神运动性)发作	颞叶

续表

颅内肿瘤的局灶症状、体征	肿瘤发生的部位
视觉与眼球运动障碍	
视物模糊	眼球、视神经
视野缺损:偏盲、象限盲	外侧膝状体视束、视放射(颞叶、顶叶、枕叶)
双颞侧偏盲	视交叉
复视	第Ⅲ、Ⅳ、Ⅵ对脑神经
眼球震颤	额-桥-小脑束、小脑
言语困难、失语(感觉性、运动性)	
构音障碍	延髓、后组脑神经、小脑
言语困难	优势半球额叶语言中枢颞顶叶
听力障碍	
听力丧失	第Ⅷ对脑神经
运动障碍	
肢体无力	对侧小脑半球皮质脊髓束、大脑脚、脑干
共济失调(笨拙、辨距不良)	颅后窝、小脑半球常见
感觉障碍	
感觉减退	脊髓丘脑束
本体觉障碍	脊髓后束、丘脑、丘脑顶叶联络纤维
麻木	丘脑、脊髓
皮质辨别觉障碍	顶叶皮质
步态障碍	
无力或者感觉障碍	皮质脊髓束和感觉通路
步态障碍(行走不能)	双额叶
括约肌功能	
小便障碍、尿失禁	额叶旁中央小叶

(三)副癌综合征

副癌综合征也称肿瘤对神经系统及其他系统造成的远隔效应,并非由肿瘤直接侵犯所致。可引起中枢和外周神经系统、肌肉、神经肌肉接头等的受累,包括小脑退行性变、亚急性感觉性神经元病、边缘叶脑炎、脑脊髓炎、斜视性眼球阵挛、肌阵挛、Lambert-Eaton 肌无力(肌无力综合征)、多发性肌炎、皮肌炎、进行性多灶性脑白质炎。

副癌综合征临床少见,由于这些综合征也可能单独发生,因而常出现误诊。其机制尚不清楚,肿瘤导致的自身免疫反应可能是原因之一。神经系统有症状时原发肿瘤往往比较小,导致副癌综合征的肿瘤有小细胞肺癌、乳腺癌、卵巢肿瘤、淋巴瘤等。这类副癌综合征的总体发生率很低,如果肿瘤患者伴发恶病质,则发生非特异性的感觉、运动和周围神经病的副癌综合征概率就会升高。

六、颅内肿瘤的影像学特征

(一)头颅平片

在有 CT 和 MRI 的单位,头颅 X 线平片的诊断意义和重要性逐渐下降,常被忽视,但头颅 X 线平片对颅内肿瘤的定位和定性诊断仍具有一定的价值。

颅内肿瘤常见的头颅平片异常包括:①局部钙化及颅内压增高引起的鞍背吸收;②脑外肿瘤,如脑膜瘤常可见颅骨内板甚至外板的过度增生,颅骨密度增高;听神经瘤常见内听道扩大,眶内累及眶尖的肿瘤可出现一侧眶上裂扩大;③三叉神经纤维瘤可引起卵圆孔扩大;④垂体瘤和颅咽管瘤则可引起蝶鞍的扩大。

(二)放射性核素检查

在 CT 和 MRI 十分普及的情况下,放射性核素(RN)检查不是颅内肿瘤的常规检查项目。其结果显示,大部分(约 70%)肿瘤,尤其是颅内原发恶性肿瘤、转移瘤和恶性脑膜瘤,其摄取放射性核素的量明显增加。在诊断颅内肿瘤方面放射性核素检查优于头颅 X 线平片。

(三)GT 和 MRI

脑肿瘤的 CT 和 MRI 征象可分为三类:一般征象、间接征象和直接征象。

1.一般征象　包括肿瘤的大小、部位和数目。CT 和 MRI 常需在注射造影剂肿瘤出现增强之后才能大致区别肿瘤和瘤周水肿,因为某些肿瘤特别是胶质瘤可以呈现为不均匀增强现象,不增强的影像学信号可以与水肿相仿;此外,含有肿瘤细胞浸润的瘤周水肿也无增强效应。

2.间接征象　包括中线结构向对侧移位、正常结构受推移和压迫而变形(如脑室、脑沟、脑池变形或闭塞,脑移位或变形)、正常钙化结构移位(如钙化松果体和脉络丛移位)、瘤周水肿(一般为血管源性水肿)、脑积水和脑疝。

水肿在 CT 上表现为低密度区,MRI 为 T_1WI 和长 TR 成像(PDWI 和 T_2WI 成像)分别显示为低信号和高信号区。CT 所显示的水肿范围常小于 MRI 所示,而水肿的显示以长 TR 成像者最佳。脑皮质受脑外肿瘤推压时,表现为脑灰质和脑白质交界面向内移位,据此可判断病灶位于脑外。脑皮质向内移位,其下方脑白质也随之内移和变形,即所谓的"白质塌陷征",此外,还可以参考脑回、软脑膜血管、蛛网膜下腔、硬脑膜和颅骨位置和形态的变化,进一步对肿瘤做出更精确的定位诊断。

3.直接征象　即肿瘤本身所引起的影像学特征。

脑肿瘤在 CT 平扫上常显示为低密度。几乎所有的肿瘤周围都存在水肿带,低级别肿瘤的水肿较轻,以至于 CT 片上无法显示;如肿瘤为等密度,且缺乏占位效应时很容易漏诊。快速生长的恶性肿瘤,尤其是转移瘤,其水肿程度较严重。

多数肿瘤,特别是恶性胶质瘤在 CT 上常呈稍低密度,而另有一些少见的良恶性肿瘤常呈稍高密度,而含脂肪的肿瘤则为明显的低密度。结合肿瘤中发生的钙化、出血、囊变和坏死等,进行综合分析常有可能做出较正确的诊断。肿瘤钙化可呈现高密度区,有些原发性肿瘤较常发生钙化,如颅咽管瘤、少突胶质细胞瘤、脑膜瘤等,有助于肿瘤的定性诊断;转移性肿瘤一般不发生钙化。较新鲜的肿瘤出血常表现为病灶内高密度区,随时间推移可呈现为等密度,继而出现低密度区。CT 往往难以鉴别肿瘤的坏死和囊变,它们均表现为肿瘤内的低密度区。含有脂肪或类脂质的肿瘤,CT 值可为负值。生长缓慢的肿瘤,如星形细胞瘤和少突神经胶质细胞瘤,由于血-脑屏障未完全破坏,肿瘤可以无增强效应。

MRI 影像可区分脑灰质和脑白质,根据肿瘤信号与正常脑灰质信号比较,分别描述为等信号、低信号和高信号病灶。一般肿瘤在 T_1WI 时为低信号,在 PDWI 和 T_2WI 时为高信号。肿瘤内含有脂类或类脂成分时,根据脂质的分子结构可呈不同信号,含游离脂肪酸较多者,T_1WI、T_2WI 均呈高信号,含结合脂肪酸较多者,T_1WI 可呈低信号或等信号,T_2WI 信号也会改变。肿瘤血管的流空效应在 T_1WI、T_2WI 均呈低信号。

(四)脑血管造影诊断

在 CT 和 MRI 广泛应用后,脑血管造影在诊断和处理脑肿瘤中的作用逐渐下降。目前肿瘤患者的脑血管造影主要是了解肿瘤血供或做术前栓塞,为手术或活检提供必要的信息。

脑肿瘤的脑血管造影表现有以下三方面:①瘤周动脉和静脉的移位和变形;②中线血管(大脑前动脉和大脑内静脉)的移位有时是巨大肿瘤引起脑疝的证据;③肿瘤的异常血供(肿瘤染色丰富)和静脉的早期充盈。

缓慢生长的胶质瘤血管分布少,而恶性胶质瘤尤其是 GBM,其血管分布极为丰富,肿瘤染色明显且有粗大的回流静脉,且静脉早期即可充盈,表明血液循环经肿瘤后加速。立体定向肿瘤活检前行脑血管造影是明智的选择,如果肿瘤血供丰富,选择开颅活检会更安全些。几乎所有恶性肿瘤在血管造影中都提示肿瘤血管丰富。脑膜瘤也可以出现均一持续的肿瘤染色,血液循环极快或出现早期静脉充盈,这类肿瘤鉴别诊断时要考虑血管外皮瘤的可能性。

七、颅内肿瘤的诊断与鉴别诊断

颅内肿瘤的术前诊断有赖于对翔实的病史、客观的体征、影像学资料和实验室资料进行的综合分析,并提出初步诊断和需要鉴别诊断的疾病。颅内肿瘤的诊断包括定位诊断和定性诊断两部分,根据病史和影像学定位诊断一般困难不大,定性诊断需要进行详细的鉴别诊断,同时明确肿瘤的部位、大小、性质、累及范围以及血供等,以便对治疗方案的确定提供确切的依据。

颅内肿瘤有时需与以下疾病相鉴别。

(一)颅内炎症

1.慢性脑膜炎　常见的有结核性脑膜炎和新型隐球菌性脑膜炎等,一般均有全身症状和脑膜刺激征,视盘水肿早期少见,脑脊液检查有白细胞增多及糖含量减少,如脑脊液中发现致病菌则可确诊。影像学检查有助于鉴别。

2.化脓性脑炎　常急性或亚急性发病,引起化脓性脑炎的感染病灶多由慢性中耳乳突炎、鼻窦炎、面部感染或盆腔感染所致,也可由颅脑外伤后继发感染及身体其他部位感染引起。早期多有全身感染症状,如发热、白细胞增高、脑膜刺激征、C 反应蛋白增高等。少数患者局部感染灶和全身症状不明显。急性脑炎期的影像学表现类似低级别胶质瘤,脓肿形成期可类似高级别星形细胞瘤。但急性脑炎期的病灶常出现片状或脑回样强化,病变常不仅局限于白质;脓肿形成期的环状强化一般较规则,壁薄且均匀,囊壁无结节。MRS 有助于鉴别诊断。

(二)慢性硬脑膜下血肿

多为老年患者,有颅脑外伤史,但有时外伤轻微不能回忆。临床表现有精神障碍者易被误认为老年性痴呆,也可表现为颅压增高及运动感觉障碍。CT 和 MRI 扫描可确诊。

（三）脑囊虫病

患者有便绦虫或有皮下结节存在。常有癫痫、精神症状和颅内压增高等表现。血、脑脊液囊虫补体结合试验和酶联免疫吸附试验(ELISA)有助于本病的诊断,CT 或 MRI 有助于诊断。

（四）癫痫

原发性癫痫起病一般在 20 岁以前,无局灶性神经体征。颅内肿瘤以癫痫发病者其年龄一般较大,常为局限性发作,神经系统可能发现某些局灶体征呈进行性加重,并逐渐出现颅内压增高症状。对成年后发生癫痫者应做影像学检查。

（五）脑血管病

少数颅内肿瘤患者由于瘤内出血或坏死,使症状发展迅速,需与脑血管意外相鉴别。脑血管意外一般年岁较大,既往有高血压、动脉硬化史。多为突然起病,很快出现意识障碍、偏瘫等症状与体征。出血性脑血管病及少数缺血性脑血管病都能引起颅内压增高,甚至脑疝,但眼底视盘水肿较少见。脑血管造影或 CT、MRI 检查帮助鉴别。

脑梗死一般多为高龄患者,亚急性起病,短期内进行性加重,约 1/3 急性起病,以大脑半球病变居多,表现为病灶对侧偏瘫、偏身感觉障碍,或合并偏盲、失语等。影像学多呈基底达皮质的三角形,与血管分布一致,梗死面积较大者有占位效应。起病隐匿者需与低级别胶质瘤鉴别。脑梗死发病 2～3 周或以后 CT 和 MRI 增强扫描常出现梗死边缘脑回状或环状强化。

（六）多发硬化

为脱髓鞘疾病的常见类型,以轴索的弥漫性脱髓鞘及神经胶质增生为特征,好发于脑室周围、视神经、脑干、小脑白质、小脑脚及脊髓。具有下述特点可与胶质瘤相鉴别:①多见于中青年,女性居多;②病程中缓解与复发交替;③白质内可同时存在两个以上病灶,显示新旧不一,CT 扫描近半数可见局限性低密度灶,MRI 检查新病灶 T_1WI 为等或略低信号,老病灶 T_1WI 为均匀低信号,T_2WI 为高信号,活动病灶可有增强。类固醇激素治疗可使强化密度减低者提示为活动性病灶。大多无占位效应。脑脊液琼脂糖凝胶电泳中可见 IgG 寡克隆带及髓鞘碱蛋白抗体放射免疫检测阳性。假瘤型炎性脱髓鞘病可以是多发性硬化的一种特殊类型,与胶质瘤不易鉴别,可试用甲泼尼龙试验性治疗或者进行组织活检,不应急于手术。

（七）精神病

需与其有精神症状的颅内肿瘤相鉴别。后者除精神症状以外,还有颅内压增高和(或)神经系统局限性体征。详细的神经系统检查及必要的影像学检查有助于鉴别诊断。

（八）视神经炎

起病急,明显视力减退伴眼球后疼痛,多波及双眼。颅内高压所致的视盘水肿早期常无视力减退,晚期可出现继发性视神经萎缩伴视力下降。球后视神经炎所致的原发性视神经萎缩需与蝶鞍区肿瘤压迫视神经、视交叉所致的继发性视神经萎缩相鉴别。临床体征与影像学有助于诊断。

八、开颅手术基本原则

（一）切口设计

颅内肿瘤手术的切口须根据肿瘤的部位、大小和累及范围进行设计,手术切口一般取决于手术入路,应符合以下原则:①到达病变的距离最近;②能获得肿瘤各部分最好的显露;③能避开重要功能区和重要神经结构;④皮瓣能获得充分血供。

（二）体位摆放

患者的术中体位是手术显露病变的重要组成部分，体位摆放的原则应有利于：①病变的显露；②患者头部的静脉回流（头位应略高于心房水平）；③术者操作；④手术辅助设施的应用，如神经导航、神经内镜等。

体位摆放时注意头颈不能过度扭转，以免损伤颈椎小关节和引起静脉回流甚至通气障碍；受压部位须得到妥善保护，骨性突起部位应垫海绵或软垫；身体部位避免接触金属，以免皮肤电灼损伤；坐位时双下肢应绑以弹力绷带，并进行空气栓塞的监测。

（三）手术过程中的注意事项

1.皮肤切开和止血　以手指或砂条压迫切口两侧切开头皮，皮下动脉性出血应电凝止血，再用头皮夹止血。帽状腱膜下分离翻开皮瓣，皮瓣后需垫纱布卷以避免皮瓣锐角反折而引起缺血。用生理盐水纱布覆盖皮瓣。

2.骨瓣形成　用电动或气动颅钻在颅骨上钻孔，避免用力过猛将颅骨陷入颅腔内，静脉窦附近钻孔时须防止损伤静脉窦。两骨孔之间导入线锯导板时应紧贴颅骨内面前行，若有阻碍时可从另一孔导入；采用铣刀锯开颅骨时须预先分离硬膜与颅骨之间的粘连以防撕破硬膜。骨瓣翻起后骨缘以骨蜡止血，额窦开放时需剥离黏膜并用骨蜡封闭。蛛网膜颗粒出血可用明胶海绵和脑棉轻轻压迫止血。骨窗边缘硬脑膜悬吊以免术后塌陷出血。

3.切开和关闭硬脑膜　翻开骨瓣后应观察硬脑膜的色泽、张力及有无肿瘤侵犯。有明显颅内高压时切开硬脑膜前应采用脱水或脑室穿刺等措施降低颅压。硬脑膜切口一般距骨缘0.5～1cm，基底位于静脉窦方向。剪开硬膜时需注意保护皮质及血管。手术结束后须严密缝合硬脑膜，避免术后出现皮下积液或脑脊液漏。瘤腔较大时完成硬脑膜缝合前硬脑膜下注水。为防止术后硬膜外血肿的发生，可于骨瓣上钻孔进行硬脑膜悬吊。

4.伤口缝合　消毒切口周围皮肤。皮瓣下放置引流管，切口外另做戳孔引出。丝线间断缝合帽状腱膜和皮肤。于术后24～48h拔除引流，再次消毒切口，外以敷料包扎。

九、颅底肿瘤外科的基本原则

由于颅底肿瘤的周围解剖结构十分复杂，常与重要的神经、血管相邻，并可能累及脑干，因而在大体神经外科时代其高死亡率和病残率而被认为是手术的禁区。随着显微外科技术的应用、麻醉和术后ICU系统的发展和建立、术中电生理监测的使用、颅底解剖和手术入路的研究和改良、神经导航和术中MRI等新技术的应用，颅底肿瘤得到了极大的发展，手术疗效不断提高，并逐步形成神经外科特殊的分支领域。近年来多学科协作完成复杂的颅底肿瘤手术也已逐步形成共识。

除了与其他部位肿瘤的手术一样须始终贯彻微创理念外，颅底肿瘤的手术尚须注意以下几个方面的原则。

（一）多学科协作手术模式

颅底肿瘤常常会累及眼眶、颞下窝、岩骨、斜坡、颌面部等神经外科医生不太熟悉的部位，因此，以往常出现肿瘤不能全切除甚至放弃治疗的情况，也有因术后组织重建上的困难而影响手术的完整性。因此对于上述这类颅底手术有必要进行多学科的协作和联合进行手术。这种多学科联合协作的模式已极大地促进了颅底肿瘤手术的发展并取得了显著成绩。

（二）选择恰当的手术入路

颅底肿瘤各种手术入路已相当成熟，并在颅底显微解剖研究的基础上不断得到改良和改进。颅底肿瘤手术入路的选择在手术治疗中占有十分重要的地位。一个良好的手术入路须具备以下条件：到达病变的距离最近、脑组织的牵拉最小、有利于病变的显露、沿途重要的神经血管结构最少、能避开重要功能区。同时应是术者最熟悉的入路。

（三）术中电生理监测和新技术的应用

术中脑干诱发电位的监测和脑神经的监测可明显提高颅底肿瘤手术的安全性，目前已被广泛应用。

（四）术中良好的显露

术中肿瘤的良好显露是手术成功最为重要的前提，这包含着众多的相关因素，如：合适的体位、恰当的手术入路、磨除颅底的某些颅骨、释放脑池脑脊液、沿脑回脑沟的自然间隙进入、手术器械的使用等，目的是为了能将肿瘤在不损伤神经血管的前提下获得充分显露并切除。

（五）重视颅底重建

这是颅底肿瘤手术经常遇到的问题，包括颅底硬脑膜和骨质的重建，硬脑膜的重建尤其重要。颅底硬脑膜缺损时直接缝合常较困难，可采用骨膜、筋膜进行修补。颅底骨缺损面积较大者（至今大于3cm）须进行重建。值得注意的是在手术前就应确定是否需要用带蒂的骨膜进行颅底重建，以便在开颅时保留带蒂骨膜的完整性。

（六）权衡肿瘤全切除的利弊

相当一部分颅底肿瘤依靠当前的外科技术很难达到肿瘤的全切除，因此手术过程中医生一直会面临肿瘤是否应该全切除的选择，也就是什么情况下肿瘤可全切除，什么情况下须终止手术。这个标准很难量化，以下一些原则可以作为终止手术的参考：肿瘤与重要神经组织（如脑干）之间因具有侵袭性而失去蛛网膜间隙者（分离时常可见肿瘤表面有胶样化脑组织）、牵拉或处理肿瘤时出现生命体征的严重不稳定、手术无法使残余肿瘤进入术者的视野。颅底肿瘤外科医生应永远记住我们治疗的不是肿瘤而是患者，保证术后的生活质量是手术成功最重要的指标。

（七）重视显微外科技术的训练

颅底肿瘤的手术治疗自始至终都应贯彻微创理念，显微外科技术是微创理念实现最重要的前提。因此颅底肿瘤外科医生必须在实验室对颅底解剖和显微外科技术进行严格训练，包括磨钻技术和血管吻合技术。

十、颅内肿瘤特殊情况的临床处理

（一）颅内肿瘤的血管内技术

血供丰富的颅内肿瘤手术时常出现术中止血困难、失血多、手术时间延长等问题。尽管对颅内肿瘤的术前栓塞尚存在不同意见，但临床上对一些血管供应特别丰富的肿瘤（如内皮型脑膜瘤、实体性血管网状细胞瘤和颈静脉球瘤等）进行术前栓塞，常能明显提高手术疗效，降低并发症。从20世纪70年代起，神经血管内技术伴随着微导管技术和栓塞剂的改进而迅速发展。

颅内肿瘤的MRI常能根据血管的流空效应和肿瘤的增强效应判断血供的丰富程度，对这类肿瘤术前DSA常能提供血供丰富程度、肿瘤供血来源、颅内外血管吻合、肿瘤和正常组织共干血供等更为确切的资料，也为是否需要和能否进行术前栓塞提供一定的依据。

栓塞方法有经股动脉途径和直接肿瘤穿刺两种方法。一般主张在栓塞后 1～5 d 就进行肿瘤切除,也有学者主张 1～2 周或以后手术。与供血动脉近端阻断相比,直接将栓塞剂释放至肿瘤内可导致更显著的栓塞效果。如果单纯阻断供血动脉后超过一周则有血管再通和新生血管形成的可能。

理想的栓塞剂应具有永久性、容易放置和不影响肿瘤切除。目前用于栓塞的永久性或临时性的栓塞剂有 α-氰基丙烯酸正丁酯(NBCA)、明胶海绵和聚乙烯醇(PVA)等。

脑膜瘤的术前栓塞主要用于体积较大且血供丰富的颅底脑膜瘤,尤其是颈外动脉供血的肿瘤,常用 PVA 进行栓塞,150～350μm 的颗粒可进入肿瘤深部。脑膜瘤栓塞治疗的主要并发症有缺血、出血和脑神经麻痹等。

血管网状细胞瘤由于其肿瘤血供主要来源于小脑后下动脉(PICA)和小脑前下动脉(AICA),也可以来自小脑上动脉(SCA)的分支。这些血管多为软脑膜血管,使血管网状细胞瘤的栓塞具有很高的危险性,因此仅选择体积大于 3cm、手术难度大、供血动脉结构清楚的肿瘤进行栓塞,常用栓塞齐 0 为 PVA 或 NBCA。

颈静脉球瘤的血供主要来自咽升动脉的分支,体积较大者需行术前栓塞,尤其是那些向颅内扩展的肿瘤。同时须评价横窦-乙状窦系统功能,以确定术中是否可以牺牲已经受累的静脉窦。

(二)妊娠期间的颅内肿瘤

妊娠期合并颅内肿瘤常为意外事件,妊娠时的生理变化和肿瘤的病理过程常对疾病的诊断、治疗的时机和方式的选择产生一定的困难,需要根据两者之间的生理和病理过程决定治疗顺序、是否终止妊娠、分娩方式和麻醉方式等。

资料表明妊娠期间神经系统肿瘤的发生率并不高于一般人群,因而没有证据提示妊娠期间易发颅内原发性或转移性肿瘤。现就常见的妊娠合并垂体腺瘤、胶质瘤、脑膜瘤等颅内肿瘤的临床处理要点简述如下。

1.垂体腺瘤 有临床报道妊娠可以加快垂体腺瘤的生长速度,主要由雌激素介导的垂体增生、垂体血管增加和水肿所致,因而可以使临床症状加重。

虽然 CT 扫描的辐射剂量、MRI 磁场和增强剂被认为对胎儿的影响不大,但多数学者建议妊娠 4 个月后进行 MRI 检查更为安全。临床内分泌检查中由于妊娠的胎盘可以分泌生长激素 GH,因而对诊断肢端肥大会有一定困难,须检测特异性单克隆抗体进行鉴别。

尽管随访资料表明妊娠早期泌乳素腺瘤的高泌乳素血症使用溴隐亭治疗、甚至整个妊娠过程使用溴隐亭治疗,均未发现胎儿的并发症,但大多学者还是主张发现怀孕后最好停药,包括肢端肥大患者生长激素抑制药在内,以便将药物对胎儿的影响降到最低限度。

对于临床状况稳定、视力视野无进行性恶化的患者可以于分娩后进行垂体腺瘤的手术;只有一小部分大腺瘤的卒中、视力视野急剧恶化的患者须及时手术。对于妊娠的大腺瘤患者动态的临床观察和影像学观察十分重要。

2.胶质瘤 胶质瘤的颅内压增高症状易与妊娠的不适症状相混淆,仔细的神经系统检查有助于鉴别诊断。

脑胶质瘤由于瘤周水肿和癫痫常使用糖皮质激素和抗癫痫药,虽然皮质类固醇对胎儿的致畸作用尚不明确,但仍不主张在妊娠早期使用;抗癫痫药物的致畸作用是肯定的,卡马西平和丙戊酸盐较为明显,无癫痫发作者不主张预防性用药,单次的局灶性发作应尽可能推迟用药,全身运动性发作或多次发作危及母婴健康者宜用单药(苯巴比妥或卡马西平)控制。

对肿瘤较小、占位效应和颅内高压不明显的孕妇可以等待分娩后再行胶质瘤手术,但肿瘤较大、瘤周水肿明显、伴有梗阻性脑积水等明显颅内高压的孕妇应及时进行分流术或胶质瘤切除术。

在妊娠 8～15 周,1Gy 以上的辐射剂量即可导致胎儿流产或胎儿高致畸率,必须进行放疗者应对胎儿进行必要的防护。妊娠早期禁用化疗。

3.脑膜瘤 临床常有妊娠期脑膜瘤体积增大的报道,被认为与孕妇的雌激素水平改变有关。脑膜瘤一般生长缓慢,除非肿瘤体积巨大已形成明显颅内高压者,一般都可以在分娩后再行脑膜瘤的切除术。

如果开颅手术和分娩同时进行,则应选择全身麻醉,对胎儿影响不大;如果准备在开颅术前分娩,提倡剖宫产,因为自然分娩可能加重颅内高压。有颅高压者不宜采用腰麻,以免脑脊液释放诱导脑疝形成。

十一、颅内肿瘤诊治的新技术

(一)神经导航

神经导航又称无框架立体定向技术,是利用立体定向原理通过影像学定位及测算,确定脑内某一解剖结构或病变,即靶点在颅内的坐标,再借助立体定向仪,对靶点进行操作,以达到诊断及治疗的目的。这样导航可将数字化的术前图像与患者的具体解剖部位相对应,使患者的解剖定位能够在影像学的三维图像中进行"实时"定位。

由于解决了实时定位问题,神经导航下的手术便可以在精确定位下实施微创手术,提高肿瘤的全切除率和重要解剖结构的保护率,从而提升手术的整体疗效。

但是导航系统主要是根据术前的脑组织图像进行定位的,如果术中因脑脊液丢失、肿瘤切除和体位重力关系的影响使脑组织发生移位,导航系统的定位准确性就会发生偏移,成为神经导航临床应用的最大缺陷。下列措施可进行弥补。

1.微导管定位技术 打开硬脑膜前在导航指导下将直径为 1.5mm 的微管插入病变周边或病变所在部位,这样无论发生什么样的脑移位,微导管所示的部位均能指示病变的真实部位,被认为是比较经济、实用、可操作性强的技术。

2.数字模拟更新图像 运用数学模型模拟的非刚性配准图像技术,但准确度和可靠性并不高。

3.术中图像 术中 CT 可以有很高的分辨率,但对软组织成像较困难,而且对患者有大量的辐射;近年来术中超声技术可实现 2D 和 3D 的成像,但分辨率远不及 CT 和 MRI;目前术中 MRI 已成为弥补和纠正术中脑组织移位的主要技术手段。

(二)功能磁共振成像

功能磁共振是指采用磁共振技术对脑组织的功能解剖结构进行显示和定位的一种技术,为颅内肿瘤手术中的神经功能定位和保护提供了良好的解剖学基础,极大地推动了脑功能区的肿瘤切除。

1.弥散张量成像 DTI 以组织内水分子运动的方向信息进行白质纤维成像,反映纤维束的完整性和方向性,可清晰显示出神经纤维束的走行及病变引起纤维束的位移、变形、中断和破坏。临床上可以利用 DTI 的量化指标进行肿瘤类型的鉴别、术式的选择、术中的监控及术后疗效的评价。

2.磁共振波谱 MRS 以化学位移现象作为成像基础,观察脑组织中相关代谢物频谱学参数,计算重复时间(RT)和回波时间(TE),无创性反映活体组织中代谢和生化改变。如胶质瘤可表现为 N-乙酰天冬氨酸和肌醇的含量下降,而胆碱和乳酸的含量升高,有助于预测肿瘤的恶性程度、显示手术残留的肿瘤组织,也有助于放射性脑损伤、手术瘢痕及肿瘤复发的鉴别诊断。

3.磁共振灌注 PMR　主要通过检测对比剂灌注引起的信号变化,根据时间-浓度曲线计算参数,如相对性脑血流量(rCBF)、相对性脑血容量(rCBV)、平均通过时间(MTT)等,反映组织微血管结构和血供的改变,有助于显示肿瘤边界、肿瘤侵袭性和级别、鉴别肿瘤复发与放射性脑损伤等。

4.血氧水平依赖的功能磁共振 BOLD-fMRI　是目前应用最广的探测皮质功能区域的 MR 技术,以神经元活动对局部氧耗量和脑血流影响程度不匹配所导致的局部磁场性质变化为成像基础,较为敏感地定位脑功能活动区。因此术前 BOLD-fMRI 可显示患者相应激活区域的解剖学定位。但该技术在语言区肿瘤的手术中尚不能替代麻醉唤醒条件下皮质直接电刺激对语言功能区的定位。

(三)间质内放疗

颅内肿瘤的间质内放疗是指将具有放射性的核素制作成为微粒,通过立体定向技术,将微粒植入到肿瘤组织间,以达到持续性放疗的目的。如今临床上常采用碘-125 粒子进行间质内放疗。间质内放疗的置入技术有两类,临时置入和永久置入,临床上多采用临时置入以避免增加长期脑组织水肿的风险。

该技术虽有 35 年的历史,但国内外尚无完整临床指南。一般认为间质内放疗的适应证为:①无法手术切除的界线清楚的小肿瘤;②经手术和外放射治疗后原位复发的肿瘤;③放疗已达最大剂量的复发肿瘤;④较大的残余肿瘤;⑤特定的儿童脑肿瘤。最好肿瘤直径<3cm。对于弥漫性肿瘤、肿瘤瘤体直径>4cm、肿瘤浸润胼胝体者视为禁忌证。

(四)荧光技术的应用

荧光技术是指在脑肿瘤手术中采用荧光示踪药物以显示肿瘤边界的一种技术,目的在于提高肿瘤的全切除率。目前临床应用较多的是 5-氨基乙酰丙酸(5-ALA),为口服的非荧光前体药物,进入高摄取率的肿瘤组织后通过血红素合成途径代谢产生具有荧光性质的原卟啉Ⅸ(PpⅨ),术中显微镜发出的蓝光将荧光分子 PpⅨ 可视化成红色以显示肿瘤边界,从而提供荧光导航。

一项多中心和一项单中心随机对照的 Ⅲ 期临床试验证实 5-ALA 荧光导航手术可明显提高肿瘤全切除率,延长患者的中位生存期和无进展生存率(PFS),因此已获得美国 FDA 批准用于脑恶性肿瘤的手术治疗。

但近期英国沃尔顿神经中心研究报告却指出利用该技术追求最大化程度的肿瘤切除可导致不良事件频发,患者的生存时间及生存质量获益并不十分明确。因此未来 5-ALA 荧光导航治疗脑恶性肿瘤仍需更多临床试验证据的支持。

十二、颅内肿瘤术后并发症及防治

颅内肿瘤术后的各类并发症可直接影响患者的恢复和预后,它包括术后颅内高压、颅内出血、感染、脑积水、脑脊液漏、脑缺血、凝血功能障碍、代谢紊乱等,为减少并发症的发生,术前周密地评估和准备、术中贯彻微创理念、保护神经组织的前提下最大限度地切除肿瘤、努力提高操作技巧、努力落实操作常规和规范是减少术后并发症的重要措施。

(一)术后颅内压增高

1.二氧化碳潴留　术后患者拔除气管插管后,由于麻醉药、镇痛药和肌松药等引起的中枢性或外周性呼吸抑制,可导致血二氧化碳浓度升高,脑血管扩张,颅内压升高。纠正通气不足是最有效的方法。

2.术后颅内出血　手术野、手术邻近部位和远隔部位均有可能出血和形成血肿。

3.出血性梗死　常由回流静脉损伤或受阻所致,影像学证实有明显占位效应且临床出现颅内高压者须及时进行手术减压。

4.发热 患者在发热时,脑血流和脑代谢增加,颅内压亦会随之增高。应及时寻找发热原因并进行病因治疗和对症治疗。

5.脑积水 局部脑室扩大和交通性脑积水都会使颅内压升高,须及时进行外引流或分流术。

6.脑水肿 术后脑水肿与肿瘤性质密切相关,也可由手术操作、不恰当使用脑压板、血管损伤等因素引起。尤其要注意有无可能加重脑水肿的因素,如低氧血症、电解质紊乱、酸碱平衡失调、低蛋白血症、癫痫等,应做相应纠正。

(二)术后颅内血肿

1.原因 多见于:①术中止血不彻底;②术中损伤回流静脉;③术中过度牵拉脑组织,或不恰当使用脑压板导致皮质下挫伤和出血;④巨大颅内肿瘤术后出现远隔部位和邻近部位的桥静脉断裂出血;⑤凝血功能异常,脑动脉硬化,糖尿病等情况均可导致术中止血困难,易发生术后血肿。

2.处理 重视术中操作,合理应用脑压板、保护回流静脉、骨窗周围硬脑膜悬吊等预防措施可以避免相当一部分术后颅内血肿的形成。如术后患者不醒或意识出现障碍,或出现肢体瘫痪,瞳孔变化等,应及时进行 CT 扫描,发现血肿(一般幕上血肿>30ml,幕下血肿>10ml)应及时手术清除。

(三)术后气颅

颅内肿瘤术后气颅较少见。少量积气很少造成脑损伤,几天后可自行吸收。但术后颅内积气过多,加上患者术后发热或合并脑水肿,可加重颅内高压。出现严重气颅时,需经骨孔穿刺将气体放出。注意在关颅缝合硬膜最后一针时用生理盐水填满硬脑膜下腔,充分置换出积气可作预防。

(四)术后感染

开颅术后感染分为直接感染和间接感染,直接感染包括头皮感染、脑膜炎、脑脓肿等神经系统感染;间接感染指术后继发呼吸、泌尿等系统感染,以神经系统感染最严重。感染一般发生在术后 30d 以内,如体内有置入物如分流管、人工颅骨等,则术后 1 年内的感染均可认为与手术有关。

1.切口感染 早期不明显,数日后可出现头皮红肿,如皮下积脓应行穿刺抽吸或切开引流,并行细菌培养,给予适当抗生素。

2.细菌性脑膜炎 多发生于术后 3d,表现为体温升高、周围血象和中性粒细胞升高、脑脊液细胞数增高伴糖降低、出现脑膜刺激征。应行脑脊液细菌培养,选用易透过血-脑屏障的抗生素。

3.硬脑膜外积脓 积脓局限于硬脑膜外腔,多伴游离骨瓣骨髓炎,除应用抗生素治疗外,应去除骨瓣,清除硬脑膜外积脓,刮除炎性肉芽组织,彻底清创。

4.脑脓肿 给予抗感染治疗,待脓肿局限后非功能区可手术摘除,伴有明显颅内高压或功能区的脑脓肿可行穿刺冲洗引流。

预防术后感染应严格无菌手术操作,对手术时间长、年龄较大者术中给予预防性抗生素,术后应尽早拔除引流管。

(五)脑神经损伤

多发生于颅底肿瘤手术,术者在术前应对肿瘤与相关脑神经的解剖关系及可能造成的损伤进行充分研究和评估,采用蛛网膜间隙分离、锐性分离、术中电生理监测等措施最大限度地保护脑神经。术后出现周围性面瘫时应加强损伤侧角膜的保护。

(六)脑脊液漏

术后出现脑脊液漏应首先排除颅内高压并解除病因,如系切口缝合不严密应及时进行缝合。脑脊液漏可导致切口和脑膜感染,脑脊液丢失过多还可引起颅内低压症状。

颅底手术颅底重建不完全者亦可引起脑脊液漏,在排除颅内高压的情况下应及时进行颅底硬脑膜的修补。

(七)脑梗死

开颅术后脑梗死的原因较多,相关因素包括:①患者高龄、术前存在影响脑供血的因素;②术中控制性低血压;③不恰当长时间应用脑压板;④术中损伤脑动脉及其穿支;⑤术中回流静脉损伤,出现出血性梗死。

确诊为术后脑梗死者,应给予活血、抗脑水肿治疗。出现大面积脑梗死伴颅内高压者,应及时行去骨瓣减压术。

(八)脑积水

开颅术后早期出现脑积水,大多系由脑脊液循环通路受阻所致,应及时行脑室外引流,短期内不能缓解者应行分流术;术后晚期出现的脑积水多为交通性,脑室外引流 1 周后仍无法拔除者应尽早考虑分流手术。

(九)术后癫痫

术后癫痫是幕上肿瘤术后常见的并发症,癫痫的诊断主要依靠临床症状和脑电图。术前无癫痫发作的幕上肿瘤患者术后应预防性应用抗癫痫药物 1 周,多采用丙戊酸制剂;术前或术后有癫痫发作的患者应按照癫痫进行正规抗癫痫药物治疗,最少 1~2 年或以上无癫痫发作方可逐步减量。

(十)术后凝血功能异常

手术创伤可促使凝血酶原激酶和血管收缩因子的释放促进凝血,长时间手术、术中输血、组织损伤严重时血液的高凝状态可诱发弥散性血管内凝血,从而消耗大量凝血因子,临床上可表现为出血倾向。治疗可补充新鲜冻干血浆,纤维蛋白原和血小板等。

(十一)代谢紊乱

多见于鞍区肿瘤术后,可出现尿崩症、电解质紊乱(高钠高氯),采用垂体后叶素或精氨酸加压素控制尿崩,并根据尿量、尿比重、出入量、电解质进行药物和水入量的调整。出现低钠血症时须鉴别抗利尿激素分泌不当综合征抑或脑耗盐综合征,并进行相应处理。术后出现垂体功能低下时应及时进行替代疗法,补充皮质醇、甲状腺素以及性激素。

(乔善海)

第二节　星形细胞肿瘤

一、毛细胞型星形细胞瘤

(一)概述

毛细胞型星形细胞瘤(PA)是 Penfield 于 1937 年根据肿瘤细胞两端细胞突起为细长的毛发样胶质纤维而命名的,是一种较少见的颅内肿瘤,约占原发性中枢神经肿瘤 1.5%。PA 占颅内胶质瘤的 4%~5%,占成年人星形细胞瘤的 7%~25%,青少年组(20 岁以下)为 76%。男女发病比例均等,任何年龄均可发生,多见于儿童,占儿童颅内肿瘤 30%,好发于小脑、视神经或视交叉区域,以小脑蚓部多见,大脑半球、丘脑和基底核、脑干、脊髓、第三脑室等都可发生。

PA 临床预后很好,2007 年 WHO 将其定为 Ⅰ 级星形细胞瘤。而毛细胞黏液样型星形细胞瘤(PMA)先前一直被认为就是 PA 或是 PA 的一种临床不典型病例。近年来认为 PMA 是毛细胞星形细胞瘤的一种独特亚型,临床上较毛细胞星形细胞瘤更具有侵袭性,2007 年 WHO 正式定义 PMA 是毛细胞肿瘤,有黏液样基质和围绕血管的多极细胞,没有 Rosenthal 纤维或嗜酸性颗粒小体,将其归为 Ⅱ 级星形细胞瘤。PMA 组织起源不明,可能与 PA 组织起源相同,来源于下丘脑等部位的慢性病变周围反应性增生的星形细胞,或是神经纤维瘤病 Ⅰ 型的中枢神经系统肿瘤。到目前为止只有 1 例 PMA 基因改变的报道,其是否有确切特异的基因改变,还有待于病例的积累与总结。

(二)病理特征

1.PA 的病理学特征

(1)肉眼观察:肿瘤无包膜或有假包膜,界限较清,灰黄色,多有大小不等的囊腔,囊内绝大部分为黄色清亮液体。

(2)镜下观察:典型的 PA 是由致密排列呈双相性的肿瘤细胞组成,致密的肿瘤细胞和松散的结缔组织相互交替。绝大多数肿瘤细胞含有 Rosenthal 纤维和嗜酸性小体,有丝分裂现象不常见。瘤内某些区域血管丰富,类似毛细胞瘤或海绵状血管瘤改变。Rosenthal 纤维及血管增生虽非诊断所必需的依据,但 Rosenthal 纤维的形成是该瘤的一个突出特点。

(3)免疫组织化学检查:PA 肿瘤细胞的 GFAP、Vim、S-100 多为阳性。有研究发现 PA 的发病机制与 PTEN 基因及 p53 的突变或表达异常有关,其中 p53 突变的检测和免疫组织化学结果可用于与低度恶性星形细胞瘤的鉴别。

2.PMA 的病理学特征

(1)肉眼观察:肿瘤多为半透明、灰白色、胶冻状碎组织,质地柔嫩。术中见 PMA 瘤体于邻近骨结构处呈圆齿状,瘤体内呈胶冻状,与正常白质混合不清。

(2)镜下观察:肿瘤主要由两种成分构成,即单向性的双极梭形细胞构成的致密区和黏液样背景。肿瘤内含有大量增生的血管,肿瘤细胞呈放射状排列在血管的周围形成假菊形团,称为围血管生长方式。肿瘤组织中没有 Rosenthal 纤维和嗜酸性颗粒小体,这是与典型 PA 主要的鉴别点,瘤细胞呈小梭形或纤细梭形,异型性不明显,核分裂象不易找到,呈星网状散在分布于黏液背景中;虽然有影像学坏死,但镜下坏死灶几乎见不到;细胞增殖指数多在 1‰～2‰,难以见到出血、钙化等继发性改变。

(3)免疫组织化学检查:PMA 表达 GFAP 和 Vim 强阳性,但神经元标记物、神经丝蛋白及嗜铬粒蛋白表达阴性。p53 蛋白免疫反应极少阳性。大多数报道 PMA 并没有 p53 基因的突变、17 号染色体插入导致 BCR 基因的断裂。基因杂交对比研究表明 PMA 与 PA 的细胞及分子遗传学特点没有明显差异。

(三)临床表现

PA 是一种生长缓慢、边界清楚的良性胶质瘤,平均发病年龄为 58 个月。该瘤临床表现缺乏特异性,主要与发病部位有关。临床表现主要为头痛、头昏伴呕吐等颅内压增高症状,个别患者表现有癫痫、视物模糊、视物双影、月经紊乱以及肌张力增高等。

PMA 的发患者群和 PA 相似,小儿最常见,但平均发病年龄更小,PMA 的患儿发病年龄平均为 18 个月甚至更小。PMA 患者的临床表现多与病变发生的部位、颅内压增高等有关,最常见的临床症状有头痛、恶心、呕吐、眼球震颤、视物模糊甚至失明,其他少见的临床表现有吮吸无力、体重不增、嗜睡等。由于患儿发病年龄的关系,这些症状大多数是家长在无意中发现的,所以患儿就诊年龄相对晚一些。

（四）辅助检查——影像学特征

1.PA 的影像学特征

（1）PA 最常见于小脑，尤以小脑蚓部多发，其次为小脑半球，肿瘤范围局限；位于视交叉-下丘脑部位的肿瘤易向第三脑室周围浸润；位于脑干部位的肿瘤常占据脑桥和延髓。肿瘤常伴有不同程度的囊变，根据囊变程度的差异，分为以下三种类型：囊肿型（无壁结节或实性肿块）、囊肿结节型（囊性病变为主伴壁结节）和肿块型（实性为主伴或不伴囊变）。

（2）毛细胞型星形细胞瘤的囊性改变及囊液信号具有一定的特征性。囊液在 CT 平扫上呈明显低密度；在磁共振 T_2WI、FLAIR 上表现为高信号，而且比正常脑脊液信号更高。肿瘤囊壁、壁结节及实性部分在 CT 平扫呈等密度或稍低密度；在磁共振 T_1WI 呈等信号或不均匀低信号，T_2WI 呈不均匀高信号、且比脑灰质稍高，FLAIR 序列上为不均匀高信号，增强后肿瘤实性部分及壁结节呈明显不均匀强化、囊性部分不强化，肿瘤囊壁不强化或轻度强化。肿瘤的强化程度与肿瘤的恶性程度呈正相关。一般认为，肿瘤的恶性程度越高，肿瘤血管发育越不成熟且血-脑脊液屏障破坏越重，强化也越明显。肿瘤的囊液蛋白和血浆蛋白组成一致率可达 92%，提示肿瘤囊变为瘤周血管源性水肿所致。

（3）毛细胞型星形细胞瘤周围绝大多数没有灶周水肿，即使部分有轻微的瘤周水肿，其范围一般也小于肿瘤直径。

2.PMA 的影像学特征

（1）PMA 最常见于近中线的神经轴部位如视交叉-下丘脑区，顶叶、颞叶、枕叶、基底核、小脑、四脑室、脊髓及背侧脑干也可发生。影像学检查可见瘤体境界清晰，呈类圆形或分叶状，或呈壁结节样孤立肿块影。

（2）CT 平扫肿瘤通常呈囊性低密度影及等密度结节影。部分肿瘤以出血为首发症状，CT 平扫呈高密度影，易导致瘤体实质被高密度出血影所掩盖。MRI T_1WI 上肿瘤多为低信号，偶可呈高信号，T_2WI 上肿瘤呈高信号或等信号。增强后肿瘤多为均质强化的实性肿块，也可边缘不均匀强化或完全不强化。

（3）肿瘤占位效应较轻，瘤周无水肿。有时肿瘤可向深部灰白质浸润形成 T_2WI 高信号的继发性脑水肿。肿瘤合并急性出血时瘤周亦可合并水肿。

（五）诊断与鉴别诊断

1.诊断依据

（1）临床表现：好发于儿童，绝大多数以颅内压增高症状为主，如头痛和恶心、呕吐；病程一般较长，其局灶症状多因病变部位不同，而各具特点，主要为步态不稳、共济失调、视力受损等。

（2）影像学表现：平扫肿瘤呈类圆形的囊性低密度区或长 T_1、长 T_2 信号区，囊内壁可伴或不伴有瘤壁结节；囊液在 CT 平扫上呈明显低密度，在磁共振 T_2WI、FLAIR 上表现为高信号，而且比正常脑脊液信号更高。肿瘤囊壁、壁结节及实性部分在 CT 平扫呈等密度或稍低密度；在磁共振 T_1WI 呈等信号或不均匀低信号，T_2WI 呈不均匀高信号，且比脑灰质稍高，FLAIR 序列上为不均匀高信号，增强后肿瘤实性部分及壁结节呈明显不均匀强化，囊性部分不强化，肿瘤囊壁不强化或轻度强化。

2.鉴别诊断　毛细胞型星形细胞瘤，发生于小脑时主要需与血管网状细胞瘤、髓母细胞瘤、第四脑室室管膜瘤相鉴别；发生于鞍区主要需与颅咽管瘤、生殖细胞瘤及侵袭性垂体瘤相鉴别。另外还要与转移瘤、脓肿相鉴别。

（1）血管网状细胞瘤：多见于 20～40 岁的成年人，其肿瘤以大囊、小结节为特征，需与颅内囊性毛细胞型星形细胞瘤鉴别。血管网状细胞瘤无钙化或出血，增强示壁结节明显强化而囊壁无明显强化，强化较毛细胞型星形细胞瘤显著，形成所谓"壁灯征"，瘤旁常可见到流空的血管。血管网状细胞瘤的壁结节大都较小,直径多在 0.6cm 以下并偏离中线位置,而囊性毛细胞型星形细胞瘤结节较大,通常直径在 0.7cm 以上,并多处于中线位置。当囊肿结节型毛细胞型星形细胞瘤的壁结节出现囊变,局部表现为更长 T_1、长 T_2 信号且增强扫描不强化时有助于两者的鉴别。运用灌注成像(PWI)检查后发现,血管网状细胞瘤的 CT-PWI 和 MR-PWI 与毛细胞型星形细胞瘤明显不同,表现为肿瘤强化结节灶的过度灌注且敏感性对比磁共振弥散成像数值存在明显不同;此外血管网状细胞瘤临床上可有家族史,常伴有红细胞增多症、视网膜血管瘤及脑外肿瘤如胰、肺、肾、附睾囊肿和肾癌等。

(2)髓母细胞瘤:好发于儿童颅后窝,T_2WI 信号与灰质相似,信号不高。囊变少见,发生囊变时,囊壁呈不均匀厚壁强化,无壁结节。

(3)第四脑室室管膜瘤:肿瘤多呈不规则形,可伴有钙化灶,T_1WI 上表现为等或低信号,T_2WI 上表现为高信号,肿瘤强化不均匀、边缘不光整,但没有毛细胞型星形细胞瘤强化明显。

(4)颅咽管瘤:也是儿童时期的好发肿瘤,可为实性、囊性或囊实性,因其内常有囊变、钙化、出血和胆固醇结晶、MRI 信号呈高低混杂的特点,强化多不均匀,临床上常有垂体或下丘脑内分泌异常症状。

(5)鞍区生殖细胞瘤:以青年女性多见,与鞍区毛细胞型星形细胞瘤较难鉴别,但生殖细胞瘤多较小,可呈实性、囊实性,囊性变时呈多囊分格状或蜂窝状,并可沿脑室系统播散,且常有下丘脑内分泌异常症状,对放疗敏感。

(6)侵袭性垂体瘤:中心常可见出血、坏死,并常可见海绵窦受侵,颈内动脉被包绕征象,肿瘤内常有血管流空信号,此外,垂体瘤常有垂体内分泌异常症状。

(7)脑脓肿:增强后脓肿壁呈厚薄均匀环状,环外可见较明显的脑水肿,DWI 呈高信号,临床上具有发热等感染表现。

(六)治疗与预后

1.PA 的治疗

(1)手术治疗:由于肿瘤好发于中线重要结构附近和脑室内、脑干等部位,PA 的治疗目前以显微外科为主,以完全切除肿瘤为目的。PA 生长缓慢,目前报道其 10 年存活率高达 82%,且肿瘤切除程度和预后呈正相关。对于囊变肿瘤,如囊壁影像学检查不增强者,切除肿瘤结节即可达到全切除。Salcman 报道 50% 的肿瘤切除乃至全切除与患者生存时间呈正相关,同时可以提高生存质量并使其他辅助治疗更有效。Ilgren 等认为尽量手术全切除肿瘤是预防肿瘤复发最有效手段,其统计手术全切除组 95% 术后 5 年内无复发,而部分切除术后行放疗者 5 年内复发可达 35%。

(2)放射治疗

1)肿瘤全切除者不需要进行放疗。有学者报道 PA 术后放疗和非放疗组复发率没有显著性差异,认为肿瘤全切后不需行放射治疗。

2)对于部分术中难以完全切除肿瘤的病例,术后是否应行放化疗的问题,不同作者持有不同的观点。对于成人患者,放疗可预防肿瘤复发,术后应尽早行放射治疗。

3)对于儿童患者,特别是 7 岁以下患儿,如肿瘤发生在下丘脑和视路区,是否应行放疗存有争议。首先,这些患者都较年轻,对放射所致的脑损害相当敏感,可影响智力、引起垂体功能低下等。其次,这些患者的预期寿命都很长,有足够的时间表现出放疗产生的迟发并发症,如诱发新的肿瘤、放射性坏死、血管损伤等问题。鉴于肿瘤偏良性而放疗所致迟发性并发症发生率高,对于儿童患者,肿瘤次全切除后,放射治疗是不需要的,严密观察即可。该型肿瘤生长缓慢,如果复发肿瘤生长到一定程度可再次行手术切除,仍可达到预期的目的。

(3)化疗:虽然多数学者不主张化疗,也有人提出不同的观点:由于外科操作(主要指位于视路、下视丘等中线结构的 PA)有巨大的风险,而放疗对正在成熟的大脑有很大的潜在性不良反应,因此迫切需要找到一个能代替这些治疗的方法,以期控制肿瘤的生长,同时保留和恢复视路与内分泌功能。虽然化疗对毛细胞型星形细胞瘤的效果尚不肯定,但目前认为化疗能起到延迟低恶性度胶质瘤复发的作用。Sawamura 等用顺铂和长春新碱治疗 54 例下丘脑-视路区的 PA,所有肿瘤体积均有缩小,即使在化疗完成后肿瘤体积还在缩小。近来,对下丘脑-视路星形细胞瘤用化疗方法治疗备受提倡,但化疗药物的最佳联合仍在评估之中。对于患者年龄小于 3 岁,肿瘤位置不佳,并且已表现出临床症状者,建议使用化疗作为首选治疗,或者再联合微侵袭外科治疗。

2.PMA 的治疗现状　相对于 PA 而言,PMA 对周围的血管神经更具侵袭性,可沿蛛网膜下腔播散,且 PMA 多为实性肿瘤,较以囊性肿瘤为主的 PA 更易于复发。PMA 通常难以手术完全摘除,临床治疗一般以部分切除辅以术后化疗或放疗为主。无论是化疗还是放疗,PMA 的复发率远较 PA 高,同样发病率和死亡率均远高于 PA。

(七)未来与展望

PA 的发生多数涉及 p53、p16 及 RF 基因的缺失,VEGF 及 PDGFR 基因的过度表达,EGFR 和(或)EGFRⅧ基因的扩增,以及 10 号染色体的中间缺失,包括两类重要的肿瘤抑制基因 PTEN/MMAC1 和 Brain Tumor-1 gene 46 的突变或失活。而 PMA 的发病机制是否也属于上述两条分子通路之一尚不得而知,到目前为止只有 1 例 PMA 基因改变的报道。进一步的研究工作应该包括染色体的突变和基因表型变异的研究,更加具体和关键的是弄清 PMA 种系和体细胞变异的多态性机制,描绘出 PMA 的发生过程包括启动子突变以及涉及肿瘤发生的原癌基因、抑癌基因、下游序列突变等。在此基础上,建立一种能够反映肿瘤分子学和基因学特点的分类方法,可以更加深入地了解 PA、PMA 的发病机制、病程和预后,最终用于肿瘤的防治。

PMA 是理想的脑肿瘤的研究模型。作为已经比较了解的 PA 的一种具有侵袭性的变体,了解 PMA 有助于了解类似肿瘤的发生和转移的机制。PMA 多见于婴儿和幼年儿童,提示 PMA 可能具有遗传背景。今后的遗传诊断和治疗将有可能早期评价 PMA 的风险并及时干预。

二、间变性星形细胞瘤

(一)概述

间变性星形细胞瘤又称恶性星形细胞瘤,世界卫生组织将其定为Ⅲ级,占高级别星形细胞瘤的 12%～34%。间变性星形细胞瘤好发于中年,35～60 岁多见,以男性稍多见,男女比为 1.22：1,病灶多发生于大脑半球。额叶居多,占 40%,其次为颞叶(35%)、顶叶(17%)。少数肿瘤可见于间脑、视神经、脑干、小脑及脊髓。位于小脑、间脑及视神经者均少见,发生于小脑者约占小脑星形细胞肿瘤的 14.4%,发生于间脑者不到颅内胶质瘤的 0.5%。

(二)病理

大体标本上可见肿瘤呈弥漫性生长,境界多不清楚,肿瘤内常见小囊变区,少数可有出血,但坏死罕见。镜下见肿瘤细胞生长活跃伴异型、密度较高,可见多核细胞、瘤巨细胞,细胞核的非典型性与核分裂易见,血管内皮增生活跃。免疫组织化学:GFAP 阳性,也可出现 TopoⅡ、EGFR、PTEN、EMA 及 VEGF 阳性。

(三)临床表现

临床症状因部位而异,常见症状为癫痫、颅内压增高的症状和局部神经组织受损的表现。临床预后较差,平均存活时间为两年。间变性星形细胞瘤可以通过细胞外间隙和沿白质束扩散,也可通过室管膜和脑脊液扩散。

(四)CT 和 MRI 检查

1.CT 扫描　CT 平扫时呈混杂密度,钙化罕见,增强 CT 扫描,典型者表现为显著不均质强化,以不规则环形强化最常见。肿瘤常有明显的占位效应,肿瘤周围水肿明显,肿瘤内也可有出血。少数肿瘤病例占位效应轻微。

2.MRI 检查　T_1WI 表现边界不清的低或低等混合信号的占位病变,T_2WI 常为不均匀的高信号区,边界常不清楚,占位效应较明显。增强 MR 扫描常呈不规则环形强化或出现不均匀性增强,即部分有程度不一的增强、部分不增强。少数也可以不增强。MRI 氢质子波谱能够对星形细胞瘤的分化程度提供重要的诊断信息,对良恶性星形细胞瘤鉴别的敏感性、特异性和准确性分别为 100%、86% 和 96%。常用 Cho/NAA 比值和 Cho/Cr 比值判断星形细胞瘤的良恶性,间变性星形细胞瘤 Cho/NAA 比值接近 6,而良性星形细胞瘤通常在 2~3 之间。间变性星形细胞瘤 Cho/Cr 比值接近 5,而良性星形细胞瘤通常在 2~2.5 之间。

(五)诊断与鉴别诊断

1.诊断　典型的间变性星形细胞瘤 CT 呈低或低等混合密度,MRI T_1WI 平扫呈低或低等混合信号、T_2WI 呈不均匀的高信号,常伴轻至中度瘤周水肿和占位效应。增强扫描常出现不均匀性强化,可显示环状增强。结合患者年龄较大(40 岁以上)等临床特点,可考虑间变性星形细胞瘤的诊断。

2.鉴别诊断　间变性星形细胞瘤的临床和影像学表现缺乏特异性,因此需与颅内其他肿瘤或非肿瘤性病变进行鉴别:

(1)肿瘤性病变:

1)低级别星形细胞瘤:一般形态规则,呈类圆形,内部液化坏死、囊变较少出现,增强扫描呈无强化、轻中度强化改变,占位效应轻。

2)胶质母细胞瘤:一般形态较间变性星形细胞瘤更不规则,增强扫描多呈不均匀花环状明显强化,可沿胼胝体侵及对侧大脑半球,呈“蝴蝶征”,水肿、占位效应更重。

3)转移瘤:一般而言,转移瘤的环形增强是外厚内薄(皮质侧较厚),这是皮质侧血管较髓质侧血管丰富所致,肿瘤环外壁大多规则、内壁常不规则;星形细胞瘤由于起源于髓质多,环的髓质侧较厚,且环内外侧壁均不规则,不光滑,多有切迹及结节。转移瘤一般水肿范围与肿瘤结节范围相比大而且信号低,这点与星形细胞瘤不同。若有钙化则更趋向星形细胞瘤。

(2)非肿瘤性病变:

1)脑脓肿:多数有典型的临床表现,脓肿形态较规则,具有脓壁,一般而言其脓壁在 MRI 上强化显著、规则且厚薄均匀,无壁结节,出血钙化较少见,加扫扩散加权成像(DWI)序列可资鉴别。

2)类脑瘤型散发性脑炎:实性间变性星形细胞瘤和多发性间变性星形细胞瘤影像上表现与类脑瘤型散发性脑炎类似,可无强化或轻度强化,脑组织肿胀,一般无占位效应,但脑炎一般起病急、进展快、病程短,病前有感染病史,病理改变以炎性细胞反应为主,临床有时需要依靠随诊观察进行鉴别,确诊需手术病理。

3)急性或亚急性脑梗死:临床上发病较急、有相应的神经体征,病变边界较清,病灶一般与相应脑血管分布一致,T_1WI 序列图像上常表现为不明显或呈稍低信号,DWI 序列上呈高信号,相应 ADC 图像成低信号,注射造影剂以后,典型的脑梗死表现为脑回样增强,治疗后随访观察可鉴别。

（六）治疗

1.手术治疗　手术切除是恶性胶质瘤首选且最重要的方法,推荐采用显微神经外科技术,以脑沟回为边界,沿肿瘤边缘的白质纤维束走向作解剖性切除,以最小程度的组织和神经功能损伤获得最大程度的肿瘤切除。对于恶性胶质瘤初诊病例,手术切除与活检相比,可明显改善患者的存活率及预后。手术切除的优势不仅可以明确病理诊断、有效地指导后续的放化疗,而且因为切除肿瘤而降低了颅内压,可防止因肿瘤生长或放化疗造成脑组织水肿所引起的颅内压增高。对于复发病例,有条件者应再次手术切除肿瘤,以有利于延长患者生存期。

尽力多切除肿瘤、尽最大可能保护神经功能是肿瘤切除手术中应遵循的基本原则。术中导航、功能MRI、术中MRI等新技术的广泛运用,为医生实现前述目标提供了有益的帮助。常规导航存在术中因释放脑脊液、脱水、过度通气等因素引起的脑移位,难以实现实时精确的定位。而术中MRI的使用可以实现术中实时定位,对于指导术者定位残余肿瘤及功能结构起着重要作用。与传统手术方式相比,术中MRI的使用可以提高恶性胶质瘤的手术切除率,提高生活质量,延长生存期。而将功能MRI与术中MRI导航结合,将进一步改善手术的精确度,有利于对语言区、运动感觉区、传导束等重要功能结构的保护。有报道利用弥散张量成像整合技术进行导航,并结合术中MRI,进行累及视放射胶质瘤的切除比较,平均肿瘤残余率为5.3%(36例),首次术中MRI与最后一次术中MRI的肿瘤切除比例分别为88.3%和95.7%,结果提示肿瘤切除程度显著提高。

2.放射治疗　作为恶性胶质瘤最重要的辅助治疗手段,放射治疗的效果已得到广泛认可。但是放疗对中枢神经系统造成的损伤难以完全修复,因此对于复发性恶性胶质瘤的再次全脑放疗仍存在争议。目前多认为至少间隔6个月以上才可以进行再次放疗。近年来,立体定向放射外科(SRS)及无框架分割立体定向放疗(FSRT)的发展使得放疗并发症明显下降。值得注意的是,SRS多用于小的残余或复发肿瘤,如果瘤体过大,照射体积增大必将导致过多的正常组织暴露于高剂量射线下,从而增加放疗并发症出现的几率。与SRS不同,FSRT通过分次照射将放疗剂量叠加于肿瘤部位,因此其对周边组织的损伤相对更小,适合于较大肿瘤的放疗。

除了常见的外部照射之外,肿瘤内的近距离放射治疗也逐渐得到临床医生的重视。

3.化学治疗　化学治疗是治疗恶性胶质瘤的另一选择。替莫唑胺(TMZ)是恶性胶质瘤的一线化疗药物,标准给药方案为放疗时同步化疗,口服TMZ $75mg/(m^2 \cdot d) \times 6$周。放疗后4周,继续TMZ治疗,$150mg/m^2$,连续用药5天,28天为1个疗程,若耐受良好,则在以后的疗程中增量至$200mg/m^2$,推荐辅助TMZ化疗6个疗程。与单纯放疗相比,放疗加TMZ化疗可以将恶性胶质瘤患者的2年生存率从11.2%提高至27.3%,5年生存率从1.9%提高至9.8%。而对于复发胶质瘤,目前证实对于标准化疗方案的反应率仅为30%。由于DNA修复酶O^6-甲基鸟嘌呤-DNA-甲基转移酶(MGMT)在TMZ化疗耐药中的重要性越来越得到重视,因此出现很多新的给药方案,以期通过延长给药时间来诱导肿瘤内的MGMT缺失。在TMZ治疗失败时,也可以考虑其他种类的化疗药物作为补救治疗,如亚硝基脲类的洛莫司汀、尼莫司汀、替尼泊苷、长春新碱及顺铂等,这些药物的使用可以在一定程度上延长患者的生存期。

对于化疗药物来说,现在仍难以逾越的障碍还是化疗耐药性,尤其是多药耐药性(MDR)值得进一步关注。从临床上来说,MDR可以分为原发性耐药(治疗初始就存在)和继发性耐药(治疗后存在),其中继发性耐药可能与基因突变以及药物的筛选作用有关。随着分子病理学的发展,现已确认多种基因如MGMT、凋亡相关蛋白、转运蛋白等均与胶质瘤继发性耐药有明确关系。MGMT是一种DNA修复酶,通过去除鸟嘌呤O^6位点的烷基来实现耐受烷化剂药物。MGMT表达上调可以明显增强肿瘤细胞对TMZ、BCNU等烷化剂的耐受性,使用MGMT选择性抑制剂O^6-benzylguanine(O^6-BG)可以显著抑制MGMT

活性,增强化疗药物效果。而恶性胶质瘤患者 MGMT 启动子甲基化提示患者对 TMZ、BCNU 化疗较为敏感及预后相对改善。Bcl-2 和表皮生长因子受体(EGFR)作为凋亡相关蛋白,可以抑制体内细胞的凋亡过程,从而导致细胞耐药。而 P 糖蛋白(P-gp)及多药抗药性相关蛋白(MRP)均属于转运蛋白,通过底物转运来实现耐药。上述基因在间变性星形细胞瘤内均存在表达上调,这些基因表达的升高也提示化疗耐药及预后不良。

4.其他治疗　除了上述治疗方法外,针对肿瘤血管生成、肿瘤干细胞、病毒转染、免疫治疗等多种方式的研究也均在进行中,部分已进入临床研究阶段。血管内皮生长因子(VEGF)可以促进血管生成,对恶性肿瘤的持续生长起着重要作用。贝伐单抗作为 VEGF 的单克隆抗体,可以抑制 VEGF 的活性。研究证实,贝伐单抗单独使用或与伊立替康联合使用治疗复发胶质瘤的治疗有效率达 20%～60%,无进展生存期达 6 个月的患者比例可达 25%～50%。此外,光动力疗法(PDT)也被尝试用于胶质瘤的辅助治疗。其原理为肿瘤细胞选择性吸收光敏剂,然后用合适波长的光线照射来激活光敏剂,从而导致肿瘤细胞死亡。这些新药物、新技术的使用为间变性星形细胞瘤的治疗开启了新方向,但疗效仍有待临床大规模使用的检验。

(七)预后与展望

间变性星形细胞瘤预后较差。手术加放疗后患者的 5 年生存率基本不超过 50%。肿瘤位于间脑或前视路者预后更差,生存期不超过 2 年。年轻患者,肿瘤组织学检查间变程度较轻者预后相对稍好。手术切除肿瘤的程度直接影响患者生存情况。部分切除者即使放疗后 5 年生存率仅 16%～25%。放疗有利于延长手术患者的生存期。单行手术治疗者生存期仅 2.2 年,5 年生存率仅 21%。73%患者手术加放疗后神经系统症状有好转。经标准放疗后,40%患者 3 年内可控制肿瘤复发。

尽管近年来在神经影像学、显微手术和放射治疗方面有显著进展,但对恶性星形细胞瘤患者的生存改善仍不很理想。相信随着对恶性星形细胞瘤分子病理学和分子遗传学研究的不断深入,以及显微外科技术、立体定向放疗技术结合靶向生物治疗技术的不断进步,在未来将有可能较长时间地控制恶性胶质瘤的复发,或有治愈的可能。

三、胶质母细胞瘤

(一)概述

胶质母细胞瘤,亦称多形性胶质母细胞瘤(GBM),是成人常见的中枢神经系统恶性神经上皮性肿瘤,在神经上皮性肿瘤中占 22.3%,占颅内肿瘤的 10.2%。GBM 主要位于大脑半球的白质内,常侵犯额、颞、顶叶,枕叶较少见,基底核和胼胝体常受累,瘤组织可以经胼胝体侵犯对侧大脑半球呈 S 形生长,或是经胼胝体在两侧大脑半球深部呈蝶形生长。丘脑的胶质母细胞瘤也不少见。本病主要发生于成人,发病年龄高峰在 40～60 岁之间,男性明显多于女性,男女比例约为 2∶1。

GBM 按分子遗传学特性可分为两类:①原发性 GBM:又称为Ⅱ型 GBM,平均发病年龄 55 岁,临床病史较短(常小于 6 个月),以前没有较低级别胶质瘤的病史或组织学证据。其特征性分子遗传学改变是 EGFR 基因的扩增,而无染色体 17p 上的杂合性丢失和(或) p53 基因突变;②继发性 GBM:又称为Ⅰ型 GBM,从低级别或间变性星形细胞瘤发展而来。患者相对年轻(30～45 岁),预后较原发性 GBM 好。其特征性分子遗传学改变是 p53 突变和 17p 上的杂合性丢失,而无 EGFR 基因的扩增。

(二)病理表现

1.大体观察　肿瘤好发于大脑半球白质内,呈侵袭性生长,大多数肿瘤境界不清,少数肿瘤因生长迅速而使周围组织受压出现软化和水肿,表现"假包膜"现象,可被误以为境界清楚,其实肿瘤已超出边界浸润生长。肿瘤可侵犯皮质并可与硬膜粘连,或可突入脑室及深部结构。肿瘤的硬度因肿瘤有无继发性改变而异,一般软硬相间,质地不均。肿瘤可呈多种颜色,典型肿瘤切面可见灰色的瘤体、红色的新鲜出血、紫色的出血块、黄色的陈旧出血和白色的间质增生,肿瘤亦可有大小不一的坏死灶和囊性变,囊内液体可呈血性、棕色或黄色。肿瘤血运丰富,周围脑水肿明显。突出到脑表面和脑室者,肿瘤细胞可随脑脊液播散。个别的可向脑外转移至肺、肝、骨或淋巴结。

2.镜下观察　胶质母细胞瘤组织表现复杂,形态不一,同一肿瘤的不同部位亦不一致。肿瘤细胞大小不一,异型性明显;肿瘤细胞大多呈梭形,漩涡状或菊形团样围绕血管排列;可见大量多核瘤巨细胞,核分裂象多见,伴大片状坏死,坏死灶周围瘤细胞排列成栅栏状;肿瘤间质内血管内皮细胞、血管平滑肌细胞和小血管明显增生,常可见血管周围淋巴细胞套形成。免疫组织化学:胶质母细胞瘤胶质纤维酸性蛋白(GFAP)及波形蛋白均呈阳性。

肿瘤具备下述特点:①肿瘤细胞的多种组织学形态。肿瘤细胞直径相差悬殊,大者可达 $30\mu m$ 以上,小者可能不足 $10\mu m$。部分肿瘤胞质十分丰富,亦有胞质完全缺如而呈裸核者。②肿瘤细胞核分裂象相当多见,并可见到单核或多核瘤巨细胞。③供血血管丰富,往往有肿瘤细胞围绕血管形成"菊形团样"结构,血管本身的内皮细胞及外膜细胞常在坏死灶的边缘呈栅栏样排列。④来源于血管外膜细胞的间质纤维增生,严重者可成为肿瘤成分。

3.超微结构观察　电镜下肿瘤细胞大小形状不一,形态呈原始低分化状,核大而周质少,细胞器稀少但多聚核糖体丰富;核不规则,核仁突出,常见核分裂象。巨细胞的质膜常有折叠,有时可见大量微绒毛,细胞器多少不固定,核畸形、多形或分叶,高度不规则。巨细胞型胶质母细胞瘤的胞质极为宽阔,充满大量胶质丝,方向不定,成熟程度不一,线粒体散在其中;糖原丰富,核染色质与核仁突出。毛细血管和小血管内皮增生呈球状,使血管腔闭锁。大血管内皮都有增生,多层基膜包绕,有大量胶质纤维。常见肿瘤细胞有不同程度的坏死,坏死灶中和血管周围常见巨噬细胞、成纤维细胞和其他炎性细胞。

(三)临床表现

因肿瘤为高度恶性,生长快、病程短,自出现症状到就诊时多在 3 个月之内,约 $70\%\sim80\%$ 在半年以内。个别病例因肿瘤出血,可呈卒中样发病。偶尔可见病程较长者,可能与肿瘤随时间生长而发生恶性转化有关。由于肿瘤生长迅速,脑水肿广泛,颅内压增高症状明显,几乎所有患者都有头痛、呕吐、视神经盘水肿。约 33% 的患者有癫痫发作。约 20% 的患者表现淡漠、痴呆、智力减退等精神症状。肿瘤侵袭、破坏脑组织,产生一系列的局灶症状,表现为不同程度的偏瘫、偏身感觉障碍、失语和偏盲等。患者可因肿瘤出血而出现脑膜刺激症状,而癫痫的发生率较星形细胞瘤和少突胶质细胞瘤少见。GBM 临床预后较差,存活中期为 11 个月。

(四)CT 及 MRI 检查

1.CT 平扫　显示肿瘤多呈低密度为主或等密度为主的低等混合密度病灶,形态以不规则形多见,少数呈圆形或椭圆形。出血多见。边缘不整,轮廓不清。肿瘤通过跨中线结构侵及两侧大脑半球时,可形成所谓蝴蝶状生长,颇为典型,具有一定特异性,但此征也可见于其他肿瘤。CT 平扫常难以区分肿瘤和水肿区的边界,如肿瘤有较大的坏死区或囊变区,则可出现三重密度的表现,即肿瘤中央为代表坏死或囊变的低密度区,中间为代表肿瘤的实质部分的一圈等、略低或略高密度带,最周边部分为代表水肿的低密度带。往往在注射造影剂显示肿瘤增强后,较易识别低密度的水肿区。胶质母细胞瘤 100% 具有瘤周水肿,大多为中、重度水肿,少数为轻度水肿。

胶质母细胞瘤占位征象常很明显,其严重程度与肿瘤大小、水肿范围和肿瘤部位有关。常见的占位效应为中线结构移位,邻近脑室、脑池受压闭塞,可出现不同程度的脑积水,甚至脑疝。通过胼胝体等结构呈跨中线生长时,中线结构移位反而较轻。注射造影剂行增强扫描时,肿瘤的实质部分几乎都增强。大多数(90%)为密度不均匀的增强,显示为环状或花圈状增强者十分常见。

2.MRI检查 T_1WI上肿瘤的实质部分呈现低信号、等信号或低、等信号混合区,与瘤周水肿所造成的低信号区往往不能区分。坏死和囊变区也呈现低信号,其信号强度常低于肿瘤实质部分所造成的信号区。出血区常呈现高信号区,MRI T_1WI也可呈现三重信号强度区,即中央的极低信号区围以一圈等或较低信号带,最外围为低信号区。PDWI和T_2WI,特别是T_2WI和FLAIR成像,显示肿瘤及其有关变化往往优于T_1WI。T_2WI示肿瘤的实质部分为高信号区,或等信号区,或高、等混合信号区;出血显示为高信号区,坏死、囊变区为高信号或极高信号区;瘤周水肿为高信号区。就肿瘤总体而论,T_2WI信号强度的不均匀性比T_1WI更为明显。据认为高度恶性胶质瘤,特别是胶质母细胞瘤,T_2WI的典型表现为中央高信号核心(相当于凝固性坏死),围以一等信号边缘(相当于活的肿瘤组织),和周边的指状高信号(相当于有孤立肿瘤细胞浸润的水肿脑组织)。胶质母细胞瘤因血-脑脊液屏障被破坏明显,肿瘤内有异常增生血管,在MR平扫时可以见到异常增生的血管呈"流空效应"。增强扫描,除少数表现为较均匀增强外,大多数病例(其中占90%)呈现为不均匀增强。增强后有利于识别肿瘤的边缘,从而易于区别肿瘤的水肿。但是,值得注意的是:肿瘤实质部分可以不增强,而不增强的等信号或低信号区(代表水肿)内可以有肿瘤细胞浸润,大多数镜下所见肿瘤细胞浸润的范围不超过肿瘤增强边缘以外2cm,但远至增强边缘之外3.5cm也曾发现过浸润的肿瘤细胞。肿瘤增强大多数呈不规则形,其中呈环状或花圈状者最多。Huang等研究发现MRI T_1WI增强呈现假"栅栏"征(表现为全部或部分椭圆形小泡,类似于乳突蜂窝小房)是胶质母细胞瘤一个特征性的征象。

(五)诊断与鉴别诊断

胶质母细胞瘤为成年人、老年人最常见的脑内肿瘤,一般根据患者年龄较大(40～65岁),肿瘤较大(直径5cm以上),位于额叶等白质区域较多,重度瘤周水肿,较明显占位征象,CT平扫呈低、等混合密度,MRI平扫T_1WI呈低、等混合信号,T_2WI呈高、等或高、低混合信号,注射造影剂后呈不均匀强化,特别是环状或花圈状增强等,可做出诊断。但仍需与以下病变鉴别。

1.间变性星形细胞瘤 主要区别为没有较明显的坏死区,囊变也较少见。尽管胶质母细胞瘤与间变性星形细胞瘤均属于恶性星形细胞肿瘤,其MRI表现较相似,但依据胶质母细胞瘤特有的"流空效应"及极具特征性的假"栅栏"征可资鉴别。

2.弥漫性星形细胞瘤 弥漫性星形细胞瘤发病年龄较轻,一般没有坏死和囊变区,没有出血的征象,可有钙化,无或仅有轻微瘤周水肿,占位效应也较轻,无或只有轻微增强。

3.脑脓肿 局限性脑炎期约持续3～5天,注射造影剂后一般不增强,结合急性感染病史一般不难鉴别。脓肿包膜形成之后,特别是2星期以后包膜形成的后期,CT和MRI均可显示为薄壁环状增强,脓肿壁厚薄较均匀,如略有不均,则近脑皮质侧略厚、近内侧略薄。脑脓肿在DWI序列上,由于脓液弥散受限,呈明显高信号。而胶质母细胞瘤壁厚薄不均匀,实质内可见"流空效应",增强可见假"栅栏"状强化;其囊变坏死区弥散不受限,DWI呈低信号。

4.恶性脑膜瘤 起源于大脑凸面者,可向脑内浸润,瘤周水肿明显,瘤内可见坏死、囊变和出血,有时很难与胶质母细胞瘤区别。但前者增强后多呈均匀明显强化,多伴颅骨改变及脑外肿瘤的征象,如可见脑膜瘤以宽基底与硬膜相连及脑膜尾征的出现可能有助于确诊。

5.原发性中枢神经系统淋巴瘤 典型者CT表现为脑内的单发或多发,等或高密度病灶,有时也可呈低密度,明显均匀强化,瘤周水肿较轻。MRI上的信号变异较多,T_2WI上呈等信号或低信号为其较具特征性表现。病灶周围水肿较轻,占位效应较轻,病灶信号多均匀,瘤内坏死囊变少见。增强后多呈团块状或分叶状强化。而胶质母细胞瘤形态不规则,信号不均匀,囊变坏死常见,瘤内可见出血,可跨中线生长,水肿和占位征象明显,尤其是"流空效应"及假"栅栏"征,均有助于两者鉴别。

6.转移性肿瘤　单发转移瘤与胶质母细胞瘤一样病情进展较快,增强亦可见环状强化,但多数转移瘤边界一般较清。T_2WI/FLAIR 与 T_1WI 增强前后对照肿瘤的"假缩小征"及"瘤外浸润征"有助于两者的鉴别。原发肿瘤病史更有助于鉴别。胶质母细胞瘤呈多发性时,也应与多发性转移性肿瘤仔细鉴别:主要根据转移瘤具有原发性恶性肿瘤病史,各病灶大小较一致且大多较小,多为结节状强化,而胶质母细胞瘤多发病灶常为环状增强表现。

(六)治疗

胶质母细胞瘤的治疗方法以外科手术切除肿瘤为主,辅以放疗、化疗等综合治疗措施。外科手术的目的:①治愈;②减压;③明确病理诊断;④为其他治疗方法提供途径。外科手术在脑胶质瘤治疗中的地位早已肯定,肿瘤彻底切除与否与患者预后直接相关,所以,对于手术能及部位的肿瘤,都应积极采用手术切除。但胶质母细胞瘤不太可能做到真正完全切除,应尽量做到最大切除并同时作内外减压术。此类肿瘤约有 1/3 边界比较清楚,手术可做到肉眼全切;另 2/3 呈明显浸润性,与正常脑组织分不出明显界限,如果位于额叶前部、颞叶前部或枕叶者,可将肿瘤连同脑叶一并切除,使术后有一个比较大的空间,这样效果较好。如果肿瘤位于重要功能区语言中枢或运动中枢,为了不加重脑功能的障碍多数仅能做部分切除,对位于脑干、基底神经节及丘脑的肿瘤可在显微镜下严格做到切除肿瘤,手术结束时可做外减压术。

1.手术治疗

(1)显微手术治疗:脑胶质瘤的治疗方法目前采用最多的仍是外科手术治疗,手术切除的程度与患者预后密切相关。尽力多切除肿瘤、尽最大努力保护神经功能是肿瘤切除手术中应遵循的基本原则。大量的证据表明,安全地最大限度地切除肿瘤能够获得良好的治疗效果。推荐采用显微神经外科技术。手术切除的优势:可以明确病理诊断、有效地指导后续的放化疗;降低颅内压,可有效防止因肿瘤生长或放化疗造成脑组织水肿所致颅内压增高。近年来,随着显微手术、激光、超声吸引及神经内镜的广泛应用和改进,使神经外科的手术方法和适应证进一步拓宽扩大。以往认为不能手术的肿瘤(如功能区及某些解剖位置较特殊区域的肿瘤)目前也可以切除,不仅提高了患者生存质量,而且可获得比较满意预后的效果。

(2)神经导航手术治疗:神经导航系统通过计算机把患者的影像学资料和患者术中位置结合起来,准确地显示出颅内肿瘤的三维空间位置及邻近的重要神经血管结构,通过定位装置能够对空间内任何一点精确定位,又能达到实时跟踪。它的精确定位功能不仅有助于设计手术入路,还可以实时、客观地指导术中操作,使手术达到更精确、精细的目的。脑功能成像下的神经影像导航技术便是将 MRI 获得的病变和颅脑三维信息与功能成像获得的肿瘤与功能区的关系融合起来,不仅可增大切除范围、提高手术精度,而且还可以减少或者避免对功能区的损伤。术中采用 MRI 成像治疗颅内肿瘤对神经外科具有划时代的意义,它能明显增加肿瘤完全切除的比例。

(3)术中荧光实时导航下胶质瘤切除术:实时荧光导航技术:术前或术中注入可产生荧光的物质,这些物质通过血流聚集在肿瘤部位,应用荧光手术显微镜便可确定肿瘤所在位置,从而达到实时导航的目的。目前应用于肿瘤荧光导航的物质主要是光敏剂,如 5-氨基乙酰丙酸(5-ALA)和血卟啉衍生物(HpD),5-ALA 是血红素代谢中的一种前体物质,注入机体后肿瘤细胞可选择性摄取,转化为原卟啉Ⅸ,原卟啉Ⅸ可在激发光源下产生荧光,显示肿瘤所在位置;HpD 则可直接选择性地被肿瘤摄取,术中可直接在激发光源下产生荧光,显示肿瘤所在位置。国外有报道利用荧光剂 5-ALA 引导手术切除 36 例脑胶质母细胞瘤,结果所有患者的肿瘤体积被切除 98% 以上,术后 1 个月患者死亡率为零,复发及并发症出现率为 8.2%。

（4）术中能量多普勒成像引导技术：术中准确、安全地实施胶质瘤完全切除，取决于对胶质瘤边界的精确识别。神经胶质瘤，尤其是高级别胶质瘤高度浸润性生长的生物学特点，常规超声难以确定肿瘤边界与瘤周围水肿组织带。为此，功能性超声成像诊断技术引入临床，其病理解剖学基础系肿瘤血管生成导致的胶质瘤内微血管增多和新生血管结构异常。能量多普勒成像（PDU）具有对低速血流极高的敏感性且不受血流方向影响的特点，可以在富血管生成的瘤灶范围内显示丰富低速血流信号，与瘤周水肿带的超声影像间出现明显差别。高级别脑胶质瘤内部与瘤周水肿组织间血管生成水平的显著差异，是术中能量多普勒成像（PDU）应用可靠的病理学基础。研究证实 PDU 可作为脑胶质瘤术中实时、无创的血管生成水平检测手段，通过 PDU 可显示胶质瘤血管生成情况，根据血管生成范围精确描述肿瘤边界，从而准确指导手术切除范围。在功能区皮层下脑胶质瘤切除术中，PDU 可以帮助选择安全手术入路，在术中准确判定残余肿瘤及其与功能区皮层关系，对选择、确立术中肿瘤切除与保护功能区之间取舍的界限，以及控制肿瘤切除范围，保护功能区皮层结构有极高的辅助价值。

总之，术前利用无创神经功能影像学检查，术中应用神经导航技术和术中实时超声准确定位病变，并运用术中 MRI 提供实时导航，更易持续评估手术进程，解决单纯采用神经导航的不足，并能显示术中并发症。在唤醒麻醉下皮质电刺激定位功能区，根据病变浅部和深部功能边界，个体化手术可达到最大程度地切除病变，同时最大程度地保护功能区，从而提高术后患者的生存质量是当前功能区胶质瘤取得长期手术治疗效果的有效治疗手段。

2.放射治疗　放射治疗是利用电离辐射的物理作用杀死或抑制肿瘤细胞的生长达到缓解临床症状、延长患者生命的目的。近年来，放射治疗主要集中在放射增敏剂的应用和选择放射剂量、放射野、时间间隔的改进上。恶性胶质瘤具有原位复发的特点，且 90% 发生在距原发灶 2cm 的范围内，优化局部放疗方案是治疗的焦点。近来多种剂量分割方法、多种放疗方式（立体定向外科、三维适形放疗、调强放疗、间质内近距离放疗等）以及新放疗设备的应用已经在一定程度上提高了放疗的效果。

（1）常规放射治疗：常规放射治疗（CRT）因能够在较大范围内对肿瘤进行治疗，不完全依赖于影像对肿瘤侵袭范围的识别，故能有效地克服局部治疗的缺点。临床试验显示对于高分级胶质瘤应用常规放疗技术，照射 60Gy 的剂量，其肿瘤无进展生存期和总生存期均优于照射 45Gy 的剂量。

（2）立体定向放射治疗：立体定向放射治疗（SRT）借助于立体定向装置和影像设备准确定出靶区的空间位置，经计算机优化后，通过高能 X 射线聚焦照射，使靶区接受较高剂量照射而周围正常组织受照很低。此法最突出的特征是能够一次性地用窄束的高能射线毁损选定的颅内靶点，具有剂量分布集中、靶区周边剂量梯度变化大、靶区内及靶区附近剂量分布不均匀的特点。立体定向放疗的优点为治疗定位准确，靶体积外剂量下降迅速，可以单次或分次地给予病灶较高剂量。但是高分级胶质瘤单用 SRT 很难使计划靶体积包括全部临床靶体积。对于复发的高级别星形细胞瘤患者，国内外很多研究者采用近距离放疗、立体定向放疗技术等对这部分患者进行再次手术后的放疗。研究表明分次照射的立体定向放射技术（SRT）与单次大剂量立体定向的放射外科技术（SRS）治疗复发高级别星形胶质瘤，中位生存率两者无统计学差异，但是 SRT 组患者的肿瘤体积较大，而放射性坏死的发生率比较低，建议采取分次的 SRT 应用于体积较大的肿瘤放疗。

（3）适形放疗和影像引导放疗：近年随着放疗技术及影像技术的进步，三维适形放疗、三维调强放疗以及影像引导放疗可大大减少正常组织的受照剂量，为照射更高的剂量提供了技术保证。三维适形放疗的特点是在射束方向上，其照射野的形状与靶区的形状一致。三维调强适形放疗除了具备适形放疗的特点外，还要求每一个射野内诸点的输出剂量率能按要求的方式进行调整，使靶区内及靶区表面的剂量处处相等。有学者对 125 例胶质瘤术后患者分别行三维适形放射治疗和常规放射治疗，结果提示胶质瘤术后三维适形放射治疗局部控制率及生存率优于常规放疗,不良反应明显少于常规放疗。采用较高照射剂量的适形放疗技术,可减少放疗并发症的发生、提高生活质量,但并未降低照射野内的肿瘤复发。

提高靶区剂量放疗是提高肿瘤局控率的关键,由于肿瘤及周围正常组织的空间位置在治疗中以及治疗期间是不断变化的,如果对这些变化及误差不给予充分的重视,可能会造成肿瘤脱靶和(或)正常组织损伤增加,使疗效降低。放疗过程中位置不确定性的影响因素主要归纳为两个方面:一是照射野位置的系统误差,这是指由于在像定位、计划和治疗阶段的资料传送错误以及设计、标记或治疗辅助物如补偿物、挡块等的位置误差;二是照射野位置的随机误差:指由于技术员在进行每一次治疗时的摆位状态和分次治疗时患者解剖位置的变化,如呼吸运动、膀胱充盈、小肠蠕动、胸腹水和肿瘤的增大或缩小等引起的位置差异。临床实践和实验研究均证实上述误差将对肿瘤靶区及周围正常组织的剂量分布产生明显的影响,在适形和调强放疗中更为明显。近年来,电子射野影像系统(EPID)、CT 等设备已可对靶区的不确定性进行更精确的研究,包括位置和剂量的验证,并通过离线和在线两种方式进行校正。新型的 EPID 安装在加速器上,在进行位置验证的同时,还可以进行剂量分布的计算和验证。目前还有 CT-医用加速器、呼吸控制系统如将治疗机与影像设备结合在一起,每天治疗时采集有关的影像学信息,确定治疗靶区,达到每日一靶,即称为影像指导放疗(IGRT)。

(4)间质内放疗:间质内放疗是胶质瘤放疗的又一大进步,它是指术中胶质瘤大部切除后,或对复发性胶质瘤通过特殊的导管将放射性核素永久性地植入肿瘤体内,通过局部放射线的持续低剂量照射,对残留肿瘤细胞造成不可逆的致死性损伤,达到治疗的,目的。对于直径<5cm 的小肿瘤也适合此法。与常规外放疗不同,间质内放疗在必要时还可以重复进行。有学者对 42 例重要功能区脑胶质瘤术后施行间质内高剂量率放射治疗,结果提示全组 42 例患者 1 年生存 36 例(86%),2 年生存 28 例(67%),3 年生存 22 例(52%);1 例治疗后死亡。由此可见对脑重要功能区胶质瘤术后瘤床及残余肿瘤进行间质内高剂量率放射治疗,能延长生存期、改善生存质量,是一种可供选择的综合治疗脑重要功能区胶质瘤的有效方法。

然而,放疗的临床效果也还不尽如人意,更为有趣的是,很多肿瘤的复发还是在放射区内,其原因可能是肿瘤对所给放射剂量有抵抗,或者放射仅杀灭了敏感的肿瘤细胞。因此,如何消灭不敏感的静止期的肿瘤细胞仍是放射治疗中面临的最大障碍之一。

3.化学治疗　化疗的作用在近年的研究中也得到了肯定,目前用以治疗神经胶质瘤的化疗药物主要有尼莫司汀(ACNU)、卡莫司汀(BCNU)、洛莫司汀(CCNU)、丙卡巴肼(PCB)、甲氨蝶呤(MTX)、环磷酰胺(CYP)等。替莫唑胺(TMZ)属于第 2 代烷化剂化疗药,直接作用于合成 DNA 的底物,导致 DNA 单链和双链断裂,使细胞死亡。替莫唑胺能较好地通过血,脑脊液屏障,且在阻止疾病进展,延长患者生存时间和提高生活质量方面有明显优势。

(1)系统化疗:系统化疗是神经胶质瘤综合治疗的重要环节。即使手术和放疗使部分神经胶质瘤的治疗取得了良好效果,而大多数肿瘤还难免复发。系统化疗对进一步杀灭残留肿瘤细胞起到重要作用,是神经胶质瘤治疗的重要辅助治疗方法。然而传统的全身系统化疗,药物剂量较大,而肿瘤局部药物浓度较低,很易造成严重的肝脏损害及骨髓抑制,通常因为抗肿瘤药物的不良反应较重而不得不放弃化疗。

(2)化疗耐药与逆转:恶性胶质瘤化疗失败主要原因之一是肿瘤对化学药物产生多药耐药(MDR)。药物逆转是针对 MDR 的主要方法。体外研究显示,可以逆转 MDR 的药物有钙拮抗剂(维拉帕米)、降钙素抑制剂(吩噻嗪)、免疫抑制剂(环孢霉素 A)等,但目前此方法和 MDR 的基因治疗处于体外实验阶段。另外,联合化疗可提高化疗敏感性,VM-26 和 BCNU 联合用药可以显著提高胶质瘤对化疗的敏感性。

(3)瘤腔内化疗技术:通过将化疗药物直接注入瘤内或肿瘤切除后残腔内的方法。瘤内化疗的优点:①瘤内局部化疗药物浓度高;②药物与肿瘤接触时间久;③不受药物水溶性、脂溶性及血-脑脊液屏障的影响;④全身不良反应小等。化疗药物的缓释技术,尤其是多聚体缓释剂能使药物缓慢、恒速、持续地释放,使瘤内化疗的效果更好。有学者报道 60 例胶质瘤患者,采用开颅术中或以立体定向方式植入 5-氟尿嘧啶(5-FU)多聚缓释体(5-FU 含量 100-150mg),随访 5～24 周,结果显示肿瘤平均径在术后 5、12 和 24 周以上均有显著缩小,其中第 12 周随访病例肿瘤平均径缩小最显著,肿瘤周边水肿带在开颅手术的患者比较宽,而在立体定向手术患者无明显加重表现。

(4)放疗后联合化疗:研究表明放疗后联合替莫唑胺治疗胶质母细胞瘤复发的中位时间为 6.9 个月。欧洲癌症研究治疗组织(EORTC)和加拿大国立癌症研究院(NCIC)的大规模Ⅲ期临床试验证实,替莫唑胺(TMZ)联合同步放疗与辅助化疗可延长生存期,2 年生存率由 10.4% 提高到 26.5%,证明 TMZ 联合放疗较单纯放疗可明显提高疗效,5 年的随访结果也支持这一观点。其他对复发性胶质瘤的化疗药物还包括亚硝基脲、卡铂、丙卡巴肼与依托泊苷等,其中亚硝基脲有一些效果,对复发性胶质母细胞瘤患者能延长约 8 周的中位生存期。

TMZ 同步放化疗＋TMZ 6 周期辅助化疗即 Stupp 模式:放疗:每次 2Gy,5 次/周×6 周,DT 60Gy;同步化疗:TMZ,75mg/(m²·d),7 天/周×6 周。同步放化疗结束后休息 4 周,再行 6 个周期的辅助化疗,每 28 天为 1 个周期:第 1 周期,TMZ 150mg/(m²·d),d1～5;第 2～6 周期,TMZ 200mg/(m²·d),d1～5。Stupp 模式的中位生存时间为 14.6 个月、2 年生存率为 26.5%,疗效优于单纯放疗而毒性反应未增加。

(5)中医药治疗:近年来,从细胞凋亡角度探讨中药抗肿瘤机制已成为研究热点。一些中药成分也被证实有抗胶质瘤作用,如榄香烯可通过血-脑脊液屏障,研究表明榄香烯能有效抑制 C6 胶质瘤细胞的恶性增殖,对胶质瘤细胞的增殖抑制作用呈剂量依赖性,榄香烯对大鼠胶质瘤 C6 细胞系 Bcl-2 家族基因及蛋白表达有影响。在抗脑胶质瘤体内实验研究中,槲皮素可通过抑制 Bcl-2 的表达诱导 C6 脑胶质瘤细胞凋亡,抑制高 H_2O_2 诱导的磷酸化 ERK 和 p53 蛋白表达来抑制大鼠 C6 神经胶质瘤细胞增殖。槲皮素能有效地阻断 U87 胶质瘤细胞经 ERK-COX-2/PGE2 通路 TPA 导致的转移/侵袭,同时抑制 COX-2/PGE2 的产生与 MMP-9 酶的活性。这些研究成果无疑为颅内恶性肿瘤的治疗提出了一种非常有意义的新途径。

4.基因治疗　基因治疗是指以临床治疗和基础研究为目的、通过载体介导方法将外源性遗传物质转移到人体靶细胞,并使其表达的一系列细胞与分子生物学技术和方法。常用的转移基因有以下 4 类:①化疗药物敏感基因;②肿瘤抑制基因;③自杀基因;④肿瘤免疫增强基因。神经胶质瘤的发生和发展涉及许多癌基因的扩增、抑癌基因的失活以及一些重要的信号转导通路的异常,这些分子水平的改变直接影响到了肿瘤细胞的增殖、凋亡、侵袭、血管生成等一系列生物学行为。对这些重要通路或蛋白进行干预,也可以起到抑制肿瘤细胞生长分化的作用。靶向自杀基因系统的治疗方案,最早推出的是 HSV-TK-GCV 系统。HSV-TK 被转染到肿瘤细胞后,它的表达可使 GCV(羟甲基无环鸟苷)磷酸化成具有药理活性的 GCV-TP,并与瘤细胞 DNA 整合,导致 DNA 合成障碍,最终细胞死亡。这种效应也可对邻近细胞发生作用,即产生"旁观者效应"。随着研究的深入,此后又推出了作用机制类似的大肠埃希菌胞嘧啶脱氨酶/5-氨尿嘧啶(CD-5FC)和细胞色素酶/环磷酰胺两个治疗系统,前者是 CD 基因,可把无毒的 5-FC 转化为众所周知的化疗药 5-FU;后者是 P450 281 基因,可激活环磷酰胺并转化为磷酰胺芥(PM)。靶向毒素/蛋白/载体系统是被看好的另一类基因治疗系统,原理是用于治疗的重组融合蛋白中有一个配体或单抗活性片段和一个毒素分子功能区,被治疗的肿瘤细胞表面具有与之对应的配体或抗原表达,它们之间的特异性结合可把毒素分子借细胞的内吞作用带入细胞内,并产生细胞毒作用。此外,其他治疗系统还有修复野生型 P53 功能、反义血管内皮细胞生长因子等。

靶向血小板衍生的生长因子/受体(PDGF/PDGFR)、靶向表皮生长因子受体(EGFR),靶向基质金属蛋白酶(MMP)等蛋白药物在临床前研究中均取得了较好的效果,目前已经进入临床研究,但尚缺乏大规模的Ⅰ期临床对照研究。目前可以确定COX-2和胶质瘤形成有其相关性,且COX-2抑制剂特别是选择性抑制剂在胶质瘤的试验研究中有治疗作用,AG3340是一种新的MMP合成抑制剂,AG3340具脂溶性,能穿过血-脑脊液屏障,对MMP1、MMP2、MMP3、MMP7和MMP9的抑制作用很强。AG3340能够抑制胶质瘤细胞增殖,并且对大鼠C6胶质瘤细胞的增殖抑制作用随着浓度的增加而逐渐增强,呈现剂量依赖性。这些药物有望在将来用于胶质瘤患者。AG490阻断STAT3能够导致胶质瘤细胞周期的阻滞。针对STAT3信号通路的研究可能为胶质瘤的治疗提供更加有效的方法。

5.免疫治疗与抗肿瘤新生血管治疗

(1)免疫治疗:免疫治疗已经成为继手术治疗、放疗及化疗之后的第4种肿瘤治疗模式,是目前胶质瘤治疗研究的又一新热点,其中尤以肿瘤细胞疫苗的研究为甚。肿瘤细胞疫苗相对于蛋白质、分子水平的疫苗来说,有以下优点:①制备简单;②包含有多种T细胞表位,可保证免疫的全面性及强效性;③符合异质性肿瘤个体化治疗方案。其次,以树突状细胞(DCB)为基础的细胞疫苗研究较多。免疫治疗仍存在一些问题,如胶质瘤特异性抗原尚未找到,且存在诱发自身免疫性疾病的危险,病毒载体具有免疫原性等。相信随着人们对胶质瘤分子生物学、免疫学的深入研究,这些问题都会得到满意的解决。

(2)抗肿瘤新生血管治疗:脑胶质瘤的发生发展必须依赖大量血管新生。肿瘤微血管密度(MVD)与脑胶质瘤的恶性程度呈等级相关。采用阻断肿瘤血管新生的方法,阻断癌细胞营养补充途径,抑制肿瘤细胞增殖,达到治疗目的。多项研究表明,贝伐单抗能够选择性抑制新生血管形成。在近年的临床研究中,贝伐单抗和拓扑异构酶Ⅰ抑制剂伊立替康联用,患者的治疗应答率显著提升。无进展生存期和总生存期也有延长。因此,美国FDA在2009年5月快速批准贝伐单抗用于复发恶性胶质瘤患者的治疗(单药治疗)。

6.其他疗法 光动力学治疗、肿瘤热疗(磁性纳米铁、激光、射频、微波)等局部治疗对重要功能区肿瘤手术及延缓肿瘤复发有重要作用,在临床应用上也或多或少的取得了一定发展。

光动力治疗:光动力学疗法(PDT)主要是利用光敏剂可选择性聚集于肿瘤组织并长时间滞留的特性,在有氧的情况下,经特定波长的可见光照射激活光敏剂,选择性地杀死肿瘤细胞,从而达到治疗的目的。光敏剂(血卟啉单甲醚)属第二代光敏剂,特点为光敏期短,作用光波的波长较长,因而增加作用的深度,产生单态氧也较多,对肿瘤更具有选择性,尤其在脑恶性肿瘤中具有较高的选择性。光敏剂能够通过损坏的血-脑脊液屏障,在胶质瘤组织内的高度积聚,而在正常的脑组织光敏剂的浓度较低。目前国内外学者为此进行了大量的实验和临床研究,取得了很好的效果,证明应用光动力治疗脑胶质瘤是一种有效的治疗方法。

热疗:不同肿瘤细胞对高温的作用反应差异很大,因此有必要摸索不同肿瘤细胞对加热的敏感程度即热诱导凋亡的最佳条件。目前生物学上的热剂量基础仍是细胞热诱导的温度,研究44℃下热疗3小时是诱导U251细胞凋亡的最佳条件,同时热诱导凋亡U251细胞出现典型的形态学变化。

(七)预后与展望

因胶质母细胞瘤恶性程度高,术后易复发(多数在8个月之内),生存时间平均1年、个别可达2年。近来有文献报道手术后即进行放疗,在放疗后每隔2个月化疗一次,同时予以免疫治疗,可使部分患者获得较长时间的缓解期。

随着对胶质母细胞瘤生物学特性的认识不断深入,可以有针对性地利用不同药物的抗肿瘤优势,制定出效果确切、副作用更少的化疗药物使用方案。同时,根据患者的具体年龄、KPS评分、瘤细胞异质化等特点,配合适宜的手术和放疗,科学地实施个体化治疗,以求达到最佳预后。我们有理由相信,GBM长期存活者的比例会逐步提高。

四、大脑胶质瘤病

大脑胶质瘤病(GC)是一种罕见的弥漫性中枢神经系统原发性肿瘤性疾病,1938年由Nevin首次命名。此后有"弥漫性脑神经胶质母细胞瘤病"、"胚细胞瘤型弥漫性硬化"、"中枢性弥漫性神经鞘瘤"、"弥漫性星形细胞瘤"、"肥大性神经胶质瘤"等多种命名。Bigner等定义大脑胶质瘤病为"非常弥漫浸润的神经胶质细胞肿瘤,累及1个或两个大脑半球,神经元相对完整"。2007年WHO将GC归类于神经上皮组织肿瘤中的星形细胞肿瘤,确定GC的诊断标准为:一种弥漫性的胶质瘤,生长方式为广泛浸润中枢神经系统的一大片区域,累及至少3个脑叶,通常双侧大脑半球和(或)深部脑灰质受累,经常蔓延至脑干、小脑,甚至脊髓。绝大部分GC呈现星形细胞瘤表型,少数为少突胶质细胞瘤和混合性少突胶质细胞瘤。GC通常是侵袭性的肿瘤,绝大部分GC的生物学行为相当于WHO分级的Ⅲ级。

(一)病因学

本病的病因和发病机制尚未明了,主要有三种假说:①脑神经胶质系统先天性发育障碍,使神经胶质细胞呈瘤细胞样变,导致离心样弥漫性扩散分布;②多中心瘤体分布:肿瘤有多中心起源,进一步离心扩散呈弥漫性浸润;③肿瘤系灶内增殖扩散或区域性转移扩散所致。

近几年一些学者从遗传学方面对本病进行了研究,发现GC患者的TP53基因在突变热点上有着共同的改变,这一点在常见的胶质瘤中也被发现。Braeuninger等在1例GC患者肿瘤区域内检测到Rb基因和TP53外显子4的等位基因缺失,符合恶性胶质瘤。与无瘤区相比,肿瘤区显示表皮生长因子(EGFR)表达增加,这些发现表明GC的恶性进展可能和分子遗传改变相关,这些改变在低级别星形细胞瘤进展成恶性胶质瘤时也被发现。基于上述研究,目前认为GC可能是胶质瘤的一个亚型。

(二)流行病学

多数文献报道GC任何年龄均可发病(1个月~85岁),以中年发病多见,男女性别无明显差异。而Artigas等发现GC的发病年龄有两个高峰:10~20岁和40~50岁,男性略多于女性。

(三)病理

在肉眼观察尸检或手术标本,受累脑区域通常是肿胀而坚硬,灰白质界限模糊,但解剖结构完整可辨认。典型的组织学特征包括小胶质细胞增殖、细胞核呈狭长或纺锤形;可见广泛排列的神经胶质细胞,以星形细胞形态为主,其中包括不规则、多形性细胞核的肿瘤细胞。GC病理组织学分型:可表现为纤维型、肥胖细胞型等各种类型的星形细胞瘤,还可以表现为其他少见的组织类型,如少突胶质细胞瘤及混合胶质细胞瘤。近年来有学者提出了GC分型,原发型为肿瘤细胞弥漫浸润性增生,未形成瘤结节;继发性为肿瘤细胞呈低级星形细胞瘤样变,病变累及3个及以上的脑叶。2000年WHO颁布的中枢神经系统肿瘤的组织分类中认为该病是起源不明的神经上皮肿瘤,在脑组织中浸润生长,不形成实体肿块;病变累及2个及以上脑叶,有时侵袭到幕下乃至脊髓。故GC是指发生于大脑、脑干、小脑乃至脊髓的弥漫性增生的神经胶质瘤,为恶性病变,恶性程度为Ⅲ级。2007年,最新的WHO神经系统肿瘤的分类归属于神经上皮组织肿瘤中的星形细胞瘤,恶性程度仍为Ⅲ级。

(四)临床表现

多为亚急性发病,呈进行性加重的病程。任何年龄均可发病,以中年发病者居多,无明显性别差异。本病累及范围较广泛,常累及2个脑叶以上,病变部位可以是额叶、颞叶、枕叶、顶叶、胼胝体、基底核、海马、脑干、小脑等,因此临床表现缺乏特异性,常以进行性加重的头痛、偏瘫和癫痫发作为主要症状。Jennings等对85例文献报道的160例患者进行了回顾性分析,其临床常见的症状依次为皮质脊髓束受累

（占 58%）、智能减退或痴呆（占 44%）、头痛（占 39%）、癫痫发作（占 38%）、脑神经损害（占 37%）、颅内压增高（占 34%）、脑脊液受累（占 33%）。如果病变主要累及基底核区，患者还可以出现帕金森综合征样的表现，表现为运动迟缓、肌强直，但震颤少见，且进展迅速。少见的表现还有类似于蛛网膜下腔出血、克雅病（CJD）的报道，极为罕见。

（五）影像学检查

头颅影像学检查对于诊断本病具有重要价值。头颅 CT 扫描常显示为弥漫性等密度或低密度改变，但缺乏特异性。与之相比，头颅 MRI 检查更有意义。由于肿瘤细胞浸润和白质的广泛脱髓鞘，T_1WI 上均以低信号为主，T_2WI、FLAIR 上均为均匀高信号。病变周围脑组织肿胀，脑沟变浅、变平，脑室变窄，但由于瘤细胞主要沿神经束、神经细胞和血管周围生长，其病变部位的脑实质内无囊变、钙化和肿块形成，神经结构相对保持正常，即所谓"结构性生长"，因此占位效应不明显，中线结构无移位，周围正常脑组织结构仍可辨认。MRI 对于本病具有较高的敏感性，特别是 T_2WI 和 FLAIR 成像，能清晰病变蔓延的范围、形态。FLAIR 序列抑制了脑脊液的信号，因此显示病变优于 T_2WI，尤其是可以显示累及皮层和胼胝体的病变，对本病的诊断具有极高的价值。增强扫描常无明显强化，或仅轻微强化。如果出现局灶性坏死或结节状强化，表明血-脑脊液屏障破坏，肿瘤浸润脑膜及血管，提示该区域恶性变。

磁共振波谱分析（MRS）可以提高对本病的诊断价值，它反映了脑组织能量代谢的病理生理改变。与正常脑组织相比，本病表现为胆碱/肌酸（Cho/Cr）、胆碱/N-乙酰天门冬氨酸（Cho/NAA）的比值升高以及 N-乙酰天门冬氨酸/肌酸（NAA/Cr）的比值降低。这可能是由于神经元细胞被异常增生的胶质细胞所取代而造成 NAA 降低，以及肿瘤细胞增生引起 Cho 上升所致。有研究表明，MRS 不仅对病变浸润范围的显示优于常规 MRI，而且 Cho/Cr、NAA/Cr 的比值改变对指导肿瘤的恶性程度分级和患者的存活时间有一定价值。

（六）诊断与鉴别诊断

GC 的临床表现不具有特异性，一般为亚急性起病，进行性加重。若出现进行加重的头痛、偏瘫和癫痫发作，影像学上显示脑实质内多个脑叶受累的病变，要考虑到本病的可能。MRI 检查具有重要价值，病灶周围脑组织肿胀，但无囊变、钙化和肿块形成，神经结构相对保持正常，中线结构无移位，则高度提示本病；胼胝体受累具有一定的诊断价值。

目前推荐用影像指导下的立体定向活检结合 MRI 检查来确诊 GC。MRI 的 T_2 加权像被认为是 GC 诊断的金标准，典型的表现是皮质的弥散浸润、脑沟扩大，灰白质分界不清。MRI 的 FLAIR 序列可以更好地确定病变的程度、胼胝体和皮质受侵的轮廓。然而即使是 MRI 也经常低估了肿瘤侵犯的程度，因此有学者认为应该行 PET 进一步评价肿瘤。MRS 是无创性的检查手段，可检测代谢异常的肿瘤病灶，已经被用于脑胶质瘤病的诊断，并可用于指导活检。最终确诊需要病理学检查。

临床上 GC 应与以下疾病相鉴别：

1.大脑多发性胶质瘤　　大脑多发性胶质瘤分为多中心胶质瘤和多灶性胶质瘤。多中心胶质瘤是指颅内同时独立生长 2 个或 2 个以上的胶质瘤，瘤体彼此分离，无组织学联系，其病理类型可以相同或不同，以星形细胞瘤和室管膜瘤多见。

2.脱髓鞘性疾病　　GC 常表现为弥漫性大片状长 T_1 信号、长 T_2 信号，占位效应不明显，因被误诊为脱髓鞘病变。应用激素治疗无效且病情仍进行性加重应高度怀疑肿瘤性病变的可能。MRS 检查呈 NAA 降低，Cho 上升，Cho/Cr 和 Cho/NAA 比值升高的肿瘤病变的波谱特征，对鉴别诊断有很重要的帮助。

3.多形性胶质母细胞瘤　　由于磁共振上 GC 病变靠近中线，呈蝶状，应与多形性胶质母细胞瘤相鉴别。多形性胶质母细胞瘤病灶亦为多灶性、各病灶病理类型相同，瘤内常有囊变、坏死及出血，有明显的占位效应,且增强后呈厚薄不一的不规则环状强化。

(七)治疗

目前尚无特殊有效的治疗方法,基本治疗主要包括手术、放疗和化疗。早期发现、早期手术是治疗本病的关键。但是由于病变广泛,手术难以完全切除,如果条件允许应尽可能保留神经功能的原则下最大限度切除病灶,以达到明确诊断、缓解颅高压的目的,有助于提高放疗疗效。放疗是目前国内外治疗本病的主要方法。

1.一般治疗 根据患者的不同临床表现进行对症处理,如有颅内高压者,应用脱水剂降颅压。

2.化学治疗 由于手术在 GC 的治疗中作用很有限,而放疗容易导致较严重的神经毒性,因此一些学者采用化疗作为 GC 的一线治疗,以期获得更好的疗效。法国 Sanson 等报道 63 例初治 GC 接受了化疗。17 例接受 PCV 方案化疗中位 5 周期,46 例接受替莫唑胺(TMZ)化疗中位 13 周期。PCV 组有 23.5% 出现了 3 度以上不良反应,而 TMZ 组为 8.6%。临床反应率为 33%(21/63),影像学反应率 26%(16/62),两组没有显著差异。全组无进展生存时间(PFS)和总生存时间(OS)分别为 16 个月和 29 个月。少突胶质细胞成分的 GC 的 OS 和 PFS 均优于星形细胞或混合胶质细胞成分的 GC。德国 Glas 等分析 3 个中心的 12 例 GC 患者,采用丙卡巴肼和 CCNU 联合化疗(PC 方案)作为初始治疗。中位无进展生存时间和中位生存时间分别为 16 个月和 37 个月。基于该试验结果,Glas 又进行了第 1 个 GC 的前瞻性多中心 2 期临床研究-NOA-05。35 例初治的 GC 患者采用 PC 方案化疗 6 个周期。8 个月无失败生存率为 50.3%,中位无进展生存时间为 14 个月。进展后 12 个患者接受了挽救性放疗,中位总生存时间为 30 个月。该试验的生存与法国(n=17)采用 PCV 方案的研究(中位 PFS 为 16 个月;中位 OS 为 25.6~37 个月)相似。

在化疗方案的选用上,目前也没有标准方案,常用的有单药 TMZ 化疗,PCV 或 PC 方案联合化疗。TMZ 在其他恶性胶质瘤的治疗中重要地位已经确立,也有学者尝试用 TMZ 作为 GC 的一线治疗。Levin 等报道 11 例 GC 患者采用 TMZ 作为初始治疗,客观反应率为 45%,中位无进展生存时间为 13 个月,中位总生存时间为 29 个月。但是在一些 GC 的小样本研究中,采用 TMZ 获得令人失望的疗效。一个仅有摘要的回顾性分析中共有 46 例患者入组,中位 PFS 为 9 个月,中位 OS 为 14 个月。基于这些研究,德国的很多神经肿瘤中心优先采用 PC 而不是 TMZ 作为 GC 患者的初治方案,尽管 PC 方案可能带来更多的血液毒性。

3.手术治疗 手术在 GC 的治疗中作用很有限。由于大部分的 GC 病变累及 3 个脑叶以上,而且没有明确的边界,因此,进行全切除且不引起严重并发症是不可能的。尸检报告也显示病变超出了磁共振 T_2 加权像显示的异常信号区域,证实 GC 不是一个局限性的疾病。MD 安德森医院报道 11 例患者接受部分切除术,与仅作活检相比并没有提高无进展生存期(6 个月 vs10 个月)或总生存期(21 个月 vs18 个月)。

4.放射治疗 由于手术对 GC 没有重要的治疗作用,因而 GC 的治疗主要依赖于放疗和化疗。既往的文献多采用放射治疗作为 GC 的主要治疗手段,主要都是一些回顾性分析,接受放疗后中位生存时间为 11~24 个月。Mohamed 等回顾性分析 12 例 GC 患者 8 例接受单纯放疗,4 例未行放化疗。结果发现绝大部分病例(6/8)接受脑放疗后疗效提高或稳定,从活检起中位生存时间为 11.4 个月。而未行放疗的 4 例死于确诊后 3 个月内。韩国 Kim 等报道 29 例 GC 患者接受放疗,中位放疗剂量为 55.8Gy。化疗仅在 6 例患者出现复发后给予;中位总生存及无进展生存分别为 24 个月和 13 个月,放疗后缩小、稳定及进展的中位生存时间分别为 76、20 及 7 个月(p=0.093)。Kim 等认为单纯放疗可以作为 GC 的主要治疗,放疗反应直接影响总生存。MD 安德森医院回顾性分析了 30 例大脑胶质瘤病,所有患者均接受放射治疗。结果发现 87% 的患者获得影像学改善或者稳定,有 70% 出现临床症状改善。中位进展时间为 10 个月,中位生存时间为 18 个月。

　　尽管放疗是目前 GC 的重要治疗方法,但是放疗的重要参数,如照射野和照射剂量,研究得非常少。目前在其他高级别和低级别胶质瘤中均采用局部照射野,因为有研究发现失败部位总是在肿瘤负荷最大的区域,而非原发灶附近以外的区域。同样的,在 GC 病例中全脑放疗与局部放疗相比也没有发现治疗的优势。在 MD 安德森医院报道的 30 例 GC 中,绝大部分采用局部野(22/30),全脑照射为 8 例。局部野包括异常区域外放 2～3cm(无解剖学屏障如硬脑膜、颅底等)。局部野与全脑照射在无进展生存和总生存时间并没有显著差别,且随访发现失败的部位仅在 MRI 的 T₂ 加权像上异常信号区域。因此作者建议在 MRI 的 T₂ 加权像异常信号区域外放 2～3cm 作为局部照射野的靶区。

　　在照射剂量方面,多数研究采用局部总剂量 54～60Gy,或者全脑 40～45Gy。MD 安德森医院的研究采用平均照射剂量为 54.9Gy(50～66Gy/20～33f)。高剂量组(>54Gy)和低剂量组(≤54Gy)的中位无进展时间分别为 10 个月和 9 个月,中位总生存时间分别为 19 个月和 14 个月,均没有显著性差别。Kim 等也报道放疗的剂量(>55Gy 或≤55Gy)并没有影响生存。由于 GC 病变范围广泛,导致治疗体积较大,推荐剂量必须要考虑临床获益与放射毒性的平衡。因此平均剂量为 55Gy 可能较为合适。

　　综上所述,尽管放疗是 GC 目前的主要治疗方法,但是其作为标准治疗的地位并未确立。根据现有的资料,GC 患者接受放疗后生存期仍很短。目前多数放疗机构采用局部照射野,放疗剂量约 55Gy 左右。放疗的地位仍需要多中心的前瞻性临床试验进一步明确。

　　5.辅助治疗　应用免疫增强剂增强患者免疫力,有功能障碍者进行康复训练等。

(八)预后与展望

　　近年来一些回顾性研究对 GC 的预后因素进行了分析。Taillibert 等分析 296 例大脑胶质瘤病患者,发现预后良好的因素为:年龄<42 岁、KPS 评分≥80 分、低级别、病理亚型为少突成分。Perkins 等对 30 例接受放疗的 GC 患者进行了预后分析,发现小于 40 岁的患者及病理非 GBM 的患者中位无进展生存期显著要长(p=0.007 及 p=0.01),中位生存时间也有显著优势(p=0.0001;p=0.007)。总的来说,GC 的中位生存时间与年轻、出现症状时 KPS 评分高、WHO 分级低和组织亚型有关。但这不是 GC 独有的,而是适用于全体弥漫性胶质瘤的预后因素。

　　综上所述,化疗是对 GC 有效的治疗手段,而且有部分研究的结果甚至优于采用放疗作为一线治疗的研究。但是由于绝大部分 GC 的研究均为小样本回顾性分析,化疗方案多样,很难从中得出明确的结论。需要进行多中心的前瞻性临床研究,比较放疗或者化疗作为一线治疗的疗效。应该看到,无论是采用放疗或者化疗,GC 的预后还是非常差,因此应该考虑综合治疗在 GC 治疗中的地位。目前同步放化疗是高级别胶质瘤的标准治疗,但同步放化疗在 GC 的报道也极少,这也是值得研究的一个方向。

五、弥漫性星形细胞瘤

(一)概述

　　星形细胞性肿瘤是最常见的一类脑肿瘤,1993 年 WHO 将呈弥漫浸润生长的星形细胞性肿瘤划分为星形细胞瘤(WHO Ⅱ级)、间变性星形细胞瘤(WHO Ⅲ级)和胶质母细胞瘤(WHO Ⅵ级)。2000 年 WHO 将 WHO Ⅱ级星形细胞瘤更名为弥漫性星形细胞瘤,以突出其弥漫浸润性的特点。2007 年 WHO 延续了这一命名,同时指出用低级别弥漫性星形细胞瘤这一名称可能更恰当。

　　弥漫性星形细胞瘤呈浸润性缓慢生长,占星形细胞来源肿瘤的 10%～15%;好发于青年人,峰值年龄为 30～40 岁,男性多见。发生于小脑幕上者占 3/4,幕下者占 1/4。成人多发生于大脑半球,儿童多发生于小脑或近中线部位。星形细胞瘤以额叶最多见,肿瘤主要位于白质内,也可侵及皮质或向深处侵及基底核。

（二）病理表现

大体病理上肿瘤边界不清，受侵犯的脑结构常扩大、扭曲但无破坏，当伴有大小不等的囊变时局部可呈海绵样改变，病灶位于额叶者可侵犯至对侧。镜下以肿瘤细胞高度分化、在脑组织中弥漫浸润生长为特点，主要以分化好的纤维型及肥胖型星形细胞分布在微囊样疏松肿瘤基质中，其细胞结构略增加，偶见核异型，缺乏核分裂，无坏死及微血管增生。其中肥胖型星形细胞瘤有恶变为更高级别间变性星形细胞瘤及胶质母细胞瘤的倾向。

星形细胞瘤，按 Kernohan 分类，其恶性度为Ⅱ级，包括 3 个亚型：

1.纤维型　肿瘤质地较韧，切面呈白色，与脑白质不易区别；邻近皮质常被肿瘤浸润，色泽变深，与白质的分界模糊，肿瘤中心可有囊性变。在镜下间质中有神经胶质纤维，交叉分布于瘤细胞之间，瘤细胞为纤维型星形细胞。

2.原浆型　是最少见的一种类型。切面呈半透明均匀胶冻样，深部侵入白质，边界不清，常有变性，形成囊肿。在镜下，肿瘤由原浆型星形细胞构成。

3.肥胖星形细胞型　这种肿瘤生长较快，约占星形细胞瘤的 1/4，仅发生在大脑半球，肿瘤呈灰红色，切面均匀，质软，呈浸润性生长，但肉眼能见肿瘤边界，瘤内可有小囊肿形成。在镜下可见典型的肥胖细胞。

（三）临床表现

病情发展较慢，平均病程 2 年左右，有的可长达 10 年。症状因部位而异，多数先出现由肿瘤直接破坏造成的定位体征和症状，以后可出现颅内压增高的症状。大脑半球的星形细胞瘤 60% 出现癫痫症状，小脑星形细胞瘤则较早出现梗阻性脑积水引起的颅内压增高症状。

（四）影像学表现

CT 及 MRI 是最主要的检查手段。这两种检查不但定位精确，定性准确率也在 90% 以上。

1.CT 检查　肿瘤 CT 平扫多呈低密度或低、等混合密度，边缘常不清楚，钙化和出血少见，周围无或轻度水肿；有占位效应，可见相邻血管、脑室及脑沟裂受压改变；增强扫描无或轻度强化。CT 对小脑半球及脑干病变灶的显示，由于伪影的存在不如 MRI 清晰，有可能漏诊。

2.MRI 检查　肿瘤大多表现为边界不清的异常信号病灶、部分边界清楚者可形成类圆形肿块样影；T_1WI 呈等、低信号，T_2WI 呈高信号，病灶内信号欠均匀，部分可伴有大小不一囊变信号影；病变周围大多无水肿，或仅伴轻、中度水肿；有占位效应，表现为局部脑回肿胀，脑沟变浅。MRI 增强后病变不强化，或仅轻、中度强化，表现为结节样、小片状或环形强化，伴有囊变者多表现为大小不一的不规则环形强化。

（五）诊断与鉴别诊断

CT 和 MRI T_1WI 病灶呈较均匀的等或略低信号，MRI T_2WI 为较均匀的高信号，无或有轻度瘤周水肿，占位效应明显，增强后不强化或强化不明显，结合发病年龄在 40 岁以下，病灶位于大脑半球等，应考虑为弥漫性星形细胞瘤。但应注意与以下疾病相鉴别，有困难时应行 CT 或 MRI 导向下穿刺活检。

1.脑梗死　临床急性起病，症状较重。病变呈低密度楔形，累及灰白质，与供血动脉分布区一致，增强后病灶内可见脑回样强化改变；DWI 急性期呈明显高信号，其表观弥散系数（ADC）值随病程时间变化而改变。

2.脑炎　发病急，进展快，常有上呼吸道前驱感染史。病变主要侵犯边缘系统，双侧颞叶多见，可见病灶内出血，增强常见斑片状强化。后期遗留脑萎缩、脑软化。结合临床症状及实验室检查可资鉴别。

3.高级别星形细胞瘤　弥漫性星形细胞瘤与间变性星形细胞瘤和胶质母细胞瘤在病理上均具有弥漫浸润性的特点，间变性星形细胞瘤和胶质母细胞瘤病灶内密度多不均匀，周围水肿及占位效应更明显，增强后明显不均匀强化，呈环形或花环状；胶质母细胞瘤发病年龄较大，肿瘤可跨中线侵犯胼胝体至对侧大脑半球形成"蝴蝶"状。当弥漫性星形细胞瘤病灶内出现囊变,增强呈环形强化时与两者鉴别困难。DWI及灌注加权成像(PWI)结合有助于两种级别肿瘤的区分,高级别胶质瘤相对表观弥散系数(rADC)值明显低于低级别组,而相对脑血容量(rCBV)值明显高于低级别胶质瘤。

4.少突胶质细胞瘤　钙化较弥漫性星形细胞瘤多见,常呈粗大的条状或不规则形钙化,肿瘤多位于皮质表浅部位,可压迫邻近颅板。

5.大脑胶质瘤病　大脑胶质瘤病是一种十分少见的脑肿瘤,属于起源不明的神经上皮的肿瘤,是一种弥漫浸润生长的恶性肿瘤,属于WHO Ⅲ级,它主要表现为脑白质的弥漫广泛受累,通常累及至少2个脑叶。MRI表现与Ⅱ级星形细胞瘤极其相似,波谱和灌注成像有助于两者的鉴别。

6.边缘性脑炎　属于副肿瘤综合征,常发生于小细胞肺癌患者。本病不是肿瘤的脑转移,病理上表现为非特异性的炎症。好发于边缘系统,即颞叶、扣带回等处。根据病史及特定的好发部位,诊断不难。

7.脱髓鞘病变　表现为弥漫性的白质异常信号,但是原发性的脱髓鞘病变如多发性硬化有反复发作的病史,MRI上的异常信号分布有特征性,与侧脑室垂直。急性播散性脑脊髓炎发病前数天至数周常有病毒感染史或疫苗接种史,MRI异常信号也与侧脑室垂直。

8.血管性病变　静脉窦血栓形成可以伴有脑组织的肿胀及异常信号,但是可见静脉窦内血栓信号且以皮质受累为主。老年性缺血性改变白质内可见广泛的T_2WI高信号,但脑组织肿胀不明显,患者有高血压、动脉粥样硬化等病史。

(六)治疗

以手术切除为主,辅以放疗、化疗等综合性治疗措施。大脑半球表浅部位的弥漫性星形细胞瘤,应尽量手术全切,但以不产生偏瘫及失语等并发症,而又能达到减压的目的为宜。对于大脑深部星形细胞瘤,手术切除不彻底,颅内高压未能缓解的病例,可同时行减压手术;有些大脑深部肿瘤不能手术切除的病例,也可直接行减压手术。小脑弥漫性星形细胞瘤的手术原则与大脑半球肿瘤相似。脑干弥漫性星形细胞瘤也可行显微外科手术切除,引起脑积水者行脑室-腹腔分流术。弥漫性星形细胞瘤手术后常规安排化疗和放疗。

1.外科手术治疗　尽管手术是弥漫性星形细胞瘤治疗的关键部分,但仍存在许多争议,主要集中在手术治疗的时机和手术范围。

(1)手术治疗的时机:现在更建议在MRI诊断非进展性肿瘤后,即施行手术,取出部分组织进行组织学诊断,而不是等待肿瘤进展后再进行。因为:第一,尽管磁共振诊断技术能有效地鉴别出非进展性脑部肿瘤,但仅凭影像学诊断无法鉴别弥漫性星形细胞瘤和非神经胶质性损害(如炎症、髓磷脂炎、感染等)。第二,影像学诊断技术无法鉴别不同肿瘤的组织学特征,特别是星形细胞瘤与少突神经胶质细胞瘤或混合性胶质细胞瘤,而鉴别诊断对弥漫性星形细胞瘤的治疗和预后至关重要。第三,影像学诊断技术不能对非进展性肿瘤进行组织学分级。最后,影像学诊断无法鉴别出不断得到关注的弥漫性星形细胞瘤遗传学变化(缺失1p/19q),而后者对手术和治疗效果的预测是非常关键的。

一项研究报告提出,近1/3的非进展性肿瘤影像学诊断并非是弥漫性星形细胞瘤,但经组织学检查后确诊为弥漫性星形细胞瘤。因此,在进行影像学诊断后,通过手术获得相关脑组织进行组织学分析是甚为重要的。

(2)手术切除的范围:与手术时机的选择相比,是否应该进行手术以及手术方案往往引起更大的争论。争论的焦点在于是采取大范围的全切除术还是采取较为保守的组织学探查或次全切除术。对于非脑部肿瘤,根据肿瘤的侵袭性和浸润性,手术常常将肿瘤组织连同周围正常组织一并切除。因此有些外科医生建议对脑部的神经胶质瘤也采取这种大范围切除的手术方案,以防止有肿瘤细胞残留于脑部而引起复发。而另外一些医生则主张采用放疗杀伤肿瘤细胞的保守治疗方案,因为这样会最大限度地减少对正常脑组织的伤害。而近期的Ⅱ期临床试验证实,这样的保守治疗并不能有效地减小脑部肿瘤。因此目前更倾向于大范围的切除术而不是仅仅采取组织学探查。

采取大范围的切除术的观点是基于目前较为成熟的手术方案和影像学技术,对脑部肿瘤的精确定位能很大程度上保证手术的效果和安全性。现在的fMRI能够对脑部肿瘤周围的感觉、语言、视觉等相关神经准确定位,从而能够较为准确地预测全切除术的预后以及神经功能的损伤程度。更为重要的是,这些影像技术能够在手术室帮助外科医生探查脑部的肿瘤,分辨肿瘤的边界,实时地显示切除范围的影像,准确地对脑部肿瘤周围的感觉、语言、视觉等相关神经进行定位。这样可以减少手术的并发症和死亡率。

目前的实验结果显示,活组织检查与切除术都是对弥漫性星形细胞瘤患者的治疗选择。然而,在考虑到诊断、症状控制和病灶减少等因素,最大范围的切除术具有潜在的优势。因此建议采用大范围切除术。

2.放射治疗　如同外科手术治疗,放射治疗在过去的几十年里是治疗弥漫性星形细胞瘤的主要方案,但现在就是否继续采用这种治疗方法存在很大的争议。

(1)放射剂量:有两项试验专门就低剂量放射治疗与高剂量放射治疗弥漫性星形细胞瘤的疗效对比展开研究,接受50~53Gy或更高放射剂量的患者生存率最高,而另一项研究结果显示在超过40~50Gy放射剂量治疗后,患者的生存率下降。与此相关的实验结论显示,低剂量放射治疗与高剂量放射治疗术后5年的弥漫性星形细胞瘤患者的疗效对比没有显著差别,而后者往往会引发较强的副作用。因此常规的治疗剂量建议在50~54Gy。

(2)放射治疗的时间:关于直接放射治疗还是延迟放射治疗,学者们分为两派,"反对派"认为放射疗法通常对增殖性肿瘤细胞有杀伤作用,而晚期神经胶质瘤中含有高比例的增殖性肿瘤细胞,所以建议在晚期的患者中使用放射疗法。而"赞成派"则认为在早期患者中运用放射疗法,可以在早期阶段就有效地杀伤增殖性肿瘤细胞,防止病情向恶化的方向发展。

根据相关实验的研究结果,早期的放射治疗确实可以延缓弥漫性星形细胞瘤患者恶化的进程,认为弥漫性星形细胞瘤患者(尤其是出现神经系统性损害的患者)接受放射治疗是可行的。放射疗法还建议运用于低风险的年轻患者(年龄<40岁)或接受大范围切除术的患者。

3.化疗药物治疗　目前有关将化疗药物运用于弥漫性星形细胞瘤患者的相关研究还不多,以往的研究显示,化疗药物不是治疗弥漫性星形细胞瘤的关键措施。但目前有许多学者认为化疗可作为弥漫性星形细胞瘤的辅助治疗手段。

尽管缺少相关实验研究,但有不少医生认为辅以化学药物治疗,可能会对弥漫性星形细胞瘤患者的治疗产生积极效果。最近研究发现口服抗肿瘤药替莫唑胺对神经胶质瘤有较好疗效,建议可以运用在弥漫性星形细胞瘤的治疗上。因此可以考虑将替莫唑胺作为治疗弥漫性星形细胞瘤的二线药物。

(七)预后与展望

经综合治疗的患者,平均复发时间为2.5年。术后平均生存期为3年,5年生存率为35%~55%;幕下肿瘤较幕上肿瘤疗效好,5年生存率可达50%~88%。有弥漫性星形细胞瘤术后生存达18年的报道。

目前还没有一个对弥漫性星形细胞瘤治疗的标准方案,尤其是对早期的弥漫性星形细胞瘤是否采取手术和(或)放射治疗,还存在较大的争议。对早期的弥漫性星形细胞瘤的治疗,我们的建议是当出现相关症状或影像学改变时,就应采取手术治疗和(或)放射疗法,因为这时候病情常会向恶化方向发展(患者中的60%~70%)。但早期的干预治疗是否能减少弥漫性星形细胞瘤恶化发展的风险,目前还不能下结论。然而,伴随着医学科学技术的进步,必将推动弥漫性星形细胞瘤治疗的发展,有望提高患者的生存质量、延长患者生命。

(周　焜)

第三节　少突胶质细胞肿瘤

少突胶质细胞肿瘤包括少突胶质细胞瘤(WHO Ⅱ级)和间变性少突胶质细胞瘤(WHO Ⅲ级)。少突胶质细胞瘤主要由分化良好、形态学类似于少突胶质细胞的肿瘤细胞组成,呈弥漫浸润性生长;如果少突胶质细胞肿瘤局灶或弥漫性地具有恶性组织学特点,表现为细胞构成增加、细胞间变明显、细胞异形性及有丝分裂活跃、微血管增殖、伴或不伴栅栏样坏死,则为间变性少突胶质细胞瘤,预后差于少突胶质细胞瘤。间变性少突胶质细胞瘤可以由低级别的少突胶质细胞瘤进展而来,也可无先前低级别少突胶质细胞瘤的临床证据。少突胶质细胞肿瘤最常累及大脑半球,并多见于额叶和颞叶,偶见于脑干、小脑和脊髓等。

一、流行病学

少突胶质细胞肿瘤占原发性颅内肿瘤的4%～5%,占全部胶质瘤的5%～20%。就年发病率而言,少突胶质细胞瘤估计为每年0.27～0.35/10万人口,间变性少突胶质细胞瘤为每年0.07～0.18/10万人口。以人口为基础的流行病学调查表明,间变性少突胶质细胞瘤在少突胶质细胞肿瘤中占20%～35%。

多数少突胶质细胞肿瘤发生于成人,少突胶质细胞瘤发病的高峰年龄为40～45岁,而间变性少突胶质细胞瘤为45-50岁。儿童少突胶质细胞肿瘤很少,约占所有14岁以下儿童脑肿瘤的2%。男性发病率略高于女性,男:女约为1.1:1。少突胶质细胞肿瘤发病部位,额叶占50%～60%,然后是颞、顶、枕;累及1个以上脑叶或双侧播散也常见。少突胶质细胞瘤也可发生于颅后窝、基底核、脑干或脊髓;原发性软脑膜少突胶质细胞瘤和少突胶质细胞性大脑胶质瘤病也有报道。

二、组织起源

少突胶质细胞肿瘤,从称谓上就提示其组织起源为少突胶质细胞谱系,这主要基于肿瘤细胞的形态学类似于正常的少突胶质细胞。推测,少突胶质细胞肿瘤起源于发生肿瘤转化的成熟少突胶质细胞或是尚未成熟的前体细胞。转基因鼠的实验研究中,尽管转基因的目标事件和靶细胞不同,但转基因鼠所发生的脑肿瘤中,常能见到少突胶质细胞瘤的表型,提示少突胶质细胞肿瘤可能起源于祖细胞。与啮齿动物的双能祖细胞类同的人类前体细胞是 O_2^-A 祖细胞,而 O_2^-A 细胞可以分化为少突胶质细胞或2型星形细胞。许多少突胶质细胞肿瘤中具有混合胶质细胞成分,尤其是星形细胞,这支持了少突胶质细胞肿瘤可以起源于胶质前体细胞的推测。这些前体细胞是具有向星形细胞和少突胶质细胞分化潜能的多能细胞。当少突胶质细胞瘤中少突胶质细胞以外的胶质细胞成分所占比例不超过10%～25%时,仍只诊断为少突胶质细胞肿瘤。

三、分子遗传学特征与分子亚型

1.分子遗传学特征

(1)Olig基因与GFAP:少突胶质细胞谱系特异性核转录因子(Olig),包括Olig1和Olig2,为碱性螺旋一环一螺旋转录因子,调控少突胶质细胞发育和分化,主要表达在少突胶质细胞核。Olig2在少突胶质细胞瘤中表达明显高于星形细胞瘤和少突-星形细胞瘤,而在胶质母细胞瘤中低表达或不表达,在混有少突胶质细胞成分的胶质母细胞瘤中则出现高表达。胶质纤维酸性蛋白(GFAP)抗体能特异性标记星形细胞。结合 Olig2 和 GFAP 在少突胶质细胞瘤和星形细胞瘤中的不同表达,可以对这两类胶质瘤进行鉴别。

(2)染色体 1p/19q LOH:少突胶质细胞瘤最常见的遗传学改变是 19 号染色体长臂(19q)杂合性缺失(LOH),其发生频率为 50%~80%;第二常见的遗传改变是 1 号染色体短臂(1p)LOH,发生率为 40%~92%。1p 和 19c 联合杂合性缺失是少突胶质细胞瘤的典型分子遗传学特征,发生率为 60%~70%,而这种缺失在其他类型胶质瘤,特别是星形细胞瘤中很少发生。根据 1p/19q LOH 在少突胶质细胞瘤与星形细胞瘤中的不同发生率,检测 1p/19q LOH 可以辅助传统的组织病理学诊断。须强调的是,1p/19q LOH 虽然是少突胶质细胞瘤中一种特异的分子遗传学改变,但这并不意味着没有这种改变就可以排除少突胶质细胞瘤的诊断。对于已经确诊为少突胶质细胞瘤的患者,1p/19q LOH 的检测可以给临床医师提供关于患者治疗反应与预后的有价值的参考信息。有研究报道,在 44 例间变性少突胶质细胞瘤中,存在染色体 1p/19q LOH 的平均生存期为 10 年,而无此种分子遗传学改变的平均生存期仅为 2 年。1p/19q LOH 还与间变性少突胶质细胞瘤的放/化疗敏感性相关。

(3)TP53 基因突变与 17p LOH:位于染色体 17p13.1 位点上的 TP53 基因突变是星形细胞瘤的典型分子遗传学特征,在少突胶质细胞瘤中很少发生(10%~15%);星形细胞瘤发生的 TP53 基因突变通常伴有染色体 17p LOH,而少突胶质细胞瘤 17p LOH 很少见(<10%)。少突-星形细胞瘤的分子遗传学改变与"纯"少突胶质细胞瘤不同,其没有与少突胶质细胞瘤和星形细胞瘤完全相同的遗传改变。有 30%~50% 的少突-星形细胞瘤有 1p/19q LOH;而约 30% 的少突-星形细胞瘤有在星形细胞瘤中常出现的遗传改变,如 TP53 基因突变/17p LOH。有意思的是,具有 TP53 突变和 17pLOH 的病例却没有 1p/19q LOH 的少突-星形细胞瘤,常以星形细胞瘤为主;而具有 1p/19q LOH 的少突-星形细胞瘤常以少突胶质细胞瘤为主。以上证据表明,组织形态诊断为少突-星形细胞瘤的肿瘤,却具有分子遗传背景的不均一性。

(4)IDH1 和 IDH2 突变:异柠檬酸脱氢酶(IDH)是三羧酸循环中的一种关键性限速酶,催化异柠檬酸氧化脱羧生成 α-酮戊二酸(α-KG)及 CO_2,为细胞新陈代谢提供能量和生物合成的前体物质。异柠檬酸脱氢酶(IDH)基因家族有三种异构酶(IDH1、IDH2、IDH3)。IDH 催化反应生成的产物包括 α-KG 和还原型辅酶Ⅱ(NADPH)。NADPH 作为体内还原性氢的供体,一方面参与细胞抵御氧化应激反应,另一方面还参与不饱和脂肪酸的氧化过程。IDH 基因的杂合性突变降低了 IDH 酶催化异柠檬酸氧化脱羧生成 α-KG 的能力,并且导致 α-KG 和 NADPH 含量的减少,使得这些细胞对氧化损伤更敏感。此外,突变的 IDH 还可获得一种新的酶活性,它能促进 α-KG 还原成右旋 2-羟基戊二酸(2HG)。转换羟基戊二酸的过程需要消耗酮戊二酸和 NADPH,这就进一步降低了对氧化损伤的防护作用。IDH 突变与 HIF1α 的含量升高也有关,而缺氧诱导因子 1α(HIF1a)是调节肿瘤发生过程(血管生成和细胞凋亡)的一种重要转录因子,可以在低氧条件下促进肿瘤生长。

IDH1 或 IDH2 突变在多数 WHO Ⅱ级或Ⅲ级胶质瘤和继发性胶质母细胞瘤中发现。IDH1 基因最常见的突变类型是 R132H(约 90%),其次是 R132C(4%);较少见的 IDH1 突变(R132S、R132G 和 R132L)出现在约 6% 的肿瘤中。IDH2 突变约在 5% 的胶质瘤中出现,其中多数是少突胶质细胞瘤。少突胶质瘤细胞和星形细胞肿瘤中都存在 IDH 突变,提示它们可能具有共同的细胞起源。在少突胶质细胞瘤中,几乎所有 1p/19q 联合缺失的少突胶质细胞瘤都具有 IDH1/2 的突变;尽管 1p/19q 缺失和 TP53 突变几乎是相互排斥的,但 IDH 突变在 1p/19q 联合缺失和 TP53 突变的胶质瘤中均可出现。IDH1 和 IDH2 突变在组织学同胶质瘤影像学相似的非肿瘤病变(反应性胶质增生、放射改变、病毒感染、梗死、脱髓鞘病变等)中不存在,参考这一重要特点可以提高活检诊断的准确性。

除了具有诊断价值外,存在 IDH1/IDH2 的突变也和低级别弥漫性胶质瘤、间变性星形细胞瘤以及胶质母细胞瘤的较好结局相关,并且是患者较长生存期的独立预后因素。所以,对星形细胞瘤的 IDH1/IDH2 突变检测在诊断和预后方面都具有重要意义。

(5)其他分子遗传学标记物:尽管少突胶质细胞瘤与星形细胞瘤典型的分子遗传学特征明显不同,两者发生恶性进展的机制可能相同。间变性少突胶质细胞瘤与低级别少突胶质细胞瘤在 1p/19qLOH 上有相同发生率,但在染色体 9p 和 10q 缺失的频率明显提高,而后两种改变在恶性星形细胞瘤的进展中也常见。9p21 上的肿瘤抑制基因 CD-KN2A 在约 25% 的间变性少突胶质细胞瘤中有纯合性缺失,包括有或无 1p/19q LOH 的肿瘤,这与间变性星形细胞瘤相似。10q23:3 上肿瘤抑制基因 PTEN 的突变在胶质母细胞瘤中很常见,在星形细胞瘤中常检测到 10q LOH,但在间变性少突胶质细胞瘤中 PTEN 突变不常见。伴有 10 号染色体缺失和 7 号染色体扩增的间变性少突胶质细胞瘤通常没有 1p/19q LOH。这些肿瘤可能是间变性少突胶质细胞瘤的一个亚型,在遗传学上与胶质母细胞瘤相似,预后与伴有 1p/19q LOH 的肿瘤不同。也有报道,少数间变性少突胶质细胞瘤 EGFR 基因有扩增。在间变性少突胶质细胞瘤中出现的异常分子遗传学改变比 WHO Ⅱ 级少突胶质细胞瘤增多。

2.分子亚型　分子分型的理念已经从星形细胞肿瘤延伸至少突胶质细胞肿瘤。研究发现,少突胶质细胞瘤与同级别的星形细胞瘤相比,通常具有较好的临床预后。1p/19q LOH 是一项独立的具有显著意义的预后影响因子,与少突胶质细胞瘤是否具有良好预后密切相关,也为其分子亚型分类奠定了分子遗传学基础。基于少突胶质细胞瘤的分子遗传学标记物,根据不同的预后和治疗反应,可尝试将少突胶质细胞瘤分成四种分子亚型。Ⅰ 型,肿瘤包含 1p/19q LOH,没有其他的遗传改变;Ⅱ 型,肿瘤有 1p LOH,没有 19q LOH,或者其他遗传改变合并 1p/19q LOH;Ⅲ 型,肿瘤含有 TP53 突变;Ⅳ 型,肿瘤既没有 1p LOH,也没有 TP53 突变,但是包含其他遗传改变,如 CDKN2A 丢失,10qLOH,PTEN 突变,以及 EGFR 突变和扩增。Ⅰ 型患者对化疗敏感的持续时间最长(>31 个月),且预后最好(中位生存期>123 个月),Ⅱ、Ⅲ 型患者预后中等(中位生存期 71 个月),且对化疗敏感的持续时间不长(分别为 11 个月、7 个月),而 Ⅳ 型患者预后最差(中位生存期 16 个月),对化疗敏感的很少(18%)。因此,同时具有染色体 1p/19qLOH,不伴有 PTEN 基因突变、CDKN2A 的纯合性缺失、EGFR 的扩增等基因改变的少突胶质细胞瘤对放/化疗敏感,预后较好。

四、病理

1.肉眼病理　少突胶质细胞肿瘤一般发生在大脑半球的浅表,为边界清楚的灰粉色肿块。与同级别星形细胞瘤相比,更容易向皮质浸润,甚至可以呈蘑菇样生长,通过脑表与硬脑膜粘连而被误认为脑膜瘤。多数少突胶质细胞肿瘤生长缓慢,并可以出现囊变及坏死。自发性出血倾向可使临床症状突然恶化。50% 以上肿瘤出现钙化,一般呈条索状,常发生在血管壁内,也见于瘤周脑组织中。肿瘤有时出现广泛的脑膜和脑室播散,而与病理级别无关,主要由于肿瘤邻近脑脊液循环通路,或由手术引发。

2.组织病理　少突胶质细胞瘤由均匀一致的细胞组成,无突起,细胞密度中等,细胞间存在神经纤维网。细胞核呈圆形或卵圆形,核深染,周围胞质清晰,描述为"煎蛋"样或"蜂巢"样形态。这种特征性的细胞形态是经甲醛溶液固定后、在切片制作过程中产生的,冷冻切片不能见到。肿瘤存在网状的薄壁毛细血管是另一个特征性表现。枝芽状的血管结构将肿瘤细胞分隔成肿瘤细胞群,有时见到少突胶质细胞瘤同周围正常的白质有明显的边界,甚至被误认为转移瘤。其他组织学特点包括微钙化、囊/黏液样变性。

间变性少突胶质细胞瘤组织学上为恶性,可以出现中枢神经系统外转移。肿瘤具有可辨认的少突胶质细胞瘤成分,同时具有下述部分或全部间变的特点,即细胞密度增高、明显的细胞非典型性、有丝分裂活跃、微血管增殖和坏死。需要注意的是,在间变性少突胶质细胞瘤中出现微血管增殖和假栅栏样坏死,并不诊断胶质母细胞瘤。少突胶质细胞瘤出现间变并不意味着肿瘤迅速生长,这点不同于星形细胞肿瘤。如果肿瘤中出现明显的星形细胞成分,则需诊断间变性少突-星形胶质细胞瘤,这种背景下,如果出现坏死,则预示预后要差。间变性少突胶质细胞瘤比少突胶质细胞瘤更具有侵袭性。

胶质母细胞瘤伴有少突胶质细胞瘤成分:胶质母细胞瘤偶尔会包含类似少突胶质细胞瘤的灶性区域,但大小和多少有异。两项恶性胶质瘤的大宗研究提示,在同时含有少突胶质细胞和星形细胞两种成分的间变性胶质瘤中,如果出现坏死,则预后更差。在是否把这种组织学表现形式确定为新的肿瘤病种问题上,WHO神经病理专家意见尚有分歧。有的学者建议使用"少突胶质细胞瘤WHO Ⅳ级"或"多形性少突胶质细胞胶质母细胞瘤"的称谓;但多数病理学家认为,在将其确定为一个新的病种前还需要更多的临床和病理学数据,尤其需要确认这种肿瘤的预后是否好于经典的胶质母细胞瘤。2007年WHO新分类建议将这种肿瘤称为"胶质母细胞瘤伴有少突胶质瘤成分"。

3.分子病理　少突胶质细胞肿瘤尚无可靠的诊断性免疫组织化学标志,与其他生物标志物联合检测,对鉴别少突胶质细胞瘤及星形细胞来源的胶质瘤具有一定的参考价值。

Olig1和Olig2虽然主要表达在少突胶质细胞核,但Olig1和Olig2也可表达在其他胶质瘤中,所以并非特异性地只在少突胶质细胞瘤中表达。SOX10,另一个少突胶质细胞分化的关键转录因子,在少突胶质细胞瘤和星形细胞肿瘤中也都表达。少突胶质细胞瘤细胞持续表达微管相关蛋白2(MAP2),此蛋白和成熟中枢神经系统的神经元细胞骨架有关,也表达在发育中的胶质祖细胞。MAP2免疫活性也常见于星形胶质细胞、神经元和神经细胞肿瘤。

少突胶质细胞和其他许多神经外胚层肿瘤都可以表达S-100蛋白和HNK1(抗Leu7、CD57)糖类表位。肿瘤中所包含的小肥胖细胞和胶质纤维性少突胶质细胞都可以表现为胶质纤维酸性蛋白(GFAP)阳性。所以,GFAP阳性并不排斥少突胶质细胞瘤的诊断。

波形蛋白在低级别少突胶质细胞瘤中不常见,但在间变性少突胶质细胞瘤中常见。细胞角蛋白在少突胶质细胞瘤中呈阴性,但细胞角蛋白的某些抗体如AE1/AE3也可以与其他中间丝蛋白有交叉反应,包括与GFAP有交叉反应。

1p/19q的缺失对区分少突胶质细胞瘤和神经细胞瘤有帮助。少突胶质细胞瘤很少有TP53基因突变。实际上,TP53突变在少突胶质细胞瘤中与1p/19q的缺失几乎是相互排斥的。但出现1p/19q联合缺失的少突胶质细胞瘤几乎均具有IDH1/IDH2突变。

Ki-67抗原为一种细胞增殖的核抗原,主要用于判断肿瘤细胞的增殖活性,Ki-67抗原除G0期以外,表达在所有的细胞活动周期(G1、S、G2和有丝分裂期)中。研究表明Ki-67增殖指数与肿瘤的分化程度、浸润或转移及预后有密切关系,是判断肿瘤预后的重要参考指标之一。在少突胶质细胞瘤,Ki67染色一般小于5%。

五、临床表现

少突胶质细胞肿瘤的症状和体征主要取决于肿瘤的部位和进展速度。少突胶质细胞瘤可以是无症状性肿瘤,生长缓慢,病程甚至可以长达数十年,多数发生于大脑半球,偶见于脑干、小脑和脊髓等。少突胶质细胞瘤最常出现癫痫症状,且往往是首发症状,可以表现为部分性癫痫,也可以是复杂性癫痫。间变性少突胶质细胞瘤倾向表现出颅内压增高症状,如头痛和视盘水肿,归因于肿瘤的占位效应和脑脊液通路梗阻。根据肿瘤累及的不同部位可以出现相应的局限性神经功能障碍的症状与体征,以及认知或精神症状。少突胶质细胞肿瘤较少种植在中枢神经系统的其他部位,也很少出现颅外转移。

从少突胶质细胞瘤恶性进展为间变性少突胶质细胞瘤一般为 6～7 年,亦可以恶性进展为胶质母细胞瘤。少突胶质细胞瘤总体预后好于弥漫性星形细胞瘤,平均存活期为 5.1～7.5 年。

六、辅助检查

1.CT 扫描上少突胶质细胞瘤为低密度或等密度病灶,肿瘤内常见结节状、斑片状或簇状钙化(约80%),钙化呈明显高密度,囊变呈低密度,肿瘤常伴有皮质受累,增强扫描后强化程度不一,从无明显强化至明显强化。头颅 X 线平片上有时就可以见到钙化,但 CT 发现肿瘤钙化比头颅 X 线平片更敏感,对术前定性诊断有很大帮助。CT 骨窗有利于观察肿瘤邻近骨质改变情况。

2.MRI 平扫及增强扫描是术前诊断及术后随访的首选检查技术。肿瘤 MRI 信号常不均匀与肿瘤存在钙化、囊变等有关。实性肿瘤部分呈 T_1WI 稍低信号、T_2WI 稍高信号,钙化在梯度回波 T_2WI 呈明显不均匀低信号。增强扫描,约 50% 的肿瘤呈不均匀强化。MRI 平扫及增强扫描是术前诊断及术后随访的首选检查技术。多数间变性少突胶质细胞瘤在 MRI 上出现不均匀强化,但影像学不表现强化并不能除外间变性少突胶质细胞瘤。环状增强不常见,但如果出现则预后不良。

3.其他可供选择的影像学检查:①DWI,肿瘤通常为低信号;②DTI,肿瘤周围的白质纤维束常被肿瘤侵犯,也可以被推移;③MRS,肿瘤内 NAA(N-乙酰天冬氨酸)下降,Cho(胆碱)略升高;④PWI,rCBV 升高;⑤fMRI,可以用来定位主要的功能区,并显示功能区与肿瘤的关系;⑥PET,FDG(18F-脱氧葡萄糖)在少突胶质细胞瘤中的代谢与正常脑白质相似,而 MET(蛋氨酸)在少突胶质细胞瘤中呈高代谢;间变性少突胶质细胞瘤 FDG 可以表现高代谢。

七、诊断

中老年发病,癫痫常为首发症状,病史依肿瘤的组织级别而不同,可以出现颅压高和局限神经缺陷症状,或有先前确诊的少突胶质细胞瘤病史,病情再度出现进展。结合影像学检查一般可以做出初步诊断。确诊依靠肿瘤特征性的组织病理及分子病理诊断。

八、治疗

少突胶质细胞肿瘤治疗的总原则是以手术为主的综合治疗,临床干预的目的是改善神经功能状况和延长患者的生存期。少突胶质细胞肿瘤对治疗效果应根据 RANO 标准对神经影像进行判断。

1.手术治疗　手术切除肿瘤可提供病理诊断并缓解症状,为下一步治疗提供依据;影像学全切肿瘤可以延迟和阻止少突胶质细胞瘤发生恶性进展,具有明显的生存获益。一般来说,对于可以实现最大限度地安全切除的少突胶质细胞瘤肿瘤,应当选择手术切除。

位于额极或颞极的少突胶质细胞瘤,体积较小时,可能通过全切或扩大切除而治愈。位于重要脑功能区的非症状性肿瘤,如果肿瘤体积尚小或仅存在癫痫且可被药物良好控制,患者担忧重要神经功能的缺失,可以严密随访观察,直至病情进展或癫痫不能控制时再行手术,但必须告知患者这种观察具有病情快速进展的风险,因为影像学上无强化的少突胶质细胞肿瘤,其中约 30% 的肿瘤组织学其实已经发生间变。

脑重要功能区的少突胶质细胞瘤的手术切除,可以采用多模态医学影像的三维融合技术、唤醒手术与直接电刺激及脑功能图标记、术中磁共振成像、术中超声检查、荧光介导的手术等技术进行辅助。手术后影像学复查应在 48～72h 进行,少突胶质细胞瘤采用 MRI 的 T_2WI 或 FLAIR 序列,间变性少突胶质细胞瘤加行对比增强检查。

对于少突胶质细胞瘤,如果完成了最大限度地安全切除,后续处理包括观察、分割外照射或化疗,患者预后危险性评估有助于决定临床处理策略。对于少突胶质细胞瘤,如果下述条件中有 3 条或以上不符合,视为高危险,应当积极采取术后辅助治疗措施:①病理诊断为少突胶质细胞瘤或混合性少突-星形细胞瘤;②年龄＜40 岁;③KPS≥70;④肿瘤大小＜6cm;⑤轻微或无神经功能缺陷;⑥染色体 1p 和 19q 联合缺失;⑦IDH1 或 IDH2 突变。不满足最大限度切除的少突胶质细胞瘤或是间变性少突胶质细胞瘤,在明确病理诊断后,建议给予辅助放射治疗和化疗。

2.放射治疗　少突胶质细胞瘤和间变性少突胶质细胞瘤放射治疗的靶区和剂量选择可分别参考弥漫性星形细胞瘤和高级别星形细胞瘤的处理方案。少突胶质细胞瘤放疗的总剂量推荐为 45～54Gy,间变性少突胶质细胞瘤放疗总剂量推荐为 54～60Gy,分次剂量一般推荐为 1.8～2.0Gy。少突胶质细胞瘤在 MRI 图像上一般无明显的增强效应,其大体肿瘤靶区主要是根据 MRI FLAIR 或 T_2 图像上的异常信号区来确定。对于已行手术切除的患者,应于术后行 MRI 复查以确定是否有肿瘤残留,并以此作为确定大体肿瘤靶区的依据,而术前 MRI 则作为参考。推荐对于 MRI 对比增强的少突胶质细胞瘤,最初的临床靶体积为强化的肿瘤加上 FLAIR 像或 T_2WI 像上异常显示并外扩 2cm,缩野推量时,仅包括强化肿瘤外 2cm。

与常规二维放疗相比,三维适形放疗(3DCRT)和调强放疗(IMRT)技术在靶区剂量的覆盖率、适形性及对正常组织和结构保护方面均具有明显的优势。尽管目前尚未有证据显示 3DCRT 和 IMRT 可提高少突胶质细胞肿瘤的疗效,但在剂量学上已有充分证据证明其能明显减少正常脑组织和敏感器官受照剂量,有利于减少放射并发症。

尽管有回顾性研究报告,应用立体定向放射外科(SRS)、立体定向放射治疗(SRT)和立体定向近距离治疗(SBT)技术治疗初发性或复发性低级别胶质瘤,对不能手术切除或治疗后复发的小体积肿瘤显示出较好的疗效,但其疗效是否优于标准分割的适形放疗尚不清楚。考虑到 SRS 或 SRT 的分次剂量大,以及 SBT 累积剂量效应持续时间较长(＞9 个月),靶区周围正常组织和结构发生远期放射性损伤的潜在风险性较高,因此,临床上一般不推荐这些技术作为初发性低级别胶质瘤手术切除后的首选治疗手段。

放射治疗后的远期神经毒性主要表现为认知能力障碍和脑组织局灶性坏死。脑坏死被认为与放疗剂量有关。虽然影响患者认知能力障碍的因素很多,包括放疗总剂量、分次剂量、照射体积、化疗药物、抗癫痫药物、肿瘤部位、肿瘤复发及原先存在的神经系统病变等,这些因素之间是否存在相互作用还不清楚。但是,由于少突胶质细胞肿瘤患者的总生存期比星形细胞肿瘤要长,制订治疗计划时应充分考虑由放疗引起的远期风险。

3.化学治疗　低级别少突胶质细胞瘤化疗效果仍不十分肯定。染色体 1p/19q 的联合缺失是少突胶质细胞肿瘤化疗敏感性生物标志物。1p/19q 联合缺失的间变性少突胶质细胞瘤、间变性少突-星形细胞瘤,可以在分割外照射基础上选择替莫唑胺序贯治疗或 PCV 方案,或者 PCV 或替莫唑胺的单独化疗。1p/19q 单缺失或无缺失的间变性少突胶质细胞瘤、间变性少突-星形细胞瘤可以直接进行分割外照射治疗,也可以分割外照射辅以替莫唑胺或 PCV 治疗,或者替莫唑胺或 PCV 单独化疗。对于 KPS 计分＜60 分的间变性少突胶质细胞瘤,可以采用低分割外照射或标准外照射,或 PCV/替莫唑胺化疗,或仅采取缓解及支持治疗。

对于复发肿瘤,根据患者状况可以选择二次手术、放射治疗、化疗和生物治疗。复发/补救治疗推荐:

①替莫唑胺;②贝伐单抗和依立替康联合应用;③亚硝脲类化疗;④PCV 联合治疗方案;⑤依立替康;⑥铂类化疗药。

九、预后及随访

少突胶质细胞瘤属生长缓慢的肿瘤,患者的生存期相对较长。据美国脑肿瘤登记资料,10 年生存率和 5 年生存率分别为 71% 和 54%。少突胶质细胞瘤恶性进展的间隔期比弥漫性星形细胞瘤要长。临床预后指标包括,接受手术时的年龄、是否为额叶肿瘤、术后 KPS 计分、影像学上有无对比增强和是否全切。组织学的不良预后指标包括坏死、高有丝分裂活性、细胞密度增加、胞核具非典型性、细胞多形性和微血管增殖。小肥胖细胞或胶质纤维型少突胶质细胞存在与否和患者生存期无关。Ki-67 阳性>3%~5% 是不良预后指标。染色体 1p 缺失和 1p/19q 联合缺失的患者具有较长的生存期。

少突胶质细胞瘤患者在诊断后的 3~5 年至少每间隔 6 个月进行一次临床及影像学随访,而间变性少突胶质细胞瘤每间隔 4 个月进行一次。如果病情一直稳定,以后的随访频度可以视病情减低。

(李春亮)

第四节 室管膜瘤

一、概述

室管膜瘤和恶性室管膜瘤总发病率约占颅内肿瘤的 2%~9%,占神经上皮肿瘤的 10%~18.2%;男多于女,男性和女性之比为 1.9∶1。多见于儿童及青年,儿童组的发病率较高,约占儿童颅内肿瘤的 6.1%~12.7%,构成全部神经上皮肿瘤的 8.0%~20.9%。在 SEER 调查的 0~18 岁 1200 个儿童颅内肿瘤患者中,诊断为室管膜瘤的占 10%,诊断时的平均年龄为 5~6 岁,大约有 60% 的患儿年龄小于 5 岁,仅仅有 4% 的患儿诊断时大于 15 岁。而且,第四脑室室管膜瘤的患儿年龄小于其他部位室管膜瘤患儿的年龄,整体的男女比例为 1∶1,但是幕上室管膜瘤以男性多见。本组 14427 例颅内肿瘤中室管膜瘤(包括恶性室管膜瘤,下同)568 例,占同期颅内肿瘤的 3.9%,占同期神经上皮肿瘤 5634 例的 10.1%。

一般来说此类肿瘤的 3/4 位于幕下,1/4 位于幕上,在儿童幕下占绝大多数。回顾几组大宗室管膜类肿瘤的报告,在 455 例此类肿瘤中,151 例(33%)位于幕上,304 例(67%)位于幕下。一项对儿童室管膜瘤的研究表明,恶性室管膜瘤更多的位于幕上(81% 对 19%),而低级别的室管膜瘤更多的发生在后颅凹(61% 对 39%)。

肿瘤多位于脑室内,少数肿瘤的主体位于脑组织内。后颅凹室管膜瘤主要发生于第四脑室的顶、底和侧壁凹陷处,肿瘤位于第四脑室者大多起于脑室底延髓的部分。肿瘤的增长可占据第四脑室而造成梗阻性脑积水,有时肿瘤可通过中间孔向枕大池延伸,少数可压迫甚至包绕延髓或突入椎管而压迫上颈髓。部分肿瘤起源于第四脑室顶,占据小脑半球或蚓部内,偶可见肿瘤发生于桥小脑角者。

幕上肿瘤多见于侧脑室,可起源于侧脑室各部位,常向脑实质内浸润。发生于第三脑室者少见,位于其前部者可通过室间孔向两侧脑室延伸。幕上室管膜瘤被认为是起源于侧脑室或三脑室的室管膜上皮,肿瘤既可以完全在脑室内,也可以部分在脑室内、部分在脑室外。但是,肿瘤也可能发生于大脑半球内的任何地方而完全位于脑室外,对这样的病例,我们认为肿瘤起源于室管膜细胞嵴,可能是神经管内折叠时形成畸形的结果,这样肿瘤好发于额叶、颞叶、顶叶和三室。

二、病理

(一)肉眼观察

由于肿瘤多位于脑室系统,尤其在位于第四脑室时常引起幕上脑积水,故显示小脑半球肿胀,脑回扁平,脑沟和脑池狭窄。切开小脑蚓部常发现肿瘤填满第四脑室,但与脑室壁有明显界限,仅在发生部位侵入壁内。肿瘤外观呈紫红色,切面呈淡红色或灰白色。发红的多较软,色淡者多较硬,肿瘤与周围脑组织界限较清楚,少数可有钙化或囊性变。

(二)显微镜下观察

肿瘤细胞呈菊形团或腔隙状排列,用 PATH 染色时常可在胞质游离缘发现较深的颗粒称为生毛体。除前述室管膜细胞外,尚有星形细胞和少支胶质细胞。钙化点及含小血管的支柱小梁亦不少见。有时在中年患者发现有与上述不同,可见到菊形团或假菊形团形成,星形胶质瘤成分多。

(三)电镜观察

正常的室管膜细胞很有特点,细胞表面有许多皱襞和纤毛,胞质的脑室侧(顶部)含有基粒及毛根、胞质的脑室侧的核周围部含胶质微粒。相邻的细胞间有缝隙连接。室管膜细胞瘤的超微结构特点是瘤细胞镶嵌排列,由二个以上的相邻细胞形成微菊形团,微菊形团内腔表面有大量的微绒毛和纤毛,纤毛外周为胞膜,内为胞质,中含微管,瘤细胞内含有较多的微丝束,用 GFAP 法(免疫荧光抗胶质纤维酸性蛋白质)。检查发现其生化特征近似于星形细胞瘤。核内可见结晶状包涵体,细胞间可见大量的缝隙连接。

依肿瘤的组织学特征,WHO(1990)将室管膜肿瘤分为:①室管膜瘤:有细胞型、乳突型和上皮型三种变异。②间变或恶性室管膜瘤:肿瘤致密呈片,细胞及核形态各异,并可见核分裂象,可有小灶状坏死和巨细胞存在。③黏液乳突形室管膜瘤:肿瘤细胞乳突状排列,围绕乳突状结构中心的结缔组织常有黏液样变性,并含有玻璃样变和血管结构。④室管膜下瘤:构成肿瘤的主要细胞是室管膜下胶质细胞,可呈假菊花形团样排列。有时可见少量室管膜细胞,室管膜母细胞分布于胶质纤维中。

三、临床表现

由于肿瘤所在部位的不同,室管膜瘤病人表现的临床症状有很大的差别,恶性、呕吐和头疼相对没有特异性,对幕上和幕下都是最常见的临床症状。一般来说,后颅凹肿瘤表现有颅内压增高症状(呕吐和头疼)的同时也伴有步态不稳;幕上肿瘤多表现有局部运动功能障碍、视力障碍和癫痫,癫痫症状的出现占幕上室管膜瘤患儿的 25%,颈部疼痛、僵硬也是后颅凹室管膜瘤常见的症状,可能与肿瘤侵犯颈神经根有关。

在任何部位的室管膜瘤患儿中最常见的体征是视乳突水肿,其他的体征根据肿瘤的部位变化,眼震、脑膜征和测距不良在后颅凹病变最常见,而偏瘫、腱反射亢进和视野异常是幕上肿瘤最常见的征象,共济失调在幕上和幕下病变均可见到。

在明确诊断前,症状持续期在 1.5~36 月之间,多数患儿病程持续大约 12 月,病程的长短根据肿瘤的部位和级别变化。幕上肿瘤的平均病程为 7 月(2 周至 3 年),而后颅凹室管膜瘤的平均病程为 9 月(2 周至 2 年),一般来说,良性病变比恶性病变有较长的病程,对周围结构有侵犯的后颅凹室管膜瘤出现症状需 5.4月,而大体上没有侵犯的肿瘤出现症状需 11 月;有钙化的幕上室管膜瘤比没有钙化的肿瘤的症状出现期限要长,但是后颅凹室管膜瘤中表现有钙化和无钙化者的症状持续期没有显著差异。

对不同部位是管膜瘤的特异临床表现现介绍如下:

(一)第四脑室室管膜瘤

由于肿瘤位于脑室内,极易阻塞脑脊液循环通路,常早期出现颅内压增高症状。当肿瘤压迫第四脑室底部诸颅神经核或向侧方压迫小脑脚时,临床上可引起颅神经损害及小脑症状。

1.颅内压增高症状 其特点是间歇性、与头位变化有关。晚期常呈强迫头位,头多前屈或前侧屈。由于体位改变可刺激第四脑室底部的神经核团,尤其是迷走神经及前庭神经核,表现为剧烈的头疼、眩晕、呕吐、脉搏、呼吸改变,意识突然丧失及由于外展神经核受影响而产生复视、眼球震颤等症状,称为 Brun 氏征。由于肿瘤的活动,可突然阻塞正中孔或导水管引起脑脊液循环受阻,因而可呈发作性颅内压增高,此现象多由于体位突然改变时发生。严重的颅内压增高可发生小脑危象。

2.脑干症状和颅神经损害症状 脑干症状较少,当肿瘤压迫或向第四脑室底部浸润生长时,可以出现桥脑和延髓诸神经核受累症状,多发生在颅内压增高之后,少数也有以颅神经症状为首发症状。颅神经损害症状的出现、受累过程和范围与肿瘤的发生部位和延伸方向有密切关系。肿瘤在第四脑室底上部多影响第 V、VI、VII、VIII 颅神经核,沿中线生长影响内侧纵束,可出现眼球向患侧注视麻痹,还可产生眼球运动偏斜扭转,第四脑室底下部的肿瘤则主要影响第 IX、X、XI、XII 颅神经核,常以呕吐、呃逆为首发症状,随之出现吞咽困难、声音嘶哑及因迷走神经刺激而出现的内脏症状,有时甚至产生括约肌功能障碍和呼吸困难;起始于第四脑室侧隐窝的肿瘤,常向同侧桥脑小脑角发展,以第 V、VII、VIII 神经受累为主,主要表现为颜面部感觉障碍、听力和前庭功能减退和眩晕等症状。脑干长传导束受累时,多是肿瘤或慢性枕大孔疝压迫脑干所致,可有肢体力弱,腱反射低下或消失,病理反射常为双侧性。四脑室的室管膜瘤常向下经枕大孔而发展到上颈髓,最低可达 C2～3 水平,有时可绕上颈髓一周,表现为颈部疼痛、僵直,多发生后组颅神经麻痹。

3.小脑症状 小脑症状一般较轻,因肿瘤沿侧方或背侧生长影响小脑脚或小脑腹侧所产生,表现为走路不稳,常可见到眼球震颤,部分病人表现共济失调和肌力减退。

(二)侧脑室室管膜瘤

侧脑室室管膜瘤起自侧脑室壁,以侧脑室额角及体部为多见,肿瘤生长缓慢,可以长得很大而充满全部侧脑室,少数瘤体可经过室间孔钻入第三脑室内,侧脑室肿瘤可产生如下症状:

1.颅内压增高症状 因为肿瘤生长缓慢,在造成脑脊液循环障碍之前症状多不明显。由于肿瘤在脑室内有一定的活动度,可随着体位的改变产生发作性头疼伴呕吐,时轻时重,不易被发觉,病人时常将头部保持在一定的位置(即强迫头位)。当肿瘤的体积增大足以引起脑脊液循环受阻时,才出现持续头疼、呕吐、视神经乳突水肿等一系列颅内压增高的症状。急骤的颅内压增高,可引起昏迷或死亡。儿童病人,可因为长期颅内压增高使头颅增大和视力减退。

2.肿瘤的局部症状 早期由于肿瘤对脑组织压迫较轻微,局部症状多不明显,肿瘤生长较大时,尤其当侵犯丘脑、内囊和基底节或肿瘤向脑实质内侵犯时,可表现对侧轻偏瘫、偏侧感觉障碍和中枢性面瘫。肿瘤造成癫痫发作者少见。

(三)第三脑室室管膜瘤

第三脑室室管膜瘤极为少见,肿瘤多位于第三脑室后部。由于第三脑室腔隙狭小,极易阻塞脑脊液循环通路造成梗阻性脑积水,早期出现颅内压增高并呈进行性加重。有时由于肿瘤的活瓣状阻塞室间孔及导水管上口,出现发作性头疼及呕吐等症状,并可伴有低热。位于第三脑室前部者可出现视神经压迫症状及垂体、下丘脑症状。位于第三脑室后部者可以出现眼球上视运动障碍等症状。

（四）脑内室管膜瘤

所谓的脑内室管膜瘤,系指部分室管膜瘤不长在脑室内面而位于脑实质中,其组织来源为胚胎异位的室管膜细胞,也可能是起源于脑室壁的肿瘤向脑实质内生长。幕上者多见于额叶和顶叶内,肿瘤常位于大脑深部临近脑室,亦显露于脑表面,临床表现与脑各部位占位症状相似,在较小儿童常见,肿瘤多巨大,术前确诊较为困难。

（五）复发和转移

室管膜瘤的复发率较高。Delong 指出儿童后颅凹肿瘤的预后较差,几乎所有的病例均在术后不同的时间内复发。室管膜瘤易发生椎管内播散种植,Cohen 统计各年龄组室管膜瘤 436 例,有椎管内种植者占 11%。幕下室管膜瘤椎管内种植者较幕上多见。Dohrmann 在 30 例儿童室管膜瘤中发现有 6 例椎管内种植,其中 4 例为后颅凹室管膜瘤,Cohen 报告幕下种植率达 20%。而 Svien 尸检材料分析幕下室管膜瘤椎管内种植者达 30%,远较临床所见发生率高,室管膜母细胞瘤转移的发生率明显高于室管膜瘤。颅内室管膜瘤的颅外转移甚为少见,仅有个案报道。在 703 例颅内室管膜瘤中,有 66 例(9%)检出椎管内蛛网膜下腔种植,既有在诊断、复发时;也有是尸检时发现。关于播散种植的临床报道常常低估了这种现象发生的真实比率,因为在绝大多数病例中,并没有常规做脊髓成像。近来,对后颅凹室管膜瘤脊髓种植转移患者的临床资料分析表明,播散种植发生率为 6%;而 21 个系列报道综合发生率为 15%。

蛛网膜下腔种植播散的发生率根据肿瘤的部位而变化,幕上室管膜瘤出现椎管内播散种植的比率为 8%,而后颅凹室管膜瘤种植播散发生率为 15%。不同肿瘤病理级别在转移播散上也有显著差异,大约 20% 的高级别室管膜瘤出现椎管内播散种植,而低级别肿瘤出现播散转移的比例为 9%。一般来说,高恶性级别的室管膜瘤比低级别的肿瘤更可能出现椎管内种植,此外,幕下室管膜瘤比幕上肿瘤的播散转移比率要高。

软脑膜转移的可能性直接影响放射治疗范围的确定,虽然尸检中检测到的脑脊液播散相对常见,但放射治疗前进行的神经影像学检查显示:除了在年幼的儿童,肿瘤播散的比率很低。儿童肿瘤调查组报告,43 例儿童室管膜瘤在放疗前既没有脊髓造影阳性发现,也没有椎管 MRI 阳性发现;但已经有 2 例患儿出现 CSF 细胞学阳性发现(1 例为分化良好的室管膜瘤、1 例为间变型室管膜瘤)。很明显,这些检测出脑脊液肿瘤播散的患者将获得颅-脊髓的全面放疗。在小儿肿瘤组的研究调查中,不管是肿瘤的组织学类型、部位或者切除的程度,还没有发现 1 例患者出现单纯的蛛网膜下腔转移,蛛网膜下腔转移多伴有原位复发。Healy 等报道在 16 例复发患者中仅有 1 例出现孤立的蛛网膜下腔转移。其余的患者均出现肿瘤原发部位和脑脊液的复发转移。因此,绝大多数软脑膜转移的患者同时合并有原发部位的复发。

四、辅助检查

（一）腰椎穿刺

绝大多数病人腰椎穿刺压力增高,特别是在幕下肿瘤合并脑积水时更加突出。约半数病人脑脊液蛋白增高,约近 1/5 的病人脑脊液细胞数增高。由于常有肿瘤细胞脱落于脑脊液中,故镜检脑脊液时需要注意和白细胞鉴别。

（二）颅骨 X 线平片

多数病人表现颅内压增高的征象,如指压切迹增多。Cohen 统计 74% 有颅骨 X 线平片的异常,肿瘤的钙化多见于室管膜瘤,幕上肿瘤是否有病理钙化与病史的长短有一定的关系。有钙化者病史一般较长,但在幕下室管膜瘤这种对应关系不甚明显。幕下室管膜瘤是儿童后颅凹肿瘤中钙化发生率较高者,Martin

年曾报告幕下室管膜瘤的钙化率达 17%。

(三)CT 检查

CT 检查位于侧脑室内的肿瘤一般显示不均匀的等或高密度影像,病变同侧脑室可因为肿瘤的占据和室间孔堵塞后造成脑室扩大、变形、肿瘤内可见高密度的钙化灶及低密度的囊变区。后颅凹室管膜瘤表现为中线的占位,经常充满四脑室,并且合并脑积水。肿瘤的密度通常高于正常脑组织,而那些低密度或等密度的病变很少可能是室管膜瘤。在室管膜瘤中,囊变常见,很容易用 CT 鉴别。钙化大约占所有病例的44%,并呈弥散或粗糙的结节状,肿瘤强化是典型的表现,肿瘤呈不均匀强化。

(四)MRI 检查

室管膜瘤在 T_1 加权像上呈低或等信号。在 T_2 加权像呈明显高信号,儿童患者由于瘤体内有较大的囊变区而形成 T_1 加权像的更低信号,在 T_2 加权像上的更高信号,肿瘤的实质部分由于钙化也造成信号的混杂,成年病人瘤体内囊变形成不明显,钙化也较少,所以信号比较均匀,若瘤内发生间变时,其间变部分信号改变明显,为不均匀信号,在 T_1 加权像呈较低信号, T_2 加权像呈较高信号。肿瘤具有明显的异常对比增强,间变部分更为突出,瘤体周围水肿也十分显著。MRI 也可以显示肿瘤通过四脑室侧隐窝或 Lushka 孔从四脑室扩展至桥小脑角。肿瘤向下扩展进入枕大池或通过枕大孔进入颈部椎管都能被 MRI 显示,有人将室管膜瘤的这种表现描述为"从孔冒出",正确地判断肿瘤向尾侧扩展的程度对于放射治疗计划的制定十分重要,颈神经节的放疗耐受性与后颅凹肿瘤放射的必需剂量密切相关,因此,应根据肿瘤MRI 表现尽可能限制局部放射治疗的范围。

大约有 50% 的室管膜瘤表现有典型的钙化,但 MRI 成像对钙化缺乏特异性。虽然,gadolinium 可以从不增强的水肿区鉴别出增强的肿瘤,但对室管膜瘤也并不是特异的。总之,MRI 在显示肿瘤大小和扩展上优于 CT,特别是对后颅凹病变,但是 CT 在显示钙化上优于 MRI。局部的复发、蛛网膜下腔播散、和脑室内转移在临床出现征象前,就十分容易被影像学检测出,复发的间接征象是:基底池消失、脑组织突起和四脑室的消失或移位,幕的强化表明肿瘤有蛛网膜下腔的播散,此时,可以见到脑室壁出现"铸形"样改变。

五、治疗和预后

(一)手术治疗

以手术切除肿瘤为主要手段。位于第四脑室者经过后颅凹中线,切开小脑下蚓部显露并分块切除肿瘤。注意保护脑干,如肿瘤从第四脑室底部长出者切除肿瘤时可在脑干上留一薄层肿瘤,至少要做到能解除脑脊液循环梗阻。侧脑室肿瘤选邻近肿瘤部分的非重要功能区,切开皮层进入脑室切除肿瘤。若肿瘤较大,可部分切除皮层以利于肿瘤的显露,深部肿瘤应注意防止加重丘脑和基底节等重要神经结构的损伤。后颅凹室管膜瘤的外科治疗罕见治愈,术后并发症发生率高,有报道达到 20%~36%;并发症的发生比率和后颅凹室管膜瘤的外科切除程度相关,这主要是因为肿瘤多与四脑室底粘连。次全切除对预后有明显的影响,肿瘤全切除患者的 5 年无肿瘤进展存活率 PFS 是 75%;而在那些有肿瘤残余的患者 PFS 是0%。Spagnoli 等报告 26 例第四脑室室管膜瘤的手术治疗,发现四脑室顶型可全切除,底型因自脑干长出,可侵及脑干内的颅神经核团,全切率为 86%,侧隐窝型由于侵及小脑中脚及 CPA 区,全切除率为 54%,术中用脑干诱发电位(BAEP)监测对避免脑干损伤有一定帮助。

(二)放射治疗

室管膜瘤是放疗中度敏感的肿瘤之一,多数学者认为术后放疗有助于改善病人的预后。Mork 将室管膜瘤病人手术加放疗与单纯手术组的生存情况进行比较,总存活期前者明显高于后者。原则上不论肿瘤是否全切除均应进行放射治疗。目前对放射治疗的范围意见不统一,低度恶性可选择局部宽野照射,对室管膜母细胞瘤多数学者主张全脑脊髓轴放疗。但也有学者对无椎管内种植性扩散的病人不论肿瘤的良恶性与否均不行预防性脊髓照射。Dohrmann认为儿童后颅凹室管膜瘤年龄越小对放疗的反应越好。

目前对放疗的争论仍然集中于对脑组织、脊髓神经节和瘤床的放射治疗剂量。不管肿瘤的级别和部位,对所有诊断儿童室管膜瘤患儿,进行脊髓的MRI增强检查和脑脊液肿瘤细胞学检查是必要的。对那些有播散转移证据的患者需要全脑脊髓放疗,对于那些在诊断时没有播散转移证据患儿进行大剂量放射治疗仍需要进一步证明,低级别幕上室管膜瘤因为其较好的部位和级别,所以出现蛛网膜下腔播散转移的风险低,许多放疗学家建议只对肿瘤床进行局部放射治疗。相反,对于那些后颅凹高级别肿瘤因为其不好的部位和肿瘤级别,出现脱落播散转移的风险较大,术后通常进行全脑脊髓放疗。

对放射治疗的主要争论是考虑肿瘤侵袭性因素,低级别后颅凹室管膜瘤因为肿瘤的部位使播散种植转移的风险增高但因为肿瘤级别使转移的风险降低。许多放疗学家当面临如此窘境时,常对肿瘤床进行局部放射治疗但应用宽广边缘,一些放疗学家扩展放射治疗的区域至C5,虽然认识到后颅凹室管膜瘤可能播散,但是绝大多数复发的患儿是出现原发部位复发,因此,逐步的共识是:只要神经轴检查揭示没有转移的出现,仅做局部放射治疗。

另外一个争论是,对于幕上的高级别室管膜瘤,因为肿瘤的病理级别使播散的风险增大,但对于部位来说是低风险,那些放疗专家更强调的是与恶性病理级别相关的播散的高风险,因此倾向于给这些患者全脑脊髓放射治疗。还有的放射治疗专家强调的是与肿瘤部位相关的播散低风险性,而采取全脑放疗或仅做肿瘤床的放疗,而不做脊髓的预防性放射治疗。

儿童肿瘤研究组计划(POG)已经对室管膜瘤的合适放射治疗剂量进行了研究。对43个室管膜瘤患儿的详细研究发现,在诊断时仅5%(2/43)的患儿出现CSF播散,更重要的是,不管肿瘤的部位和肿瘤级别,没有一例出现孤立转移,多合并原位复发。在复发的13例患儿中,同时出现蛛网膜下腔转移和原位复发者3例。因为所有的患儿起初均是原位复发。对于所有那些影像和CSF细胞学监视检查播散阴性的(不管肿瘤病理级别)儿童后颅凹室管膜瘤,近来的治疗措施是对后颅凹和上颈髓做高剂量局部放射治疗,全剂量达到55~60Gy。如果第二次研究证实,复发出现第一次原发部位,对那些没有播散转移证据的儿童后颅凹室管膜瘤不再推荐行全脑脊髓放射治疗。

放射治疗的剂量也能影响患儿的存活率,几个回顾性的研究揭示,提高放射治疗剂量能提高存活率,接受≥45~55Gy治疗剂量的患儿的存活率是46%~70%;而接受放射治疗剂量<45Gy的患儿的存活率是10%~30%。Paulino等认为放疗间期小于50天者5年存活率分别为85.5%,78.9%,65.7%,而50天以上者分别为45.5%,36.4%,36.4%。

(三)化学治疗

化学治疗是颅内肿瘤治疗的辅助手段之一,目前尽管已经进行了广泛的研究,但仍处于探索阶段,疗效不十分肯定。Bloom认为室管膜瘤化疗的目的在于延缓复发,而对肿瘤的治愈帮助不大。

顺铂是目前研究中最有活性的化疗药,在一项研究中29例复发室管膜瘤患儿中,10例对顺铂有部分或完全反应。在另外一项研究中,7例用顺铂治疗的患者中,有4例出现部分或完全反应。卡铂,因为它的低耳毒性,在14例复发室管膜瘤应用其化疗的患儿中有2例出现部分反应。更好的反应率出现在那些原先没有用顺铂治疗的患者中,反应率为40%。

Bloom应用治疗髓母细胞瘤的化疗药物治疗儿童室管膜瘤,如CCNU和VCR(长春新碱),发现在化疗治疗的患者中5年存活率是70%;比起手术和放疗对照组5年存活率是44%。但是,在6~7年后,这种线形关系没有显著性差异。在另外一项对17例新诊断的室管膜瘤患儿的研究中,放射治疗后联合

CCNU、长春新碱、顺铂进行化疗的患儿与没有进行化疗的患儿的治疗结果比较没有显著差异。对相同的复发室管膜瘤患儿进行不同化疗药物的治疗中,顺铂是最有效的化疗药物,10 例中有 4 例明显有效。复发患儿用顺铂治疗后 2 年存活率 60%;而那些接受了非顺铂化疗方案治疗患儿的 2 年存活率是 30%。

国际儿童肿瘤学会从 1975～1979 年,对 37 例高恶性度室管膜瘤患儿的不同治疗方案的效果进行了随机研究,发现在外科＋放疗组和外科＋放疗＋化疗组之间,治疗效果没有显著差异。近来,一个对年龄小于 3 岁患有恶性肿瘤患儿采用的包括环磷酰胺、长春新碱的化疗方案显示对室管膜瘤患儿有 48% 的反应率。

虽然化疗的效果仅在少数患者中起效,但这也表明这种肿瘤有一定化疗敏感性。特别是对顺铂和联合应用环磷酰胺、长春新碱。将来国际合作组织的研究需要检测是否化疗能够增加无进展存活率或者是整体存活率。

影响室管膜瘤预后的因素包括肿瘤的部位、组织学类型、复发的速度和年龄等,其中前二者起决定作用。国内资料术后复发平均在 20 月内,儿童恶性室管膜瘤复发较快,5 年生存率在 30% 以上。Philip 等报道手术加术后放疗的患者中幕上室管膜瘤的 5 年生存率为 80%,幕下肿瘤可达 90%;Dohrmann 等报告儿童的 1、2、5 年生存率分别为 81%、71% 和 21%。室管膜母细胞瘤的 5 年生存率仅为 15%。另外一个潜在的重要预后因素是手术切除程度,近全切除组存活率有显著的提高。Pollack 报告肿瘤全切除后 5 年 PFS 为 75%～80%,而次全切除组 PFS 为 35%。但是,Goldwein 认为肿瘤切除程度不会影响存活率。Shaw 认为儿童室管膜瘤和间变型室管膜瘤的存活率有显著的不同,前者存活率是 74%,而后者存活率是 29%,但其他学者也发现肿瘤病理级别并不影响整体存活率的依据。肿瘤复发可能部分与肿瘤的放疗剂量有关,Goldwein 发现儿童室管膜瘤术后放射治疗剂量大于 4500cGy 组存活率达到 51%;而放射治疗剂量小于 4500cGy 组存活率小于 18%。最后,根据神经影像、颅神经受损体征等所表现出的脑干受侵犯状况也与预后差密切相关。

多数儿童室管膜瘤的报道都认为 5 年存活率从 27%～58%。Lyons 发现年龄小于 5 岁儿童的 5 年存活率是 14%;许多患儿的复发相当快,平均复发期限是 18 月。也有些报道认为对于近全切除患者,复发期限延长,在术后 2～3 年出现肿瘤复发。有几个研究发现在年幼儿童 Collins 法则是成立的,例如:如果患儿术后存活期限长于其诊断时年龄＋9 月,那么治愈是可以达到的。

(范道云)

第五节　脉络丛肿瘤

脉络丛肿瘤起源于脑室内的脉络丛上皮细胞,好发于儿童,是 1 岁时最常见的脑肿瘤。

主要有脉络丛乳头状瘤与脉络丛乳头状癌。脉络丛乳头状瘤是良性肿瘤,缓慢生长,常引起脑脊液的流动障碍,故常伴有脑积水。外科手术可治愈。脉络丛乳头状癌是脉络丛乳头状肿瘤的恶性亚型。显示间变特征,常侵及周围脑组织。常见 CSF 转移。

一、流行病学

脉络丛乳头状瘤可发生于任何年龄,但以儿童多见,主要见于 10 岁以下儿童,据文献报道,其发生占儿童颅内肿瘤的 1.47%～4.12%。儿童脉络丛乳头状瘤好发于 2 岁以下,约占总数的 72.1%,1 岁以下约占总数的 47.6%,平均发病年龄为 17.6 个月。有文献报道,男性发病率略高于女性。

脉络丛乳头状癌占脉络丛肿瘤的 11.3%~27.6%,文献报道略有差异。脉络丛乳头状瘤约有 10% 可发生恶性变。

二、解剖学

脉络丛肿瘤的好发部位因年龄有所不同,在儿童多见于侧脑室,在成人多位于第四脑室。肿瘤在侧脑室者多位于三角区,亦可发生在颞角、额角和体部。发生在颅后窝的脉络丛乳头状瘤除可见于第四脑室外侧隐窝或第四脑室内外,亦可见于小脑脑桥三角区,后者系肿瘤原发于第四脑室外侧隐窝或第四脑室内,经过外侧孔突向小脑角所致。发生在第三脑室者少见。由于脉络丛组织的胚胎残余异位发展,使得肿瘤偶尔发生在大脑凸面。例外的异位肿瘤可发生在软组织内或蝶鞍上。儿童期肿瘤位于侧脑室者约占总数的 67.4%,第四脑室约占 19.1% 和第三脑室内占 13.6%。

三、分子生物学

脉络丛乳头状瘤和脉络丛乳头状癌曾出现在 Li-Fraumeni 综合征患者中。有 4 例报道,3 例有 TP53 密码子 248 的胚系突变。在散发的脉络丛乳头状肿瘤中没有检测到 TP53 的突变。细胞遗传学和分子遗传学经典的脉络丛乳头状瘤细胞遗传改变和 FISH 显示超二倍体,有 7、9、12、15、17 和 18 是染色体的获得。9 号染色体短臂的重复与脉络丛乳头状瘤和脉络丛异常增生相关。超单倍体可能是脉络丛乳头状癌的特征。

四、病因病理

猿病毒(SV40)DNA 序列是一种小的原始 DNA 病毒(乳多空病毒),在脉络丛乳头状瘤、脉络丛癌和室管膜瘤的演化中起到作用。40 年前,广泛应用含减毒活性 SV40 的急性脊髓灰质炎疫苗致数百万人隐性感染。SV40 是啮齿类动物的致癌基因,表达 SV40 大 T4 抗原的转基因鼠发生了脉络丛乳头状瘤,接种新生啮齿动物也诱发了脉络丛乳头状瘤和室管膜瘤。但是,对人类的随访研究显示,急性脊髓灰质炎疫苗并不增加癌症的发病率。几项早期报道指出人脑肿瘤含 SV40 相关病毒 DNA。SV40 样病毒已从人胶质母细胞瘤中分离出来并从人脑肿瘤中克隆出来。然而许多报道称,分离 SV40 不能除外存在携带 SV40 的细胞株。用 PCR 方法再检测疑与人类肿瘤相关的 SV40 结果显示,SV40 样 DNA 可在 50% 人类脉络丛肿瘤和大部分室管膜瘤中检测到。最近研究在不同的肿瘤包括中枢神经系统外肿瘤(间皮瘤、肉瘤)和正常组织(如精液、B 和 T 淋巴细胞)中检测到可信的序列,研究发现,这些细胞都可以作为携带者在人群中播散 SV40。肿瘤中存在病毒并不意味其在肿瘤发生中起作用。

五、临床分期与临床表现

脉络丛乳头状瘤组织学相当于 WHO I 级,脉络丛乳头状癌相当于 WHO III 级。

脉络丛乳头状瘤主要表现为脑积水而产生的颅高压症状。这主要由于肿瘤过多地分泌脑脊液,阻塞脑脊液循环,或是由于肿瘤出血引起蛛网膜下隙粘连所致。病程长短不一,平均 1.5 年左右,2 岁以内患儿病程约 2 个月,2 岁以上可达 6 个月。可以有颅内压增高和局限性神经损害两大类表现除头痛、恶心、呕吐等症状外,患者早期可有癫痫发作,之后可表现为易激惹、精神不适及视物模糊等,但局灶症状常不明显。部分患者可有淡漠,甚至意识改变,出现急性颅内压增高表现。

1.脑积水与颅内压增高　大部分病人伴有脑积水,其原因包括脑肿瘤的所在位置直接梗阻脑脊液循环所致的梗阻性脑积水及脑脊液的生成与吸收紊乱造成的交通性脑积水两种情况,脉络丛乳突状瘤病人临床所常见的颅内压增高征与脑积水的发生有直接关系,当然,肿瘤的占位效应亦是颅内压增高的重要原因。婴幼儿颅内压增高表现为头颅的增大和前囟张力的增高,精神淡漠,嗜睡或易激惹在较大的儿童及成人则可表现为头痛、呕吐及视盘水肿,甚至可出现阵发性昏迷。重度脑积水使皮质抑制功能降低或肿瘤直接影响均可导致癫痫发作。

2.局限性神经系统损害　局限性神经系统损害的表现因肿瘤所在的部位而异。肿瘤生长在侧脑室者半数有对侧轻度锥体束征;位于第三脑室后部者表现为双眼上视困难;位于颅后窝者表现为走路不稳、眼球震颤及共济运动障碍等。个别位于侧脑室者可表现为头部包块。本病临床上可见有自发性蛛网膜下腔出血的病史。肿瘤多位于脑室内,有的可移动,故有些病人表现为头痛突然加剧或缓解少数有强迫头位,这可能因肿瘤移动后突然梗阻了脑脊液循环通路所致。

六、辅助检查

1.实验室检查　腰椎穿刺可见脉络丛乳突状瘤的脑脊液蛋白含量明显升高,有的甚至外观呈黄色,所有梗阻性脑积水均有颅内压增高。

2.其他辅助检查

(1)X线平片:部分病人头颅X线平片表现为颅内压增高征,颅缝增宽、颅面比例失常、颅盖呈"银线"征等,在成人指压痕增多,儿童为颅缝分离15%～20%,可见病理性钙化,侧脑室肿瘤钙化较正常脉络丛钙化增大多为单侧。

(2)脑血管造影:脑血管造影示较深的肿瘤染色,并可显示来自正常脉络丛的增粗的肿瘤供血动脉,位于三角区内的侧脑室肿瘤常为外侧脉络膜后动脉,第四脑室内肿瘤常为小脑后下动脉的分支,而第三脑室脉络丛乳头状瘤为内侧脉络膜后动脉。

(3)CT检查:肿瘤在CT平扫时脑室明显增大内有高密度影,增强扫描呈均匀强化,边缘清楚而不规则,可见病理性钙化,有时可见蛛网膜下腔出血。肿瘤多为单侧,极少为双侧,位于侧脑室内者以三角区居多,位于颅后窝者多伴有幕上脑积水。除脉络丛乳突状瘤外,肿瘤多局限于脑室内,无明显中线结构移位。

(4)MRI检查:肿瘤的MRI表现在T_1加权像中呈低信号,较脑实质信号低但较脑脊液信号高;T_2加权像中呈高信号,与脑脊液分界清楚而肿瘤轮廓不规则,有些可见局灶出血、钙化与血管流空影;FLAIR像中由于脑脊液渗出导致高亮的室周信号;T_1+C像中由于肿瘤有显著的均匀强化,囊变和小的局灶性坏死也可清晰表现。

七、诊断及鉴别诊断

根据临床表现及辅助检查资料,一般可以做出明确诊断,但仅由影像学检查不能可靠区分脉络丛乳头状瘤与脉络膜癌。

许多肿瘤需与脉络丛肿瘤相鉴别。绒毛肥大为两个侧脑室的脉络丛弥漫增大,组织学形态正常,患者常出现高分泌性脑积水。脉络丛癌与转移瘤的鉴别非常重要。脉络丛肿瘤共同表达波形蛋白、角蛋白和S-100蛋白,有助于与其他转移癌相鉴别。另外,IEA125和Bm′EP4也有帮助,因为它们标记95%的脑转移癌,而脉络丛乳头状瘤和脉络丛癌仅 10％阳性。甲状腺运载蛋白与甲状腺素和维生素 A 的转化有关,是正常和肿瘤性脉络丛上皮的标记物。但是约 20％的脉络丛乳头状瘤阴性,而其他脑肿瘤和转移癌可以阳性。最近报道,正常脉络丛、脉络丛乳头状瘤和脉络丛癌突触素强阳性,但这一发现没有被其他人证实。一项研究显示,胰岛素样生长因子Ⅱ(IGFⅡ)可以在脉络丛乳头状瘤表达,但其他脑肿瘤阴性。由于先前的研究显示 IGFⅡ可以在星形细胞瘤、脑膜瘤和癌中表达,所以 IGFⅡ是否具有鉴别诊断意义还待证实。癌胚抗原(CEA)阳性提示转移癌,虽然偶尔脉络丛癌也阳性。非上皮性的间叶性肿瘤也可起源于脉络丛,包括脑膜瘤。

八、治疗

全切肿瘤是治愈脉络丛乳头状瘤的唯一疗法。开颅前可行脑脊液外引流,以降低颅内压和减少对脑组织的牵拉损伤。由于肿瘤血供较丰富,有时肿瘤血管出血电凝较困难,因此应尽量避免分块肿瘤切除宜找出肿瘤血管蒂,电凝后离断,争取完整切除肿瘤。

对发生在第四脑室的脉络丛乳突状瘤应颅后窝正中开颅;突向脑桥小脑三角者可做患侧耳后钩形切口,行单侧枕部骨窗开颅。第三脑室内肿瘤,肿瘤的蒂部多位于后上部的丘脑中间块或松果体隐窝处,采取胼胝体-透明隔-穹隆间入路进入第三脑室有明显优势,可以直接从上部暴露处理肿瘤蒂然后将肿瘤向前面翻转完整切除,侧脑室肿瘤血供多来自于肿瘤底部的脉络膜前动脉,可应用颞顶皮骨瓣开颅,在颞枕交界角回处皮质直切口进入侧室三角区,轻牵开皮质后先处理肿瘤底部的供血动脉,再分块切除肿瘤;但有学者认为此入路易损伤颞叶深部视放射和语言中枢,建议采用顶上小叶或顶间沟切开进入侧室。在儿童期,由于代偿能力强、皮质小直切口、术中牵拉轻微,可以减少颞枕入路术后失语和偏盲的发生,若瘤体过大,不必强求完整切除以防止损伤深部结构。

切除肿瘤前注意阻断供血动脉以利于手术中减少出血,对于未能完全切除肿瘤而不能缓解脑积水者,应当行分流手术,如为脉络丛乳突状癌术后应予放射治疗。术中出血是手术切除面临的主要问题,有学者建议术前采用导管技术行供血动脉栓塞,但因供血动脉走行较长且纡曲,使得选择困难,也有学者建议采用术前放射治疗或化疗来减少肿瘤供血。

对于未完全切除脉络丛乳突状瘤应行局部放射治疗,对降低复发率、延长生存期有效,全脑或脑脊髓放疗比起局部放疗并没有显著差异;对有复发征象或恶性变者也应做放射治疗。

九、并发症

可出现视力障碍、共济失调、强迫头位,自发性蛛网膜下腔出血等。手术并发症发生率 8％～9.5％。术后最常见的并发症为脑室穿透引起的硬膜下积液,术后脑脊液分流术可增加硬膜下积液的发生率。

十、预后

脉络丛乳头状瘤系良性肿瘤,全切除后效果良好。1977 年 Farwell 报道儿童脉络丛乳头状瘤的 5 年生存率为 67％;1989 年 Ellenbogen 也报道此病预后极好,即使是脉络丛乳头状瘤 5 年生存率也达到 50％,该组随访的病例 5 年生存率为 75％,而 10 年生存率为 66.6％。近年来随着手术技术的提高及显微手术的开展,全切后 5 年无复发存活率已达 100％。肿瘤近全切除后复发率为 0％～7％。

(石敬增)

第六节　松果体区神经上皮肿瘤

一、松果体细胞瘤

(一)概述

松果体区是指第三脑室后部一个不规则的区域,也称第三脑室后部,位于颅腔的中心,此区前部为第三脑室后壁松果体上隐窝、后联合、松果体和松果体隐窝;上部为胼胝体压部、大脑镰下缘和下状窦;后部为小脑幕切迹游离缘、大脑镰和小脑幕结合处,包括直窦前端;下部为丘脑背侧,中脑四叠体和导水管等结构。四叠体池也位于该区域。松果体区血管系统复杂,以静脉为参照,该区可以分为4个间隙,即双侧大脑内静脉之间的第1间隙,同侧基底静脉与大脑内静脉之间的第2间隙(基底静脉内侧间隙),同侧基底静脉和大脑大静脉间的第3间隙(基底静脉下间隙),大脑大静脉下方的空间形成第4间隙(大脑大静脉下间隙)。松果体位于丘脑背面,第三脑室后部,长约7~10mm,重量近0.2g,来源于神经外胚叶,主要由松果体细胞和神经胶质细胞组成,外有软脑膜覆盖。松果体随年龄增长可有钙化发生,形成大小不等的颗粒称为松果体石或脑砂,在影像学上称为松果体钙化,多为圆形、卵圆形、斑点状或珊瑚形,直径在0.5cm以内,10岁以内极少钙化,国外文献报道成人钙化约占60%。

松果体区肿瘤主要指起源于第三脑室后壁和松果体的肿瘤,也包括此区其他组织成分生长的肿瘤(如脑膜瘤、血管瘤等)和囊肿(如皮样囊肿、表皮样囊肿和蛛网膜囊肿等)。其发病率低,占颅内肿瘤的比例也很低,在各地区差别较明显。Junko Hirato2001年报道欧美地区大约为0.4%~1%,东亚地区大约为2.1%~6.7%。Maysa AI,Hussaini等报道了美国17个肿瘤登记处的数据其比例为0.8%。Kazuhiro Nomura报道了日本脑肿瘤登记处中比例为2.1%。从这些报道中可以看出,欧美地区的松果体区肿瘤比例较东亚地区低。儿童发生率达3%~8%,接近成人的10倍。男性多于女性。

松果体细胞源性肿瘤包括松果体细胞瘤、松果体母细胞瘤和混合性松果体细胞瘤,均为发生于松果体实质细胞的肿瘤,大约占松果体区肿瘤的15%~20%。其中松果体细胞瘤可见于任何年龄组,但大多发生于25~35岁年龄段;而儿童多为松果体母细胞瘤。男女性别比例基本相等。

(二)病理与病理生理

松果体含有大细胞(即松果体细胞)、小细胞(即成松果体细胞)、胶质细胞和胚胎残遗细胞。松果体细胞的多样性使松果体区肿瘤呈现肿瘤类型多样的显著特征,所以松果体区肿瘤是以肿瘤的特殊病理特征而具体命名的(如生殖细胞瘤、松果体区星形细胞瘤)。

松果体区肿瘤通常可分为生殖细胞肿瘤、松果体实质细胞肿瘤、胶质细胞肿瘤和其他类型细胞肿瘤和囊肿。在每一大类中既有良性肿瘤也有恶性肿瘤,以及不止一种细胞构成的混合性肿瘤(见表6-2)。

表6-2　松果体区肿瘤及组织来源

组织来源	肿瘤
残遗的生殖细胞	生殖细胞瘤、绒毛膜癌、胚胎性癌、卵黄囊瘤、畸胎瘤
松果体细胞	松果体细胞瘤、松果体母细胞瘤

续表

组织来源	肿瘤
胶质细胞	星形细胞瘤、间变性星形细胞瘤、成胶质细胞瘤、室管膜瘤
上皮样组织蛛网膜细胞	表皮样囊肿、皮样囊肿、胶样囊肿、松果体囊肿脑膜瘤、蛛网膜囊肿
其他	血管网状细胞瘤、脉络丛乳头状瘤、腺癌淋巴瘤、转移瘤、脂肪瘤、大脑大静脉畸形 Galen 静脉畸形、海绵状血管瘤、动脉瘤等

其他类型细胞肿瘤包括脑膜瘤、血管网状细胞瘤、脉络丛乳头状瘤、转移瘤、腺癌和淋巴瘤。此外,还可以有血管性病变,如海绵状血管瘤、动静脉畸形和 Galen 静脉畸形。

以往称松果体瘤者大多数为生殖细胞瘤或非典型畸胎瘤,而真正的松果体细胞瘤很少见,仅为生殖细胞瘤的 1/3 左右。从大体上看,松果体细胞瘤肿瘤边缘清楚,有灰色颗粒状均质切面,也可见退行性变,如出血、囊变,偶有报道瘤内有坏死。瘤细胞小而圆,大小一致,弥散或三五成群巢状分布,瘤细胞直径较大且胞质丰富,细胞核深染,分化良好,无核分裂象;间质成分少,肿瘤间有少量血管分布,有时可见肿瘤细胞形成典型和不典型的环状排列,偶尔形成类似假菊花状结构。局部缓慢生长,不向周围浸润。部分巢状分布的瘤细胞中混杂有节细胞和星形细胞,类似于神经节细胞瘤。松果体细胞瘤一旦发生恶变,核分裂象即多见,胞质呈多形性,细胞直径较小密集拥挤成片,核周质及细胞器少见,且易沿脑脊液循环播散,发生蛛网膜下腔种植。也可沿室管膜下浸润生长。

(三)临床表现

松果体细胞瘤的临床表现与其他大多数松果体区肿瘤一致,取决于肿瘤的性质、部位、体积和肿瘤的病理类型。病程长短不一,可自数天~数年。主要包括 3 个方面:①梗阻性脑积水引起的颅内高压症状;②脑干和小脑受压症状;③内分泌紊乱症状。

1.头痛　最常见的症状是头痛,与中脑导水管受压引起梗阻性脑积水有关。脑积水进一步发展可导致恶心、呕吐、反应迟钝、认知功能受损、视神经盘水肿和共济失调。

2.眼部体征　是松果体区肿瘤的主要体征之一。中脑受压,尤其是发生在上丘水平的压迫,可以引起眼球活动障碍,即 Parinaud 综合征(四叠体上丘综合征)。表现为上视不能,瞳孔散大或大小不等,双眼内收或眼震以及对光反射迟钝或消失,而瞳孔调节反应应存在。但在临床工作中,典型的 Parinaud 综合征并不多见,故有时将单纯的眼球上视不能也称为 Parinaud 综合征。如果中脑进一步受压可以产生中脑导水管综合征(Sylvian 导水管综合征),表现为下视或侧视不能,可以与 Parinaud 综合征叠加。如果中脑背侧受压或受浸润可表现为上睑下垂,少见情况下可以有滑车神经麻痹引起的复视和强迫头位。眼征可由脑积水引起,也可以由脑直接受压引起,脑积水造成的眼征可以在脑脊液分流后消退。

3.听力障碍　可见于肿瘤压迫中脑四叠体下丘及内侧膝状体,产生耳鸣及听力减退。

4.小脑体征　肿瘤向后下发展可压迫小脑上蚓部和小脑上脚,或影响中脑的皮质脑桥束,引起步态不稳、肌张力减退、躯干性共济失调、协调动作迟缓、辨距不良及水平眼震等。

5.内分泌功能紊乱　临床并不多见。可继发于脑积水,以及肿瘤直接侵犯第三脑室底或肿瘤细胞沿脑脊液播散种植到下丘脑所致。主要表现为尿崩症(视上核受损,以生殖细胞瘤较常见),性发育异常(性早熟,见于生殖细胞瘤及畸胎瘤,仅限于男孩;部分患儿发育迟缓)。

(四)辅助检查

1.头颅 X 片平片　了解因颅压增高所致的指压痕、颅缝裂开、松果体区异常钙化。如果 10 岁以下儿童出现钙化斑或 10 岁以上儿童钙化斑直径超过 1cm,应考虑有松果体区肿瘤的可能。

2.头颅 MRI、MRV 检查　是诊断本病的主要方法。MRI 可以显示脑积水的程度、肿瘤位置、大小、血运情况、均质性、与周围结构的解剖关系。MRV(磁共振静脉成像)对了解肿瘤与深静脉系统的关系非常重要,这可以影响手术入路的选择。松果体细胞瘤在 MRI 平扫 T_1 加权图像上为低信号,在 T_2 加权图像上为高信号。松果体母细胞瘤 T_1 加权图像上为低或等信号,可不均匀强化。生殖细胞瘤在 T_1 加权图像上为低信号或等信号,质子加权图像上信号强度略有加强,而在 T_2 加权图像上大多数为等信号或低信号。行 Gd-DTPA 增强扫描,生殖细胞瘤可均匀强化。MRI 能发现生殖细胞瘤的远处播散灶,比 CT 检查敏感,可作为判断有无脊髓转移等远处转移的首选手段。值得注意的是由于正常松果体腺缺乏血-脑脊液屏障,能被造影剂强化,因此强化的松果体结构并不一定为异常。

3.头颅 CT 检查　尽管 MRI 技术不断发展,但是 CT 作为 MRI 的有益补充,可以提供肿瘤的钙化、血-脑脊液屏障破坏和血供丰富与否的详细资料。对确定病变部位和大小,囊变或出血以及脑积水的程度,有其自身的特点,是本病诊断和随访的重要手段之一。松果体实质细胞肿瘤为等密度或高密度肿块,可强化;其中松果体细胞瘤通常呈圆形,边缘清楚,直径在 3cm 以下。大多数肿瘤可不均匀强化。松果体母细胞瘤可表现为大且分叶状或边缘不清的均匀肿块,增强后密度增高,但钙化不常见。

4.脑血管造影　除非怀疑有松果体区血管畸形病变,一般不是必须检查的项目。

5.脑脊液检查　松果体区肿瘤中生殖细胞瘤、松果体细胞瘤及松果体母细胞瘤均易发生肿瘤细胞脱落,并沿蛛网膜下腔播散性种植。行脑脊液细胞学检查,寻找肿瘤细胞并对其分析定性,对病变性质和预后判定、治疗方案选择有重要参考价值,有文献报道阳性检出率在 60% 左右。

6.内分泌功能检查　检查血浆和脑脊液中促卵泡激素、黄体激素、睾酮、泌乳素、生长激素和褪黑激素,对肿瘤性质、治疗后疗效判断和随访有重要参考价值。

7.标记物　在松果体实质细胞瘤中对血清中褪黑激素和 S-抗原等标记物的检测有助于免疫组织化学诊断。对于生殖细胞肿瘤患者,可在血清或脑脊液中检出 α-AFP(α-甲胎蛋白)或 β-HCG(β-促绒毛膜性腺激素),如 α-AFP 和 β-HCG 都增高可排除单纯生殖细胞瘤和畸胎瘤的可能,常常提示患有恶性畸胎瘤和未分化生殖细胞肿瘤。松果体实质细胞肿瘤、胶质瘤等上述肿瘤标记物检测均呈阴性。定期随访检查上述两项指标可作为判断治疗效果与监测肿瘤复发的手段。

(五)诊断与鉴别诊断

1.诊断　临床诊断主要依赖于患者症状和影像学检查,如有梗阻性脑积水、中脑四叠体受压和下丘脑损害等典型症状和体征以及内分泌功能障碍,应考虑松果体区病变可能。尤其是如果出现 Parinaud 综合征(四叠体上丘综合征)和中脑导水管综合征(Sylvian 导水管综合征),对诊断有重要意义。MRI 和 CT 等放射学检查是明确诊断的有力依据。

立体定向活检对于明确诊断具有重要意义。Kang 等认为,为了对敏感的肿瘤及时选择放疗,而又不耽误非敏感肿瘤的手术治疗,避免不必要的放疗,明确诊断极有必要;对于诊断不明的肿瘤应及时进行活检以确诊;但活检有导致瘤内出血、脑室内或蛛网膜下腔播散的可能,并且获取的标本太少,对混合性肿瘤难以反映全貌,故多数学者认为不如直视下切除肿瘤。虽有争议,但此法仍不失为一种确诊肿瘤的重要手段,对多中心或广泛播散的肿瘤、难以耐受直接手术的患者及某些肿瘤已侵犯脑干者,采用立体定向活检术可能更为有利。

2.鉴别诊断　主要与下列疾病相鉴别:

(1)脑干肿瘤:中脑肿瘤有动眼神经的核麻痹或交叉麻痹,即一侧动眼神经麻痹和对侧中枢性偏瘫(Weber 综合征)。无性早熟,颅内高压出现较晚。

(2)颅后窝肿瘤:小脑体征较为明显,无性早熟表现。结合 MRI 和 CT 可做出正确的判断。

(3)颅咽管瘤及第三脑室前部胶质瘤:出现下丘脑损害症状时要相互鉴别,临床上可依症状发展顺序及有定位意义的特殊体征加以鉴别,MRI 和 CT 检查有助于定性。

(六)治疗

松果体细胞瘤的治疗与其他松果体区肿瘤一样,应遵循根据每例患者的具体情况制订个体化治疗方案的原则。总的治疗方案包括手术切除、放射治疗及药物化疗等综合治疗。

1.一般治疗　主要针对脑积水、颅内高压的处理。大多数梗阻性脑积水患者可有几种处理方法:对肿瘤有望全切的轻度脑积水患者,可在术中行脑室外引流,术后根据临床及影像学复查结果拔除引流管或改行分流术。脑积水症状较重的患者应在神经内镜下行第三脑室造瘘术以逐步降低颅内压,缓解症状;此法优于腹腔分流术,可避免感染、过度引流和恶性肿瘤细胞腹腔内种植等潜在并发症。

2.药物治疗　化疗最适用于非生殖细胞瘤性的其他恶性生殖细胞瘤;对松果体细胞瘤并不适宜。

3.手术治疗　20 世纪 70 年代前,临床上认为松果体区肿瘤位置深,处于中线结构,相邻均为重要的脑组织结构及血管,直接切除肿瘤的手术死亡率较高,故有些作者主张,采用脑脊液分流术缓解颅内压增高,然后再行放疗。这种方法取得了较满意的疗效,分流术后患者的死亡率低于 5%,5 年生存率达到 60%～75%,因此,至今仍有人坚持这一观点。

上述方法虽有优点,但不能获得肿瘤的病理诊断,治疗方案难免存在一定的盲目性。如某些良性肿瘤或囊肿对放疗不敏感;另外,放疗的副作用,包括智力及精神后遗症、腺垂体及下丘脑功能障碍,对于处于生长发育期的儿童影响更为明显。Smith 等指出,分流术加放射治疗不能控制病情发展时,应考虑直接切除肿瘤。

近年来,随着现代影像学、麻醉学、松果体区局部显微解剖的深入研究,特别是显微神经外科技术的迅速发展,使松果体区肿瘤直接手术的致残率、死亡率不断降低,目前已降至 5%～10%,手术疗效明显改善。

目前大多数学者主张直接行肿瘤切除,除非病变已有远处播散,患者不能耐受手术,他们认为这种方法具有能较活检容易控制术中出血,可一次性全切肿瘤,对病灶性质了解更全面,为后续治疗提供依据等诸多优点。常用的、有代表性手术入路有以下几种:

(1)枕部经小脑幕入路(Poppen 入路):为了更好地暴露肿瘤,Poppen 在 1966 年首创枕下入路,该入路手术侧在上方,多利用松果体区第 3、4 间隙手术,切断部分引流静脉,牵拉枕叶,显露肿瘤;1971 年经 Jammeson 改良,扩大了视野,手术侧仍在上;1987 年 Clark 改用患者向手术侧 3/4 侧俯卧位再次给予改良,利用大脑镰挡住对侧脑组织,同侧枕叶受重力作用下坠,从而使肿瘤暴露更容易更充分,既避免了空气栓塞的危险,也避免了小脑上引流静脉损伤可能造成的不良后果,术者和助手操作也更为方便。Poppen 入路的优点在于:距离肿瘤近、视野宽敞、不经脑室,且为纯脑外操作,不损伤脑组织,手术反应轻,安全。大脑后和大脑大静脉及四叠体区的静脉网都在直视下,易于暴露及保护。无论是肿瘤的显露深度还是显露范围,Poppen 入路都明显优于其他入路,可以作为松果体区肿瘤的首选入路。主要适用于小脑幕平面或其上方,且主体偏向一侧的肿瘤,亦适用于小脑上蚓部、第四脑室上部和胼胝体压部的肿瘤。该入路对手术床、神经外科麻醉技术等无特殊要求,视野显露良好,目前是最受推崇的入路之一。

但是 Poppen 入路对于肿瘤较大、向对侧生长或向幕下生长的肿瘤,有时暴露和切除有一定困难,而且操作在多条深静脉之间进行,易造成损伤,另外由于该入路并非严格中线入路,如术者对手术区域解剖不够熟悉,可能会偏离到一侧丘脑或中脑,导致严重后果。

(2)幕下小脑上入路(Krause 入路):由 Krause 于 1911 年首次提出,1971 年经 Stein 改良重新应用于临床,是经中线后部进入松果体区及三脑室的一个重要途径。该手术的适应证主要是中小型肿瘤,且肿瘤位于大脑大静脉系统以下,未向上扩展进入小脑中脑裂或向外扩展超过小脑幕缘。该入路的优点是:①患者取坐位,切开硬脑膜后,小脑顺重力自然下垂,利用小脑与小脑幕的自然间隙,几乎不用脑压板牵拉即能达到良好的手术暴露。脑组织不受手术损伤,术后恢复快,并发症少。②术中解剖位置明确,从中线直接进入即能达到病灶,不需要更多的探查,病灶周围结构损伤达到最小。③向上悬吊脑膜后,大脑大静脉、大脑内静脉、横窦和窦汇均被向上牵开得以良好保护。④肿瘤若不能全切,易于行侧脑室枕大池分流术。缺点是由于小脑幕的原因,阻碍了向侧方和上方的视线,手术视野狭窄,当肿瘤较大时,特别是向背侧扩展超过小脑幕缘时不宜采用,术中可能要牺牲外侧桥静脉和(或)小脑中央前静脉,并可能要切开小脑上蚓部;肿瘤若紧贴中脑时,也不易切干净;术中如牵拉小脑严重,术后易发生共济失调。另外,患者坐位手术时,容易发生静脉气栓。

(七)辅助治疗

1.放射治疗　放疗对于部分能明确性质的肿瘤有时可作为首选的治疗方法,如生殖细胞瘤。特别是单纯的生殖细胞瘤,放疗可达到治愈效果;对于其他肿瘤可作为手术治疗后的辅助治疗,如松果体细胞瘤、松果体母细胞瘤、恶性生殖细胞瘤或胶质细胞瘤。生殖细胞瘤放疗后常可长期存活,复发率低。普通放疗虽对松果体区肿瘤有一定效果,但对多发的生殖细胞瘤或转移瘤则难以一次治疗,且易于造成正常脑组织的放射性损伤而导致严重的并发症。

2.放射外科治疗　近年来,随着立体定向放射外科技术的迅速发展,γ刀通过选择性确定颅内靶点产生局灶性破坏而达到治疗的目的,由于射线剂量梯度极大,靶周的正常脑组织几乎不受射线损害,因此立体定向放疗与普通放疗有着根本的区别,而且立体定向放疗对部分放射线中度敏感的肿瘤同样有效,有人认为目前松果体区肿瘤趋向于首选γ刀治疗。Gerosa 等认为γ刀适用于以下情况的患者:高龄、身体情况差、不能耐受手术;手术残留或复发;拒绝手术且颅内压无明显升高;肿瘤直径<3cm。γ刀治疗后常规行全脑和脊髓普通放疗有助于抑制及杀灭脱落的肿瘤细胞,明显降低转移及复发率。

无论普通放疗还是立体定向放疗都会发生放疗后水肿,曾有报道个别患者发生放疗后急性脑疝而死亡;还有部分患者放疗后并不能缓解脑积水,常需再行脑室.腹腔分流术。

(八)预后与展望

松果体细胞瘤的预后取决于手术切除程度、术后辅助治疗是否全程完成、术后是否定期复查及处理。Schild 等报告 18 例松果体细胞瘤,5 年生存率可达 67%,而国内资料显示松果体细胞肿瘤远期疗效不佳,一年生存率可达 75%,五年生存率几乎为零,这可能与术后未接受放射治疗或放射治疗不充分有关。日本学者资料表明,术后行放射治疗,松果体细胞瘤五年生存率可达 83%,而术后未行放射治疗的五年生存率仅为 43%。Numoto 认为,预后与肿瘤细胞成分及其细胞的分化程度有关。

随着现代检查设备和临床显微技术的迅速发展,松果体区肿瘤的治疗效果将不断取得进步,个体化治疗及综合治疗是提高生存率的必然之路。

二、松果体区乳头状瘤

(一)概述

松果体区乳头状瘤(PTPR)作为独立病种,于 2003 年被 Jouvel 等报道,随后于 2007 年世界卫生组织(WHO)将其收录于中枢神经系统肿瘤分类中,属罕见肿瘤,其生物学行为相当于 WHO Ⅱ级或Ⅲ级,但未给出确切的组织学分级标准。国内外仅见零星 PTPR 报道。故其流行病学特征因缺乏大宗病例资料,知之甚少。迄今为止所见报道的近 80 例 PTPR 中,年龄在 15 个月～67 岁,无明显性别倾向。

（二）病理与病理生理

PTPR 肉眼观察呈灰白色、褐色、灰褐色,质地松脆。镜下可见其由比例不一的乳头状结构区和细胞较密集的实性区构成,在乳头状结构区,管腔表面衬覆多层肿瘤细胞,此瘤细胞呈立方状或柱状,胞界清楚,细胞质嗜酸、透明或空泡状,细胞核呈圆形或卵圆形,常可见较的小核仁,染色质呈斑点状,偶见多形核。血管周围真、假菊形团结构较常见,或可见到小管状结构,在肿瘤的实性区更为明显。核分裂象 0～10 个/10 个高倍视野,常见坏死。一般无血管内皮的增生,如果存在增生,血管常呈透明变性。免疫组织化学 S-100、NSE 和 Vimentin 常呈弥漫阳性;CK[包括 Cam5.2、CK（AE1/AE3）、CK18 和 KL1]常阳性,而 CK7、CK20 和 CK5/6 常阴性;GFAP 和神经元/神经内分泌标记物（如 Syn 和 CgA）常呈局灶性阳性或弱阳性;EMA 约半数显示膜点状阳性（相似于室管膜瘤）;MAP2 多数病例表达阳性;nestin 和 CD99 阳性病例也被报道,偶见 NeuN 和 NFP 局灶弱阳性染色;Kir7.1、stanniocalcin-1、PLAP、AFP、β-HCG、HMB-45、Melan-A、CD34、desmin、SMA、TTF-1 和 Olig2 均呈阴性;1 例 p53 阳性（阳性细胞数小于 5%）;Ki-67 增殖指数 0～10%。

（三）临床表现

迄今为止所见报道常见的临床症状主要为头痛、视力障碍、步态失调等。

（四）辅助检查

肿瘤直径 5～50mm（平均 29mm,中位数 28mm）,常见脑积水。CT 显示病灶呈低密度影;MRI 显示病灶呈囊实性团块状影,行增强 MRI 可见不均匀强化改变。

（五）诊断与鉴别诊断

1.诊断 确诊依赖于病理诊断。

2.鉴别诊断 由于具有乳头状结构的肿瘤众多,故需要与发生在松果体区的具有乳头状结构的肿瘤相互鉴别。如原发性中枢神经系统肿瘤—乳头状室管膜瘤,罕见的松果体实质细胞肿瘤（具有乳头状结构）、脉络丛乳头状瘤、乳头状脑膜瘤、生殖细胞肿瘤,以及成人具有乳头状结构的转移性肿瘤。这些鉴别有赖于免疫组织化学病理诊断。

（六）治疗

1.一般治疗 多数学者推荐一次性完整切除肿瘤组织,术后辅以放疗;脑室-腹腔分流术通常作为手术的一部分;化疗通常用于复发和转移病例。

2.药物治疗 2011 年 Lorenzetti 等报道了使用替莫唑胺用于治疗复发的松果体区乳头状瘤病例取得了较好疗效。

3.手术治疗 与其他松果体区肿瘤一样,手术入路和方法取决于肿瘤的具体位置。

（七）预后与展望

在已见的文献报道中,有 37.5% 的病例复发,包括 5%～6% 的病例有脊髓和（或）脑膜播散。患者总体 5 年和 10 年的存活率分别为 73.8% 和 61.5%;无进展的肿瘤患者 5 年和 10 年存活率分别为 34.5% 和 8.6%。

（刘高峰）

第七节　胚胎类肿瘤

一、髓母细胞瘤

（一）概述

1924 年，Bailey 和 Cushing 首次将髓母细胞瘤（MB）称之为"小脑成胶质细胞瘤"，此后人们认为肿瘤起源于原始多分化潜能细胞及髓母细胞，而改称"髓母细胞瘤"。1983 年 Rorke，Becker 和 Hinton 提出所有恶性小细胞肿瘤，包括髓母细胞瘤统一命名为原始神经外胚层肿瘤，这是一类起源于突变的原始神经外胚层细胞的肿瘤。这种分法一度被世界卫生组织所接受。最新的 WHO 分型将髓母细胞瘤列为一种胚胎细胞性的肿瘤（表 6-3）。一般来说，颅后窝原始神经外胚叶肿瘤（PENT）与髓母细胞瘤是同一概念。

表 6-3　胚胎性中枢神经系统肿瘤的 WHO 分型

类型	肿瘤
髓母细胞瘤	多纤维性/结节增生性髓母细胞瘤
	广泛小结节性髓母细胞瘤
	间变性髓母细胞瘤
	大细胞性髓母细胞瘤
中枢神经系统原始外胚层肿瘤	中枢神经系统神经母细胞瘤
	髓上皮瘤
	室管膜母细胞瘤
非典型畸胎样/横纹肌样瘤	非典型畸胎样/横纹肌样瘤

髓母细胞瘤是儿童中最常见的原发性中枢神经系统肿瘤之一。自 1930 年 Cushing 开始广泛开展髓母细胞瘤的外科治疗以来，到 20 世纪 90 年代手术死亡率几乎为零。自 20 世纪 50 年代放射治疗也成为一种标准疗法，发展至今放疗的剂量、方式、范围已经被调整到既可以控制肿瘤生长，其副作用又可被接受。化疗作为一种辅助治疗手段，目前已成为原发性肿瘤的三大治疗方法之一，尤其适用于小于 3 岁儿童的治疗。然而，高危 MB 的疗效仍不理想。近期对 MB 的无病生存率的统计如下，年龄＞3 岁者 4 年无病生存率：无播散型 80%、播散型 60%（间变型 48%，非间变型 76%）；年龄＜3 岁者 5 年无病生存率：无播散型（无播散型 64%～82%、促结缔组织增生型 65%～85%、非促结缔组织增生型 30%～40%），播散型 30%～45%。

在髓母细胞瘤的诊疗过程中，分期非常重要。1969 年，Chang 等首次提出髓母细胞瘤分期体系。在 Chang 分期的基本上多次修改，现在的分期方案将髓母细胞瘤患者分为标准或平均危险及高度危险两类（表 6-4）。转移性播散最强烈预示着生存不良，因此对于怀疑髓母细胞瘤的患者都要术前进行完整的分期，此类患者术前应进行脊髓 MRI 检查和脑脊液肿瘤细胞检查。

表 6-4　髓母细胞瘤的现代分期

影响因素	标准/平均危险期	高度危险期
病变范围	颅后窝，无脑干累及，无转移灶	颅内或脊髓转移，神经系统外转移
手术切除程度	几乎全切；残存灶＜1.5cm²	次全切；残存灶＞1.5cm²
年龄	＞3 岁	＜3 岁
组织学	未分化	分化

髓母细胞瘤是最常见的颅后窝肿瘤,每年总体发病率约 5/100 万,在全部小儿中枢神经系统原发肿瘤中约占 20%～25%。一项对全球 10582 例儿童神经系统肿瘤的资料分析显示 MB 占 17.7%,高发于 6～11岁。一直有报告称髓母细胞瘤发病的男女比例为 2∶1。成人也可以发病,高峰年龄是 20～24 岁,且肿瘤更好发于颅后窝一侧。病因不明,其发病分布无明显的地域差异,也没发现与特殊的环境因素相关。髓母细胞瘤细胞中存在人类嗜神经细胞病毒(JC 病毒)T 抗原,表明病毒感染在髓母细胞瘤发生起作用。另外,髓母细胞瘤可以合并一些家族性肿瘤综合征,提示髓母细胞瘤发生可能与遗传因素有关,基因调控紊乱可能引起髓母细胞瘤易感性。如痣样基底细胞癌(Gorlin 综合征)、多发性结肠息肉(Turcot 综合征)。痣样基底细胞癌的儿童中 3%～5%会发生髓母细胞瘤,发病多在 5 岁以前。Turcot 综合征患者中,髓母细胞瘤的发生率还不清楚。

(二)病理

髓母细胞瘤的起源于具有多向分化潜能的细胞。目前有两种关于髓母细胞瘤起源的猜测:一种因髓母细胞瘤表达 ZICI 基因,这种基因通常只在新小脑皮质的外颗粒层表达,表明该肿瘤起源于小脑皮质外颗粒层的原始细胞,发育后迁移至小脑内颗粒层,因此只发生在小脑处;另一种源于胎儿室管膜下区域的多潜能细胞,它能发育成深部核团的神经元、蒲肯野细胞、高尔基神经元和胶质细胞。根据亚型的不同它也可能起源不同或同时起源于两个部位的细胞。髓母细胞瘤大部分位于小脑蚓部,通常起自下髓帆,并充满四脑室,多数对四脑室底形成压迫,仅少部分(15%～36%)肿瘤侵入第四脑室底部,肿瘤向上发展可梗阻导水管,向下可充满枕大池。肿瘤主要累及小脑半球儿童少见。

大体观察,肿瘤呈粉灰色或粉紫色,质软松脆,边界不清。可有出血坏死灶,钙化和囊变少见。结缔组织增生亚型因大量结缔组织成分而使肿瘤质地变得较为坚硬。

镜下观察,典型的髓母细胞瘤细胞丰富,有核深染、核仁明显、胞质稀少的小圆形嗜碱性粒细胞构成,有丝分裂异常活跃,肿瘤细胞通常形成不规则团块状。50%可见神经元或胶质分化倾向。35%～40%可见明显的神经母细胞分化倾向,形成 Horner-Wright 菊花形。肿瘤似乎有假包膜,镜下可见肿瘤细胞侵犯周围脑组织。在 20%的患者中,髓母细胞瘤发生于小脑半球内,此类肿瘤存在结缔组织增生的改变,位置表浅,伴有软膜侵犯和明显的网硬蛋白的间质反应。

髓母细胞瘤的免疫组织化学特性多变,大多数肿瘤至少会显示局灶性的神经原始分化以及对突触素和神经元特异性烯醇化酶的免疫反应。大部分髓母细胞瘤也表现出对Ⅲ型微管蛋白抗体的反应,这种蛋白被认为是神经元特异性微管蛋白。

髓母细胞瘤需要于儿童不典型棒状畸胎瘤和细胞性室管膜瘤相鉴别。冷冻切片下细胞性室管膜瘤于髓母细胞瘤表现非常相似。但是室管膜瘤有易于区分的血管周围假菊花团。由于室管膜瘤是一种单纯的胶质肿瘤,因此免疫组织化学不显示神经元标记。不典型棒状畸胎瘤经常误诊为原始神经外胚层肿瘤或髓母细胞瘤。光镜下,70%的该肿瘤能与髓母细胞瘤相区别。髓母细胞瘤中几乎不存在上皮细胞膜抗原,用免疫组织化学标记分析,能获得确诊。

髓母细胞瘤与其他肿瘤一样,在分子水平上存在调节细胞生长、分化和死亡基因的突变。已经认识到其肿瘤染色体或染色体上存在某些区域的增加或缺少,包块 1q、5、7、8p、10q、11、16q 以及 17p。26%～50%的髓母细胞瘤存在 17p13.3 的缺失。虽然恶性肿瘤最常见的变异基因——抑癌基因 p53 恰好位于 17p13 上,但髓母细胞瘤的 p53 基因很少发生突变。因此推测可能是 17p13.3 上一种还未被识别的抑癌基因缺失而导致髓母细胞瘤的发生。虽然髓母细胞瘤 17p 的缺失很常见,但在幕上 PNET 中未发现这一情况。

基于髓母细胞瘤起源于一种正在分化细胞的假说,生长因子在这些肿瘤中的作用也引起了关注。

MYC基因家族可能在细胞分化和细胞增殖信号转导中起作用。c-MYC基因扩增常见于髓母细胞瘤细胞系,但它是否参与髓母细胞瘤发生还不明确。生长因子,尤其是亲神经性生长因子也可能在髓母细胞瘤的发生中起作用。一类神经营养生长因子受体(TrkB、TrkC)的表达可与生存时间相关,提示髓母细胞瘤较好的预后。

(三)临床表现

髓母细胞瘤在明确诊断前,临床症状通常持续时间较短($<$3个月),病程长提示病情较轻,病程短提示病情严重。临床表现可有颅内压增高表现和局灶性神经系统症状体征。大多数患儿表现为头痛、呕吐、视神经盘水肿和神萎,其中呕吐最为多见,但这些症状并无特异性。肿瘤侵犯小脑上蚓部时患儿向前倾倒,侵犯小脑下蚓部时多向后倾倒。肿瘤位于小脑半球时,主要表现为躯干及四肢共济失调、辨距不良等小脑症状。脑干受累时可出现延髓性麻痹和面部瘫痪。引起枕骨大孔疝时可引起强迫头位、锥体束征和小脑危象。婴幼儿因其骨缝未闭,表达和查体配合困难,故较少出现典型症状。最常见的表现阵发性烦躁、哭闹不安、用手抓头、生长发育迟缓、头位增大。

由于儿童神经系统发育不完善,局灶性神经系统体征较少,查体不合作,阳性体征不易被发现,临床上许多症状常与其他疾病相似,或在其他疾病之后发生或同时发生,另外小儿对症状的主观感受和客观描述能力差,也给正确诊断增加许多困难,早期易被忽略或误诊。头痛呕吐常见并伴有低热、精神萎靡、颈抵抗,因而易误诊为脑炎脑膜炎、上呼吸道感染(胃肠型)和慢性胃肠炎。最常见的症状不具有特异性,最容易被忽视,因此详细的病史对儿童脑肿瘤的诊断有决定意义。

(四)辅助检查

影像技术极大地推动了髓母细胞瘤术前诊断、外科手术计划制定、转移疾病的检测和疗效评估。但单纯的影像资料不能代替病理诊断。

1.CT检查　典型髓母细胞瘤在CT上表现为小脑中线边界清楚的等密度或高密度团块。密度的增高与肿瘤细胞的高度密集以及结缔组织增生有关。中等大小以上的髓母细胞瘤的患者有30%存在钙化点,90%出现脑积水。作为一类肿瘤,髓母细胞瘤比室管膜瘤更均匀,钙化及囊变更少见。在增强CT中,肿瘤主要呈均匀的高度增强影,也可轻度增强或不增强,密度也可不均匀。

2.MRI检查　MRI可以比CT更好地描述肿瘤部位、脑干浸润、脑室扩张以及蛛网膜下腔播散情况,矢状位和冠状位的扫描尤为重要。位于小脑上蚓部的肿瘤常使中脑导水管受压、前移或变窄,可经小脑幕裂孔突入松果体区,相比室管膜瘤,髓母细胞瘤较少突入第四脑室出口。大龄儿童和成人的髓母细胞瘤可在小脑半球甚至桥小脑角区,可被误诊为脑膜瘤。MRI缺点是效能较低,需要反复给予患儿镇静,对于存在严重颅内压升高的患儿需要充分控制颅内压。

肿瘤的实质性部分信号较均匀,T_1加权像通常呈低到中等信号,T_2加权像稍高信号,DWI呈高信号。这与肿瘤细胞核与细胞质比例大、瘤细胞排列密集、间质水分少密切相关。病灶周围无明显水肿,周围脑实质呈受压改变。注射对比剂后肿瘤实质部分明显强化,强化较为均匀,并有延迟强化的趋势,故推测这与肿瘤内较多的纤维成分有关。肿瘤内一些不均一信号是由其中的静脉、囊肿、坏死和钙化造成的。在增强扫描时,肿瘤为不均匀的强化信号团块,强化程度各不相同。肿瘤明显强化的部分,其T_1WI信号偏低,FLAIR信号偏高,推测由于血管丰富造成水分含量相对高。磁共振波谱成像中胆碱(cho)峰和氨基乙磺酸(Tau)峰的明显抬高。

因为髓母细胞瘤具有很强的中枢神经系统转移倾向,而播散程度是分期的重要依据,因此要求所有患者同时性脊髓扫描,可以减少术后再行MRI扫描可能出现的假阳性的情况。如果术前未进行脊髓MRI检查,那么最好在术后2周之后再进行相关脊髓影像学检查。术后出血、气体和硬脑膜伪影能遮蔽椎管长达

2周,2周的延迟对于肿瘤分期研究的临床意义不大,因为辅助治疗极少在术后那么早的时候就开始进行。术后 MRI 检查是否存在残余肿瘤应在 72 小时以内,最好同时进行平扫和增强,以便较好地区别肿瘤残留还是术中使用的人工材料。

3.脑脊液检查　因为多数髓母细胞瘤患者颅内压增高,术前腰穿应慎用,对于合并脑积水的患者可行 Ommaya 储液囊外引流,脑脊液需要寻找脱落肿瘤细胞。术后脑脊液肿瘤细胞检查有重要意义,为术后的进一步治疗提供依据。

(五)诊断及鉴别诊断

1.诊断　凡有头痛、呕吐、视力减退应进行详细的病史询问和查体,警惕颅内肿瘤的可能,对可疑患儿行头颅 CT、MRI 检查。

2.鉴别诊断　髓母细胞瘤主要与下列疾病相鉴别:

(1)第四脑室室管膜瘤:起源于第四脑室室管膜,早期可刺激第四脑室引起呕吐,病程较长,小脑的实质性损害不如髓母细胞瘤严重。作为一类肿瘤钙化和囊变较常见,容易用 CT 鉴别。

(2)小脑星形细胞瘤:多见于小脑,病程有时很长,小脑实质损害明显,有时可见钙化,典型表现为大囊小结节。

(六)治疗

1.手术治疗　手术目的是为了明确病理诊断,尽可能地切除肿瘤及缓解脑积水。患者术前病情突然恶化往往是脑积水引起的。术前处理脑积水能改善患者病情和随后的临床过程。术前梗阻性脑积水处理的方法包括:保守治疗(脱水、利尿、激素等)、Ommaya 储液囊外引流、普通脑室外引流、内镜下三脑室底造瘘、脑室.腹腔分流,但何种方法处理现在仍没有统一的意见,现在普遍的观点认为脑室-腹腔分流和 Ommaya 储液囊外引流为优先的选择。尽管分流能成功控制脑积水,但只有 25%～30% 的颅后窝肿瘤患者需要进行永久性的分流。术前放置 Ommaya 储液囊外引流,可解决围术期脑积水问题,也可术后持续脑室外引流以排出血液和坏死组织碎片,还可能减少行分流术的比例及无菌性脑膜炎的发生。它不同于普通脑室外引流的是,它是相对密闭的腔,感染发生率低,留置时间长,为真正需要 V-P 分流或造瘘的患儿赢得时间和创造条件。

和其他手术一样,围术期使用抗生素预防感染,建立足够的动静脉通道并进行适当的术中监测。目前面肌和眼外直肌肌电图监测作为一种辅助手段用于第四脑室肿瘤切除的监测。还没有证据表明这种监测在这些轴外肿瘤切除过程中对预防脑干损伤有帮助。

手术多采用俯卧位。手术作从枕骨粗隆上方到 C2 水平的中线切口沿着颈部肌肉之间无血管的中线区向深部分离。一般在横窦下方颅骨钻孔,跨越中线"龙骨"时必须小心,最好使用高速磨钻。颅骨切开应达到枕骨大孔水平,少数情况下需要切除 C1 后弓。硬脑膜采用 H 或 Y 型切开,但跨越枕窦给予缝扎止血。开始切除肿瘤时,先暴露肿瘤背侧面,解剖分离肿瘤—小脑分界面,通常分界较明显。多数情况下,切开小脑蚓部暴露肿瘤背侧面,肿瘤边界明确后,使用双极电凝及吸引器或超声吸引器行肿瘤内切除减压。内减压以后沿肿瘤边缘切除肿瘤,此过程标本送病理检查。无论从哪里进入第四脑室,都需要用脑棉片保护正常脑组织。严密止血后可用 Valsalva 操作确认止血效果。大量冲洗液灌注残腔,冲净组织碎片和血液。尽量严密关闭硬脑膜,防止从覆盖的组织渗出的血液进入颅后窝,减少血液引起的化学性脑膜炎的发生。回纳骨瓣,用不可吸收线或金属板固定,严密缝合筋膜层,可在皮下放置引流。如果放置了脑室外引流,不需要放置瘤腔的引流。

术后早期出现并发症很常见,发生率约为 26%～46%。患者采用俯卧位时空气栓塞的发生率达 10%,但通常无任何症状。眼球震颤增强、小脑性共济失调、脑神经功能障碍也很常见。小脑性缄默和术后假性延髓性麻痹发生率为 $10\%\sim25\%$,患者在术后 $24\sim72$ 小时出现失语、情感异常、假性延髓性麻痹,同时可能发生轻度偏瘫。情感异常和肢体无力数周可逐渐消失,但缄默症可能存在数月,并且最终可能会残留有某种程度的构音障碍。其发生原因尚不清楚,但发现与中线较大的肿瘤有关,推测齿状核和小脑脚损伤可能也是原因之一。对小脑性缄默症的治疗主要是支持治疗,甾体激素没有疗效。

2.放疗 Cushing 首先发现髓母细胞瘤对放疗敏感。Patterson 和 Farr 证实了脑脊髓放疗可以成倍地提高 3 年生存率,使之超过 50%。接受放射治疗的患儿生存率比未放疗者有明显差异。目前髓母细胞瘤的标准放疗剂量为:全脑和脊髓 36Gy,颅后窝加量至 $54\sim59.6$Gy。已证明,按此用法标准组 5 年存活率达 $50\%\sim70\%$。颅后窝照射剂量低于 50Gy,局部肿瘤复发率上升,但局部肿瘤控制最佳所需的最小剂量也没有弄清。Santos 等对 101 例 MB(包括高危和标危)分析显示生物有效剂量大于 44Gy 的放疗效果更好,5 年生存率达到 80%。

由于放疗对人体的长期危害作用,人们尝试在不降低生存率的同时减少副作用的放疗方法。超分割放射治疗,从理论上讲可以减少剂量或在同等剂量下提高杀灭肿瘤细胞的效果,提高生存率,超分割放疗能降低甲状腺的毒性作用,但标准危险组在化疗后使用常规放疗或超分割放疗的生存率无统计学差异,超分割放疗对高危患者存活率仍较低仅为 50%,对认知的毒性损害也没有较多统计资料,且小儿需要镇静,很难按时间表给予治疗。螺旋断层放疗有 $2\%\sim14\%$ 的椎体受到 23Gy 的过度照射,而常规放疗有 $33\%\sim44\%$ 的椎体受到 23Gy 的过度照射,螺旋断层放疗能达到对椎体放射量更好地减少和对靶目标的正性优势。三维适形放疗治疗 MB,严重不良反应的发生率较低,低风险组患者预后较好,而高风险组预后仍较差。

一些研究在放疗前或放疗中使用化疗,国际儿童肿瘤协会(SIOP)的研究发现放疗前化疗没有任何益处,化疗—减量放疗组效果较差,这可能是因为当出现化疗并发症时才使用放疗为时已晚。而 Packer 等前瞻性研究 379 例标危患儿术后减量 CSI 配合化疗(长春新碱、洛莫司汀、环磷酰胺和顺铂),五年无瘤生存率和总生存率为 81% 和 86%,减量放疗并辅以化疗既减少了放疗损伤又保证了患者生存率。传统观点认为放疗对于婴幼儿尚未发育成熟的神经系统有特殊毒性作用,3 岁以下儿童先行辅助化疗而推迟放疗时间。Brasme 等发现婴幼儿非转移性髓母细胞瘤术后化疗联合适形放疗,放化疗后神经功能的评估并无认知和运动功能的减退。

3.化疗 绝大多数的髓母细胞瘤对化疗敏感,这也是目前标准治疗方案的一部分。化疗最成功之处在于作为放疗的辅助手段,尤其是对高度危险期患者来说更是如此。Packer 等报告高度危险期患者放疗的最佳结果:5 年实际生存率达到了 88%,这组患者在放疗后都给予 8 个疗程的化疗,药物包括洛莫司汀、长春新碱和顺铂。在一项使用同样质量方案的多中心研究中,患者总的 5 年无进展生存率为 85%,而高度危险组为 67%,标准危险组为 90%。

在小于 3 岁的儿童中,化疗药物被用来推迟放疗时间,直到患儿神经系统发育成熟或不再需要使用化疗药物为止。虽然放疗前化疗的效果存在争议,而且对非婴幼儿患者并无帮助,但对婴幼儿来说可能是有效的。Rutkowski 等具有里程碑意义的研究,对 43 例 3 岁以下 MB 患儿(17 例完全切除、14 例有肿瘤残留、12 例术前有影像学转移),术后给予 3 个疗程的静脉化疗(环磷酰胺、长春新碱、甲氨蝶呤、卡铂和依托泊苷)和通过 Ommaya 储液囊向脑室内注甲氨蝶呤治疗。17 例全切者、14 例肿瘤残留者、12 例转移者和31 例无影像学转移者的 5 年存活率和无病生存率分别为 93% 和 82%、56% 和 50%、38% 和 33%、77% 和 68%。目前婴幼儿 MB 有三种治疗模式:①全身性化疗＋高剂量化疗＋复发后的放疗;②全身性化疗＋瘤室化疗;③全身化疗＋局部适形放疗。要确定出一种对婴幼儿患者来说具有最大肿瘤控制效果及最小副作用的方案,仍是一个巨大的挑战。

（七）预后

髓母细胞瘤确诊后复发的中位时间为 8～13 个月。一般认为髓母细胞瘤 10 年之内无复发,应当列为"治愈"。Collin 法则(患者无瘤生存时间超过发病年龄加 9 个月即为治愈)对 20％的髓母细胞瘤患者不适用。

原位复发是最主要的复发位置,约占复发肿瘤的 50％～80％。复发的影像诊断应考虑到并非所有的复发肿瘤都会增强。术后影像常可见硬脑膜强化,不应该诊断为复发。26％的复发肿瘤可见结节性强化,软脑膜、蛛网膜增强可见于 63％的复发肿瘤。复发的髓母细胞瘤预后极差,复发后的中位存活时间约为 5 个月。重复放疗毒性非常高,且能延长的存活期有限。对于复发肿瘤的治疗常常是姑息性治疗。为了提高复发患者生存,尝试了许多不同方案的化疗。高剂量化疗和自体干细胞移植治疗,对 CSI 后复发病例有更高的死亡风险,Butturini 等对 33 例此疾病的患儿进行研究,移植后 3 年复发前未经过 CSI 无瘤生存率 83％,经过 CSI 后生存率 20％。Sterba 等对 1 例通过高剂量化疗和标准放疗后复发 MB,给予诱导节拍化疗 21 个月达到完全缓解,停止治疗 3 个月后肿瘤复发死亡,研究认为诱导节拍化疗对复发髓母细胞瘤有可行性,同时停止此治疗后的远期效果有不确定性。Grodman 等对 8 例复发 MB 进行持续小剂量输注依托泊苷同时给予高剂量卡铂和塞替派以及自体干细胞移植治疗,发现此方案有可行性,但方法需要进一步大样本实验。

髓母细胞瘤神经轴外转移通常是晚期并发症,约见于 5％～20％患者,平均发病时间为确诊后 2 年。骨质破坏是最常见的表现(80％～90％),表现为局部疼痛及团块。未行辅助化疗的患者骨转移风险较高。淋巴结转移是神经系统外转移第二高发的位置(30％～65％),肝、肺、胸膜转移较少见。

但病情缓解后,需要定期重新评估来判断无症状患者的复发情况。有研究表明:在无症状期发现复发而及时治疗仍可能维持较长的存活时间。儿童癌症研究组推荐的髓母细胞瘤监测方案(表 6-5)。

表 6-5　儿童癌症研究组推荐的髓母细胞瘤监测方案

监测内容	监测方案
颅脑 MRI	3,6,9,12,16,20,24,30,36,48,60,84,120 个月时复查
脊髓 MRI	12,24,36 个月时复查或在 MRI 显示有转移病灶、残余肿瘤灶或 CSF 细胞学检查阳性时行脊髓 MRI 复查
CSF 细胞学检查	若有播散,每次颅脑 MRI 检查时进行 CSF 细胞学检查 若无播散,则可在临床需要时复查

二、中枢原始神经外胚层肿瘤

（一）概述

1973 年,Hart 等首先描述了原始神经外胚层肿瘤(PNET)的概念,PNET 是起源于原始神经管胚基细胞的未分化的高度恶性的小圆细胞性肿瘤,具有多向分化能力。应该注意的是这种肿瘤可发生于全身任何部位。1986 年,Dehnert 提出了中枢型 PNET(cPNET)和周围型 PNET(pPNET)的概念。中枢型 PNET 主要指起源于幕上大脑组织及脊髓的一类小圆细胞恶性原始神经上皮肿瘤,与幕下的髓母细胞瘤相区别。WHO(2007)中枢神经系统肿瘤分类中,把定位在幕上、脑干和脊髓的类似肿瘤命名为中枢神经系统 PNET。室管膜母细胞瘤、节细胞神经母细胞瘤、神经母细胞瘤、髓上皮细胞瘤归属于中枢神经系统 PNET 的变异型。目前 cPNET 的发病机制尚不完全清楚。Pang　J 研究显示由于启动子的超甲基化,造成 DLC-1 基因的失表达与 PNET 的形成相关。PNET 主要发生在儿童和青少年中,但发病率较低,国内文献报道儿童 PNET 约占儿童颅内肿瘤的 0.87%～1.96%。

(二)病理

cPNET 肿瘤大体上多见坏死、囊变、出血等改变,50%～70%具有钙化。镜下与髓母细胞瘤在形态上不易区分,具有神经元、各种胶质及间质细胞系分化的潜能。光镜下组织细胞属于小圆细胞恶性肿瘤,成巢排列,瘤细胞核呈圆形或短梭形,核周胞质少,可见有纤维组织分隔或小叶,核染色颗粒状,染色深,分裂象多见,核仁不明显,和(或)Horner-Wright 菊花形团块结构存在及分叶状生长;免疫组织化学标记物的显示与瘤细胞伴有向神经元或胶质细胞分化的不同方向相关。NSE 是神经元的特异性标志物,GFAP 是神经胶质细胞的标志物,NF 是较为成熟阶段神经元的标志物,胚胎性神经元缺乏神经丝,Syn 既可见于幼稚的神经细胞又可见于成熟的神经细胞,波形蛋白表达与肿瘤的组织学分级有关,是肿瘤分化低、细胞增生活跃和患者预后不良的指标。GFAP、NSE、Syn、Vimentin 等染色多为阳性,NF 染色为阴性的结果也印证了肿瘤实质细胞多由未分化细胞构成。免疫组织化学染色可显示两种或两种以上神经分化标志物。电镜下可见肿瘤细胞轴突样突出,突间可见突触样连接,胞质内可能含有神经内分泌颗粒。cPNET 更易于发生 3p12.3-p14 丢失、14q 和 19q 丢失。

(三)临床表现

cPNET 儿童、青少年多见,其临床表现与颅内其他肿瘤类似,主要表现为颅内压增高和相应的占位体征。因肿瘤为高度恶性,生长快、病程短,病情发展迅速,自出现症状到就诊多在 2 个月以内,颅内压增高明显,头痛、呕吐、抽搐常为首发症状。Jonston 报道 29 例 PNET 患儿全部有头痛、视神经盘水肿症状,多数伴有呕吐。个别病理因肿瘤出血,可呈卒中样发病。

(四)辅助检查

在影像学上,肿瘤病灶多位于大脑半球,肿瘤边界多清楚,周围脑组织常常受压,但无明显脑水肿或脑水肿较轻,肿瘤可见囊变、出血、钙化。囊变和坏死区并不局限于肿瘤中央,可以在肿瘤内散在分布,亦可偏于肿瘤边缘。CT 示肿瘤实质呈较均匀、稍等高密度影。在 MRI 扫描肿瘤多呈圆形或类圆形,MRI T_1 信号较低,T_2 呈等高信号,且不均匀。DWI 显示肿瘤高信号,MRI 增强扫描肿瘤多可见不均匀强化。病灶周围水肿轻和 DWI 高信号于肿瘤细胞密集排列,核浆比率高,细胞外间质缺乏,引起细胞内外水分扩散受限。

cPNET 很少向中枢神经系统以外转移,但常常发生脑脊液播散(10%～30%),脑脊液肿瘤细胞检查有重要意义,为术后的进一步治疗提供依据。多数 cPNET 患者颅内压增高,术前腰穿应慎用。

(五)诊断及鉴别诊断

依靠影像学上 CT 和 MRI 肿瘤信号特征和病理学特点做出 PNET 的诊断不困难。值得注意的是,部分 pPNET 可以起源于位于颅内的周围神经组织。发生于颅内的 pPNET 相当罕见,Katayama 回顾文献仅发现 5 例颅内 pPNET 的报道,分别位于桥小脑角、颈静脉孔及小脑幕等部位。这类肿瘤组织学上与软组织及外周神经的 pPNET 完全相同,应注意与 cPNET 鉴别。pPNET 与 cPNET 同属小圆细胞形肿瘤,光镜下两者难以鉴别。其鉴别要点:①起源部位:pPNET 多位于硬膜外、脑外或跨越颅内外,与脑组织有明显界限;②分子生物学:肿瘤细胞的 MIC-2 突变基因及表达产物 CD99、HBA71、017、12EF 等免疫组织化学染色,和 t(11;22)(q24;q12)染色体异位形成 WES/FLI1 基因融合的分析。

(六)治疗

由于 cPNET 发病率较低,缺乏大宗病例研究,目前无最佳治疗方案。Jakacki 认为单纯的外手术切除不能治疗任何部位的 PNET。Timmermann 等对 3 岁以内 cPNET 患儿手术后进行单纯化疗与化疗加延迟放疗的对比研究,发现只有放疗能延长生存期,而且最迟不能超过 6 个月,其 3 年生存率为 17.2%。多数患者采用手术、放、化疗联合的综合治疗。由于易沿脑脊液路径播散和种植转移,治疗原则应等同于已发生转移的髓母细胞瘤。术后的全脑全脊髓放疗仍然是治疗的金标准,全量放疗是必要的。

三、非典型畸胎样/横纹肌样瘤

非典型畸胎样/横纹肌样瘤(AT/RT)是罕见的高度恶性侵袭性的中枢神经系统肿瘤。2000 年首次被列入 WHO 中枢神经系统肿瘤分类,2007 年 WHO 中枢神经系统肿瘤分类将其与髓母细胞瘤、原始神经外胚层肿瘤(PNET)都归为胚胎性肿瘤的三种单独的亚型。最早报道见于 1996 年 Rorke 首次命名此肿瘤,2008 年初 Tez 等统计文献报道的 AT/RT 共约 200 例。多发生在婴幼儿以及儿童,男性较为多见。病变多数位于幕下,成人多位于幕上。其组织病理学和影像学与 PNET 和髓母细胞瘤相似,AT/RT 更具有侵袭性,预后极差,多数患者 1 年内因肿瘤复发和转移死亡。

AT/RT 发病机制仍不完全清楚。目前公认的看法是 INI1 基因缺失或变异在其肿瘤的发生中有着重要作用。INI1 蛋白是 SWI/SNF 染色质重构复合物的组成部分,通过与 c-Myc 的结合,调控染色质的转录。Albanese 发现在一定条件下 INI1 基因可控制横纹肌样瘤细胞株向神经元分化。

大体标本可见坏死、出血、囊变和钙化,与周围脑组织分界尚清。镜下典型表现:细胞密度高;细胞聚集在增生的毛细血管周围;存在大而圆的浆细胞样细胞和典型的横纹肌样细胞;小而圆的原始神经元外观的细胞,聚集在毛细血管周围,少数可见多核巨细胞,并可见到凋亡小体,有丝分裂,坏死以及明显的退行性钙化。典型横纹肌样细胞典型特征:细胞核呈网状,偏心分布,核仁明显,细胞质丰富,嗜伊红染色。免疫组织化学染色横纹肌样细胞呈 Vimentin 和 EMA 阳性,其中的原始神经上皮成分见 GFAP、NFP、S100 等阳性,在绝大多数肿瘤细胞核内监测不到 INI1 基因的表达。Vimentin 和 EMA 阳性,INI1 阴性提示诊断。

AT/RT 临床表现无特异性。其临床表现与颅内其他肿瘤类似,根据病变累及的部位;患者可具有头痛、恶心、呕吐、乏力、癫痫、脑神经麻痹、共济失调、锥体束征和脑积水等表现。

AT/RT 在影像学上表现为体积较大的占位,可伴有出血、囊变和钙化等,部分病例可以见到肿瘤颅内播散表现。CT 上肿瘤实体呈等高密度。增强后扫描肿瘤呈不均匀或均匀强化,肿瘤周围常见低密度水肿带。MRI 上,T_1 呈不均匀性低等信号,T_2 及 FLAIR 上实质呈不均匀性等信号和稍高信号。肿瘤周围可见中重度水肿。MRI 扩散加权成像上肿瘤实质呈高信号,提示肿瘤实质中水分子扩散受限。

AT/RT 具有易经脑脊液途径播散转移的特点。约 1/3 的患者就诊时往往已有肿瘤细胞播散转移。行 MRI 增强扫描,表现肿瘤部位以为脑膜、室管膜下强化。脑脊液细胞学检查可找到肿瘤细胞。对 AT/RT 的临床诊断和分期很重要。肿瘤的颅外转移以骨最多见,其次是淋巴结和软组织。

AT/RT 的治疗以手术治疗为主,辅以放疗和化疗。在手术切除的基础上,采用横纹肌肉瘤的化疗方案或化疗后自体干细胞移植,以及口服替莫唑胺等方法。最近,Fidani 用手术联合放疗和化疗获得成功的报道。

AT/RT 恶性程度极高。尽管采取了手术、放疗以及化疗的综合治疗措施,在个别患者可以取得较为满意的疗效,但总体效果仍然很差。Chen 报告 11 例患者,平均术后随访时间为 18.5 个月,平均生存期 24 个月。Ertan 报道 4 例 AR/RT 术后平均生存期 14 个月。

(苗志凯)

第八节　神经元及混合性神经元-神经胶质起源肿瘤

这一类肿瘤比较少见,含不同成分的肿瘤性神经元细胞,以及不同比例的肿瘤性神经元细胞和肿瘤性胶质细胞,往往为星形细胞所组成。仅占中枢神经系统原发性肿瘤的10%,该类肿瘤特点是多见于儿童及青年患者,常伴有癫痫病史,影像学上常为囊实性病变、占位效应轻,常不增强或轻度强化,组织学多为WHO Ⅰ～Ⅱ级的肿瘤,单纯手术切除预后良好。2007年WHO分类中,这类肿瘤包括节细胞胶质瘤或节细胞瘤、小脑发育不良型节细胞瘤、婴儿促纤维生成型星形细胞瘤/节细胞胶质瘤、胚胎发育不良性神经上皮瘤、中枢神经细胞瘤、小脑脂肪神经细胞瘤、副节瘤、下丘脑错构瘤、脑室外神经细胞瘤、乳头状胶质神经元肿瘤、第四脑室伴菊心团形成的胶质神经元肿瘤。

一、节细胞胶质瘤和间变性节细胞胶质瘤

节细胞胶质瘤是一由神经胶质瘤细胞与神经元瘤细胞组成的混合性肿瘤,WHO Ⅰ级。由Courville于1930年首次报道,是一种少见的原发性中枢神经肿瘤。它含神经元细胞和胶质细胞两种成分而得名,间变性节细胞胶质瘤定为Ⅲ级。

(一)流行病学

节细胞胶质瘤占脑肿瘤的0.4%～2%。好发于儿童与青年患者,30岁以上患者少见,平均发病年龄在12岁,占儿童脑肿瘤的7.6%。男女比例约为2∶1。肿瘤可发生于中枢神经系统的任何部位,其中以颞叶最多见,其次为顶叶,小脑半球及脊髓则偶有发病。

(二)病理

1.节细胞胶质瘤质地较硬,分叶状,与周围脑组织边界清楚。切面呈灰色,钙化与囊变多见,有时肿瘤的实体部分仅为其壁结节。肿瘤常位于白质或灰白质交界区。

2.光镜下可见大量节细胞,特别是含有不成熟的神经元,血管周淋巴细胞套、嗜酸小体及钙化等均高度提示节细胞性肿瘤。肿瘤性胶质细胞多为纤维型星形细胞,偶尔也以少突胶质细胞为主。肿瘤的间变或恶变主要源于肿瘤性胶质细胞。

3.电镜下可见近突触处有致密核心的小泡。簇状的神经节细胞被结缔组织网状结构分隔,内有许多小血管。

4.免疫组化可呈神经节细胞突触素阳性,酸性纤维蛋白(GFAP)染色阳性。

(三)临床表现

1.一般病程较长,平均为1.5～1.8年。

2.肿瘤位于颞叶者,70%以上的病人临床表现为药物不能控制的顽固性癫痫发作,可呈现颞叶癫痫。其次为头痛、呕吐及肢体运动障碍,但比较少见。

3.肿瘤位于第三脑室底部则表现为垂体及下丘脑的相关症状,如内分泌失调、视力障碍等;晚期还可出现头痛,呕吐等症状。

4.位于下丘脑的肿瘤可出现脑积水与下丘脑损害表现,如垂体功能低下、早熟、饮食亢进、嗜睡、肢端肥大及糖尿病等。

5.位于小脑半球及脊髓时,首发症状则为肢体运动障碍和共济失调。

（四）辅助检查

1.头颅 CT 检查　大多数为低密度或等密度,少数为高密度。肿瘤边界清,钙化或囊变各约 1/3。瘤体内一般无出血及坏死,瘤周水肿及占位征象无或较轻。增强后,约半数肿瘤出现不均匀强化,部分肿瘤则无明显强化。位于大脑皮质表面的肿瘤可使颅骨内板受压而局部变薄。

2.头颅 MRI 检查　实体部分通常 T_1 呈低或等信号,囊性区表现为 T_1WI 低信号,信号强度可不均匀,略高于脑脊液的信号强度。T_2WI 囊性区为高信号。囊壁和附壁结节多呈等或略高信号。肿瘤与周围脑组织分界清楚,注射造影剂后,囊性肿瘤呈很弱的边缘性强化,实性者则表现为轻度的不均匀强化。

3.头颅 X 线平片检查　有 10%～20% 显示絮状钙化。

4.血管造影　可见脑内有无血管区。

5.其他　间变性节细胞胶质瘤的 CT 和 MRI 表现与节细胞胶质瘤的表现大致相仿,不同之处在于,肿瘤常更大,瘤周水肿较明显,注射造影剂后增强的机会较多和可伴有软脑膜蛛网膜转移。

（五）鉴别诊断

1.节细胞瘤　临床上和影像学上与神经节胶质瘤均难区分。需要靠组织病理学鉴别。

2.少突胶质细胞瘤　多分布在大脑半球(尤其是额叶),囊变少见,钙化常见,边缘可清楚或不清楚,强化有或无,瘤周水肿有或无,但有较明显的占位征象。

3.毛细胞型星形细胞瘤　大脑型毛细胞型星形细胞瘤好发于颞顶叶。肿瘤边界清楚,多呈囊性,肿瘤壁结节强化。可有癫痫、颅内压增高和局灶性症状。

4.胚胎期发育不良性神经上皮肿瘤　20 岁以下好发,大多数位于颞叶,其次为额叶。顽固性复杂性的局灶性癫痫。CT 发现颞或额叶有或无钙化、不伴水肿和不增强的低密度,MRI T_1WI 低信号,T_2WI 高信号和 PDWI 高或等信号病灶,以及密度/信号不均匀。

5.多形性黄色瘤型星形细胞瘤　多见于颞叶,多数为癫痫起病,病程较长。CT 位于脑表浅部位的带壁结节的囊性或实性肿块,囊性为低密度,实性部分为低、等、略高或混杂密度,实体部分明显强化。MRI T_1WI 呈不规则低信号,T_2WI 呈高信号。

（六）治疗

1.手术切除是节细胞胶质瘤最佳的治疗方法。在肿瘤全切或近全切的病人中,50%～90% 的癫痫发作能得到很好控制。全切肿瘤可使病人长期存活,并免于复发。

2.肿瘤对放疗及化疗均不敏感,肿瘤如能完整切除,术后没有必要行放射治疗;手术不能全切时可考虑应用放疗。

3.对间变性节细胞胶质瘤,手术切除后应行放疗、化疗等辅助治疗,预后亦较差。

（七）预后

决定预后的主要因素是肿瘤能否全切。

1.大脑半球的肿瘤,多数可经手术全切,预后一般较好,不能全切者,术后放疗作用不明显,肿瘤易复发,预后较差。

2.位于中线结构的节细胞胶质瘤,因手术一般难以全切,术后也无适当的治疗方法,所以预后差。

二、节细胞瘤

节细胞瘤十分少见。这可能与上述节细胞胶质瘤属同一肿瘤,唯不含肿瘤性胶质细胞。神经元细胞发育较成熟。WHO Ⅰ 级。

（一）流行病学

节细胞瘤占脑内肿瘤0.1％。发病年龄多较轻，但可见于年长者。好发于颞叶、下丘脑。

（二）病理

1.节细胞瘤常呈脑回增大或单侧巨脑改变。肿瘤质地坚实，纤维样，边界清，可有囊变，偶尔呈腔胶冻样并伴有出血区。

2.光镜下，病灶由纯粹神经元细胞包括节细胞构成，不含胶质成分。瘤细胞间为大量纤维间质。大多数病理所见为发育不良性的脑组织。

3.免疫组化染色可见，神经节细胞突触素阳性。GFAP染色阴性。

（三）临床表现

1.节细胞瘤一般病程较长，生长非常缓慢。

2.类似于节细胞胶质瘤，以癫痫起病。

（四）辅助检查

1.头颅CT检查　呈等或略低密度，多为类圆形，少数呈弥散性，边界多清楚，可见囊变、钙化，瘤周无水肿，占位效应多较轻，增强后无强化。

2.头颅MRI检查　T_1WI呈等或略低信号，发生钙化时，钙化部分可呈现为低信号区，T_2WI呈等或略高信号。增强后无强化或局部有轻微强化。

（五）鉴别诊断

1.节细胞胶质瘤　临床上和影像学上与节细胞瘤均难区分。需要靠组织病理学鉴别。

2.其他　偶尔节细胞瘤也可发生于鞍内，其中约60％伴有垂体腺瘤，影像学上鞍内节细胞瘤与垂体腺瘤的发现相仿，无法区别。

（六）治疗与预后

手术全切除后无须放疗、化疗，预后佳。

三、中枢神经细胞瘤

中枢神经细胞瘤（CN）由Hassoun于1982年首先报道，是一组有神经元分化特征的、大部预后良好的脑室内的肿瘤，WHOⅡ级。据认为起源于透明隔，然而它们的确切的起源还不清楚。关于其细胞起源的多种假说已提出，包括起源于神经细胞，神经元祖细胞和双潜能前体细胞。

（一）流行病学

CN占所有原发脑肿瘤的0.1％～0.5％。常见于年轻人，平均发病年龄30岁（15～60岁），但70％发病年龄在20～40岁，常见于侧脑室，特别是Monro孔、透明隔等处。男女发病率相近。

（二）病理

1.CN好发于脑室内，以Monro孔附近多见，成球形，边界清楚。肿瘤质地软，灰红色，有钙化。

2.光镜下，肿瘤由形态较为一致的小圆细胞所组成，部分有核周空晕或胞质透亮，酷似少突胶质细胞瘤。可见特征性岛状无细胞由纤细突起形成的神经毡区，有丰富的血管网、局灶钙化。部分肿瘤内含有类似室管膜瘤的血管周假玫瑰花形结构。

3.电镜下呈典型的规则圆形核，匀质染色质，偶见核仁。突出的高尔基器和哑铃形溶酶体样包涵物也常见。超微结构组分包括平行排列的微管，亮小泡和膜结合致密核心的神经分泌颗粒也是典型的表现，用于确定肿瘤的神经元起源。

4.免疫组化:在绝大多数 CN 中,突触素呈强阳性,而 GFAP 为阴性。神经元核抗原(NeuN)也是一个好的神经元标记物,因其高度特异性和敏感性。部分肿瘤有神经元特异性烯醇化酶(NSE)染色阳性。

(三)临床表现

1.CN 平均病程为 3～7 个月。

2.由于肿瘤位于 Monro 孔附近,临床上主要表现为梗阻性脑积水引起的颅高压症状、头痛、视力下降、恶心、呕吐。

3.其他症状,包括力弱、平衡障碍、感觉异常、耳鸣、癫痫、记忆力下降、意识下降。

4.大多数患者无定位体征,最常见的体征为视盘水肿和共济失调。此外,可有轻偏瘫、偏身感觉障碍。

(四)辅助检查

1.头颅 CT 检查　肿瘤呈脑室内边界清楚的圆形等密度或略高而不均匀密度影,半数以上肿瘤有钙化。中度到明显强化。

2.头颅 MRI 检查　多数肿瘤与透明隔或侧脑室壁有关。T_1WI 呈不均一的等或轻度低信号,T_2WI 呈等到高信号。瘤内可见血管流空影。部分肿瘤常伴有出血。肿瘤呈轻到重度增强,通常为中度强化。

3.磁共振波谱(MRS)　MRS 呈高的甘氨酸峰,胆碱峰和丙氨酸峰增高,N-乙酰天冬氨酸和肌酸/磷酸肌酸峰减低。肿瘤也可见乳酸峰。而甘氨酸峰并不是 CN 所特有的,在室管膜瘤和胶质瘤也可见。

4.血管造影　CN 在静脉期可见血管染色。大多数肿瘤由脉络膜血管供血。其他血供可来自豆纹动脉和胼周动脉的分支。

(五)诊断和鉴别诊断

1.中青年病人,以颅内压增高为主要症状。CT 或 MRI 检查在侧脑室 Monro 孔附近发现边界清楚的圆形肿块,呈等密度或混杂密度,可为对比剂增强,并伴有梗阻性脑积水者应考虑为中枢神经细胞瘤。如影像学检查显示有肿瘤钙化,附着于透明隔时,本病的可能性更大。

2.此瘤在光镜下很难与少突胶质细胞瘤和室管膜瘤相鉴别。只有通过透射电镜观察到肿瘤细胞有神经细胞样结构,或经免疫组织化学显示特异性神经元标记蛋白呈阳性反应,才能最后确诊此瘤。

3.室管膜下巨细胞瘤,CT 检查为 Monro 孔区肿块,呈低、等或混杂密度,边缘光整。肿块内常见囊变及不规则或结节状钙化。增强后实体部分强化。MRI T_1WI 呈等或低信号,T_2WI 呈等或高信号。增强扫描呈不均一强化。此瘤常伴发结节性硬化。

(六)治疗

目前认为,手术切除结合术后放射治疗是中枢神经细胞瘤最佳的治疗方法。

1.手术治疗　手术目的在于切除肿瘤和解除梗阻性脑积水。手术入路须根据肿瘤部位来确定。侧脑室肿瘤,基本手术入路为经额叶侧脑室入路和经胼胝体入路。

(1)经额叶侧脑室入路:根据肿瘤在侧脑室内的位置,取左或右额叶皮质造口入侧脑室进行切除。如术后脑积水无缓解,则应进行脑脊液分流术。肿瘤血供丰富则术中只能切除部分肿瘤。

(2)经胼胝体入路:Yasargil 等主张经胼胝体前部显微手术切除,此入路能减少手术对邻近脑组织的损伤,除向第四脑室的肿瘤生长外,可以做到完全切除。办法是在左或右额中线旁开颅,手术显微镜下于两根桥静脉之间暴露纵裂,分离胼周动脉,并局部应用罂粟碱预防血管痉挛,切开胼胝体前部中线旁长 12～15mm。将脑脊液吸除,透明隔局部切开,显露并切除肿瘤。术中应注意保护大脑内静脉、丘纹静脉和穹隆。

2.放疗　多数学者认为 CN 对放射线敏感。许多学者推荐次全切肿瘤后行放疗以阻止肿瘤复发。放疗仅照射瘤床,而不包括周围的脑实质。放疗剂量以 40～60Gy 为宜,也可作为其他治疗无效或患者状态不适于手术患者的选择。

3.立体定向放疗(SRS) SRS 首次用于 CN 治疗是在 1997 年。SRS 的方式包括 γ 刀和直线加速器。γ 刀治疗后肿瘤会缩小,但消退罕见。SRS 至少与传统 RT 的疗效相同。总之,SRS 是有前途的治疗选择,特别对小的残余肿瘤或肿瘤复发。

4.化疗 化疗也已被用于 CN 的治疗。然而,仅有少数病例应用化疗作为手术和放疗的辅助治疗的研究。而且,所用的化疗药较多,包括依托泊苷、顺铂、环磷酰胺、拓扑替康、卡铂、异环磷酰胺。然而,至今还没有一个统一的化疗方案。

(七)预后

全切肿瘤的 3 年和 5 年的局部控制率分别达 95％和 85％,而次全切肿瘤的 3 年和 5 年的局部控制率分别为 55％和 46％。全切肿瘤和次全切肿瘤的 5 年生存率分别为 99％和 86％。因此,全切肿瘤对 CN 患者的预后至关重要。放疗对次全切除者有效,可延长生存期。

四、促纤维增生性婴儿星形细胞瘤/节细胞胶质瘤

促纤维增生性婴儿星形细胞瘤/神经节胶质细胞瘤(DIA/DIG)是极少数良性的婴儿颅内肿瘤。由 VandenBerg 于 1987 年首先描述,发生于婴儿大的囊性肿瘤,多位于幕上皮质和软脑膜,常与硬膜相连。手术后预后良好,WHO Ⅰ级。

(一)流行病学

DIG 极少见,最近的一篇回顾性研究总结了 94 例,男性发病率明显高于女性。发病年龄从出生到 5 岁。近有非婴儿型的病例报道,年龄 5～17 岁。病灶以颞叶最常见,其次是额叶和顶叶,也见于蝶鞍上、脑干、丘脑。

(二)病理

1.大体 肿瘤生长较快,典型的婴儿 DIG 呈一大囊,位于人脑半球浅表,有时可与硬膜相连。实质部分质地常不均一,部分较软,而另外部分较坚硬。肿瘤表面常有丰富的血管网。

2.光镜下 明显的间质纤维增生伴神经上皮成分(肿瘤性的星形细胞,DIA)或与星形细胞一起含不等量的神经元成分(DIG),两种病变中可见分化差的细胞聚集。肿瘤性的神经上皮及节细胞成分主要存在于纤维增生区,是该病的一大特点。

3.电镜下 可见神经上皮分化的两型细胞。一型为星形细胞样,含大量中间丝,中等数量的线粒体,核糖体,内质网。另一型为有少量微丝并具神经元特征,如少量内质网和神经分泌颗粒。

4.其他 免疫组化染色是诊断此病的重要辅助手段,处于分裂象的细胞 GFAP 和 S-100 阳性。神经元烯醇酶染色神经丝突触,有时 β-微管蛋白 Ⅲ 阳性。神经节细胞存在于 DIG 中。Ki-67 指数通常在 0.5％～15％。

(三)临床表现

1.患儿病程较短,最短者 3d,最长不超过 3 个月。

2.最常见的症状为快速的头围增大、前囟饱满,双眼呈“落日”现象。

3.部分患儿有癫痫发作,反复呕吐,发育迟滞,动眼神经麻痹等。

(四)辅助检查

1.头颅 CT 肿瘤最显著的特点为一巨大的囊,有的甚至可从前囟突出。周边实质部分呈稍高密度,增

强后瘤结节异常强化。当肿瘤与硬膜相连时尤可与典型的节细胞胶质瘤相鉴别。

2.头颅 MRI　肿瘤囊性部分 T_1WI 为低信号，T_2WI 为明显高信号，周边实质部分 T_1WI 为等信号，T_2WI 信号呈多样。肿瘤实体部分呈明显强化。如肿瘤与硬膜相连，可见硬脑膜强化。

（五）诊断和鉴别诊断

1.多形性黄色星形细胞瘤　发病年龄在 18 岁以下。好发于颞叶，影像学也为囊实性病灶。常以癫痫起病。

2.节细胞胶质瘤　发生钙化的机会较多，增强的机会也较多，多为实质与囊性部分同时存在。临床上以顽固性癫痫发作为主。癫痫好发于儿童与青年患者。

（六）治疗与预后

DIG 治疗以根治手术切除为主，手术能全切者一般可获得根治效果。婴儿一般不用放疗，有复发及恶变倾向的可化疗。

肿瘤全切可获良好预后，无复发间期为 0.5～19 年。

五、胚胎期发育不良性神经上皮肿瘤

胚胎期发育不良性神经上皮肿瘤（DNT）是由神经元和胶质细胞混合构成的、皮质内、多结节肿块，常有不同阶段的少突胶质样细胞，常伴有皮质发育不良。WHO Ⅰ级。由 Daumas-Duport 于 1988 年对其进行了详细描述。

（一）流行病学

DNT 少见，至今约有 100 例被报道。常见于儿童及青年人，发病年龄为 1～19 岁。DNT 约占 20 岁以下 CNS 上皮性肿瘤的 1.2％，但在占位性难治性癫痫中其比例明显升高。男：女＝1.5：1。好发于幕上，大多数肿瘤位于颞叶，其次为额叶，但也可发生于其他大脑的各叶。

（二）病理

1.大体　肿瘤多位于皮质内、伴囊性变，多结节，大体呈胶冻样，可伴有皮质的发育不良。

2.结节区　特征性胶质神经元成分形成的与皮质表面垂直的柱形结构，由束状排列的周围轴突附以 S-100 阳性、GFAP 阴性少突样细胞构成，柱形之间正常的神经元漂浮在其间隙，形成了 DNT 典型的结节状结构。

3.结节外区　少突样细胞及星形细胞形成的结节。可分为简单型（由单一特征性胶质神经元成分构成）和复杂型（除了结节状的特征性胶质神经元成分外，还伴有皮质发育不良及不典型型）。

4.免疫组化　瘤内细胞密集区 MIB-1 染色阳性，血管周胶质鞘 GFAP 阳性。

（三）临床表现

1.病史常甚长，平均达 10.5 年之久。

2.患者主要表现为复杂性的局灶性癫痫发作。癫痫常为顽固性而不易控制。少数为部分性单纯性癫痫，继之为头痛。

3.大多数患者无局灶性体征。在病灶侧有时可有颅骨变形。脑电图常有病灶部位的癫痫波存在。

（四）辅助检查

1.头 CT　常能显示颅骨受压而变薄。CT 显示为局限性低密度区。钙化的机会较少（20％），呈点状或小的斑片状。病灶边界多数较清楚，少数不甚清楚。一般无瘤周水肿。占位效应不明显。多数不强化，少数有轻度不均匀强化。

2.MRI T$_1$WI 大多呈低信号,一般信号强度低于脑皮质,高于脑脊液;T$_2$WI 往往为高信号,而 PDWI 多为高信号。钙化呈现为低或无信号的点状或片状区。边界清或不清,一般无瘤周水肿,占位效应较轻。肿瘤位于皮质内。多数不增强,少数部分区域有轻微增强。

3.PET-CT Rheims 等报道 43% DNT 的 MET 呈正常摄取。48%DNT 的 MET 中度摄取。而节细胞胶质瘤和低级别胶质瘤几乎 100%呈中度到重度 MET 摄取。

(五)诊断和鉴别诊断

20 岁以下病人长期发作部分性复杂性癫痫,CT 和 MRI 发现颞或额叶有或无钙化、不伴水肿和不增强的 CT 低密度,MRI T$_1$WI 低信号,T$_2$WI 高信号和 PDWI 高或等信号病灶,以及密度/信号不均匀时,应考虑可能是 DNT 的诊断。

1.节细胞胶质瘤 发生钙化的机会较多,增强的机会也较多,多为实质与囊性部分同时存在,发病年龄可能较大。

2.星形细胞瘤 一般不显示为囊性表现,发生于幕上者年纪多较大。

3.胶质神经元畸形 一般也不显示为囊性病灶,钙化的机会较多,但也常不增强。

(六)治疗与预后

手术是有效的治疗措施。手术目的是切除癫痫灶,控制癫痫发作。

DNT 预后良好,即使手术仅对病灶部分切除亦可满意控制癫痫发作。肿瘤本身一般不影响患者生存。

六、小脑脂肪神经细胞瘤

小脑脂肪神经细胞瘤是一少见的肿瘤,由有不同程度脂化的神经元瘤细胞构成。Bechtel 等于 1978 年首次描述了这一肿瘤。WHO Ⅱ级。

(一)流行病学

小脑脂肪神经细胞瘤已被报道超过 40 例。平均发病年龄 53 岁,常见于 58~60 岁。男女发病比例接近 1：1。

(二)病理

1.光镜下 由小神经元细胞组成。特征性表现为不同比例的瘤细胞有胞质内空泡,典型的空泡为大的单个空泡。在脂化区,瘤细胞的核移位,被推到细胞的一边,类似于成熟的脂肪细胞。细胞质内的脂质在冷冻切片上通过油红 O 染色识别。有丝分裂活性低。坏死和血管内皮增殖罕见。

2.免疫组化 NSE、MAP-2、synaptophysin 及 GFAP 常为阳性。MIB-1 指数通常在 1%~3%。

3.电镜 肿瘤胞质中大而无膜的脂质沉积。不过这种细胞保有神经元分化特征,包括致密神经分泌颗粒,微管和有透明小泡的突触连接。

(三)临床表现

1.最常见的是颅高压,包括头痛、呕吐、意识改变。

2.其他症状包括头晕、烦躁不安、步态不稳、频繁跌倒、视觉症状和其他小脑或脑干的功能丧失。

(四)辅助检查

1.头 CT 最常累及小脑半球,但也可位于旁中央区或小脑蚓部,并可突入脑桥小脑三角或第四脑室。典型的肿瘤边界清楚,但有占位效应。肿瘤呈等或低密度,并有局灶性显著低密度区,对应于脂肪密度。

2.头 MRI T$_1$WI 呈等到低信号,其内有片状的高信号区。T$_2$WI 稍高信号,局灶性更显著的高信号区。肿瘤呈不均匀增强或轻微增强。无瘤周水肿或轻微水肿。抑脂像有助于此瘤的术前诊断。

（五）诊断和鉴别诊断

1.髓母细胞瘤　好发于儿童和青少年。组织学上有典型的髓母细胞瘤组分，缺乏类似于脂肪细胞瘤的空泡样肿瘤细胞，可作为鉴别的特征。

2.小脑的少突胶质瘤和透明细胞室管膜瘤　这两种肿瘤组织学上缺乏突触素和MAP-2表达。

（六）治疗与预后

标准治疗是手术全切。对局部复发的肿瘤可选择放疗，如选用放疗，一般也局限于颅后窝。

由于这种肿瘤少见且缺乏长期随访数据，所以判断预后较困难。目前认为其有相当的复发率（50%）。

七、小脑发育不良性神经节细胞瘤

小脑发育不良性神经节细胞瘤，又称Lhermitte-Duclos病（LDD），1920年由Lhermitte与Duclos首先发现，被认为是小脑神经节细胞过度增生，而取代颗粒细胞与浦肯野细胞形成的错构瘤样病变。WHO Ⅰ级。

（一）流行病学

LDD极少见，目前文献报道的仅71例。其中有11例伴发Cowden综合征（全身黏膜、皮肤多发性错构瘤与肿瘤，包括肠息肉病、甲状腺肿、乳腺纤维囊性病、乳腺癌及甲状腺癌等）。近来发现部分LDD患者有家族史。发病年龄从出生到60岁，常见于30～40岁。大多数肿瘤位于小脑，也有报道见于下丘脑和脊髓。无性别差异。

（二）病理

1.LDD外观　呈增大、肥厚变形的小脑叶。肿瘤边界欠清，表面呈黄白色，质地硬，血供不丰富。

2.光镜下　见小脑半球白质减少，由颗粒层异常增生的神经节细胞构成，颗粒细胞与浦肯野细胞明显减少，分子层内含较多的有髓神经纤维。增生的神经节细胞的轴突朝着皮质方向平行的排列，少数细胞有核分裂。

3.免疫组化　在神经节细胞内突触素为强阳性，而波形蛋白为阴性。

（三）临床表现

1.临床上主要以颅高压症状与脑积水为主要表现。

2.后期可有小脑症状与脑神经受损表现。约1/3患者可有巨颅症。

3.可合并其他的中枢神经系统畸形，如脊髓积水、脑灰质异位、巨脑症和Ⅰ型Chiari畸形。

4.伴有Cowden综合征者另可伴发全身皮肤黏膜上的错构瘤及其他部位的肿瘤或肿瘤样病变。

（四）辅助检查

1.头颅CT　呈低密度影，无强化，可有钙化。

2.头颅MRI　可见小脑半球异常增大。肿瘤无占位效应，T_1WI为低信号，T_2WI为高信号，无强化。

（五）鉴别诊断

应与低级别胶质瘤和错构瘤鉴别，通过组织病理学鉴别。

（六）治疗与预后

全切肿瘤可达到治疗目的，预后良好。

八、其他肿瘤

（一）脑室外神经细胞瘤（WHO Ⅱ级）

发生在脑室外脑实质内，在形态上及生物学行为上与中枢神经细胞瘤类似，因此 2007 年新分类中增加了脑室外神经细胞瘤这一类型。与中枢神经细胞瘤相比，除了具有中枢神经细胞瘤的基本组织结构形态外，该肿瘤内常含有分化了的神经节细胞。

（二）副神经节瘤（WHO Ⅰ级）

中枢神经系统的副节瘤几乎都位于脊髓的马尾、终丝部位，大部分见于成年人。

1.镜下　肿瘤由大小一致的伴有神经分化的细胞构成团巢状结构，周边由间质细胞及血管分割。

2.免疫组化　肿瘤细胞表达神经元标记物，支持细胞表达 S-100。

（三）下丘脑错构瘤（WHO Ⅰ级）

先天性非肿瘤性的成熟的下丘脑组织。是一种中线神经管闭合不全综合征，约发生在妊娠期第 1 个月末。

镜下病变由大的神经元、少许胞质的反应性星形细胞组成，在不了解病史及影像的情况下，很难判定为不正常病理切片。

（四）乳头状胶质神经元肿瘤（WHO Ⅰ级）

肿瘤多发生在近脑室旁的深部白质，伴显著的囊性变。由单层的核呈圆形或卵圆形立方细胞围绕玻璃样变的血管构成假乳头结构。另一成分为成片的或局灶的混合了成熟的节细胞，以及由神经元向节细胞过度的不同阶段的神经细胞，该肿瘤预后良好。

（五）第四脑室伴菊心团形成的胶质神经肿瘤（WHO Ⅰ级）

该肿瘤曾被认为小脑发育不良性神经上皮瘤，由 Komori 等于 2002 年首先作为独立的疾病实体提出，肿瘤好发于中青年人，平均发病年龄为 32 岁，女性较为多见，主要临床症状为头痛及共济失调，肿瘤位于第四脑室及其周围组织。影像学上表现为界限清楚的实性或多囊性的占位病变，可见增强。镜下主要由两种结构构成，一种是由神经细胞围血管构成的假菊心团结构，另一种是中心由细胞突构成的 Horner-wringt 菊心团结构。

（刘高峰）

第九节　脑膜肿瘤

一、概述

脑膜瘤占颅内原发性肿瘤的 13%～26%，是颅内最常见的肿瘤之一。脑膜瘤可分为颅内脑膜瘤和异位脑膜瘤，前者起源于硬膜、软膜或蛛网膜细胞，以蛛网膜细胞为主，常生长于蛛网膜粒或蛛网膜绒毛较为丰富之处，如矢状窦旁、蝶骨嵴、嗅沟等处。后者指无脑膜覆盖的组织器官发生的脑膜瘤，主要由胚胎期残留的蛛网膜组织演变而成，可生长于头皮、颅骨、眼眶、鼻窦、腮腺、颈部、三叉神经半月节、硬脑膜外层等。

脑膜瘤按解剖部位命名可分为凸面脑膜瘤、颅底脑膜瘤及脑室内脑膜瘤三类。多数按肿瘤所在部位而命名,如矢状窦旁脑膜瘤、大脑镰旁脑膜瘤、蝶骨嵴(外、中、内)脑膜瘤、嗅沟脑膜瘤、大脑凸面脑膜瘤、斜坡脑膜瘤、小脑脑桥三角脑膜瘤、天幕脑膜瘤、枕大孔区脑膜瘤、侧脑室三角区脑膜瘤等,此种命名可反映不同部位肿瘤的临床表现、诊断检查及手术方法。世界卫生组织(WHO,2007)根据组织病理、复发倾向和侵袭性,将脑膜瘤分为:Ⅰ级,包括脑膜内皮细胞型、纤维型(成纤维细胞型)、过渡型(混合型)、砂粒型、血管瘤型、微囊型、分泌型、淋巴浆细胞丰富型、化生型脑膜瘤,这类脑膜瘤复发和侵袭的可能性相对较小。Ⅱ级,包括非典型、透明细胞型和脊索样型脑膜瘤。Ⅲ级,包括横纹肌样、乳头状型、恶性或间变性脑膜瘤,Ⅱ级和Ⅲ级脑膜瘤侵袭性强,复发可能性较大。

(一)流行病学

脑膜瘤的发生率为(3~8)/10万人,儿童低于成人,罹患脑膜瘤的可能性随年龄增长而增加,男女比例约为1:2。脑膜瘤可发生于颅内任何部位,但幕上较幕下多见,约为8:1,在颅内不同部位的发生率为大脑凸面(35%)、矢状窦旁(20%)、蝶骨嵴(20%)、脑室(5%)、鞍结节(3%)、幕下(13%)、其他部位(4%)。脑膜瘤多以良性为主,约占90%,非典型脑膜瘤(WHOⅡ级)占5%~7%,或间变性脑膜瘤(WHOⅢ级)占1%~3%。

(二)解剖学

脑膜包括三层组织,硬脑膜、蛛网膜和软脑,脑膜瘤最常起源于蛛网膜细胞。蛛网膜由两种细胞构成,一种形成蛛网膜的梁柱细胞,附着在软脑膜上,构成蛛网膜下腔,另一种为蛛网膜屏障细胞,与硬脑膜毗邻。蛛网膜细胞是一种网状内皮系统的细胞,受刺激时能转化为具阿米巴运动的吞噬细胞,在组织修复过程中可演变为成纤维细胞,与脑膜瘤的多种细胞形态类型相符。蛛网膜向硬脑膜里伸进许多突起,称蛛网膜绒毛,后者扩张而形成蛛网膜颗粒,主要分布于大静脉窦的壁(如上矢状窦、窦汇、横窦)和静脉窦的静脉分支附近,以及颅底的嗅沟、鞍区(鞍结节、鞍膈、鞍旁)、上斜坡、第Ⅲ~Ⅻ对脑神经进出颅腔的骨孔附近(特别是卵圆孔、内听道、颈静脉),而脑膜瘤也是好发于上述部位。蛛网膜绒毛细胞巢在显微镜下呈旋涡状排列,有钙化的砂粒小体,与脑膜瘤的结构相似。少数脑膜瘤发生于不附着脑膜的部位,如脑实质、脑室、松果体内,可能起源于异位蛛网膜细胞或脉络丛细胞。

(三)分子生物学

1.基因与遗传　一些脑膜瘤的发生表现为家族性,染色体的改变或基因突变与脑膜瘤的发生有关。

(1)NF2基因:NF2基因定位于22号染色体,40%~70%散发脑膜瘤和大多数NF2基因相关的脑膜瘤在22q12.2染色体段会发生等位基因杂合性缺失,NF2基因突变可表现为插入、缺失或是无义突变。不同组织学分型的脑膜瘤具有遗传学差异,NF2等位基因失活较少见于内皮型脑膜瘤,多见于移行型、纤维型、砂粒体型或分泌型脑膜瘤。

(2)DAL1基因:DAL1基因定位于18号染色体,是脑膜瘤较常见的突变基因。60%的各级别的脑膜瘤可见DAL1蛋白缺失,可能与脑膜瘤发生有关。超过3/4的脑膜瘤中DAL1蛋白与NF2基因缺失关系密切,多存在于恶性脑膜瘤。

(3)染色体改变:1p缺失是脑膜瘤较常见的染色体改变,随着脑膜瘤病理级别增高,1p缺失率逐渐增高:Ⅰ级脑膜瘤1p缺失率是13%~26%,Ⅱ级脑膜瘤1p缺失率是40%~76%,Ⅲ级脑膜瘤1p缺失率高达70%~100%,且与脑膜瘤复发有关。位于1p的CDKN2C(p18INK4c)、TP73、RAD54L和ALPL等基因与脑膜瘤的发生相关。其他常染色体,如6q、10、14q和18q的缺失及染色体1q、9q、12q、15q、17q和20q的结构重排都与非典型性和恶性脑膜瘤有关。

2.激素与受体　脑膜瘤细胞表在达多种受体,包括黄体酮受体、雌激素受体、雄激素受体、糖皮质激素、生长激素受体、神经张力素受体、多巴胺受体、上皮生长因子受体、血小板衍生生长因子受体、胰岛素样生长因子受体、转化生长因子受体、干扰素α受体、成纤维细胞生长因子受体、内皮素受体等。

(1)性激素与受体:激素的旁分泌和自分泌作用也能影响脑膜瘤的生长,脑膜瘤在女性多见的原因可能与雌激素和雌激素受体有关。脑膜瘤中雌激素受体阳性率为26%,黄体酮受体阳性率为60%～90%,雄激素受体阳性率约为65%。脑膜瘤患者在月经或妊娠期神经症状可加重,此时黄体酮增高;恶性脑膜瘤患者黄体酮增高;CT显示瘤周水肿者黄体酮常增加。体外研究发现雄激素拮抗药可抑制脑膜瘤细胞增生。雄激素拮抗药对脑膜瘤的生长影响尚不明确,孕激素拮抗药米非司酮能够抑制脑膜瘤生长,延长患者生存期。

(2)生长因子与受体:脑膜瘤表达血管内皮生长因子A(VEGF-A)水平与瘤周水肿的程度密切相关,在非典型和恶性脑膜瘤内的表达水平较高,可能与脑膜瘤血管重塑及血管再生有关。脑膜瘤表达血小板衍生生长因子(PDGF)-α和β-PDGF拮抗药,如Trapidil具有抑制肿瘤生长的作用,Trapidil与溴隐亭联合应用有协同作用。其他一些生长因子的表达及相关受体也可能与脑膜瘤发生及发展有关,如成纤维细胞生长因子(FGF)、胰岛素样生长因子(IGF)、白血病抑制因子(LIF)、白介素6(IL-6)、制癌蛋白M(OSM)及内皮生长因子(EGF)等。非甾体激素受体在脑膜瘤中也有表达,包括生长激素、生长抑素和多巴胺受体。生长激素受体拮抗药培维索孟,生长抑素拮抗药奥曲肽及多巴胺受体拮抗药溴隐亭都有抑制脑膜瘤增殖的作用。

(四)病因病理

1.病因　脑膜瘤的病因迄今不完全清楚,发生脑膜瘤的危险因素包括放射线、病毒感染、颅脑创伤等。

(1)放射线:放射线可直接或间接机制损伤DNA,导致多种肿瘤发生,放射线暴露后脑膜瘤的发生率可增加6～10倍。接受放射线剂量越大、患者越年轻,发生脑膜瘤的可能性越大。

(2)颅脑外伤:早在1884年Keen就报道脑膜瘤的发生与外伤有关,Cushing也指出脑膜瘤与外伤史有关。但也有反对意见,Annegrs等报道长期随访2953例头外伤者,亦未见有比一般人群更高的脑膜瘤发生率。近年来的研究结果也有不一致意见。

(3)病毒感染:人类脑膜瘤中常发现大量乳多泡病毒的T抗原,但是这些病毒不能在实验动物身上产生脑膜瘤。另一种是Inoue-Melnick病毒(IMV),Inoue等从脑膜瘤细胞培养中分离到IMV病毒,但从其他来源肿瘤细胞中未培养出,在26名脑膜瘤中,22例IMV抗体为阳性。有些DNA病毒可能在脑膜瘤发生上起一些作用,但确切因果关系仍有待阐明。

2.病理

(1)大体病理:脑膜瘤小者如米粒,CT及MRI等先进影像设备亦无法检测到,唯有手术发现或尸检所见;一般的脑膜瘤直径多为5～10cm。位于颅底的肿瘤多呈扁平型生长,且容易通过颅底孔洞或骨质破坏长到颅外;凸面脑膜瘤大多呈球形状;位于蝶骨嵴、大脑镰、小脑幕等骨嵴或硬脑膜游离缘的脑膜瘤也可呈马鞍状(哑铃状)。脑膜瘤多有一层由结缔组织形成的包膜,其厚薄不一。瘤表面光滑或呈结节状,常有血管盘曲。瘤质地坚韧,有时有钙化、骨化,少数有囊变。肿瘤多为灰白色,剖面有螺旋纹,少数由于出血或坏死,瘤质变软,色暗红,可呈鱼肉状。

(2)组织病理:根据脑膜瘤的不同病理类型,组织学表现也不同。

1)纤维型脑膜瘤:肿瘤细胞呈长梭形,多纵行排列,似栅栏状或旋涡状,细胞间可有砂粒小体。内皮型脑膜瘤主要有蛛网膜细胞与分界不清的合体细胞组成,瘤细胞呈向心性排列,形成团状或条索状,可见砂粒体而无胶原纤维。

2)血管瘤型脑膜瘤:主要为小血管与毛细血管组成,内含血管窦,脑膜内皮细胞与纤维细胞较少,肿瘤浸润性较强,生长快。

3）砂粒型脑膜瘤：瘤内含有大量砂粒体，细胞呈旋涡状排列，血管内皮细胞肿胀，玻璃样变或钙化。混合型脑膜瘤细胞成分比例差不多，不易分型。

非典型脑膜瘤和恶性脑膜瘤的肿瘤细胞常浸润瘤周组织，细胞核常有核分裂象，细胞成分增多、有丝分裂增多、核多形性、局灶性坏死、脑组织浸润及转移。根据 WHO 分型，确诊的恶性脑膜瘤的条件为具有明显的恶性细胞行为学，有丝分裂速度明显增高（≥20 有丝分裂象/10 个高倍视野），或者两者兼备。

（3）免疫组织化学：脑膜瘤的组织有时呈现细胞化生，如软骨、骨化生，黏液变性、脂肪变性等。当组织学诊断发生困难时，免疫组织化学染色有较大帮助。脑膜瘤免疫组织化学染色中，上皮膜抗原（EMA）阳性率约为 80％，波形蛋白和 S-100 的表达阳性率也较高。而 Antileu 7、胶质纤维酸性蛋白（GFAP）等则多为阴性。

（五）临床表现

脑膜瘤通常生长缓慢、病程长，一般为 2～4 年，少数生长迅速，病程短。最常见的症状如下。

1.颅内压增高，可表现为头痛、呕吐和视盘水肿，多由侧脑室内或颅后窝肿瘤导致的梗阻性脑积水引起，也可由肿瘤的占位效应引起。由于肿瘤生长缓慢，往往肿瘤长得相当大，症状却很轻微，当神经系统失代偿，才出现病情迅速恶化。

2.局灶症状，多数患者最先出现刺激症状，如癫痫等，继以麻痹症状，如偏瘫、视野缺失、失语或其他局灶症状。视力视野障碍，可因肿瘤压迫视通路或梗阻性脑积水造成继发性视神经萎缩引起，侧室内的肿瘤可压迫颞叶深部的视放射引起同向性偏盲。肿瘤沿颅底匍匐生长时可造成脑神经的障碍，以面听神经最常见。

（六）辅助检查

1.X 线平片　脑膜瘤根基处的颅骨可增生形成颅骨内生骨疣，或使局部骨质增厚密度增高；脑膜瘤破坏颅骨可使局部颅骨变薄或局限性骨质破坏；凸面脑膜瘤由于颈外动脉供血为主，颅骨平片大多可见脑膜中动脉沟变粗、纤曲，有时见血管沟影越靠近病灶处越多越粗；砂粒型脑膜瘤的平片上可见结节状、团状或片状钙化影。X 线平片出现上述特点时应考虑到脑膜瘤的可能，进一步行 CT 或 MRI 检查。

2.CT　脑膜瘤在 CT 的典型表现有：①瘤呈圆形或分叶状或扁平状，边界清晰；②密度均匀呈等或偏高密度，少数可不均匀和呈低密度，出现瘤内囊变或坏死，也可见点状钙化；③增强后密度均匀增高；④瘤内钙化多均匀，但可不规则；⑤局部颅骨可增生或破坏；⑥半数患者在肿瘤附近有不增强的低密度带，提示水肿，囊变，可出现局灶性水肿或广泛水肿。CT 图像三维重建对肿瘤部位、与周围血管、骨质的关系显示清楚，有利于手术入路的设计。

3.MRI　大多数脑膜瘤 T_1 与 T_2 值与脑灰质相似，T_1 加权像上呈等信号，T_2 加权像上呈等信号或高信号。囊性区呈长 T_1 长 T_2 异常信号；钙化区呈无信号斑点；出血区呈高信号；典型脑膜瘤压迫脑实质，在瘤组织与脑组织之间出现低信号带圈。少数脑膜瘤的 MRI 表现不均一，T_1 与 T_2 值均增高，在 T_1 加权像上呈低信号，而在 T_2 加权像上呈高信号。恶性脑膜瘤呈明显的长 T_1 长 T_2 信号，瘤周伴有严重的脑水肿。脑膜肉瘤边界不清，信号混杂，脑水肿严重。大多脑膜瘤呈一致性强化，并且肿瘤附着的硬脑膜和邻近硬脑膜可增强（脑膜尾征），反映该处硬脑膜的通透性增大。

4.血管造影　血管造影可显示肿瘤血供，利于设计手术方案、术前瘤供血动脉栓塞等，以及了解静脉窦受累情况等。血管造影上脑膜瘤的特点：①瘤血管成熟，动脉期有增粗的小动脉，毛细血管期肿瘤染色，静脉期有粗大静脉包绕肿瘤；②颈外动脉（如颞浅动脉、枕动脉、咽升动脉、脑膜中动脉、脑膜垂体干、小脑幕动脉等）增粗、血流速度加快（正常时颈内动脉循环时间快于颈外动脉）。DSA、CT 血管成像（CTA）、MRI 血管成像（MRI）、磁共振静脉造影（MRV）等结合肿瘤增强扫描能清楚显示肿瘤与周围动静脉的关系。在需要时术前可进行 DSA 选择性栓塞肿瘤供应动脉。

（七）治疗

大多数脑膜瘤属良性肿瘤，手术切除可治愈。但手术存在一定的手术死亡率和病残率，不同的文献报道指出脑膜瘤的手术死亡率为7%～14%。根据肿瘤的部位和患者的状态，手术的目的可有不同。对于凸面、嗅沟、矢状窦前1/3和一些小脑幕、颅后窝脑膜瘤，力争全切肿瘤是手术的目的，而对于蝶骨嵴内侧、矢状窦后1/3脑膜瘤及斜坡脑膜瘤，有时为减小创伤不行肿瘤全切除。

1.外科手术　脑膜瘤首选手术切除，能做到全切除者应争取做根治性手术，以减少复发。Simpson根据脑膜瘤切除程度分为5级（表6-6）。术前CT、DSA造影和（或）栓塞、MR多序列扫描、术中电生理监测、影像导航和（或）术中杂交MR/DSA手术室或显微技术、神经内镜技术与设备对脑膜瘤全切及神经功能保全十分重要。

表6-6　Simpson脑膜瘤切除程度分级

分级	切除程度
I	脑膜瘤及其附着的硬脑膜、受侵的颅骨均切除
II	瘤体完全切除，但与其附着的硬脑膜没有切除，仅做电灼
III	瘤体切除，但与之粘连的硬脑膜及颅骨未做处理
IV	次全或部分切除
V	肿瘤仅活检

2.非手术治疗

（1）立体定向放射外科：包括伽马刀、X刀和粒子刀。适用于：①恶性脑膜瘤术后；②肿瘤未完全切除；③复发脑膜瘤，再次手术风险大；④颅底和海绵窦内无症状肿瘤，直径≤3cm。

（2）栓塞治疗：包括物理性栓塞和化学性栓塞两种。物理性栓塞阻断肿瘤供血动脉和促使血栓形成，物理栓子包括各种不同材料制作成的栓子，以硅橡胶钡剂小球（直径1mm）最理想。化学性栓塞作用于血管壁内皮细胞，诱发血栓形成，从而达到减少脑膜瘤血供的目，化学性栓塞有应用雌激素（如马雌激素），按每天1.5～2.0mg/kg给药，连续6～12d。两法均作为术前的辅助疗法，根治性手术一般在栓塞1周后讲行。

（3）药物治疗：用于复发、不能手术的脑膜瘤。文献报道的药物有溴隐亭、枸橼酸他莫昔芬、米非司酮、曲匹地尔、羟基脲和干扰素a-2b等。溴隐亭可抑制体外培养的脑膜瘤细胞生长。Tamoxifen是雌激素拮抗药，20mg/d，分1～2次服用。Mifepristdne为黄体酮拮抗药，每次25～50mg，每日2～4次。Trapidil有抑制血栓素A2形成，抑制血小板衍生生长因子的致有丝分裂作用，口服，每次50～100mg，每日3次。羟基脲可抑制核苷还原酶，选择性阻止DNA合成，每日口服20mg/kg，连服3个月。

（八）预后

组织学上良性脑膜瘤术后5年复发率为3%左右，25年为20%左右；不典型脑膜瘤术后5年复发率为38%左右；而间变型脑膜瘤术后5年复发率则超过70%。影响恶性脑膜瘤患者预后的主要因素包括性别、年龄、肿瘤细胞有丝分裂程度、手术切除程度、放射辅助治疗等，患者年龄大于60岁及高有丝分裂象提示恶性脑膜瘤患者预后不良。

二、大脑凸面脑膜瘤

（一）临床表现

临床表现与肿瘤的位置有关。部分肿瘤在出现症状时已很大了，Morokoff等在163例凸面脑膜瘤中，偶然发现肿瘤占 20%。症状包括:头痛、呕吐、癫痫发作、肢体无力、记忆下降、感觉改变、语言障碍、头晕或晕厥、精神症状、颅骨包块、视觉障碍。在一组 1434 例患者中,有 603 例(42.1%)患者没有症状。

冠状缝前脑膜瘤患者很少出现精神症状,出现颅内高压症状之前肿瘤体积已很大。冠状缝脑膜瘤患者可较长期不出现症状,肿瘤生长巨大引起压迫症状,可出现视物模糊、复视及视神经盘水肿或继发视神经萎缩,最终出现对侧上肢及面部轻瘫,但下肢症状较轻,局灶性运动癫痫起自手或面部,优势半球肿瘤可引起言语错乱。冠状缝后脑膜瘤位于 Brodmann6 区及 8 区的肿瘤常出现简单部分性运动癫痫,以伴有对侧上肢及面部抽搐的头部、眼部联合运动为特征。中央沟旁(包括中央前回和中央后回)脑膜瘤在优势半球可出现累及对侧上肢及面部伴构音障碍的 Jackson 癫痫。顶部脑膜瘤压迫刺激中央后回产生感觉性癫痫,感觉前兆多局限在对侧面部及上肢,起初很少累及下肢,优势半球肿瘤可有言语障碍。颞叶脑膜瘤较少,可有对侧面部及上肢远端的癫痫和无力,随病程发展,颅内压增高症状体征明显时可由于脑干向对侧移位致对侧大脑脚受天幕缘挤压而出现同侧肢体痉挛性无力。视觉障碍常伴有视神经盘水肿或继发性视神经萎缩,如患者检查合作,可发现对侧不协调的同向性视野缺损。枕叶脑膜瘤少见,常有伴颅内压增高的同向偏盲及视幻觉。

(二)影像学检查

CT 或 MRI 可以很好地诊断凸面脑膜瘤,显示肿瘤部位、大小、脑膜侵犯或脑膜尾征以及受累颅骨,肿瘤与重要血管的关系。颅骨受累时,可在患者头皮上触及包块,X 线表现为骨质增生,CT 薄层扫描能够明确颅骨侵犯的程度及与邻近骨性结构的关系。CT 平扫脑膜瘤为附着于脑膜的等或稍高密度占位影,可有钙化。增强扫描肿瘤血供丰富,多明显均匀强化,肿瘤边界清楚,与脑膜有一基底粘连及邻近的硬脑膜线型增强结构,即脑膜尾征。多数患者有瘤周水肿呈低密度。

MRI 在 T_1 加权像见基底位于脑膜的等或低信号肿瘤,脑膜尾征,肿瘤与周围脑组织间可有蛛网膜下腔,T_2 加权像肿瘤呈等或稍高信号,快速均匀强化。瘤周水肿常见,瘤内出血少见。典型的肿瘤血供为瘤体中央来自脑膜中动脉分支,外周来自颅内血管。若术前栓塞才行血管造影,颈外动脉造影呈典型的日射状,颈内动脉造影可见动脉移位及软脑膜血供。除诊断以外,影像学检查还能提供肿瘤与语言区、血管结构以及骨性标志相对关系的解剖学信息。

脑电图目前用于术前、术后对患者癫痫状况的评价,以及抗癫痫药物治疗的疗效评估。

(三)诊断

最佳诊断方法是 MRI,显示肿瘤部位、脑膜侵犯或脑膜尾征,CT 骨窗可清晰显示颅骨受影响情况。功能磁共振可显示功能区和传导束。如果肿瘤邻近或累及重要的血管,为全切肿瘤牺牲某些结构或更好地保护功能,血管造影是有用的。

(四)治疗

绝大多数凸面脑膜瘤是可以全切除,若患者术前没有严重的并发症,应首选手术治疗。术前评估包括患者的病史、年龄、血液生化、胸片、影像学检查的结果,综合评价手术的风险代价和对患者的益处,然后决定是否手术。术前评估时,应考虑如何避免或减少手术并发症的发生。

手术目的是在保护功能的情况下完整切除。手术原则由肿瘤位置、大小、形状和血管情况决定,首选手术入路应该是可以处理术中意外情况的入路。

Al-Mefty 主张凸面脑膜瘤除全切除肿瘤外,还应切除其边缘 2cm 范围内的硬脑膜,称为 0 级切除,该方法切除其平均随访期 5 年 8 个月,术后无复发。凸面脑膜瘤是最有可能完全切除和手术治愈的脑膜瘤。

1.切除技巧原则

(1)定位:可通过多种途径达到精确定位,对有经验的神经外科医生,对照影像学检查和表面骨性标志就足够了。导航系统有助于定位,设计头皮直线切口与小骨瓣。

(2)体位:合适的体位对保持静脉回流和术者人体工程学体位是非常重要的。头部应高于心脏平面,可减少术中出血,避免过度成角或颈部扭转,影响静脉回流,造成颅内压增高。

(3)切口:头皮切口设计应考虑的因素:头皮血供、头皮切口提供足够的暴露、术前定位不准或术中需要暴露重要结构(如静脉窦)时可调整切口、邻近术区肿瘤复发需充分暴露时能不损伤头皮血供改进切口、美容效果。通常采用马蹄形切口。

(4)骨瓣:骨瓣的大小要保证可切除受累的硬脑膜。在肿瘤周边环形钻数个孔或仅钻一个孔用铣刀,达瘤周正常脑膜。邻近静脉窦一侧最后离断,若脑膜或静脉撕裂,可尽快翻起骨瓣,控制出血。由颈外动脉供血的凸面脑膜瘤,翻开骨瓣是整个手术出血最多的阶段,应立即采用电凝、缝扎或沿肿瘤切开硬脑膜等方法止血。硬脑膜出血多来自脑膜中动脉,在其近端缝扎是简单易行的方法。

(5)脑膜切开:在肿瘤边界 2cm 外环形切开硬脑膜,早期中断肿瘤的血液供应。

(6)肿瘤切除:在手术显微镜下用双极电凝镊沿蛛网膜界面分离肿瘤包膜,对保护皮层很重要,皮层血管应完全保留。对除小脑膜瘤以外的所有脑膜瘤来讲,最有效的方法是肿瘤囊内切除,让囊壁回缩,减少对周围脑组织的压迫,边分离边切除,最后完全切除肿瘤,包括受累的脑膜和颅骨。如肿瘤破坏颅骨全层,可咬除或用铣刀切除;单纯内板受侵蚀,可用磨钻磨除受累的颅骨。

(7)关颅:止血后待血压恢复至术前水平,手术野无出血才可关颅。脑膜缺损用颅骨骨膜、颞肌筋膜或人工脑膜修复。颅骨缺损用金属网修补,或二期颅骨修补。

2.围术期处理　术前有癫痫病史,服用抗癫痫药物的患者术前检查血药浓度;根据瘤周脑水肿的程度在术前 1~3 天给予皮质类固醇口服或静滴,术前 30 分钟~2 小时给予抗生素。术前无癫痫发作者,手术当天给予抗癫痫药物静滴预防癫痫。

术后的主要问题是血肿或脑水肿可导致局部或广泛的颅内压升高、癫痫、进行性神经功能障碍及小脑幕裂孔疝。麻醉师应力求平稳拔管以避免不必要的血压及颅内压升高。术后最好进 ICU 或麻醉复苏室严密观察,监测生命体征、肺功能、血气和水电解质平衡,头部抬高 20°~30°。给予 3~5 天皮质类固醇静滴,减轻脑水肿。术前有癫痫病史者,胃肠外给予抗癫痫药物预防癫痫,清醒后改为口服,需要重叠使用 2~3 天,避免口服药物血药浓度未达到治疗效果。对大脑半球前、中 1/3 的脑膜瘤术后应常规给予抗癫痫药物预防癫痫。如术后患者较长时间不清醒、出现癫痫大发作、清醒后出现意识障碍或进展的局灶性神经功能情况恶化时,及时进行 CT 检查鉴别脑水肿和术后血肿。

三、矢状窦旁和大脑镰脑膜瘤

(一)临床表现

矢状窦前 1/3 脑膜瘤起病和症状进展较隐匿,可有淡漠、性格改变为特征的进展性痴呆等额叶症状、头痛、视力下降、视神经盘水肿或视神经萎缩等颅内压增高的表现,约 25% 发生癫痫。患者往往是因为视力下降而就诊。矢状窦中 1/3 脑膜瘤,可出现对侧下肢癫痫及无力,癫痫可为运动性或感觉性,有时大发作,并有 Todd 麻痹。可出现对侧肢体的瘫痪,对侧下肢或上肢的局限性瘫痪,也可出现对侧肢体的感觉障碍。颅内压增高症状并不常见,因为患者往往在肿瘤很大以前就已接受检查并明确了诊断。影响旁中央小叶时可出现排尿障碍。若肿瘤呈双侧生长,可出现典型的双下肢痉挛性瘫痪。矢状窦后 1/3 脑膜瘤除颅内压增高症状外,特征性定位体征是偏盲,其程度取决于肿瘤的大小和确切部位。视野缺损常进展缓慢而不易被患者察觉,尤其是仅外周视野受累时。发生癫痫者少见。

(二)影像学检查

术前应进行影像学检查,X线片可见骨增生肥厚、内生骨疣等颅骨受累表现,血管印迹可提示肿瘤区及手术开颅区的颅骨血管情况,部分可见钙化。CT和MRI可显示肿瘤的具体位置、形态、大小、是否双侧生长及血供情况。磁共振血管成像(MRA、MRV)及功能磁共振(FMR)可明确血管及皮层的细节解剖。术前就可了解皮质静脉引流、静脉窦的开放情况,动脉移位及中央沟和语言区的位置。血管造影(DSA)有助于诊断。

术前通过血管造影必须获得如下信息:①肿瘤的主要供血动脉及其与计划开颅暴露的相对位置,大脑前动脉分支与肿瘤的关系。②肿瘤的血供情况。血供丰富的肿瘤,除非小肿瘤的整块切除,否则难以做到无明显出血的切除。可考虑术前栓塞,这样可减少因出血造成的术中并发症及输血的必要。③矢状窦是完全开放、部分闭塞或完全闭塞。④肿瘤与主要皮层引流静脉如Trolard静脉的关系。

(三)诊断

现在CT或MRI可以很好地诊断矢状窦旁和大脑镰脑膜瘤,显示肿瘤部位、大小、脑膜侵犯或脑膜尾征以及受累颅骨,肿瘤与重要血管的关系。大多数患者都能在早期得到确诊。但对窦旁边界清楚的肿瘤应与转移瘤鉴别,后者病史短,瘤周脑水肿严重且较广泛,可发现其他部位的原发肿瘤灶。

(四)治疗

术前评估包括患者的病史、年龄、血液生化、胸片、影像学检查的结果以及患者对治疗结果的期盼,综合评价手术的风险和对患者的益处,然后决定是否手术。术前评估时,应考虑如何避免或减少手术并发症的发生。对有占位效应和颅内压增高症状的患者,应该进行手术。高龄和全身情况差的患者可随访观察。

一个重要的原则是在矢状窦中1/3或后1/3的窦旁或大脑镰脑膜瘤暴露和切除过程中,应避免损伤仍未完全闭塞的进入矢状窦的粗大皮层引流静脉和矢状窦本身。应注意这些大的引流静脉的位置,手术必须计划以避开这些静脉。急性手术阻断矢状窦中1/3可造成痉挛性双侧肢体瘫痪,阻断完全开放的矢状窦后1/3可以致命。通过硬脑膜成形或静脉移植切除或重建矢状窦完全切除窦旁脑膜瘤,取决于血管造影对上矢状窦开放情况的评价,以及侧裂或脑膜静脉侧支吻合情况。

矢状窦中、后1/3窦旁脑膜瘤,当血管造影不够提供满意的静脉相来确定窦的开放情况时,可考虑行矢状窦造影。其缺点是侧支静脉显示不完全,脑引流静脉类型看不见,操作费时,且有产生血栓和空气栓塞的危险。

1.窦旁脑膜瘤切除技巧原则

(1)体位:头部矢状面应平行于墙壁,垂直于天花板。矢状窦前1/3肿瘤,患者仰卧,床头放平或稍抬高,头部用环状或三点式头架固定。中1/3肿瘤,头部抬高几度,颈部稍屈曲。后1/3肿瘤,患者可取3/4坐位,颈部屈曲,头部用三点式头架固定;也可取俯卧位,头部用三点式头架固定。

(2)切口:冠状切口或S形横向切口较传统头皮皮瓣有许多优点:因其可最大限度地保留头皮血供,特别是需多次开颅者;切开和关闭较迅速;需增加暴露时可向中线两侧延长切口。传统马蹄形切口须定位准确,皮瓣基底要足够宽,有适当的血供。肿瘤位于矢状窦前或中1/3,可采用发迹内冠状切口。肿瘤位于矢状窦中、后1/3也可采用马蹄形切口。单侧肿瘤,切口可位于中线或过中线2cm,双侧肿瘤,切口过中线。

(3)骨瓣:骨瓣应足够大,要能完全暴露需要切涂的肿瘤及其受累的颅骨、硬脑膜。单侧肿瘤,骨瓣达中线或稍过中线,双侧肿瘤,骨瓣跨过中线。肿瘤靠中央旁小叶时,骨瓣尽量开大,可避免为暴露肿瘤而切除或损伤运动或感觉皮层。在瘤周环形钻孔,在中线上钻孔应小心下方的矢状窦;年轻患者可仅钻一个孔用铣刀;高龄患者,硬脑膜不易剥离,可咬除矢状窦边缘及上方的颅骨。跨过中线骨瓣,应在矢状窦两侧钻孔,线锯或铣刀连接各孔,最后处理跨窦处颅骨,先处理前部。静脉窦出血用吸收性明胶海绵和棉片轻压数分钟即可止血。颅骨板障出血,用骨蜡封闭。

(4)脑膜切开:在肿瘤外侧切开硬脑膜,避免不必要的脑暴露,硬脑膜瓣翻向上矢状窦,注意保护引流静脉。

(5)肿瘤切除:先离断肿瘤与上矢状窦连接处,可减少出血;若肿瘤巨大,部分离断基底,参照凸面脑膜瘤手术,用脑压板轻轻牵拉肿瘤壁,分块切除,最后电灼基底。

(6)上矢状窦的处理:如肿瘤已侵犯上矢状窦,前 1/3(冠状缝前)可结扎切断上矢状窦连同肿瘤一起切除。肿瘤位于中后 1/3,如血管造影证实上矢状窦已闭塞,可连同肿瘤切除;如没有闭塞,切除是危险的,可切除一侧窦壁后修补,或切除窦受累部分行移植术;残留部分肿瘤,肿瘤可能再生长,引起窦慢性闭塞侧支静脉建立,二期手术切除受累上矢状窦。静脉移植有 50% 发生迟发血栓形成。人工血管移植风险太大,成功率低。上矢状窦侧壁少量残留肿瘤组织,可用电灼切除,但要注意冲水降温。

2.大脑镰脑膜瘤切除技巧原则　脑膜切口距离上矢状窦约 1~2cm,从纵裂暴露,沿大脑镰阻断血供;如肿瘤较大,应先瘤内切除,再分离肿瘤;应注意深部肿瘤,需沿肿瘤前后缘切除部分大脑镰,因胼周动脉分支的供血血管被电凝切断,故需保护下矢状窦和胼周动脉。在中 1/3 深部肿瘤可通过楔形切除部分额叶或枕叶来暴露肿瘤。注意对中央静脉的保护,必要时可游离皮层静脉几个毫米。深部肿瘤术前可考虑腰池持续引流,降低颅内压,易于暴露纵裂。

3.围术期处理　术后的主要问题是静脉血栓形成、血肿或脑水肿可导致局部或广泛的颅内压升高、癫痫、进行性神经功能障碍及小脑幕裂孔疝。对肿瘤累及运动感觉区皮层,或术前有癫痫发作者,术中和术后应给予抗癫痫药物静滴,预防发作。如怀疑进展性静脉血栓,可行 MRI 及 MRV 检查。术前有癫痫病史者,术后口服抗癫痫药物治疗至少 3~6 个月。

四、嗅沟脑膜瘤

嗅沟脑膜瘤是指肿瘤基底起源于前颅凹底筛板及其后方硬脑膜的一类颅底脑膜瘤。多数肿瘤经大脑镰下跨越到对侧,少数位于一侧,肿瘤沿颅前窝呈膨胀性生长,上极可突入额叶内,后极可达鞍上区。

(一)临床表现

1.神经功能障碍

(1)嗅觉障碍:嗅沟脑膜瘤早期因嗅神经受压产生一侧或两侧嗅觉逐渐丧失,但常不被患者察觉。

(2)视力障碍:造成视力减退的原因是颅内压增高、视神经盘水肿、继发性萎缩和肿瘤向后发展直接压迫视神经,个别患者可出现双颞或单侧颞部偏盲。

(3)精神障碍:额叶受累可引起精神症状。患者表现为兴奋、幻觉和妄想,也可因颅内压增高而表现为反应迟钝和精神淡漠。

(4)癫痫和震颤:少数患者可有癫痫发作。肿瘤晚期出现锥体束征或肢体震颤,为肿瘤压迫内囊或基底核的表现。

2.颅内压增高　较晚出现颅内压增高症状。

(二)辅助检查

1.颅骨 X 线片　可发现颅前窝眶顶和筛板骨质增厚,或骨质被侵蚀或破坏。瘤内有广泛沙体钙化时,颅前窝底上可见均匀密度增高块影覆盖。

2.CT 和 MRI　CT 扫描:显示颅前窝一侧或两侧近中线部位均匀一致的等密度或高密度影像,边界清晰,有的肿瘤内可见钙化,对比增强后肿瘤呈均匀一致密度增高。

MRI成像：肿瘤边界清楚，圆形或类圆形，在T_1加权图像上多数表现为等信号，少数为低信号。在T_2加权图像上为高信号或中等高信号，周边可见水肿带，增强后明显均匀强化。MRI成像可清晰显示肿瘤与视神经和大脑前动脉的关系。

3.脑血管造影　嗅沟脑膜瘤的主要供血动脉为筛前、筛后动脉和眼动脉脑膜回返动脉。颈内动脉造影典型所见，正位像上大脑中动脉呈弧形向后外方移位，侧位像上大脑前动脉呈弧形向后上方移位。脑血管造影有助于了解肿瘤的血供，肿瘤与周围血管的关系。

（三）手术治疗

1.体位　仰卧位，头后仰30°。

2.手术入路　冠状双侧额部入路、单侧额部入路和翼点入路。

3.手术要点

（1）额部钻孔要足够低，容易暴露颅底，减少对额叶的牵拉。

（2）尽量避免额窦开放，一旦开放，要用骨蜡和筋膜将额窦封闭好，防止引起颅内继发感染。

（3）双额入路时，需结扎和剪断上矢状窦及大脑镰。

（4）小型肿瘤可先用双极电凝分离肿瘤基底；肿瘤较大时，先瘤内切除部分肿瘤，再处理肿瘤基底（处理基底与切除肿瘤交替进行），同时沿肿瘤四周分离，注意用脑棉保护好周边脑组织。

（5）手术后期在分离肿瘤后方时，应在显微镜下进行，避免损伤视神经及大脑前动脉。

（6）颅底受侵犯骨质破坏并与筛窦相通，用钛网筋膜行颅底重建，防止发生脑脊液鼻漏与颅内感染。

五、鞍结节脑膜瘤

鞍结节脑膜瘤是指肿瘤基底起源于鞍结节的一类颅底脑膜瘤。

（一）临床表现

肿瘤呈球形生长，临床表现与肿瘤的大小有关。瘤体小时，无症状表现。瘤体增大时可出现以下临床表现：

1.视力障碍　瘤体增大压迫视神经和视交叉时表现为视力减退和视野缺损。视野缺损可为双颞侧偏盲，也可为单眼颞侧偏盲。

2.动眼神经麻痹　肿瘤侵犯海绵窦时出现。

3.内分泌障碍　类似垂体瘤的内分泌功能障碍，如尿崩、嗜睡、性欲减退、阳痿和闭经。

4.精神障碍　少数患者因额叶底面受累引起。表现为焦虑、记忆减退和嗜睡等。

5.癫痫　少数患者因颞叶内侧部受累引起。

6.颅内压增高　较晚出现，肿瘤占位效应明显或因第三脑室受压脑积水时引起。

（二）辅助检查

1.颅骨X线片　可见鞍结节及其附近的蝶骨平板呈结节增生，部分可见鞍背骨质吸收。

2.CT和MRI

（1）CT扫描：显示肿瘤呈等密度或稍高密度球形影像。对比增强后肿瘤呈均匀一致密度增高。

（2）MRI成像：肿瘤边界清楚，球形，在T_1加权图像上多数表现为等信号，少数为低信号。在T_2加权图像上为高信号或中等高信号，周边可见水肿带，增强后明显均匀强化。MRI成像可清晰显示肿瘤与视神经、颈内动脉和大脑前动脉的关系。

3.脑血管造影　脑膜瘤以颈内动脉供血为主，主要是眼动脉脑膜支和大脑中动脉分支，其次是筛前动脉。颈内动脉造影典型所见,正位像上大脑前动脉抬高,双侧起始部合成半圆形。

(三)治疗

一经确诊原则上应行手术治疗,脑膜瘤小于 3cm 或术后有残留的可考虑放射治疗。

1.体位　仰卧位,头偏对侧 15°,后仰 45°。

2.手术入路　冠状单侧额部入路、双侧额部入路和翼点入路。

3.手术要点

(1)肿瘤较大时,双额入路,需结扎和剪断上矢状窦及大脑镰。

(2)肿瘤偏一侧生长时可选择翼点入路。

(3)额部钻孔要足够低,容易暴露颅底,减少对额叶的牵拉。

(4)尽量避免额窦开放,一旦开放,要用骨蜡和筋膜将额窦封闭好,防止引起颅内继发感染。

(5)小型肿瘤可先用双极电凝分离肿瘤基底,切断肿瘤的供血动脉,整块切除。肿瘤较大时,先瘤内切除部分肿瘤,再处理肿瘤基底(处理基底与切除肿瘤交替进行),同时沿肿瘤四周分离,注意用脑棉保护好两侧视神经和颈内动脉,后上方的大脑前动脉和前交通动脉以及后方的下丘脑。

(6)肿瘤包绕颈内动脉或侵犯海绵窦,且质地较硬时,不必勉强切除肿瘤,残余部分术后可行放射治疗或放射外科治疗。

六、蝶骨嵴脑膜瘤

蝶骨嵴脑膜瘤是起源于蝶骨大、小翼上的脑膜瘤。肿瘤形态可呈扁平型或球形生长。根据 Cushing 对脑膜瘤分类,按肿瘤在蝶骨嵴不同部位分为三大类:蝶骨嵴内侧 1/3 脑膜瘤(称床突型)、中 1/3 脑膜瘤(称小翼型)和外 1/3 脑膜瘤(称大翼型)。也可分为内侧型蝶骨嵴脑膜瘤(蝶骨嵴内侧 1/3 脑膜瘤和中 1/3 脑膜瘤)和外侧型蝶骨嵴脑膜瘤(蝶骨嵴外侧 1/3 脑膜瘤)。

(一)临床表现

不同部位蝶骨脑膜瘤有其不同的临床表现,蝶骨嵴内 1/3 脑膜瘤,早期症状明显,肿瘤可直接压迫视神经出现视力和视野障碍,还可出现第Ⅱ、第Ⅳ、第Ⅵ及第Ⅴ第 1 支的脑神经损害,表现类似海绵窦综合征,如瞳孔散大,对光反射消失,角膜反射差及眼球运动障碍等,肿瘤向眼眶内或眶上裂侵犯,眼静脉回流受阻出现眼球突出。肿瘤向前颅凹底生长可精神症状和嗅觉障碍。蝶骨嵴中 1/3 脑膜瘤,早期症状不明显,当肿瘤增大时,侵入颅前窝和颅中窝,可出现颅内压增高症状、对侧面神经中枢性瘫痪。蝶骨嵴外 1/3 脑膜瘤,症状出现的较晚,早期仅有头痛而缺乏定位体征。早期可有颞叶癫痫发作。肿瘤压迫侧裂池、侧裂静脉时,脑脊液循环受阻,可出现颅内压增高。

(二)辅助检查

1.CT　CT 可显示蝶骨骨质破坏或增生和有无钙化,显示肿瘤以蝶骨嵴为中心的球形生长,边界清晰,经对比加强后肿瘤影明显增强。

2.MRI　MRI 可以显示肿瘤与蝶骨嵴和眼眶的关系,骨质破坏情况。还可以提供肿瘤与颈内动脉和海绵窦的关系,颈内动脉是否包裹在内,海绵窦是否被侵犯,以及肿瘤与周围脑组织、大脑前动脉、大脑中动脉、视神经等的关系。增强后肿瘤影明显强化。

3.脑血管造影和超选择栓塞　脑血管造影能提供肿瘤的供血动脉,肿瘤与主要血管的毗邻关系。内侧型蝶骨嵴脑膜瘤的供血动脉主要来自眼动脉的脑膜支和筛前动脉。外侧型蝶骨嵴脑膜瘤的血液供应主要来自脑膜中动脉和脑膜副动脉,出现典型的放射状肿瘤血管,肿瘤染色在静脉期比动脉期更明显。因肿瘤压迫,侧位像可见大脑中动脉一般被抬高。对颈外动脉供血者,可同时行超选择栓塞,减少手术中出血。手术时机应在栓塞后 3～7 天,这期间栓子在肿瘤组织内能充分产生效应,使肿瘤内部血运减少致坏死。栓塞与手术间隔超过 7 天,循环有再通的可能。

(三)治疗

一经确诊原则上应行手术治疗,颅内压增高显著时应尽早手术治疗,但对于蝶骨嵴内 1/3 脑膜瘤小于 3cm 的可考虑放射治疗。

1.体位　仰卧位,头偏向健侧 30°～40°。

2.手术入路　翼点入路或扩大翼点入路。

3.手术要点

(1)颞部钻孔要足够低,充分暴露中颅凹底,减少术中对颞叶的牵拉;用磨钻将蝶骨嵴尽量磨掉,充分暴露肿瘤基底。

(2)以蝶骨嵴为中心弧形剪开硬脑膜。

(3)切开侧裂蛛网膜开放侧裂池,充分释放脑脊液以降颅压。或者在麻醉后行腰椎穿刺置引流管于蛛网膜下腔,在剪开硬脑膜时缓慢释放脑脊液。

(4)自动牵开器将额叶底面向上抬起,颞极向上向内提起,如肿瘤外面覆盖一薄层脑组织,可将这层脑组织自额下回切除,充分暴露出肿瘤。

(5)先用双极电凝电灼蝶骨嵴肿瘤基底,若肿瘤瘤体较大,无法处理基底,可先瘤内切除部分肿瘤,使术野空间逐渐增大,一边处理瘤体一边处理肿瘤基底。切除肿瘤时应特别注意大脑中动脉及其分支是否被肿瘤包围。

(6)肿瘤内侧与海绵窦、颈内动脉、大脑前动脉、视神经和下丘脑等关系密切。应在显微镜下仔细分离切除肿瘤,但不强求完全切除。

(7)一旦颈内动脉破例,可先用吸收性明胶海绵、肌肉压迫止血,同时在颈部压迫颈内动脉,降低颈动脉压,如不起效,只能结扎颈内动脉。结扎颈内动脉后可行颞浅动脉与大脑中动脉分支吻合。

(8)严密缝合硬脑膜,防止术后脑脊液漏。

七、岩斜区脑膜瘤

(一)临床表现

岩斜区脑膜瘤的临床表现主要表现为 4 类神经损害:脑神经损害、颅内高压、锥体束征和小脑体征等。

1.脑神经损害　动眼神经麻痹、面神经障碍、位听神经障碍及后组脑神经障碍等。临床上表现为斜视、复视、眩晕、耳鸣、面部麻木、感觉减退、面瘫等症状。其中上岩斜区病变时以动眼神经的损伤为主,中岩斜区病变时以三叉神经与面神经损伤为主,下岩斜区病变时主要表现为舌咽神经、迷走神经和副神经等后组脑神经损伤。

2.颅内高压　症状轻微,可表现为慢性头痛,但不剧烈。眼底检查可见视神经盘水肿,当神经系统失代偿时才出现病情急剧恶化。

3.锥体束征　表现为病变对侧肢体腱反射亢进,病理反射阳性等,有部分患者可表现为病变同侧锥体束征,考虑为脑干移位手对侧幕缘挤压所致。

4.小脑体征　同侧共济障碍,患侧肌张力减低,粗大的水平眼震,轮替障碍,指鼻及跟-膝-胫试验阳性。

（二）辅助检查

1.X 线片　可见肿瘤钙化,局部骨质的破坏或增生。

2.CT　表现为自岩尖至颈静脉孔的中或低密度病变,圆形或分叶状或扁平状病变,边界清楚,瘤内可见散在点片状钙化,中线结构移位,脑干受压,增强呈均匀强化,骨窗像表现为病变骨质增生破坏。虽然 CT 在判断骨质的增生破坏程度和肿瘤与骨性标志间的关系上有自身的优越性,但是在肿瘤的位置,质地和肿瘤与脑干、重要血管之间的空间关系等方面,不如 MRI 清楚。

CT 三维重建可以清楚显示肿瘤与周围血管、骨质的关系,有利于手术入路的设计。

3.MRI　MRI 检查对脑膜瘤诊断及治疗方案的确定有决定性意义,MRI 扫描可见 T_1WI 低信号, T_2WI 高信号,增强时呈明显均匀强化,可伴有脑膜尾征。增强 MRI 检查能够了解肿瘤的位置和形状、生长侵犯方向、有无基底动脉及分支受累、与脑干及周边结构的关系,直接为手术提供参考,更重要的是在 T_2 加权像上可观察瘤周的蛛网膜层是否存在,有无脑干软脑膜侵犯,有无脑干水肿。这对判断是否可全切除肿瘤及预测手术的危险性非常重要。

4.DSA　了解肿瘤血供及肿瘤与基底动脉,大脑后动脉等重要血管的关系。

5.MRV　分析岩斜区脑膜瘤向岩上下窦的静脉引流,从而为手术提供帮助。

（三）诊断及鉴别诊断

1.诊断要点　肿瘤早期时患者多无明显症状体征。

随着肿瘤体积增大,逐渐出现颅内压增高症状及相应脑神经损害症状。根据肿瘤的位置不同,临床上可分别表现为以动眼神经的损伤为主(上岩斜区病变)或以三叉神经与面神经损伤为主(中岩斜区病变)或以后组脑神经损伤为主(下岩斜区病变)。临床上表现为斜视、复视、眩晕、耳鸣、面部麻木、面痛、面瘫、吞咽困难、耸肩无力、共济失调等症状。CT 扫描示中或低密度病变,圆形或分叶状或扁平状病变,边界清楚,瘤内可见散在点片状钙化,中线结构移位,增强呈均匀强化,骨窗像表现为病变骨质增生破坏。MRI 扫描示 T_1WI 低信号, T_2WI 高信号,呈明显均匀强化,可伴有脑膜尾征。

2.鉴别诊断

(1)颅底软骨瘤:多见于颅中窝底、蝶鞍旁、岩骨尖端的软骨联合部以及破裂孔旁桥小脑角处。表面光滑,呈球形或分叶状,广基底,边界清楚,偶见被侵蚀而破碎的骨组织。X 线片可见密度增高的骨性肿块,边界清楚,周围为膨胀性骨破坏,可有硬化边。CT 可见与颅底相连的高密度分叶状肿块,边界清,其内伴有多发斑点状钙化,增强时肿瘤非钙化部分有增强。MRI 上肿瘤呈不规则混杂信号, T_1WI 示肿瘤为低信号,其内钙化为更低信号, T_2WI 为高信号,其内钙化仍为低信号。

(2)软骨肉瘤:多发于颅底,尤以蝶骨和斜坡为好发部位,临床上早期常无明显症状,以后逐步出现局部肿块、脑神经麻痹和颅内压增高。CT 扫描常在斜坡或鞍旁发现等密度或略高密度影,瘤内有钙化,增强后无或有轻度强化,MRI 扫描示长 T_1 ,长 T_2 信号,钙化部分无信号影。

(3)脊索瘤:一种少见的先天性肿瘤,起源于中胚层脊索结构的残余组织,好发于颅底的斜坡和骶尾部,位于硬膜外,缓慢浸润生长,可向鞍区、鞍旁、颅中窝与颅后窝伸展。CT 扫描表现为以斜坡或岩尖为中心的圆形或不规则的略高密度影,散在点片状高密度影,边界清楚,伴明显骨质破坏。MRI 检查示 T_1WI 信号不均,常低于脑组织的信号强度, T_2WI 上呈高信号。

(4)听神经瘤:发病多以一侧耳鸣起病,逐渐出现同侧听力下降、面部麻木、面瘫、步态不稳等脑桥小脑角症候群及颅内压增高症等。MRI 检查为 T_1WI 低信号, T_2WI 高信号,多有囊变,肿瘤实质可强化,肿瘤的中轴线指向内耳道,且伴有内耳道扩大或骨质破坏。

(5)三叉神经鞘瘤:多以面部麻木或面痛为早期症状,渐进出现不典型脑桥小脑角症候群,头颅摄片可见岩尖骨质破坏,CT 扫描示等或低密度病灶,中线结构移位,肿瘤周围无水肿,均匀强化。MRI 检查示 T_1WI 低信号,T_2WI 高信号,边界清楚,明显均匀强化。

(6)上皮样囊肿(胆脂瘤):桥小脑角、鞍区为上皮样囊肿的好发部位,瘤壁薄而透明,内容物为白色或灰白色干酪样物质,内容物外漏或继发感染时,可有脑膜炎发作。MRI 检查可见 T_1WI 为低信号,与肿瘤内胆固醇以结晶形式存在有关;T_2WI 上肿瘤为高信号。

(7)皮样囊肿:好发于中线部位的硬膜外、硬膜下或脑内,位于颅后窝约 2/3,以小脑蚓部及第四脑室较多。壁较厚,内含皮肤附件如汗腺、皮脂腺及毛囊等,囊内容物含有较多水分和油脂,常夹杂有毛发,为本瘤主要特征。部分患者可有反复发作的脑膜炎病史。因含有液态脂类物质,所以在 T_1WI 和 T_2WI 均呈高信号,颇具特征性。

(8)蛛网膜囊肿:脑脊液被蛛网膜包围所形成的囊腔,多为先天性或继发性创伤、炎症等引起的蛛网膜广泛粘连的结果,好发于大脑半球凸面、较大脑池等处,主要表现与颅内占位性病变相似,但病程缓慢,可长期处于相对稳定状态。CT 和 MRI 现实囊肿界限清楚,囊壁菲薄,囊液信号与脑脊液相似,无强化。

(四)治疗

岩斜区脑膜瘤为良性肿瘤,生长缓慢,且患者耐受性较好,只有当肿瘤较大并侵及重要组织时才可出现神经病学损害。但是当切除肿瘤时因病变位置较深,手术创伤较大,术后反而症状加重。岩斜区脑膜瘤不能全切除因素包括:①肿瘤与脑干粘连;②多组脑神经受累;③与基底动脉及其分支关系密切;④是否侵犯海绵窦。对于侵犯海绵窦,包绕颈内动脉或基底动脉往往全切除相当困难,特别是 MRI 显示有脑干严重水肿及肿瘤的软膜消失,手术全切除更为困难,全切除可能会引起严重的并发症。

目前随着显微神经外科的发展,该部位肿瘤的手术入路中可以较好地保护重要血管、脑神经及脑干等,从而显著提高了肿瘤的全切率,并降低了死亡率及致残率。这里我们将主要讨论岩斜区脑膜瘤的手术治疗,并探讨手术方案的选择。

1.药物治疗 研究显示脑膜瘤中存在激素受体,Oura 及其同事报道了美雄烷(一种雌激素拮抗剂)可以显著的缩小脑膜瘤的体积。溴隐亭作为一种多巴胺拮抗剂,在体外可以明显抑制脑膜瘤细胞。此外其他抗肿瘤药物如羟基脲和 INF-α 等也被试用于脑膜瘤治疗。

2.手术治疗 岩骨斜坡区脑膜瘤的手术方式是由病变所在部位、生长方式、供血来源以及与周围结构的解剖关系来决定的。

(1)手术方案的选择

1)对于侵犯海绵窦并向前方生长的岩斜区肿瘤可采用额颞经颅中窝底入路,对于暴露海绵窦,有很大的帮助。

2)对于肿瘤较小,且肿瘤向小脑幕上发展的岩斜区肿瘤,可采用颞下经小脑幕入路,此入路操作简便,损伤小。但是此入路暴露范围局限。

3)对于肿瘤向颅后窝方向生长的肿瘤可考虑采用乙状窦后入路,也可在幕下切开小脑幕,已达到肿瘤全切除的目的。但此手术入路暴露还是很局限,且手术是在血管神经间隙中操作,神经牵拉损伤机会较多,中线向对侧发展的肿瘤就无法暴露。

4)对于大多数岩斜区脑膜瘤来讲,经岩骨乙状窦前入路是最佳的手术入路。

5)对于巨型岩斜区脑膜瘤,(如肿瘤发展侵入到颅中窝的前部或海绵窦的前部或向鞍上发展超过鞍膈水平 2cm),经单纯的一种入路往往不够,必须联合其他入路,如经岩骨侧方入路再联合经额颞眶颧入路以增加从前方对肿瘤的暴露。

（2）常用手术入路介绍

1）额颞经颅中窝底入路（外侧裂入路）：最早由 Yasargil 经外侧裂入路夹闭颈内动脉和基底动脉分叉处动脉瘤，后经改良用以切除斜坡脑膜瘤，该入路手术视野深而窄，显露有限，无法暴露脑桥小脑角及枕骨大孔的肿瘤，仅适用于上斜坡或岩尖肿瘤，特别是侵及鞍区或海绵窦的肿瘤。此外该入路常同时离断颧弓以增加颅底的暴露（亦称为颞下-耳前颞下窝入路）。对于向颅后窝生长的岩斜区脑膜瘤，范围广泛或延及双侧海绵窦的肿瘤，均不宜经此入路。

患者采取仰卧位，术侧肩部垫高，头稍后仰并向对侧旋转 30°，使额骨隆凸位于最高点。手术行额颞弧形切口，切口的弧形较常规翼点入路更向后，可至外耳门水平耳郭后方 3cm。骨瓣形成后咬除颞鳞下部直至颅中窝底，切除蝶骨嵴外侧至眶上裂外端。以蝶骨嵴为中心半圆形切开硬脑膜，翻向蝶骨嵴方向，在大脑中浅静脉的额叶侧切开蛛网膜和分离外侧裂。外侧裂分开后逐渐暴露颈内动脉分叉，切开颈动脉池、视交叉池和终板池蛛网膜，用蛇形牵开器向内上方和后外方牵开额、颞叶，显露肿瘤。可首先处理鞍区肿瘤，而后再分离肿瘤与颞叶和颅中窝底硬脑膜，切除延及颅中窝的部分。分离切除颅中窝内侧的肿瘤时注意勿损伤Ⅲ-Ⅴ脑神经，最后再沿岩骨嵴方向，自幕缘向后外方切开小脑幕，显露位于小脑幕切迹区和颅后窝的肿瘤。肿瘤切除后，常规关颅。

2）颞下经小脑幕入路（亦称颞下经岩骨前路入路）：颞下经小脑幕入路是利用围绕耳郭上方的马蹄形切口，行外耳道上方的长方形窄长条骨窗，切开硬脑膜，并抬起颞叶底面，暴露并切除岩骨尖前后，小脑幕上下，颅中窝后部和颅后窝上部，环池周围区域病变手术过程。该手术入路适合于上中斜坡和岩尖肿瘤，包括同时累及鞍旁（海绵窦）和颅后窝者。

患者取仰卧位，肩部垫高，头向对侧旋转 45°，常规作颞部皮瓣和骨瓣，咬除颞鳞下部至颅中窝底。分离颅中窝底硬脑膜，显露岩骨前后部快速磨钻磨除，（磨除范围：前界为三叉神经压迹，后界为弓状隆起，外侧为岩浅大神经压迹，下方为颈动脉管和内耳道），岩尖切除后沿岩上窦切开颅中窝硬脑膜，夹闭或缝扎岩上窦两端后切断，沿肿瘤后界切开小脑幕直至游离缘，显露颅后窝肿瘤，分离切除肿瘤。常规关颅。

术中要点：①小脑幕切开是该入路重要步骤，可保证幕下肿瘤的暴露，为最大限度地暴露岩骨后方小脑幕以下肿瘤基底，小脑幕的切开需平行于岩上窦的后缘。②须注意保护 Labbe 静脉，该静脉起源于外侧裂的中部，向后下走行汇入横窦的前部，构成外侧裂与横窦间最大的一组吻合静脉。术中保护 Labbe 静脉对预防术后脑水肿非常重要。

3）幕上下经岩骨乙状窦前入路：该入路是切除岩斜区脑膜瘤的最有效的手术入路。它能提供到达岩骨斜坡区宽阔的视野，缩短到该区的距离，能清晰显露同侧Ⅲ～Ⅻ脑神经和后循环的主要动脉，避免对颞叶的过分牵拉，较好地保护 Labbe 静脉，减轻颞叶水肿。该入路适合于中颅后窝病变，尤其是上 2/3 斜坡-岩骨区的病变切除。但对下斜坡的显露效果不好。Spetzle 将该入路规范化并根据岩骨磨除的程度将该入路分为三个亚型：

Ⅰ型：扩大迷路后入路，即在骨性迷路后磨除乳突显露出乙状窦和岩上窦，保留骨性半规管完整，在骨性迷路前磨除岩骨显露出岩骨内颈内动脉水平段，该方法偏重于显露脑桥小脑角，优点是保留听力。

Ⅱ型：经迷路入路，即完全磨除骨性半规管，该方法对岩斜区显露较前充分，但需牺牲听力而且术后脑脊液耳漏机会增加。

Ⅲ型：经迷路耳蜗入路，在Ⅰ、Ⅱ的基础上更加广泛地磨除岩骨并使面神经向下方移位。

患者仰卧位，头架固定，使乳突和岩骨基底部位于术野最高点。设计耳后弧形切口，乙状窦前入路多采用马蹄形切口，前缘始于耳前颧弓，向上围绕耳郭向后，止于横窦下方乳突尖部后方 1cm。若颅中窝底肿瘤较小可缩小前方切口。切口上缘依据幕上肿瘤突入的程度调整。经典乙状窦前入路的骨瓣呈刀把样,颅骨钻孔成对出现,分别位于横窦上下。术中依据"星点"的位置判断横窦的位置。骨瓣成形后暴露颞枕部硬脑膜,横窦及小部分颅后窝硬脑膜,需进一步磨除乳突及岩骨暴露乙状窦前间隙,根据肿瘤暴露的情况,选择岩骨磨除的程度。沿横窦上缘和乙状窦前缘切开硬脑膜,切开过程中要夹闭或缝扎岩上窦。抬起颞叶,打开小脑延髓池释放脑脊液,电凝肿瘤基底供应血管,分块切除肿瘤,注意保护脑神经及重要血管。

虽然该入路操作复杂,但仍有很多优点,包括:①磨除岩骨后利用骨性空间操作,避免牵拉脑组织造成副损伤;②磨除岩骨后直接处理肿瘤基底,阻断肿瘤血运,较其他入路操作距离缩短;③可从多角度直视脑干腹侧和腹外侧的脑干肿瘤界面;④岩骨切除后避免岩斜区手术死角;⑤乙状窦、Labbe 静脉不受影响。

4)枕下乙状窦后入路:枕下乙状窦后入路是采用耳后钩形或直形切口,行乳突后枕骨骨瓣,暴露横窦和乙状窦夹角,切开硬脑膜并牵拉小脑向内下,暴露脑桥小脑与岩骨之间 CPA 池周围病变的过程。该入路适用于脑桥小脑角区,下斜坡区的病变的切除,能清楚地显露一侧 Ⅴ、Ⅶ、Ⅷ、Ⅸ 和 Ⅹ 脑神经,和小脑前下动脉等重要血管。但由于岩尖的阻挡及小脑牵开范围的限制,对于岩斜区肿瘤的暴露较局限,操作空间少,尤其是当肿瘤发展到海绵窦或向斜坡中线结构方向发展,该入路无法暴露。

全麻插管成功后,患者取 Park-bench 位,手术切口自上项线中内 1/3 交界处,向外上达耳郭上缘后方 1cm 左右,弧形向下沿耳后发际达下颌角水平。颅骨钻孔时以"星点"稍前方为关键点,骨窗暴露的重点为横窦和乙状窦的交界,上方暴露横窦下缘,外侧暴露乙状窦内侧缘。打开硬脑膜并向外侧和上方充分牵开,打开小脑延髓池,充分释放脑脊液。向内侧牵开小脑半球,显露位于桥小脑角的肿瘤。岩斜区脑膜瘤都位于Ⅶ、Ⅷ脑神经的腹侧并将神经向后严重推移。由于肿瘤与神经血管结构关系密切,肿瘤的切除一般应从岩骨开始并向脑干方向切除,这样容易根据脑神经出口的解剖位置在手术早期寻找到脑神经。在手术中应尽可能地保护蛛网膜界面,并在界面内进行肿瘤切除。由于肿瘤质地一般较硬,肿瘤的切除大都使用双极电凝和显微剪刀,在神经间隙内耐心地分块切除,如果术前的影像学检查提示脑干的软脑膜已遭到肿瘤的侵犯,那么不应追求肿瘤的全切除。

5)术后常见并发症及处理:术后最常见的并发症为脑神经功能障碍,以三叉神经、展神经、滑车神经最常见,其次为基底动脉血管痉挛,患者常常在手术后 3 天病情加重,需支持治疗,给予血管活性药物,预防并发症的发生,必要时可行气管切开。

3.神经内镜治疗 采用神经内镜技术切除体积较小的岩斜区脑膜瘤可以更好地暴露肿瘤周围的脑神经及血管,可以更好地切除向 Meckel 憩室、海绵窦及小脑幕缘的肿瘤。

八、小脑幕脑膜瘤

(一)概述

脑膜瘤是最常见的颅内脑外肿瘤,也是中枢神经系统最常见的非胶质性原发肿瘤,占所有颅内肿瘤的 15%～18%。绝大多数(90%)脑膜瘤位于幕上,最常见的部位是矢状窦旁和大脑凸面,分别占 25% 和 20%。但位于小脑幕者并不多见,约为 2.9%。由于肿瘤生长的部位及发展方向不同,临床出现的症状及体征又无特殊表现,故在诊断上常较困难,特别在 CT 扫描问世之前,容易被误诊。

(二)临床表现

小脑幕脑膜瘤表现为非特异性的症状和体征,且依肿瘤主体所在部位而异。较常见的症状是头痛、共济失调和恶心呕吐。最常见的体征是颅内压增高伴视神经功能障碍和小脑功能障碍。肿瘤较大时出现肢体运动障碍、癫痫、对侧同向偏盲、小脑症状和患侧 Ⅴ～Ⅸ 脑神经损害等。体积小的肿瘤可以没有任何症状体征,往往影像学检查意外发现。肿瘤体积较大时(直径 30mm)才出现脑功能障碍。主要的症状有头痛(50%～75%),步态不稳(20%～45%),记忆力/精神障碍(10%～30%),听力下降、耳鸣(15%～30%),癫痫(10%左右),面瘫(5%左右),吞咽困难(3%左右)。主要的体征有:共济失调(40%～60%),偏盲(3%～10%),脑神经损害(30%～60%),其中三叉神经(5%～15%),位听神经(15%～30%),面神经(3%～6%),后组脑神经(2.5%～15%)。

总之,在小脑幕脑膜瘤中颅内压增高(50%～75%)和小脑共济失调(40%～60%)是最多见的临床表现,位听神经损害是最常见的脑神经损害表现,多表现为耳鸣或听力下降,可能是肿瘤牵拉脑神经,或压迫脑干听觉传导通路,或影响耳蜗血供所致。术后大多数患者的症状好转,听力全部或者部分恢复。

(三)诊断与鉴别诊断

CT 检查肿瘤多呈高、略高密度,均匀强化,CT 平扫肿瘤多呈略高密度,少数为等密度,瘤内可有点状、星状或不规则钙化。偶尔整个瘤体可完全钙化,较大肿瘤内囊变、坏死和出血较常见。增强检查,脑膜瘤血供丰富,不具有血-脑屏障,因而多呈明显均匀增强,动态增强检查脑膜瘤的时间密度曲线与血管同步升高,达峰值后则保持较长时间的相对平稳,其后缓慢下降。瘤体周围水肿呈现低密度。肿瘤附着处的硬脑膜强化明显(即脑膜尾征),对其产生原因有不同的解释,最常见的为肿瘤对脑膜的侵犯、脑膜结缔组织和血管增生及血管扩张造成。

MRI 检查 T_1 加权像多为等低信号,T_2 加权像多为高等信号,肿瘤直径多数大于 30mm。很少有周围脑组织水肿带,但是肿瘤周边常有环形脑脊液信号,与周围结构明显分界。平扫绝大多数小脑幕脑膜瘤具有明显脑外肿瘤特征,即脑白质扭曲征和皮层灰质向内移位,于脑实质与肿瘤间可见裂隙状 T_1WI 低信号、T_2WI 高信号影,其代表残存的蛛网膜下腔。T_1WI 肿瘤呈等低信号或略高信号。T_2WI 图像肿瘤为高或略高信号,等信号较少。FLAIR 序列呈高信号。瘤体内可混杂不同信号改变,主要与病理成分如纤维成分、钙化、囊变、坏死、血管及出血有关。肿瘤边缘多有较完整包膜,瘤体周围水肿 FLAIR 序列及 T_2WI 表现明显,尤其 FLAIR 序列脑脊液自由水被抑制,更利于瘤周水肿的显示;水肿多为轻至中度,少数病例周围水肿显著,呈带状或大片状长 T_1 长 T_2 信号,是由于肿瘤压迫或侵犯静脉/硬膜窦所致。增强扫描肿瘤多显著均匀增强,部分病灶呈现不均匀增强亦与病理成分有关,钙化、囊变、出血及坏死无增强。肿瘤邻近硬脑膜发生鼠尾状增强,此即脑膜尾征。

约有 20% 的肿瘤合并脑积水表现(第三、四脑室扩大)。文献报道小脑幕脑膜瘤可以合并小脑扁桃体下疝以及颈髓节段性空洞,并称小脑幕脑膜瘤切除后脊髓空洞,可能随之消失。另外,从 T_2 加权像上,可以明确肿瘤与脑干间的蛛网膜间隙是否存在,肿瘤是否侵犯脑干软脑膜以及脑干是否水肿,以便术前估计肿瘤切除程度。

血管造影检查(DSA/MRA)可以显示肿瘤的血供来源和静脉回流途径,以便术中早期阻断肿瘤血供减少出血,另外了解深静脉和静脉窦受累程度,并以此对不同受累程度的深静脉和静脉窦进行处理。传统的 DSA 有多种并发症,现已很少用于小脑幕脑膜瘤的血管造影,除非拟行肿瘤动脉栓塞。血管造影仅能检出部分受累静脉窦,实际手术中发现静脉窦受累率远高于检出率。一些深静脉在造影时不显影,但并不代表它们完全闭塞或者丧失引流功能。

小脑幕脑膜瘤位于脑外,边界较清楚,密度或信号相对均匀,钙化率较高,增强检查有明显增强,与小脑幕广基底相连或骑跨生长,并多可见脑膜尾征(应当指出脑膜尾征在其他肿瘤或炎症时也可观察到),影像学诊断并不难。但由于 CT 常规轴位扫描,可能将突入脑组织的小脑幕脑膜瘤勿认为脑内病变。诊断的关键是想到本病的可能,进行 CT 多重面重组或行 MRI 检查,多方位观察可做出准确定位、定性诊断。

该部位肿瘤较少,主要需与下列肿瘤鉴别:①血管外皮瘤。血管外皮瘤易发生坏死和囊变,密度、信号多不均匀。血管外皮瘤一般无钙化,有钙化则支持脑膜瘤的诊断。血管外皮瘤周围流空血管影较脑膜瘤更明显,术后容易复发,脑膜瘤完全切除后极少复发;②脑膜转移瘤。常多发且多合并脑内转移灶,再结合临床病史可以鉴别;③脑叶胶质瘤。结合多轴位图像,明确其与脑膜关系,鉴别不难。

(四)治疗

1.手术治疗 小脑幕脑膜瘤的手术死亡率和致残率早期均较高。20 世纪 80 年代前,手术死亡率均在 25% 以上。近 20 年,随着神经影像学和显微神经外科学的发展,手术死亡率和并发症已经明显下降。绝大部分 90.3% 达到肿瘤全切,手术死亡率为 2.8%,短期并发症发生率为 18.1%,长期并发症发生率为 0.1%,获得很好的手术效果和较小的复发率 4.3%。

术前仔细分析 MRI 影像,了解肿瘤附着部位、生长方向、毗邻结构、肿瘤特性。必要时行增强 MRI 和 DSA 检查,了解肿瘤的血供、静脉引流、与周围静脉窦的关系、有无侵犯窦内、残余窦腔的通畅情况。根据肿瘤的分类选择手术入路,要求手术距离最短,手术视野最清楚,并结合病例特点个体化修整。手术入路选择也要考虑到患者的一般状况和手术者的个人经验。枕大池脑脊液的释放或侧脑室体外引流,可以降低颅内压,扩大可利用空间,减少对周围脑组织的牵拉。骨窗的大小要满足肿瘤的充分显露,并且尽量显露出静脉窦缘。肿瘤暴露充分后,分块切除肿瘤,在显微镜下仔细分离肿瘤与周围的粘连,尽量减小对正常结构的损伤。在分离过程中,必须充分保护、利用肿瘤与正常结构间的蛛网膜层。在不增加额外损伤的条件下,全切除肿瘤包括基底,对于不能切除的紧密黏着窦壁、脑干、神经血管表面的部分瘤组织或基底,应充分电灼灭活,减少肿瘤复发可能。

切迹脑膜瘤除外,幕下型脑膜瘤多采用枕下正中/旁正中切口幕下小脑上入路(Krause 入路)和乙状窦后入路。幕上型脑膜瘤多采用枕下幕上入路,部分岩骨旁脑膜瘤也采用颞下入路。镰幕脑膜瘤向幕上扩展,多采用枕下大脑半球间入路。幕上下型脑膜瘤多采用幕上下联合入路,如:枕部幕上下联合入路,乙状窦前幕上下联合入路和颞下经岩骨幕上下联合入路。

外侧切迹幕上型脑膜瘤,多采用颞下入路,部分采用枕下幕上入路,幕下型脑膜瘤采用幕下小脑上入路和乙状窦后入路,幕上下型脑膜瘤则采用乙状窦前/颞下幕上下联合入路。内侧切迹幕上型脑膜瘤,同镰幕脑膜瘤一样,多采用枕下大脑半球间入路,幕下型脑膜瘤多采用幕下小脑上入路,而幕上下型脑膜瘤采用枕下经幕入路(Poppen 入路)。

枕下幕上入路,必须小心牵拉枕叶,尽量从单侧入路,防止皮质盲。幕下小脑上入路利用了小脑与小脑幕的自然间隙,脑组织损伤小,对于幕下型脑膜瘤,通过该入路可以直达肿瘤,不需要过多探查,同时肿瘤位于深静脉之下,减少了深静脉损伤。由于切断了小脑和小脑幕之间的桥静脉,有时会引起小脑缺血性梗死。如果采用坐位手术,小脑因重力作用自行下垂,有利于肿瘤显露并减少术中牵拉损伤。

枕部幕上下联合入路,通常采用幕上去骨瓣,幕下开骨窗,保留中间骨桥的开颅方式,Castro 等建议使用一个跨幕上、下的联合骨瓣,避免术后颅骨缺损、皮下积液、脑脊液漏或颅内感染的发生。乙状窦后入路可早期辨别脑神经,可以切除多个部位的幕下脑膜瘤,包括切迹脑膜瘤,可以从三叉神经上方、三叉神经与面听神经之间、面听神经与后组脑神经之间三个间隙进行肿瘤切除。

颞下入路适于扩展到颅中窝及上 1/2 斜坡的肿瘤,该入路到达岩斜区的距离短,可以减少血管神经的暴露和损伤,加去颧弓,可以提供更大的视角。注意避免过度牵拉皮质,以及损伤 Labbe 静脉,防止颞叶缺血性梗死,优势半球损伤可能引起语言功能障碍。乙状窦前入路可以很好地保留听力和大部分患者的面神经功能,但是往往不能全切肿瘤。

乙状窦前入路在牵拉颞叶过程中也要注意保护 Labbe 静脉。乙状窦前幕上下联合入路可以成功切除多种颅底肿瘤,可以很好地保留听力和大部分患者的面神经功能。由于展神经位于小脑幕游离缘的下方,紧贴小脑幕,切开小脑幕时容易损伤展神经,因此切开时首先将小脑幕游离缘抬起,使其与展神经分离后再切开。该入路的缺点是后组脑神经内侧的肿瘤显露不佳,术野较小,有时可以联合镰下入路。

按 Yasargil 分类是目前最符合小脑幕解剖特点的分类法,对手术入路的选择有重要指导意义。其中1、2 区肿瘤的手术效果要优于 3、8 区。采用幕下小脑上入路、翼点入路或颞下入路,然而术后并发症高达75%,由于术中切除部分小脑或伤及小脑上动脉、桥静脉引起术后小脑症状,常表现为言语含糊或一侧上肢共济失调,随访症状消失,偏瘫合并膀胱功能障碍,动眼神经损伤等,需缓慢恢复。

3、8 区肿瘤的前、后方紧邻脑干及小脑上腹部,压迫症状很早就会出现,同时可以压迫深静脉及直窦影响静脉回流,引起颅内压增高。该部位肿瘤的手术方式同松果体区肿瘤,强调大脑大静脉和大脑内静脉的保护。该组肿瘤的主体均位于幕下,因此我们多采用幕下小脑上入路切除肿瘤。

4 区肿瘤多位于岩骨背、岩上窦旁,肿瘤较大时可以侵犯桥小脑角,引起 Ⅴ～Ⅷ 脑神经症状,甚至后组脑神经症状。该组采用的手术入路包括:枕下幕上入路,幕下小脑上入路,乙状窦后入路,乙状窦前入路,颞下经岩入路。

5 区即窦汇区肿瘤,不同于其他部位,原则上要求暴露 4 个象限,包括显露被累及的上矢状窦、窦汇、双侧横窦和枕窦,实际上操作困难,手术风险高。本组窦汇区肿瘤部分骑跨幕上下或仅累及幕上,多数位于幕下,因此我们选用幕下小脑上入路,或幕上下合入路,或枕下幕上入路。在切除过程中如果注意保护窦汇,预后较好,但是由于窦壁的保留,往往只能达到 Simpson Ⅱ 级切除。术后仅出现短期并发症,长期并发症少见。

6 区即横窦区肿瘤,多采用了幕下小脑上入路,手术效果较好。骑跨型肿瘤也可用枕下幕上入路,多数可获得肿瘤全切,患者术后恢复正常生活工作。

7 区即横窦乙状窦交界区肿瘤多采用的主要手术入路是枕下乙状窦后入路,该入路可早期辨别脑神经,可以用以切除多个部位的幕下脑膜瘤,包括切迹脑膜瘤。可以从三叉神经上方、三叉神经与面听神经之间、面听神经与后组脑神经之间三个间隙进行肿瘤切除。术中可用听觉脑干反应来监测、保护听觉和脑干功能,但是不能提高肿瘤切除程度。绝大部分肿瘤获得全切,未全切的常见原因是肿瘤紧密粘连脑神经或脑干,出现这种情况时不能强行切除。

总之,小脑幕切迹脑膜瘤切除较为困难,因肿瘤位置较深,邻近脑干、Galen 静脉系统、小脑上动脉、大脑后动脉、脉络膜前动脉和滑车神经等重要结构。肿瘤累及这些结构时,要尽可能地剥离肿瘤,避免损伤。受侵犯的直窦如果仍然开放,不能结扎切断,以免影响脑深部的静脉回流。手术前脑血管造影未显示的Galen 静脉系统,不一定完全闭塞。幕切迹脑膜瘤的平均病程只有 0.76 个月,远小于平均病程 2.09 个月。这与肿瘤的发生部位深在,容易累及脑功能区有关。该部位肿瘤的手术切除最困难,手术效果最差,其中 3区肿瘤尤为显著。幕切迹脑膜瘤全切除率只有 70%,术后并发症为 50%,手术死亡率为 10%,因此幕切迹脑膜瘤的预后较差。

2.非手术治疗 脑膜瘤的治疗方法有手术、放射外科手术、分级放疗及联合治疗。除了特定病例,如大型肿瘤要求减瘤治疗来缓解临床症状,一般不提倡联合治疗。肿瘤全切后常能获得持久的 80%～90% 的控制率。有手术禁忌证、拒绝手术、肿瘤残余或者有组织侵袭性的,应该考虑放射外科治疗或放疗,良性脑膜瘤两者皆可,不典型或恶性脑膜瘤最好行常规剂量放疗。目前还没有制定脑膜瘤的化疗标准,多种药物正在进行临床试验,用于标准治疗失败的复发或进展性肿瘤。

对体积小、无症状,偶然发现的小脑幕脑膜瘤,可行 γ 刀治疗,对年老体弱和肿瘤小于 3cm 者尤为适合。对治疗有顾虑者,亦可采用定期影像学随诊的方法,即每年复查一次 CT 或 MRI,如果肿瘤逐渐增大,应建议治疗。文献报道体积小、无症状的小脑幕脑膜瘤长期观察没有进展,立体定向放射外科治疗,如伽马刀治疗,同样达到良好控制。

有报道放疗可以控制残余肿瘤的进展,也可以降低全切除肿瘤的复发率。但是普通放疗可以引起多种并发症,甚至会引发新的脑膜瘤发生,尤其是年轻患者。因此,普通放疗在小脑幕脑膜瘤的治疗中已经没有优势。

化疗对于生长较快、侵袭性或恶性脑膜瘤的疗效确切,但是对于良性脑膜瘤效果很差,同时还有造血系统毒性等作用。因此,很少应用于以良性脑膜瘤为主的小脑幕脑膜瘤的治疗。

九、枕骨大孔区脑膜瘤

(一)临床表现

脑膜瘤因肿瘤的大小、生长方向及其对延髓、颈髓的压迫程度不同,临床症状体征也有所不同。临床表现有:头痛、头晕、呕吐、肩背部疼痛、肢体瘫痪、眼底水肿或小脑体征(步态不稳、共济失调)和后组脑神经症状(饮水咳呛、声音嘶哑、听力下降);脊髓受压表现:肢体运动障碍、感觉障碍及肢体麻木、括约肌障碍,呼吸功能障碍。

早期表现是一侧颈部疼痛,几个月后才可见其他症状,手和上肢麻木也是常见的症状;压迫颈髓会出现肢体力弱的表现且多出现于双上肢,病程较长者可出现肢体肌肉萎缩,肢体腱反射低下。神经系统检查还可以发现痛温觉减退,有 1/4 患者临床表现类似脊髓空洞症。脑神经损害以第 X 和第 XI 脑神经损害较为常见。当临床只有第 XI 脑神经损害而无第 X 脑神经损害时,说明肿瘤位置较低。枕骨大孔区脑膜瘤因所在部位不同以及跨颅腔和椎管生长的特点,易造成延髓、颈髓受压及脑积水形成梗阻性脑积水,进而出现颅内压增高,此点也为与其他部位脑膜瘤不同的临床特征。

(二)诊断与鉴别诊断

医生根据患者就诊时临床表现,主要对其行颅脑影像学检查。磁共振均表现为 T_1WI 等或略高信号,T_2WI 等或高信号,注入 Gd-DTPA 增强后瘤体信号呈不同程度的强化,多数可见脑膜尾征并可见瘤周水肿。由于枕骨大孔区脑膜瘤的生长位置及延伸方向不同,临床上缺乏特征性的综合征表现,易误诊为颈椎病和多发性硬化等疾病。早期症状多为颈肩部疼痛、上肢乏力、根性疼痛一度可以自行缓解,酷似颈椎综合征,有时亦可因体位的变化使症状自行缓解;颈枕部疼痛或伴有上肢麻木,易被误诊为颈椎病;当病变累及后组脑神经和小脑时,症状又常与枕骨大孔区畸形相似。上述症状还要注意与脊髓空洞症相鉴别,可行头颅和脊髓影像学检查特别是磁共振平扫和增强扫描加以鉴别。

(三)治疗

1.手术治疗　枕骨大孔区脑膜瘤因毗邻重要血管和神经结构,其临床表现复杂,特别是颅后窝脑膜瘤手术治疗的风险性高,虽然外科手术治疗为枕骨大孔区脑膜瘤首选治疗,但因为存在一定的手术死亡率和病残率,应该谨慎选择手术指征。

手术治疗为本病首选治疗方法。枕骨大孔脑膜瘤的手术治疗原则是:①选择良好的手术入路;②应用显微手术技术;③先囊内切除充分地缩减肿瘤体积;④保护椎动脉的血供;⑤保护脑干与脑神经。由于枕骨大孔区脑膜瘤与脑干及神经血管关系密切,因此充分地显露术野,在直视下对这些结构进行保护尤为重要。枕骨大孔区脑膜瘤的手术有 4 种入路选择:经口入路、经颈椎入路、经枕下正中入路、经枕下远外侧入路。经口或经颈椎入路有发生感染和脑脊液漏的潜在可能,目前仅用于切除位于枕骨大孔前缘的硬脑膜外肿瘤,另外经口一斜坡入路无须牵拉脑干、避开椎动脉、后组脑神经,简化手术过程,但视野暴露不充分,适合腹侧肿瘤,术后常需颅颈关节固定。因此,该入路已较少采用。枕下正中入路对位于枕骨大孔后方的肿瘤有较好的显露,可充分暴露椎动脉、脑干、脑神经,对位于前方和前侧方的肿瘤显露有困难,常需牵拉重要神经结构及血管。近年来枕下远外侧入路已成为切除枕骨大孔区肿瘤最常用的手术入路。

临床上常按肿瘤与脑干和脊髓的关系将枕骨大孔区肿瘤分为背侧型、腹侧型、背外侧型和腹外侧型;Samii 等则把枕骨大孔区脑膜瘤分 4 种类型:脊颅型、颅脊斜坡型、颅脊侧方型和颅脊后方型。根据 MRI 所显示的肿瘤基底、生长方式及有利的手术入路可将肿瘤分为两类型:Ⅰ型:肿瘤主要位于枕骨大孔前方,包括基底起源于枕骨大孔上方、前方和前侧方。Ⅱ型:肿瘤主要位于枕骨大孔后方,包括基底起源于枕骨大孔后方、后侧方和椎管内。手术技巧:枕骨大孔区脑膜瘤均可引起脑干受压移位,神经根、血管常被拉直、变色,应仔细辨认分离,避免损伤。肿瘤切除应在神经、血管间隙中进行,分块切除。对已侵犯血管壁的肿瘤可遗留部分肿瘤,不必勉强切除。对巨大肿瘤引起脑干重度移位者,可分两次切除肿瘤,并且两次手术间隔时间 1 个月,以避免脑干过度移位引起呼吸及神志障碍。

Ⅰ型枕骨大孔区脑膜瘤:远外侧和经髁入路是切除Ⅰ型枕骨大孔区脑膜瘤主要手术入路,特别是枕骨大孔前方硬膜下肿瘤。George 等从 C$_2$ 横突孔至硬脊膜外游离椎动脉并牵到中线,暴露乙状窦并根据需要予以切断称为极外侧入路。Bertalanffy 和 Seeger 提出经髁入路,即从 C$_1$ 后弓至入硬膜处牵移椎动脉,切除 C$_1$ 后弓及侧块,磨除 1/3 或全部寰枕关节,并磨除颈静脉结节,进一步暴露枕骨大孔腹侧。Nanda 等则提出远外侧入路,不磨除枕骨髁。尽管他们的提法和手术方法有不同,关于是否切除枕髁意见不一致,但有其共同特点:①通过咬除枕骨大孔侧方颅骨,充分利用骨性空间从侧方到达枕骨大孔腹侧。②暴露并牵移椎动脉。③暴露乙状窦,在切除肿瘤时很少牵拉脑干。枕下远外侧或经髁入路手术采用侧卧位,头架固定头前倾。切口有两种,一种是起自乳突沿上项线至中线,折向下至 C$_4$ 水平;另一种是起至枕外粗隆下,沿上项线至乳突尖折向下至 C$_4$ 水平。前侧方脑膜瘤,一般不需要磨除枕髁。对于腹侧脑膜瘤有时需要磨除部分枕髁甚至部分侧块。

Ⅱ型枕骨大孔区脑膜瘤:枕下后正中入路对Ⅱ型枕骨大孔区脑膜瘤可以足够暴露,对于偏向一侧的肿瘤,切口上方可拐向患侧,有利于手术暴露。Ⅱ型枕骨大孔区脑膜瘤术前如有中、重度脑积水,应在术前 1~2 天行脑室外引流或开颅前行脑室枕角穿刺放液,有利于手术暴露和操作。手术时患者常采用侧卧位,头必须前倾,头架固定。切口自枕外粗隆向下到 C$_5$ 棘突水平。术中应将枕骨大孔和 C$_1$ 甚至 C$_2$ 后缘咬开,咬除宽度成人不超过 3cm。如肿瘤在侧方,咬开及切口则要偏向患侧。打开寰椎、枢椎和枕骨大孔外侧时需注意保护椎动脉。

颅骨切除和椎动脉保护Ⅰ型肿瘤行经髁入路时,应充分咬除枕骨大孔侧方颅骨和寰椎后侧方暴露椎动脉。解剖分离椎动脉时须细心,遇到椎旁静脉丛出血,用双极电凝或吸收性明胶海绵轻压止血,不要过度填塞。磨除枕髁和侧块操作必须在手术显微镜下进行,一般情况下不必作全髁切除。在磨除枕髁时,须注意舌下神经。分离颅外椎动脉入硬膜时,必须注意动脉分支。

后组脑神经辨认:分离肿瘤时应注意后组脑神经辨认。巨大枕骨大孔前方肿瘤使脑干被挤压和移位,相应后组脑神经被牵拉、变色和变细,应仔细辨认齿状韧带和后组脑神经。副神经较粗易于辨认,舌咽和迷走神经常常贴附于肿瘤表面,须仔细辨认,分离肿瘤时应注意保护。除齿状韧带松解分离外,每条神经都应严格保护,不能轻易切断。

肿瘤切除:Ⅰ型肿瘤手术切除在后组脑神经之间走廊进行,必须分块进行,而且注意后组脑神经保护。在脑桥和颈延髓前方操作,应注意保护脑干。小脑后下动脉及分支不能损伤,特别是脑干穿动脉。对巨大肿瘤,先在瘤内切除部分肿瘤,待肿瘤体积缩小,有足够空间后,应尽量切断肿瘤基底,再分块切除。即使瘤体游离,若体积大,也要分块切除,避免切除瘤体挤压造成延髓、颈髓损伤。对于血管型或血供丰富的脑膜瘤。良性肿瘤与脑干之间有蛛网膜相隔,在 MRI 的 T$_2$ 像上,如果两者间隙光滑无锯齿状,则粘连一般不严重,能够使肿瘤与脑干分离切除。但是,若粘连严重,特别是牵拉肿瘤时出现血压、脉搏改变,应停止手术操作使其恢复正常,此时即使在脑干表面残留薄片肿瘤组织,也不必勉强切除。因手术牵拉椎动脉、小脑后下动脉及分支,容易造成血管痉挛,术中和术后可用罂粟碱冲洗。

2.术后处理

(1)生命体征的观察:术后需要密切观察患者生命体征,由于肿瘤接近脑干,或许与脑干有粘连,在手术过程中可能有不同程度的损伤,继而出现脑干反应。特别要注意呼吸频率和幅度变化。枕骨大孔区患者呼吸特征性表现为呼吸减慢、不规则、继之停止;或先浅促,转为不规则而后停止。注意观察患者口唇及甲床颜色,给予间断吸氧,提高血氧饱和度,减少脑干损伤程度。出现上述情况时,应立即气管插管,人工辅助呼吸。同时立即将脑外引流管剪开放出脑脊液并接脑室外引流瓶。枕骨大孔疝的抢救需争分夺秒,否则后果惨重。

(2)术后体位:根据手术时的体位采用平卧位,头转向健侧。清醒后血压及呼吸平稳的可将头部抬高30°,利于颅内静脉回流,以防颅内出血。头部的高度不能很快摇低而要逐渐放低。并翻身时注意头、颈、胸的轴线,防止颈部过度扭转、屈曲或过伸,出现呼吸困难或突然停止。因为在肿瘤切除后,脑干失去原有的支撑状态,极易造成摆动,引起脑干水肿移位,出现呼吸骤停。术后护理中一定要避免不适当的搬动。

(3)营养膳食的护理:术后由于后组脑神经障碍,吞咽、咳嗽反射可消失,易引起呛咳、误吸。故术后24～48小时禁食、禁水,多采用鼻饲营养。

(4)排尿困难:术后易出现尿潴留,应给予留置尿管,切记用双手挤压充盈的膀胱,而引起继发性颅内压增高。禁止患者起床排尿,以免发生意外。

(5)切口的护理:术后24～48小时应注意观察刀口敷料情况,如有大量血性渗出,同时伴有血压下降需警惕有无颅内出血,或活动性出血,及时更换敷料,以便于观察和诊断,同时减少感染机会。

(6)抗癫痫治疗:癫痫发作是脑膜瘤发生率很高的症状,脑膜瘤以癫痫为首发或继发表现的患者大概有20%～60%。有癫痫症状的脑膜瘤患者均应使用抗癫痫药物治疗,并需要长期规律使用直至症状完全控制。

3.并发症处理

(1)肺部感染:由于术后脑神经麻痹和损伤,吞咽和咳嗽反射差,肺部分泌物不易咳出。因此,保持呼吸道通畅,加强有效的吸痰可减少肺部并发症,脑组织缺氧及水肿。在患者术后清醒状态下,吸痰证实咳嗽反射存在后再拔除气管插管。对需气管切开的患者宜尽早进行,防止出现肺部感染。必要时行气管切开,吸痰。

(2)应激性溃疡:急性应激性溃疡是消化道并发症,是最强烈的应激情况之一,因而并发应激性胃肠黏膜病变较为常见。因而当患者主诉上腹部不适,呃逆时要警惕消化道出血可能。应及时给予对应处理。

(3)面神经损伤及角膜反射减退:由于损伤造成角膜营养不良、角膜干燥而致角膜混浊、角膜白斑、角膜溃疡。因此对面神经损伤的患者做好眼球护理很重要。可适当应用眼药水保护眼睛。

4.生物靶向治疗 研究证实脑膜瘤染色体异常,最常见的基因改变是染色体22q12上NF2抑癌基因突变,大约半数以上脑膜瘤患者有22q12等位基因缺失。有研究认为孕激素受体(PR)在脑膜瘤尤其是良性脑膜瘤中的阳性表达率较高,且PR与肿瘤的组织病理学特征相关,PR可以作为预测初发性脑膜瘤预后的参考指标,并且抗孕激素治疗成为一种可能的选择。有报道认为Sur-vivin蛋白以及bcl-2基因在脑膜瘤中的高表达,这对于脑膜瘤瘤周水肿的发生及侵袭性生长具有重要作用,并与肿瘤的复发密切相关,这也为脑膜瘤的基因治疗提供了一个新的方向。此外,通过抑制血管内皮细胞生长因子(VEGF)的表达等抗血管生成治疗可能降低脑膜瘤的血管生成,从而抑制脑膜瘤的生长,减少术后复发,达到更好的治疗肿瘤的目的。但关于脑膜瘤的基因治疗一般仍多见于实验性的研究,少有临床病例报道。

5.非手术治疗　枕骨大孔区脑膜瘤的辅助治疗有立体定向放射治疗,包括γ刀、X刀等,适用于手术后脑膜瘤特别是恶性脑膜瘤和非典型脑膜瘤残留或复发;药物治疗用于复发或者不能手术的脑膜瘤。文献报道的药物有溴隐亭、米非司酮、干扰素等。立体定向放射外科、神经内镜技术、神经导航技术的发展和完善,为颅底肿瘤的"微创"治疗提供了更多的选择和保证。

十、其他颅后窝脑膜瘤

(一)概述

颅内脑膜瘤中颅后窝脑膜瘤约占14%,其中女性较多,肿瘤大多数为球状,临床症状取决于脑膜瘤具体病变在颅后窝所在部位。常见颅后窝脑膜瘤好发于岩骨、天幕、斜坡、小脑凸面及枕骨大孔区,还有一些特殊的部位例如内耳道、颈静脉孔、膝状神经节及岩浅、岩大神经沟、颅颈交界区等。颅后窝脑膜瘤手术切除困难,并发症多,死亡率较高。

(二)临床表现

颅后窝脑膜瘤因为肿瘤所在部位有区别,其首发症状也有差异。并且由于脑膜瘤生长缓慢,加之颅内结构对慢性增长性病变有较强的适应性,早期临床上很少出现明确定位体征,随着肿瘤的发展、性质及所生长的部位不同而表现不同,颅后窝脑膜瘤总体临床表现呈多样化,但大多患者有高颅压症状、头痛和脑神经不同程度的损害及小脑共济运动失调。其中患侧头痛为最主要的症状,头痛部位常见于病变侧枕部或患侧半边头部。头痛性质无明显的规律,可呈持续性、阵发性或进行性,也可以自行缓解,此时多不伴有抽搐,病史2~6年不等。好发年龄为青壮年,没有明显的听觉障碍,走路可不伴有下肢无力。

(三)辅助检查

CT和MRI扫描是目前诊断颅后窝脑膜瘤的主要影像学手段。多数脑膜瘤由于发现时体积较大,又具有典型的影像学表现,诊断并不困难。普通CT下肿瘤呈球形、半球形,高密度或稍高密度,有宽基底附于硬脑膜表面,边缘清晰;肿瘤相邻部位颅骨骨质反应性增生、破坏或侵蚀(约占20%)。有时瘤周可能出现大片水肿带或出现广泛的骨质破坏,这种情况下应考虑恶性脑膜瘤可能。CT增强扫描下呈现中等以上的增强,增强后肿瘤的边缘更清晰。MRI下肿瘤可呈现硬膜尾征(约占70%)、脑白质挤压征、局部骨质异常。CT和MRI对脑膜瘤显示都有很好的效果。CT对密度的分辨率较高,对于钙化及骨结构的显示优于MRI。MRI比CT更能清楚地显示肿瘤与脑膜的关系、与脑组织间的界面及神经血管的包绕情况。MRI有更高的分辨率,不受颅骨伪影影响,可以三维成像,可以结合平扫与增强扫描。CT和MRI的结合使用使得颅后窝脑膜瘤的术前临床诊断率更高。肿瘤侵犯横窦、直窦或窦汇时,将难以被全切除,仅能电灼受累的窦壁,以维持完整性。如肿瘤侵犯横窦致完全性闭塞时,可将受累段横窦一并切除。因此对于窦汇处,术前进行DSA检查,来明确血管的情况非常有必要。

(四)临床治疗

由于脑膜瘤引起的神经功能障碍主要是肿瘤机械性受压所致,与胶质瘤浸润性生长不同。小脑凸面脑膜瘤手术效果较好,而脑桥小脑角处脑膜瘤效果较差。对于危险性大,特别对于桥小脑角处大的或巨大的脑膜瘤,术前CT、MRI提示有脑干受压或明显移位,不能一味强调全切除。颅后窝脑膜瘤尚不能局限地定位于某一部位,手术入路也需考虑对各部位的显露。手术入路应遵循以下3个原则:①最佳显露原则;②最短路径原则;③最小组织损伤原则。

脑膜瘤有囊性和浸润性两种类型,前者包膜完整,存在于脑外,与脑组织有正常的蛛网膜,因此这类型脑膜瘤常呈椭圆形或圆形生长,边界清楚,易全切。而浸润型脑膜瘤则蛛网膜不完整甚至不存在,肿瘤呈侵袭性生长,包绕脑组织或脑干的供血动脉,若此时试图全切肿瘤,术后将会导致患者严重的神经功能缺失,甚至死亡。因此,术前根据 MRI 上瘤周水肿及肿瘤与脑干的关系,可将脑膜瘤分为三种类型:①肿瘤边界清楚,瘤周无水肿;②边界不规则;③肿瘤边界完全不规则伴瘤周水肿。因瘤周水肿与蛛网膜破坏有关,常呈浸润性生长侵入邻近组织,故对于边界不清楚的脑膜瘤,不要勉强切除,可留下一薄层肿瘤,术后再行放疗,否则易损伤周边血管导致术中出血和术后脑梗死。但是解剖的完整并不意味着神经功能的完整,术后脑神经的缺失仍较高,均与肿瘤呈浸润性生长有关。即便是包膜完整的脑膜瘤,其起源部位也影响肿瘤的切除程度。

目前大都以肿瘤瘤体的所在部位命名,如斜坡脑膜瘤、岩尖脑膜瘤、脑桥小脑角(CPA)脑膜瘤、小脑幕脑膜瘤、横窦脑膜瘤、岩骨后部脑膜瘤、小脑脑膜瘤等。名称太多,而且也未能表达这种肿瘤的真正位置。有专家将斜坡脑膜瘤、岩尖脑膜瘤、脑桥小脑角脑膜瘤、岩后部脑膜瘤、小脑半球及小脑幕脑膜瘤,均冠名为岩骨嵴脑膜瘤。对于横窦脑膜瘤,临床实际上很少见到。下面重点介绍颅后窝脑桥小脑角脑膜瘤、小脑凸面脑膜瘤和第四脑室脑膜瘤。

1.脑桥小脑角脑膜瘤

(1)概述:脑桥小脑角是颅内肿瘤较常见部位之一,6%～10% 颅内肿瘤发生于此。其中以听神经瘤(前庭神经神经鞘瘤)和脑膜瘤最为多见,占 85%～90%,而其他各种肿瘤只占 10%～15%。脑桥小脑角脑膜瘤占整个脑桥小脑角肿瘤的 10%～15%。岩骨后脑膜瘤是指起源于颞骨岩部后表面的桥小脑角区脑膜瘤,而不包括累及到桥小脑角区来源于其他部位的脑膜瘤,如小脑幕脑膜瘤、岩斜区脑膜瘤、颈静脉孔脑膜瘤等。

(2)临床表现:肿瘤的附着点多在内耳道内侧,接近岩上窦,颅骨改变少见。因为桥小脑角脑膜瘤与小脑、脑干及脑神经的关系与听神经瘤相似,所以其临床表现与听神经瘤接近,但听力丧失程度比听神经瘤轻,桥小脑角脑膜瘤主要是以压迫三叉神经所引起的临床表现为主。可出现患侧听力障碍,但前庭功能早期多正常,有周围性面瘫、面部感觉障碍、吞咽发声困难、共济失调、对侧锥体束征等桥小脑角综合征。桥小脑角脑膜瘤不一定先侵犯前庭蜗神经,听神经瘤为发生于前庭神经的神经鞘瘤,内耳道常扩大,并以内耳道为中心向桥小脑角生长,还可以发生坏死和囊变,出现钙化和脑膜尾征的可能性较小。

(3)辅助检查:CT 表现:脑桥小脑角脑膜瘤呈高或等信号,可有钙化,岩尖骨质可见破坏,脑膜瘤附着颅后窝基底较宽,内耳道扩大的情况少见,可将天幕抬高,甚至可以延伸到小脑幕切迹上。CT 增强表现为高信号,可见鼠尾征。与听神经瘤的鉴别点是听神经瘤信号通常不均匀,内耳道常有扩大。

MRI 表现:显示脑桥小脑角有均匀一致可增强的肿块影,边界光滑。在 T_2 像上,可看清脑膜瘤与面神经、前庭神经及其血管的关系和侵及迷路的程度。通常当脑桥小脑角脑膜瘤超过 4cm 时肿瘤通常进入内耳道并挤压、推移面神经和前庭神经,手术时容易损伤面神经和前庭神经。

(4)手术治疗:脑桥小脑角脑膜瘤的大小统计学上不影响面神经的功能,但肿瘤的部位却能影响面神经的功能。手术最常用乙状窦后入路,术中应注意保护听神经及面神经的功能。延伸至内耳道内的脑膜瘤难以切除,并且容易损及神经、迷路与颈静脉,故对内耳道内脑膜瘤部分建议行部分切除,同时可以为面神经和前庭蜗神经减压并可以尽可能保全听力的功能。对内耳道外肿瘤争取全切,内耳道脑膜瘤不管肿瘤大小均行乙状窦后入路;内耳道前脑膜瘤行迷路入路;对内耳道后脑膜瘤,经乙状窦后入路,能有效地切除肿瘤而保留听力及面神经功能;而术前听力丧失的内耳道前脑膜瘤,采取经迷路入路可有效地切除肿瘤。对于源于内耳道后岩骨后表面的小脑膜瘤,乙状窦后或扩大颅中窝入路同样能保留听力。

2.小脑凸面脑膜瘤

(1)概述:小脑凸面脑膜瘤是一种少见的颅后窝脑膜瘤。小脑凸面脑膜瘤因其附着点可与部分小脑幕下脑膜瘤、岩骨后脑膜瘤或桥小脑角脑膜瘤相互交错,对其命名及依据尚不完全统一,也有人称之为小脑脑膜瘤。现在临床上根据术前 CT、MRI 显示和术中所见,凡肿瘤附着点在小脑表面硬脑膜及其所附属静脉窦者称为小脑凸面脑膜瘤。此种脑膜瘤占颅后窝脑膜瘤的 10%,附着于小脑表面的硬膜,肿瘤常起源于横窦和乙状窦附近,或者两静脉窦的交汇处,还可以侵入静脉窦内。

(2)临床表现:临床表现主要为颅内压增高症状和小脑征,多以头痛起病伴呕吐和视神经盘水肿。小脑征有眼球震颤、闭目难立、小脑步态、肢体共济失调等。小脑凸面脑膜瘤的特点主要有:①临床症状比较隐蔽,常以颅内压增高症状为主要表现;②多数患者有小脑体征,如步态不稳、眼球震颤及共济失调等,部分患者出现颈部强直或强迫头位;③就诊时肿瘤往往已生长较大,常侵犯横窦、乙状窦及窦汇,甚至小脑幕或岩上窦亦受累及。

(3)辅助检查:CT、MRI 检查均可发现有密度均匀、能增强的类圆形肿块影,直径为 4～7cm,以宽基底贴于小脑凸面的硬脑膜。CT 检查见肿瘤以广基底与小脑的凸面相连,为均等或高密度,增强呈明显强化,边界清楚。MRI T_1 加权像肿瘤呈均一等信号或略低信号,T_2 加权像上为高或略高信号,Gd-DTPA 增强后病灶均匀强化。MRI 检查可从不同角度明确显示出肿瘤的部位、与硬脑膜的附着点、所累及的小脑半球血管或静脉窦及小脑扁桃体下疝的程度等。小脑凸面脑膜瘤的供血动脉常为颈外动脉的枕、咽升和耳后动脉分支,或来自于椎动脉的枕支和脑膜后支。脑血管造影可以显示肿瘤供血动脉,还可显示出肿瘤侵犯的横窦和乙状窦的通畅状况、对侧是否为优势静脉窦等,为术中切除或夹闭静脉窦提供重要依据。

(4)手术治疗:根据肿瘤的位置可将其分为中间型、外侧型和上部型三种。中间型是指肿瘤的硬脑膜附着点在中线至中线旁 3cm 左右,肿瘤主体向下方生长,上端不侵及窦汇或小脑幕;外侧型指肿瘤位于一侧小脑半球的外侧,肿瘤常累及乙状窦和横窦乙状窦交接处,是小脑凸面脑膜瘤中最多见的一种;上部型指肿瘤的主体较中间型偏上,位于横窦、窦汇及小脑幕附近,并常与其粘连,有时与小脑幕脑膜瘤不易明确区分,术前仔细研究影像学表现有助于鉴别。手术治疗:①中间型:患者取俯卧位或坐位,无须旋转头部,行枕下正中开颅,应咬开枕骨大孔后缘及寰椎后弓。切除肿瘤时要小心保护小脑下后动脉的蚓部分支,若肿瘤附着于枕窦和小脑镰,可直接切除粘连部位,不会造成不良后果。肿瘤切除后应将下疝入枕骨大孔的小脑扁桃体复位,以减轻颈神经根及延髓受压状态,也可防止术后脑水肿及脑肿胀出现加重脑疝症状,是减少术后死亡的关键之一。②外侧型:行枕下旁正中入路,骨窗要求将枕骨外上侧尽可能多的咬出,充分显露乙状窦和横窦。手术的关键在于处理肿瘤侵犯的静脉窦。肿瘤与静脉窦的粘连可轻微亦可紧密。粘连轻微时,容易将肿瘤与乙状窦分离,完整切除肿瘤;两者粘连紧密或肿瘤长入乙状窦时,可在彻底切除肿瘤实质的条件下保留部分瘤膜,且不可勉强剥离全切。③上部型:坐位较有利,采用直线或倒 U 形切口的枕下开颅术。如果肿瘤同侧横窦因肿瘤侵犯而完全闭塞,对侧横窦血流通畅满意,可将肿瘤侧横窦连同肿瘤切除。如果肿瘤广泛侵犯横窦和窦汇处,全切肿瘤将不可能。

手术时还应注意:①因该部位脑膜瘤多伴有严重的脑积水和颅内压增高,术中脑室穿刺外引流很必要,但放液应缓慢,以免诱发脑组织上疝和硬膜下出血。②若脑膜瘤血运丰富术前脑血管造影时应将供血动脉分支栓塞。③对残存在静脉窦壁上肿瘤应在盐水冲洗冷却的情况下电灼,避免因过热造成窦内血栓形成。

3.第四脑室内脑膜瘤

(1)概述:第四脑室内脑膜瘤较少见,甚至可以说罕见,仅占脑室内脑膜瘤的 5%,而脑室内脑膜瘤占所有脑膜瘤的不足 5%。肿瘤的发生是从脉络丛里面长出,并与脉络丛有粘连。

（2）临床表现：病变主要累及小脑，出现小脑功能异常和肿瘤堵塞导水管下口致梗阻性脑积水而出现颅内高压症状。四脑室位于大脑幕下，该部位发生肿瘤时由于呕吐中枢、前庭和迷走神经受到刺激，呕吐症状有时出现较早且较严重。综合相关报道，第四脑室脑膜瘤病程长短不等，无特异性症状，多表现为后颈枕部痛、颈部强直、头晕、头痛、强迫头位。但由于脑膜瘤生长缓慢，神经组织有充分的时间来适应肿瘤的发展，所以肿瘤往往很大而颅内高压症状有时候却不明显。病程后期由于肿瘤体积增大，将脑干和小脑推挤移位，患者颅压逐渐升高，呕吐最终呈喷射性，并出现小脑受累的神经系统体征。

（3）辅助检查：CT、MRI 检查可见第四脑室内有均匀一致的可增强肿块影。头颅 CT：颅后窝中线或第四脑室见一类圆形高密度影，第四脑室变形或变小，第三脑室、侧脑室对称性扩大。MRI T_1、T_2 加权图一般为等信号，少数 T_2 加权像呈稍高信号表现。肿瘤边界清，瘤周水肿轻或无，少部分肿瘤一侧或顶端有一低密度带，为脑脊液信号。

（4）手术治疗：因为中脑导水管及第四脑室受压均可影响脑脊液的循环，故颅后窝脑膜瘤术前常有颅内压增高和脑积水，还可以见第四脑室症状如眼球震颤、呕吐、眩晕等表现，多需行暂时性外引流或 V-P 分流术以缓解颅内高压或脑疝形成，减少呼吸抑制。同时可避免术后并发幕上硬膜下血肿。但术前无脑积水者、术后也常有脑积水，特别是不能全切除者，也需行 V-P 分流，否则也影响术后的康复。

传统的手术入路由于破坏原来解剖层次，造成术后颅骨缺损、脑脊液漏、感染等诸多缺陷。有专家建议采用后正中 T 形切口入路及跨窦汇、横窦骨瓣成形，保留枕下骨瓣，保持原来解剖结构，避免了术后去骨瓣的并发症。由于颅后窝能较好地显露，为显微手术全切肿瘤提供了显露条件。第四脑室脑膜瘤手术切除高质量标准应达到：①手术使脑脊液流通，梗阻问题满意地解决（不包括 V-P 分流手术者）；②全切肿瘤和最小程度地影响脑干的解剖生理功能，解除脑干受压。因此，显微手术是保证手术成功的关键，第四脑室周围重要的血管以及第四脑室底的损伤，均可引起严重后果，故在术中显微镜下严格辨认并保护好小脑后下动脉及小脑前下动脉主干及第四脑室底部。进入肿瘤的血管分支用低电压电凝并及时用冷盐水冲洗降温，以减少热损伤。脑压板放置过深，是脑干背侧损伤的重要原因，牵拉用力过大，牵拉时间过长易引起脑肿胀，而肿瘤供血动脉被牵拉断可造成致命性的大出血。

（五）非手术治疗

针对颅后窝脑膜瘤选择性血管栓塞治疗可作为一些不适合开颅手术患者的单独治疗，可减缓或停止肿瘤的生长，缓解临床症状、改善生活质量。也可作为术前的辅助治疗，减少术中出血、降低手术难度，提高预后。但血管栓塞治疗具有费用高、操作技术要求高、有出现严重并发症的风险等缺点。在化疗基础上加用钙离子通道拮抗剂则可显著抑制脑膜瘤瘤细胞和肿瘤微血管的生成，从而提高对肿瘤生长的抑制，这使得化疗也作为脑膜瘤的一种辅助治疗手段。神经影像学技术的发展，如功能磁共振、质子磁共振波谱等使得颅底肿瘤的术前、术后评估更加全面，体感诱发电位、脑干听觉诱发电位等电生理监测手段被广泛应用于颅后窝脑膜瘤的术中监测。

（六）预后与展望

颅后窝脑膜瘤全切率低，神经功能的缺失比率较高，术后并发症多，死亡率高，也要注意考虑与脑膜瘤的浸润性生长有关。根据部位不同，选择合适的手术入路，能提高全切率，减少并发症，降低死亡人数，提高生活质量。肿瘤切除后，脑干移位撕裂静脉窦，致使术后出血，也是导致死因不明的重要原因之一。若肿瘤与周围的神经、血管，尤其与 Galen 静脉、脑干、直窦等重要结构粘连紧密时，不宜勉强追求全切除，残留的肿瘤可行 γ 刀等立体定向放射外科补充治疗，以便控制肿瘤的生长，使患者有较好的生活质量。当颅后窝显微手术治疗的目标是能够最大限度地保护神经功能，降低病残率，保持患者最佳的生活质量，并不是以单纯地追求肿瘤的全切除率为目的。

总之,外科手术治疗仍是颅后窝脑膜瘤治疗的主要手段,且治疗方案和手术入路的选择今后会更趋向于个体化。目前手术观念早已由积极追求肿瘤全切除向更好的术后神经功能保护方面发展。新的放射治疗技术、设备的出现为脑膜瘤治疗提供了更安全有效的治疗方法。影像学的发展使颅后窝脑膜瘤的术前诊断符合率得到显著提高,颅后窝脑膜瘤的全切率和神经功能的预后也得到较大提高,相信随着影像技术、显微手术技术、新的放疗、化疗、生物学治疗的深入发展,颅后窝脑膜瘤患者的预后会得到不断改善。

十一、脑室内脑膜瘤

(一)流行病学

脑室内脑膜瘤指起源于脑室系统脉络丛、脉络组织及中间帆的蛛网膜细胞,没有硬脑膜附着,属于很少见的颅内脑膜瘤,占颅内脑膜瘤的 2%~4%。由于脉络丛在侧脑室较丰富,故侧脑室常见,占 77.8%,第三、第四脑室很少见,分别占 15.6% 和 6.6%。侧脑室脑膜瘤 90% 位于侧脑室三角区,血供来自脉络膜前动脉,大的肿瘤,脉络膜后动脉也参与供血。左侧脑室病变较多,中青年女性较多。第三脑室脑膜瘤多位于后部,第四脑室脑膜瘤多位于中线。

(二)病理

侧脑室脑膜瘤病理类型绝大多数是纤维型。

(三)临床表现

侧脑室脑膜瘤因肿瘤在侧脑室内生长,有代偿空间,肿瘤小时,可无神经系统表现,当肿瘤增大,才逐渐出现症状。就诊时肿瘤多已较大,临床表现与肿瘤在脑室的位置、大小、生长方向有关。可出现颅内压增高的表现:头痛、视神经盘水肿,没有定位体征。突然发作头痛是由于体位变换时肿瘤压迫室间孔,引起急性颅内压增高而造成的。肿瘤压迫内囊,可出现对侧肢体偏瘫或感觉障碍。还可出现癫痫、同向偏盲、记忆下降、感觉性或运动性失语。

第三、第四脑室内脑膜瘤早期即可引起脑脊液循环障碍,因此颅内压增高、梗阻性脑积水是它们的常见症状。小脑体征和下丘脑体征可分别见于第四、第三脑室肿瘤。

(四)影像学检查

CT 和 MRI 可清楚显示肿瘤的具体位置、形态、大小、血供及与室间孔和导水管的关系,有无合并脑积水情况。脑室内脑膜瘤具有脑膜瘤的典型影像学表现,除没有脑膜附着外。CT 可见钙化。位于三角区的脑膜瘤,增强 CT 或 MRI 可见肿瘤与脉络丛相连,侧脑室扩大。磁共振血管成像(MRA、MRV)及功能磁共振(FMR)可明确血管及皮层的细节解剖。磁共振波谱分析可排除轴内起源的肿瘤,灌注加权成像也有鉴别诊断作用。血管造影不仅可以显示供血血管和肿瘤对周围脑血管的影响,而且确认明显的窦旁引流静脉的位置。可见脉络膜前动脉和脉络膜后动脉增粗迂曲,远端分支进入肿瘤血管网,染色延迟。不典型侧脑室脑膜瘤需与室管膜瘤、脉络丛乳头状瘤、胶质瘤、生殖细胞瘤及中枢神经细胞瘤等相鉴别。

(五)诊断

CT 和 MRI 是诊断脑室内脑膜瘤最可靠的方法,尤其是多平面钆增强 MRI 可提供脑膜瘤的解剖位置以及与手术有关的皮层和血管结构,为手术入路提供依据。

(六)治疗

术前评估包括患者的病史、年龄、血液生化、胸片、影像学检查的结果,综合评价手术的风险和对患者的益处,然后决定是否手术。有症状的脑室内脑膜瘤患者,若患者术前没有严重的并发症,应该及早进行手术切除。目前,脑室内肿瘤的手术治疗仍然是一个挑战。

　　许多入路都用于侧脑室脑膜瘤切除,包括颞中回、顶枕后旁中央、颞枕、枕叶、颞顶皮层切开及纵裂。选择最佳手术途径应该个体化,根据肿瘤在侧脑室的位置、大小、血供来源、与周围神经血管的关系而确定。如采用神经导航技术手术,术前可根据影像学资料定位,可更准确地确定手术入路,减少手术损伤,手术并发症低。颞中回入路可尽早暴露供应肿瘤的脉络膜前动脉,阻断血供,减少出血。肿瘤小于3cm时可分离后完整切除;肿瘤较大者,应瘤内分块切除,再切除瘤壁。术中注意用棉片保护室间孔,避免出血流入对侧脑室及三脑室。脑室内手术止血要彻底,可用低功率的双极电凝止血;硬脑膜严密缝合,脑室内可不必放置引流管。此入路的缺点:肿瘤位于优势半球时,会引起语言中枢损害,术后出现失语;视放射损伤可出现偏盲。所有经皮层切开的入路增加了术后癫痫发作的可能性。经纵裂胼胝体切除三角区脑膜瘤,不需要皮层切口,脑牵拉也轻。但右侧同向偏盲是此入路的禁忌证,因为完全切断胼胝体压部会导致严重的并发症——无失写症的失读症。由于有40%～70%患者术前存在视野缺损,此入路的应用受到限制,对这些患者和瘤体巨大者,采用颞中回或顶枕入路可能更好。术前磁共振弥散张量成像视放射束显影和术中导航,联合持续视觉诱发电位监测可帮助改善术后视觉功能的结果。术前弥散张量成像视放射束显影在术前计划选择手术途径可能是有用的辅助。侧脑室肿瘤直径<3cm者,可考虑行γ刀治疗。

　　第四脑室脑膜瘤可枕下中线开颅,第三脑室脑膜瘤可经松果体区、经皮层-侧脑室、胼胝体入路切除肿瘤。

　　围术期处理参照凸面脑膜瘤的处理。对经皮层切开的入路,或术前有癫痫发作者,术中和术后应抗癫痫药物静滴,预防发作。术前有癫痫病史者,术后口服抗癫痫药物治疗至少3～6个月。术后还要注意脑水肿和脑室内出血的可能。

(七)预后

　　脑室内脑膜瘤手术效果较好。肿瘤位于优势半球时,颞中回入路手术可能会引起语言中枢损害,术后出现失语,但术后1个月到半年失语均得到恢复;视放射损伤可出现同向性偏盲。采用神经导航技术切除侧脑室脑膜瘤,术后并发症基本可以避免。

十二、其他脑膜相关肿瘤

(一)脂肪瘤

　　1.概述　颅内脂肪瘤是原始脑膜异常分化形成的先天性畸形,并非真性肿瘤,属于良性病变。临床较罕见,仅占颅内肿瘤的0.1%～1.7%,很少引起临床症状,多数颅内脂肪瘤很小,多在2cm以下,且常在尸检或CT扫描时偶然发现。男女发病大致相近或男性略高,发病年龄跨度大,以青壮年多见。Truwit等报道的42例中最小的为产前胎儿,最大者82岁,约50%的患者无症状。

　　1856年,Rokitansky首先在尸检中描述胼胝体脂肪瘤;1939年,Sosman通过气脑造影诊断第一个患者;1945年,Ehni和Adson发表第一个手术病例,以后陆续有大量的报道。80%～90%病灶位于脑中线附近,其中最常见的部位是胼胝体区,占50%～60%,其次是四叠体池区,其余位于漏斗-视交叉区域、三脑室下部、脑干、小脑、基底核、侧脑室、外侧裂和桥小脑角区,极少数发生于大脑凸面及岛叶。

　　颅内脂肪瘤常合并有中枢神经系统先天性畸形,如胼胝体发育不全或缺如、透明隔缺失、脊柱裂、脊膜脊髓膨出、小脑蚓部发育不全、脑膨出、皮层畸形、颅骨中线部位局限性骨缺损(额、顶骨)等,以胼胝体发育不全或缺如常见,还可合并先天性脑神经异常。脂肪瘤可能干扰皮层组织的生长,在形成大脑侧裂中,造成邻近的皮层发育不全。可伴随有动脉异常,包括动脉瘤、动静脉畸形和静脉的异常引流。

　　2.病因　目前多数学者倾向于认为是胚胎期原始脑膜在形成蛛网膜下的脑池过程中,异常存留和错误分化形成的先天畸形。原始脑膜是间叶细胞起源的,构成软脑膜和硬脑膜的内层。也有人认为颅内脂肪瘤为类似于错构瘤的先天性肿瘤,系脂肪发育过程中组织异位畸形,并随着人体发育而生长形成,因其常合并神经管发育不全。

3.病理　颅内脂肪瘤多位于软脑膜下或脑池内,形态依其部位而呈多样化,可呈圆形、条索状、结节状、分叶状或不规则状,位于胼胝体者多呈腊肠状。肿瘤一般为黄色,质软,有薄层纤维包膜,肿瘤呈浸润性生长,边界欠清,包膜与周围脑组织粘连紧密,可见到钙化。在肿瘤与脑组织接触面,常有不同程度的胶质增生。切面似为成熟的脂肪组织,肿瘤大的可被纤维组织分隔成多个小叶。常可见一些血管神经穿行于瘤体之中。显微镜下以成熟的脂肪组织为主,亦有胎性脂肪组织,不易见到细胞核,没有恶性征象。内含较多纤维组织和大小不一的血管,纤维分布不均,多集中在肿瘤外周,靠近脑组织侧更多,并包裹瘤内血管鞘和穿行的神经根丝。少部分脂肪细胞内可见钙化。根据脂肪瘤内纤维组织和血管的多少可分为两类,若纤维组织成分较多,称为纤维脂肪瘤;若血管成分较多,称为血管脂肪瘤。

4.临床表现　颅内脂肪瘤属于良性病变,约半数患者无明显症状,症状进展缓慢,病程较长,可达10年以上,症状偶可自行缓解。根据病灶的部位不同,症状有所差异。位于非功能区时一般不出现神经系统症状和体征。其临床表现缺乏特异性,主要为头痛、癫痫、痴呆、脑神经麻痹、精神迟钝、偏瘫、脑积水及肥胖等,以头痛和癫痫最为常见,各种部位病变都可发生。胼胝体区脂肪瘤以癫痫、精神迟钝为主要表现,部分压迫下丘脑,出现低钠血症、肥胖性生殖无能等间脑损害表现。四叠体池区脂肪瘤常表现为复视和行为异常,继发于脑干受压和脑积水引起颅内压增高的症状。大脑侧裂池及大脑凸面脂肪瘤多以癫痫为主要临床表现。桥小脑角脂肪瘤可产生后组脑神经障碍,常见症状为听觉缺失、眩晕、耳鸣、眼球震颤、共济失调、三叉神经痛、面肌痉挛等。癫痫发作可能与脂肪瘤邻近结构出现胶样变性刺激脑组织或病灶包膜中纤维组织浸润生长至周围脑组织中,形成兴奋灶而引起癫痫发作,或者是其他原因,包括脂肪瘤占位效应、皮层畸形、缺血。其他部位的脂肪瘤多表现为该部位占位病变的症状和体征。

5.影像学检查　目前CT和MRI对颅内脂肪瘤诊断具有重要作用,X线片和脑血管造影已很少使用。视频脑电图可记录癫痫病灶是否与脂肪瘤位置一致,在文献中,有视频脑电图记录的癫痫患者较少,胼胝体脂肪瘤可有颞叶癫痫。

(1)X线片:典型的胼胝体脂肪瘤X线片可见中线结构处"酒杯状"或"贝壳状"钙化影,有时可见中线部位颅骨缺损。此征象可作为诊断颅内脂肪瘤的确诊依据。桥小脑角脂肪瘤有时可见内耳道扩大及岩骨嵴缺损,其X线断层片能清楚地显示脂肪瘤局部X线透过较多的透亮区。

(2)CT:CT表现为中线及其附近区域、均质的极低密度病灶,形态较规则,与周围组织分界较清楚,CT值为−50~−100Hu,无明显占位效应和周围脑组织水肿,钙化常出现在半球间脂肪瘤,瘤周可呈弧线状或瘤内呈斑点状钙化。增强后无明显强化。有时胼胝体脂肪瘤患者在脉络丛可合并脂肪瘤。可显示合并颅内其他畸形。CT在显示肿瘤的钙化方面明显优于MRI。

(3)MRI:病变在T_1、T_2加权像上均呈高信号,呈均质性病灶,但在T_2加权像上可随回波时间的延长,病变信号随之下降,增强后无强化,脂肪抑制序列(STIR)可见高信号区被抑制而呈低信号。可显示合并其他颅内畸形,如胼胝体发育不全或缺如、透明隔缺如、灰质异位等,明显优于CT。MRA可显示动脉异常。有时可见血管、神经穿过病变。胼胝体区脂肪瘤根据其形态可分为两型:①管结节型:发生于胼胝体前部沿第三脑室伸至颅底,直达视上核,两旁可通过脉络膜裂长入侧脑室前角并完全占满,或向双侧侧脑室顶部伸展者呈蝶状者,结节小于2cm;②曲线型:发生于胼胝体后部沿纵裂浸润生长者呈腊肠形,由一侧胼胝体生长至纵裂者呈D形者。曲线型可小或者范围广,通常无症状;比较薄<1cm,长,位于胼胝体后部。管结节型较曲线型多见。

(4)脑血管造影:胼胝体脂肪瘤可见大脑前动脉迂曲扩张,有时两侧大脑前动脉合二为一,胼缘动脉、胼周动脉也相应扩张,供应脂肪瘤的许多小分支成平行网状,大脑前动脉、胼缘动脉常被肿瘤包裹。桥小脑角脂肪瘤,可见小脑前下动脉及其分支迂曲扩张。还可同时显示并存的血管异常。

6.诊断和鉴别诊断　颅内脂肪瘤临床表现缺乏特异性,仅靠临床表现诊断十分困难,对头痛、癫痫、智力障碍的患者,应行神经放射学检查。多数颅内脂肪瘤的影像学表现较为典型,诊断并不困难,但需与畸胎瘤、皮样囊肿、表皮样囊肿、颅咽管瘤等相鉴别。皮样囊肿、表皮样囊肿由于含有脱屑的上皮组织及其他成分,其 CT 或 MRI 的密度或信号不均匀,密度较脂肪组织高。畸胎瘤密度多不均匀,其内常有一些高密度影,好发于松果体区、鞍区,增强后可强化。颅咽管瘤囊变偶可呈脂肪密度,但其位置多在鞍上,且占位效应明显。

7.治疗　颅内脂肪瘤是先天性良性病变,生长缓慢,病程较长,不会导致显著颅内压升高,文献尚无报道有恶变者。因其与周围脑组织、脑神经、血管紧密粘连,其内部含丰富的血管和致密的纤维组织,且大都位于中线附近,位置较深,手术切除困难及风险较大;脂肪瘤常无占位效应,其临床表现并非是脂肪瘤自身引起的,多为伴发的其他畸形所致,病变切除后,不能圆满地改善症状。因此,多数学者主张保守治疗。对无症状患者,定期影像学检查即可。对癫痫患者,应先行系统的抗癫痫药物治疗,难以有效控制时再考虑手术。对临床症状与脂肪瘤密切相关者,应考虑手术,如鞍区脂肪瘤引起视力、视野损害者,桥小脑角脂肪瘤引起眩晕、耳鸣、耳聋或三叉神经痛。根治性手术增加了脑损伤的风险,部分切除减压即可。梗阻性脑积水行脑室腹腔分流术,可缓解脑积水。对临床症状系明确由伴发颅内其他畸形所致,应对伴发病变手术,脂肪瘤本身可不作处理。手术强调显微外科技术及锐性剥离,以减少周围正常组织损伤。

8.预后　约半数以上的颅内脂肪瘤患者无症状,临床随访无明显进展。而文献中报告的手术疗效多数不能令人满意,约半数患者术后仍有癫痫发作,甚至有人认为手术不能改善癫痫症状。Clarici 和 Heppner 报道,1942 年至 1974 年,22 例胼胝体脂肪瘤患者手术死亡率是 63%。Tahmouresie 等报道 21 例手术患者,仅 5 例术后有改善,10 例死亡,死亡率是 48%,1 例有严重神经功能缺失。

(二)黑色素瘤

1.概述　黑色素瘤是指起源于黑色素细胞的恶性肿瘤。颅内黑色素瘤是中枢神经系统高度恶性、罕见的肿瘤,仅占颅内肿瘤的 0.18%~0.56%,可分为原发性和转移性两类。其中原发性者占全身黑色素瘤的 1%,国内资料统计占颅内肿瘤的 0.07%~0.17%,转移性者占颅内肿瘤的 0.11%~0.39%;国外转移性黑色素瘤较多。国内外转移性黑色素瘤的发病率有较大差异,欧美人皮肤黑色素瘤的发病率远高于国内,可能与种族、气候和生活习性(日光浴)等因数有关。颅内黑色素瘤以转移性黑色素瘤多见,在脑转移性恶性肿瘤中的比例约 15.7%,仅次于肺癌和乳腺癌。体表恶性黑色素瘤的发病率大约是 1.8/10 万,多发生于皮肤、黏膜、视网膜等处,约半数以上可向颅内转移。男性好发,男女比例约为 2∶1。颅内原发性黑色素瘤以青少年多见,颅内转移性黑色素瘤可发生于任何年龄,以青壮年多见,多在 40 岁以前发病。近 40 年来发病率有较快的增高,特别是年轻人。在 2010 年美国最常见癌症排名中,男性位于第五位,女性位于第七位。

2.病因　肿瘤起源于外胚叶的神经嵴,在胚层发育过程中,原始胚细胞首先发育成黑色素母细胞,当到达皮肤表层或人体色素组织后,才演变成黑色素细胞。这种细胞正常分布在皮肤表皮的基底层内,在脑内存在于脑膜部位。颅内原发性黑色素瘤是指起源于软脑膜和蛛网膜的黑色素细胞,常位于脑底部、延髓下部腹侧面、视交叉及大脑各叶的沟裂处,因此这些部位是颅内原发黑色素瘤的好发部位,患者不伴有颅外的黑色素瘤或黑痣。颅内转移性黑色素瘤的原发部位常位于皮肤、黏膜及眼底,起源于皮肤基底层或视网膜的黑色素细胞,转移性黑色素瘤多是由皮肤、黏膜及脉络膜黑色素瘤转移而来,随血流分布。

黑色素瘤形成的具体原因尚不清楚,可能与下列因数有关:

(1)良性黑色素斑块:即黑痣,其中交界痣最易恶变,混合痣较少,内皮痣极少恶变。

(2)阳光和紫外线照射:与过度照射有关。

(3)种族:白种人较有色人种发病率高,如美国白种人年发病率是 42/10 万,而黑人仅 0.8/10 万。

(4)其他:遗传、慢性机械刺激等因数。

3.病理　原发性黑色素瘤根据病理类型可分为脑膜浸润型和肿瘤型两大类。脑膜浸润型为肿瘤沿软脑膜蔓延,并向周围组织浸润生长,病程短;肿瘤型为肿瘤在皮层下白质内呈结节状或球形生长,起病隐匿,病程相当较长。肿瘤可引起瘤内出血或蛛网膜下腔出血,还可侵蚀颅骨。

根据黑色素含量不同,可分为两类:①非黑色素性黑色素瘤,肉眼肿瘤无色素沉着,但 HE 染色见有黑色素颗粒,硝酸银染色可见少量黑色素颗粒;②黑色素性黑色素瘤,肉眼可见黑色素沉着,镜下可见瘤细胞,其核深染,胞质丰富并含有数量不等的黑色素颗粒。

大体标本可见脑组织、脑膜及颅骨被黑色肿瘤组织浸润,肿瘤边界较清楚,血运丰富,肿瘤体积差异较大。显微镜下可见肿瘤细胞呈多形性,或梭形、卵圆形、多角形,含有深染的细胞核,核分裂象多见,胞质中含有大量黑色素颗粒。瘤细胞可在蛛网膜下腔聚集成堆,或沿血管向外延伸。免疫组织化学方面,HBM-45被认为是一种黑色素性肿瘤的生化标记物,具有较高的特异性,目前已作为诊断黑色素性肿瘤的一种常规手段。另外,S100 蛋白、波形蛋白阳性需结合其他资料分析。黑色素瘤可位于颅内任何部位,但以幕上多见。

2007 年 WHO 中枢神经系统肿瘤分类中将原发性黑色素细胞病变分为:①弥漫性黑色素细胞增生病;②黑色素细胞瘤;③恶性黑色素细胞瘤;④脑膜黑色素瘤病。

4.临床表现　取决于肿瘤在颅内的部位及累及范围,虽然临床表现各异,但多不具有特异性。由于肿瘤生长迅速,累及范围广,一般病程较短。

(1)颅内压增高症状:可为首发症状,头痛可呈进行性加重,伴恶心、呕吐、视神经盘水肿。

(2)局灶性症状:原发性黑色素瘤多位于颅底,常出现多组脑神经受累症状;肿瘤发生于脑实质内可出现偏瘫、失语、偏盲、癫痫、精神症状等。

(3)其他表现:当肿瘤侵及血管时,可发生瘤卒中或蛛网膜下腔出血,出现突发意识障碍,甚至脑疝。肿瘤代谢产物对软脑膜或蛛网膜的刺激,可产生蛛网膜炎或脑膜炎症状表现,脑脊液中细胞数和蛋白含量增高。肿瘤细胞在蛛网膜下腔扩散、聚集,可影响脑脊液循环通路引起脑积水。

5.影像学检查

(1)CT:平扫多数表现为圆形或类圆形均匀高密度病灶,少数为混杂、等或低密度影,增强扫描多数表现为均匀或非均匀性强化,边界清楚,有瘤周水肿,有占位效应,部分可见瘤内出血和坏死,少数仅表现为蛛网膜下腔出血和脑内出血。单发或多发。

(2)MRI:比 CT 更具优势:因为黑色素中含有稳定的有机自由基使其表现出顺磁性,自由基中不配对的电子和水质子相互作用导致 T_1 和 T_2 弛豫时间缩短;分辨率高,可以探测到直径 3mm 的肿瘤。因此典型的黑色素瘤 MRI 表现为 T_1 加权为高信号、T_2 加权为低信号,但随着肿瘤内黑色素的含量和瘤内的出血量而变化。增强后出现不同程度强化或环状强化。Isiklar 等将肿瘤切除后根据黑色素瘤内黑色素不同含量在 MRI 上的表现,将其分为四型:①黑色素型,T_1WI 为高信号,T_2WI 为低信号;②非黑色素型,T_1WI 为低或等信号,T_2WI 为高或等信号;③混合型,与前两型的任何一型都不相同;④血肿型,表现不同时期血肿 MR 特征。文献报道颅内非黑色素性黑色素瘤 MR 表现大多为 T_1WI 等或低信号、T_2WI 等或高信号。

(3)脑血管造影:表现类似血运丰富的肿瘤,可见丰富的肿瘤染色,无特异性。

6.诊断和鉴别诊断　若患者有皮肤黑色素瘤或有黑色素瘤手术史,影像学检查有占位病变,转移性黑色素瘤在术前可做出诊断。而原发性黑色素瘤由于临床表现无特异性,除 MRI 典型表现外,术前常易误诊。Willis 提出诊断颅内原发性黑色素瘤必须具有 3 个基本条件:①皮肤及眼球未发现黑色素瘤;②既往未做过黑色素瘤切除手术;③内脏无黑色素瘤转移。对于第 3 条,由于受患者经济条件、医院医技水平及设备条件等因素的影响,则难以评估。有报道认为在转移性黑色素瘤中有 8% 的患者找不到原发灶。Winkelman 提出患者死后只有仔细尸检才能排除内脏转移的可能。且尸检证实 44% 的黑色素瘤患者有中枢神经系统的转移。

有报道由于肿瘤呈弥散生长于脑膜上,虽经头颅 CT 多次检查均未发现异常,最后做脑脊液细胞学检查才得到确诊。目前病理诊断仍为颅内黑色素瘤的金标准。

鉴别诊断:颅内黑色素瘤有时在 CT 影像上很难与脑胶质瘤,不典型的脑膜瘤等相鉴别。黑色素瘤 MRI 特征性改变受瘤内黑色素含量和有无出血的影响,所以应与急性和亚急性颅内血肿、胶质瘤或瘤卒中、脑膜瘤、神经鞘瘤及其他转移瘤等相鉴别。根据病史、出血好发部位及典型血肿的演变过程不难区分。胶质瘤多位于脑室旁白质或皮层下,胶质瘤 MRI 常表现 T_1WI 呈低信号、T_2WI 多呈高信号;胶质瘤卒中主要表现为不均匀的血肿信号,强化一般都不明显。非黑色素性黑色素瘤在 MRI 上类似于脑膜瘤表现,但前者多数在 MRI 上信号不均匀,而脑膜瘤为等 T_1、等 T_2 信号较均匀,多均匀强化,可见脑膜尾征。桥小脑角神经鞘瘤可有囊变及出血,CT 密度或 MRI 信号不均匀,环形不均匀强化,CT 无内耳道破坏的表现。其他转移瘤多见于中老年人,常有颅外肿瘤病史,以顶、额叶皮层下多见,单发或多发,T_1WI 呈等或高信号、T_2WI 呈高信号,强化明显,瘤周水肿明显。

7.治疗　手术彻底切除是治疗颅内黑色素瘤的主要方法。术后辅以放疗、化疗和免疫治疗等综合治疗。

(1)手术:手术是主要治疗手段。但是由于以下原因,常难以做到肿瘤全切:①肿瘤多位于颅底、脑干腹侧或外侧,与重要结构粘连紧密;②肿瘤血供丰富,尤其恶性黑色素瘤。术前评估包括患者的病史、年龄、影像学检查的结果,综合评价手术的风险和对患者的益处,然后决定是否手术。原发性黑色素瘤全切预后较好,但仍有复发。手术对单发较大肿瘤可连同受累脑叶一并切除;多发转移性黑色素瘤,可切除较大肿瘤,姑息减压,术后放疗消灭术后的残存和剩余病灶。伴有脑积水者,是否行脑室,腹腔分流要依据病情而定,但可能形成肿瘤腹腔转移。

(2)放疗:虽然黑色素瘤曾经传统被认为是一个抗辐射的肿瘤,是基于细胞研究和利用低剂量辐射治疗的临床经验,但是现在认为黑色素瘤细胞系有一个对辐射宽的敏感度的范围,对大剂量辐射具有良好的反应,并在几个临床研究中得到证实。放射治疗可用于术后辅助治疗、姑息治疗,或主要治疗。

立体定向放射外科治疗(SRS)可明显提高局部病灶的控制率,颅内转移性黑色素瘤一年局部控制率达 80%～90%,中位生存期 8.1～10.6 个月。

(3)化疗:达卡巴嗪(DTIC)是目前用于转移性黑色素瘤最主要的化疗药物,对颅内黑色素瘤不能产生较好的疗效,有效率 12%～20%。替莫唑胺作用机制与 DTIC 相同,对恶性黑色素瘤和其他系统性转移瘤有效率为 25%,可降低转移率。

(4)免疫治疗:特异性免疫疗法是重要的辅助方法。高剂量干扰素 β(IFNβ)、干扰素 α(IFNα-2b)可提高疾病控制率及生存时间,但其剂量有争议,不易耐受。有研究比较了高剂量和低剂量 IFNα-2h 在辅助治疗恶性黑色素瘤中的作用,结果只有高剂量 IFNα-2b 无瘤生存率有统计学意义,而在总生存率方面无统计学意义。

8.预后　颅内黑色素肿瘤患者的预后与肿瘤的良恶性及肿瘤的部位有关,原发性黑色素瘤的预后比转移性黑色素瘤的预后好得多,黑色素细胞瘤生存期可达数年以上,即使行肿瘤大部切除,患者仍有较长的生存期,所以应注重黑色素瘤患者的生存质量。Salpietro 等报告原发性黑色素瘤患者术后生存期可长达13 年。转移性黑色素瘤确诊后其平均生存期不超过 6 个月。

(三)血管网状细胞瘤

血管网状细胞瘤(HB)是中枢神经系统较少见的一种肿瘤,也称为血管网织细胞瘤,组织学上属于良性肿瘤,发生在中枢神经系统,其组织来源尚不明确。血管网状细胞瘤可以单发、多发或伴有其他内脏肿瘤和囊肿,后者属于 Von Hippel-Lindau 病(VHL 病)。根据世界卫生组织(WHO)肿瘤分级标准,血管网状细胞瘤为一级。

1.流行病学　血管网状细胞瘤约占全部中枢神经系统肿瘤的 1.5%～2%,占颅后窝肿瘤的 7.5%～12%,占脊髓肿瘤的 1.6%～3%。可偶发于脊髓圆锥、终丝、神经根和外周神经。多位于小脑幕下,占80%,少数在幕上占 2%～8%,5% 位于脊髓,2%～3% 位于脑干。幕下血管网状细胞瘤可见于小脑半球、蚓部和第四脑室顶部。脑干血管网状细胞瘤多位于延髓。小脑肿瘤约 75% 的病例表现为囊性肿瘤伴瘤结节,约 10% 的患者颅后窝血管网状细胞瘤为多发;而实质性肿瘤多见于脑干和脊髓。约 25% 的血管网状细胞瘤与 VHL 病有关,但由于有些患者没有做 VHL 病的筛选,故可能存在人为低估的因素。

散发性血管网状细胞瘤发病年龄多在 40～50 岁之间,而 VHL 相关性血管网状细胞瘤则在 20～40 岁之间,平均 33 岁。男性多于女性,男女之比约为 1.6:1～2。

VHL 病是一种少见的常染色体显性遗传性疾病,是多系统性家族性肿瘤综合征,每年发病率为 1:36000～1:45000。VHL 患者常合并中枢神经系统和视网膜血管网状细胞瘤,内淋巴囊肿瘤,肾脏囊肿或肿瘤,胰腺囊肿和神经内分泌肿瘤,嗜铬细胞瘤,附睾和阔韧带囊腺瘤等。合并肿瘤以肾透明细胞癌和嗜铬细胞瘤多见。

2.病因学和遗传学　VHL 病是由 VHL 肿瘤抑制基因的种系突变引起。该基因位于染色体 3P25-26,有三个外显子编码 VHL 蛋白,一种肿瘤抑制蛋白,具有调节血管发生、细胞外基质形成和细胞周期的作用,而且一些信号转导途径也可能参与其中。VHL 蛋白的作用表现为与低氧诱导因子-1(HIF-1)的相互作用。HIF-1 由 α 和 B 两个亚单位组成,在所有细胞均有表达,但在氧含量正常的细胞,HIF-1α 通过泛素依赖性途径被迅速降解;在缺氧细胞内,HIF-1α 的泛素依赖性降解停止,HIF-1α 和 HIF-1β 聚合,缺氧相关基因表达增高。VHL 蛋白有两个结构域:α 和 β,α 结构域与延长因子 B、C、Cu12 和 Rbxl 形成联合体,共同调节泛素连接酶的活性,其中 α 结构域调节它们对细胞内蛋白的靶向作用,使靶蛋白泛素化并介导降解。β 结构域可与 HIF-1α 结合,其结合作用仅发生在 HIF-1α 中特定脯氨酸残基发生羟基化时,此羟基化修饰只发生在正常氧含量细胞内。在缺氧或 VHL 蛋白缺乏的细胞内,HIF-1α 脱离 VHL 蛋白的控制,与HIF-1β 结合,其复合体是血管内皮生长因子(VEGF)、血小板源生长因子 β 多肽(PDGFβ)、葡萄糖载体-1(GLU T-1)等基因的转录激活因子。VEGF 高表达可以解释 VHL 病相关肿瘤的高血管性,特别是血管网状细胞瘤和肾细胞癌。VHL 蛋白可调节细胞产生细胞外基质的能力。

3.病理学　2007 年版 WHO 中枢神经系统肿瘤分类中将血管网状细胞瘤归纳到脑膜肿瘤以及其他与脑膜相关的肿瘤的副标题下。

肿瘤主要为囊性或囊实性,粉红色或紫红色,边界清楚,无包膜,同脑组织关系密切。邻近脑膜可有扩张的供应血管。脑干和脊髓肿瘤常为实性,大部分小脑肿瘤和部分脊髓肿瘤有囊肿或空洞。囊性肿瘤很容易根据附壁富于血管的瘤结节辨认,常靠近软脑膜表面;但部分瘤结节小于 1cm,甚至隐藏于囊壁内,不易被发现。囊腔内壁光滑,由胶质细胞和受压神经组织构成,无肿瘤细胞。囊液为透明、黄色或黄褐色、蛋白含量高,离体后易凝固。实性肿瘤多较大,呈紫红色,质软,血运丰富如血窦样,易出血,与周围脑组织分界清楚。肿瘤可发生出血,但很少钙化。肿瘤可穿透软脑膜和硬脑膜,但仍为良性。

光镜下肿瘤由呈毛细血管样排列的内皮细胞、与内皮细胞毗邻的周围细胞和大而圆或多角形的基质细胞(透明细胞)组成。基质细胞是瘤体的肿瘤成分,细胞核大小不一,偶见非典型浓染细胞核,细胞质含有脂质小泡而使细胞呈透明状。电镜下可清晰地见到周围细胞,它们与内皮细胞仅隔基膜而相邻。

4.临床表现　散发性血管网状细胞瘤发病年龄多在40~50岁之间,而VHL患者则在30岁左右。前者发病部位多见于小脑,后者见于小脑、脑干或脊髓,并且可在不同部位多发。血管网状细胞瘤的临床表现与肿瘤的部位有关。大多数肿瘤生长缓慢,伴小脑囊肿或脑干、脊髓空洞。颅后窝肿瘤易压迫第四脑室,引起梗阻性脑积水,出现颅内压增高及小脑症状。常见头痛,常位于枕下,眩晕、呕吐、共济失调和辨距障碍等。

脑干血管网状细胞瘤表现有感觉减退、步态共济失调、吞咽困难、反射亢进、头痛、辨距障碍。脊髓血管网状细胞瘤最常见感觉减退、肢体无力、步态共济失调、反射亢进、疼痛、尿失禁。少数颅内和脊髓血管网状细胞瘤可有瘤内出血或蛛网膜下腔出血。幕上血管网状细胞瘤临床表现取决于其部位和有无占位效应或出血。

红细胞增多症仅见于25%的病例,原因是血管网状细胞瘤产生的红细胞生成素的作用,后者在部分肿瘤的囊液中已分离出来。肿瘤切除后红细胞数可恢复正常,肿瘤复发,红细胞数又增多。

5.影像学检查

(1)CT:囊性肿瘤表现为一囊壁光滑的囊腔,为低密度,增强扫描囊壁可呈环状强化,伴有明显强化的瘤结节,常靠近软脑膜表面,结节部分突入囊腔内,是其特征性的表现。实质性肿瘤表现为类圆形高密度影像,密度不均匀,可明显强化,边界清楚,难与脑膜瘤鉴别。如肿瘤影响脑脊液循环,可有不同程度的阻塞性脑积水。可见瘤周水肿。

(2)MRI:MRI增强扫描是首选检查诊断方法,敏感性优于CT,可多平面提供病变影像。平扫时,病变呈圆形,T_1 为等信号,T_2 为高信号。瘤结节多为 T_1 等信号,T_2 高信号。瘤结节或实体明显强化;大的供应和引流血管可在病灶内或周围显示迂曲流空信号。T_2 加权或FLAIR MRI适用于鉴别水肿和囊肿或脊髓空洞。小脑和幕上HB在 T_1 像表现为明显增强的瘤结节伴边界清楚光滑的囊性病变;第四脑室内或颈延髓交界区HB常为实质性并明显增强;脊髓HB明显增强,约50%患者伴有脊髓囊肿或空洞。MRA可评价肿瘤的血供,确定瘤结节的部位和大小。

(3)血管造影:选择性椎动脉、颈内动脉或脊髓血管造影,对血管网状细胞瘤的诊断和治疗具有重要意义,能提供有用信息,可显示主要供血动脉的部位,回流静脉以及肿瘤染色。典型表现为血管丰富的病变。超选择性供血动脉栓塞可作为某些HB手术或放疗的辅助手段。当考虑采用手术切除病变时,血管造影能确认病变深部供血动脉。

6.诊断和鉴别诊断　对有临床表现,特别是小脑症状以及VHL病家族史,要考虑本病;对无家族史或不伴有VHL病,须影像学诊断。典型病例诊断不难,但实质性血管网状细胞瘤易误诊为脑膜瘤。其他需与小脑星形细胞瘤、听神经瘤、单发转移瘤相鉴别。

7.治疗

(1)手术治疗:手术全切是根治本病的最佳治疗方法。绝大多数颅后窝肿瘤能够做到。术前评估包括患者的病史、年龄、影像学检查的结果,综合评价手术的风险和对患者的益处,然后决定是否手术。小脑肿瘤适合枕下入路,供应肿瘤增粗的软脑膜血管可作为定位肿瘤的标志,在显微镜下首先找到供血动脉,电凝切断肿瘤血供,再切除瘤结节,囊性肿瘤的瘤结节的切除是关键,小于1cm的瘤结节应仔细寻找,否则术后肿瘤必复发。囊壁因不含肿瘤组织可保留,脑膜应严密缝合,必要时修补脑膜,以防止脑脊液漏。细致的关颅是至关重要的,因为对部分单发血管网状细胞瘤患者和更多的 VHL 病患者来说,肿瘤可以复发,如需再次手术切除,可为二次手术带来便易,相对患者来说减少了手术风险。实质性肿瘤由于血供丰富,切除难度较大,术前一周内栓塞可减少血供,提高手术切除率。应当围绕肿瘤周边完整的切除肿瘤;对大的不能孤立切除的实质性肿瘤,切除病变前必须尽量阻断肿瘤的血供。活检或分块切除会导致难以控制的出血。颈延髓交界区肿瘤由于术中寻找明确肿瘤边界很困难,手术并发症高,累及延髓中线深部肿瘤通常是致命的。第四脑室内血管网状细胞瘤对脑干的侵袭性较小,可能来源于脉络丛,不侵犯脑干神经核,故手术切除风险较小。

脊髓血管网状细胞瘤多位于脊髓背侧,近背根入脊髓处,胸段最常见,颈段次之。髓外硬膜下血管网状细胞瘤常常附着于脊神经后根或终丝。髓内血管网状细胞瘤约 50% 伴有脊髓空洞,MRI T$_2$ 像适合鉴别空洞和水肿。由于脊髓血管网状细胞瘤大多位于脊髓背侧,故手术广泛切除椎板中间部分即能达到充分暴露。腹侧肿瘤大多采用后外侧入路,切除椎板、关节面和椎弓根,轻柔牵开脊髓以暴露病变,也有采用前方入路者。如增粗的软膜血管不能帮助判断肿瘤的位置,术中超声可帮助肿瘤定位。与小脑血管网状细胞瘤一样,脊髓血管网状细胞瘤被一层软膜包被而存在明显边界,使其易与脊髓分离,切断供血后,瘤结节可完整切除。同样,脊髓血管网状细胞瘤不宜活检或分块切除,空洞壁应予保留。

(2)放射治疗:越来越多的证据表明,传统外照射放射治疗和立体定向放射外科可作为手术的辅助手段或重要功能区病变的替代治疗。传统放疗有助于控制不全切除的实体瘤或 VHL 病的多发病变,延缓肿瘤生长并提高生存率。立体定向放射外科的治疗作用被看好,尤其是 VHL 病复发或脑干、脊髓多发肿瘤。目前高剂量(50Gy)放疗对肿瘤控制率和生存率均有明显提高。但外照射放疗或立体定向放射外科治疗后存在脑水肿和坏死的危险。近年来临床研究发现立体定向放射外科对术后残留或复发肿瘤,采用较高的边缘剂量(10~25Gy,平均 16~18Gy),局部控制率 1 年、5 年、10 年分别为 89%、74% 和 50%。另一研究显示放射外科后总的生存 1 年、3 年、7 年分别为 100%、94.4% 和 68.7%;无进展生存 1 年、3 年、5 年分别为 96.9%、95.0% 和 89.9%。囊性肿瘤的瘤结节虽可行立体定向放射治疗,但囊腔有的扩大而需手术分流或植入贮液囊或切除肿瘤。

8.预后　手术全切预后良好,肿瘤残留易复发,复发后可再手术。与散发性中枢神经系统血管网状细胞瘤相比,VHL 病相关性血管网状细胞瘤预后较差。因为较高的复发率和多发病灶,仍然是一个主要问题,需要终身随访,10 岁以上患者至少每年一次 MR 检查。血管网状细胞瘤术后复发率 12%~14%。有人认为术后复发多在术后 10 年以上。复发多因肿瘤切除不彻底或另有新肿瘤所致。术后死亡率 7~10%,脑干肿瘤较高。再手术的死亡率及并发症明显增多,因此第一次手术应尽量全切。如有明显的术后残留,应行颅后窝放疗,并每 6 个月行 MRI 检查,如肿瘤增大或症状发展,可再手术。

(李　勇)

第十节　垂体腺瘤

一、流行病学

垂体腺瘤是颅内常见的良性肿瘤,人群发病率为(3~7.5)/10 万人。其年发病率女性为 7/10 万人,男性为 2.8/10 万人。据国外文献报道,尸检和影像学检查提示垂体腺瘤的人群发生率为 17%~23%。在颅内肿瘤中,垂体腺瘤的发病率仅次于脑胶质细胞瘤,居第二位,约占颅内肿瘤的 20%。

二、解剖学

垂体由腺垂体(垂体前叶)和神经垂体(垂体后叶)两部分构成,腺垂体由外胚层的拉克囊分化而来,神经垂体来自前脑底部的神经外胚层。

(一)垂体的位置和形态

脑下垂体呈卵圆形,位于蝶鞍内,约 1.2cm×1.0cm×0.5cm,平均重量为 750mg(男 350～700mg,女 450～900mg)。青春期及女性妊娠时垂体呈现生理性肥大。垂体具有复杂而重要的内分泌功能,解剖学上分为腺垂体和神经垂体,但其功能完全不同。腺垂体可分为远侧部、中间部和结节部,神经垂体由神经部和漏斗组成,漏斗上部连于正中隆起,下部为漏斗,腺垂体的结节部包绕漏斗,共同构成垂体柄,垂体凭借垂体柄与第三脑室底和侧壁的下丘脑有密切的联系。

(二)垂体血液供应

来自垂体上动脉和垂体下动脉,都发自颈内动脉海绵窦段,组成垂体门静脉系统。

1.垂体上动脉　至垂体柄处分成很多分支,围绕垂体柄根部形成动脉环,由动脉环发出许多小分支,称为垂体柄短动脉或漏斗动脉。垂体柄短动脉进入下丘脑的正中隆起和垂体柄上部,并在其内形成第一微血管丛,与神经末梢有密切接触,然后汇集成数支长门静脉,向下进入腺垂体,形成第二微血管丛,供应垂体前叶细胞血液。另外,垂体上动脉自垂体动脉环处左右各发一下行支称为垂体柄长动脉,进入垂体前叶微血管丛,亦有部分分支返回参与上部微血管丛。

2.垂体下动脉　主要分布神经垂体,在其内形成微血管丛,排成小叶状,便于下丘脑垂体神经末梢的内分泌激素进入血液内,部分血管再汇集成多支短门静脉,进入垂体前叶的微血管丛。

3.静脉　腺垂体、神经垂体的微血管丛汇集数个输出静脉再形成垂体侧静脉和漏斗静脉,将垂体的血液引流至海绵窦中,于是腺垂体和神经垂体分泌的多种激素进入体循环的血液中。垂体两侧为海绵窦。垂体前有前海绵间窦,较大;后有后海绵间窦,较小,实际上垂体前、下、后面都与海绵窦相连,称为环窦。大的海绵间窦称基底窦,向后至基底斜坡,与两侧海绵窦相连,汇至两侧岩上窦和岩下窦,然后汇至乙状窦。

(三)垂体的比邻结构

1.蝶鞍　蝶鞍前界为鞍结节,后界为鞍背,前外为前床突,后外为后床突。蝶鞍形态因人而异,正常人多为椭圆形,少数为圆形或扁圆形。蝶鞍正常前后径 7～16mm,深径 7～14mm,宽径 9～19mm,体积为 346～1337mm³。鞍底骨质通常超过 1mm 厚者占 60%。有的可至 3mm。垂体腺瘤可使蝶鞍膨胀性扩大,鞍底变成菲薄甚至缺如,可以侵蚀破坏硬膜和和海绵窦内侧壁。

2.鞍膈　垂体窝为硬膜所覆盖,是颅底硬膜的延续。鞍膈是颅底硬膜的反褶,在蝶鞍上方,前后床突之间,鞍膈中央较薄,有 2～3mm 的鞍膈孔,有的大至 5mm,垂体柄通过其中。蛛网膜和软脑膜环绕垂体柄通常不进入鞍内,其间形成视交叉池,有的蛛网膜随鞍膈孔入鞍内,形成空泡蝶鞍,经蝶窦入路手术可能使之损破而导致脑脊液漏。鞍内肿瘤可通过此孔向鞍上发展。鞍膈、鞍壁均由 V_1 支分布,有大量神经末梢,鞍内肿瘤未突破鞍膈之前,由于鞍内压力的增加可以引起剧烈的头痛、怕光、流泪等三叉神经刺激症状。

3.海绵窦　垂体两侧为海绵窦,前起眶上裂,后达岩骨尖水平。海绵窦长约 2cm,颈内动脉及第Ⅲ、Ⅳ、V_1、V_2、Ⅵ对脑神经穿行其中,有时颈内动脉穿过海绵窦壁进入蝶鞍内。海绵窦外侧壁有第Ⅲ、Ⅳ、V_1、V_2、Ⅵ对脑神经经过。

4.视交叉　视交叉距垂体鞍膈上方约 10mm,与鞍膈之间形成视交叉池。视交叉为扁平形态,宽约 12mm、长 8mm、厚 4mm,在第三脑室前下部,与水平面形成 45°倾斜面。视交叉上有终板、前连合,后为垂体柄、灰白结节、乳头体和动眼神经,下为鞍膈和垂体。鞍内肿瘤向鞍上发展压迫视交叉,出现视力视野障碍。视交叉的位置变异较多,约 79% 在鞍膈中央上方,为视交叉正常型;12% 在鞍结节上方,为视交叉前置;9% 在鞍背上方,称为视交叉后置。视交叉前置者增加经额入路的垂体肿瘤切除术的难度。垂体区肿瘤向鞍上发展较大时除压迫视交叉外,亦可压迫或突入第三脑室,引起脑脊液循环梗阻和颅内压增高。视神经,视交叉和视束,穿过脑底动脉环,在大脑前动脉及前交通动脉的下面,大脑后动脉、基底动脉的上面。视交叉上面的血液供应来自大脑前动脉的分支,下面的血供来自垂体上动脉的分支,侧面血供来自颈内动脉分支。

由于视交叉位置的变异及其内神经纤维排列特点,病变从不同方位压迫视交叉,可产生不同的视野改变,因此观察视力,视野障碍出现的先后及其发展的动态变化,对垂体区病变的诊断和鉴别诊断具有重要的参考意义。

5.视神经　视神经从视神经孔到视交叉约 15mm 长,视神经管长约 5mm,动眼神经在视神经的内下方行走。有些变异为视神经管缺损,视神经直接暴露在颅前窝,亦可直接突向蝶窦内,该部仅有一层蝶窦黏膜覆盖。

6.蝶窦　蝶窦在蝶鞍前方和下部,蝶窦自 3~4 岁时开始气化,一般至 12 岁时向后扩大,12~20 岁时有的气化向前上至蝶骨平板、前床突,向后至鞍背,斜坡。蝶窦平均长 22mm、宽 20mm、高 20mm,总容积 8800mm³。蝶窦呈全鞍型 86%,鞍前型为 11%,呈甲壳型者 3%。

蝶窦内纵隔多为单发,位在中线的约 66%,无纵隔约 28%,少数为多发纵隔,且不规则。蝶窦纵隔位置的辨认,可帮助确定鞍底开骨窗的位置和大小。

蝶窦腔内,视神经无骨质覆盖约占 6%,覆盖骨板厚度少于 1mm 的占 66%。颈内动脉突向内壁并位于垂体上的约占 28%,两颈内动脉之间的距离平均为 12mm,偶有比这距离更近,甚至相互接触着。覆盖颈内动脉的蝶窦壁厚度少于 0.5mm 的占 50% 多,偶见蝶窦壁骨质完全缺如,仅为一层黏膜。在手术时应注意这些特点和解剖变异。

三、病因病理

1.病因　垂体腺瘤自 19 世纪末和 20 世纪初才逐渐被人们所认识;垂体作为一个神经内分泌器官,其组织学构成就较为复杂,加之下丘脑分泌的激素,各个垂体靶腺分泌激素及调节,使得垂体腺瘤病因学研究复杂困难。经过科学家们的不懈努力,目前已在分子、细胞、组织和动物水平证实,多种因素可能导致垂体腺细胞获得持续增殖的活力而导致肿瘤发生。这些因素可总结分为以下几类:①垂体腺瘤相关癌基因的激活和相关抑癌基因的失活;②腺垂体细胞周期蛋白的功能变异;③细胞信号通路缺陷。

(1)垂体腺瘤相关癌基因的激活

①Ras 基因:Ras 是原癌基因家族,包括 H-ras、K-ras 和 N-ras,编码的蛋白具有 GTP 酶活性。Ras 的突变一般发生在侵袭性垂体腺瘤中,Lin 等在 7% 的侵袭性垂体腺瘤中检测出 Ras 的突变,而在非侵袭性垂体腺瘤中未检测出 Ras 的突变,因此推测,Ras 的突变可能和垂体腺瘤的发生和侵袭发展有关。

②垂体肿瘤转化基因(PTTG):1997 年 Pei 等首先报道了 PTTG 基因,这是一种促垂体血管生成因子,它的过表达可导致体外培养的细胞发生癌变。在雌激素诱导垂体腺瘤的动物模型中,可看到 PTTG1 上调;PTTG1 转基因小鼠,可产生垂体增生和肿瘤。因此,染色体的稳定依赖于细胞内 PTTG1 的水平,

PTTG1 的上调或下调都会导致细胞从 G_2 到 M 期的调控紊乱,从而引起染色体的不稳定和肿瘤发生。敲除 PTTG 可以抑制细胞增殖和促进细胞提早衰老。PTTG 在约 90%垂体腺瘤中高表达,而在正常的垂体组织不表达或低表达。因此,目前公认 PTTG 在垂体腺瘤生成和发展中发挥着重要作用。

（2）垂体相关抑癌基因失活

①P21:P21 是 P53 的转录靶点,DNA 损伤和癌基因的表达能诱导 P21,导致细胞不可逆的细胞周期停滞。P21 通过细胞内蛋白抑制和促进细胞增殖,细胞核内的 P21 可以使不稳定的和非整数倍的细胞停止增殖。P21 缺失可以提高 Rb+/－,PTTG－/－小鼠垂体细胞增殖率,促进垂体腺瘤生成。PTTG 的过度表达可促使垂体细胞非整数分裂,诱导 P21,促进 P53/P21 依赖的衰老,抑制垂体腺瘤生长。

②生长停滞和 DNA 损伤诱导基因(GADD)45γ:GADD45γ 属于 GADD 家族,GADD45γ 又称 CR6,是一个 P53 调节的人类基因。GADD45γ 和 P21WAF/CIP1、增殖细胞核抗原相互作用,参与损伤 DNA 的修复。GADD45γ 可能通过阻滞细胞的 G1/S 期来抑制细胞生长,还有促进细胞凋亡的功能。NFPA 中 GADD45γ 的 mRNA 表达水平显著低于正常垂体组织,而且在大多数垂体 GH 腺瘤和 PRL 腺瘤中不表达,人垂体腺瘤来源的细胞系转染 GADD45γ 后,可以显著抑制肿瘤细胞生长,从而推断 GADD45γ 可能是垂体腺瘤抑制基因,GADD45γ 的丢失可能是垂体肿瘤发生的原因之一。

③母本印记基因 3(MEG3):MEG3 的亚型 MEG3a 有抑制细胞生长的功能。MEG3 在正常垂体组织较高表达,而在 NFPA 中不表达。MEG3 启动子两个重要的功能区甲基化,造成 MEG3 沉默,可能是 NFPA 中 MEG3 不表达的重要原因,认为 MEG3 的甲基化可能和 NFPA 的生成有关。

另外,还有 p16(1NK4a)、p15(INK4b)、RB1、死亡相关蛋白激酶、垂体肿瘤凋亡基因、锌指蛋白多形性腺瘤样基因等肿瘤抑制基因在垂体腺瘤中异常表达,也与甲基化相关,造成基因的后天沉默,可能在散发性垂体腺瘤的生成和发展中发挥一定作用。

（3）信号转导:越来越多的学者,通过比较正常腺垂体与垂体腺瘤蛋白表达谱的差异,来研究垂体腺瘤发生相关的信号转导通路的变异,包括线粒体功能、氧化应激、分裂素相关蛋白激酶和细胞周期调控等。通过这些研究,将会促进我们对垂体腺瘤发生机制的进一步理解。

①细胞周期调控:细胞周期的调控是通过细胞周期素 CDK 激活相关细胞周期素依赖激酶实现的。当这些细胞周期素依赖激酶被激活后,它们会使 Rb 发生磷酸化从而使之失活,而抑癌蛋白 Rb 是最常见的细胞周期负调控因子。当 Rb 未被磷酸化时,它处于激活状态,可以与细胞转录因子 E2F 结合,从而抑制细胞从 G_1 期向 S 期的过渡,可以阻止受损的 DNA 进行复制。但是当 CDK 和细胞周期素复合物磷酸化 Rb 使之失活时,Rb 就会释放 E2F,从而细胞可以顺利从 G_1 期过渡到 S 期。Rb1 基因杂合缺失的转基因小鼠,常常发生高侵袭性的垂体腺瘤;而那些 E2F 过表达的转基因小鼠中,多发生垂体过度增生,而不是腺瘤,这可能与细胞的早期衰老有关。

最常见的 CDK 抑制剂家族包括 INK4a/ARF(p16、p15 和 p18)和 cip/kip 家族(p21、p27 和 p57)。这些蛋白能抑制 CDK 的功能,从而抑制 Rb 的磷酸化失活,抑制细胞由 G_1 期到 S 期的进展而行使抑癌蛋白的功能。有研究发现,p16 基因在部分垂体腺瘤的标本上发生过甲基化而失活,而 p16 可以通过抑制 CDK4 使 Rb 磷酸化失活。在 p18 基因敲除小鼠中,常常发生垂体中叶的过度增生和肿瘤,小鼠发生巨人症、器官肥大等症状;而 p18 蛋白水平在人垂体腺瘤中亦下调。在 p27 基因敲除小鼠中,常常发生垂体中叶肿瘤,小鼠发生肥胖、体重增加和多器官肥大等。进一步,在 p27 基因敲除和细胞周期素 E 双转基因小鼠中,常常发生促肾上腺激素垂体腺瘤。原因可能是细胞周期素 E 的高表达使 p27 缺失导致的细胞 G_1 向 S 期的过渡变得更加容易。糖皮质激素抵抗是促肾上腺激素细胞腺瘤的特殊病症。当高水平糖皮质激素不能负反馈抑制 POMC 基因表达时,ACTH 持续被合成和释放,从而导致库欣病的发生。转录激活剂

Brg1,是染色质重塑复合体 SW1/SNF 的关键组分,可以抑制 POMC 的表达。有研究发现,在 ACTH 腺瘤中,Brg1 的缺失常导致促肾上腺细胞的糖皮质激素抵抗。在大多数的促肾上腺激素细胞腺瘤和腺癌中,p27 和 Brg1 的水平较低或不表达。

②细胞信号通路缺陷:GNAS 基因编码的 G 蛋白 α 亚单位,是细胞信号传导通路上的关键组分。它可以激活腺苷酸环化酶,从而进一步激活 cAMP 和 PKA 信号通路。但是 GNAS 基因 gsp 的突变,可导致蛋白 GTPase 的功能失活。约有 30％的生长激素腺瘤发生这种突变,从而导致了生长激素细胞中 cAMP 水平的升高及 GH 的过度合成和分泌。有报道发现,获得性 gsp 基因突变可导致侵袭性泌乳素腺瘤向生长激素腺瘤的转变。由此我们可以推测,cAMP 通路可能是部分垂体腺瘤病人发生肿瘤的原因之一。

另外,多种生长因子及其受体,包括成纤维细胞生长因子、表皮生长因子、神经生长因子、骨形态生成蛋白、血管内皮生长因子和 Akt 信号转导通路等,都被发现与垂体腺瘤的发生有关。ER 受体 alpha 亚型在大腺瘤中的表达水平要远高于小腺瘤中的表达。骨形态生成蛋白,过去被认为是促肾上腺细胞生长抑制因子,在泌乳素腺瘤中高表达。

(4)转录因子:垂体转录因子、锌指蛋白转录因子、致癌基因蛋白 C-MYC、致癌基因 Elkl、原癌基因 c-Fos 和细胞周期蛋白 D_1 等转录因子都可能与垂体腺瘤有关。转录因子锌指蛋白转录因子可能通过脱乙酰基作用、组蛋白去乙酰化酶、非组蛋白去乙酰化酶和甲基化作用调节多个启动子,介导染色体重建,间接促进促生长激素细胞数量增加,选择性地调节 GH 和 PRL 激素基因的表达。

(5)垂体腺瘤相关 microRNA:microRNA 是在基因转录后起调节 mRNA 翻译和降解的非编码小 RNA。虽然这类 RNA 既作用于癌基因又作用于抑癌基因,但是其在垂体腺瘤发生中的具体作用仍不清楚。研究发现,miR145、miR21、miR15 和 miR16 在 ACTH 腺瘤中下调,而 miR122 和 miR493 在 ACTH 腺癌中上调。let-7miRNA 家族及 miR15a/miR16,在绝大多数的垂体腺瘤中下调。在无功能垂体腺瘤和生长激素腺瘤中,miR128a、miR155 和 miR516a-3p 共同调节作为抑癌蛋白的 Weel-like 蛋白激酶。因此,microRNA 在垂体腺瘤发生发展中扮演的角色有待进一步研究。

2.病理　结合尸检材料,在光镜下,垂体腺瘤外有边界,但无包膜。部分垂体腺瘤向邻近的正常垂体组织浸润生长。肿瘤细胞的特点为,细胞形态较一致,细胞丧失正常的短索状排列,细胞的基膜也发生变化。瘤细胞可呈圆形、立方形或多角形,细胞的大小差异可以很大:小的与淋巴细胞相似,仅在核外有少量胞质,这些多是未分化的干细胞;大的胞质较多,其中可充满一些颗粒或呈泡沫状,瘤细胞的大小较一致,亦常见大核和双核,偶尔环状核即核凹入,把一部分胞质包入核内,很少看到核分裂。

多年来,根据光学显微镜下垂体腺细胞胞质对苏木精-伊红染色的不同,将垂体细胞分为嗜酸性、嗜碱性细胞和嫌色性细胞。因此,传统上把垂体腺瘤分为嗜酸性细胞腺瘤、嗜碱性细胞腺瘤、嫌色性细胞瘤和混合性细胞瘤。实际上这种分类法不能把形态和功能结合起来,不能反映腺瘤的性质。因为嗜酸性细胞可以是生长激素(GH)、泌乳素(PRL)和大嗜酸性细胞,嗜碱性细胞可包括促肾上腺皮质激素(ACTH)细胞、促甲状腺素(TSH)细胞、促黄体激素(LH)细胞和促卵泡激素(FSH)细胞;而嫌色细胞则可包括 GH 细胞、PRL 细胞、TSH 细胞、LH 和 FSH 细胞等。

近些年来,内分泌激素测定技术的进步和电子显微镜下观察超微结构及染色方法的改进,把形态(组织化学和电镜)和功能(临床表现)相结合的垂体腺瘤的分类已经形成。

(1)泌乳素细胞腺瘤(PRL 腺瘤):细胞多为嫌色性,呈乳头状排列,瘤内可有小钙化灶。少数瘤细胞为嗜酸性。在电镜下,分泌颗粒多少不等。大多数肿瘤细胞内分泌颗粒较少,体积较小,在 120～300nm;体积较大的,最大长径达 1200nm。形状不规则,可为圆形、卵圆形、短杆状、泪滴状。电子密度大而均匀,在核旁 Golgi 氏体附近与粗面内质网一起形成泌乳素小体。少数分泌颗粒可在胞膜外,为分泌颗粒错位胞溢。免疫组织化学染色呈 PRL 阳性。长期溴隐亭治疗后可导致肿瘤钙化、淀粉样变沉着,血管周围和间质纤维化,可影响手术疗效。泌乳素细胞增生引起高泌乳素血症,极罕见于外科标本中,偶在肿瘤周围可见到。

(2)生长激素细胞腺瘤(GH 腺瘤):占分泌性腺瘤的 20%~30%。在 HE 染色中,肿瘤细胞可呈强或弱嗜酸性橘黄 G 染色(+),PAS(—)。在电镜下,根据细胞分泌颗粒的多少分为:①浓密颗粒型,颗粒直径大多为 200~350nm,颗粒多而密集、圆形、密度大而均匀,其他细胞器很少;②稀疏颗粒型,颗粒直径大多在 100~250nm,颗粒少而散在,胞核形态变异较大,在核凹入部有圆形纤维小体。所含数目不等、长短不一的微纤维。核旁常见中心粒。用免疫组化染色,细胞质内 GH 阳性,其染色深浅与肿瘤细胞内 GH 分泌颗粒的多少成正比。

(3)促肾上腺皮质激素细胞腺瘤(ACTH 腺瘤,库欣病):占 5%~15%,微腺瘤体埋在腺垂体中后部,有些腺瘤伴有 ACTH 细胞增生(结节性,弥漫性,多数为混合性)。肿瘤细胞可为嗜碱性或嫌色性。PAS(+),橘黄 G(—),红素(—)。肿瘤细胞常呈筛网状排列。在电镜下,细胞内分泌颗粒多少不等,直径为 150~450nm,电子密度极不均匀,深浅不等,或有中心空泡,核旁有成束的平行排列的微纤维积聚,可伴 Crooke 透明变性细胞。免疫组织化学染色细胞呈 ACTH 阳性。

(4)促甲状腺素细胞腺瘤(TSH 腺瘤):此类型肿瘤少见,不足垂体腺瘤的 1%。瘤细胞较小,PAS(+)。在电镜下瘤细胞颗粒小而圆、直径为 50~150nm,密度不均匀。胞质中散在平行排列的微小管。用免疫细胞化学染色呈 TSH 阳性。

(5)促性腺激素腺瘤(GnH 或 FSH/LH 腺瘤):少见。分泌颗粒圆而小,直径为 150~250nm。用免疫细胞化学染色示 LH 和 FSH 阳性。

(6)多分泌功能细胞腺瘤:在临床上腺瘤内含有 2 种或 2 种以上的分泌激素细胞,有多种内分泌功能失调症状的混合症候。最常见的是 GH+PRL,此外还有 GH+ACTH、PRL+ACTH、PRL+LH 或 FSH、GH+ACTH+TSH。这些细胞可用免疫细胞化学染色法显示出。

(7)无内分泌功能细胞腺瘤(无功能腺瘤):占垂体腺瘤的 20%~35%,包括大嗜酸性细胞腺瘤和未分化细胞瘤,后者又称裸细胞腺瘤。胞质较丰富,染色较淡,无特殊染色颗粒。瘤细胞围绕血管及间质,呈乳头状排列,有的可见腺样分化,或弥散生长,胞核圆,染色质丰富。瘤内血或血窦较丰富,易发生出血。若用免疫细胞化学方法,肿瘤内可含 GH、PRL 或 GnH 细胞,分泌颗粒小而稀疏,直径为 50~200nm,无细胞排粒作用。所测激素多为糖蛋白类激素,为 α 亚单位,部分亚单位激素因无生物活性而无临床症状。

(8)恶性垂体腺瘤(垂体腺癌):罕见,尚无一致看法,有些学者将瘤细胞有明显异形性、易见到核分裂,并侵及邻近脑组织或颅内转移者,视为恶性垂体腺瘤。仅见垂体腺瘤细胞内有异形性,而无远处转移,不能诊断为腺癌。

四、临床分型

(一)按激素分泌类型分类

1.功能性垂体腺瘤 根据激素分泌产物可以分为以下几种。

(1)垂体 GH 腺瘤。

(2)垂体 PRL 腺瘤。

(3)垂体 ACTH 腺瘤。

(4)垂体 TSH 腺瘤。

2.垂体无功能性垂体腺瘤 分泌产物不产生明显的内分泌学症状。

（二）按垂体腺瘤大小分类

1.垂体微腺瘤是指肿瘤直径＜1cm 的垂体腺瘤。

2.肿瘤直径≥1cm 者称为大腺瘤。

3.肿瘤直径≥3cm 者称为巨大腺瘤。

（三）按病理 HE 染色分类

1.常规 HE 染色 嗜酸性、嗜碱性、嫌色性腺瘤。

2.免疫组化染色 GH、PRL、ACTH、TSH、FSH/LH 及混合性激素分泌腺瘤。

五、临床表现

垂体腺瘤的临床表现较为复杂，一般可以分为两大类。

1.垂体腺瘤的占位效应

(1)头痛：头痛可以是由于分布在鞍区的痛觉纤维受压引起。多数无分泌功能的腺瘤可以有头痛的主诉，早期系肿瘤向上发展牵拉鞍膈所致，当肿瘤穿破鞍膈后症状减轻或消失。

(2)视觉障碍：当肿瘤将鞍膈顶起，或穿破鞍膈向鞍上生长时，可以压迫视神经和视交叉而产生视力及视野改变，典型的表现为双颞侧偏盲，还可以导致视力下降。

(3)下丘脑和垂体功能低下

①甲状腺功能低下：怕冷、黏液性水肿、毛发粗。

②肾上腺皮质功能低下：直立性低血压，易疲倦。

③性腺功能低下：停经(女性)，性欲低下，甚至消失、不孕。

④尿崩症：非常少见(寻找其他病因，包括下丘脑垂体腺瘤、鞍上生殖细胞瘤)。

⑤高泌乳素血症：PRL 分泌受到下丘脑分泌激素的抑制，垂体柄受压可使部分抑制作用消失。

(4)海绵窦受累及相应脑神经麻痹症状

①脑神经受压(Ⅲ、Ⅳ、V_1、V_2、Ⅵ)：眼睑下垂，眼球活动受限、面部疼痛、复视等。

②侵袭海绵窦：突眼、结膜水肿等。

③颈内动脉被肿瘤包绕：可以致轻度狭窄，但完全堵塞罕见。

(5)脑积水：肿瘤向鞍上发展可以压迫第三脑室，阻塞室间孔，从而造成脑积水。此时病人可以出现相应的头痛、呕吐、视盘水肿、嗜睡或昏迷。

2.垂体腺瘤的内分泌功能表现

(1)泌乳素(PRL)腺瘤：最常见的内分泌腺瘤，可以导致女性病人闭经-泌乳综合征(Forbes-Al-bright 综合征)；男性病人性欲减退、阳痿及无生育功能。

(2)促肾上腺皮质激素(ACTH)腺瘤：即库欣病。典型库欣外貌的表现为满月脸、水牛背、锁骨上脂肪垫、痤疮、多毛、皮肤菲薄、紫纹、高血压、糖尿病、骨质疏松。

(3)生长激素(GH)腺瘤：导致成人肢端肥大，表现为手、足肥大、前额隆起、巨舌、高血压、软组织肿胀、周围神经卡压综合征、头痛、出汗过多(尤其是手掌)及关节痛。儿童(在骨骺闭合前)GH 水平的升高可导致巨人症。

(4)促甲状腺素(TSH)腺瘤：导致垂体性甲状腺功能亢进症。

(5)促性腺激素(LH/FSH)腺瘤：通常不引起临床症状。

六、辅助检查

1.一般实验室检查　包括血生化检查,注意伴发糖尿病等内分泌疾病。

2.内分泌学检查(垂体功能检查)　所有垂体腺瘤病人应该进行全面的内分泌学检查,包括 PRL、GH、ACTH、TSH、FSH、LH、MSH、T_3、T_4 及 TSH。由于垂体激素分泌有昼夜节律的改变,应按照规定时间多次、多点抽血检查,必要时行激素分泌刺激或抑制试验。对疑为 ACTH 腺瘤病人,常需检测血浆皮质醇、24h 尿游离皮质醇(UFC)及行地塞米松抑制试验和 ACTH 刺激试验。

(1)肾上腺轴:晨 8 时皮质醇的正常参考值为 6～18μg/100ml。24h 尿游离皮质醇更精确(特异性和敏感性几乎达 100%,除应激和慢性酒精中毒外,假阴性结果很少)。如果结果均正常者,至少应复查 2 次;对仍有疑问的病人,行小剂量地塞米松过夜抑制试验。

(2)甲状腺轴

①筛选:T_4 水平(总体或游离),促甲状腺素(TSH)。

②进一步检查:促甲状腺素释放激素(TRH)兴奋试验(如 T_4 水平低或位于临界水平应考虑行此检查),检查 TSH 的基础水平,静脉注射 TRH500μg,分别于 30min、60min 测定 TSH。正常反应,峰值出现在 30min 时,且为基础水平的 2 倍。反应受损且 T_4 水平低的病人提示垂体功能不足。反应过度提示原发性甲状腺功能低下。

(3)性腺轴

①筛选:血浆促性腺激素(FSH 和 LH)和性激素(女性测雌二醇,男性测睾酮)。

②进一步检查:没有任何一种化验检查可以区分病变是垂体性的还是下丘脑性的。

泌乳素水平:PRL 小于 200ng/ml,约 80% 为微腺瘤,且 76% 术后 PRL 可以正常;如果 PRL 大于 200ng/ml,只有约 20% 是微腺瘤。

生长激素(GH)和 IGF-1:空腹或随机血清 GH 水平<2.5ng/ml 时可判断为 GH 正常;若≥2.5ng/ml 时需要进行口服葡萄糖耐量试验(OGTT)确定诊断。通常使用口服 75g 葡萄糖进行 OGTT。分别在 0min、30min、60min、90min 及 120min 取血测定血糖及 GH 水平,如果 OGTT 试验中 GH 谷值水平<1ng/ml,判断为被正常抑制。肢端肥大病人无此抑制,个别有反常升高。肝脏疾病、糖尿病及肾衰竭也可无 GH 抑制。

GH 的作用主要经 IGF-1 介导来完成,血清 IGF-1 水平与肢端肥大患者病情活动的相关性较血清 GH 更密切。活动期肢端肥大患者血清 IGF-1 水平升高。由于 IGF-1 水平的正常范围与年龄和性别显著相关,因此测定结果应与年龄和性别相匹配的正常值范围(正常均值±2 个标准差)对照。当患者血清 IGF-1 水平高于与性别和年龄相匹配的正常值范围时,判断为血清 IGF-1 水平升高。

3.视力及视野的检查　当垂体腺瘤压迫视交叉时,典型的视野改变为双颞侧偏盲。

4.影像学检查

(1)头颅 X 线平片或蝶鞍断层检查:要求有正、侧位,了解蝶鞍大小、鞍背、鞍底等骨质破坏的情况,对考虑经蝶窦入路的病人有帮助。

(2)CT 检查:现已经被 MRI 取代。在不宜行 MRI 检查时(如心脏起搏器)可以行 CT 检查。应行轴位及冠状位重建,薄层扫描更有意义。脑 CT 可以了解额窦及蝶窦发育状态,蝶窦纵隔的位置及蝶鞍区骨质破坏的情况,肿瘤与蝶窦的关系等。为显示鞍旁颈内动脉和除外脑动脉瘤时应行脑血管造影。CT 平扫可见有低密度改变;蝶鞍局部骨质破坏;腺垂体表面局部膨隆;垂体柄移位(不可靠,正常情况下也可以向对侧偏移）。增强扫描（静脉内注射强化）可见：正常垂体明显强化（无血脑屏障）；大型腺瘤强化较正常垂体明显；微腺瘤强化少（可能更慢）。

（3）MRI检查：是垂体腺瘤影像学首选的检查方法。通常情况下神经垂体在T_1像表现为高信号，缺乏此征象常伴有尿崩症。通过 MRI 可以了解肿瘤与脑池、海绵窦、颈内动脉、视神经视交叉、第三脑室的关系，如肿瘤侵犯海绵窦情况，显示颈内动脉和（或）颈内动脉受累情况等。75％的病人T_1像表现为低信号，T_2像表现为高信号（25％的表现不典型，可以与上述情况相反）。肿瘤强化情况时间依赖性很强，MRI 必须在注药后 5min 成像才能显示微腺瘤。垂体柄的移位也提示垂体腺瘤。

5.其他检查　对于垂体 GH 腺瘤，即使患者无心脏疾病，仍需行超声心动图检查；因 25％～60％的患者存在阻塞性呼吸睡眠暂停综合征，需要行呼吸睡眠监测；结肠镜排除结肠息肉等病变。

临床上主要依据各种垂体腺瘤的临床表现、内分泌学检查和影像学检查结果，以及垂体腺瘤占位所产生的相关症状等情况，进行全面分析后做出相应诊断。对早期的垂体微腺瘤，尤需进行细致的检查和对不典型症状的分析，以确定肿瘤的有无及其部位、类型、性质、大小等。

七、鉴别诊断

1.颅咽管瘤　小儿多见，首发症状常为生长发育迟缓、多饮多尿等内分泌异常表现，CT 扫描显示示鞍区肿瘤呈囊性、实性或囊实相间，可伴钙化，钙化斑为其特征，MRI 可见垂体信号，蝶鞍扩大不明显，肿瘤通常向鞍上生长。

2.脑膜瘤　多见成年人，内分泌学检查正常，CT 及 MRI 检查为均匀密度或信号强度的病变，明显强化，可以见脑膜尾征，囊性变少见，可以见垂体信号。

3.床突旁动脉瘤　无明显内分泌障碍。CT 及 MRI 可见正常垂体信号，鞍旁可以有或无钙化，病变呈混杂信号。明确诊断需 DSA 或 CTA 检查。

4.视神经胶质瘤　多见于小儿，主要表现为视力下降明显，无内分泌异常表现，可以合并神经纤维病变的表现。

5.脊索瘤　好发于颅底中线部位的肿瘤，常有多数脑神经损害的表现，CT 及 MRI 示肿瘤主要位于斜坡，可以侵及蝶窦，但较少向鞍上生长，可以见到骨质破坏及垂体信号。

6.表皮样囊肿　常易于鉴别，通常在 CT 及 MRI 分别表现为低密度及低信号强度病变，边界锐利，沿脑沟及脑池生长。

7.生殖细胞瘤　多见少儿，首发症状为多饮多尿，垂体激素水平正常或低下。

8.空泡蝶鞍综合征　有时在临床表现上与垂体腺瘤无法鉴别。但 CT 及 MRI 可以见同脑脊液样信号强度相同病变局限于鞍内，无鞍上发展。

9.拉克囊肿　系颅咽管的残留组织，多表现为囊性病变，内分泌异常表现少见。

10.垂体脓肿　少见。CT 或 MRI 可以见明显的环状强化影像。可以有或无手术史、全身感染史。

八、治疗

（一）外科手术治疗

1.外科手术适应证

（1）垂体泌乳素腺瘤：药物治疗效果欠佳；不能耐受药物治疗；拒绝服用药物治疗；肿瘤巨大伴明显视

力视野障碍。

（2）垂体 ACTH 腺瘤：明确诊断后，手术治疗是首选方法。

（3）肢端肥大症：外科手术是首选治疗方法。

（4）垂体无功能微腺瘤：可以随诊观察。

（5）大腺瘤：垂体泌乳素腺瘤，伴垂体卒中或囊性变，药物治疗效果不佳者；有视神经视交叉受压者，即使没有内分泌异常或视野缺损，但视觉结构可能会受到损伤，也需要手术治疗。

（6）急性和迅速的视力或其他神经功能恶化。可能意味着视交叉缺血、出血或肿瘤梗死（垂体卒中），失明通常需要急诊手术减压。

（7）对于诊断不明确的患者，手术治疗可以获得病变组织用于病理诊断。

2.外科手术入路

（1）经颅入路：大多数垂体腺瘤可以采用经蝶窦入路手术，但在某些情况下应该考虑开颅手术，蝶鞍扩大不明显，肿瘤主要位于鞍上，尤其是肿瘤被鞍膈孔束紧，肿瘤呈"哑铃形"；向前、中颅底生长，且大于鞍内部分的肿瘤。

①经额底入路：临床上常用的开颅入路包括经额下入路、经翼点入路、眶上锁孔入路等，优点是术中肿瘤及周围结构显露清楚。与经蝶窦入路手术相比，并发症发生率及死亡率相对较高，病人难以接受。对于那些肿瘤质地坚硬、血供丰富或呈哑铃状生长的肿瘤及鞍外扩展明显的巨大肿瘤常常需要经颅入路手术治疗。

Schwartz 等分析 3470 例手术并进行系统评价，比较内镜经鼻蝶窦入路手术、显微镜经鼻蝶窦入路手术、开颅手术的优劣。内镜经鼻蝶窦手术全切率高，复发率低，但脑脊液漏的发生率高于后两者；经蝶窦入路手术癫痫、刀口感染的发生率非常低。当然，本研究也有明显的选择性偏倚。经蝶窦手术、经颅手术患者肿瘤的大小、侵袭性有差异，影响了结果的判断。随着内镜技术和手术器械的发展，其在垂体腺瘤手术尤其侵袭性巨大腺瘤中会有越来越多的应用。

手术并发症：下丘脑功能障碍；颅底血管损伤；腺垂体及神经垂体功能暂时或永久障碍；术后视功能障碍加重。

②经纵裂入路：适于肿瘤大部位于第三脑室前部，充满鞍上池，未侵入第三脑室者。

③经胼胝体入路：适于肿瘤侵入第三脑室和（或）侧脑室，脑积水明显。视交叉下方和鞍内部分肿瘤显露不佳。

④经侧脑室入路：适于肿瘤侵入侧脑室，室间孔明显梗阻。对鞍内显露不好。

⑤经翼点入路：适于肿瘤向鞍旁、颅中窝底生长，并向鞍后发展者。

手术并发症：下丘脑功能障碍；颅底血管损伤；腺垂体及神经垂体功能暂时或永久障碍；术后视功能障碍加重。

（2）经蝶窦入路：约 95% 的垂体腺瘤（垂体微腺瘤及绝大多数垂体大腺瘤）手术可以通过此入路完成，是目前最常用的手术入路。与传统经颅入路手术相比，经蝶窦入路手术除了可以彻底切除肿瘤外，还降低术中对脑组织、脑神经和血管的损伤、耗时短、不影响外貌，患者容易接受，以及并发症少、病死率低等优点。对于向鞍外侵袭性生长的肿瘤，可采用扩大经蝶窦入路切除。内镜下经蝶窦入路切除垂体腺瘤具有微创、手术视野开阔、并发症少、病人恢复快等特点，近年来被广泛应用于临床。结合神经导航技术、术中磁共振（iMRI）技术、术中多普勒技术、术中荧光造影技术、神经电生理监测技术等可以更安全、有效地切除肿瘤。

绝大多数神经外科医师采用单鼻孔入路，通过扩大蝶窦开口或者于鼻中隔根部与蝶窦结合处切开进入蝶窦腔,不建议过多的分离鼻黏膜,因后者术后需要鼻腔堵塞和术后较长的住院时间。

近年来,有学者在经蝶窦入路的基础上提出了沿垂体腺瘤假包膜包膜外切除肿瘤的方法,可以提高肿瘤的全切率、保护正常垂体功能、减少术后复发率及并发症。文献报道70.9％的PRL腺瘤、55.0％的GH腺瘤、40.0％的ACTH腺瘤、50.7％的无功能腺瘤存在假包膜,平均55.7％。微腺瘤的假包膜多是完整的,包绕整个肿瘤,而大腺瘤的假包膜常有缺损,无法完整包绕肿瘤,肿瘤会向正常的腺垂体组织中浸润生长。肿瘤可穿透假包膜向周围正常结构,呈侵袭生长,这是肿瘤复发和难以全切的原因。手术中辨认并沿假包膜可全切肿瘤,复发率低,避免损伤正常垂体功能。

对于侵袭性或一般情况较差的垂体GH腺瘤,术前可使用生长抑素类似物,以提高手术疗效和安全性。

对于库欣病患者,术中可疑病变可送冷冻病理检查,如证实为肿瘤可利用显微外科技术切除肿瘤;如未发现肿瘤,应探查整个蝶鞍,如仍未发现肿瘤,可根据BIPSS提示的肿瘤侧别切除同侧半的垂体,即使BIPSS对肿瘤位置提示的准确率只有65％;如仍未控制高皮质血症或复发的患者,可考虑全垂体切除、双侧肾上腺切除、放射治疗及药物治疗。术后几个月多有肾上腺功能低下,需要补充糖皮质激素。有关库欣病的治愈判定标准,目前尚存有争议。文献报道有采用术后早期(24～48h)晨8时血F、ACTH、24h的UFC及地塞米松抑制试验来判断愈后,如术后早期(24～48h)晨8时血F<2μg/dl提示治愈,ACTH>20ng/L预测术后复发可能性增加。但是,根据长期随访的结果显示即使再严格的标准也无法100％的判断肿瘤是否治愈及预测肿瘤的复发,仍然需要终身的随访。关于库欣病术后长期疗效的判断仍然需要规范的前瞻性研究来建立标准。

经蝶窦入路的手术死亡率<1.5％,多个中心报道无死亡病例。常见的术后并发症包括术区局部血肿、脑脊液漏、尿崩症、鼻出血、脑膜炎、静脉血栓、低钠血症、感染、永久性尿崩和垂体功能低下。

3.术后并发症(经蝶窦入路)　手术并发症主要有术后垂体功能低下、脑脊液鼻漏、鞍内血肿、鼻出血(假性动脉瘤破裂出血)、尿崩症(绝大多数为一过性)、水电解质紊乱、眼肌麻痹、鼻中隔穿孔、嗅觉下降等。

(二)放射治疗

在垂体腺瘤治疗过程中,由于放射治疗起效较慢而且常常会引起垂体功能低下,所以目前主要是作为辅助治疗手段,用于那些手术治疗后激素水平仍未达到正常水平或仍有肿瘤残余的患者,主要目的是抑制肿瘤细胞生长,同时减少分泌性肿瘤激素的分泌。放疗也可作为首选治疗方法用于那些有明显手术禁忌证或拒绝手术治疗的患者。

1.常规放射治疗　通常垂体腺瘤实施分次放射治疗,总剂量4000～5000cGy,每周为180cGy,持续6周。更高剂量的辐射在控制肿瘤及提高生存率方面没有更好效果,相反带来更多的不良反应。对于GH腺瘤,治疗10年后约50％可达到内分泌治愈(GH<2μg/L,IGF-1正常)。主要并发症为垂体功能低下和视功能下降。

2.立体定向放射外科治疗　应用立体定向三维定位方法,把高能射线准确地汇聚在颅内靶灶上,可以在较短时间和有限范围内使辐射线达最大剂量,一次性或分次毁损靶灶组织,而对靶灶周围正常组织影响很小。目前常用的方法是γ刀和X刀。由于X刀是直线加速器作放射源,其准确性和疗效较γ刀差。立体定向放射外科是近年来发展较快的放射治疗手段。放疗一般起效慢,治疗后至少1～2年才能达到满意效果,对那些需要迅速解除对邻近组织结构压迫方面效果不满意。如GH腺瘤经γ刀治疗5年后,约50％患者OGTT试验GH水平可小于1μg/L。按照GH<2μg/L和IGF-1下降至年龄和性别相匹配正常范围内的标准,γ刀治疗24～36个月后17％～35％的患者可治愈。不良反应有急性脑水肿、脑组织放射性坏死、肿瘤出血、脱发和垂体功能减退等。

有关放射治疗仍有许多问题需要研究。比如放射治疗潜在的安全性问题,与脑血管病的关系仍不清楚,与继发肿瘤是不是有关系,长期的并发症如神经认知改变,常规放射治疗与立体定向放射治疗的比较等。

以下情况考虑放射治疗。

(1)作为外科手术的替代治疗方法:当病人一般状况差或合并有其他系统疾病,不能承受全身麻醉手术时,或病人拒绝手术时。

(2)作为外科手术的辅助治疗方法

①复发、残余肿瘤无法再次手术切除且继续增长。

②肿瘤巨大或侵袭性垂体腺瘤,外科手术切除难度较大时,可考虑术前进行放射治疗,待肿瘤缩小后在进行外科手术治疗。

(三)药物治疗

1.垂体 PRL 腺瘤的药物治疗　垂体 PRL 腺瘤的首选治疗方案是多巴胺受体激动药治疗。溴隐亭对腺瘤的作用是基于对泌乳素 mRNA 生成的抑制,进而抑制泌乳素的生成。在应用溴隐亭进行治疗时,肿瘤细胞结构逐渐退化、肿瘤体积变小,最终破碎和纤维化,能有效降低血清泌乳素水平,抑制泌乳,纠正月经失调。尽管没有资料显示多巴胺受体激动药会对胎儿有危害,但如果发现妊娠还是要根据具体情况建议停药或继续服用药物治疗。与溴隐亭相比,卡麦角林能更有效地降低血清泌乳素浓度至正常水平。同时卡麦角林的不良反应很小,患者的耐受性更好。卡麦角林在缩小肿瘤体积上也是非常有效的。非常遗憾的是此药目前仍未进入国内市场。妊娠前和妊娠妇女不推荐使用卡麦角林。在有更多证据之前,这类患者的首选依然是溴隐亭。

2.垂体 GH 腺瘤的药物治疗　目前治疗 GH 腺瘤的主要有三类药物,如多巴胺受体激动药(DAs)、生长抑素受体类似物(SRLs)、生长激素受体拮抗药(GHRA)。对于药物治疗过程中妊娠的患者,建议停药,因为目前没有足够的证据证明怀孕期间用药的安全性。

SRLs 主要作用于生长抑素受体亚型 2 和 5,减少肿瘤分泌生长激素。适应证为外科手术难以治愈的患者,如肿瘤向蝶鞍外生长但没有压迫视神经;术后未达到内分泌治愈;术前用药以避免立即手术可能发生的严重并发症;在放射治疗未起效的过程中控制病情。长效 SRLs(善龙,Sandosta-tin-LAR)是临床上最常用的药物之一,可以有效治疗垂体生长激素腺瘤(GH),对 TSH 腺瘤也有一定疗效,可以降低血 GH 和 TSH 水平并使肿瘤缩小。长期随访表明 70%患者 GH 可下降至 2.5ng/L 以下,IGF-1 正常,但一般 SRLs 治疗 10 年后才能达到最佳效果。75%的患者肿瘤体积缩小可超过 20%,平均为 50%。药物不良反应主要包括腹胀、胆囊结石(很少引起胆囊炎)、胰腺炎。

目前临床上应用的 GHRA 只有 pegvisomant,适应证为其他药物治疗过程中 IGF-1 仍持续升高;单独或与 SRLs 联合用药,目前尚缺乏足够的证据比较两者优劣。2%的患者肿瘤会继续生长,25%患者暂时性肝功能异常。

临床上常用的 DAs,包括溴隐亭和卡麦角林,文献报道仅卡麦角林对 10%的 GH 腺瘤患者有效。适应证为患者要求口服药物;部分患者术后 PRL 明显高于正常,GH 及 IGF-1 中度升高;SRLs 已达最高剂量但效果不佳者作为联合用药。高剂量、长时间用药有引起心脏瓣膜疾病的风险,应监测超声心动图。

对 GH 腺瘤的药物治疗,尚有许多问题有待研究,如各种 SRLs 疗效的比较、GHRAs 单独用药及联合SRLs 的比较、各种药物的经济学比较等。

3.垂体 ACTH 腺瘤的药物治疗　垂体 ACTH 腺瘤首选治疗为手术,术后未愈的病人可以接受放射治疗,但治疗时间较长,药物治疗是重要的辅助手段。

类固醇生成抑制药:此类药物为临床常用的药物之一,可缓解高皮质血症,但不能使肿瘤体积缩小。酮康唑可抑制多种类固醇酶,降低皮质醇水平,对70%～80%患者有效。注意监测肝酶。甲吡酮为11-羟化酶抑制药,可使70%～80%患者皮质醇水平正常,如与其他类固醇生成抑制药联合应用,可以提高其药效。

多巴胺受体激动药:文献报道应用卡麦角林治疗2年后,40%的库欣病患者有效。

生长抑素类似物:Pasireotide作用于SSR 1、2、3、5,而垂体ACTH腺瘤多表达SSR5。近期一项Ⅱ期临床试验表明应用Pasireotide2周后,16%的库欣病患者24h的UFC降为正常。常见的不良反应为胃肠道反应、高血糖等。Ⅲ期临床试验目前正在进行。

糖皮质激素受体拮抗药:米非司酮是2型糖皮质激素受体和黄体酮受体,可应用各种原因引起的高皮质醇血症,包括库欣病。常见的不良反应为低血钾、高血压、子宫内膜增生、流产等。

4.促甲状腺素(TSH)腺瘤 此类肿瘤首选治疗为手术,术前要控制甲状腺功能亢进状态,目前常采用善龙治疗作为术前准备。对于手术未治愈者,药物可作为辅助治疗措施。大多数TSH腺瘤表达TSH和生长抑素受体(SSTR2、SSTR5),多巴胺受体在有些肿瘤上表达。溴隐亭最早用来治疗TSH腺瘤,研究也较早,但是结果有争议。此外,生长抑素类似物也用来治疗TSH腺瘤。在大多数病例中,长效生长抑素类似物可以减少TSH的分泌。除内分泌作用外,近50%的病例可以缩小肿瘤体积。

九、预后

垂体腺瘤手术效果良好率一般是60%～90%,但也有较高的复发率。术后需定期随诊观察临床症状,做内分泌学和放射学检查。垂体腺瘤的复发与手术切除不彻底、肿瘤侵蚀性生长、累及硬膜、海绵窦或骨组织、垂体细胞增生等因素有关。垂体无功能微腺瘤即使不进行治疗预后仍良好。

(姜玉斌)

第十一节 颅骨肿瘤

颅骨肿瘤的发病率从临床发生来看不占少数,是一种比较常见的肿瘤。发生在颅骨的肿瘤多数是良性的,生长于颅盖部者居多,骨瘤多起源于外板,向外生长,不引起颅内压增高,或不引起颅内占位性病变的症状。但也可起源于板障与内板,并向颅内生长,压迫脑组织,引起颅内压增高和脑的局灶症状,但临床上少见。

颅骨肿瘤大致分三类:①颅骨良性肿瘤;②颅骨恶性肿瘤;③颅骨类肿瘤疾病。颅骨良性肿瘤包括颅骨骨瘤、颅骨骨化性纤维瘤、颅骨软骨瘤、颅骨巨细胞瘤、板障内脑膜瘤、血管瘤等;颅骨恶性肿瘤包括颅骨多发性骨髓瘤、颅骨成骨细胞瘤、颅骨网织细胞肉瘤、颅骨纤维肉瘤、颅骨软骨肉瘤、颅骨转移瘤等;颅骨类肿瘤疾病颅骨嗜酸性肉芽肿、黄质瘤病、颅骨纤维异常增生症(颅骨纤维结构不良)、颅骨皮样囊肿和表皮样囊肿、畸形性骨炎等。

一、颅骨良性骨瘤

(一)颅骨骨瘤

颅骨骨瘤是一种最常见的颅骨肿瘤,生长缓慢,早期易被忽略,病程多较长,有的可自行停止生长。多数骨瘤位于颅顶部,以板型多见,呈突出于颅顶外板的圆形或圆锥状隆起,大小自直径数毫米至数厘米不等,与头皮无粘连,无压痛,多无不适感。除引起外貌变形外,一般不引起特殊症状。板障型多呈膨胀性生长,范围较广,颅骨突出较圆滑,可出现相应部位的局部疼痛;内板型多向颅内生长,临床上少见,但当骨瘤突入鼻旁窦、眼眶等部位,如骨瘤较大时可引起相应的症状,鼻旁窦内骨瘤常有峡蒂与窦壁相连,骨瘤增大阻塞鼻旁窦出口使其成为鼻旁窦黏液囊肿的原因之一,筛窦骨瘤突入眼眶可引起突眼及视力障碍。

1.病因病理 具体发病机制尚不明确。颅骨骨瘤分为骨密质性骨瘤和骨松质性骨瘤。骨密质性骨瘤起源于骨外板,内板多保持完整。骨松质骨瘤起源于板障,在其内含有较多的纤维组织,有时也含有红骨髓或脂肪性骨髓。

2.临床表现 多数病人生长在外板,可从蚕豆大小到鸡蛋大小。局部隆起与头皮无粘连,无压痛。多数无不适感,生长缓慢,有的可自行停止生长。板障型多呈膨胀性生长,范围较广,可有局部压痛。少见的内板性骨瘤向颅内生长,可引起颅内压增高及局灶性神经功能障碍。

3.辅助检查 X片上,骨瘤表现为圆形或椭圆形、局限性高密度影。发生在额窦和筛窦内的骨瘤常呈分叶状。CT和MRI均提示骨瘤为占位性病变,中心可不均匀,周围组织和颅骨为未受影响。

4.鉴别诊断 内板向内生长的骨瘤应与脑膜瘤鉴别,脑膜瘤多累及颅骨全层,骨瘤一般累及内板。脑膜瘤可见脑组织受压及颅内压增高改变。CT检查可成等密度,增强明显强化,MRI可明确诊断。

5.治疗 直径小于2cm的骨瘤一般无须处理。对于生长快、有症状、影响美容的骨瘤给予手术。颅骨外板的小骨瘤可用骨凿或磨钻去除颅骨内板可完整保留。大的骨瘤,尤其累及颅内的骨瘤,需行开颅手术切除,并行颅骨修补术。对于鼻窦内的骨瘤,可联合耳鼻咽喉科经颅或鼻手术切除骨瘤。

(二)颅骨骨化性纤维瘤

颅骨骨化纤维瘤亦称纤维性骨瘤,临床上罕见,多起源于颅底,亦可发生在上颌骨及额部。

1.病理生理 颅骨骨化性纤维瘤病周表现如纤维瘤,但有骨小梁,骨小梁周围有少量成骨细胞,形似骨纤维异常增生症,但与周围骨组织有明显界线。

2.临床表现与诊断 此病多起源于颅底,可产生相应部位的神经系统症状,常见脑神经受压。X线平片可见蛋壳样圆形肿瘤组织,边界比较局限。可与颅骨纤维异常增生症鉴别。

3.治疗 此肿瘤常见于颅底,虽属良性肿瘤,因部位局限很难切除,且此肿瘤对放疗不敏感。

(三)颅骨软骨瘤

骨软骨瘤临床少见。常起源于颅底,可影响蝶骨、筛骨及枕骨。生长缓慢,体积大者可累及颅中窝和小脑脑桥三角。

1.病理 表面与骨膜延续,为胶原结缔组织,中层为骨组织,基层为肿瘤主体部分,与颅骨相连,内含脂肪组织,血管较少。

2.临床表现 因肿瘤多位于颅中窝底,岩骨尖、蝶枕骨的软骨结合部和颅骨裂孔部,压迫邻近结构而产生相应的症状,如视觉障碍、动眼神经麻痹和三叉神经痛等。1%～2%可恶变为软骨肉瘤,主要表现为生长加快,另外良性软骨肉瘤内也可有局灶性的软骨肉瘤样改变。

3.辅助检查 颅骨X线平片可见密度增高的骨性肿块,边界多不规则,在其周围多有骨破坏。瘤内散在的钙化或骨化是诊断主要依据,CT示颅底低或高密度肿块,分叶状,边界不清,有钙化,基底较宽。肿瘤非钙化部分可有增强效应。

4.鉴别诊断 本病须与颅底脑膜瘤,脊索瘤鉴别,脑膜瘤血管造影可见供血动脉及肿瘤染色,软骨瘤血供不丰富。脊索瘤多位于斜坡区和鞍区,钙化呈散在不定形。

5.治疗 软骨瘤的治疗是尽可能手术切除,然而肿瘤多位于颅底且基底较广,故全切困难。部分切除后可缓解脑神经压迫症状。

(四)颅骨巨细胞瘤

骨巨细胞瘤又称破骨细胞瘤。颅骨骨巨细胞瘤少见,好发于颞骨和蝶骨。

1.病理　颅骨骨巨细胞瘤与长骨的骨巨细胞瘤相同,一般认为来自中胚叶组织的破骨细胞,也有学者认为它不属于真正的肿瘤,而是由炎症、出血、外伤等引起的破骨细胞增生。肿瘤无包膜,暗红色,质脆而软。显微镜下主要为基质细胞和多核巨细胞。根据细胞形态可分为 3 级:Ⅰ级,基质细胞胞体大小均匀,胞核为梭形或椭圆形,巨细胞量多,胞体大。Ⅱ级,基质细胞排列呈旋涡状,可见核分裂象。Ⅱ级,基质细胞数量多,核分裂象多,巨细胞胞体小且核少,属恶性。

2.临床表现　好发于 20～40 岁青壮年。早期无临床症状,局部可有胀感和疼痛感。较大肿瘤可引起脑神经障碍和颅高压表现。

3.辅助检查　颅骨 X 线片上可有三种表现。一种是多囊型,可见边缘锐利,周围有密度增高的线状阴影,可见多房状骨质破坏区,内有残存的粗大骨梁。病变位于板障可表现为内外板分离。二是单囊型,有一边缘锐利的骨破坏,周围有高密度硬化带,区内无骨小梁间隔,病变呈膨胀性生长,使囊外板分离,X 线片表现如骨囊肿。三是单纯骨破坏型,只表现为颅骨破坏,无囊肿样表现。CT 扫描成均匀一致高密度影,无明显强化。

4.治疗　治疗上要求大范围全切除,但该肿瘤常位于颅底并侵犯邻近骨质,难以全切,术后 2 年内复发较为常见,但很少恶变。复发肿瘤可再次局部手术切除。放射治疗只用于难以手术及恶性变的肿瘤,有一定效果。

(五)板障内脑膜瘤

脑膜瘤是最常见的累及颅骨内板的肿瘤。脑膜瘤一般起源于蛛网膜细胞,因此,它们常常是继发性地累及颅骨内板,但也有部分脑膜瘤可直接起源于颅骨板障。原发或继发性脑膜瘤均可导致局部颅骨的增生和破坏。

1.病理　脑膜瘤的病理一般分为内皮细胞型、成纤维细胞型、血管瘤型、化生型和恶性脑膜瘤。板障内脑膜瘤多属于内皮细胞型内的砂粒型。瘤组织内血供丰富,组织较脆质软。也有的板障内脑膜瘤为内皮型或软骨化生型。

2.临床表现　本病多发生在青壮年,肿瘤生长缓慢,多向颅骨外板方向发展。除局部有骨性肿块外,一般无疼痛及神经系统症状。

3.辅助检查　颅骨 X 片提示板障和外板骨化,增厚或有放射状骨针形成。CT 扫描表现为密度均匀,部分钙化者有明显强化的病灶影。同时可见局部颅骨内板的吸收或增厚。

4.鉴别诊断　本病累及颅骨基底部时应与颅骨纤维异常增生症鉴别,颅骨纤维异常增生症累及范围广,血管造影无明显血供及肿瘤染色。

5.治疗　治疗以手术为主。部分肿瘤切除后可行颅骨修补术。对于颅底肿瘤多数只能部分切除,行减压术。

(六)颅骨血管瘤

颅骨血管瘤较常见,约占颅盖部良性肿瘤的 30%。多发生于中青年,女性发病率为男性的 2 倍。好发于顶骨和额骨。

1.病理　根据血管瘤内血管成分不同,分为海绵状血管瘤、毛细血管瘤。海绵状血管瘤最常见,主要成分是扩张的血窦,窦内壁衬以发育良好的内皮细胞。毛细血管瘤由大量毛细血管组成。

2.临床表现　开始时血管瘤均位于板障内,逐渐增大,使颅骨内板和外板膨隆,一些患者表现为头痛。

肿块也可以无痛生长。

3.辅助检查　X 片上典型病变为圆形或椭圆形骨质缺损区、边界清楚,但参差不齐。外部常有骨侵蚀,内板多保留完整。CT 表现为颅骨圆形或梭形低密度区、中心呈蜂窝样改变,骨质变薄,增强后明显强化。

4.治疗　手术完整切除肿瘤,连同正常颅骨骨缘一并切除是治疗血管瘤最有效的方法,术后复发很少。

二、颅骨恶性肿瘤

(一)颅骨多发性骨髓瘤

本病可单发,多发者常见。可同时发生在颅骨、肋骨、椎体、骨盆、胸骨、锁骨等处。是来自骨髓组织浆细胞的肿瘤,又称浆细胞肉瘤。约占骨肿瘤的 3%,多发生中老年人。

1.病理　肿瘤为实质性,较脆软,暗红色或灰色,富于血管。显微镜下主要成分为圆形或椭圆形,间质少,胞核偏位,核膜清晰的未成熟的浆细胞即肿瘤细胞。胞质为嗜酸性染色。

2.临床表现　临床症状由骨髓破坏和异常免疫球蛋白所致。局部疼痛为最常见症状。另外,还存在高球蛋白血症、高钙血症、肾衰竭、贫血和反复出现的感染等。70% 的病人尿中出现本一周蛋白。2/3 的病人颅骨具有多发病变。病变局部常变现为头部稍隆起的扁平肿块,无波动感,可有压痛。

3.辅助检查　骨髓检查可见细胞生长活跃,未成熟浆细胞可增多。X 线及 CT 扫描肿瘤表现多数散在、大小不一、边界清楚的圆形低密度区,向外挤压。

4.治疗　目前对骨髓瘤尚无根治的方法,除颅骨上较大肿瘤外,一般不主张手术。治疗以化疗和局部放疗为主。

(二)颅骨成骨细胞瘤

颅骨成骨细胞瘤即成骨肉瘤,是颅骨较常见的一种原发性恶性肿瘤。但发生于颅骨的还不到 2%,好发于青少年,肿瘤多发生在颅盖部,少数可在颅底。肿瘤生长速度快,血供丰富,局部可见静脉曲张,故有学者称为"骨性动脉瘤",恶性程度高,预后差。

1.病理　肿瘤内还有骨母细胞,细胞分化不良,大小不一,细胞界线不清,胞核大染色深,可见核分裂。在肿瘤内有散在的新骨形成,并有坏死出血和毛细血管扩张,血管十分丰富,可汇合成血窦。

2.临床表现　在颅盖部可发现肿块,常有疼痛。肿瘤主要向外生长,颅内延伸也有发生。肿瘤血供丰富,有时可有血管搏动和血管杂音,皮温增高。肿瘤常转移至肺部,预后差。

3.辅助检查　影像学检查可见大小不等、边缘不清的溶骨区,骨皮质不规则并且常增厚,有放射状的骨针进入骨皮质周围的软组织。MRI 表现为病灶成膨胀性,边界不清,但很少侵及硬膜下。T_1 加权像为等高混杂信号,T_2 加权像为高信号,甚至超过脑脊液信号。增强后常常不均匀强化。

4.治疗　成骨细胞瘤的治疗比较棘手,以手术切除联合放疗及化疗综合治疗,但疗效不佳。

(三)颅骨网织细胞肉瘤

此肿瘤由颅骨板障骨髓网细胞发展而成,临床上少见。一般多发生于青壮年,此肿瘤多数穿破颅骨外板向外生长,早期治疗预后好。

1.病理　肿瘤内以网织细胞为主,胞质甚多,HE 染色成浅红色,具有吞噬能力。胞核多成圆形或椭圆形。

2.临床表现　早期在颅骨上可见一小肿物,局部可有疼痛感。外板穿破后可有一质韧、基地固定,与皮肤无粘连肿物。

3.辅助检查　颅骨 X 片可见不规则的骨破坏区,一般无放射状骨针。

4.治疗　治疗以手术为主。术后需要联合放疗及化疗。

（四）颅骨纤维肉瘤

颅骨纤维肉瘤是起源于骨髓结缔组织的恶性肿瘤,好发于青壮年。位于颅盖骨或颅底部。多数患者有 Paget 病、骨纤维结构不良、骨巨细胞瘤、骨折和慢性骨髓炎等。

1.病理　肿瘤主要成分为梭形瘤细胞,比正常纤维细胞大,大小形态较一致,胞膜不清,胞质较丰富,间质中有较多的胶原纤维。胞核细长,染色较淡。

2.临床表现　早期表现为疼痛性肿块,生长迅速,侵入颅内时可引起相应的神经系统症状和颅内压增高征。

3.辅助检查　X 线片表现为进行性的溶骨性病变,很少伴有骨硬化或骨膜反应。CT 检查提示无特征性的颅骨破坏病灶边缘不清,病灶内城均匀、囊性扩张的软组织影,增强不明显。

4.治疗　采用手术切除肿瘤和术后的化疗,放疗不敏感。此肿瘤科远处转移,因此彻底切除肿瘤不仅有助于防治肿瘤复发也可减少远处转移机会。

（五）颅骨软骨肉瘤

骨软骨肉瘤罕见,多见于 30～40 岁男性,是原发于骨的恶性肿瘤。可发生于骨髓的间叶组织或骨膜,亦可由软骨瘤、骨软骨瘤恶变而来。颅骨软骨瘤好发于颅底,尤其是蝶骨和斜坡。

1.辅助检查　CT 扫描可见位于颅底较大的肿瘤,常侵及颅内外,蝶骨和蝶窦常受累,向后可长入颅后窝,其密度较肌肉低而较脂肪高,内有钙化。增强扫描有明显不规则强化。MRI 表现为 T_1 呈高低不等信号,T_2 呈高信号影。增强后呈不均匀强化。

2.临床表现　绝大多数软骨肉瘤生长缓慢,病程长,表现为颅骨局部肿块及疼痛。当软骨肉瘤发生在颅内时,病人常有进行性发展的局灶性症状和体征。

3.治疗　大范围手术切除是唯一可能有效的治愈方法,但往往难以全切,复发常见预后较差。

（六）颅骨转移瘤

颅骨转移瘤多数经血行转移。是常见的颅骨肿瘤。全身各个部位的恶性肿瘤均可转移至颅骨,颅骨转移瘤 60% 来自乳腺癌和肺癌。

1.临床表现　临床可见颅骨出现 1 个或数个生长迅速的疼痛性肿块,多数质地较硬,基底较宽。病变以溶骨型最多见,常单发,多来自肺、子宫、胃肠道、甲状腺的癌瘤及黑色素瘤,而成骨性多来自前列腺癌。

2.治疗　转移瘤的治疗取决于原发肿瘤的情况。对于原发肿瘤已切除或较小者,颅骨转移为单发并在颅盖骨者,可行手术治疗。对于多发颅骨转移瘤,一般根据原发肿瘤的性质决定放射治疗和化疗。

三、颅骨类肿瘤疾病

（一）颅骨嗜酸性肉芽肿

颅骨嗜酸性肉芽肿是一种原因不明的全身性疾病,不是肿瘤。本病多发生在儿童和青年,偶见老年人。全身除指骨和趾骨外均可被侵犯,但多见于扁平骨,颅骨为好发部位,多数病例为多发,单发于颅骨者预后佳。

1.病理　病理特点为颅骨骨质被破坏,成肉芽肿样改变,内有大量嗜酸粒细胞浸润,同时有结缔组织生成的新骨。可分为 4 个阶段:①早期,有大量组织细胞出现,其间尚有少量浆细胞、淋巴细胞和嗜酸性细胞。②肉芽期,出现富有血管的肉芽,有大量的嗜酸性粒细胞集大单核吞噬细胞,有时可见泡沫细胞,同时有局限性坏死或出血。③黄色肿块期,特点是出现大量含有脂质的细胞。④晚期,肉芽组织被结缔组织所代替,有纤维化现象和新骨形成。

2.临床表现 在短时间内出现头部疼痛性肿块,以颅顶部最多见,伴有乏力、低热和体重减轻。

3.辅助检查 实验室检查可发现白细胞总数略高,嗜酸性粒细胞增多,血沉加快。CT检查见病灶局部颅骨内外板及板障均破坏,呈圆形或椭圆形,密度不均匀,内有小的新骨形成,边缘为凿齿状,周围有增厚的骨反应。

4.治疗 本病对放射治疗敏感。范围较小可手术切除,较大的病灶可行手术刮除术,术后行放射治疗,效果较好。

(二)黄脂瘤病

黄脂瘤病,是遗传性脂质沉淀病,属于网织内皮系统疾病之一,不是肿瘤,病因尚不明确。多见于儿童,偶发成人。多发生在颅骨,也可累及其他扁骨如骨盆、肩胛骨、肋骨、脊椎骨等。

1.病理 病理特点为肉芽肿样病变,肉芽肿组织为黄色或灰黄色的肿块,内有油灰样组织。显微镜下可见大量含胆固醇结晶的网状内皮细胞,呈圆形或多角形,胞体大,胞质为泡沫状,称之为泡沫细胞。此外,还有嗜酸性粒细胞、淋巴细胞和浆细胞。晚期多有结缔组织增生。

2.临床表现 该病病程缓慢,病人可有Christian三主征(尿崩、眼球突出、颅骨地图样缺损)。此外,还可有低热、乏力、贫血、牙龈炎、淋巴结肿大、脾大、侏儒症、肢端肥大症、高血糖、高血脂等。

3.辅助检查 X线片可见颞顶部多发或单发的地图样缺损,边缘清楚,锐利而无硬化带。在骨缺损区有时可见残留的骨片。头颅CT和MRI可见颅骨缺损区内软组织肿块,常穿透外板或内板扩展至帽状腱膜下或硬膜外,若病变仅破坏一侧骨皮质,其形状如香槟瓶塞;如果内外板同时破坏,病变则呈纽扣状。

4.治疗 本病的治疗方法是手术切除病灶,术后辅助放射治疗,放射治疗可消除和缓解病变的发展。另外,还需对症处理,控制伴发症状。婴幼儿预后不良,大龄儿童预后尚可。

(三)颅骨纤维异常增生症

颅骨纤维异常增生症是由成骨细胞的分化缺陷,使颅骨成熟障碍,导致纤维组织替代骨质,引起的颅骨增厚、变形。颅骨纤维异常增生症并非肿瘤。病因尚不明确。有学者认为是由于胚胎期形成骨质的间质生长异常所致,也有认为是与代谢和内分泌障碍有关。

1.病理 骨质被破骨细胞破坏,破坏部分由纤维结缔组织填充。有未成熟的骨小梁和纤维性间质所构成。骨小梁的大小不一。纤维间质主要为梭形细胞呈囊状排列,有胶原形成。本病恶变者少,恶变时出现大量软骨组织,而转变为软骨肉瘤。

2.临床表现 病人多为青年或儿童,女性多于男性。除颅骨外四肢骨骼亦可受累。主要症状是由颅骨的增厚引起的,表现为头部骨质畸形、突眼、视力下降、头痛及其他脑神经麻痹。80%为单发,没有全身骨质疏松和钙磷代谢紊乱。女性伴有内分泌紊乱,如性早熟、甲状腺功能亢进、肢端肥大、Cushing病等,则称为Albright综合征。

3.辅助检查 CT检查可分为三种类型,即囊肿型、硬化型、混合型。①囊肿型,多见于早期或颅盖病变,板障层增厚。病灶内密度不均匀,有圆形或卵圆形的骨破坏区,外板变薄,增强不明显。②硬化型,多见于颅底,表现为骨质致密增厚,有"毛玻璃"状表现,无增强。③混合型,很少见,多位于颅底。

4.治疗 该疾病是自限性疾病,如无明显功能障碍,可不手术。早期可使用钙剂及维生素D。如病变进行性发展,出现明显症状时须行手术。尽可能全切病变,部分切除只用于减轻脑神经症状。该病对放疗不敏感,化疗亦无益。

(四)颅骨皮样囊肿和表皮样囊肿

表皮样囊肿和皮样囊肿均来自外胚层,是良性先天性肿瘤,常发生于中线。表皮样囊肿又称胆脂瘤、表皮样瘤,只有上皮成分,鳞状上角化脱落产生的角蛋白和胆固醇混合物填充入囊内,形成缓慢增长的囊。皮样囊肿同时具有上皮和真皮成分(包括毛囊、皮脂腺和汗腺等皮肤附件),脂类成分比表皮样囊肿更多。皮样囊肿男女发病均等,好发于儿童。有学者认为外伤可能是该病发生的原因之一,是由于外伤时上皮组织种植在颅骨内,以后逐渐形成囊肿。

1.病理　囊肿由复层上皮和一层结缔组织构成。上皮层在囊内,表面附有角化细胞,在其间有淋巴细胞和巨细胞浸润。囊内为脱落的角化上皮细胞。皮样囊肿内含有汗腺、皮脂腺、毛发等皮肤其他结构。

2.临床表现　表皮样囊肿主要生长在颅盖骨,皮样囊肿主要生长在前囟周围和前颅底中线部,肿瘤呈膨胀生长,生长缓慢,颅骨为破坏前多无症状。长发生于板障内,向外板生长者可发现橡胶样肿物,外板有不同程度骨质变薄和破坏,有干酪样组织流出,继发感染而形成一窦道。向内生长着压迫脑组织,可出现癫痫和颅内压增高及相应的神经系统症状。

3.辅助检查　颅骨皮样囊肿和表皮样囊肿在 X 线上表现为颅骨局部骨质呈圆形或不规则、边界清楚的低密度区,CT 扫描见局部颅骨内有脑脊液状低密度影,边界清楚,偶有钙化,增强扫描无增强。MRI 检查 T_1、T_1 加权像为高低混杂信号,增强后瘤内部分强化。

4.治疗　以手术为主,尽可能全切肿瘤。肿瘤切除后使用 10% 甲醛或 75% 乙醇涂抹瘤床,再用生理盐水冲洗,避免肿瘤复发。如肿瘤与硬膜粘连紧密者可切除硬膜,然后修补硬膜。

(五)畸形性骨炎

畸形性骨炎又称为 Paget 病,是骨更新和重塑异常引起。发病率随年龄的增长而增高,男女比例相当,多见于中老年,可有家族倾向。病变可影响颅骨、髋骨及其他骨骼组织。

1.病理　早期见血管和破骨细胞增多,骨小梁有不规则破坏。之后成骨细胞活动生成类骨质及骨化。因此,可见到骨破坏和骨再生现象。

2.临床表现　早期一般无症状。畸形性骨炎可导致颅骨增厚,刺激骨膜和硬膜,对局部脑组织产生压迫,引起相应的神经系统症状。在病变的颅骨、骨膜、硬膜上血供非常丰富,严重的患者出现高输出量充血性心力衰竭。血清钙在不同时期可有不同程度的升高。

3.辅助检查　在病变不同期,X 线表现不同,可分为硬化型、溶骨型和混合型。①硬化型表现为骨皮质和骨小梁均匀增厚。②病灶处有明显透光区。③混合型最常见,其特征为溶骨、修复和硬化混合存在,表现为不匀均的高低混杂密度病灶。

4.治疗　目前尚无特效疗法,早期可试用放射治疗。必要时可行手术减压。

(姜玉斌)

第七章　中枢神经系统血管病

第一节　脑血管病概述

　　脑血管病是指脑血管病变或血流障碍所引起的脑部疾病的总称。广义上,脑血管病变包括血管破裂、血管壁损伤或通透性发生改变、血栓或栓塞引起的血管腔闭塞、凝血机制异常、血液黏度异常或血液成分异常变化导致的疾病。脑血管病是目前造成人类死亡和残疾的主要疾病,其分类和发病形式多种多样,熟悉和掌握其病因、发病机制、诊断及鉴别诊断,对预防和治疗脑血管病至关重要。

一、流行病学

　　脑血管病的发病率、死亡率及致残率均高,脑血管病与心脏病、恶性肿瘤构成了人类的三大死因。全球每年5500万死亡者中,10%死于脑卒中。其中1/3在工业化国家,其余发生在发展中国家,患病和死亡主要在65岁以上的人群。日本是脑卒中发病率、死亡率最高的国家之一。我国属于脑卒中高发国家,脑卒中年发病率约250/10万。脑卒中的危险因素很多,由于脑梗死与脑出血的发病机制不同,不同类型脑卒中的危险因素可能存在差异。脑卒中的危险因素可分为可干预性因素,如高血压、心脏病、糖尿病、吸烟、酗酒、无症状颈动脉狭窄、抗凝治疗等;不可干预因素,如年龄、性别、种族/民族、遗传因素等。近年来我国的流行病学发现,脑血管病在人口死因顺序中居第2位。我国城市脑卒中的年发病率、年死亡率和时间点患病率分别为219/10万、116/10万和719/10万;农村地区分别为185/10万、142/10万和394/10万。据此估算,全国每年新发脑卒中患者约为200万人,每年死于脑卒中的患者约150万人,存活的患者人数600万~700万。

　　我国脑血管病的地理分布表明,除西藏自治区外,呈现北高南低、东高西低的发展趋势。在性别上,男性多于女性,男女之比为(1.1~1.5):1。发病具有明显的季节性,寒冷季节发病率高,尤其是出血性卒中的季节性更为明显。

　　与西方发达国家相比,我国脑血管病的发病率和死亡率明显高于心血管病。西方国家出血性脑卒中占全部脑卒中的8%~15%,而我国则高达21%~48%。值得注意的是当前我国高血压患者的数量正在快速增长,发病有年轻化趋势,多数患者有高血压且血压控制不良,这可能是导致脑血管病高发的主要原因。随着社会的进步和人民生活水平的提高,以及人口的老龄化,脑卒中的总体发病率呈明显上升趋势。还有研究表明,脑血管病的分布与社会经济地位、职业及种族等有关。其致残率高,约有3/4的患者遗留有严重的残疾,丧失劳动能力,给社会及家庭带来沉重的负担。

二、分类

脑血管病的分类方法对临床进行疾病诊断、治疗和预防有很大的指导意义，长期以来分类方法较多：①按病程发展可分为短暂性脑缺血发作、进展性卒中和完全性卒中；②按脑的病理改变可分为缺血性卒中和出血性卒中。

缺血性脑卒中临床较多见，多系动脉硬化等原因，使脑动脉管腔狭窄，血流减少或阻塞，脑血流循环障碍使脑组织受损而发生的一系列症状，包括：①短暂性脑缺血发作（TIA），又称小卒中或一过性脑缺血发作，与脑动脉硬化有关，是脑组织短暂性、缺血性、局灶性损害所致的功能障碍；②脑血栓形成，常由动脉粥样硬化、动脉炎、外伤及其他物理因素、血液病引起脑血管局部病变，形成凝血块堵塞重要血管发病；③脑栓塞，可因多种疾病所产生的栓子进入血液阻塞脑部血管而诱发，临床上以心脏疾病为最常见的原因，其次是骨折、外伤后脂肪入血、寄生虫卵、细菌感染、气胸致空气入血或静脉炎形成的栓子等因素，堵塞脑血管所致。

出血性脑血管疾病包括：①脑出血，脑实质血管自发性破裂导致出血，多由高血压、脑动脉硬化、肿瘤卒中等引起；②蛛网膜下腔出血，脑表面和脑底部的血管破裂，血液直接流入蛛网膜下腔所致，常见原因有动脉瘤破裂、脑血管畸形、高血压、动脉硬化、血液病等。此外，20 世纪 70 年代以来，由于 CT 和磁共振的广泛应用，临床上又发现一些出血和梗死并存的脑血管病，即混合性卒中，这种病，有学者报道占同期各种脑血管病的 3% 左右。

三、诊断

详细询问病史了解病人的发病情况（突发、缓慢发作、反复发作），出现的症状及先后程序（头痛、意识状况、瘫痪、失语、大小便失禁、癫痫等），既往史（高血压、糖尿病、心脏病、高血脂等），存在的危险因素（家族史、烟酒嗜好、肥胖、避孕药等），在查体中发现阳性神经系统体征后，对病人的病情有初步的印象。可对以下问题进行初步判断：①有无脑部病变；②病变的病理性质（出血、梗死、混合性病变）；③病变部位（大脑、小脑、脑干、蛛网膜下隙、脑实质内）；④累及的血管（颈部、颅内、颈动脉系、椎-基底动脉系、ICA、MCA、ACA 等）；⑤可能的病因（高血压、心源性、先天性、代谢性、脑损伤等）。在此基础上再进行实验室和影像学的辅助检查。

1.实验室检查　血常规、生化、凝血、肝肾功能、血脂等的检查。

2.心血管系的检查　病情许可条件下可做胸部摄片、心电图检查，如发现异常可再行其他仪器或机械性检查。

3.脑脊液检查　对 CT 未能查到的轻型蛛网膜下腔出血病例，需要做腰穿取液来确定诊断。有的病例脑脊液中红细胞已经消失，但其引流液的黄染可作为诊断的依据。另外，有些脑血管性疾病有炎症表现，如结核、梅毒、真菌及感染性静脉炎引起的脑梗死病例中，脑脊液检查对病因诊断具有较大的帮助。

4.眼底检查　眼底动脉（视网膜中央动脉）是颅内颈内动脉的第一分支眼动脉的终末支，因此临床上常把它作为观察颈内动脉病变的一个窗口，通过检眼镜观察视网膜动脉可以获得脑出血和脑缺血的诊断。在蛛网膜下腔出血的病例中，眼底常可见到有玻璃体膜下片状出血。其消退缓慢，在蛛网膜下腔出血消失后 1~2 周，仍可见有出血痕迹，可作为曾有出血的有力证据。在长期视网膜缺血的情况下，视网膜的神经纤维层表现像松散的棉花，可于眼底检查见到，是反映颅内动脉有供血障碍的间接证据。脑栓塞性病变中,乳白色发亮的栓子可在视网膜血管内找到,其内含有胆固醇结晶,表明它是来自颈动脉的粥样硬化斑块。

5.影像学检查

(1)CT扫描:是脑血管疾病病人首选的成像检查。脑出血表现为高密度灶,常呈圆形或椭圆形。蛛网膜下腔出血表现为脑沟、脑池的密度增高。对于脑缺血性病变,CT表现为有低密度变化,但密度变化和发病时间有直接联系,这最主要依赖于缺血后病理改变,如TIA和刚刚发病的脑梗死,CT表现为正常,如分辨率高,则在发病后6h,可见到低密度改变。在发病后10余天内,脑梗死区的密度逐渐降低,接近脑脊液的密度。这是由于吞噬细胞将坏死组织移去,使病变组织越发疏松。至2～3周后,梗死区的密度又可稍稍升高,因为周围有血管性肉芽形成。

(2)磁共振成像(MRI):MRI是一项无创的放射诊断技术。对早期出血性脑卒中不如CT敏感,但对于早期缺血性脑卒中则比CT敏感。但是,在急诊情况下应用MRI存在困难,MRI对运动伪影比较敏感,同时检查时间较长也限制了MRI在急性期应用。MRI优势在于可以获得更多大脑情况,明确有无肿瘤性脑卒中等导致出血的原因,同时,MRI可以对血管畸形等进行定位,利于术中准确暴露切除。另外,磁共振波谱(MRS)分析来研究脑血管性疾病的病理生理情况。尤其用MRS对脑梗死区进行评估,不但能测知梗死区范围并能对梗死区的破坏程度做出判断。

(3)单光子发射计算机断层(SPECT):通过给病人灌注核素,用多架γ照相机记录病人靶器官内的放射信号分布,通过计算机处理后得到三维层图像。主要功能是测定脑局部血流量,还可以了解脑血流灌注情况、代谢、神经受体等的功能变化。

(4)正电子发射断层扫描(PET):又称神经功能性成像。PET能检测脑病变部位的血流量、代谢及其他生理学指标,并与脑缺血的病因及病程进展相关联。

(5)经颅多普勒超声(TCD):穿入颅内的Doppler超声仪,采用的发射探头能发射2～5MHz超声波,能从双侧颞部、双侧眶板及颈后枕骨大孔共5个"骨窗"处将声波射入颅内。对双侧MCA、双侧ACA、双侧PCA、基底动脉、双侧椎动脉进行单独的检测。可应用于诊断各种脑血管疾病、鉴定治疗效果、筛选治疗药物、研究脑血流变学等。与SPECT、PET、XeCT合称为研究脑血管疾病的四大技术。

(6)氙增强CT:先让病人吸入Xe气和O_2混合气体,然后在连续时间内获取氙增强CT。从取得的图像可计算出脑各区的CBF。这种技术可对脑血管病进行诊断、判断预后、观察治疗效果等。

(7)脑血管造影:这是观察脑部血管最直接的方法,能了解血管的形态、分布、狭窄、粗细、移位、闭塞等,还可以观察到血管本身的病变,如脑动脉瘤、脑动静脉血管畸形等。数字减影血管造影(DSA),图像解析度高,可排除颅脑软组织和骨质的干扰,可完整全面地反映颅内血管解剖和可能存在的动脉瘤,因此选择性DSA是目前公认的诊断颅内动脉瘤的"金标准"。但DSA的敏感性无法达到100%,20%～25%的脑血管造影不能发现出血的来源。发生此类假阴性,可能与血管痉挛造影剂充盈不佳有关,另外,一些特定部位的动脉瘤,如前交通动脉瘤因其解剖的特殊性,(双向顺行供血)发生假阴性的概率最高,若高度怀疑动脉瘤,对这部分病例,在1周后重复进行DSA造影能在1%～2%的病例中发现先前未能识别的动脉瘤。考虑到DSA是一种有创检查,而且有诱发动脉瘤再破裂出血的风险,DSA与其他动脉瘤检查手段相比仍有其不足之处。碘过敏者,有出血疾病者,严重心、肝、肾功能不全者等都是DSA检查的禁忌证。造影操作中导管对血管壁的机械刺激可能会诱发血管痉挛,短期内不宜重复。相比其他几种检查方式,DSA的费用较高、操作较复杂、X射线辐射和对比剂用量较大,有损伤瘤体、动脉内膜、血栓脱落等危险,难以作为普查手段。DSA显示的是动脉瘤腔内径,无法显示腔内血栓、动脉瘤瘤体的实际大小及脑实质方面的信息。

除DSA外尚有两种微创性血管造影,包括MRA和CTA。它们是颅内动脉瘤筛查的常用手段,当颅内动脉瘤大于 15mm 时,MRA 诊断的敏感性达到 85%～100%,而在检测小于 5mm 的颅内动脉瘤时,MRA 的敏感性下降到只有 56%,但是 MRA 的优势在于不需要碘对比剂而且无电离辐射,这可能有助于妊娠患者动脉瘤的诊断。但如病人装有起搏器或颅内有金属异物时,MRA 不能应用,可选用 CTA。CTA 的优势是图像采集速度快和普及性广,适用于危重症患者的紧急检查,而且越来越多的资料显示,仅仅根据 CTA 中的阳性发现就进行手术也是可行的。当然 CTA 的应用也存在缺点,它不能反映血流动力学的准确信息,无法显示远端小血管的影像,而且易受骨质伪影干扰常使 ICA 段动脉瘤、后交通动脉瘤信号丢失而漏诊。同时因必须使用碘对比剂,使碘过敏患者应用受到限制。

四、治疗

(一)血管性疾病的非手术治疗

本组疾病分类很多,有缺血性、出血性、先天性等。其病因有血液性、高血压、血栓栓塞性、血管壁缺陷性等。

1.适合于全组的治疗原则

(1)治疗的主要目的是为受损的脑组织提供正常的或有足够的营养的血液,使脑能维持正常的功能及活力,并从脑移去堆积的代谢产物。

(2)治疗中应根据不同的临床类型、病因、危险因素、发病机制、发病时间等确定治疗方案,实施个体化和整体化治疗原则。有条件的医院,应建立卒中单元,卒中病人应收入卒中单元治疗。

(3)降颅压治疗:颅内压增高是脑血管病常见的并发症,是死亡的主要原因。常用的降颅压药物有甘露醇、呋塞米和甘油果糖,其他还有白蛋白。

(4)强调绝对的卧床休息,严密观察患者的意识、瞳孔、血压、呼吸等生命体征的改变,避免病人精神心理上的压抑和刺激。

(5)加强并发症的防治:吸入性和坠积性肺炎、上消化道出血、水电解质紊乱、尿路感染、深静脉血栓、皮肤褥疮等。

2.适合于脑内出血的治疗原则　基本治疗原则:①脱水降颅压,减轻脑水肿;②调整血压;③防止继续出血;④减轻血肿造成的继发性损害;⑤促进神经功能恢复;⑥防治并发症。

(1)调控血压:脑出血时血压升高,是在 ICP 增高情况下,为保证脑组织供血出现的脑血管自动调节反应,当 ICP 下降时血压也随着下降,所以首先应进行脱水、降颅压治疗,暂不使用降压药。脑出血患者血压的控制并无一定的标准,应视患者的年龄、既往有无高血压、有无颅内压增高、出血原因、发病时间等情况而定。一般可根据下列原则。

①脑出血患者不要急于降血压,因为脑出血后的血压升高是对颅内压升高的一种反射性自我调节,应先降颅内压后,在根据血压情况决定是否进行降血压治疗。

②血压>200/110mmHg 时,在降颅压的同时可慎重平稳降血压治疗,使血压维持在略高于发病前水平或 180/105mmHg 左右;收缩压在 170～200mmHg 或舒张压在 100～110mmHg,暂时可不必使用降压药,先脱水降颅压,并严密观察血压情况,必要时再用降压药。血压降低幅度不宜过大,否则可能造成脑低灌注。收缩压<165mmHg 或舒张压<95mmHg,不能行降血压治疗。

③血压过低者应升压治疗,以保持脑灌注压。

(2)给予止血药:可选用巴曲酶(立止血),每支 1ml,含 2kU,供皮下注射。也可使用氨甲苯酸(止血芳酸)或氨基己酸静脉滴注。

（3）亚低温治疗：局部亚低温治疗是脑出血的一种新的辅助治疗方法，能够减轻脑水肿，减少自由基生成，促进神经功能缺损恢复，改善病人预后，且无不良反应，安全有效。初步基础与临床研究认为亚低温是一项有前途的治疗措施，而且越早应用越好。

3.适合于有蛛网膜下腔出血的治疗原则　治疗目的是防治再出血、血管痉挛及脑积水等并发症，降低死亡率和致残率。

（1）防治再出血：包括安静休息、调控血压和抗纤溶药物应用。

（2）防治脑血管痉挛

①维持血容量和血压：避免过度脱水。必要时使用升压药。3H疗法即高血容量、升高血压和血液稀释疗法在国外较多应用于治疗 SAH 后的脑血管痉挛。

②早期使用钙通道阻滞药：常用尼莫地平注射液微量泵泵入，也可尼莫地平口服，40～60mg，每日 4～6 次，共服 21d，但注意其低血压等不良反应。

（3）防治脑积水：轻度急、慢性脑积水可药物治疗，给予乙酰唑胺 0.25g，每日 3 次，减少 CSF 分泌，还可选用甘露醇、呋塞米等药物。严重的可选用脑室穿刺 CSF 外引流术。

4.适合于有脑缺血性卒中的治疗原则　TIA 是卒中的高危因素，需对其积极进行治疗，遵循个体化和整体化原则。

（1）药物治疗：抗血小板聚集药物如阿司匹林 50～300mg，每日 1 次或氯吡格雷 75mg，每日 1 次，其与阿司匹林相比上消化道出血的发生率显著减少，在预防血管性事件发生方面优于阿司匹林；抗凝治疗不作为 TIA 常规治疗，对于伴发心房颤动、风湿性心脏病、有人工机械瓣膜的缺血性脑卒中和 TIA 患者，建议使用华法林口服抗凝治疗。钙通道阻滞药尼莫地平 20～40mg，每日 3 次，可防止血管痉挛，增加血流量，改善微循环。

（2）病因治疗：针对可能存在的脑血管病危险因素，如高血压、糖尿病、血脂异常、心脏疾病等，进行积极治疗是预防 TIA 复发的关键。

（二）血管性疾病的手术治疗

本组疾病中有些很明显需做外科治疗的病种，如脑动脉瘤、动静脉血管畸形等。现仅将有关脑卒中等外科治疗做简单介绍。

1.缺血性脑卒中的手术治疗　脑缺血性卒中主要是由于脑血管的粥样硬化引起的管腔狭窄及栓子脱落所造成。根据病情程度可分为短暂性脑缺血发作（TIA）、可逆性脑缺血发作、进行性卒中、完全性卒中。根据病情，可选择不同手术。

（1）去骨瓣减压术：减压术可使颅内压明显减低，限制梗死区的扩大。颅内压和机械压力的下降使脑灌注压升高，导致脑血流增加。手术时机的选择至关重要。临床研究显示，发病后平均 21h 内手术与发病后 39h 手术比较，前者死亡率明显减少。

（2）颈动脉内膜切除术：是切除增厚的颈动脉内膜粥样硬化斑块，以预防由于斑块脱落引起的脑卒中。手术适应证包括：①多发 TIA，相关颈动脉狭窄；②单次 TIA，相关颈动脉狭窄＞50%；③颈动脉软性粥样硬化斑或有溃疡形成；④抗血小板治疗无效；⑤术者以往对此类患者手术的严重并发症（卒中和死亡）率＜6%；⑥轻、中度卒中相关颈动脉狭窄；⑦无症状颈动脉狭窄，包括狭窄＞70%，软性粥样硬化斑或有溃疡形成，术者以往对此类患者手术的严重并发症率＜3%。

（3）颅内外架桥手术：颅外-颅内旁路手术分为颅外-颅内动脉吻合术和颅外-颅内血管移植吻合术。前者是将颅外供血动脉与颅内受血动脉直接吻合，后者是指在颅外与颅内动脉之间移植一段血管，以完成颅外-颅内动脉吻合。

（4）颞肌脑贴附术：借颞肌内的血管床来改善缺血脑皮质的血供。先做颞肌下减压术，切开硬脑膜，将脑表面的蛛网膜撕开，然后将带血管的颞肌贴附于缺血的脑表面。

（5）血管内介入治疗手术

①血栓形成的动脉内溶栓术：适应证包括以下几种。a.发病至溶栓治疗时间小于 6h 或最近 4h 内卒中症状恶化，椎-基底动脉系统梗死可放宽至 12h。b.有明显神经功能障碍，瘫痪肢体肌力（指最小肌力）3 级。c.头颅 CT 无低密度灶，且排除脑出血或其他明显的颅内疾病。d.年龄＜75 岁，无严重的心脏、肝、肾疾病。迅速昏迷者，可将年龄上限放宽。e.无出血倾向病史，初步检查无出血倾向。f.家属同意进行溶栓治疗并愿承担相关风险。

②血管内成形术：也称经皮腔内血管成形术（PTA），经皮穿刺，使球囊导管到达血管狭窄部位，通过膨胀球囊压迫狭窄处扩展管腔，然后在扩张部位置入支架，维持已扩张的动脉管壁。适应证包括以下几种。a.血管狭窄＞50%。b.相关脑组织缺血。c.侧支循环不良。d.狭窄血管结构适合血管成形（狭窄段长度＜10mm，成角不明显）。e.无一般神经介入治疗的禁忌证。

2.出血性脑卒中的手术治疗

（1）手术的适应证和禁忌证

①经 CT 证实的幕上＞30ml，幕下＞10ml 的病例，特别是出现瞳孔不等大，意识障碍加深的病人应尽快手术治疗。

②外侧型血肿，因血肿表浅的致残率及死亡率均较低，应及时手术。内侧型血肿（基底核区、内囊型、丘脑型、脑干型）血肿，因手术效果不佳应慎重选择。

③年龄＞70 岁，有明显心、肺、肝、肾功能障碍者手术难以达到预期目标，一般不推荐手术。

④深度昏迷、双瞳散大甚至生命体征不稳定者，一般不做手术治疗。

（2）手术方法

①开颅血肿清除术：根据血肿部位设计手术入路，直视下清除血肿，充分减压。

②钻孔血肿引流术：对于情况紧急或不能耐受全身麻醉手术者，可考虑此法引流血肿的液性成分。局部使用尿激酶或链激酶等溶栓药可以促进血肿溶解以利引流，但该法减压不彻底，盲目穿刺可致出血，应慎用。

③脑室穿刺引流：适用于脑室出血或颅后窝出血引发梗阻性脑积水者。

（张申起）

第二节　自发性蛛网膜下腔出血

蛛网膜下腔出血（SAH）是指血液直接进入蛛网膜下腔后的一种病理改变。最常见的原因是由头部外伤引起，称为外伤性 SAH。非外伤引起的 SAH 称为自发性 SAH。自发性 SAH 又分为原发性 SAH 与继发性 SAH 两种，由各种原因引起软脑膜血管破裂血液流入蛛网膜下腔者称原发性 SAH，约占急性脑血管病的 15%；如为脑实质内出血，血液穿破脑组织进入脑室或蛛网膜下腔者，称继发性 SAH。自发性 SAH 原因很多，最常见的是由于颅内动脉瘤破裂出血造成，占全部患者的 80% 以上，虽然经常描述为 SAH，动脉瘤破裂也能影响到脑实质、脑室系统或硬膜下腔，病死率和并发症发生率很高。

一、病因及发病机制

(一)病因

1.*颅内动脉瘤破裂* 是 SAH 最常见的病因,约占 85%。这种动脉瘤不是先天性的,但可随时间发展。儿童及青年发病较少,多在 40~60 岁发病,其中 31~70 岁占 85.2%。动脉瘤多发生在颅底动脉环及颅底动脉和主要分支上,其中颈内动脉动脉瘤占 41.3%,后交通动脉瘤占 24.4%,大脑中动脉瘤占 20.8%,大脑前动脉瘤占 9.0%,椎-基底动脉瘤占 4.5%,多发性动脉瘤约占 8.0%,按动脉瘤大小可分为:≤0.5cm 为小动脉瘤,0.5~1.5cm 为一般动脉瘤,1.5~2.5cm 为大型动脉瘤,≥2.5cm 为巨型动脉瘤。在一些患者中,还存在一些动脉瘤特异的病因,如外伤、感染或结缔组织病。在普通人群中发现囊性动脉瘤的频度取决于动脉瘤大小的定义和搜寻未破裂动脉瘤的力度。

2.*脑血管畸形* 脑血管畸形是脑血管发育异常形成的畸形血管团,而动静脉血管畸形(AVM)是最常见的脑血管畸形,表现为颅内某一区域血管的异常增多和形态畸变。形成原因被认为是在胚胎第 3、4 周时,脑血管发育过程受到阻碍,动静脉之间直接交通而形成的先天性疾病,动静脉之间没有毛细血管,代之以一团管径粗细和管壁厚薄不均的异常血管团。它占脑血管畸形 60%,占自发性蛛网膜下腔出血病因的第 2 位,AVM 与颅内动脉瘤比例为 1:3.5。发病多见 21~30 岁的青壮年患者,平均发病年龄 25 岁左右,较颅内动脉瘤发病年龄早平均 20 年,男性略多于女性。脑动静脉畸形发生在幕上者占 90% 以上,幕下者9.2%,大脑半球约占 70%~93%,以额叶和顶叶为最常见部位。根据病变大小,一般分为:小型病变直径<2.5cm;中型病变直径 2.5~5.0cm;大型病变直径>5.0cm;巨大型病变直径>7.0cm。

硬膜动静脉瘘(AVF)是较少见的脑血管畸形,也可引起颅底出血,在 CT 上难以与动脉瘤性出血相区别。出血的危险性取决于静脉的引流形式,直接皮质静脉引流的患者危险性相对较高,如有静脉扩张,则危险性可进一步增高;引流至主要静脉窦的患者,出血的危险性较低,如果不反流至较小的静脉窦或皮质静脉,则可以忽略不计,首次破裂后,可再出血。

3.*高血压、脑动脉硬化* 脑动脉粥样硬化时,动脉中的纤维组织代替了肌层,内弹力层变性断裂,胆固醇沉积于内膜,经过血流冲击逐渐扩张形成梭形动脉瘤,极易引起破裂出血,导致 SAH。

4.*烟雾病* 烟雾病指双侧颈内动脉远端及大脑前、中动脉近端狭窄或闭塞,伴有脑底丰富的小动脉、毛细血管扩张。这种扩张的小血管管壁发育不良,破裂后即可导致 SAH。

5.*非动脉瘤性中脑周围出血* 发生于 20 岁以上,多在 60~70 岁时发病。1/3 的患者症状出现前有大强度的活动。头痛发作常呈渐进性(数分而不是数秒),意识丧失和局灶性症状少见,但仅是短暂性的。漏出的血液局限于中脑周围的脑池内,出血中心紧邻中脑前方,出血不会蔓延到大脑外侧裂或大脑纵裂前部。预后良好,恢复期短。

6.*其他原因* 有血液病、颅内肿瘤卒中、中毒、动脉炎、脑炎、脑膜炎及抗凝治疗的并发症等。还有一些原因不明的 SAH,是指经全脑血管造影及脑 CT 扫描未找到原因者。

(二)发病机制

1.*与颅内动脉瘤出血有关的机制* 多数脑动脉瘤发生在动脉分叉处,此处是血管最薄弱的地方,常只有一层内膜而缺乏中膜和外膜,并且此处承受的血流冲击力也最大。由于瘤内、瘤壁和瘤外的条件变化,可导致动脉瘤破裂使血液流入蛛网膜下腔,但这种观念已被大量相反的观察结果所改变。最近经研究发现,颅内动脉肌层缝隙在有和无动脉瘤患者中同样存在,而且常被致密的胶原纤维填塞加固。另外,肌层任何缺陷并不在动脉瘤的颈部,而在动脉瘤囊壁的部位。所以,现有学者认为动脉瘤获得性改变可能是高血压所致。吸烟、酗酒这些危险因素很可能导致分叉处近远端动脉内膜层增厚,这些内膜层无弹性,可使血管壁更有弹性的部分张力增加。当血压突然升高时,动脉壁薄弱部位便会破裂出血。主要因素有:

(1)瘤内因素:高血压可增加动脉瘤瘤腔内的张力和瘤壁的负荷,加速瘤壁动脉硬化的进程。动脉瘤内的血液涡流所产生的震动如与瘤壁的共振频率相同,会引起瘤壁结构疲劳,导致动脉瘤壁的弱化使动脉瘤破裂出血。

(2)瘤壁因素:包括瘤壁机械性疲劳、滋养血管闭塞和酶的作用等因素。这些因素可使瘤壁局限性弱化,在瘤壁弱化部位出现小的突起,易破裂出血。

(3)瘤外因素:动脉瘤外的压力在很大程度上影响动脉瘤的破裂,颅内压降低时可增加动脉瘤破裂出血的机会,导致 SAFI。

2.与脑动静脉畸形(AVM)出血有关机制　异常血管团的小动脉、小静脉和毛细血管有的缺乏弹力层或肌层,有的管壁仅为一层内皮细胞,薄壁血管容易破裂出血。脑凸面的 SAH 可来自表浅的 AVM。在 10%～20% AVM 的供血动脉上可形成囊性动脉瘤,推测是血流明显增加和动脉壁张力增加所致。在这些患者中,动脉瘤的部位不同于典型 Willis 环上的囊性动脉瘤,出血更常进入脑实质而不是蛛网膜下腔。主要因素如下。

(1)伴发动脉瘤:研究证实,动静脉畸形引起的血流动力学改变是伴发动脉瘤的成因,伴发动脉瘤的动静脉畸形出血率较高。脑动静脉畸形伴发动脉瘤是畸形血管适应其内血流动力学状况的一种形态学表现,一旦血流动力学变化超出动脉瘤壁承受力,即形成出血。伴发的动脉瘤与动静脉畸形血管团位置关系不同,出血程度也不同。Marks 将具体分为:①畸形血管团内动脉瘤;②畸形血管团外动脉瘤。畸形血管团内动脉瘤瘤壁薄弱,本来发育不良的血管结构,在血流动力学应力作用下进一步局限性受损,在某些诱因作用下,容易超负荷发生破裂出血。近畸形血管团或血管团内动脉瘤是最危险的伴发动脉瘤。

(2)组织病理学改变:脑 AVM 是否出血与血管结构的病理改变有直接关系。凌锋等对脑 AVM 的血管厚度与出血的关系进行了研究,发现有出血史的患者血管壁的平均厚度为 $94.01\mu m$,显著薄于非出血组的 $151.06\mu m$($P<0.001$)。血管壁厚度在 $100\mu m$ 以下者,出血组占 84.97%,非出血组仅占 32.4%。尽管畸形血管大小不等、厚薄不一,但血管厚度大多与出血相关。

(3)血管构筑改变:脑 AVM 在结构上由畸形的供血动脉、引流静脉和之间的结构紊乱、相互短路的血管团组成。其构筑学内容主要包括供血动脉的来源、数量、扭曲程度、直径、供血方式;畸形团的位置、大小、形态、分隔;瘘管的大小、数量;引流静脉的数量、直径、引流方式、引流路径;伴随的血管瘤的位置、形态;畸形团的生长方式和对周围血管结构的影响等。超选择血管造影是目前研究脑 AVM 最精确的方法。大量研究表明,脑 AVM 出血与其血管构筑学的特点关系非常密切,但不同学者的研究结果存在较大的差异。①多支动脉供血是复杂脑动静脉畸形的典型特征。一般来说,动静脉畸形呈高流量低阻力,有多支供血者尤为突小。但在血管团不同部位,不能除外血管阻力不均致灌注压不同的可能,即不除外有局限性低排高阻区,该部位则易破裂出血;供血动脉长度也影响着畸形血管团内的压力,在动静脉畸形血管团及供血动脉口径恒定条件下,供血动脉越长,内压衰减越大,畸形血管内压力越低,越不易破裂出血,反之则易破裂出血。②引流静脉的数量、通畅程度及部位是影响畸形血管团内灌注压的重要因素,与出血密切相关。引流静脉支越多,引流阻力越小,灌注压越低,血管破裂出血机会减少。引流静脉狭窄或闭塞,使脑动静脉畸形血管团内压力增高,加之血管结构的异常,故易破裂出血。深部静脉引流出血率明显高于浅部引流。由此可见,引流静脉数少,口径狭窄,部位深在,易致动静脉畸形破裂出血。③深部动静脉畸形出血倾向高于浅部动静脉畸形。深部指位于丘脑、基底节、胼胝体等部位。深部动静脉畸形出血率高,除因其供血动脉短及引流静脉易狭窄和闭塞外,还与其邻近脑室,多首发脑室出血症状易被临床发现有关。脑动静脉畸形大小与出血相关。

二、病理生理改变

（一）病理

血液进入蛛网膜下腔后，脑脊液被染色，整个或部分脑表面呈现紫红色，在脑沟、脑池内红细胞沉积，故染色更深。如果出血量大，脑表面可有薄层血凝块覆盖，颅底部的脑池内血凝块的积贮更明显。如为脑动脉瘤破裂所致者，则于动脉瘤破裂处积血尤多，可将动脉瘤完全包埋。如为大脑前动脉或前交通动脉瘤破裂，于半球间纵裂处形成血肿，血肿可穿破终板破入第三脑室或向上经透明隔破入侧脑室，或破入额叶形成额叶血肿，如为大脑中动脉瘤破裂，则积血主要位于脑岛池、外侧裂池、再累及额叶或穿通入脑室系统。后交通动脉瘤或基底动脉瘤破裂，则于鞍区、脚间池、桥池及小脑桥脑角池等呈厚层积血，脑表面充血肿胀。随着时间的推移，蛛网膜下腔的大量红细胞出现不同程度的溶解，释放出含铁血黄素，使邻近的脑皮质及软、硬脑膜呈现不同程度的铁锈色，同时局部可有不同程度的粘连。部分红细胞随着脑脊液沉入蛛网膜颗粒，使其堵塞，引起脑脊液吸收减慢，最后产生交通性脑积水。较重的SAH由于血小板释放5-羟色胺及血管创伤，可引起局部脑血管痉挛（CVS），部分患者可继发脑梗死。显微镜下，通常在发病12h以内即可见到颅内组织的防御反应，即脑膜细胞及游离单核细胞有吞噬红细胞现象。36h以后可见血块的机化迹象，其成纤维细胞部分来自软脑膜，部分来自血管的外膜，渗入血块之内。机化现象缓慢进行，最后形成一层闭塞蛛网膜下腔的瘢痕。

（二）病理生理

SAH后的病理生理学改变与出血量、出血部位和血液在蛛网膜下腔存留的时间长短有关。

1.SAH后，由于管壁异常血液渗出或管壁破裂血液涌入蛛网膜下腔，使颅腔内容物增加，可很快发生颅内压增高和全身应激反应，颅内压增高可使动脉瘤壁内外压力梯度降低，加上载瘤动脉急性痉挛，有助于动脉瘤止血。但一般颅内压随着SAH后患者临床分级的恶化而增高。

2.血液刺激引起无菌性脑膜炎，可致剧烈头痛及脑膜刺激征，还可引起自主神经机能受损而出现高血压和心律失常。

3.大量积血或凝血块沉积于颅底，刺激脑膜形成大量渗出液导致蛛网膜粘连，部分凝集的红细胞还可堵塞蛛网膜颗粒，影响脑脊液循环通路，使脑脊液的吸收受阻，轻者引起亚急性或慢性脑积水，重者可发生急性交通性脑积水，使颅内压急骤升高，进一步减少了脑血流量，加重了脑水肿，甚至导致脑疝形成。

4.动脉瘤破裂出血后，动脉短时痉挛对减少或终止出血有保护作用，但持久痉挛，可使脑组织发生严重缺血或引起脑梗死，出现神经功能缺失症状。

Key等对52例动脉瘤性SAH患者进行了监测，Ⅰ～Ⅱ级的患者平均颅内压为10mmHg；Ⅱ～Ⅲ级为18mmHg；Ⅲ～Ⅳ级为29mmHg。颅内压还与患者的预后相关，颅内压低于15mmHg的患者预后良好率可达86%以上，超过15mmHg的患者预后良好率只有15%。颅内压增高可使脑灌注压降低（脑灌注压＝平均动脉压－颅内压），SAH急性期脑血流量（CBF）和脑氧代谢率（$CMRO_2$）也降低。Grubb等发现，SAH后临床病情分级为Ⅰ～Ⅱ级但无CVS的患者局部脑血流量（rCBF）降至42ml/（min·100g脑组织），正常值为54ml/（min·100g脑组织），Ⅲ～Ⅳ级降至35ml/（min·100g脑组织）。临床分级为Ⅰ～Ⅱ级并伴有CVS的患者CBF降至36ml/（min·100g脑组织），Ⅲ～Ⅳ级降至33ml/（min·100g脑组织）。在CBF降低的同时，$CMRO_2$也随着病情的恶化和CVS的加剧而降低，SAH后第10～14天降至低谷，如果病情稳定，CBF可缓慢回升。

三、临床表现

（一）诱因及前兆

人在任何情况下都有可能发生 SAH。约 1/3 是在"正常"情况下发生的；1/3 是在睡眠或休息状态下；1/3 患者在发病前有一定的诱因，如举重、弯腰、体力活动、剧烈咳嗽、剧烈运动、排便、情绪波动、饮酒和性生活等。其他如妊娠、饮酒等情况下发生的约为 5%。绝大多数突然起病，如果只有小量漏血或成警兆性漏血，则症状轻微，以致常被患者或医生忽视，但可能预示大量出血的来临。约半数前兆渗漏是由反复的小量渗血引起，外渗的血液可以围绕血管壁或瘤壁引起一些纤维化的粘连反应，起到止血作用。

（二）主要症状及体征

1.头痛　SAH 的临床标志是突发剧烈头痛，为最常见的首发症状。多以剧烈难以忍受的头痛开始，可放射至枕后或颈部，伴有恶心、呕吐。头痛持续不易缓解或进行性加重，患者常描述为"像裂开样头痛"。典型患者，从动脉瘤破裂到头痛出现仅需数秒。因此，对头痛发展的速度进行特别的询问非常重要。部分患者先表现为局限性头痛，以后再发展为弥漫性头痛。

2.意识障碍　约半数(45%～81%)SAH 患者在出血时有不同程度的意识障碍，一般不超过 1h，但也有持续昏迷直至死亡者。其程度、持续时间及恢复的可能性与出血量、出血部位及有无再出血、CVS、脑水肿、颅压增高和有无脑实质出血等因素有关。一般表现为短暂性昏厥、嗜睡、昏睡、意识模糊甚至于昏迷。如果意识恢复后，又再次突然出现昏迷，往往提示再出血，或严重的 CVS、脑梗死、脑水肿，甚至于脑疝形成。少数患者无意识改变，但有畏光、淡漠、怕声响、拒动等。

3.脑膜刺激征　为本病的特征性表现，在发病数小时至 6 天内多见，其强度取决于出血的范围及部位。临床上少数患者可无脑膜刺激征。脑膜刺激征中最明显的症状是颈强直，老年患者 SAH 时，头痛、呕吐及脑膜刺激征不如年轻人明显，但意识障碍等脑缺血症状却可能较重。如果患者处于深昏迷状态，也不会出现颈强直。

4.神经功能障碍　因病变性质和部位的不同可出现各种神经功能障碍。巨大的前交通动脉瘤可引起单眼盲；大脑前动脉瘤破裂可引起暂时性双下肢软弱；眼动脉瘤破裂可致单侧眼视力丧失或视野缺损；后交通动脉瘤破裂常引起同侧动眼神经麻痹；大脑中动脉瘤破裂可引起偏瘫及半身感觉障碍，位于主侧半球者可致失语；位于基底动脉分叉处或小脑上动脉的动脉瘤也可累及动眼神经，但这些部位的动脉瘤相对少见。动脉瘤破裂的早期或晚期均可因非特异性持续性颅内压升高引起外展神经麻痹，急性期常为双侧性。辨距障碍、断续言语、旋转性眼球震颤或 Horner 综合征提示小脑或脑干病变，也强烈提示椎动脉夹层分离。

5.其他　恶心、呕吐，多在起病时突然出现或与头痛同时出现，由颅压增高等因素引起，有时呈喷射性呕吐，伴有面色苍白、出冷汗等。少数患者以精神症状开始，或伴有精神症状，如谵妄状态、木僵、癔症发作、定向力障碍、遗忘、痴呆、虚构症等。精神症状多由于大脑前动脉或前交通动脉附近的动脉瘤破裂引起。癫痫发作不常见，多发生在出血后短时间内，也可作为首发症状而出现，为局灶性或全身性，有反复发作倾向，多见于脑血管畸形引起者。

四、辅助检查

（一）脑脊液检查

脑脊液检查是 SAH 最敏感的检查方法。如果 CT 阴性，对可疑的患者进行腰穿检查，但应注意：降低脑脊液压力有可能使跨动脉瘤壁压力差增加而导致再出血,所以要用细的腰穿针并仅放出少量脑脊液。均匀一致血性的脑脊液是诊断 SAH 的主要指标,见表 7-1。SAH 的患者,一般颅内压偏高(> 200mmH$_2$O),脑脊液为血性液体,连续几管不变清,通常 1～2 天后由于氧合血红蛋白降解为胆红素脑脊液会黄变,但细胞计数较高,糖正常或减少。

表 7-1 CSF 穿刺损伤出血和病理性出血的鉴别

鉴别要点	损伤出血	病理性出血
三管试验	逐渐变淡	均匀一致
放置试验	可凝成血块	不凝
离心试验	上层液无色	红色或黄色
细胞形态	正常、完整	皱缩,出现含 RBC 的吞噬细胞
CSF 压力	正常	常升高

(二)CT 扫描检查

遇有怀疑为 SAH 的患者应首先进行 CT 平扫,基底池内的血液可呈现特征性高密度。CT 平扫准确率与出血量、出血距检查的时间和扫描的质量有关。时间愈短,阳性率愈高。出血后 24h 内行 CT 检查,蛛网膜下腔积血的发现率为 98%;出血后 3 天时阳性率降至 88%;7 天时降至 50%;9 天时降至 20%。如果在初次 SAH 后 10 天,仍有明显的蛛网膜下腔积血,应怀疑再出血的可能。出血模式常提示潜在的动脉瘤所在的部位。根据 CT 影像还可进行下列研究:

1.可明确 SAH 是否存在及程度　Fisher 根据 SAH 的严重程度及积血部位进行了如下分级。

Ⅰ级:未发现血液。

Ⅱ级:血液层厚<1mm,遍及整个蛛网膜下腔。

Ⅲ级:出血层厚度>1mm。

Ⅳ级:伴脑实质血肿或脑室积血。

2.根据血液在蛛网膜下腔的分布推测出血源的部位

(1)前交通动脉瘤破裂血液常聚积于终板池。

(2)大脑中动脉瘤破裂血液常积存于外侧裂,并可破入额叶或颞叶内形成脑内血肿。

(3)颈内动脉及其主要分支动脉瘤破裂血液较多分布于同侧各脑池和外侧裂池,并可破入基底节、额叶或颞叶内形成血肿。

(4)后交通动脉瘤破裂后血液的分布常因瘤顶指向而有所不同。瘤顶指向外侧者血液分布于外侧裂和颞叶;指向内后方者血液可进入大脑脚间池和环池。

(5)基底动脉顶端动脉瘤破裂血液多积存于大脑脚间池、环池、第三脑室或破入脑干。

(6)小脑后下动脉瘤破裂血液常分布于小脑延髓池或进入第四脑室。

3.再出血　腰穿有血性 CSF 不能成为再次 SAH 的依据,SAH 再出血要与首次 CT 对比,有新部位出血,或弥漫性 SAH 增厚,或有脑内血肿出现。

4.可证实紧急处理的合并症　如急性脑积水或脑内血肿等。连续动态观察 CT 扫描,是诊断脑积水的唯一手段。Modesti 报道 24h 内的脑室扩张率达 63%,Hason 报道急性脑积水在出血 1 周内的发生率为 20%。

5.脑血管痉挛(CVS)　蛛网膜下腔积血量还将预示 CVS 的发生和严重程度。如果 CT 显示无明显积血,或虽有薄层血液但分布弥散,则很少发生严重的血管痉挛。反之,如脑池中或脑裂中有厚层积血,则发生严重 CVS 的可能性很高。蛛网膜下腔积血量是导致死亡和致残的独立危险因素。

(三)MRI 检查

一般认为对急性期患者(出血后 1 周内)T_1WI 上的脑沟、脑池、脑裂中呈等信号,不易观察,不如 CT 的高密度影像显示清晰,但对亚急性期患者(出血 1 周后),红细胞内正铁血红蛋白逐渐形成,在 T_1WI 和 T_2WI 上蛛网膜下腔,尤其近病变处呈高信号,而此时 CT 的高密度影像已基本消失,最终红细胞逐渐溶解,游离的正铁血红蛋白随脑脊液不断循环代谢,MRI 所示的异常信号逐渐恢复正常。普通 MRI 检查对 SAH 的诊断敏感性不及 CT,其优点是可获得较多的有关脑的信息。采用液体衰减反转恢复技术(FLAIR)的 MRI 显示急性期 SAH 与 CT 同样可靠,但病重患者不便搬动,加之检查过程需时较长,费用较高,故不是诊断急性 SAH 的首选影像学检查手段。对出血后数天直到 40 天的患者,在显示渗出血液方面 MRI 优于 CT,从而使 MRI 成为确定 CT 扫描阴性而腰穿阳性患者出血部位的唯一方法。

(四)CT 血管造影(CTA)

CTA 是近年来出现的另一种无创性脑血管显影方法。患者静脉注射非离子型造影剂后在螺旋 CT 上快速扫描和成像,数据采集可在 1min 内完成,CT 获得信号经计算机处理,三维立体显现脑血管图像,并可在监视器上从不同角度观察 AVM 和动脉瘤等病变的形态、大小和供血动脉的关系。CTA 造影的临床应用使脑血管病的诊断更加细致而有立体感,尤其对动脉瘤的瘤体、瘤颈及周围结构关系显示良好,并可显示附壁血栓及钙化。数字减影血管造影(DSA)检查以灵敏度高、特异性高的优点,一直被作为颅内动脉瘤诊断的"金标准",可动态观察血流情况,并可进行血管内治疗。但由于 DSA 属有创检查,操作复杂,不适合危重患者。CTA 检查相对无创,成像迅速,可用于动脉瘤的筛选、诊断及随访观察,有助于治疗方案的设计及评估预后。两种检查方法互为补充,可为动脉瘤的诊断、治疗提供更翔实的信息。CTA 的敏感性(与 DSA 相比)为 85%~98%,与磁共振血管成像(MRA)的敏感性相同。

目前 CTA 应用于:①CT 检查怀疑脑动脉瘤者;②未经处理脑动脉瘤者的病情随访;③SAH 血管造影阴性者或急诊患者病情不允许做血管造影者;④有动脉瘤家族史或既往有动脉瘤病史者。CTA 的灵敏度为 95%,特异性 72%,可发现直径≤3mm 动脉瘤。随着 CTA 和 MRA 技术的发展,DSA 用于脑动脉瘤的术前评价正在逐步淘汰。

(五)磁共振血管成像(MRA)

目前,DSA 仍是诊断 SAH 病因的可靠依据,但因其创伤性和并发症,使其对患者的选择受到限制。MRA 显示颅内动脉瘤或畸形血管虽不如 DSA 清晰、准确,但 MRA 以其无创性、适应证广泛等优点逐渐受到重视,可取代部分脑动脉瘤术前的 DSA 检查。如果同时行 MRI 检查,则诊断会更明确,对手术的指导意义更大。

MRA 的优点:①无损伤、可重复性好,适应证广泛;②主要血管可同时显示,多发性动脉瘤不易漏诊;③可全方位、多角度地观察动脉瘤的形状、大小、扩展方向、瘤颈的宽度及其与载瘤动脉的关系;④MRA 可对畸形血管及病变区血供情况提供更好的信息,对临床诊断较 CT 更有意义。

但 MRA 的背景抑制较差,分辨率不如 DSA 高,直径<5mm 的动脉瘤易漏诊,敏感率低,仅为 50%~60%。因此高度怀疑脑动脉瘤而 MRA 检查未见异常的患者仍需做 DSA 检查。

(六)数字减影血管造影(DSA)

CT、MRI 及脑脊液检查可诊断 SAH,但追查出血原因,须进行脑血管造影检查。脑血管造影可确定动脉瘤或血管畸形的大小、部位、形状以及是否多发等,通常可看输入及输出血管。SAH 患者经血管造影 90%以上可确定其解剖原因。

对于自发性 SAH 的患者,在病情允许的情况下,应抓紧时机行血管造影检查,其理由是:①由于 CVS 和再出血发生在 SAH 后 2～3 天,7～10 天达高峰,单发性动脉瘤再出血的时间以 6～8 天为高峰期,出血后 2～3 周造影,必定有一部分患者死于再出血。②研究发现大部分的 SAH 死亡患者发生在出血后第 1 周内,如果脑血管造影延迟到出血后 2 周进行,则重症患者都已死亡,对降低病死率将毫无帮助。③不同患者可根据血管造影所见,早期制定适当的救治措施。如能在发病后 2～3 天内脑水肿尚未达到高峰时进行手术,则手术困难较少。④出血后立即造影与后期造影的安全性基本一致,血管造影检查是否引起神经功能损害加重,目前尚无定论,因此主张脑血管造影检查宜早,出血 3 天内只要患者病情稳定,应行脑血管造影检查。若有颅内血肿和脑疝征象或急性梗阻性脑积水,应急症造影,以尽早做病因治疗。

首次脑血管造影检查阴性者 2 周后(血管痉挛消退)或 6～8 周后(血栓吸收)应重复脑血管造影检查。脑血管造影阴性的可能原因:①出血血管可能发生痉挛;②出血源被血肿压迫,遮挡不易显影,特别是前交通动脉的动脉瘤;③动脉瘤等出血灶内有凝血或血栓形成;④出血灶壁破坏,形态消失;⑤出血灶过小或自体痉挛不易显影;⑥造影投照条件、角度、时间、位置、药浓度等因素漏诊。

五、诊断与鉴别诊断

(一)诊断要点

1.病史　临床表现急骤起病的剧烈头痛、呕吐、意识障碍和出现脑膜刺激征是提示本症的有力证据。

2.体格检查　有脑膜刺激症状,如颈项强直、克氏征及布氏征阳性;眼底检查发现有玻璃体下出血或视网膜出血;少数可有局灶性神经功能缺损的征象,如轻偏瘫、失语、动眼神经麻痹等。

3.腰穿　脑脊液为均匀血性,特殊染色可发现含铁阳性细胞。

4.CT 扫描及 MRI 检查　急性期头颅 CT 扫描显示脑池、脑沟密度增高影;亚急性或慢性期头颅 MRI 扫描显示高密度的血肿影。

(二)鉴别诊断

1.颅内感染性疾病　脑膜炎、脑炎、脑脓肿等也可引起脑膜刺激症状,疾病发展到一定阶段也可发生昏迷、抽搐等症状,但起病没有 SAH 来得突然,也很少有患者能正确记忆起头痛及颈部强硬的确切时间。发热、全身乏力、周围血象中粒细胞持续增高和中性粒细胞的大量增加及脑脊液检查可帮助与这些情况相区别。

2.外伤性 SAH　可以发生在任何年龄,有头部外伤史,可因脑实质损害的程度不同而出现不同的神经系统症状,不难与自发性 SAH 相鉴别。

3.高血压性脑出血　高血压性脑出血可穿破脑室系统或穿破脑表面进入蛛网膜下腔,脑脊液也呈血性。这些患者起病急,发病后常有基底节区等脑实质受损的定位体征,如"三偏"征象,患者的意识障碍常较严重,常发生在老年人,有长期高血压动脉硬化的病史。

4.脊髓血管畸形出血　比较少见,畸形血管破裂出血后短暂性神经根痛常是本病的早期唯一症状,下肢瘫痪是常见的症状。脊髓血管造影可确诊。

5.烟雾病　年龄多在 10 岁以下及 20～40 岁,儿童常表现为脑缺血性症状伴进行性智能低下;成人多为脑出血症状,但意识障碍相对较轻。脑血管造影可见颅底特征性的异常血管网,以资鉴别。

6.血液病　白血病、血友病、再生障碍性贫血、血小板减少性紫癜、红细胞增多症等引起的 SAH,往往在发病前即有血液病的临床表现,通过血液检查及骨髓检查不难区别。

7.脑肿瘤出血　脑肿瘤出血也可导致血性脑脊液,但从病史中可反映在出血以前即有脑瘤所致的各种神经系统症状。SAH 发生在妇女有月经不调、流产史者,要除外绒毛膜上皮癌颅内转移的可能性。垂体卒中的特征是视力突然下降,也常有眼球运动障碍,因为出血压迫紧邻海绵窦的动眼、滑车和外展神经,CT或 MRI 显示出血源于垂体窝,在多数情况下可见垂体腺瘤。

六、治疗

SAH 除直接损伤脑组织外,更重要的是引起 CVS、脑缺血缺氧、脑水肿、脑梗死及再次出血等,故 SAH 主要的治疗原则:控制继续出血,解除血管痉挛,防止再次出血,减少脑组织损伤,针对病因治疗。

中国脑血管病防治指南建议:①有条件的医疗单位,SAH 患者应由神经外科医师首诊,并收住院诊治。如为神经内科首诊者,亦应请神经外科会诊,尽早查明病因,进行治疗。②SAH 的诊断检查首选颅脑 CT,动态观察有助于了解出血吸收、再出血、继发损害等。③临床表现典型,而 CT 无出血征象,可谨慎腰穿 CSF 检查,以获得确诊。④条件具备的医院应争取做脑血管影像学检查,怀疑动脉瘤时须尽早行 DSA 检查,如患者不愿做 DSA 时也可先行 MRA 或 CTA。⑤积极的内科治疗有助于稳定病情和功能恢复。为防再出血、继发出血等,可考虑抗纤溶药与钙通道阻滞剂合用。⑥依据脑血管异常病变、病情及医疗条件等,来考虑选用血管内介入治疗、开颅手术或放射外科等治疗。

(一)急性期治疗

1.一般治疗

(1)卧床休息:无论何种原因引起的 SAH 一般卧床 4～6 周,避免各种刺激,保持情绪稳定。

(2)防治便秘,保持大便通畅。防止剧烈咳嗽发生,可常规应用止咳药物。

(3)如患者有烦躁不安、精神兴奋等症状,必要时给予镇静药物治疗,但应注意呼吸情况。有癫痫发作者可给予抗癫痫药物。

(4)除严密观察患者体温、脉搏、呼吸、血压外,应特别注意观察患者意识、瞳孔、头痛及恶心呕吐、肢体抽搐等情况的变化,对可能危及生命的并发症有一预测。气道、呼吸和循环应得到支持,必要时可吸氧、气管内插管或给予辅助通气,建立静脉通路,确保紧急用药。急性期 SAH 患者发病后 10 天内不合并其他感染,体温可有轻度升高,但一般不超过 38.5℃,即吸收热,不用药物治疗及物理降温可恢复正常。如患者有脉搏、呼吸减慢,同时伴有意识障碍、剧烈头痛、瞳孔不等大、呕吐频繁和烦躁不安等,可能有再出血或 CVS或脑疝发生,应及时采取有效抢救措施。

2.抗纤溶治疗
抗纤溶治疗主要应用止血剂——抗纤维蛋白酶制剂,可以阻止血凝块被溶解,可防止或减少再出血。常用的止血药物如下。

(1)6-氨基己酸:能抑制纤维蛋白溶酶原的形成,对因纤维蛋白溶解活性增加所致的出血症有良好效果。不良反应有血栓形成的可能。

(2)氨甲环酸(又名止血环酸或反式对氨甲基环己酸):为氨甲苯酸的衍生物,但它抗血纤维蛋白溶酶的效价要比 6-氨基己酸强 8～10 倍。

(3)止血敏:能促使血小板数增加,缩短凝血时间以达到止血效果。

尽管用药剂量及疗程尚未统一,有主张必须维持 3 周(可先静脉滴注至少 10 天,后可改口服),对动脉瘤破裂所致出血,则应更长些,停药宜采取逐渐减量法。通常抗纤维蛋白溶解剂是比较安全的,但是也有一定的不良反应及并发症,在应用过程中要加以重视。较常见有血栓形成,其中最多的是局部浅静脉血栓形成,其次是深静脉血栓形成,较少见且影响严重的是颅内动脉血栓形成。其他的药物反应有恶心、呕吐、腹部不适、腹泻、鼻塞、结合膜充血、低血压、药疹、水肿、电解质紊乱、高尿酸血症、血红蛋白尿等。60%～

90%的氨己酸以原形经肾排出,故肾功能不全者应慎用。动物实验有致畸作用,因而孕妇应慎用。

3.控制脑水肿,降低颅内压

常用脱水剂有以下几种。

(1)甘露醇:为高渗性脱水剂。由于甘露醇脱水作用快,作用较强,且较持久,较大剂量亦无明显不良反应,为目前首选的高渗性脱水剂。常用剂量:20%甘露醇1~2g/kg,于30min内滴完,每6h一次。但大剂量应用可引起全身性脱水甚至引起甘露醇性肾病。甘露醇静脉滴注后于10~20min内颅内压开始下降,0.5h降至最低水平,可使颅内压力降低约50%,4~8h后达到用药前的高度。静脉注射高渗性甘露醇溶液后,利尿作用可持续4h。

(2)甘油:可口服和静脉滴注。甘油很少导致电解质紊乱,又极少出现反跳现象,故一般认为是一种较好的脱水剂。口服剂量一般为:1~2g/(kg·d),大剂量可达5g/(kg·d),以等量的生理盐水或糖水稀释,配成50%的溶液口服,可引起恶心、呕吐等不良反应。静脉滴注可用生理盐水或5%的葡萄糖配制成10%甘油溶液,按0.7~1.0g/(kg·d)计算,一般成人每天10%甘油溶液500ml,以每小时100ml、150ml、300ml的速度输入,共用5~6天。若甘油浓度大于10%,则可于注射部位引起静脉炎,或引起溶血、血红蛋白尿,甚至急性肾功能衰竭等不良反应。

(3)利尿剂:利尿剂因有利尿脱水作用,导致血液浓缩,渗透压增高,从而使脑组织脱水与颅内压降低。常用的利尿剂有呋塞米(速尿)和利尿酸,一般用量为0.5~2.0mg/kg,每天1~6次,成人1mg/kg的速尿可排尿1~2L。一般静脉注射后5~10min开始利尿,1~2h发挥最大效能。

(4)肾上腺皮质激素:肾上腺皮质激素抗脑水肿作用机制:①降低脑血管通透性和恢复血-脑屏障的功能;②稳定细胞膜和恢复Na^+-K^+-ATP酶的功能;③抑制细胞膜释放花生四烯酸;④减少脑脊液生成;⑤清除自由基作用。用法与剂量:地塞米松作用最强,水钠潴留作用甚微,故为首选用药。成人剂量15~20mg/天,1周后逐渐减量并停药。对高血压、动脉粥样硬化、糖尿病、溃疡病不利,故应用时要慎重。

4.调控血压 如果患者血压过高者,可采用控制性低血压,把血压维持在患者原基础血压水平的2/3,维持3~5天。应选用适当的降压药,动脉血压增高的清醒患者给予口服药,非口服药物的优点是迅速显效,多数用硫酸镁、硝酸甘油,不宜应用神经节阻滞剂,以防血压降得太快、太低,防止脑供血不足的发生。当患者出现血压忽高忽低、脉搏时速时缓、体温不稳定时,主张及时调整药物剂量和种类。如果应用降压药物后,血压不能下降,患者伴有头痛严重、烦躁时,可给予脱水降颅压治疗,如果是颅内压增高所致,应用上述药物后,血压会反射性降低。

5.电解质和液体的处理 最近的证据表明,限制液体是危险的,因为可导致血容量减少、血黏度增高和血液浓缩。这些改变可能在有血管痉挛倾向的患者增加缺血的危险。现在多数患者补液到至少要维持血中胶体和晶体容量。通常每天补液量至少2~3L,包括饮食和静脉补液。有必要根据尿量或不显性水丢失进行调整。如果涉及静脉补液诱发心力衰竭时,应用含钠低的溶液。需要大量补液的患者,要安放静脉压和肺动脉楔压检测,可提高安全性。

(1)尿崩症:主要根据病情变化选用不同的ADH制剂:①垂体后叶素,皮下注射,每次5~10U,2~3次/天;②垂体后叶素鞣酸油剂,肌内注射,每次2.5~5U;③去氨血管加压素,鼻黏膜吸入,每次10~20mg,2次/天;④赖氨酸加压素,鼻喷雾治疗,每次应用,疗效可维持4~23h。另外,对轻症患者口服氢氯噻嗪、氯磺丙脲、氯苯丁酯等,可产生一定疗效。

(2)抗利尿激素分泌异常综合征(SIADH):治疗原则主要是纠正低血钠和防止体液容量过多。可限制液体摄入量,每天<500~1000ml,使体内水分处于负平衡以减少体液过多与尿钠丢失。注意应用利尿剂和高渗盐水,纠正低血钠与低渗血症。当血渗透压恢复,可给予5%葡萄糖溶液维持,也可用抑制ADH药

物,去甲金霉素 1～2g/天口服。

(3)脑性盐耗综合征(CSWS):治疗主要是维持正常水盐平衡,给予补液治疗。可静脉或口服等渗或高渗盐液,根据低钠血症的严重程度和患者耐受程度单独或联合应用。伴有贫血者应输全血。高渗盐液补液速度以每小时 0.7mmol/L,24h<20mmol/L 为宜,如果纠正低钠血症速度过快可导致脑桥脱髓鞘病,应予以特别注意。

(二)脑血管痉挛的治疗

目前,CVS 已成为影响 SAH 预后的关键因素,尽管多年来人们一直在研究 CVS 的治疗,但迄今尚无特效方法。因此,CVS 关键在于预防,一旦发生,很难逆转其进程,只能减少其神经并发症。维持有效循环量、应用钙离子拮抗剂以及早期手术清除脑池内积血,是预防 CVS 的有效措施。

1.维持有效循环量　扩充血容量被认为是预防和治疗 CVS 的有效方法。扩容有助于稀释血液、降低全血黏稠度、增加脑灌注压,进而改善全身和脑微循环的血流。此疗法理论上的合理性受到多数学者的承认。但从临床上看,在应用时要注意以下不良反应:①患者存在脑血管运动麻痹及血管源性水肿,过分扩容可致脑水肿,使颅内压增高;②对有脑微血管受损害者,可引起出血性梗死,而且血压突然升高可致脑内出血,或引起动脉瘤的再破裂;③扩容可引起血容量及外周阻力增加,心脏超负荷,导致肺水肿及充血性心力衰竭;④还可引起血胸、心律失常、水电解质紊乱(低钠血症等)。由于以上不良反应,故在应用此疗法时应特别慎重。多采取密切观察颅内压,酌情应用脱水剂;早期或超早期手术结扎动脉瘤;密切监测水电解质平衡及心脏功能,特别应监测中心静脉压及肺毛细血管楔压;早期应用洋地黄等预防心源性并发症。目前常用的扩容药物有血浆、白蛋白、甘露醇、低分子右旋糖酐、706 代血浆及晶体液体等。

2.钙离子拮抗剂　钙通道阻滞剂尼莫地平有防治 CVS 的作用。SAH 时,血液和组织中的凝血因子及血管活性物质释放,促使脑血管收缩,并影响神经细胞和血管平滑肌内皮细胞的 Ca^{2+} 内流。Ca^{2+} 向脑血管平滑肌内皮细胞内转移,可造成微血管收缩和痉挛,产生局部微循环障碍,造成脑组织局部缺血,使脑的缺血性损害形成恶性循环。尼莫地平是 Ca^{2+} 通道拮抗剂,对神经细胞和脑血管内皮细胞上的 Ca^{2+} 通道有稳定作用和特异性阻滞作用,同时还能刺激 Ca^{2+}-ATP 酶活性增高,促进胞质内 Ca^{2+} 的排出,缓解和对抗细胞内 Ca^{2+} 超载现象。尼莫通或尼莫地平是常用的钙离子拮抗剂,有很高的亲脂性,易通过血脑屏障,具有解除血管痉挛、扩张微血管和改善脑缺血的作用,能够有效地治疗脑缺血性损害,增加缺血区血流灌注量,改善脑供血状态,减轻脑水肿的发生发展。尼莫地平能抑制血小板凝集和血栓形成,解除 SAH 后初始的血管痉挛。临床上对于脑动脉痉挛的患者,血压在正常值以上者,临床状况良好的患者(Hunt-Hess 分级Ⅰ、Ⅱ、Ⅲ级)应尽早给药,应用静脉滴注尼莫通或尼莫地平治疗效果较好,使用时最好以输液泵控制滴速,尽量保持血压在正常范围之内。用尼莫通预防 SAH 后 CVS 应在出血后 4 天内开始静脉滴注,开始 2h,1mg/h[相当于 5ml 尼莫通液,约 15µg/(kg·h)],如患者耐受良好,无明显血压下降时,改为 2mg/h。尼莫地平口服给药方案 60mg,1 次/4h,连用 3 周。

3.自由基清除剂　SAH 后红细胞中的氧合血红蛋白易被氧化成高铁血红蛋白,并释放出氧自由基,氧自由基的不断积累可引起并加重 CVS,亦可引起血管继发性的病理改变,导致管腔进一步狭窄。故使用氧自由基清除剂可以阻断氧自由基的积累,预防并减轻 CVS。临床上常用的有:地塞米松、强的松龙、梯利拉扎及甘露醇等。梯利拉扎属于 21 氨基类固醇类,可抑制铁依赖性脂质过氧化。

4.脑脊液置换术　早期最大限度地清除蛛网膜下腔的积血被认为是预防 SAH 后 CVS 的最有效手段。动物实验发现,蛛网膜下腔血凝块在 48h 内清除,无 CVS 的发生,而 72h 内清除仍有显著的 CVS。脑脊液置换术方法:选择发病 48h 后无呼吸困难及脑疝患者作为置换对象,常规腰椎穿刺,测颅内压。当颅内压>300mmH2O 时,立即快速静脉滴注 20%甘露醇 250ml,待颅内压力降到 300mmH2O 以下后缓慢放出血性脑脊液 5~10ml,缓慢注入等量的生理盐水,如此反复缓慢置换 2~3 次,最后鞘内注入地塞米松 2.0~5.0mg。一般每 1~3 天 1 次,视患者具体情况,可置换 5~7 次。腰椎穿刺脑脊液置换作为诊断性操作是需要的,但作为治疗手段目前看法尚不一致。对于缓解头痛有一定效果。不论是降低颅内压或减轻出血引起的脑膜刺激症状,其效果还需视个别患者对腰椎穿刺放液后的自觉症状而定,脑脊液循环更新快,较大剂量的脑脊液置换不会影响脑脊液的生理功能。

(三)脑积水的治疗

1.脑室外引流 对因出血引起的急性脑积水,脑池或脑室内积血或脑室铸型,应紧急行脑室引流术,除可降低颅内压外,对防治 CVS 也有较大帮助。但脑室外引流为动脉瘤再出血的危险因素之一,其原因为颅内压降低,动脉瘤壁透壁压增大以及系统动脉压的增加所致。

2.脑室内引流

(1)SAH 病初数天内脑室有轻、中度扩大并伴轻度意识障碍及头痛加重者,为避免持久性脑内分流,应先非手术治疗,给予糖皮质激素和小剂量甘露醇,必要时经腰椎穿刺适量放出 CSF 以降低颅内压,早期脑积水多能自行消退,若无效且症状继续恶化,可行持久性脑室-腹腔分流术。

(2)SAH 数周以后形成的脑积水,多为正常颅压脑积水,如无明显的症状,则没有必要行分流术;如嗜睡、痴呆、行走困难及尿失禁等症状没有改善,也应行脑室-腹腔分流术。

(四)病因治疗

病因治疗是 SAH 的主要治疗手段,若为动脉瘤或脑动静脉畸形,要根据病变的部位和大小,选择不同的时机和方法加以妥善处理。

1.脑动脉瘤的治疗 动脉瘤治疗目的是防止动脉瘤发生出血或再出血。目前,随着神经显微外科技术的发展,使动脉瘤手术成功率有明显提高,手术病死率已下降至 1%~2%。治疗方法有手术和血管内栓塞治疗。

(1)手术时间的划分:动脉瘤破裂后的手术时间大致可分为早期手术、延期手术及紧急手术 3 种。早期手术的概念是指动脉瘤破裂后 3 天之内行手术;延期手术的概念较为模糊,一般是破裂后 7 天至 2 周后均可认为是延期手术;紧急手术是指入院后尽快手术,常用于并发血肿并有脑疝或急性梗阻性脑积水的患者,目的是为了清除血肿或以脑室引流为主。早期手术的优点为:①防止动脉瘤再破裂;②在处理动脉瘤的同时清除脑池内血块,防止发生 CVS;③夹闭动脉瘤后可积极提高血压和扩大血容量以治疗 CVS 或脑缺血。其缺点为:①此时手术脑充血、脑水肿明显,术中难以暴露动脉瘤,勉强牵拉脑组织易造成脑损伤;②术中动脉瘤破裂的机会多。延期手术的优、缺点与早期手术相反,尽管在病情稳定、准备充分的条件下进行手术,病死率和致残率较低,但不能防止动脉瘤早期破裂和 CVS,总病死率亦不能降低。紧急手术仅是一种应急治疗方法,是以清除血肿或行脑室引流为主,用于抢救脑疝和急性梗阻性脑积水的患者,而对于动脉瘤则不处理,故需要进一步脑血管造影和二期手术。

(2)临床分级与手术时机选择:目前对于出血后 Hunt-Hess 分级法的 Ⅰ~Ⅱ 级和 Ⅴ 级患者的手术时机选择趋于一致。Ⅰ~Ⅱ 级患者属于病情良好,无论早期手术还是延期手术效果都很好,但为防止再出血和 CVS,应争取早期手术。Ⅴ 级患者病情危重,除非有威胁生命的血肿可以清除,否则无论是否手术,效果均不佳,故多数学者主张先非手术治疗,延期到病情好转后再手术。对于 Ⅲ~Ⅳ 级患者的手术时机选择尚有争议,手术时机较难具体规定。有学者将 Ⅲ 级患者归入"状态良好"类中进行早期手术。也有学者认为过早地在 1 周内手术,危险性较大、疗效差,主张应延迟到病情稳定后再手术。还有学者主张凡病情在 48h 有显著好转者,都值得争取早期手术。而有严重高血压动脉硬化、其他系统疾病或伴有严重的颈强直、意识障碍、大脑半球症状等情况,提示术后极易发生 CVS 者,宜延期手术。至于 Ⅳ 级患者,一般多主张延期手术,不做早期手术,至少待 1~2 周后,病情好转后,再考虑手术。近年随着显微技术的应用,使手术时间趋于提前。有些经验丰富的神经外科医师,对所有级别患者,在任何时期手术都能获得优良效果,但对于一般神经外科医生来说,早期处理Ⅲ~Ⅳ级患者仍是个严峻的问题。另外,患者的年龄、手术难度、患者身体状况、麻醉水平、手术者的素质及工作条件等,均影响手术时机的选择。

(3)手术方式

1)直接手术:目的是断绝动脉瘤和载瘤动脉间交通,保持载瘤血管通畅。包括动脉瘤颈夹闭术、动脉瘤孤立术、动脉瘤加固术。根据动脉瘤的大小、瘤颈情况、动脉瘤与周围动脉关系决定不同手术方式。① 动脉瘤夹闭术:目的是夹闭或结扎动脉瘤颈部,既能闭塞动脉瘤同时又保持载瘤动脉远端通畅,是动脉瘤最理想的治疗方法。若动脉瘤巨大,还可进一步切除动脉瘤并行载瘤动脉血管重建。凡具有较狭长颈的动脉瘤,都应优先采用此法治疗。对于动脉瘤暴露困难,瘤颈宽而短或多根主要动脉相连者,可应用窗式动脉瘤夹重建载瘤动脉。②动脉瘤孤立术:是将载瘤动脉的远近两端结扎,使动脉瘤被关闭在一孤立的动脉段内,此法只适用于脑侧支供应良好的患者,对动脉末梢部位的动脉瘤也可适用。此外,在解剖分离过程中,动脉瘤突然破裂,止血困难,被迫可采用本法。但应加做颅外-颅内动脉吻合术以改善脑供血不足。③动脉瘤加固术:当手术中无法夹闭动脉瘤时(如基底动脉主干的梭形动脉瘤,有明显的分支起自瘤底,或瘤颈部分在海绵窦内等),可考虑行加固术。加固的目的是减少出血的概率,但它并不能完全预防再出血。加固的材料可采用肌肉、Teflon 和纤维蛋白胶等。加固术使动脉瘤破裂渗血的机会减少,但不能完全杜绝出血。

巨大动脉瘤的手术治疗:直径大于 2.5cm 的动脉瘤属巨大动脉瘤,占颅内动脉瘤的 5%~7%,仍是神经外科富有挑战性的课题。治疗的困难是:①要保护血管及其主要分支的通畅;②应切除动脉瘤解除占位效应;③载瘤动脉需重建。

2)间接手术:目的是将动脉瘤侧颈总动脉或颈内动脉分期结扎,使远端血压下降,减轻血流对动脉瘤壁的冲击力量,进入瘤腔的血液流速减小或发生血栓形成。适用于海绵窦内动脉瘤及其他不能夹闭的巨大型或梭形动脉瘤。结扎前需做颈内动脉压迫试验,即 Matas 试验,以促使侧支循环建立,病侧的大脑半球能从侧支循环中获得供血。为了减少结扎颈动脉术后并发脑缺血症状,术前需测试脑对缺血的耐受力。多数学者采用血流量测定结合颈动脉远端压力测定作为选择病例的指标。颈部动脉结扎分急性和慢性结扎两种方法。急性结扎为立即或在数小时内进行;慢性结扎为应用特制的可调节的颈动脉夹在较长时期内(数天至十余天)逐步阻断动脉。主要做法是:在病灶侧显露颈总、颈内和颈外动脉后,将螺旋夹置于所需要结扎的动脉上,逐步扭紧螺旋,最后完全阻断血流,用丝线结扎被夹闭的动脉后取出螺旋夹。急性结扎适用于经脑血管造影证实脑部侧支循环良好的患者;慢性结扎则适用于侧支循环不良的患者,但结扎后仍有 10% 的患者发生再出血。

3)血管内栓塞治疗:血管内栓塞是在数字减影 X 线机透视下将微导管插入动脉瘤腔内,再通过导管将电解或水解可脱性铂金弹簧圈(GDC)或可脱性球囊推送到动脉瘤囊腔内,促使动脉瘤囊腔内血栓形成达到闭塞动脉瘤的目的,而载瘤动脉仍保持通畅。该技术安全,损伤小,栓塞动脉瘤可靠,患者恢复快。特别是对一些位于海绵窦段的动脉瘤、SAH 急性期或患者状态不佳难以耐受麻醉和手术的患者,采用血管内介入治疗较开颅手术有更大的优势。随着微侵袭神经外科的发展,血管内栓塞动脉瘤技术已逐渐推广应用,绝大多数动脉瘤均可经血管内介入治疗治愈,已作为治疗脑血管疾病的主要治疗方法之一,一些研究机构甚至建议将血管内栓塞作为治疗的首选方法。

2.脑动静脉畸形的治疗 脑动静脉畸形的主要危害是出血和盗血,两者都可导致严重的后果。治疗脑 AVM 的目的是避免或降低出血危险性,消除或减轻因"盗血"引起的症状,去除 AVM 本身或间接引起的占位效应。目前常用的治疗方法有：显微手术切除、栓塞治疗、放射治疗以及这几种方法的联合应用。过去对手术治疗或非手术治疗存在争议，从长期观察来看，手术效果较好，故一般多主张手术治疗。

(1)显微手术切除：对中小型非功能区的动静脉畸形多行外科手术治疗。其适应证有：①有过出血者切除病变可防再出血；②因盗血现象邻近脑组织缺血产生进行性软瘫等症状者，病变切除后可增加正常脑组织的血流灌注，可改善神经功能；③有癫痫发作用药物难以控制者，病变切除后癫痫可得到控制。有出血形成颅内血肿者，一般宜先行非手术治疗，一两周病情稳定好转再行手术。血肿较大病情较重并继续发展者，则需及时清除血肿。需根据具体情况决定是否同时切除病变。手术方法是先找到供应动脉，于靠近病变处将其夹闭切断。切勿远离病变以防阻断供应邻近脑组织的分支，然后分离畸形血管，完全分离后再加闭引流静脉，将病变摘出。对大的高血流病变应分期手术，先行人工栓塞或手术阻断供应动脉，使病变血流减低，改善周围脑血循环，1～2周后再做病变切除。但事实上，血管团及其周围脑组织的出血仍是AVM治疗中和治疗后常见和最严重的并发症。在脑AVM的治疗中，完全有必要考虑AVM闭塞引起的血流动力学变化以及由此带来的出血危险性，特别是大型或伴有动脉瘤的AVM。"正常灌注压突破"(NPPB)在较大的AVM治疗中较为常见，其表现是AVM术中或术后手术区残腔等处突然出血、脑组织肿胀迸裂出血和弥散性渗血。目前流行的解释是：AVM周围脑组织长期被盗血而处于低灌流状态，其小动脉长期代偿性扩张，丧失收缩能力，当畸形血管闭塞后，脑灌注压恢复正常，但血管自动调节功能失调，致使过度灌注的血流突破毛细血管床，造成脑肿胀和出血。

(2)栓塞治疗：目前主要用于重要功能区的以及比较小的、深部的动静脉畸形，如脑干中央区、基底节区等。较大的动静脉畸形手术切除前做栓塞治疗，有利于手术切除。方法是经超选择性血管内治疗，包括将可促使血栓形成的物质，如快速起效的丙烯酸酯胶、可诱导血栓形成的弹簧圈、硬化剂或小球囊等导入AVM病灶内。

目前临床应用较为广泛的液体栓塞剂有：①氰基丙烯酸正丁酯(NBCA)，它和血液接触后就能发生聚合，从而起到永久栓塞的效果。但是，NBCA操作要求高，有粘管的危险性，不能长时间注射，因此对于较大的脑AVM栓塞疗效仍很不理想。对于巨大型脑AVM采用NBCA栓塞，往往需要反复多次的栓塞才能达到放射外科治疗的标准，治疗周期长，费用昂贵。②Onyx，近年来新型液态栓塞剂Onyx应用于临床，使脑AVM的栓塞治愈率有所提高。Onyx是次乙烯醇异分子聚合物(EVOH)溶解于二甲基亚砜(DMSO)形成的简单混合体，其中加入微粒化钽粉，使之在X线下可视。Onyx粘导管，可以长时间缓慢注射，以达到在畸形团内的良好弥散。对于巨大型脑AVM，可以通过1～2次的Onyx胶栓塞就达到放射外科治疗的标准，明显缩短了治疗周期，降低了治疗费用。但是，仍有10%～20%的并发症发生率，这是神经介入医师在选择血管内栓塞治疗时的主要顾虑之一。栓塞的目的是阻止高速血流从压力高的动脉分流至静脉系统。栓塞更常用作手术或放射外科治疗的前期治疗，而不是作为根治性治疗。连续的栓塞治疗可使AVM体积逐步缩小至原来大小的几分之一，AVM体积的缩小和AVM内栓塞物质的存在可使手术和放射外科治疗更安全、更精确。即使栓塞治疗不能完全使病灶消失，也可缓解由大的AVM引起的神经系统症状。

(3)立体定向放射外科治疗：利用现代立体定向技术和计算机功能，将大剂量的高能射线束从多个角度和方向一次性聚焦在靶点组织上达到摧毁靶点治疗疾病的目的，对周围正常脑组织影响极小。目前，应用最多的是伽马刀，经伽马刀照射治疗后，AVM可逐渐闭塞。畸形血管病灶越大，伽马刀治疗的疗效也渐差。放射外科适用于直径≤3cm的AVM。质子束照射有时可用于治疗较大的病灶。一般认为，放射治疗通过诱导血栓形成来达到治疗目的。由于其具有无创性，故很有吸引力。经治疗后，AVM周围的脑白质在MRI上常表现为高信号影，治疗范围较大时，可见水肿引起的明显占位效应。放射外科治疗可能要经过

1～3 年才能使 AVM 完全形成血栓,因此患者在治疗期间仍有出血的危险。

(4)综合治疗:根据血管畸形的具体情况,选择两种或两种以上的方法联合应用。如先以栓塞治疗缩小畸形血管团的体积,或降低过度灌注风险后,再行手术或伽马刀治疗;手术后残留的血管畸形可予伽马刀治疗;或伽马刀治疗后未闭塞的血管畸形也可再行手术治疗等。

(5)非手术治疗:适于年龄较大,仅有头痛、癫痫症状者,给予药物治疗。同时并保持生活规律,避免用力劳动、劳累、情绪激动。有高血压者给予降压药物以防止病变破裂出血。若破裂出血如血肿较大颅内压增高严重者,则宜手术清除血肿。

(李　勇)

第三节　颅内动脉瘤概论

颅内动脉瘤(ICA)多为发生在颅内动脉管壁上的异常膨出,是造成蛛网膜下腔出血的首位病因,在脑血管意外中,仅次于脑血栓和高血压脑出血,位居第三。任何年龄均可发病,好发于 40～60 岁中老年女性。颅内动脉瘤的病因尚不甚清楚,多数学者认为其是在颅内动脉管壁局部的先天性缺陷和腔内压力增高的基础上引起,高血压、脑动脉硬化、血管炎与动脉瘤的发生与发展有关。颅内动脉瘤好发于脑底动脉环(Willis 环)上,其中 80% 发生于脑底动脉环前半部。

一、疾病分类

依据颅内动脉瘤的不同特点,可以将其分为不同类型。

1.根据病因分类　①先天性动脉瘤;②感染性动脉瘤;③外伤性动脉瘤;④动脉硬化性动脉瘤。

2.根据形态分类　①囊性动脉瘤;②梭形动脉瘤;③夹层动脉瘤;④不规则形动脉瘤。

3.根据大小(直径)不同分类　①小型动脉瘤:＜5mm;②中型动脉瘤:5～10mm;③大型动脉瘤:11～25mm;④巨大型动脉瘤:＞25mm。

4.根据动脉瘤的发生部位分类

(1)Willis 环前循环动脉瘤:颈内动脉动脉瘤,后交通动脉动脉瘤,脉络膜前动脉动脉瘤,大脑前动脉动脉瘤,前交通动脉动脉瘤,大脑中动脉动脉瘤。

(2)Willis 环后循环动脉瘤:椎动脉动脉瘤,基底动脉动脉瘤,大脑后动脉动脉瘤。

5.根据动脉瘤壁的结构不同分类　①真性动脉瘤;②假性动脉瘤。

二、发病原因

动脉瘤发病原因尚不十分清楚。动脉瘤形成的病因,概括有以下几种:

(一)先天性因素

脑动脉管壁的厚度为身体其他部位同管径动脉厚度的 2/3,血管周围缺乏组织支持,但所承受血流量大,尤其在动脉分叉部。管壁中层缺少弹力纤维,平滑肌较少,由于血流动力学方面的原因,分叉部又最易受到冲击,这与临床发现分叉部动脉瘤最多、向血流冲击方向突出是一致的。管壁的中层有裂隙、胚胎血管的残留、先天动脉发育异常或缺陷(如内弹力板及中层发育不良)都是动脉瘤形成的重要因素。先天动脉发育不良不仅可发展成囊性动脉瘤,也可演变成梭形动脉瘤。

(二)后天性因素

1.动脉硬化　动脉壁发生粥样硬化使弹力纤维断裂及消失,削弱了动脉壁,致其不能承受巨大压力。硬化造成动脉营养血管闭塞,使血管壁变性。40~60岁是动脉硬化发展的明显阶段,同时也是动脉瘤的好发年龄,这足以说明两者的相互关系。

2.感染　感染性动脉瘤约占全部动脉瘤的4%。身体各部的感染皆可以小栓子的形式经血液播散停留在脑动脉的终末支,少数栓子停留在动脉分叉部。颅底骨质感染、颅内脓肿、脑膜炎等也会由外方侵蚀动脉壁,引起感染性或真菌性动脉瘤。感染性动脉瘤的外形多不规则。

3.创伤　颅脑闭合性或开放性损伤、手术创伤,由于异物、器械、骨片等直接伤及动脉管壁,或牵拉血管造成管壁薄弱,形成真性或假性动脉瘤。

4.其他　此外还有一些少见原因如肿瘤等也能引起动脉瘤。颅底异常血管网症、脑动静脉畸形、颅内血管发育异常及脑动脉闭塞等也可伴发动脉瘤。

除上述各原因外,还有一个共同的因素是血流动力学的冲击。动脉壁在上述先天因素、动脉硬化、感染或外伤等破坏的基础上,加上血流的冲击是动脉瘤形成的原因。在临床工作中也可见下列情况发展成动脉瘤:①残余的动脉瘤蒂:即夹闭动脉瘤时剩下一小部分薄壁。②动脉分叉处的膨隆:如颈内动脉-后交通支交界处的膨隆。③动脉壁的一部分向外突出。这些可在2~10年演变成动脉瘤。

三、发病机制

动脉瘤发生后,常常进一步发展,出现动脉瘤扩大。高血压是导致动脉瘤逐渐扩大的一个重要后天因素。

动脉瘤的破裂实际是只有瘤壁的渗血。这种破裂与想象中的动脉瘤爆裂(如术中动脉瘤破裂)是不同的,爆裂情况下往往出血十分汹涌,患者常在几分钟之内陷入昏迷,因脑干受损而迅速死亡。

忧虑、紧张、激动、血压突然升高、大小便、用力、妊娠晚期、分娩、体力劳动、性生活等仅是动脉瘤破裂的诱发因素。在更多情况下,常在无明显诱因下突发出血。

动脉瘤破裂出血后,出血处由血凝块凝固以及血管痉挛收缩而达到止血目的,加之脑脊液的促进作用,破裂处停止出血。在出血后1~2周,纤溶现象亢进,使破裂处纤维网脆弱、血凝块液化,由于此时动脉壁破裂口的纤维化尚不牢固,故容易发生再出血。

四、病理生理

颅内动脉瘤好发于脑底动脉环分叉处及其主要分支。约85%的动脉瘤位于Willis动脉环前半环颈内动脉系统,即颈内动脉颅内段、大脑前动脉、前交通动脉、大脑中动脉、后交通动脉的后半部。

如果动脉壁呈不对称性囊状扩张,即称之为囊状动脉瘤,小的囊状动脉瘤有瘤颈狭窄者又称之为浆果状动脉瘤。绝大多数先天性动脉瘤呈囊状或浆果状,亦可为分叶状,其他形态有葫芦状、圆球状、腊肠状等。瘤壁一般光滑如囊,多数由先天薄弱的血管壁构成,常位于较大动脉的分叉处。动脉瘤与载瘤动脉相连处较狭窄,称为瘤颈(蒂)或基底,瘤颈宽窄差别很大;与瘤颈相对的远侧最突出的部分为瘤底(顶),介于瘤颈与瘤底之间的部位称为瘤体(囊)。小阜为瘤囊上小的隆起,常为动脉瘤发生破裂之处或破裂后的遗迹。

颅内动脉瘤的大小相差很大,通常在 0.5~2cm。动脉瘤的破裂与其大小有一定关系,一般认为破裂的动脉瘤较大,未破裂的动脉瘤较小。动脉瘤破裂的临界大小为直径在 0.5~0.6cm。直径超过 0.5cm 的动脉瘤出血机会逐渐增多,其直径超过 3.0cm 后,则颅内压增高的症状取代了出血症状。

98% 的动脉瘤出血位于瘤顶。破裂的动脉瘤周围被血肿包裹,瘤顶破口处与周围组织粘连,可形成假性动脉瘤。巨大动脉瘤内常有血栓形成,甚至钙化,血栓分层呈"洋葱"状。组织学检查发现动脉瘤壁仅存一层内膜,缺乏中层平滑肌组织,弹性纤维断裂或者消失。瘤壁内有炎性细胞浸润。电镜下可见瘤壁弹力板消失。

在同一血管网络中,血管分叉点是由血流冲击而产生的剪切力最大的位点。血流动力学因素与颅内动脉瘤的发生、发展以及动脉瘤本身的架构等密切相关。动脉瘤与载瘤动脉相连接的部分称为瘤颈,与瘤颈相对的部分称为瘤底,其余部分称为瘤体。由于瘤底受到血流冲击和损伤较瘤颈和体部严重,所以瘤底是动脉瘤最薄弱的部分,易发生破裂。通常颅内动脉瘤的体积较小,不造成明显的占位效应。随着动脉瘤增大,出血可能性也随之增大,这与 Laplace 定律一致:随着球形半径的增加,使之扩大需要的力越小。动脉瘤破裂出血后可导致急性颅内压增高和脑血管痉挛进而造成严重的症状。前瞻性研究表明:直径小于 3mm 的动脉瘤破裂的危险性明显小于直径大于 10mm 的动脉瘤。但是任何大小的动脉瘤均可出现破裂出血。

(一)动脉瘤破裂出血

动脉硬化、高血压、外伤及感染等后天因素,均可促使先天性动脉瘤的扩张和破裂,引起 SAH 和脑内血肿。所谓"破裂"通常不是动脉瘤真正地被胀破,而只是动脉瘤壁的不断磨损变薄,发生渗漏而已。如果动脉瘤因胀破而破裂,出血将十分猛烈,患者常因大出血引起脑内血肿和脑疝而在短时间内迅速死亡。大多数动脉瘤破裂后的渗血虽较缓慢,但仍可引起急性蛛网膜下腔出血(SAH)所见的严重症状。动脉瘤出血以后,由于组织的自体修复,血液的凝集作用及伴随的颅内压增高所致的填塞效应,可使出血暂停。以后因溶纤维蛋白酶的作用使已经闭合的出血点又开放,发生再次出血。据 Jane 对 364 例及 Kassell 对 2256 例破裂动脉瘤病例的调查,发现在初次出血后的 24 小时内就有可能再次出血,以后随时间的迁移以 1.5% 的速度逐日递减。在出血后的第 2 周末,再出血率实际上比最初 24 小时的再出血率累计减少 19%。这一概念纠正了过去认为再出血率在初次出血后的 10~14 天为最高的错误认识。目前多数认为再出血发生在第一次出血后 7 天内最多,3 周后显著减少。

此外,动脉瘤破裂后可发生脑血管痉挛、脑缺血、脑水肿、脑室内出血和脑积水等一系列病理改变,死亡率和病残率都很高。

(二)脑血管痉挛

动脉瘤性 SAH 后脑血管痉挛(CVS)可使脑血流量减少,造成脑缺血和脑梗死,严重者可导致脑组织广泛缺血缺氧,引起脑水肿以及颅内压增高,继发更为严重的脑损害,是产生昏迷、瘫痪等严重症状的根源,也是动脉瘤破裂患者死亡率和病残率增加的主要原因,部分学者认为这是比动脉瘤破裂出血更为重要和复杂的一种发病机制。

早期的研究结果认为,脑血管痉挛自出血后第 3 天开始,持续 7~21 天,第 2 周是痉挛高峰,主要与出血急性期后血凝块中释放出来的多种血管收缩物质有关,如前列环素(PGI_2)、血栓素 A_2(TXA_2)、5-HT、儿茶酚胺、红细胞溶血后氧合血红蛋白等。在此期间血管壁和脑组织容易形成不可逆损害,痉挛的脑血管可能对血管扩张剂丧失扩张能力,至今尚缺乏有效的治疗措施以减轻 SAH 后晚期脑血管痉挛及其所致的脑损害,相当一部分患者的神经功能障碍未能得到改善甚至死亡。近期的研究表明,SAH 出血急性期(3 天内)也有脑血管痉挛发生,现在大多数学者将其与传统意义上的脑血管痉挛共称为 SAH 后脑血管痉挛的"双期现象",即早期(急性期)脑血管痉挛和晚期(慢性期)脑血管痉挛或迟发性脑血管痉挛。据统计,SAH 患者的早期死亡率极高,其中 12%的患者在脑血管痉挛尚未治疗时就已死亡,25%于 24 小时内死亡。研究表明,与迟发性脑血管痉挛的发生机制不同,SAH 可直接启动多条信号传导通路导致早期脑血管痉挛,但两种发病机制的最后共同途径都是平滑肌细胞 Ca^{2+} 内流和细胞内钙库中的 Ca^{2+} 释放,导致胞质内游离 Ca^{2+} 超载。据研究,SAH 后早期脑血管痉挛及早期脑损伤(EBI)是 SAH 患者死亡的首要原因,早期脑血管痉挛所致损伤效应可以影响和强化晚期脑血管痉挛的发生和发展,但早期脑血管痉挛时血管平滑肌形态结构未出现病理学改变,此时应用血管扩张剂效果较好。因此,如果能在 SAH 后的早期阶段尽早使用解痉药物,则可能减轻 SAH 后早期脑血管痉挛,进而减缓甚至阻断晚期脑血管痉挛的发生和发展或减轻其严重程度,改善 SAH 患者预后。目前,SAH 后早期脑血管痉挛及早期脑损伤正在逐渐成为研究的重点。

(三)脑积水

动脉瘤破裂后导致急性蛛网膜下腔出血,在多种因素作用下,常导致急性和慢性脑积水。急性脑积水发生的主要原因是:①动脉瘤破裂后大量血块聚积在基底池,压迫和堵塞四脑室及导水管出口;②小血肿阻塞室间孔或中脑导水管;③血液覆盖阻塞蛛网膜颗粒等多因素的共同作用影响了脑脊液循环,引起脑积水。急性脑积水可引起急性颅内压增高,甚至诱发枕骨大孔疝导致患者呼吸、心脏停搏而死亡。动脉瘤破裂后的蛛网膜下腔出血病变,在脑底形成机化及纤维素粘连,有时也波及大脑表面和蛛网膜颗粒,妨碍脑脊液吸收,从而发生慢性脑积水;另外基底动脉瘤可导致因压迫中脑导水管引起慢性阻塞性脑积水发生。

(四)癫痫发作

颅内动脉瘤患者以癫痫发作起病较为罕见,在巨大动脉瘤生长过程中,随着不断增大的瘤体,可以压迫到周围结构而诱发癫痫。动脉瘤破裂所致蛛网膜下腔出血(SAH)继发癫痫的机制目前尚不完全明确,通常认为与以下因素有关:①蛛网膜下腔出血后发生局限性或弥漫性血管痉挛导致邻近神经元缺血、缺氧,继发钠泵衰竭,钠离子大量内流,神经元细胞膜稳定性发生改变,出现过度去极化而引起痫性放电。②血块分解产物如氧合血红蛋白,在自身氧化的过程中产生超氧阴离子自由基脂质过氧化物,损伤生物膜,影响 Na^+-K^+-AIP 酶活性,细胞内 Ca^{2+} 浓度升高,引起细胞去极化而引起痫性放电。③出血后脑脊液内一些免疫因子,如 IL-1(白细胞介素-1)、IL-2(白细胞介素-2)、IFN-γ(免疫反应性纤维结合素-γ)、TNF(肿瘤坏死因子)等浓度升高,从多种途径干扰神经元放电,使神经元放电异常而导致癫痫发作。④急性颅内压增高和脑积水,进一步引起脑组织的缺血和水肿而导致癫痫发作。

五、临床表现

颅内动脉瘤患者在破裂出血之前,90%的患者没有明显的症状和体征,仅极少数患者,因动脉瘤影响到邻近神经或脑部结构而产生特殊的表现。动脉瘤症状和体征大致可分为破裂前先兆症状、破裂时出血症状、局部定位体征以及颅内压增高症状等。

(一)先兆症状

40%~60%的动脉瘤在破裂之前有某些先兆症状,这是因为动脉瘤在破裂前往往有一个突然扩张或局部少量漏血的过程。其中动眼神经麻痹是后交通动脉动脉瘤最有定侧和定位意义的先兆破裂症状。

(二)出血症状

80%~90%的动脉瘤患者是因为破裂出血引起蛛网膜下腔出血才被发现,故出血症状以自发性蛛网膜下腔出血的表现最多见。

1.诱因与起病　部分患者在动脉瘤破裂前常有明显的诱因,如重体力劳动、咳嗽、用力大便、奔跑、酒后、情绪激动、忧虑、性生活等。部分患者可以无明显诱因,甚至发生在睡眠中。多数患者突然发病,通常以头痛和意识障碍为最常见和最突出的表现。

2.出血引起的局灶性神经症状　蛛网膜下腔出血引起的神经症状为脑膜刺激征,表现为颈项强硬,克氏征阳性。大脑前动脉动脉瘤出血常侵入大脑半球的额叶,引起痴呆、记忆力下降、大小便失禁、偏瘫、失语等。大脑中动脉动脉瘤出血常引起颞叶血肿,表现为偏瘫、偏盲、失语及颞叶疝等症状。后交通动脉动脉瘤破裂出血时可出现同侧动眼神经麻痹等表现。

3.全身性症状　破裂出血后可出现一系列的全身性症状。

(1)血压升高:起病后患者血压多突然升高,常为暂时性的,一般于数天到3周后恢复正常。

(2)体温升高:多数患者不超过39℃,多在38℃左右,体温升高常发生在起病后24~96小时,一般于5天~2周内恢复正常。

(3)脑心综合征:临床表现为发病后1~2天内,一过性高血压、意识障碍、呼吸困难、急性肺水肿、癫痫,严重者可出现急性心肌梗死(多在发病后第1周内发生)。意识障碍越重,出现心电图异常的概率越高。

(4)胃肠出血:少数患者可出现上消化道出血征象,表现为呕吐咖啡样物或柏油样便。

4.再出血　动脉瘤一旦破裂将会反复出血,其再出血率为9.8%~30%。据统计再出血的时间常在上一次出血后的7~14天,第1周占10%,11%可在1年内再出血,3%可于更长时间发生破裂再出血。

5.局部定位症状　动脉瘤破裂前可因直接压迫邻近结构而出现症状,在诊断上这些症状具有定位意义。常见的局部定位症状有:

(1)脑神经症状:这是动脉瘤引起的最常见的局部定位症状之一,以动眼神经、三叉神经、滑车神经和展神经受累最常见。

(2)视觉症状:这是由于动脉瘤压迫视觉通路引起的。Willis环前半部的动脉瘤,例如大脑前动脉动脉瘤、前交通动脉动脉瘤可压迫视交叉而出现双颞侧偏盲或压迫视束引起同向偏盲。

(3)偏头痛:动脉瘤引起的典型偏头痛并不多见,其发生率为1%~4%。头痛多为突然发生,常为一侧眼眶周围疼痛,多数呈搏动性疼痛,压迫同侧颈总动脉可使疼痛暂时缓解。

(4)颅内压增高症状:一般认为动脉瘤的直径超过2.5cm以上的未破裂的巨大型动脉瘤或破裂动脉瘤伴有颅内血肿时可引起颅内压增高。巨大型动脉瘤引起的眼底水肿改变,与破裂出血时引起的眼底水肿出血改变有所不同,前者为颅内压增高引起的视神经盘水肿,后者多为蛛网膜下腔出血引起的视神经盘水肿、视网膜出血。

6.特殊表现　动脉瘤有时会出现一些特殊表现。例如,颈内动脉动脉瘤或前交通动脉动脉瘤可出现头痛、双颞侧偏盲、肢端肥大、垂体功能低下等类鞍区肿瘤的表现。个别病例亦可以短暂性脑缺血发作为主要表现;少数患者在动脉瘤破裂出血后可出现急性精神障碍,表现为急性精神错乱、定向力障碍、兴奋、幻觉、语无伦次及暴躁行为等。

(三)临床分级

Hunt及Hess根据患者的临床表现将颅内动脉瘤患者分为5级,用以评估手术的危险性:

Ⅰ级:无症状,或轻微头痛及轻度颈强直;

Ⅱ级:中度至重度头痛,颈强直,除有脑神经麻痹外,无其他神经功能缺失;

Ⅲ级:嗜睡,意识模糊,或轻微的灶性神经功能缺失;

Ⅳ级:木僵,中度至重度偏侧不全麻痹,可能有早期的去皮质强直及自主神经系统功能障碍;

Ⅴ级:深昏迷,去皮质强直,濒死状态。

六、诊断

(一)确定有无蛛网膜下腔出血(SAH)

出血急性期,CT确诊SAH阳性率极高,安全迅速可靠。腰穿压力升高伴有血性脑脊液常是诊断动脉瘤破裂后蛛网膜下腔出血的直接证据。若颅内压明显,腰穿要慎重进行。

(二)确定病因及病变部位

1.头颅CT及CTA 由于CT诊断SAH的敏感性很高,出血当日为95%～100%,第2日为90%,第5天内为80%,至1周时为50%,且对应出血部位有助于出血动脉瘤的定位,加之成像迅速,普及率高,故对怀疑SAH的患者是首选的诊断性检查手段。前交通动脉瘤CT表现主要位于大脑纵裂、终板池、鞍上池或合并额叶底面内侧高密度影,颈内动脉后交通动脉瘤的CT多表现为一侧基底池、鞍上池及脑沟内广泛高密度影,大脑中动脉动脉瘤的CT多表现为一侧外侧裂池高密度影。CT扫描可显示巨大动脉瘤的大小、瘤腔内血栓情况,按有无血栓可将其分为3种类型:无血栓型、部分血栓化型及完全血栓化型。另外对动脉瘤破裂后的脑室内出血、脑内血肿、脑梗死及脑积水均能准确显示。但当动脉瘤破裂大量出血时,特别是伴有血栓形成的巨大动脉瘤,CT扫描对其难以做出定性诊断。

CTA血管造影是螺旋CT问世以来逐渐发展起来的一种无创性血管检查方法,具有创伤小、并发症及禁忌证少、费用低、可与首次CT同期进行、可充分显示动脉瘤与载瘤动脉、邻近血管以及颅底骨性结构之间的空间解剖关系等特点。大量文献报道,与"金标准"DSA血管造影比较,其诊断动脉瘤的准确性高达95%以上,目前已逐渐成为诊断颅内动脉瘤的基本手段之一。尤其是其成像速度快、部分危急重症患者能够耐受的优势,特别适合意识较差的急性期患者的早期诊断,部分血肿较大、需紧急手术患者可直接以此作为诊断依据指导进一步治疗。因此,CTA在近年的临床应用中得到较快的发展,在仍不能开展DSA全脑血管造影的部分经济欠发达地区迅速普及,并有望在经济发达地区成为筛查未破裂的动脉瘤的检查手段。其缺陷在于,不易区分动脉、静脉、不能判断血流方向、不能动态显示动脉瘤内血流情况、需要的对比剂剂量较大等,有待于进一步研究解决。

2.头颅MRI及MRA MRI对急性期SAH显示较差,且检查时间长,部分患者不能耐受,故通常不用以SAH急性期的诊断。但MRI优于CT能显示动脉瘤及其与周围组织的关系,能分别显示出动脉瘤内的血块及血流部分,连续扫描还能显示瘤内的漩涡,能帮助判断动脉瘤的部位及大小。颅内动脉瘤在T_1与T_2加权像上,瘤体是无信号,动脉瘤内血栓在T_1与T_2加权像上呈高信号,瘤壁呈环状低信号。动脉瘤破裂造成的陈旧性SAH表现为脑表面在T_2加权像上呈明显的线样"镶边"影。巨大型动脉瘤在MRI上呈混杂信号,即血流与涡流呈无信号。钙化呈无信号,血栓呈高信号,含铁血黄素呈低信号等。

1986年Dumonlin等首创了MRA,不需注射任何造影剂即可显示整个脑血管系统,避免了常规脑血管造影的危险性,真正实现了无创性脑血管成像,尤其适用于肾功能受损的患者。文献报道MRA检出颅内动脉瘤的敏感度和特异度都很高,但其仍然存在明显的缺陷,如检查时间长、意识较差的患者不能耐受、颅底骨性结构显示较差等。因此,MRA技术在颅内动脉瘤诊断中的使用至今尚不十分广泛。

3.DSA脑血管造影(DSA) DSA脑血管造影可以明确颅内动脉瘤的部位、大小、形状、数目、瘤颈宽窄、瘤颈伸展方向和侧支循环,有无动脉粥样硬化,瘤腔内有无附壁血栓等;可以实时、动态地显示动脉期、毛细血管期、静脉期等不同时相的动脉瘤及其血流动力学情况;旋转血管造影可以从不同角度观察动脉瘤的形态;三维成像有助于细致地显示动脉瘤的形态及评估动脉瘤与其他血管及颅底骨性结构之间的空间解剖关系。因此,脑血管造影一直是诊断颅内动脉瘤的"金标准",尤其是近年来 3D-DSA 的广泛应用更进一步巩固了其不可替代的"金标准"地位。若条件允许,每位 SAH 患者都应行 DSA 全脑血管造影检查。DSA 全脑血管造影的不足之处在于:系有创性检查,检查时间长、部分患者不能耐受,对患者及操作者均有辐射危害,价格昂贵等;尤其是有动脉粥样硬化的老年患者易发生血栓栓塞事件,肾功能受损的患者较易出现肾脏并发症等。

七、鉴别诊断

(一)以自发性蛛网膜下腔出血起病的患者

除了颅内动脉瘤破裂出血以外,脑动静脉畸形、硬脑膜动静脉瘘、海绵状血管瘤、烟雾病、脊髓血管畸形等同样能造成自发性蛛网膜下腔出血。脑血管造影检查与头颅的 CT 或 MRI 检查,均能够对相应疾病做出确定的诊断。

(二)未破裂出血的高度怀疑颅内动脉瘤的患者

无出血的动脉瘤,在头颅 CT 平扫和强化扫描时需和高密度肿瘤和囊肿鉴别,如发现脑外高密度结节或肿块,应考虑到肿瘤、囊肿、结核瘤、血肿、动脉瘤等。MRI 具有重要鉴别价值,动脉瘤瘤腔流空信号与其他肿瘤明显不同,而血栓 T_1 高信号和含铁血黄素沉积也较具特征。

八、疾病治疗

(一)颅内动脉瘤破裂出血后的非外科治疗

主要目的在于防止再出血和防治脑血管痉挛等。用于患者病情不适合手术或全身情况不能耐受开颅、诊断不明确、患者拒绝手术或手术失败者,亦可作为手术前后的辅助治疗手段。

1. 防止再出血

(1)一般处理:患者应绝对卧床休息 4～6 周,头部可稍抬高,尽量减少不必要的搬动,禁止沐浴、如厕等一切下床活动。对头痛、烦躁的患者,适当的选用镇痛、镇静药物,保持患者安静,避免情绪激动。防止咳嗽、打喷嚏,可使用轻泻剂,保持大便通畅,减少因颅内压增高导致动脉瘤破裂的机会。

(2)控制性低血压:是预防和减少动脉瘤再次出血的重要措施之一,但降压幅度不宜过大。由于出血后颅内压增高可导致脑血流量降低,若再伴有动脉痉挛则脑供血将进一步减少,此时如果血压降得过低则会造成脑灌注不足而加重缺血性脑损害。通常推荐降压幅度在 10％～20％ 即可,高血压患者则降低收缩压原有水平的 30％～35％,最好在生命体征监护仪的连续监测或经颅超声监测下进行,同时注意观察患者病情,如有头晕、意识恶化、肢体偏瘫等缺血症状应予适当升压。

(3)降低颅内压:SAH 患者可有不同程度的颅内压增高,而颅内压增高将通过多种机制导致脑损害。研究表明,甘露醇不仅能降低颅内压,增加脑血流量,推迟血-脑脊液屏障损害并减轻脑水肿,而且还是作用较强的氧自由基清除剂,可减轻脑神经细胞损伤,故对 SAH 的 Ⅱ～Ⅳ级、临床表现怀疑有颅内压明显增高的患者予以甘露醇降颅压治疗,严重者可同时辅以速尿、人血白蛋白等。甘露醇正确使用是间歇快速给药,而不是持续滴注。由于过量使用甘露醇有血液浓缩、黏滞度增加、电解质紊乱、脑循环障碍、加重脑损伤和肾功能损害等副作用,故部分学者主张使用小剂量甘露醇(0.2～0.5g/kg),认为小剂量甘露醇降低颅内压作用与大剂量相似,且可避免严重脱水、渗透失衡以及在大剂量使用时发生甘露醇外渗,并提倡在颅内压监测和渗透压监测下使用。

(4)抗纤溶治疗:使用抗纤维蛋白溶解药物是为干扰或阻止纤溶酶原转变为有溶解蛋白作用的纤溶酶,以抑制或推迟堵塞在动脉瘤破口上的血块被溶解,从而降低再出血率。常用 6-氨基己酸,24g/d,分次静脉滴注,持续用药到手术时停止,如不行手术,需维持 4~6 周。此外还可选用氨甲环酸静脉滴注,0.5g,3次/天。

2.预防和治疗脑血管痉挛 SAH 后 CVS 进入到晚期阶段后,血管壁和脑组织可能已经遭受了不可逆损害,痉挛的脑血管对血管扩张剂已经丧失了扩张能力。但早期 CVS 时血管平滑肌形态结构未出现病理学改变,此时应用血管扩张剂效果较好,而且早期 CVS 所致损伤效应可以影响和强化晚期 CVS 的发生和发展,因此,如果能减轻 SAH 后早期 CVS,则可减缓甚至阻断晚期 CVS 的发生和发展或减轻其严重程度,改善 SAH 患者预后。故 CVS 的药物治疗应在 SAH 后早期阶段尽早进行,有部分学者提出 CVS 的预防比治疗更为重要,特别强调抗痉挛药物的使用须早期、足程、足量进行。具体治疗方法见第 3 节围手术期脑血管痉挛的综合治疗。

3.其他治疗

(1)降体温:SAH 后发热较为常见,通常为持续的低热,大多与血液刺激下丘脑或血液吸收有关,可采用物理降温以减少脑细胞的耗氧量及减轻脑细胞的损害。若体温长时间居高不下,需考虑是否有合并感染存在,可进一步寻找发热原因,根据病因具体治疗。

(2)抗痫治疗:动脉瘤性 SAH 引起的继发性癫痫发作并不少见,文献报道的发生率为 9%~20% 左右。在部分患者为首发或早期的主要临床表现,但多集中在出血量较多,出血范围较大的患者,可有多种表现形式,常为全身性强直-阵挛发作。癫痫发作可加重病情,导致患者死亡率、致残率升高。SAH 继发癫痫的机制目前尚不完全明确,与多种可能机制有关。目前临床上常用丙戊酸钠 400mg＋5% 葡萄糖溶液 500ml静滴,维持 8 小时,每 12 小时一次或间隔 4 小时再次用药 1 次,连续用药 3~4 天,3 天后停用静脉用药,改为口服丙戊酸钠缓释片 500mg 每日一次,暂时未清醒的患者,予以鼻饲。不能控制者,可使用地西泮 10~20mg 以每分钟 3~5mg 的速度(高龄患者酌情减量)静脉缓慢注射,直到发作停止或总量达 20~30mg 为止。为防止再发,续用地西泮 8~10mg/h 微量注射泵维持,每日总量不超过 120mg。无癫痫发作 SAH 患者,如不使用预防性抗癫痫药物,一旦继发癫痫,即可在短时间内迅速加重病情,即使补救性加用抗癫痫药物治疗,效果亦往往不佳,导致患者预后不良,故提倡常规性预防使用抗癫痫药物。

(3)脑脊液引流:动脉瘤破裂出血后,血性脑脊液的刺激可导致难以忍受的剧烈头痛;积血还可堵塞室间孔或中脑导水管,引起急性梗阻性脑积水,部分患者甚至可诱发急性枕骨大孔疝危及生命;慢性期分解破裂的红细胞堵塞蛛网膜颗粒可导致慢性脑积水;分解代谢的毒性物质可导致 CVS。因此,积血所致的急性脑积水需急诊行脑室外引流术以缓解高颅压危象;部分学者主张行腰池引流血性脑脊液,一方面可减轻头痛、减少慢性脑积水发生的机会,另外还可缓解 CVS 的症状。但腰池引流可能诱发更大的危险,即动脉瘤再次破裂出血甚至诱发脑疝,故现在大多数学者认为动脉瘤尚未处理的患者不宜行脑室外引流和腰穿诊断 SAH 以及腰池引流血性脑脊液。部分学者在行动脉瘤瘤颈夹闭前行腰池引流,一方面可利于侧裂的分离,另外术后可保留腰池引流管持续引流血性脑脊液,减轻头痛等症状,减少脑积水和 CVS 发生的机会。

(二)颅内动脉瘤的手术治疗

颅内动脉瘤的手术方法:动脉瘤的手术治疗包括开颅手术和血管内介入治疗。开颅手术包括动脉瘤颈夹闭或结扎术、动脉瘤电凝固术、动脉瘤铜丝导入术、立体定向磁性栓塞术、动脉瘤射毛术、动脉瘤包裹加固术、激光凝固术等。间接手术是夹闭或结扎动脉瘤的输入动脉或供血动脉,分为急性结扎及慢性结扎两种,虽是一种老方法,在某些情况下亦行之有效。

1.动脉瘤颈夹闭或结扎 手术目的在于阻断动脉瘤的血液供应,避免发生再出血;保持载瘤及供血动脉继续通畅,维持脑组织正常血运;夹闭瘤颈后,术中即可检查手术效果。方法是:①术中血管造影;②微型多普勒超声探测;③荧光血管造影:在显微镜下能查出动脉瘤是否完全被排除于血流之外,载瘤动脉有无血流缺失,小血管(包括穿通支)是否血流良好。手术后动脉瘤颈多能被完全夹闭,使动脉瘤得以治愈。显微手术明显提高了动脉瘤的治愈率,使颅内动脉瘤直接处理的百分比从 1966 年 Kraus 报道的 45% 提高到 1976 年 Brenner 报道的 95%。Pia 报道 200 例使用显微镜直接处理动脉瘤的患者,效果不良者仅 6%,而不用显微手术前高达 40%。

动脉瘤复发的原因有:①瘤颈夹闭不当:一般应紧贴着载瘤动脉夹闭瘤颈。不然,被残留的瘤颈在血流冲击下可逐渐扩大成动脉瘤。②动脉瘤夹在术后滑脱,使原来的动脉瘤重新充盈。所以夹闭瘤颈后要稍作观察。

2.载瘤动脉夹闭及动脉瘤孤立术　手术目的是在颅内夹闭载瘤动脉,其载瘤动脉可能是颈内动脉或其分支,也可能是椎-基底动脉或其分支。夹闭后降低及改变血流冲击强度及方向,降低动脉瘤内的压力,促使瘤内血栓形成,而使动脉瘤得到治愈。动脉瘤孤立术则是把载瘤动脉在瘤的远端及近端同时夹闭,使动脉瘤孤立于血循环之外,而不再出血。这种手术有其危险性。如大脑中动脉或基底动脉的突然夹闭很可能致患者死亡,若无其他替代方案,可先行颅内外动脉吻合再夹闭。或直接将大脑中动脉或基底动脉逐渐结扎(即套上一粗线,在数天到数周内逐渐拉紧,达到完全闭塞的目的)。至于椎动脉一般是可以夹闭的,但必须在其分出小脑后下动脉的远端,除非夹闭的另一侧是主要的椎动脉。颈内动脉的突然夹闭多半会造成瘫痪,偶可致命。所以也要慎重行事,最好先行颅内-外动脉吻合再夹闭。

手术的适应证与禁忌证:某些宽颈囊性动脉瘤,大型及巨型动脉瘤、梭形动脉瘤、壁间动脉瘤,或手术无法达到的一般囊性动脉瘤可行此手术。由于技术、设备的改进,这种手术日趋减少。下列情况不宜施行这种手术:不能耐受结扎后脑缺血或暂时阻断后出现较严重的神经功能障碍者;对侧颈内动脉、椎动脉、Willis 环狭窄或闭塞,估计结扎后侧支循环不良者;颅内已有广泛动脉痉挛,结扎能进一步加重症状者,均不宜行此种手术。

夹闭或结扎动脉的选择:颈内动脉瘤包括海绵窦内颈内动脉瘤、颈内动脉后交通支动脉瘤及主要由一侧供血的大脑前动脉瘤,均可结扎同侧颈内动脉。一侧椎动脉瘤或主要由一侧椎动脉供血的基底动脉瘤,在同侧颈部结扎椎动脉。某些椎动脉瘤在不影响小脑后下动脉供血情况下,对椎动脉施行孤立术也是可取的。基底动脉分叉部动脉瘤如不能夹闭瘤颈时,可在大脑后动脉与小脑上动脉之间,或小脑上动脉以下的基底动脉安置动脉夹。部分大脑后动脉瘤可在 P1 段或 P2 段起始部结扎,而不出现任何缺血症状。一般颅内动脉的各种结扎或夹闭也最好在显微镜下进行。

手术效果:颈部颈动脉结扎后动脉瘤的再出血率为 5.9%～6.8%。其中颈内动脉瘤再出血率为 3%,前交通支动脉瘤为 9.7%,大脑中动脉瘤为 19%。手术对椎-基底动脉系动脉瘤效果较差。

3.动脉瘤包裹术　主要适用于瘤颈过于宽大、梭形动脉瘤、瘤颈内有钙化斑不宜上夹或结扎者,或者因载瘤动脉不能阻断时应用。也可以在其他处理动脉瘤方法不能奏效时应用。其目的是采用不同的材料加固动脉瘤壁,虽瘤腔内仍充血,但可减少破裂的机会。目前临床应用的有筋膜、细纱布和塑料等。肌肉包裹因疗效甚差,已被放弃使用。塑料种类繁多,经动物试验及临床观察发现 Biobond 毒性小,效果似比较可靠。进行包裹前最好能全部暴露瘤体,然后用包裹材料均匀、彻底将瘤体全部覆盖。这种方法有一定缺点,如正在出血的动脉瘤不易包裹。部位深、粘连紧密的动脉瘤常不可能全部游离。对于压迫引起的神经症状不能得以改善,Biobond 等塑料仍有一定的毒性。Yomagata 报道乌拉坦预聚物可用于临床。动物试验用它包裹 6 个月后检查,它的量并不减少,并且动脉瘤壁与聚氨酯黏合良好。乌拉坦聚合物是一种黏性液体,与胺及水起反应,在几分钟内变成有弹性物质,即聚氨酯。

4.动脉瘤介入治疗技术　颅内动脉瘤介入治疗始于 20 世纪 70 年代初。早期,介入治疗仅适用于动脉瘤形态和部位不适合手术夹闭或临床状态较差的患者。随着导管技术和栓塞材料的不断改进,介入技术逐渐成熟,目前已成为治疗颅内动脉瘤的重要方法。近期一项多中心随机临床试验——国际蛛网膜下腔出血动脉瘤试验(ISAT)对血管内弹簧圈栓塞和神经外科夹闭两种方法进行了比较,结果表明前者能够提高患者术后 1 年独立生活的机会。介入治疗安全性、有效性的提高无疑有赖于新技术和新材料的发展。

(三)颅内动脉瘤两种手术治疗方式选择

目前动脉瘤的治疗方法主要有两种:一是开颅手术夹闭;二是血管内介入栓塞。开颅手术夹闭已经有 70 多年的历史,随着显微神经外科手术技术的提高,疗效也有不断地进步。优点是如果动脉瘤夹闭完全,无残留,则复发率很低,对于合并有颅内较大血肿的患者也很合适,手术的时候可以同时进行血肿的清除。缺点是需要打开颅腔,创伤相对较大,同时需要术者技术精湛、丰富经验。介入治疗始于 20 世纪 90 年代,其创伤小,恢复快,但复发率及费用相对较高。目前国内外神经外科医生的共识是:并非所有的动脉瘤都适合栓塞;手术夹闭也不能解决全部动脉瘤治疗问题。

如何选择这两种治疗方法,哪一种治疗效果更好。多数学者认为应根据患者的具体情况而定,相当一部分动脉瘤既适合手术也适合栓塞;但从形态学分析,大脑中动脉动脉瘤的入路更简单,且常伴有局部血肿,颅内高压,更适合开颅手术夹闭;后循环动脉瘤的开颅手术较为困难,栓塞治疗的效果更好;海绵窦段及颈内动脉动脉瘤的开颅手术治疗也很困难,两种方式比较,栓塞处理相对容易些。

国际蛛网膜下腔出血试验(ISAT)是迄今为止唯一的前瞻性多中心临床随机对照试验,该研究自 1994 年开始,历时 15 年由全球 43 个神经外科中心 2143 位患者参与,且平均随访时间长达 9 年。其 1 年随访结果显示,开颅组的致死及致残率为 31%,显著高于介入组的 24%。而两者之间的差异主要体现在致残率方面:开颅组为 22%而介入组仅为 16%。造成这种差异最主要原因在于开颅组的并发症率较之介入组明显升高(19%与 8%)。但介入组的 2.9%的再出血率较之于开颅组的 0.9%仍然要高出许多。而此后 ISAT 发布的长期随访数据依然显示:①破裂动脉瘤患者在介入栓塞或夹闭后发生再出血的危险均高于正常人群。其来源除已治疗动脉瘤外,还包括多发动脉瘤中的未破裂动脉瘤、新发动脉瘤等。②介入栓塞组动脉瘤再出血几率虽略高于夹闭组,但差异很小,无统计学意义。且介入组行再次栓塞后,患者的生存质量评分 mRS 无变化。③随访 5 年时,介入组的死亡率仍低于手术夹闭组。

该研究通过长期随访肯定了介入栓塞治疗动脉瘤的持久性,及其相对于手术夹闭的优越性。值得一提的是,该研究患者入组始于 1994 年,当时欧洲批准弹簧圈栓塞刚 2 年半,美国 FDA 尚未批准弹簧圈栓塞,因此,其介入治疗结果只体现了动脉瘤介入治疗初期的水准,随着介入材料更新和介入技术的进步,现在神经介入的治疗效果已经有了更大的提高。

随着介入技术及材料的发展,既往认为一些难以完成的血管内治疗也变得可行。同时,生物活性弹簧圈以及支架技术的应用显著提高了动脉瘤治愈率。但支架同样带来更高的并发症率,尤其在急性期是否应该使用支架目前存在极大争议。而血流转向装置的面世为动脉瘤治疗带来新的福音,但目前关于其在 aSAH 中的应用前景似乎仍不明朗。

鉴于目前介入治疗发展极其迅猛,2012 版《美国动脉瘤性蛛网膜下腔出血治疗指南》也随之进行了大幅修订,除了两条公认的临床 I 类 B 级证据,即 aSAH 患者应尽早手术及动脉瘤须彻底治疗外,其他内容均有调整。首先强调了多学科合作的治疗理念,要求动脉瘤治疗方案的制定需要有经验的脑血管外科医师及神经介入医师根据患者病情及动脉瘤情况共同商讨后决定(I 类 C 级证据)。其次,建议对于血管内治疗及外科开颅手术均合适的动脉瘤患者,首先考虑血管内治疗(I 类 B 级证据),同时提出针对大脑中动脉动脉瘤的患者及脑实质内血肿大于 50ml 的患者,首先考虑行开颅手术。高龄(大于 70 岁)、高级别

aSAH 及基底动脉顶端动脉瘤,首先考虑介入治疗(Ⅱb 类 C 级)。再次,重申了动脉瘤复查的重要性,要求所有患者术后需要进行延期影像学随访,一旦发现明显残留则明确考虑进一步治疗。最后,针对支架的使用进行了限制,明确提出在 aSAH 患者中使用支架将造成残死率上升。只有当各种出血风险可排除的情况下方可使用支架。

本次美国新版指南肯定了介入技术在近年来的发展并指出未来动脉瘤治疗微创化的方向,为日后各类微创技术和材料的发展提供了坚实的平台。但在 aSAH 急性期支架的使用方面,目前大规模随机对照试验还是空白,无法提供准确的数据。根据国内外一些回顾性数据分析结果,目前疗效仍不尽如人意。如何解决抗血小板治疗后导致的"出血"及"缺血"的矛盾依然是未来临床研究的重点。血流转向装置是研究热点,但其在急性期同样需要使用双重抗血小板治疗,因此疗效和安全性有待进一步评估。

(四)颅内动脉瘤手术治疗的现状和前景

1.破裂动脉瘤的手术时机 自 20 世纪 90 年代以来,随着神经介入治疗的快速发展,对脑血管痉挛研究的不断深入,以及微创手术理念的普及和显微操作水平的提高,对颅内破裂动脉瘤的救治疗效有了显著提高。因此,总体上对破裂动脉瘤的手术呈现非常积极的趋势。防止动脉瘤再次破裂、出血是手术的主要目的,从这个意义来说,应尽早实施手术。但手术疗效受到多因素的影响。目前,国内外对一些难治性动脉瘤手术的时机选择,尚有争议。如何把握颅内破裂动脉瘤的手术时机,值得我们认真探讨。

(1)对颅内破裂动脉瘤手术时机的认识:导致动脉瘤破裂后预后不良的主要因素有:①动脉瘤破裂导致的原发性或早期脑损伤(EBI);②动脉瘤破裂后迟发性脑损伤,其中脑血管痉挛导致迟发性缺血性神经功能障碍(DIND)是最重要的因素;③动脉瘤的再次破裂。权衡手术对这些因素防治的利弊,以及对患者预后的影响,是决定手术时机的关键。

破裂动脉瘤再出血有以下特点:①再出血时间,当天再出血率为 4%,此后 4 周每天出血率为 1%~2%;②再出血的病死率约为 70%;③有高血压或神经功能障碍者,再出血几率显著增加;④前循环动脉瘤再出血率高于后循环动脉瘤,其中又以前交通动脉动脉瘤几率最高。采取保守措施,如体位疗法、血压控制等,对避免再出血的作用不大。唯有外科手术或血管内介入治疗能够较可靠地避免再出血。

在动脉瘤性蛛网膜下腔出血(aSAH)患者中,有 20%~30% 出现症状性脑血管痉挛。典型者约于 aSAH 3 天后出现,7~8 天达高峰,一般持续 2~3 周。手术对脑血管痉挛的防治具有两面性:对蛛网膜下腔广泛分离和对载瘤动脉的分离、阻断,有可能加重脑血管痉挛;而手术清除血肿、冲洗蛛网膜下腔、打开终板行第三脑室造瘘、去骨瓣减压、局部使用罂粟碱等扩血管药物和重组组织型纤维蛋白酶原激活物(rT-PA)、尿激酶等措施,有助于缓解颅内高压、改善脑血流、预防或减轻脑血管痉挛。术后可以进一步采用积极的抗血管痉挛治疗,包括使用 3"H"或 3"N"治疗、使用钙离子拮抗剂、纤溶或抗凝、针对近端血管的球囊扩张和对远端血管的药物灌洗,还包括尼莫地平、尿激酶、罂粟碱等。Johnston 认为,采用介入手段治疗脑血管痉挛,可使入院后总病死率下降 16%。

对动脉瘤的治疗越早,发生再出血的几率就越低,并为后继积极的抗血管痉挛治疗创造了条件。有临床研究认为,对情况较好的患者进行早期手术的效果优于或不劣于晚期手术,并且避免了等待过程中的再出血、丧失手术机会的情况。Haley 等总结北美 772 例动脉瘤手术患者的资料,发现早期和晚期手术死亡率相当,但早期手术恢复优良率为 70.9%,高于晚期手术组的 61.7%。故尽可能在 SAH 后急性期(3 天内)进行手术,这已经于 20 世纪 90 年代达成共识。

近年来,对避免早期再出血和减轻早期脑损伤更加重视。有学者提出的超急性期手术,即在发病 24 小时,甚至 12 小时内手术,这对手术人员的组织和设备要求均很高,目前国内只有少数几家脑血管病中心才能做到。而超急性期手术的益处仍有待于临床的验证。急性期脑损伤机制复杂,涉及颅内高压、脑灌注不足、血-脑屏障开放、氧代谢障碍、神经凋亡等。理论上早期清除蛛网膜下腔积血有利于减轻这些不良反应,但相关研究尚不充分,有待进行深入的研究。

如果部分患者由于各种原因错过了急性期(3天内)手术,是继续延期(待血管痉挛的高峰期过去,即2~3周后手术)还是在此期间手术则根据具体情况决定。由于影响因素众多,不同的临床研究提出了完全相反的意见。多数学者认为,在完善术前准备的前提下,对于病情稳定或好转的患者,仍以尽早手术为宜,并在术后进行积极的抗血管痉挛治疗;但对于已经存在偏瘫的大脑中动脉瘤患者,在排除血肿压迫作用,并经影像学证实,有血管痉挛发生的情况下,可以选择先保守治疗。原因是手术可能导致血管痉挛的进一步加重,造成预后严重不良。最近针对DIND的研究认为,严重血管痉挛除导致管径狭窄、脑供血不足外,尚存在脑氧代谢障碍等机制导致的脑梗死。因此,单纯缓解颅底大血管及其主要分支的痉挛,并不足以缓解DIND。该领域的深入研究,将为动脉瘤的治疗,包括手术时机的选择,打开新的思路。

(2)高分级动脉瘤手术时机的选择:对aSAH严重程度有不同的分级标准,各临床研究所采用的标准不同,治疗结果也就存在一定的差异。以术前Hunt-Hess或世界神经外科医师联盟(WFNS)分级Ⅳ~Ⅴ级的动脉瘤,作为高分级aSAH的判定标准,最为常用。对该类患者治疗的积极程度,受治疗水平、社会经济发展程度及患者家属接受能力的制约,在各地有显著差异。但应区别对待Ⅳ级和Ⅴ级患者,对Ⅳ级患者应加强早期病因治疗,并在夹闭动脉瘤的同时,采用适度冲洗蛛网膜下腔积血和去骨瓣减压等措施,有助于降低病死率和重残率。但该类患者早期脑肿胀明显,给蛛网膜间隙的分离和近端血管的控制带来困难。术中发生动脉瘤再破裂的几率较高,并且患者合并肺水肿和心功能不全的比例亦高。若术中患者的循环状态不稳定,均会使手术和麻醉的难度增大。治疗团队必须具备熟练的显微手术技巧和丰富的术中应急处理经验。盲目地进行早期手术,反而可能增加手术创伤。故各医疗中心仍应根据患者的情况和当地的医疗水平,选择合适的手术时机。对Hunt-Hess或WFNS分级Ⅴ级的患者,治疗费用高、周期长、效果差,在治疗的时机、方式以及预后判断等方面,存有较大的争议。因早期手术虽有可能提高存活率,但患者多以植物状态生存,并没有改善生存质量。故是否实施手术,仍持谨慎态度。

对高分级aSAH伴急性脑积水或颅内血肿压迫的患者,手术治疗效果相对较好。主要在于能够通过脑脊液引流或颅内血肿的清除,迅速降低颅内高压、改善脑氧代谢、恢复脑功能。除这两种情况之外,对高分级aSAH患者的急性期治疗,应设法判断是否已经存在严重的不可逆性脑损伤。若已发生,即使采取积极的治疗措施,也无法获得令人满意的治疗效果。但如何判断可逆或不可逆性脑损伤,仍是神经科学界尚未解决的难题。学者们已在尝试联合采用现有的各种神经功能量表、神经损伤的分子生物学标记物或脑血流、诱发电位等定量化判断预后的指标。但由于样本量小及预后受到多因素的影响,无法达成共识。有学者采用12小时预治疗控制颅内压,观察患者对治疗的反应,再根据病情有无好转,来决定是否手术。这种做法有一定的理论支持和可行性。复旦大学附属华山医院对去皮质强直或去脑强直的患者,进行保守治疗,待意识好转,一般为格拉斯哥昏迷评分较入院时提高>2分后,再考虑手术。

(3)难治性动脉瘤手术时机的选择:由于动脉瘤的位置(颈动脉眼动脉段、后循环动脉瘤)、形态(梭形、宽颈、巨大等)、结构(夹层、瘤颈粥样硬化或钙化、外伤性假性动脉瘤)、血流(无代偿,不能耐受临时阻断)等因素,以往对这部分动脉瘤进行手术较为困难,被称为难治性动脉瘤。由于介入材料和技术的进步,很多病例可以通过介入治疗获得满意的疗效,而显微技术的进步和塑形动脉瘤夹的多样化,也使得部分形态复杂的动脉瘤能够顺利地被夹闭。因此,目前对手术或介入治疗均困难的动脉瘤,才能真正称为难治性动脉瘤。患者在急性期由于颅内压较高、脑水肿明显,动脉瘤的手术难度又很大,一般主张对这类患者先进行保守治疗,待脑水肿消退,解除血管痉挛,手术条件好转后,再进行颅内一外血管吻合等较为复杂的操作。有学者认为,保守治疗期间,对部分患者可先选用介入治疗封堵裂口,会减少等待期间的再出血风险。

提示手术和介入治疗的联合应用,有可能为难治性动脉瘤患者提供更好的治疗选择。

(4)展望:对颅内破裂动脉瘤手术时机的把握,是随着对疾病认识的深入和治疗手段的进步而不断变化的。对无严重神经功能障碍的患者,已逐步达成加强急性期手术的共识,包括介入栓塞和开颅夹闭;对高分级动脉瘤,也存在早期手术的倾向,但仍存有争议,或有一定的个体差异;对难治性动脉瘤,虽仍需等到病情稳定后手术,但此类患者的选择范围,有了新的界定。总体而言,这些问题目前仍然缺乏循证医学的证据,是未来需要进一步研究的课题。

2.未破裂动脉瘤的手术时机　关于无症状性动脉瘤要不要处理是很多医生和患者都关心的问题,目前还存在争议。数据显示:颅内动脉瘤的尸检率在0.2%～4.5%不等。国家"十一五"国家支撑项目的前瞻性初步调查结果显示:我国颅内动脉瘤的检出率达到9%左右。自发性蛛网膜下腔出血每年的发病率为10.5/100000。Juvela等对181个未破裂动脉瘤的随访表明,年破裂率为1.4%,从发现动脉瘤到破裂的平均时间为9.6年,30年累计破裂率为32%。国际未破裂颅内动脉瘤研究(ISUIA)是迄今对未破裂动脉瘤开展的最大规模研究,包括了美国、加拿大和欧洲的1449例未破裂动脉瘤患者,平均随访8.3年的年破裂率为0.05%～0.5%,明显低于以往报道。这组流行病学数据说明—无症状动脉瘤自然病程发展的风险可能低于手术处理的风险,因而对偶然发现的无症状颅内动脉瘤是可以不处理的,或者说是可以动态观察的,动态观察的手段包括MRA和CTA检查。

对于无症状性动脉瘤,目前临床干预所掌握的原则一般是:①动脉瘤直径超过5mm;②形态不规则;③介入治疗预期风险和难度不大。具体到患者个案来讲,其偶然发现的无症状动脉瘤毕竟有远期出血的潜在风险,所以是否决定进行处理,尚需综合考虑,包括医患之间的充分沟通。

(五)围手术期脑血管痉挛的综合治疗

动脉瘤性SAH后脑血管痉挛(CVS)可使脑血流量减少,造成脑缺血和脑梗死,严重者可导致脑组织广泛缺血缺氧,引起脑水肿以及颅内压增高,继发更为严重的脑损害,是产生昏迷、瘫痪等严重症状的根源,也是动脉瘤破裂患者死亡率和病残率增加的主要原因,部分学者认为这是比动脉瘤破裂出血更为重要和复杂的一种发病机制。SAH后早期(动脉瘤夹闭术前)有超过50%的患者发生了节段性的脑血管痉挛,在介入治疗过程中,脑血管痉挛的发生率介于17%～60%之间;开颅手术后脑血管痉挛的发生率在22%～49%之间,如果未能及时诊断和治疗,可能导致迟发性脑缺血,严重影响手术疗效。由此引起一系列临床症状,并最终影响临床转归。因此,及时发现脑血管痉挛的发生并尽早防治,是提高脑血管痉挛疗效的关键之一。

临床上通常将脑血管痉挛分为:①急性脑血管痉挛:多于SAH后24小时内发生,据统计,SAH患者的早期死亡率极高,其中12%的患者在脑血管痉挛尚未治疗时就已死亡,25%于24小时内死亡。研究表明,SAH可直接启动多条信号传导通路导致早期脑血管痉挛,早期脑血管痉挛及早期脑损伤是SAH患者死亡的首要原因,其所致损伤效应可以影响和强化晚期脑血管痉挛的发生和发展。②慢性(迟发性)脑血管痉挛:多于SAH后3～4天发生,1周内为发病高峰,可持续至3周。发生机制主要与出血急性期后血凝块中释放出来的多种血管收缩物质有关,如前列环素(PGI_2)、血栓素A_2(TXA_2)、5-HT、儿茶酚胺、红细胞溶血后氧合血红蛋白等。但两种发病机制的最后共同途径都是平滑肌细胞Ca^{2+}内流和细胞内钙库中的Ca^{2+}释放,导致胞质内游离Ca^{2+}超载。在慢性(迟发性)脑血管痉挛期间血管壁和脑组织容易形成不可逆损害,痉挛的脑血管可能对血管扩张剂丧失扩张能力,至今尚缺乏有效的治疗措施以减轻SAH后晚期脑血管痉挛及其所致的脑损害,相当一部分患者的神经功能障碍未能得到改善甚至死亡。但早期脑血管痉挛时血管平滑肌形态结构未出现病理学改变,此时应用血管扩张剂效果较好。因此,如果能在SAH后的早期阶段尽早使用解痉药物,则可能减轻SAH后早期脑血管痉挛,进而减缓甚至阻断晚期脑血管痉挛的发生和发展或减轻其严重程度,改善 SAH 患者预后。目前,SAH 后早期脑血管痉挛及 EBI 正在逐渐成为研究的重点。

临床上还将脑血管痉挛分为血管造影性脑血管痉挛和症状性脑血管痉挛。但血管造影性脑血管痉挛和症状性脑血管痉挛并不完全一致,很多血管造影性脑血管痉挛并没有相应的临床症状和体征。所以尽管血管造影性脑血管痉挛的发生率可达 70%,但症状性脑血管痉挛发生率只有 25%～30%。

另外,多种因素还可能导致医源性脑血管痉挛的发生,包括术中血管受到牵拉、挤压、摩擦及长时间暴露等。

1.临床表现 脑血管痉挛本身并无典型的特异性临床表现,一般在 SAH 后 3～5 天,如果出现意识状态的恶化,甚至伴随新出现的局灶定位体征,如偏瘫、偏身感觉障碍、失语,以及颅内压增高的表现,如头痛、呕吐等,临床除外电解质紊乱(高钠血症),CT 检查除外继发性脑积水及颅内血肿等后,需高度怀疑脑血管痉挛的可能性。

2.辅助检查

(1)数字减影血管造影(DSA):脑血管痉挛在 DSA 全脑血管造影中表现为血管呈条索状,显示不均匀,管腔狭窄。通常将血管管腔狭窄小于 25% 定义为轻度狭窄;狭窄 25%～50% 为中度狭窄;狭窄大于 50% 为重度狭窄。尽管 DSA 全脑血管造影一直被认为是诊断脑血管疾病和脑血管痉挛的"金标准",但其有创性、危险性及不能重复检查等因素限制了其对脑血管痉挛的发生、发展以及转归情况进行连续监测。

(2)经颅多普勒超声(TCD)血流检测:1982 年经颅多普勒超声检查(TCD)技术在临床上的成功运用,方使 SAH 后 CVS 的无创动态监测成为可能。至目前为止,TCD 仍是临床上检查 CVS 的最常用方法,能测量血液流经大脑动脉的速度(cm/s),并且可以连续多次监测,动态观察 SAH 后脑血流动力学变化情况,对 CVS 的诊断及预后判断均具有重要价值。大量研究证明,TCD 所反映的血流速度增加与动脉造影所显示的脑血管痉挛有很好的相关性,特别是大脑中动脉(MCA)。1984 年 Aaslid 等根据 TCD 的临床追踪观察,对 SAH 引起的 CVS 进行临床分级:血流速度 120～140cm/sec 为轻度血管痉挛,140～200cm/sec 为中度血管痉挛;大于 200cm/sec 时为重度血管痉挛,小于 120cm/sec 时无血管痉挛的表现。TCD 在判断大脑中动脉痉挛时的特异性更高,大致有 85%～90% 的准确性,同样对于椎-基底动脉其可信度亦很高,但对于大脑前动脉和大脑后动脉诊断准确性不如大脑中动脉,所以临床上通常以观察结果最准确和最灵敏的大脑中动脉作为主要观测点来诊断脑血管痉挛。

(3)CTA:CT 血管造影是螺旋 CT 问世以来逐渐发展起来的一种无创性血管检查方法,具有创伤小、并发症及禁忌证少、费用低等特点,适合反复监测脑血管痉挛。尤其是其成像速度快、部分危急重症患者能够耐受的优势,特别适合意识较差的患者。高分辨率的 CTA、CT 灌注成像能够准确诊断颅内主要血管,如颈内动脉、大脑中动脉、大脑前动脉 A1 段和基底动脉的严重血管痉挛,但对于诊断小动脉的血管痉挛,以及鉴别轻度和中度痉挛,尚有一定局限性。

(4)MRA:1986 年 Dumonlin 等首创了 MRA,不需注射任何造影剂即可显示整个脑血管系统,避免了常规脑血管造影的危险性,真正实现了无创性脑血管成像,尤其适用于肾功能受损的患者。但其仍然存在明显的缺陷,如检查时间长、意识较差的患者不能耐受等。因此,MRA 技术在脑血管痉挛的诊断中至今仍不十分广泛。

3.治疗

(1)一般治疗:对于脑血管痉挛的防治原则应包括病因治疗、预防为主、全程治疗、防治并发症等 4 个方面。

（2）药物治疗

1）钙拮抗剂：由于脑血管痉挛发生机制的最后共同途径是胞质内钙超载，通过阻止血管平滑肌细胞的钙异常内流来降低脑血管痉挛的发生率和严重程度，是临床防治脑血管痉挛的最常用的方法。在各种钙拮抗剂中，目前临床推荐使用的主要是尼莫地平。这是一种具有颅内血管高度选择性的第 2 代二氢吡啶类钙拮抗剂，能借其脂溶性透过血-脑脊液屏障，选择性地作用于脑血管和脑组织，对于颅内血管以外的其他血管扩张作用较弱，且全身副作用小，起效快，能改善所有级别 SAH 伴发 CVS 患者的预后。2007 年 Cochrane 中心的分析显示，尼莫地平显著减少 aSAH 后继发缺血症状，使脑血管痉挛所致的死亡和致残相对危险度均明显下降。目前，尼莫地平是美国心脏协会（AHA）、加拿大及意大利等多个国家和地区的 aSAH 诊疗指南中推荐防治脑血管痉挛的首选药物。使用时需遵循早期、全程、足量、安全的原则，推荐尼莫地平的用法和用量如下：①早期：尼莫地平对已经发生的钙超载并无清除作用，因此对已发生的 CVS 效果差，因此特别强调早期使用，建议 aSAH 患者入院后应尽早静脉输注尼莫地平。②全程：脑血管痉挛在 aSAH 后可持续 2～3 周，因此尼莫地平维持治疗至少需 14～21 天。《YoumansNeurological Surgery》第 5 版中推荐疗程为 21 天，建议尼莫地平静脉滴注 14 天，后改为口服序贯治疗。③足量：有研究结果显示，尼莫地平注射液的剂量只有在 20～30mg/d 时，脑血流量才能达到 55ml/(100g·min)，因此，即使考虑到人种差异所致在使用过程中血压减低的现象，尼莫地平注射液的最小用量也不能低于 30mg/d。目前国际上推荐的尼莫地平注射液的抗痉挛的剂量为 48mg/d。通常尼莫地平静脉输注的剂量依体重而定。体重低于 70kg 或血压不稳的患者：起始剂量为 0.5mg/h，如耐受良好，2 小时后可增加至 1mg/h；体重＞70kg 的患者：起始剂量为 1mg/h，如耐受良好，2 小时后可增加至 2mg/h。每天静脉给药剂量为 24～48mg。尼莫地平半衰期约 1.5 小时，静脉给药建议采用输液泵持续给药，以便保持稳定的血药浓度。口服推荐剂量为 60mg，每间隔 4 小时 1 次。④安全：2007 年 Cochrane 中心分析结果证明，尼莫地平不增加 aSAH 后再出血的发生率。国际大规模临床试验也证明尼莫地平对颅内压的影响与安慰剂相似。⑤术中局部灌洗：将新配置的尼莫地平稀释液（1∶19 尼莫地平注射液/林格液）加温至与血液温度相同后，于术中脑池滴注。

2）法舒地尔：是一种异喹啉磺胺化合物盐酸盐，属于 Rho 激酶抑制剂，1995 年 6 月在日本开始应用于临床，具有抑制蛋白激酶的作用，故能直接阻断肌球蛋白轻链激酶（MLCK）活性而舒张血管。主要扩张中、小动脉（如 Willis 环等），选择性地增加脑血流量，改善脑缺血症状及伴随的神经元损伤。日本一项随机临床试验（275 例 SAH 患者）证实法舒地尔能减少脑血管痉挛发生。根据其使用说明，为避免诱发动脉瘤再破裂出血的危险性，应在导致 SAH 的颅内动脉瘤被夹闭或栓塞后再开始使用，而且用药时间不宜超过 2 周，其剂型为静脉制剂。法舒地尔的推荐用法为每日 2～3 次，每次 30mg，静脉滴注 30 分钟。

3）罂粟碱：罂粟碱是一种血管扩张剂，局部应用可高选择性作用于痉挛动脉，缺点为作用时间短暂，对老年患者的血管舒张作用下降。在血管内介入治疗时可予 0.3％罂粟碱溶液 100ml 以 0.1ml/s 速度动脉内灌注，也可用于开颅手术中局部灌洗。

（3）手术治疗：动脉瘤破裂出血后血性脑脊液的刺激可导致脑血管痉挛，早期尽可能地清除蛛网膜下腔的积血是预防 SAH 后脑血管痉挛的有效手段。部分学者主张行腰池引流血性脑脊液，一方面可减轻头痛、减少慢性脑积水发生的机会，另外还可缓解脑血管痉挛的症状。但腰池引流可能诱发更大的危险，即动脉瘤再次破裂出血甚至诱发脑疝，故现在大多数学者认为动脉瘤尚未处理的患者不宜行脑室外引流和腰穿诊断 SAH 以及腰池引流血性脑脊液。部分学者在行动脉瘤瘤颈夹闭前行腰池引流以利于术中侧裂的分离，术中尽可能清除蛛网膜下腔的积血，术后保留腰池引流管持续引流血性脑脊液，可减轻脑血管痉挛的严重程度。

（4）血管内治疗：脑血管痉挛的血管内治疗有两种常用方法：球囊血管扩张成形术和动脉内血管扩张药物直接灌注，两者可单独或联合使用。有研究表明，对于严重的节段性脑血管痉挛，球囊血管扩张术后数小时内,60％～80％患者的临床症状有明显改善。球囊扩张技术有一定的并发症发生,多与操作相关,包括造成急性动脉夹层、动脉瘤夹移位等,故一般只适用于颅内大动脉的局限性痉挛。另外,在血管内介入治疗时可予 0.3％罂粟碱溶液 100ml 以 0.1ml/s 速度动脉内灌注,可减轻脑血管痉挛的严重程度。

(5)血流动力学治疗:脑血管痉挛可导致血管腔狭窄,脑血流量减少,灌注压降低,血液呈高凝状态。针对上述病理机制,部分学者提出 3H 疗法,即升高血压、扩充血容量、提高血液稀释度,以增高脑灌注压、降低血黏度、降低红细胞及血小板凝聚力,改善微循环,防止脑缺血缺氧、脑水肿、脑梗死。具体方法为:①扩容:可用晶体液、白蛋白和血浆,晶体和胶体按 1∶3 的比例搭配,每日静滴和口服液体总量 3000～6000ml。治疗期间要监测患者血容量和中心静脉压,使之维持在 7～10cmH$_2$O,肺毛细血管楔压保持在 15～18mmHg。②血液稀释:与扩容相同的溶液输入为扩容稀释,在输入液体的同时放出一定量全血为等容稀释,可选用胶体溶液,使红细胞比容维持在 33％～38％之间。③升压:可用多巴胺使收缩压较治疗前升高 20～40mmHg,或维持在 150～160mmHg。但 3H 治疗可能诱发多种并发症,如升高血压可增加心肌工作负荷,导致心肌缺血;循环容量增加可能导致肺水肿、血管源性脑水肿、低钠血症,血液黏稠度下降,血小板聚集能力减低可能诱发出血等。所以在 3H 治疗时,要注意相应的禁忌证:破裂的动脉瘤尚未夹闭或栓塞;CT 显示已经出现严重脑梗死;颅内压明显增高,合并严重脑水肿;患者合并严重的原发性心肾疾病等。故有学者提出了 3N 疗法,即保持脑正常灌注压,维持正常血压、正常血容量、正常血黏度,由于其风险相对较小,3N 治疗也为广大神经外科医生所接受。

九、疾病预后

颅内动脉瘤的预后与患者年龄、术前有无其他疾患、动脉瘤大小、部位、性质、手术前临床分级状况、手术时间的选择、有无血管痉挛及其严重程度有关,尤其是动脉瘤患者蛛网膜下腔出血后伴有血管痉挛和颅内血肿者均是影响预后的重要因素。手术者的经验和技术熟练程度、手术是否应用显微手术、术后是否有颅内压增高(减压充分与否)等,都与预后有十分密切的关系。患者年龄大,伴有心、肾、肝、肺等重要脏器疾患以及高血压者预后较差。术前高 Hunt Hess 分级以及后循环动脉瘤的手术死亡率较高。

十、疾病预防

对于颅内动脉瘤,目前没有能够预防其发生的办法。对于存在高危因素的人群,建议定期进行脑血管的影像学检查,以便能够在动脉瘤破裂出血前发现病变并给予恰当的治疗。平时应当对危险因素加以控制,从而降低动脉瘤的发生率。

（唐智勇）

第四节　颅内动脉瘤的显微手术治疗

一、颅内动脉瘤的显微手术治疗

颅内动脉瘤目前最常用的方法是显微手术瘤颈夹闭术和血管内介入栓塞术。早期开颅夹闭既可以阻断了动脉瘤的血液供应,避免发生再出血,同时又保持载瘤动脉的通畅,术后不会引起脑功能的障碍,还可以清除部分蛛网膜下腔积血和脑内血肿,有助于降低颅内压和减轻脑血管痉挛。凡是动脉瘤具有一较长瘤颈者都应优先用此法治疗。对于暴露困难,瘤颈宽而短,或有多根主要动脉相连者就不能应用此法。随着影像学设备、手术、麻醉和 ICU 技术,特别是显微神经外科的发展,显微手术改善了动脉瘤夹闭手术的暴露。应用手术显微镜能更清晰地分辨动脉瘤蒂,游离并保留动脉瘤周围重要血管分支,明显降低了手术后的并发症的发生率。显微手术明显提高了动脉瘤的治愈率,手术死亡率也降至 1%～5.4%,手术效果确切,疗效可靠,复发率低。

二、显微手术技术和方法

(一)微骨孔锁孔技术

目前,微骨孔锁孔技术是微创外科的标志,它并非单纯强调小切口,其优点是医源性损伤小,术后反应轻,手术效果好,将显微神经外科提高到新的水平。微骨孔入路的内涵是,根据每个患者的病变部位和性质,准确地个体化设计开颅部位,使手术路径最短并精确地到达病变。充分利用脑组织的自然间隙,经过调整患者头位和手术显微镜角度,以获得足够的手术空间来完成手术,将手术创伤降至最低。采用微孔入路时要求考虑备皮范围,切口位置和长度,骨窗位置大小,靠颅底切开硬脑膜,保护蛛网膜和神经血管,经脑室和皮层精确定位通路,充分切除病变等,从而做到术后不加重患者的神经功能缺损。微骨孔入路的适应证为:①颅底肿瘤;②鞍区肿瘤;③脑桥小脑角肿瘤;④颅内动脉瘤。巨大动静脉畸形和出血急性期动脉瘤不宜用此入路。

1.微骨孔的手术方法　在镜下分离抵达鞍区,首先辨认出视神经和颈内动脉,并打开交叉池蛛网膜,沿颈内动脉寻找前交通动脉,颈内一后交通动脉或大脑中动脉。在暴露过程中,可调整手术显微镜和手术床的角度,以获得满意的术野。显露夹闭动脉瘤时,通常置一个窄脑板牵拉脑组织即可,另一侧可用吸引器兼作牵开器使用。脑回缩满意后,也可不用脑压板牵拉,以节省空间。动脉瘤破裂处理方法为立即更换粗管径吸引器迅速吸除积血,确认出血部位,暂时阻断载瘤动脉近端,进一步暴露动脉瘤,根据出血的不同情况,夹闭动脉瘤蒂。

2.微骨孔入路的优点　与传统的开颅相比,微骨孔入路优点在于:①缩小开颅范围,减少暴露和干扰正常脑组织;②利用颅内正常解剖间隙,如侧裂池、纵裂入路,减少对脑的牵拉;③手术损伤小,降低了与传统开颅有关的并发症,如术后癫痫、术后血肿等,提高了手术的安全性;④缩短了开关颅时间,减少了手术出血,本组术中均未输异体血;⑤保护颞肌、额肌的神经血管,保持的患者良好面貌;⑥患者术后康复快。

(二)脑血管重建术

但仍有部分动脉瘤,单独采用手术夹闭或血管内介入治疗也难以取得满意效果,主要原因为:①瘤颈较宽;②瘤体复杂;③体积较大,瘤体与载瘤动脉或重要穿通支共壁;④侧支循环较差,不能直接阻断载瘤动脉或孤立动脉瘤等。因此,对上述动脉瘤,只有在重建动脉瘤远端血流后,通过结扎动脉瘤供血动脉或孤立动脉瘤,才能防止动脉瘤破裂和减少动脉瘤占位效应,使以往认为无法治疗的部分颅内动脉瘤得到治愈。通常将重建脑血流、改善侧支循环称为脑血管重建术,它包括血管内介入治疗中的支架置入术以及手术治疗中的动脉瘤塑形、搭桥技术和间接脑血流恢复(颞肌贴敷、大网膜移植)等。中等流量或高流量颅内外搭桥术在复杂动脉瘤治疗中起着重要作用。

搭桥术适用于:①需永久闭塞载瘤动脉,但侧支循环代偿不良者;②需永久闭塞载瘤动脉,侧支循环代偿良好的年轻患者;③动脉瘤手术或血管内介入治疗时,需长时间阻断颅内血管,为减少治疗后脑缺血发生率,可在治疗前行搭桥术。

（三）常见颅内动脉瘤手术入路

经不同入路颅内动脉瘤显微手术治疗,共使用了 3 种入路。

1.翼点入路　目前颅内动脉瘤显微外科手术最常用的入路,适用所有前循环动脉瘤和基底动脉分叉部动脉瘤。术中注意要分清载瘤动脉发出的穿通动脉,尤其是隐藏在动脉瘤后的动脉。例如眼动脉瘤、颈内动脉床突旁(下壁)动脉瘤和后交通动脉瘤。由于前床突阻挡了动脉瘤近心端颈内动脉,经硬膜下磨除前床突。术中使用电生理监测,评估颈内动脉临时阻断时,脑组织对缺血的耐受状态。

2.经额底-纵裂入路　用于前交通动脉瘤。术前先行腰穿持续引流。发际内双额冠状皮瓣,三孔骨瓣开颅,前两个骨孔分别位于左、右额骨眶上近眶上孔处。第三个骨孔位于中线部位距额底约 4cm。剪开大脑镰直至硬膜缘。抬起双侧额叶底面,打开蛛网膜,直至视交叉前池和终板池。首先显露双侧大脑前动脉 A_1 段,尤其是主侧 A_1 段,然后是纵裂内双侧大脑前动脉 A_2 段。注意分清 Heubner 回返动脉和从双侧 A_1 段背上侧发出的穿动脉。最后再探查前交通动脉部位,显露动脉瘤,夹闭。

3.经枕下-乙状窦后入路　用于小脑下后动脉瘤。Park-bench 体位,脑干听觉诱发电位监测。乳突后直切口,显露枕下乙状窦后枕骨鳞部,骨瓣成型,打开硬脑膜后,先打开枕大池,放出脑脊液,显露 Ⅴ、Ⅶ、Ⅷ 脑神经和后组脑神经,分清椎动脉、小脑下后动脉起始部和动脉瘤。

手术入路的选择是为了方便显露动脉瘤颈及减少脑组织的损伤,只有选择好的入路才能做到这一点。对于颈内动脉及大脑中动脉的动脉瘤,一般选择同侧的翼点入路即可。如伴有血肿,则手术入路应考虑到清除相应部位的血肿。若是脑肿胀严重的病例,可采用扩大翼点入路,必要时去骨瓣减压。择期手术的可用翼点直切口锁孔入路。对于有 2 个动脉瘤的病例,手术入路应首先考虑处理破裂的动脉瘤,可一期或分期处理。至于前交通动脉瘤,究竟是采用左侧还是右侧翼点入路,目前尚有争议。有学者认为术前根据 DSA 结果,如为左侧大脑前动脉(A_1)供血,则采用左侧翼点入路,其目的是为了方便术中临时阻断载瘤动脉。可以根据 DSA 显示动脉瘤顶的指向来决定入路,如 DSA 显示左侧 A_1 供血,但动脉瘤顶指向左侧,应采用右侧翼点入路(合并血肿者除外)反之亦然。术中先显露动脉瘤颈部并夹闭,并没有出现术中破裂,更不需要临时阻断载瘤动脉:

三、显微手术治疗颅内动脉瘤的发展趋势

现如今,微侵袭神经外科技术的不断发展,而锁孔技术与神经内镜技术越来越受到重视,将两种技术相结合已成为微侵袭神经外科技术的重要标志之一。两种技术优势互补,神经内镜更多用于辅助鞍区病变的显微手术治疗,而应用于锁孔手术,神经内镜更体现出独特的优势。鞍区解剖复杂,为更好地应用于鞍区各种病变的手术,充分了解锁孔技术与神经内镜结合应用于鞍区手术的可行性。了解鞍区神经、血管等重要结构在神经内镜下解剖学的关系,是临床应用的基础。神经内镜辅助是翼点锁孔技术的有效组成部分,它较显微镜更清晰广泛显示鞍区各间隙的空间解剖结构,利用内镜,可以绕过神经、血管观察一些重要的细微解剖结构,减少手术暴露死角,减少牵拉,减少并发症的发生,充分地应用神经内镜可减少手术中盲目性,减少损伤,提高手术效率。

开颅动脉瘤夹闭术因其治疗效果确切,复发率低,被一直认为是治疗动脉瘤的"金标准"。随着锁孔技术与神经内镜技术的日益发展,必将进一步提高显微外科手术的疗效,降低手术的致死率,开创颅内动脉瘤显微手术治疗的新天地。

另外,随着颅内动脉瘤治疗范围的扩大,颅内外搭桥术运用将越来越广泛。血管吻合技术和术后处理方法,也日趋成熟。一些新的吻合技术产生,如 ELANA 技术,因无须临时阻断主要动脉,可减少术后脑缺

血发生,同时吻合口内皮生长完整,吻合口狭窄和痉挛减少,能够保证搭桥血管有足够的流量。但是,目前尚缺乏精确判断搭桥血管流量的定量指标,采用何种移植血管和术式还只能依赖于术者的临床经验。研究开发精确的血流动力学检测技术是今后搭桥手术推广的关键。目前,磁共振灌注成像、CT 灌注成像和多普勒超声技术是今后检测血流量的重要手段和发展方向。同时如何改善搭桥术后的过度灌注,预防高流量搭桥术后血管急性闭塞,将是今后的攻关目标。

(杜松州)

第五节　颅内动脉瘤的介入治疗

近年来,随着各种材料科技的进展,介入技术呈突飞猛进的态势,既往许多技术逐渐发展成熟,一些新技术不断出现,现就介入治疗的基本技术进行介绍。

一、弹簧圈固位技术(CRT)

所谓 CRT,是指利用三维弹簧圈的"成篮性"或球囊、支架、双微导管等辅助措施,重建动脉瘤瘤颈,使弹簧圈稳妥地停留于瘤腔内,目的是在保留载瘤动脉的前提下将动脉瘤隔绝于血循环之外。这些技术适用于颅内宽颈或梭形动脉瘤。

二、成篮技术

是指将三维弹簧圈作为"首发"弹簧圈的技术。三维弹簧圈的二级螺旋为一系列形如 Q 的环状结构,被释放入动脉瘤腔后能自动贴附瘤壁盘旋并形成三维"筐篮",为继续填塞传统弹簧圈提供稳定的框架,有利于更致密地填塞瘤腔和防止弹簧圈逸入载瘤动脉。

三、球囊、导管、导丝再塑形技术

是指在球囊(导管、导丝)保护下将弹簧圈填入动脉瘤腔内的技术。将微导管插入动脉瘤腔内并将不可脱球囊置于动脉瘤开口处;在载瘤动脉内充盈球囊封闭瘤颈,同时经微导管向瘤腔内送入可脱弹簧圈;排空球囊,若弹簧圈稳定即予解脱,若不稳定则予调整或调换;重复上述过程,直至动脉瘤填塞满意为止。再塑形技术能有效防止弹簧圈经瘤颈逸入载瘤动脉,且反复充盈球囊能使弹簧圈紧密挤压,提高动脉瘤的完全栓塞率。但此技术需要在一根载瘤动脉内同时操作两根微导管(球囊导管和用于输送弹簧圈的微导管),因而技术难度增加,缺血性并发症的发生率也相应增加,术中必须持续灌洗导管和系统肝素化。其他风险包括:①充盈球囊造成动脉瘤或载瘤动脉破裂;②载瘤动脉的暂时性闭塞引发缺血性脑卒中;③球囊反复充盈导致血管痉挛,或损伤血管内皮导致迟发性狭窄;④过度填塞使动脉瘤破裂;⑤形成夹层动脉瘤或假性动脉瘤;⑥弹簧圈解脱后移位并累及载瘤动脉。熟练、谨慎的操作是规避上述风险的关键。

四、支架结合弹簧圈技术

是指在支架保护下将弹簧圈填入动脉瘤腔内的技术,分顺序式、平行式和分期式三种。顺序式即先骑跨动脉瘤开口放置支架,再使微导管穿过支架网眼进入动脉瘤腔,送入弹簧圈栓塞动脉瘤,但支架的位置有时会阻碍微导管到位,且微导管穿插可能造成支架移位。平行式即先将微导管插入动脉瘤腔内,再骑跨动脉瘤开口放置支架,继而送入弹簧圈栓塞动脉瘤,但微导管的撤出仍可能造成支架移位。分期式即支架放置1个月后再行弹簧圈栓塞,此时支架因内膜化而相对固定,但支架放置后抗凝和抗血小板药物的应用有可能导致待栓塞动脉瘤破裂。其他风险包括:①支架诱导内皮增殖,导致血管狭窄,附加放射性或药物涂层的改良支架可能有助于降低该风险;②支架具有潜在的致血栓性,术中正确抗凝、术后长期抗血小板治疗有助于预防缺血性脑卒中,但另一方面又会干扰和延迟动脉瘤内的血栓形成;③支架通过迂曲血管时易引起血管痉挛;④支架累及穿通支开口,特别是累及基底动脉两侧的穿通支,可能导致缺血或梗死。

五、双微导管技术

动脉瘤内放置两个微导管,交替送入弹簧圈,观察弹簧圈稳定后再解脱。交互编织的弹簧圈在动脉瘤腔内的稳定性强,不易突入载瘤动脉。由于在一根载瘤动脉内同时操作两根微导管,故技术难度增加,缺血性并发症的发生率也相应增加,术中必须注意持续灌洗导管和系统肝素化。

六、表面改良的弹簧圈

1.新一代GDC-Matrix弹簧圈　被覆共聚物涂层聚乙二醇—聚乳酸,其体积占弹簧圈总体积的70%,在90天内可在体内完全吸收。动物实验表明,同老一代GDC相比,Matrix弹簧圈致血栓能力更强,能促进动脉瘤腔内纤维结缔组织增生,故有望降低动脉瘤再通率,同时栓塞后动脉瘤的体积可随共聚物的吸收而缩小。但临床效果尚有待调查和随访。

2.HES弹簧圈　被覆水凝胶涂层Hydrogel(一种遇水膨胀的丙烯酸共聚物)。HES弹簧圈被置于血液中5分钟后,羧基的去质子化作用使共聚物吸收水分而膨胀;20分钟后膨胀完全,弹簧圈直径达原来的3倍。这种能在体内自发膨胀的生物弹簧圈有望提高动脉瘤的完全栓塞率和降低远期再通率。

3.放射性弹簧圈　将32P离子植入普通弹簧圈表面制成放射性弹簧圈,32P的原位放射作用能促进动脉瘤瘤腔纤维化和瘤颈新生内皮生长,从而有望降低动脉瘤远期再通率。32P释放的β射线穿透力极弱,不接触弹簧圈的组织免受放射影响。

4.纤毛弹簧圈　将涤纶纤毛覆于可脱弹簧圈表面,增强弹簧圈的致血栓性,可用于栓塞巨大动脉瘤或破裂动脉瘤的子囊,也可用于闭塞载瘤动脉。

七、带膜支架

支架被覆共聚物薄膜即带膜支架,又名人工血管。薄膜成分可以是可降解性共聚物(如聚乙醇酸、聚乳酸等),也可以是不可降解性共聚物(如聚氨酯、硅树脂、聚酯等)。带膜支架能够在血循环中屏蔽动脉瘤并重建载瘤动脉,是治疗颅内巨大、宽颈或梭形动脉瘤的理想选择,但只能用于无重要侧支或穿支发出的动脉节段,如颈内动脉后交通段以下水平或椎动脉远离小脑后下动脉开口的节段。另外,与裸支架相比,带膜支架有更强的诱导内皮增殖和致血栓的作用,也更难于被送入颅内靶点。柔软、易于输送和具有良好生物相容性的颅内专用带膜支架有待发展。

八、非黏附性液体栓塞剂（Onyx）

Onyx 套装（MTI 公司）包括次乙烯醇异分子聚合物（EVOH）、二甲基亚砜溶剂（DMSO）和作为显影剂的微粒化钽粉。EVOH 是一种非黏附性栓塞材料，不溶于水，溶于 DMSO。DMSO 遇血液时迅速弥散，预先溶于其中的 EVOH 则沉淀析出为海绵状团块，在靶点成为永久性栓塞物。液体栓塞剂与动脉瘤腔的高匹配性是固体栓塞剂所无法比拟的，栓塞体积比理论上可达 100%，尤其适用于巨大或形状不规则的动脉瘤。由于 Oynx 的非黏附性，微导管不会被黏滞于动脉瘤腔内，允许术者从容进行介入操作。Onyx 必须在球囊再塑形技术配合下应用，球囊对动脉瘤颈的有效封堵和 Onyx 的缓慢、间歇注射是防止 Onyx 漏入载瘤动脉的关键。Onyx 的固有缺点在于 DMSO 的潜在血管毒性，但在实际应用中只要严格掌握注射剂量和速度，即可避免血管毒性的发生。

九、血流导向装置技术

即密网孔支架技术。大量研究证明，血流动力学是动脉瘤发生、生长、破裂，甚至介入治疗后复发的最重要因素。近年来，医学界针对此问题提出了血流转向装置的治疗理念，即应用密网孔支架重塑局部的血流流向，将载瘤动脉内的冲击血流通过血流转向装置将其导向远端正常血管内，减少局部血流对动脉瘤的冲击，使动脉瘤内血流得到显著降低以致瘤内血栓形成、机化、闭塞。其次支架植入为植入部基质增添支撑力，促进内膜形成，对局部载瘤动脉的瘤颈有明显的修补和修复作用，降低动脉瘤的复发率。作为一种新型的技术，其在国内外临床上的开展只有这四五年的时间，尚且处于临床研究阶段，目前关注的焦点是动脉瘤治愈率，技术相关的并发症发生率，包括 TIA，穿支闭塞，急性支架内血栓形成及再出血发生率。

十、多样化的弹簧圈解脱技术

Boston 公司的 GDC 弹簧圈、MTI 公司的 Sapphire 弹簧圈都是电解脱的，微电流同时能促使动脉瘤腔内血栓形成。Cordis 公司的 DCS 弹簧圈、Microvention 公司的弹簧圈则是水解脱，与电解脱相比更为可靠、简便、迅速。Micrus 公司、Microvention 公司的弹簧圈为热解脱，MTI 公司的新型弹簧圈为机械解脱，其解脱需时均不到 5 秒。目前各厂家都在开发各种快速解脱弹簧圈的方式，不同的解脱方式使动脉瘤的介入治疗更为安全。

介入神经放射学的发展建立于多学科发展的基础之上。在过去的 30 年中，微创神经外科学、神经影像学、计算机科学、微导管技术以及医用材料学的发展使颅内动脉瘤的介入治疗获得了长足进步。随着材料学和方法学的进步，介入治疗有望成为颅内动脉瘤的首选治疗。

（杜松州）

第六节　脑血管畸形

脑血管畸形是指脑血管发育障碍引起的脑局部血管数量和结构异常，并对正常脑血流产生影响的一类疾病，共分为 4 个类型：①脑动静脉畸形。②海绵状血管瘤。③毛细血管扩张症。④静脉畸形。其中最常见的是脑动静脉畸形,约占脑血管畸形总数的 90% 以上。下面将重点介绍脑动静脉畸形。

脑动静脉畸形(AVM)是一种先天性局部脑血管变异,在病变部位扩张的脑供血动脉和引流静脉之间缺乏毛细血管,致使动脉直接与静脉相接,形成脑动脉、脑静脉之间的短路,产生一系列脑血流动力学上的紊乱。临床上可表现为反复的颅内出血、局灶性或全身性癫痫发作、短暂脑缺血发作及进行性神经功能障碍等。发病年龄多为 20~40 岁,男性多见,是自发性蛛网膜下腔出血的另一常见原因,仅次于颅内动脉瘤。90% 以上的 AVM 位于幕上,位于幕下者不到 10%。病变多发生于大脑中动脉供应区,其次为大脑前动脉供应区。最多见于顶叶,其次为额叶、颞叶及枕叶,亦可见于胼胝体、基底核等部位。AVM 的典型病变呈锥形,基底位于皮质,尖端指向白质深部。有一支至多支增粗的供血动脉供血,引流静脉多扩张、扭曲,内含有鲜红的动脉血。在畸形血管之间有变性的脑组织,是区别于血管性新生物的重要病理特征。

一、病理生理

AVM 由一团发育不正常的血管组成,主要缺陷是病变区的动静脉之间缺乏毛细血管,动脉血直接流入静脉,血流阻力减小,产生一系列血流动力学上的改变,主要为局部脑动脉压的降低、脑静脉压的增高及其他脑血供方面的紊乱。

(一)动脉压降低

当 AVM 的供血动脉压力降低时,大量本应供给正常脑区的血流转向畸形血管团中灌注,导致正常脑区缺血,称为"盗血现象"。通常供血动脉中压力愈低,盗血现象愈严重。由于盗血累及的脑缺血范围比畸形血管团的范围大,故患者的症状体征常较由病变区损害所导致的症状体征广泛。

另外,AVM 的供血动脉的流量大,可导致动脉扩张扭曲,甚至形成动脉瘤。邻近区的脑小动脉虽未参与组成畸形血管,但因其内压降低亦都处于扩张状态,以便能争取到多一些的血供。原来已经闭合的动脉管道可因而开放或保留不闭。周围血管的扩大使 AVM 供应动脉的血流量增多,因此 AVM 虽不是新生物,但却可随着时间的推移逐渐扩大。

由于病变及其周围区脑动脉长期处于扩张状态,管壁上的平滑肌装置失去舒缩反应,脑血管自动调节功能失调。因此,有明显"盗血"症状的高血流量巨大 AVM,手术切除后易发生"正常灌注压突破综合征"。这是由于切除 AVM 后,脑"盗血现象"得到纠正,脑灌注压随着动脉压的突然上升而大量增高,高流量的短路分流由低灌注压迅速恢复到正常灌注压,但这些动脉分支因长期处于低灌注压而丧失其自动调节功能,不能随灌注压升高而自动收缩。这些无收缩能力的动脉将压力直接传达到毛细血管,引起急性血管源性脑水肿和广泛的出血。这一理论可解释某些病例术后数小时或数天内发生的颅内血肿和脑水肿。

(二)脑静脉压升高

动脉血直接进入静脉大大提高了脑的静脉压,导致正常区域的脑静脉回流受阻,脑组织因长期淤血而产生脑水肿,最终可导致颅内压增高。若非脑缺血可导致不同程度的脑萎缩形成一定的颅内代偿空间,发生颅内压增高的可能性较大。AVM 的分流越大,这种血循环紊乱亦越显著。在颅内高压及脑静脉压增高的同时,脑脊液的吸收减少、分泌增加,可导致不同程度的交通性脑积水。

(三)颅内出血

颅内出血是 AVM 的最大危害,均由血管破裂引起。在大量血流的长期冲击下,畸形血管团中的管壁较薄弱的静脉部分容易破裂出血。如破裂的是脑浅表静脉,往往引起蛛网膜下腔出血;如发生深静脉破裂,则为脑内出血或脑室内出血。出血也可因邻近脑组织内的扩张小血管破裂所致,造成蛛网膜下腔、脑实质内或脑室内出血。另外,供应动脉上的动脉瘤也可发生破裂出血。一般而言,小的 AVM 出血的可能性更大。

（四）脑缺血

脑"盗血"所致脑缺血程度严重者可产生癫痫。巨大型 AVM 的"盗血"量大,脑缺血程度重,癫痫发作及短暂性脑缺血发作的概率大。小型 AVM"盗血"量小,不伴随脑缺血或者脑缺血程度轻,癫痫的发生概率小。

二、诊断

突然的自发性颅内出血,癫痫发作特别是局限性发作,或有进行性轻偏瘫而无颅内压增高,年龄在 40 岁以下者,应首先考虑本病的可能性。但确诊须依靠 CT、CTA、MRI、MRA 和脑血管造影等检查。

（一）脑血管造影

脑血管造影,即 DSA 是诊断 AVM 公认的"金标准",且对 AVM 的治疗有决定性指导作用。AVM 通常有以下典型表现:①粗细相近、相互纠缠的迂曲扩张血管形成的畸形血管团。②一支或多支异常粗大的供血动脉和引流静脉。③因动静脉之间形成短路,在动脉期静脉即可显影。④因造影剂随血流经动静脉短路大量流入静脉,AVM 因血流量增加而清楚显影。⑤可动态显示供血动脉和引流静脉的血流动力学改变,三维血管重建图像可从任意角度显示病变的部位、与供血动脉和引流静脉及周围解剖结构之间的三维立体关系,增加对病变的更深入理解,直接指导手术方案的设计。另外,由于 AVM 常由多条动脉供血,故对于位于中线部位、小脑幕附近、病变较大或脑深部的 AVM 需特别强调全脑血管造影,深入了解供血动脉和引流静脉情况。但 DSA 为有创性、侵袭性操作检查,对患者及操作者均有辐射危害,且检查时间长、并发症较多、费用高,不适宜部分急性期的危急重症患者。

（二）MRI 及 MRA

MRI 对 AVM 的供血动脉、病灶(血管团)、引流静脉、出血、占位效应、病灶与功能区的关系均能做出判断,MRA 可进一步显示异常血管影。较 DSA 而言,因其无创性,MRI 和 MRA 是诊断 AVM 的首选影像学检查手段。其典型表现如下:①AVM 的血管成分表现为成团状、网状分布的无信号流空血管影。其中供血动脉,在 T_1 和 T_2 加权像上因流空现象而表现为低信号或无信号影。引流静脉则因血流缓慢,T_1 加权像呈低信号,T_2 加权像为高信号像。血管的钙化表现为低信号或无信号暗区。AVM 中的血栓,在 T_1 和 T_2 加权像均表现为低信号夹杂等信号或高信号和低信号内夹杂高信号影。②AVM 出血形成血肿,其 T_1 和 T_2 加权像变化和其他原因所致的血肿相似。亚急性期血肿,在 T_1 和 T_2 加权像上均为高信号,随时间延长,血肿在 T_1 加权像上信号逐渐变为等信号或低信号,T_2 加权像上仍为高信号。三维平面图像有助于准确定位。③MRA 可显示异常的血管影,如供血动脉、畸形血管团、引流静脉等。但 MRI 和 MRA 检查时间长,部分伴有意识障碍的患者不能耐受。

（三）头颅 CT 及 CTA

常表现为边缘不整齐的斑点、团块或条索状高低或低等混杂密度影,部分病例甚至可显示出粗大曲张的引流静脉。病灶周围可有局限脑萎缩,常无明显占位效应,无明显脑水肿。部分病例平扫不能显示病灶,注射造影剂后,病灶呈团块状强化,甚至可见迂曲血管影、供血动脉和引流静脉。出血后则表现为脑内血肿、蛛网膜下腔及脑室系统出血。根据出血时间长短可见高密度影、混杂密度影及低密度影,血肿周围可有脑水肿。伴脑室受压变形及中线移位等占位效应。注射造影剂后,部分血肿边缘可出现畸形血管迂曲强化影,同时混杂密影血肿常有环状强化。与 DSA、MRI 和 MRA 相比,头颅 CT 和 CTA 最大的优势在于其方便快捷的成像特点,对部分出血急性期伴有意识障碍、不能配合 DSA 或 MRI 及 MRA 检查的病例,

CT 和 CTA 可尽快大致明确 AVM 的大小、部位、供血动脉、引流静脉以及血肿量的大小，为快速制订治疗方案提供诊疗依据。

（四）其他辅助检查

脑电图异常是 AVM 患者的常见表现，多为局限性异常，少数为弥漫性改变，异常发生在病变同侧者占70％～80％。脑电图异常与患者年龄和病期无关。脑血管畸形范围的直径在 2～3cm 以上或呈血肿者，脑电图改变较显著，有癫痫发作者更为多见。另外，TCD 检查可见供血动脉的血流速度加快。头颅 X 线有时能发现病变部位钙化斑、颅骨血管沟增宽变深等。

三、分类

脑 AVM 的大小、部位、形态各异，为了确定手术对象、制订治疗方案、评估术中的困难程度及预测术后效果，史玉泉于 1984 年根据病变大小、部位深浅、供血动脉和引流静脉 4 种因素，提出了 4 级分类法（表 7-2）。每一因素下可得到一个"级分"。如 4 个因素都属 1 级，定为 1 级；其中有一项为 2 级，则为 I～2 级；如有两项以上为 2 级，则属 2 级；有一项为 3 级，属 2～3 级；两项以上为 3 级，属 3 级；有一项为 4 级，属 3～4级；两项以上为 4 级，属 4 级。级别越高，手术难度越大，疗效越差，病残率和死亡率也越高。

表 7-2　脑 AVM 的分级标准表

因素	1 级	2 级	3 级	4 级
大小	小型，直径＜2.5cm	中型，直径在 2.5～5.0cm	大型，直径在 5.1～7.5cm	特大型，直径＞7.5cm
部位及深浅	浅表，位于"哑区"	浅表，位于功能区	位于脑深部（包括大脑纵裂，基底核，胼胝体，脑底面等）	涉及脑干或脑深部的重要结构
供应动脉	单独 1 根大脑中动脉或大脑前动脉的分支，并位于浅表	多根位于浅表或单根位于脑较深部，但不是大脑后动脉的分支	大脑后动脉或大脑前、中动脉的深部分支，椎-基底动脉分支	大脑前、中、后动脉都参与供血者
引流静脉	单根、表浅，增粗不显著	多根、表浅，但有巨大静脉瘤形成者	深静脉或深、浅静脉都参与者	深静脉增粗曲张呈瘤状者

1986 年，Spetzler 及 Martin 制订的新的分级方法对 AVM 进行分级：①AVM 直径＜3cm 为 1 分，3～6cm 为 2 分，＞6cm 为 3 分。②AVM 位于非功能区 0 分，位于功能区 1 分。③AVM 表浅静脉引流 0 分，深部静脉引流 1 分。分级＝AVM 大小分数＋AVM 部位分数＋AVM 静脉引流分数。级别越高手术难度越大，预后越差。完全位于功能区、巨大 AVM 或累及下丘脑和脑干的 AVM 视为 6 级，任何方法治疗危险性都极大。Spetzler 分级法在国际上应用较广泛，与史氏分级法异曲同工。Spetzler 分级法的 Ⅰ 级与史氏分级法 1 级、1.5 级，前者的 Ⅱ 级与后者的 2 级，前者Ⅲ级与后者 2.5 级，前者Ⅳ、Ⅴ级与后者 3、3.5 级相当。Ⅰ～Ⅱ级的 AVM 手术切除难度较小，无死亡率甚至无致残率出现。分级级别越高，致残率越高，死亡率越高。

四、治疗

脑 AVM 的治疗目的是防止出血，减轻或纠正脑血流动力学紊乱，缓解神经功能障碍，控制癫痫。目前的治疗方法包括显微手术切除术、血管内介入栓塞术和立体定向放射治疗、保守治疗和综合治疗。

（一）手术治疗

近年来，由于显微手术的开展、器械的改进以及栓塞技术问世，许多神经外科专家倾向于积极手术治疗 AVM。目的在于阻断供血动脉及切除畸形血管团，杜绝病变破裂出血的危险，减少或消除脑盗血现象，改善脑部血供，恢复神经功能。

1.显微手术切除术　畸形血管切除术是当前治疗 AVM 最可靠的方法。除了少数巨大的 AVM 手术危险性很大以外，其余 AVM 全切术的死亡率小于 5％，而且大部分患者术后症状能够改善。

（1）适应证：①有颅内出血史，或近期出血后有颅内血肿者。②无颅内出血史，药物控制无效的顽固性癫痫、病变逐渐增大或"盗血"现象日益加剧、神经功能缺损进行性加重者。③有顽固的头痛、颅内压增高或不可忍受的血管杂音者。④位于大脑浅表非功能区的小至中型的血管畸形，且仅有少许小动脉供血者，不管有无出血均应手术切除，技术娴熟者，对重要功能区 AVM 亦可行手术切除。⑤巨大型、高流量的 AVM，经过血管内介入栓塞部分主要供血动脉后，1～2 周内行病灶切除。⑥大型并扩延到重要功能区者是相对适应证，须从手术危险性和非手术治疗的自然病程的预后去考虑，比较两者得失来决定是否采取手术治疗。

另外，急性 AVM 破裂出血已有脑疝形成的患者，应急诊手术。但手术应以清除血肿、降低颅内压、挽救生命为目的，切忌在病灶大小和范围不明确、供应动脉来源不清的情况下盲目切除畸形血管团，以免发生致死性大出血，危及患者生命。与颅内动脉瘤不同，AVM 近期再出血的发生率较低，因此可待患者度过危险期后行进一步检查，在充分准备的前提下再择期行 AVM 切除术或血管内介入栓塞术。近年来随着影像学技术的发展，3D-CTA 可在出血急性期快速明确 AVM 的病灶部位、大小及供血动脉和引流静脉的大致情况，在情况允许的条件下，部分病例可在清除血肿的同时行病灶切除术。

（2）禁忌证：①神经损害症状严重，如长期昏迷、痴呆和瘫痪，即使将病变切除，也难以改善症状者。②高龄，全身性疾病严重，如糖尿病、心脏病、肾病等不能忍受手术者。③病变巨大，多动脉供血，估计术后死亡率高且残废严重者。

（3）手术方法和要点

1）开颅切口必须充分显露 AVM 所在的脑表面。

2）由于 AVM 内动脉、静脉的直接交通，以及静脉动脉化和动脉静脉化的病理变化，两者颜色均呈红色，有时不易区分。可根据以下几点帮助辨认供血动脉：①管壁较畸形血管厚，表面仍有一定的光泽。②直径比正常动脉粗大。③血管内的血流，看不到像粗大静脉中那样的涡流。④用镊子将血管轻轻夹闭一下，如果所夹血管为动脉，则红色的静脉可立即变为蓝色，或在静脉内出现界限分明的红色和蓝色的层流。

3）术中应遵循先处理畸形血管团的供血动脉、再分离 AVM、最后处理引流静脉的原则。如过早切断引流静脉，将会发生难以控制的出血与脑肿胀，造成不良后果。

4）术中需将畸形血管完全切除，否则有再出血的危险。

5）大型高流量并伴有慢性进行性脑缺血症状的患者，AVM 切除后可出现"正常灌注压突破综合征"，导致难以控制的脑肿胀和出血。有学者主张分两期手术，先期将主要供血动脉用血管内栓塞法加以阻断，待 1～2 周后再行切除术。

6）良好平稳的麻醉十分必要，切除大型、巨大型 AVM 时术中可行短暂控制性降压，以防止发生脑过度灌注现象。

7）术中大出血难以避免，术前备血要充足（较大的脑动静脉畸形应备血 1500～2000ml），建立两处静脉通道,准备两套吸引器应急。术中大出血的主要原因往往是供血动脉未能妥善处理,应根据术前影像学资料显露供血动脉的主干,并用血管阻断夹夹闭以控制血流。同时可把收缩压降至 10.7～12.0kPa(80～90mmHg),尽快切除病变并止血,按估计失血量加快输血。部分学者主张在开颅术前先分离暴露病变侧颈内动脉,在术中出血时可短暂阻断颈内动脉血流,但时间越短越好,以免时间过久使脑组织缺血。另一种大出血是"正常灌注压突破综合征"引起的,虽然少见,但处理棘手、止血困难。可延长降压的时间,增加降压的幅度。如病变位于额极、颞极等非重要功能部位,也可作较广泛的脑叶切除,直到脑组织不再渗血或出血。

8)如有条件,手术应在可以造影的手术室(hybrid 手术室)进行,以便必要时术中造影。

2.经血管内介入栓塞术　主要适应于巨大 AVM、功能区或深部 AVM、小脑 AVM、高流量 AVM 以及 AVM 开颅手术前栓塞治疗等。

(二)立体定向放射治疗

立体定向放射治疗是近 20 年来在立体定向手术的基础上发展起来的一种新型治疗方法,其利用射线束代替立体定向探针,通过定向引导一次性大剂量照射 AVM,使其皱缩、破坏、血管闭塞而达到治疗目的,属非侵袭性治疗方法,包括 γ 刀、X 刀、质子束、直线加速器等。主要适用于位于脑深部和功能区,手术治疗危险大、并发症多或血管内治疗难度较大的病灶,以及对开颅手术和血管内栓塞后残留病灶的补充治疗。与开颅及血管内介入手术相比,其创伤小、风险小、治疗时间短,因此易于被患者接受。但其起效时间长,放射治疗后第 2～4 年的闭塞率分别约为 30%、50%、80%,因此在畸形血管团未完全闭塞前仍有出血的可能。

(三)保守治疗

目的在于防止出血,控制癫痫发作及缓解已经存在的神经症状。一般适用于:①3～4 级或 4 级 AVM 病例。②未出血的其他病例。③因故暂时不适合做手术的病例。④将来发生出血的可能性很小的无临床症状病例。治疗的方法包括:①防止再出血。避免剧烈运动、情绪激动;保持大便通畅;有高血压者适当降低血压;有出血者需绝对卧床休息,并运用止血药物和氨甲苯酸、氨基己酸等抗纤溶药物。②控制癫痫发作。根据癫痫的类型选择恰当的抗癫痫药物,如苯妥英钠、卡马西平、丙戊酸钠等,特别强调坚持长期规则服药。③对症治疗。根据病情不同给予对症处理减轻患者的症状。有颅内压增高者可给予脱水剂、利尿剂降低颅内压。

(四)综合治疗

显微外科手术、血管内介入栓塞和立体定向放射外科治疗 AVM 虽已广泛应用于临床,但对于大型、巨大型、多发性、伴有动脉瘤或大的静脉瘤或位于重要结构、脑深部的复杂性 AVM,单一的治疗方法难以达到理想的疗效。近年来的研究显示,2 种或 3 种治疗手段综合应用可以明显地提高 AVM 的治愈率,降低致残率和死亡率。

1.血管内介入栓塞＋手术切除术　术前栓塞可使 AVM 体积缩小、血供减少,有利于减少术中出血、分离血管团和全切除病灶,并减少术中术后发生脑过度灌注的发生率。一般认为,栓塞后 1～2 周是最佳手术时机,因 NBCA 栓塞 3 个月后易发生血管再通,因此手术时机可适当延迟。

2.血管内介入栓塞＋立体定向放射治疗　一次性栓塞大型和巨大型的 AVM 术后发生灌注液突破等严重并发症的可能性大,部分病例可先行栓塞治疗,残留病灶加作立体定向放射。放疗前血管内栓塞可使 AVM 体积缩小,减少放射剂量,减轻周围脑组织的放射反应,提高治愈率。血管内栓塞亦可闭塞 AVM 并发的动脉瘤和伴发的大的动静脉瘘,降低放疗后观察期间再出血的风险。

3.立体定向放射治疗＋显微手术切除术　放疗可部分闭塞 AVM、缩小 AVM 体积和减少血管数目和血流量,有利于手术操作,减少术中出血,提高手术成功率和全切率。手术还可将放疗无法闭塞的大型动静脉瘘切除,提高治愈率。

(张申起)

第七节　颈动脉狭窄

一、颅外颈部血管病变的介入治疗

颈动脉狭窄是缺血性卒中的独立危险因素之一,约 30% 的缺血性脑卒中是由颅外段颈动脉狭窄病变引起的,狭窄程度超过 70% 的颈动脉狭窄患者 2 年内卒中发生率可高达 26%。有症状的颈动脉狭窄脑卒中年发生率为 12%,5 年发生率为 30%~35%。但是 83% 的患者发生脑卒中前并无缺血症状。

2008 年以来,卒中已成为我国第一位的疾病致死原因及致残原因,有学者认为与我国对颈动脉狭窄的认识、干预不足有关。2009 年,美国开展的 CEA 手术超过 20 万例次,而我国由国家卫生部在全国 34 家有 CEA 手术资质的医院共开展的 CEA 手术不足 300 例,若以我国人口基数为美国的 6 倍计,可以想象我国有多少颈动脉狭窄的患者未得到及时诊治。

(一)发病原因

颅外段颈动脉狭窄的主要病因是动脉粥样硬化。流行病学资料显示,90% 的颈动脉狭窄是由动脉粥样硬化所致;其余 10% 包括纤维肌性发育不良、动脉迂曲、外部压迫、血管夹层、炎性血管病、放射性血管炎及淀粉样变性等。

1.动脉粥样硬化　颈动脉粥样硬化与全身其他部位的动脉粥样硬化具有共同的发病机制,内皮破坏、血小板聚集于受损的内皮处、单核细胞向受损的内皮下浸润并吞噬浸入内皮下的低密度脂蛋白形成泡沫细胞、炎性介质的参与是其基本病理过程。内皮下不断堆积的泡沫细胞形成动脉粥样硬化斑块的核心,随着粥样硬化斑块的不断长大,覆盖其上的纤维帽不断变薄,一方面造成血管腔狭窄,致使远端血流灌注不足;另一方面可造成斑块内出血,变薄的纤维帽破裂后血小板聚集可导致血栓形成,血栓脱落可导致远端血管栓塞。颅外段颈动脉狭窄的好发部位主要是颈总脉的分叉处,特别是颈动脉窦部。

与其他部位动脉粥样硬化一样,颈动脉硬粥样化的发展过程也可分为 4 期。

(1)无症状或称隐匿期:其过程长短不一(一般青少年时期发生,中年以后发病),包括从较早的病理变化开始,直到动脉粥样硬化已经形成,但尚无器官或组织受累的临床表现。

(2)缺血期:动脉粥样硬化斑块不断增大,血管狭窄逐渐加重,其供血的器官或组织因低血流量而产生缺血症状。脑组织因这种机制而产生的缺血症状称为血流动力学或低灌流性脑梗死。因为最易受累的部位为两个供血血管的交叉支配区域,因此临床上又称为分水岭脑梗死。

(3)坏死期:由于粥样硬化斑块破裂、斑块内出血、斑块表面溃疡形成,在破裂或溃疡的斑块表面形成新鲜血栓,一方面导致血管急性闭塞;另一方面新生血栓可以脱落导致远端血管栓塞,从而产生器官组织坏死的症状。

(4)硬化期:长期缺血,器官组织硬化(纤维化)和萎缩而引起症状,不少患者不经过坏死期而进入硬化期,而在硬化期的患者也可重新发生缺血期的表现。脑组织慢性缺血时该期常不明显。

目前较为通用的动脉粥样硬化分期是美国心脏病学会(AHA)制定的病理分期,具体标准见表 7-3。

表 7-3　AHA 动脉粥样硬化分期

分期	描述
Ⅰ 期	内膜增厚期
Ⅱ 期	脂纹期
Ⅲ 期	粥样斑块成熟前期
Ⅳ 期	粥样斑块成熟期
Ⅴ 期	
Ⅴa	纤维粥样斑块
Ⅴb	钙化斑块
Ⅴc	纤维斑块
Ⅵ 期	
Ⅵa	溃疡斑块
Ⅵb	出血型斑块
Ⅵc	血栓形成斑块

　　近年来的研究发现,颈部脑供血动脉的粥样硬化性狭窄并不是发生缺血性卒中的主要和唯一原因。一些类型的动脉粥样硬化斑块存在易于发生脑卒中的趋势,将这些斑块称为不稳定斑块或易损斑块。Naghavi 等给出了易损斑块的组织学定义和标准。主要的标准包括活动性炎症、薄的纤维帽和大的脂质核心、内皮剥脱伴表面血小板聚集、斑块有裂隙或损伤以及严重的狭窄。次要的标准包括表面钙化斑、黄色有光泽的斑块、斑块内出血和正性重构。导致斑块不稳定和易损性的因素是全身性的,并可能广泛影响动脉系统,未来的治疗重点不但要针对易损斑块,而且要治疗"易损的血液"(指血液高凝状态,易导致血栓形成等)、易损的患者;因此,基于易损斑块、易损血液的综合评估更具有临床实践意义。

　　2.纤维肌性发育不良纤维肌性发育不良　(FMD)是一种非动脉硬化性、非炎症性血管病变,可以累及全身中等大小的动脉,但肾动脉和颈内动脉最常受累。1938 年 Leadbetter 和 Burkland 首先报道,20 年后 McCormack 通过对 4 例患者的分析精确描述了该病的病理表现。1965 年 Hunt 等观察到该病在组织学上不一定都是异常增生,从而提出了纤维肌性发育不良 FMD 这一术语。该病临床表现多样,从无症状到类似于坏死性血管炎引起的多系统疾病,其变化取决于受累动脉节段、狭窄程度和病变类型。

　　(1)纤维肌性发育不良的类型:以肾动脉 FMD 为例,按照病变主要累及动脉壁肌层的不同,可将肾动脉 FMD 分为 3 种类型:内膜 FMD、中膜 FMD 和外膜 FMD。"串珠样"改变为动脉中层 FMD 最常见的病变特征,约占肾动脉 FMD 的 85%,"串珠"直径一般大于正常动脉直径,位于肾动脉的中远段。内膜 FMD 约占 5%.其病理特征为间质细胞不规则排列在内膜下结缔组织的疏松基质中,内弹力层断裂,动脉造影上显示为局灶性狭窄或管状狭窄,可能无法与中层或外膜 FMD 区分。外膜增生为 FMD 中最少见的类型,已有个案报道其在血管造影上表现为高度局限性的管状狭窄。上述 FMD 的病理分型并不相互排斥,多达 2/3 病例的病变动脉往往一层以上受累。由于 FMD 中约 15% 的病变病理上不具有"串珠"特征,在血管造影上有时难以与其他狭窄性动脉疾病区别,故对这类病例需要结合病史和其他辅助检查综合考虑,在排除其他疾病后才能做出诊断。

　　(2)发病机制:虽然已提出了遗传、机械动力、激素等各种不同的假说,但 FMD 的发病机制仍不清楚。吸烟和高血压病史与该病的危险性增加相关。虽然肾动脉 FMD 患者中女性多于男性,但未发现 FMD 与口服避孕药史或体内性激素分泌异常相关。遗传因素可能影响 FMD 的发生、发展,因为在肾动脉 FMD 患者的一级亲属中,该病的发生较正常人更为普遍。

(3)诊断与鉴别诊断:肾动脉 FMD 好发于 15～50 岁的女性,女性患病比例是男性的 4 倍。但脑血管 FMD 的发生率及易受累人群还不清楚,推测与肾动脉 FMD 类似。脑血管 FMD 可无症状或伴有多种非特异性症状,包括头痛、耳鸣、眩晕、头晕和晕厥。更特异的神经系统综合征包括短暂性脑缺血发作、一过性黑矇、脑卒中、Horner 综合征和脑神经麻痹,可能是累及颈动脉或椎动脉时的首发表现。脑血管症状可能与主要动脉的严重狭窄或闭塞、颅内动脉瘤破裂或狭窄区血管内的血栓致脑内动脉栓塞有关。脑血管 FMD 可因颈部血管杂音或其他原因行血管造影或其他影像学检查时偶然发现,平均发病年龄约为 50 岁,其自然病程通常为良性。

(4)影像学检查:颈动脉多普勒超声可显示不规则狭窄和动脉瘤,但由于脑血管 FMD 多累及第 1、第 2 颈椎水平的颈内动脉和椎动脉及其中远段,所以观察此类病变有困难。目前高分辨率的 CTA 或 MRA 用于检测脑血管 FMD 的经验虽然很少,但已显示出很高的准确性,可用于排除此类患者颅内病变的存在。但即使使用目前最好的仪器和显影对比剂,CTA 或 MRA 的空间分辨率仍然逊于经导管血管造影。空间分辨率不够加之患者在检查时的移动可导致串珠样改变的伪影。尽管无创成像方法已经有很大进展,但经导管血管造影仍然是显示 FMD 血管病变的金标准。

(5)鉴别诊断:不具有"串珠"特征的 FMD 在血管影像上常难以做出诊断,需要进行鉴别诊断。通常情况下鉴别 FMD 和动脉粥样硬化并不困难,后者通常发生于有典型心脑血管病危险因素的中老年人,病变多位于动脉起始部或近段。相反,FMD 常发生于无危险因素的较年轻人群,病变常位于动脉中段或远段。

在某些情况下鉴别 FMD 和血管炎可能存在困难。FMD 除非发生急性梗死,一般不伴有贫血、血小板减少或急性期炎性反应物异常。但有研究报道高达 40% 的大血管炎患者可无急性期炎性反应物异常。当无法获得组织学证据和炎性标记物时,由于血管造影表现相似,尤其当 FMD 累及多支血管时,鉴别上述两种疾病存在困难。磁共振或多排计算机断层成像可显示巨细胞动脉炎或 Takayasu 动脉炎患者动脉管壁增厚,对于不典型的肾动脉或肠系膜动脉,FMD 的鉴别有一定帮助,血管内超声可辅助鉴别 FMD 和血管炎。

Ehlers-Danlos 综合征(Ⅳ型)与动脉中层纤维组织增生相关。除血管造影发现有典型 FMD 表现外,伴发多动脉瘤形成的患者应怀疑有该综合征的可能。Williams 综合征或 Ⅰ型神经纤维瘤患者可伴有肾动脉或其他内脏动脉受累,其血管病变与 FMD 相似,通过分析临床表型和遗传学检查可做出鉴别。

(6)FMD 的治疗:肾动脉 FMD 如导致肾血管性高血压,药物治疗应遵循高血压指南。在经皮血运重建术广泛应用之前,外科手术为有症状脑血管 FMD 的主要治疗措施。使用何种外科手术方法取决于病变的类型和部位,使用最广泛的操作为逐级腔内扩张术,其他方法包括外科术中球囊血管成形术、覆膜移植物置入、病变血管段切除后原位吻合、自体隐静脉移植、动脉瘤切除术和颈动脉内膜切除术。近 10 年来,经皮血管成形术已成为有症状脑血管 FMD 的首选治疗方法,对于合并脑血管巨大动脉瘤或动脉夹层的病例,因发生脑卒中的风险很高,即使无症状也需考虑行经皮支架置入和(或)弹簧圈填塞,如不适合经皮介入或经皮介入失败,可考虑外科手术治疗。

3.颈动脉迂曲 颈动脉迂曲多为胚胎发育所致,在生长发育过程中表现出来。在胚胎过程的早期阶段,随着心脏及大血管从纵隔下降时,迂曲的颈动脉被拉直。如果该过程没有完成,部分患者在儿童阶段即可发生颈动脉迂曲,大约 50% 为双侧病变,成人颅外段颈动脉迂曲多伴有动脉硬化。在进行脑血管造影检查的患者中,颅外段颈动脉迂曲的检出率为 5%～16%。动脉迂曲由于血流减慢或斑块形成伴远端栓塞而产生症状,当两个动脉段之间角度<90°时可认定为动脉迂曲。

4.颈动脉夹层。

5.炎症性血管病 与卒中有关的炎性血管病包括孤立性中枢血管炎(又称为原发性中枢神经血管炎)、

耳蜗前庭综合征、结节性多动脉炎(PAN)、韦格纳肉芽肿病(WG)、变应性肉芽肿性血管炎(CSS)、大动脉炎综合征、系统性红斑狼疮(SLE)、硬皮病、类风湿关节炎、混合性结缔组织病(MCTD)等。但以颈动脉等大血管病变为突出表现的大动脉炎综合征最为典型。该病是一种病因不明的非特异性炎症性动脉疾病,好发于主动脉弓及其弓上分支,颈动脉颅内段常不受累。常见于青年女性,病初常有全身症状如发热、盗汗、关节酸痛、体征下降等。之后出现大动脉分支的管腔狭窄或闭塞表现。其病理改变为受累血管壁淋巴细胞及浆细胞浸润,早期可见内膜增生,血管中层弹力纤维和平滑肌细胞广泛破坏并伴有朗汉斯巨细胞核;晚期表现为动脉壁纤维化,呈弥漫性或不规则的增厚、缩窄和变硬,引起管腔不同程度的狭窄或闭塞,因颈动脉颅外段或锁骨下动脉受累出现脑缺血症状,同时伴有一侧或双侧上肢体温下降,脉搏细弱或无脉。

6.放射性血管病　头颈部的放射治疗可以引起颈部血管(动脉、静脉、毛细血管)的迟发性损伤。由头颈部放射性治疗后引起的脑供血动脉的病变称为放射性血管病。微血管系统损伤表现为纤维素样坏死、内皮细胞肿胀与变性、外膜纤维化、血管周围淋巴细胞浸润。受累大动脉亦出现以上类似改变。受累区域的动脉常呈节段样狭窄和闭塞,颅底酷似烟雾病的血管表现。从接受治疗到出现上述症状的时间,脑部损伤＜5年,颈动脉损伤平均为20年。

(二)颈动脉狭窄的治疗

1.颈动脉内膜剥脱术　颈动脉内膜剥脱术(CEA)用来解除颅外颈动脉狭窄、预防缺血性卒中已有60余年的历史,被认为是治疗颈动脉狭窄的金标准。

1951年,Fisher发表文章提出通过颅外动脉手术来解除短暂性脑缺血发作(TIA)和预防卒中的设想。1953年,DeBakey首次为颈内动脉完全闭塞的患者行CEA并成功重建了血流,其后CEA手术得到很大的发展。1961年,13个医疗中心对6535例颈动脉狭窄患者进行了手术和非手术治疗的随机对照研究,发现两组患者的卒中和病死率差异无显著性,因此对CEA的意义提出了质疑。1967年,Yasargil成功实施了第1例颞浅动脉-大脑中动脉搭桥术,其后10年,颅外-颅内动脉搭桥术在脑缺血的治疗中被广泛应用,而CEA遭到了冷遇。1985年"国际颅内外动脉架桥联合研究组"对大宗手术患者的资料进行分析,并与内科治疗的患者进行了严格的对照研究,得出颅内-外动脉搭桥不能降低缺血性卒中发生率的结论,搭桥术随后跌入低谷。随着外科手术技术的提高和手术患者适应证的选择,CEA手术并发症发生率明显降低,CEA重新引起了人们的关注。1991年,北美症状性颈动脉内膜切除试验(NASCET)和欧洲颈动脉外科手术试验(ECST)等多中心大规模的随机试验结果公布以后,CEA在颈动脉粥样硬化性狭窄的治疗中的地位得到了肯定,且已被认为是治疗颈动脉狭窄的"金标准"。随着相关技术的日益完善,CEA得到迅速推广,如2009年美国实施CEA手术达20万例次。

CEA的不足主要是操作复杂,操作者必须有较好的外科基础,患者不可避免要承受较大的创伤。同时,一些特殊患者群体本身对CEA而言可能是高危或高难度病例,主要包括:①患者有内科疾病危险因素,如严重心脏疾患、心功能不全、严重高血压、慢性阻塞性肺疾病、年龄＞70岁、严重糖尿病等;②神经系统疾病危险因素,如进行性或不稳定神经功能损害;③解剖及血管危险因素,对侧颈内动脉闭塞、颈总动脉分叉在C,水平、颈项短粗及颈部有放疗病史等。

在我国CEA开展较晚,至今开展的单位不过10余家,每年手术患者仅数百例。尽管有研究表明,中国人颅内动脉粥样硬化病变比颅外段颈动脉粥样硬化更为普遍,但不至于造成患者数量如此大的差异,可能与受观念和条件的限制使相当多的脑血管病患者没有经过必要的系统检查有关。

在目前的指南中(包括欧洲卒中指南2008和美国AHA指南)均不推荐症状性颈动脉狭窄＜50%的患者进行CEA手术;狭窄70%—99%的患者,建议在最近一次缺血事件后(最好在2周内)尽早施行CEA,且只能在围手术期并发症(所有卒中和死亡)发生率＜6%的医学中心进行;对某些狭窄50%～69%的患者,

建议考虑 CEA,但只能在围手术期并发症(所有卒中和死亡)发生率<3%的医学中心进行。目前推荐的手术适应证包括:

(1)对≥70%的症状性颈动脉狭窄病变,反复发作的 TIA 或非致残性卒中患者,若可抵达手术部位且患者一般情况稳定,同侧颈内动脉远端及分支无更严重的狭窄,是绝对的适应证。

(2)对症状性颈动脉狭窄50%～69%的患者是否手术需慎重考虑,若为 TIA 或非致残性卒中的患者(尤其是男性),手术对其有利;若患者有对侧颈动脉闭塞、CT 可显示相应血管供血区域缺血性病灶、糖尿病及舒张压>90mmHg 则不适合手术。要求医师实施手术的致残率和病死率<6%。

(3)无症状性颈动脉狭窄<60%的患者不适合手术;≥60%的患者,内科治疗加 CEA 与单独内科治疗比较,前者对卒中复发的预防效果更好。但手术与否需综合考虑患者的全身及神经系统情况、斑块性质、年龄等因素,且要求医师施行手术的致残率和病死率<3%。

(4)对于双侧颈动脉狭窄者,有症状的一侧先手术,两侧都有症状者,症状严重伴明显血流动力学改变的一侧先手术。有学者认为,同期行双侧 CEA 也安全可行。

(5)对于一侧颈动脉狭窄加对侧闭塞患者,行 CEA 时术中阻断颈动脉有导致双侧大脑半球缺血的风险,但因为此类患者自然预后差,且手术效果肯定,目前多数学者认为只要同侧颈内动脉狭窄有手术指征就应行 CEA。亦有学者认为,此类患者先行内科治疗及无创检查方法随访,若证实狭窄侧颈动脉病变有进展,应施行预防性 CEA。

(6)关于急诊 CEA 手术,目前认为只要患者选择适当,对下列患者可行急诊 CEA。渐进性 TIA 患者,若血管造影证实颈动脉严重狭窄(>90%)伴血流迟缓或腔内血栓形成及颈动脉急性闭塞者;以往明显颈动脉杂音消失的患者通常提示颈动脉急性闭塞,也需急诊手术;对于急性卒中的患者,若患者无意识丧失,CT 或 MRI 发现梗死灶<2.5cm,起病时间<8h,早期 CEA 对于二期预防是可行并且安全的,延期手术对大多数患者来说并不能带来更好的效果。

2.颈动脉支架植入术(CAS) 20 世纪 70 年代末和 80 年代初,经皮腔内血管成形术(PTA)即球囊扩张术被用于颈动脉狭窄的治疗。但报道的病例数较小,均未对预后进行跟踪随访。由于担心可能导致的继发性颅内栓塞,这项技术未得到广泛开展。1994 年,Marks 首先报道了颈动脉支架治疗,随后该项技术得到了迅速发展,且颈动脉球囊扩张成形并支架植入术(CAS)完全替代了单纯球囊扩张术。随着技术的改进、术者操作熟练程度的提高和器材的改良,CAS 围手术期的并发症发生率逐渐降低。

要得到人们认可,CAS 的疗效必须与 CEA 相当,因此采用严格的随机对照试验比较两者的疗效是必要的。目前已进行的比较两者疗效的多中心临床试验结果相继发表。对比的核心是卒中死亡率。国外陆续公布了一系列单中心和多中心、前瞻性、随机、对照研究,也有新近公布的两个多中心试验(CAV-ATAS -2、CREST 等)。

很多试验都得出 CAS 在卒中死亡率方面不次于 CEA 的结果,对 CAS 的推广起到很大作用。

CAVATAS 是少数已完成了的试验之一。该试验结果显示 CEA 组与 CAS 组 30d 内卒中和死亡率差异不显著,但 CEA 组脑神经损伤和颈部血肿发生率高于 CAS 组(P<0.01)。尽管 CAS 组术后 1 年内再狭窄率明显高于 CAS 组,但 3 年内同侧卒中的发生率与 CEA 组无差异。支持 CAS。

SAPPHIRE 试验更加支持 CAS,其不良事件发生率明显低于 CEA,CAS 组为 5.8%,CEA 组为 12.6%,30d 卒中死亡率两者相似(5.4% 和 4.8%),研究结论认为 CAS 在治疗颈动脉狭窄方面的疗效"不劣于"CEA。远端保护装置的使用能够将 CAS 后 30d 内的死亡率、卒中发生率等围手术期并发症减低 50%。但 SAPPHIRE 试验的对象均为对 CEA"高危"的患者,且支架治疗过程中均使用了远端保护装置(EPD),因此很难说 CAS 对所有 CEA 具有优势,何况很多学者对 SAPPHIRE 试验的研究方法具有异议。

EVA-3S 试验得出了与上面结论完全不同的结果,它提示 CAS 比 CEA 带来更大的风险,30d 内卒中死亡率 CEA 为 3.9%,CAS 为 9.6%,其相对危险度为 2.5,绝对危险性增加了 5.7%,也就是说与 CEA 相比,每 17 例进行 CAS 的患者中多出现 1 例卒中或死亡。目前试验已经终止。

以后的一些单中心或小样本研究均不支持 CAS,有学者将 CAS 与 CEA 的差异归因于未使用 EPD。

2010 年 2 月国际卒中大会(ISC)上,颈动脉内膜切除术或置入支架血运重建(CREST)研究发布了初步研究结果。该项随机临床研究共纳入 117 个医学中心的 2502 例颈动脉狭窄患者。结果显示,接受 CEA 和 CAS 治疗的患者的主要终点复合事件(卒中、心肌梗死、死亡)发生率分别为 6.8% 和 7.2%,尽管 CEA 组在数字上占优势,但两者并无统计学差异,且这一结果并不随症状有无和性别而改变。进一步分析显示,术后 30d 内 CEA 较 CAS 更安全,卒中发生率分别为 2.3% 和 4.1%,而心肌梗死发生率 CAS 组较低,两组发生率分别为 2.3% 和 1.1%;此外,不同年龄段存在治疗安全性差异,70 岁以下患者更宜行 CAS 治疗,而 70 岁以上高龄患者选择 CEA 更优越。

2010 年 5 月欧洲卒中大会(ESC)上公布的国际颈动脉支架研究(ICSS)则给出了似乎不太一致的研究结果。该随机研究纳入 1713 例颈动脉狭窄患者,旨在对比 CEA 与 CAS 治疗颈动脉狭窄的安全性和有效性。结果显示,CEA 组复合终点事件(卒中、心肌梗死和死亡)发生率为 5.2%,而 CAS 组则高达 8.5%,存在显著差异。

CEA 与 CAS 到底孰优孰劣,争论还远未停止。但在下列问题上两者的争论越来越趋于一致。

首先,临床经验积累改善患者预后。从 CEA 和 CAS 的对照试验之初,到 CREST 和 ICSS 试验,参与研究的中心和操作医生的资质越来越受到研究者重视,早期进行的 SAPPHIRE 研究和 EVA-3S 研究均因为操作医生经验不足而直接导致试验结果的偏倚。而 ICSS 规定手术医生必须具备每年 10 例以上,总数 50 例以上的手术经验等附加条件。CREST 更是在类似资质认定基础上,专门对 1500 余例治疗病例进行了前期试验,严密监测并及时终止并发症发生率较高的中心或手术医生。

相对于成熟的 CEA 技术,CAS 通过多个临床试验得到了较大发展。从 SAPPHIRE、EVA_3S、SPACE 到 CREST,围手术期复合终点事件的发生率越来越低(分别为 11.9%、9.6%、6.92% 及 4.1%),CAS 学习曲线逐渐上升到了令人满意的水平。

其次,CEA 组围手术期心肌梗死发生率较高。从 SAPPHIRE 到 CREST.在数个试验研究中 CEA 组围手术期心肌梗死的发生率均高于 CAS 组。原因可能与 CEA 创伤较 CAS 大,围手术期未使用双联抗血小板聚集药物有关。

最后,CAS 组围手术期内小卒中的发生不可避免。在已完成的随机对照试验中,CAS 整体处于劣势,主要原因在于围手术期小卒中发生率高。在 CREST 研究和 ICSS 研究中亦得到了相似的结果。尤其在 ICSS 试验的亚组分析中,应用磁共振弥散成像(MRI-DWI)对术后新发梗死灶进行监测显示,CAS 术后出现的新梗死灶 3 倍于 CEA 组(50%:17%),尽管许多新梗死灶无症状,但有症状的梗死 CAS 组亦为 CEA 组的 3 倍。

总之,CAS 与 CEA 之争还将持续,但近 10 个随机试验的研究结果表明,CAS 的出现绝非是对 CEA 的威胁,而是 CEA 的很好补充。对于年轻患者、中度狭窄及 CEA 高危患者而言,CAS 在安全性和有效性方面并不逊色,相反却表现出微创的极大优势;而 CEA 同时仍保持着颈动脉狭窄的"标准治疗"地位。医生的临床实践应本着以患者利益为本的原则,最大程度为患者服务,而不应仅考虑自己掌握何种技术就为患者进行何种治疗。

(1)颈动脉支架植入术的适应证:欧洲卒中指南(2008)建议将颈动脉经皮腔内血管成形术和(或)支架置入术(CAS)仅用于筛选过的患者,即仅限用于有严重症状性颈动脉狭窄的下列患者:有颈动脉内膜切除术禁忌者,狭窄处于手术不能到达的部位,早期颈动脉内膜切除术后再狭窄,放射后狭窄。

美国血管外科学会(SVS)2008 年临床实践指南中建议,对于轻度颈动脉狭窄患者(有症状患者狭窄程度＜50％和无症状患者狭窄程度＜60％），推荐进行最佳的内科治疗而非血管重建术；对于有症状中到重度狭窄患者（狭窄程度≥50％），推荐行颈动脉内膜切除术（CEA）＋最佳的内科治疗；对于围手术期风险高的有症状中到重度狭窄患者（狭窄程度≥50％），建议采用颈动脉支架置入术作为其替代治疗手段；对于中到重度狭窄的无症状患者（狭窄程度≥60％），只要围手术期风险较低，就推荐行CEA＋内科治疗；对于中到重度狭窄的无症状患者（狭窄程度≥60％），不推荐行颈动脉支架置入术。对颈动脉狭窄≥80％但存在CEA高危解剖学风险的患者可能是一个例外。

《中国缺血性脑卒中和短暂性脑缺血发作二级预防指南》（2010）推荐：对于症状性颈动脉高度狭窄（＞70％）的患者，无条件做CEA时，可考虑行CAS；如果有CEA禁忌证或手术不能到达、CEA后早期再狭窄、放疗后狭窄，可考虑行CAS；对于高龄患者行CAS要慎重。

基于2010年分别在国际卒中大会和欧洲卒中大会上发布的CREST研究和ICSS研究的结果有分歧，近年内修改上述指南意见的可能性仍然不大。因此在进行CAS手术时应参照上述指南选择患者。

（2）颈动脉支架植入术的操作流程

1）术前准备和术中监护：行CAS前应对患者进行仔细的术前准备：

a.与患者和（或）授权人详细沟通手术必要性、手术方案、术中可能出现的问题及抢救预案，消除患者和（或）家人的紧张情绪，获得患者和（或）授权人同意并签订知情同意书。

b.做细致和完整的临床检查，包括：①心血管系统的检查，心血管疾病尤其是周围血管疾病与颈动脉疾病密切相关，有时成为颈动脉支架术的禁忌证；②血液学检查，主要是凝血功能检查和输血前ICT；③肝肾功能检查，严重的肝肾功能不全可影响对比剂的代谢，有时出现严重的或迟发性对比剂反应；④神经系统检查，对神经系统进行评分；⑤颈部多普勒超声检查，确定狭窄性质及形态特征；有时需同时采用食管内超声进行主动脉弓超声检查以明确是否存在不稳定斑块；⑥包含主动脉弓的全脑及选择性脑血管造影，明确颈动脉狭窄部位、程度、邻近血管部位是否存在伴发病灶，血管入路如何，同时寻找颅内的潜在病变。

当存在下列情况时表7-4，可能无法进行CAS。

表7-4　CAS的限制因素及禁忌证

血液系统禁忌证
凝血功能障碍
不适宜使用对比剂
肾功能障碍
有对比剂过敏史
无法建立股动脉入路
主动脉弓解剖结构不利于介入操作
颈总动脉高度迂曲
狭窄病变存在严重钙化，不能进行有效的球囊扩张
狭窄部位存在新鲜血栓
狭窄病变过长
病变部位附近存在颈动脉瘤

2）CAS的术中监测

a.生命体征监测：整个手术过程中应监测患者的心率、血压、呼吸、动脉血氧饱和度等，且与术前进行对照。颈动脉窦反应是CAS过程中最常见的并发症，该并发症尽管易出现在进行球囊扩张或支架植入时，但导丝的持续长时间牵拉颈动脉窦亦可导致该并发症出现。在局部麻醉时若术中出现心率减慢和（或）血压下降，应当考虑出现该并发症的可能，并进行适应处置。

b.意识:CAS 全过程中应当监测患者意识。术中栓塞或颅内出血是 CAS 过程中易出现的另一常见并发症。这些并发症常首先表现为患者意识改变。因此,在 CAS 过程中应当不时询问患者的主观感受,若出现患者对答不切题,反应淡漠或不言语,应立即观察患者意识,当发现意识改变时应当考虑发生了颅内并发症,并立即做出相应处置。

(3)CAS 的常用器械及其关技术

1)常用器械

a.动脉鞘管:行 CAS 时通常选用 8F 以上的动脉鞘。若髂动脉有迂曲时可考虑使用专门针对迂曲血管设计的长鞘。

b.指引导管:选择 8F 以上的单弯指引导管。

c.导丝:0.035"超滑导丝、0.018"超强支撑导丝、0.014 导丝。

d."Y"形阀套装。

e.脑保护装置:分为远端保护装置和近端保护装置两大类。远端保护装置又分为远端阻塞装置和远端滤器装置两种。

远端阻塞装置是利用球囊在病变远端阻断血流,防止术中栓子进入颈内动脉造成脑梗死。球囊在充气前直径只有约 0.4mm,当球囊通过病变部位到达远端时,球囊开始充气,手术开始至结束前,球囊近端积累的血液中可能含有很多微小栓子,因此在球囊释放前需将这部分血液吸出,尽量避免血栓流入颈内动脉。目前较常用的有 Theron 球囊和 Percusurg Guardwire。该装置的最大缺点是完全阻断颈内动脉血流,造成一段时间内脑缺血状态,此外由于血流阻断后,部分含有栓子的血流可能流入侧支血管,从而造成远端器官的栓塞。该类装置目前已较少使用。

远端滤器装置是将滤器置于病变部位的远端,在保持动脉血流的同时过滤、捕获栓子。代表产品有 Angioguard,FiterWire,Neuro Shield。它们均采用带孔薄膜作为滤网。缺点包括:滤器收缩状态下直径约 2mm,通过病变部位时有可能引起斑块脱落,造成远端栓塞;直径较小的栓子通过滤网小孔,可造成终末器官的栓塞:当手术结束,滤网回收时必须通过支架,要求术者操作时一定要仔细,滤网装置不能回收,需手术取出,滤网装置甚至断置于血管中的例子亦偶有发生。为了克服上述缺点的新一代的滤器装置正在研究中。

近端阻塞装置是在病变部位近端以球囊阻断动脉前向血流,甚至可通过人工动静脉瘘造成颈内动脉血液逆流,以防止颈总动脉栓子进入颈内动脉。代表产品是由 Parodi 等设计的抗栓塞系统(PAES),该装置最大的优点是不通过病变部位,减少了引起斑块脱落的风险,同时不会引起侧支血管的栓塞,缺点是阻断颈内动脉可能引起远端器官缺血,因此术前评价颅内血管侧支循环代偿情况尤其是前交通动脉是否开放尤为重要。Mo.Ma 脑保护装置是近年来被较为广泛应用的近端保护装置,该装置设计简单,由一根导管远端带两年球囊组成。CAS 操作时,一个球囊阻塞颈总动脉,一个球囊阻塞颈外动脉,球囊扩张和支架释放后局部抽吸 CAS 过程中脱落的斑块碎屑,然后释放球囊。在心脏血管成形与介入学会(SCAI)2010 科学会议上,报道了在美国和欧洲进行的国际多中心研究(ARMOUR 研究),共纳入 262 例对 CEA 高危的患者,平均年龄 75 岁,其中 30%为 80 岁以上的老年人,结果发现术后 30d 内主要的心血管及脑血管并发症比例为 2.7%,发生卒中的比例不到 1%。该近端保护装置已于 2009 年 10 月被 FDA 批准。

f.颈动脉支架:目前常用的颈动脉支架均为自膨胀支架,采用开环或闭环设计。与球囊扩张型支架相比,它们不易变形弯折。前者以 Cordis Co 的 PRECISE 支架为代表,由镍钛合金经激光雕刻而成,特点是具备更大的径向支撑力,更适用于弯曲血管及颈内动脉及颈总动脉直径相差较大的情况,支架释放后血管贴壁性好,由于该合金具有热记忆功能,支架释放后具有恢复其预制大小的功能。后者以 Boston Co 的

Wallstent 支架为代表,该支架由合金丝编织而成,特点是顺应性好,易于释放,支架未完全打开前可将其再度收回,确保支架精确到位;潜在缺点是支架释放后有明显的纵向回缩,血管被拉直可能造成支架远端扭曲。目前还缺乏关于这两类的对比研究,故难于评价哪一类支架具有更佳的远期疗效。支架的选择以病变近端血管直径为标准,支架的直径较病变近端血管直径略大,但以不超过 1mm 为宜;支架的长度以覆盖病变全长,两端各超过 5mm 为宜。

g.球囊系统:球囊系统用于对狭窄病变进行扩张。尽管没有严格的 RCT 试验评价支架植入前预扩张及支架植入后扩张的疗效比较,目前多主张对病变部位进行球囊预扩张。预扩张时应使用较小直径的球囊,扩张压力不宜过大。在进行球囊扩张前做好相应并发症尤其是颈动脉窦反应的处理。

2)CAS 操作流程

a.动脉入路:CAS 首选股动脉作为血管入路。这种入路易于将导管、导丝、支架系统输送至颈总动脉、颈内动脉甚至颅内动脉。目前所有厂商生产的用于 CAS 的器械均保证了经股动脉到达颈动脉系统的足够长度。当股动脉闭塞或各种原因导致经股动脉无法将介入材料送至颈动脉系统时,可考虑采用上肢血管入路。如选择肱动脉为入路,一般采用右肱动脉入路治疗左侧颈动脉病变;采用左肱动脉入路治疗右颈动脉病变。如以桡动脉为入路,一般使用 6F 以下导管或导管鞘,不推荐使用 7F 或更大型号的导管鞘或导管,以免引起严重的血管痉挛。动脉入路建立后,静脉给予肝素(70IU/kg)使全身肝素化。对于复杂的主动脉弓或颈动脉迂曲病例,应当根据实际情况设计血管入路。

b.进入颈总动脉:指引导管预先连接"Y"形阀,并通过三通阀与加压输液袋连接,排空导管及"Y"形阀中的空气,并使预先加入肝素的生理盐水(一般 500ml 生理盐水中加入 3000U 肝素)液体以每分 10～30 滴的速度持续滴注。目的是在 CAS 过程中保证指引导管中肝素化,避免导管中形成的新鲜血栓脱落引起远端血管栓塞。需要注意的是,通过指引导管滴注的液体速度不能过快,否则有导致心功能不全的危险。在 0.035"亲水导丝的引导下将指引导管缓慢送达颈总动脉上 1/3 处,在整个输送过程中应当在透视下进行,以避免导丝和导管进入腹主动脉的分支或导丝越过颈内动脉病变部位而导致斑块脱落。若由于腹主动脉、主动脉弓、颈总动脉过度迂曲使指引导管支撑力不足,可考虑使用双导丝技术支撑(即 bidwire 技术,将一根导丝远端置于颈外动脉支撑,另一冠脉导丝或保护伞导丝通过病变部位放置在颈内动脉病变远端以利支架通过)。

若由于腹主动脉、主动脉弓或颈内动脉过度迂曲,使指引导管不能顺利送达颈总动脉,可考虑使用 Roubin 法输送导管。具体操作为:先在 0.035"亲水导丝的引导下将诊断导管(如 SF Vertebra 导管)缓慢送达颈总动脉上 1/3 处,退出亲水导丝,沿诊断导管将 0.035"、260mm 的超硬导丝送达颈外动脉支撑,退出诊断导管,再将指引导管沿超硬导丝送达颈总动脉上 1/3 处即可。

c.放置脑保护装置:根据病变情况选择适合类型的脑保护装置,在路径图引导下通过指引导管将脑保护装置置于适当部位。若选择远端滤网装置,通过病变部位时应当轻柔、仔细,避免病变部位斑块脱落,滤网的放置部位以病变远端 5cm 左右为宜,距离太短可能导致支架释放时前端距离不足,导致支架释放困难或不能覆盖病变全长。若选择近端阻塞装置,阻塞颈总动脉的球囊距离病变部位亦应有相应距离以保证支架顺利释放;球囊的压力不宜过长,以免引起严重血管痉挛。

d.球囊预扩:脑保护装置释放后造影明确病变部位情况,视窗应调整到适当的位置及角度,远端能够观察到保护装置情况,近端能够观察到指引导管的开口,同时能够在颈总动脉分叉部位将颈外动脉和颈内动脉分开,避免因两者重叠造成病变血管显影不清。在路径图的引导下将直径 2～5mm、长度适当的球囊(可选用与狭窄病变长度相当的球囊)沿保护装置导丝送达病变部位并进行预扩张,减压球囊后通过导管注射造影剂,评价扩张效果。

球囊扩张的目的是使支架能够顺利通过病变部位,因此不宜用过高的压力进行扩张,否则有造成斑块脱落的危险性:球囊的长度一般为2~4cm,对一些较硬的斑块,过短的球囊可能导致扩张时球囊向病变侧滑脱,即所谓"瓜子"现象,此时应选用较长的球囊进行扩张;而过长的球囊可能导致扩张时球囊两端完全充盈,而中间部位不能完全充盈,即所谓"狗骨"现象,此时应选择较短的球囊进行扩张。球囊预扩时间取决于病变部位是否被有效扩张,当透视下观察到病变部位已被有效扩张时应立即将球囊减压。

进行球囊扩张时应同时观察球囊压力、病变部位血管情况、生命体征变化。颈动脉窦部病变在进行球囊扩张时常导致颈动脉窦反应,表现为心率减慢、血压下降甚至心跳停止。因此一些学者主张在进行球囊扩张前常规予阿托品0.5~1mg静脉注射。笔者的经验是应当以当时患者的实际情况决定,若患者基础心率较快、血压较高,则扩张前不注射阿托品,否则有导致心率进一步增快、血压升高的危险。此时应当在扩张前将阿托品准备好,在扩张后若发生颈动脉窦反应,则立即注射阿托品,否则不注射阿托品。

e.支架植入:单纯的球囊扩张血管成形术因减压球囊后斑块弹性回缩,或发生再狭窄的比例较高,已很少单独使用。对于大多数血管狭窄病例,一般采用直接支架植入术,因此球囊扩张势必增加斑块脱落的风险;对于高度狭窄(>90%)或钙化病变,可能导致支架通过困难或支架释放后扩张受限,支架推送杆不能顺利撤出,此时应当选用直径2~4mm的冠脉球囊进行预扩张。支架的长度应当能够覆盖病变全长。释放时在透视下仔细观察,通过调整支架推送杆避免发生支架移位。

支架植入后需再次血管造影,以获得颈部及颅内血管的各个位置影像,并与术前的造影图像加以对比。此外,还应再次对患者的神经功能进行评定,如询问患者一些简单的问题,明确患者意识、言语表达、反应能力,让患者活动对侧肢体以明确其与术前的差异。而且需回收保护装置后再次评定。若怀疑术中有并发症发生,则应仔细评价患者术后的造影情况,观察支架内情况及脑血流情况,有无支架内血栓形成、远端血管充盈有无缺损、缓慢,或有无造影剂外渗,并针对相应情况进行处置。若明确无相应并发症发生,则可撤出导丝、导管。保留鞘管6h。拔出动脉鞘前应当停用肝素2h左右。

支架植入球囊后扩张:反复的球囊扩张明显增加栓子脱落、血管破裂的风险。对没有充分扩张的支架行球囊后扩张易造成支架对斑块的切割作用而增加栓子脱落的风险。因此,除非存在严重的残余狭窄,一般不主张行球囊后扩张。行球囊张扩时应当选用小于支架直径的球囊,而且扩张压力宜小(以10atm以下为宜)。目前认为<30%的残余狭窄不会影响脑灌注,因此对术后<30%的残余狭窄不主张再行球囊后扩张。

3)术后处理:术后24h内予肝素持续静脉滴注,肝素的剂量为300~500IU/h,或使活化凝血酶原时间为30s持续静脉滴注,维持24h,拔除动脉鞘前2h停用肝素,拔除动脉鞘后1小时续用肝素。术后第2d予低分子肝素4250IU皮下注射,2次/d,维持3~7天。同时予阿司匹林300mg、氯吡格雷75mg,口服,1次/d,3个月后将双联抗血小板聚集治疗改为单用,究竟保留哪一种,可依患者卒中的危险分层而定。

二、椎动脉颅外段狭窄的介入诊治

椎-基底动脉系统,由双侧椎动脉、基底动脉及其分支构成,供应脑干、小脑、间脑及大脑半球后1/5等重要脑组织的血供,其重要性不言而喻。缺血性脑卒中患者中有20%~25%发生于椎-基底动脉系统,其主要的发病机制就是动脉粥样硬化性狭窄。人们一直在探索除药物外的行之有效的治疗手段。椎基底动脉系统的介入治疗为人们提供了传统旁路手术之外的一个新的选择。下面着重介绍椎动脉颅外段狭窄的介入治疗。

(一)椎动脉的解剖

椎动脉是锁骨下动脉发出的第 1 个分支。它在胸膜顶前斜角肌间隙内上方发自锁骨下动脉第一段,穿第 6 颈椎~第 2 颈椎横突孔,并弯向后侧,绕第 1 颈椎侧后方,跨过第 1 颈椎后弓的椎动脉沟转向内面,穿第 1 颈椎后膜、硬脑膜,经枕骨大孔进入颅腔。椎动脉入颅后沿延髓的腹侧达斜坡,在脑桥下缘,左、右椎动脉汇合成一条基底动脉并经脑桥腹侧的基底动脉沟至脑桥上缘,最后分为左、右大脑后动脉两大终支。

根据椎动脉的走行途径可将其分为 4 段,分别是:椎前段(V_1)、横突段(V_2)、枕下段(V_3)、颅内段(V_4)。其中,V_1、V_2、V_3 属于颅外段,V_4 为颅内段。

椎前段(V_1):从锁骨下动脉发出的起始端,到第 5 颈椎横突孔。此段起始部是椎动脉狭窄的高发部位。

横突段(V_2):起于第 6 颈椎横突孔,止于第 2 颈椎横突孔。

枕下段(V_3):起于第 2 颈椎横突孔,止于椎动脉穿入硬膜处,短而弯曲。该段可进一步分为两部分,即水平段(V_{3h})及垂直段(V_{3v})。V_{3h} 由椎动脉出第 1 颈椎横突孔,弯向内侧,走行于第 1 颈椎后弓上面的椎动脉沟内,由静脉腔隙衬垫。V_3 则向下移行于第 1 颈椎横突孔内至第 2 颈椎横突孔,被静脉丛包绕。

颅内段(V_4):起于椎动脉穿入硬膜处,止于双侧椎动脉汇合处。

两侧的椎动脉管径大小一般不相等。左侧优势型约占 42%,右侧优势型约占 32%,两侧相等约占 16%。这可能与左侧椎动脉一般为主动脉的二级分支,而右侧椎动脉一般为主动脉的三级分支有关。

1.椎动脉的分支 椎动脉颅外段的分支有颈段分支、脑膜前动脉、脑膜后动脉。颈段分支又包括脊髓支和肌支。脑膜前动脉起于椎动脉第 2 颈椎水平。它通过椎间孔进入椎管,在枕骨大孔的前方供应硬脑膜。脑膜后动脉在靠近枕骨大孔处起于椎动脉,分成若干支供应小脑镰和靠近枕骨的后颅凹内侧面。有时脑膜后动脉直接起于小脑后下动脉。椎动脉脊髓支主要供应椎体、脊髓及其被膜。椎动脉肌支主要供立颈部深部肌肉。

椎动脉颅内段有 4 条主要分支。①脊髓后动脉:自椎动脉内侧壁发出,绕延髓下降,出枕骨大孔,沿脊冲经后根下行,沿路与后根动脉吻合。其起始部有时发出小支供应薄、楔束及其核团以及绳状体的尾背侧部。②脊髓前动脉:始自椎动脉嘴部,经枕骨大孔下降入椎管,左右脊髓前动脉合成一细干,沿脊髓前正中裂下降,沿途与前根动脉吻合。其起始段发出延髓支,分布于椎体、内侧丘系、内侧纵束、顶盖脊髓束、舌下神经背核、迷走神经背核、孤束核。③延髓支:是一些不规则的小支,直接进入延髓分布于延髓的白质。④小脑后下动脉:是椎动脉最大的分支,多在橄榄体下端自椎动脉外侧壁起始后,绕过橄榄体下端向背则,继而沿舌咽神经和迷走神经根背侧上行,至脑桥下缘再沿绳状体转向下,至蚓垂分为内侧和外侧丙支。

2.椎动脉的变异 椎动脉的变异包括起始部位、径、数目、分支、吻合等,其中以起始部位的变异最为常见。

(1)起始部位变异:最常见的为左侧椎动脉直接起自左锁骨下动脉与左颈总动脉之间的主动脉弓上。对于这一变异的发生率,日本曾报道为 5.8%,澳大利亚曾报道为 7.41%,国内也曾报道为 4.49%。也有从头臂干、颈外动脉等部位发出的变异,或是与其他动脉以共干形式发出等。

(2)行程变异:主要为穿行颈椎横突孔部位的变异,有穿 $C_5 \sim C_1$ 横突孔的,有穿 $C_4 \sim C_1$ 横突孔的,也有上行到 C_3 才穿横突孔或是不穿经横突孔的。

(3)数目变异:以左侧双椎动脉常见。有学者报道左侧椎动脉由左锁骨下动脉发出后,穿上 6 个颈椎横突孔,经枕骨大孔入颅腔,而左侧副椎动脉由左锁骨下动脉发出后,行程较短,主要营养脊髓。

(4)管径变异:有左、右椎动脉的外径相差近一倍或两倍以上。

(5)其他类型的变异:右椎动脉与小脑前下动脉之间有吻合,与基底动脉之间也有吻合。

3.椎-基底动脉系统 血管病变的流行病学资料缺血性卒中约占所有卒中的80%,其中有20%~25%发生在后循环系统。后循环系统发生闭塞或血栓形成的患者预后相当差,其死亡率为80%~100%。症状性后循环系统疾病年卒中发生率为5%~11%,而由椎动脉颅外段病变导致的TIA患者,其5年卒中发生率约为30%。

一般人群的椎动脉狭窄的发生率现在仍无资料统计。在动脉粥样硬化性外周血管病的患者中,椎动脉狭窄的发生率高达40%。在有症状性后循环系统缺血的患者中,椎动脉狭窄的发生率为25%~40%。

(二)椎动脉支架置入术的适应证和禁忌证

脑血管介入治疗。与其他治疗一样,在考虑是否选择介入治疗时,我们必须要明确患者从该治疗中的获益及其承受的风险。只有获益大于风险,且取得患者及其家属同意的前提下才能选择介入治疗。目前椎动脉支架置入术的适应证及禁忌证尚无统一的指南。笔者根据既往文献资料,结合自身经验,总结椎动脉支架置入术的适应证及禁忌证如下。

1.适应证

(1)患者出现后循环症状,相对应的椎动脉狭窄≥50%。

(2)患者无相应症状,椎动脉狭窄≥70%。

(3)症状性优势侧椎动脉狭窄。

(4)椎动脉狭窄,且斑块为不稳定性斑块。

(5)症状性非优势侧椎动脉狭窄,该侧椎动脉直接与小脑后下动脉(PICA)延续,患者症状与同侧PICA区供血不足有关。

2.禁忌证

(1)未获得患者及其家属知情同意。

(2)血管已完全闭塞。

(3)患者对造影剂过敏。

(4)患者对术中使用的器械、管具过敏。

(5)患者有未能控制的感染。

(6)患者有未能控制的高血压。

(7)患者有严重的心功能、肾功能不全。

(8)患者的血管路径不良,导管、导丝在其中走行困难,导致支架无法送达既定部位。

(9)患者有活动性出血或者有严重出血倾向,以致不能耐受肝素、血小板双抗治疗,如6个月内明确诊断为消化性溃疡、4周内发生过卒中或者已拟定在术后6个月内将行外科手术等。

(三)椎动脉颅外段狭窄介入诊治

1.围手术期管理

(1)术前3~5天起,口服阿司匹林(100mg/d)、氯吡格雷(75mg/d)及阿托伐他汀钙(20~80mg/d)。若患者需急行支架置入术,则马上给予阿司匹林300mg、氯吡格雷300mg及阿托伐他汀钙80mg口服。

(2)术前调整降压药物,平稳控制血压。

(3)术前8h禁食水。

(4)术前6h内行碘过敏试验。

(5)术前30min肌内注射苯巴比妥0.1g。

(6)术前会阴区备皮。

（7）术前完善心电图、血常规、肝肾功、输血前 ICT、乙肝两对半等常规检查。

（8）手术开始时静脉泵入尼莫地平，输入速率为 3 ml/h 起，根据术中监测的血压情况调整用量。

（9）术中行生命体征、血氧饱和度监测。

（10）术后立即行头颅 CT 检查，观察是否有脑出血等并发症。

（11）术后留置动脉鞘观察。以总量为 1.25 万 U、速度为 500U/h 静脉滴注肝素。4h 后暂停滴注肝素，7h 时拔除动脉鞘，予以压迫器压迫止血至少 7h 后撤除压迫器。拔除动脉鞘后恢复静脉滴注肝素，速度为 500U/h，直至全部滴完。

（12）术后患者进入监护病房，行生命体征、血氧饱和度监测 24h。定时观察患者瞳孔、穿刺点是否有出血及皮下血肿、足背动脉搏动是否良好。

（13）术后控制血压在 120/80mmHg 左右。

2.操作步骤

（1）暴露术区，消毒、铺单，以利多卡因 10ml 行局部麻醉。选右侧股动脉，采用 Seldinger 技术穿刺成功后，置入 6F 动脉鞘。术中保持持续静脉滴注肝素，剂量 701U/(kg·h)，监测活化凝血时间（ACT），ACT 控制在 250～300s。

（2）将 3000U 肝素加入到 500ml 生理盐水，持续加压滴注于导引导管内（6F 居多）。以直径 0.035in 的"泥鳅"导丝为引导，将导引导管送达主动脉弓位置。立即将"泥鳅"导丝置于锁骨下动脉，深度适中，以提供足够支撑力。将导引导管在此支撑力辅助下送达锁骨下动脉、椎动脉开口附近。

（3）行血管造影，确认病变部位，并测量病变长度、直径，作为选择支架的依据。

（4）做路图。保持导引导管位置不变，撤除"泥鳅"导丝，更换为直径 0.014 英寸的冠脉导丝。在将冠脉导丝送入导引导管前，需根据椎动脉开口的情况对导丝头部塑形。将冠脉导丝通过导引导管送达至锁骨下动脉，调整导丝头部的方向以进入椎动脉，小心地穿过狭窄处后继续前送，使得留置在狭窄以远的冠脉导丝长度至少有 5cm。

（5）根据狭窄程度决定是否需要用球囊预扩。如狭窄严重，影响支架通过、展开，则应先行球囊预扩。将球囊沿冠脉导丝送达至狭窄处，球囊完全覆盖狭窄部位。缓慢扩展球囊。

（6）将支架沿冠脉导丝送至狭窄处，支架完全覆盖狭窄部位。对球囊缓慢加压，根据支架说明书及支架所需达到的直径来决定加压值。支架撑开后，迅速释放球囊压力，待球囊完全回缩后撤除球囊。行血管造影，观察支架释放的效果。

（7）若残余狭窄严重，可适当行球囊后扩。

（8）支架释放成功后，评价 NIHSS，如患者无不适且 NIHSS 评分与术前相同，则可撤除导丝、导管。留置动脉鞘。

3.操作注意事项及经验总结

（1）根据病变部位及直径选用大小合适的支架。支架必须将狭窄完全覆盖。支架直径尽量等同于正常处椎动脉直径，不可选择大于正常处椎动脉直径的支架。

（2）对于开口部位的病变，选择支架长度及支架释放位置一定要合适，如果支架释放位置过高则不能完全覆盖病变部位，起不到治疗效果；如果支架释放位置过低则导致其下端过长地暴露于锁骨下动脉里面，引起红细胞机械性破坏或其他不良反应。

（3）对于血管弯曲、路径差的患者，可以采用双导丝技术固定导引导管。可将较硬的 SV5 导丝放到锁骨下动脉远端，起到较好的支撑作用，便于支架的顺利释放。

（4）对于路径不好的患者，如髂动脉、腹主动脉、主动脉弓过于弯曲，导致股动脉穿刺入路导管难以到达指定位置的,可以考虑桡动脉穿刺,从桡动脉入路进行造影或治疗。

(5)对于起始部狭窄但又有严重迂曲的病变要谨慎处理,防治支架释放后引起血管解剖位置改变。严重时可以牵拉分支血管导致颅内出血。

(6)对于双侧椎动脉狭窄病变,要进行充分的评估,根据患者的临床表现及血管情况进行治疗。可以对优势侧进行治疗而放弃非优势侧,不必追求影像学上的完美。

(7)对于支架释放后,球囊回撤受阻出现不顺利的情况,可以采取轻轻旋转球囊及稍微进导引导管相结合的方式缓缓退出。切忌机械地硬拉。

三、颈部血管夹层介入诊治

1.颈部血管夹层的概述　动脉夹层是指各种原因致使血液成分通过破损的动脉内膜进入血管壁,导致血管壁分层,造成血管狭窄、闭塞或形成假性动脉瘤。根据血管夹层形成部位不同,可分为颈内动脉夹层(ICD)及椎动脉夹层(VAD),两者合称为颈部血管夹层(CAD)。据统计,在脑卒中患者中大约有2%是由颈部血管夹层引起的,且是青壮年缺血性卒中的重要原因,占青壮年缺血性卒中的20%～25%。

随着影像学的发展及人们对夹层认知的提高,越来越多的颈部血管夹层被诊断。但是颈部血管夹层的治疗仍然是有待进一步研究的问题。

2.颈部血管夹层病因及发病机制　CAD的病因及发病机制目前尚不清楚,可能与以下因素有关。

(1)外伤原因:部分的报道认为外伤只是引发CAD的一个原因,Haneline对1994～2003年的606名CAD患者做了统计,约61%是自发性的,只有39%是由细微的颈部运动引起的。在一组50例CAD病理学研究中,发现70%的是原发性夹层分离,12%系肌纤维发育不良,18%属创伤所致。Fnsom和Anzola提出了外伤引起颈部动脉夹层的3阶段理论。第1阶段,血管内膜在感染、炎症等因素的作用下完整性遭到破坏,此时患者无自觉症状;第2阶段,颈部运动使血管内膜的完整性进一步被破坏,血液成分通过破损的动脉内膜进入血管壁,导致血管壁分层,患者突发剧烈头痛或颈痛;第3阶段,夹层血管管腔狭窄及内膜损伤所致的致栓物质的释放,导致局部的血栓形成,来自局部血栓的栓塞以及夹层所致的血管管腔高度狭窄或闭塞,造成血流动力学障碍,相应供血区低灌注,引发缺血性脑卒中等症状。这个理论解释了一些患者是在剧烈头痛后才逐渐出现缺血性脑卒中,但其合理性还需进一步证实。

(2)感染原因:流行病学认为某些未被认识的环境因素可能与CAD具有一定的相关性。对一组200例平均年龄为44.9岁的青壮年患者进行的分析,所有患者均为美国中西部气候变化较大的居住者,其CAD的发病高峰在10月份,约58%是集中在秋季发病,提示易感染因素与CAD的相关性;Gran等对1周前有过感染的50岁以下43例CAD患者与年龄匹配的非CAD原因的缺血性卒中患者做了对比分析,有58.1%的CAD患者有近期感染。但有人认为感染可引起患者反应性的咳嗽、呕吐、喷嚏等,这些细微的头部运动可诱发CAD的发生。

(3)遗传原因:遗传因素在颈部动脉夹层的形成中可能起重要作用,有人总结多年的研究指出,血浆同型半胱氨酸水平升高及 α_1-抗胰蛋白酶缺乏可能是夹层动脉瘤发生的危险因素。大样本的流行病学研究表明,高半胱氨酸血症(大于12mol/L)与CAD的发生有强相关性。Vila等对22例CAD患者分析发现其 α_1-抗胰蛋白酶明显低于正常,而等位基因ABCC6、IL-6等的突变均可引起 α_1-抗胰蛋白酶的缺乏。甚至有报道证实CAD属常染色体显性遗传病,COL3A1、COL5A1和COL5A2等基因的错位可引发颈动脉夹层,但仅有少数家族研究支持这一观点,不具有足够的说服力。因此可以认为,CAD的发生是遗传和环境因素共同作用的结果。

3.颈部血管夹层的病理学特征　Michael 等认为颈动脉夹层的病理变化如下:①血管内膜在感染、炎症等因素的作用下其完整性遭到破坏,血液成分通过破损的动脉内膜进入血管壁,导致血管壁分层;②在血流的冲击下,内膜剥离范围进一步扩大,形成假腔,在 DSA 可显示为典型双腔征;③血管壁内出血或管腔内的血液进入内膜,血液在内膜下积聚,形成内膜下血肿;④内膜下血肿迅速形成血栓,血栓压迫内膜向管腔内突出,直接阻塞颈部动脉血液的流动,血栓也可以脱落至远端栓塞脑血管,引起相应部位的缺血性脑卒中;⑤血液也可以突破肌层,形成被膜下血肿,被膜向外突出,形成动脉瘤。

4.颈部血管夹层的临床表现　ICD 是 CAD 最常见的类型,通常于 35~50 岁发病,性别之间无差异,典型的三联征是:一侧头、面或颈部的疼痛、部分 Horner 综合征及数小时或数天后的脑或视网膜缺血临床表现。多数的夹层患者可见到以上三联症状,但三联征中出现两个症状会提示本病的诊断,ICD 的临床表现可分为夹层局部病变所致和远端的缺血所致。值得一提的是患者的疼痛常常是突发的非常剧烈的疼痛,以至患者能记住发病的准确的时间。疼痛的发生常常是患者的夹层形成导致的。

ICD 与局灶病变相关的临床表现:颈部疼痛及头痛是 ICD 最主要的特征,也可以是唯一的临床表现,通常在脑及视网膜缺血症状出现前数小时或数天出现,而动脉粥样硬化性卒中出现的头痛一般会伴随或在神经功能缺损后出现,这是两者重要的鉴别点之一,如果疼痛很严重并会影响到下颌或面部,头痛通常是持续性、非搏动性的。有少数报道认为,严重的搏动性头痛、"雷击"样头痛或逐渐加重的头痛大多数可影响额或额顶区,大约 2/3 的患者会出现偏侧的头痛。

ICD 影响沿 ICA 走行的交感神经纤维,可引起同侧的 Horner 综合征,表现为不完全的 Horner 综合征。这一综合征通常以眼睑下垂及瞳孔缩小为特征,大约 50% 的 ICD 患者伴 Horner 综合征。

VAD 的局灶性的表现是后枕部剧烈疼痛及单侧脑神经麻痹,任何脑神经都可受累,尤其是低位脑神经。味觉障碍及舌肌无力是最常见的表现。

ICD 与脑缺血有关的临床表现:40%~90% 的 ICD 患者可有同侧脑或视网膜缺血。缺血的体征可在局灶性症状出现后数小时或数天出现,缺血可引发 TIA 或脑梗死或两者都出现。脑及视网膜缺血的表现包括黑矇、偏瘫、失语等。根据 Fisher 的描述,TIA 较动脉粥样硬化性脑卒中更常见,TIA 常出现在脑梗死之前。如果夹层延至颈动脉虹吸段,会出现供应视神经的视网膜中央动脉狭窄或闭塞,出现缺血性视神经病变,但很少见。

颈部外伤可在颅外椎动脉夹层发生前出现,椎动脉活动范围大,在 C_1、C_2 水平,离开横突孔进入枕骨大孔的节段,易出现机械性损伤。临床表现包括严重的颈部疼痛,大多数发生于枕顶部,随之出现各种缺血性症状。头晕、眩晕、复视、共济失调及构音障碍是常见的临床表现。TIA 较颈内动脉夹层少见,延髓背外侧(Wallenberg 综合征)及小脑梗死是最常见的卒中类型。

5.颈部血管夹层的辅助检查　颈内动脉夹层的辅助检查方法有:CT、CT 血管成像(CTA)、MRI、MRA、经颅多普勒超声以及 DSA。

DSA 仍然为诊断颈内动脉夹层的金标准,DSA 的典型表现为动脉管壁不规则、局限性狭窄(线样征、火焰征、鼠尾征)、内膜破裂(双轨征)、"串珠"征及假性动脉瘤形成等,但均为非特异性。DSA 可评估动脉狭窄的程度及所累及的范围。DSA 表现根据管腔的形态和夹层内是否造影剂充盈分为直接和间接征象。①直接征象指是双腔征(在造影剂较宽较淡的血管影旁有一条较浓较窄的束带,宽带为内膜下剥离的假腔,窄带为不完全闭塞的真腔)、双向血流(DSA 动态观察下,动脉相中晚期见夹层内逆向血流充盈)和晚期动脉显像造影剂夹层内滞留(动脉相中晚期见造影剂滞留而显示夹层的假腔),是诊断 CAD 的可靠依据。②间接征象包括:动脉管腔呈线珠状(指因壁间血肿导致管腔长段的狭窄,当壁间血肿不规则时,造影显示内膜面不规则充盈缺损形成线珠状改变);不规则充盈缺损还形成波纹征;严重时呈线样征(指节段较长的一段动脉管腔逐渐变细,呈偏心性、内膜面光滑的狭窄,造影剂形成线样改变),也可见管腔呈火焰状或鼠尾状闭塞(指闭塞管腔的末端逐渐变细呈锥形)。

CT 表现可发现由于缺血所致的脑梗死,但若出现明显的低密度梗死灶,缺血的发生就已在 12h 以上。

MRI 的表现:可以看到包绕变细的颈内动脉的新月形血管壁间血肿是颈动脉夹层在磁共振成像上的特征性表现,根据新月形血管壁间血肿的不同信号特点可大致推断夹层发生的时间,头部磁共振检查与 CT 平扫相比能更早地发现缺血性梗死灶。

MRA 及 CTA 可更直观地观察到变细的颈内动脉及形成的假性动脉瘤。据 Levy 等的统计,颈部血管 MRA 对颈内动脉夹层检出的敏感性与特异性分别为 95% 和 99%;MRI 检出的敏感性与特异性分别为 84% 和 99%。颈部经颅多普勒超声的检查无创、经济、简单、易于操作、可反复进行。颈部超声可探及变细的颈内动脉及动脉壁间的血肿,甚至可探及在血流冲击下漂浮的动脉内膜瓣。经颅多普勒超声检查可通过大脑中动脉及前交通动脉的血流速度及方向,间接反映颈内动脉的通畅情况,并能发现脱落的微小栓子。其局限性在于颈部超声不能有效地反映接近颅底部位的病变,用于颈部较短者也受到限制。Bonati 等研究利用磁共振扩散加权成像(DWI)来判断脑梗死的类型:脑分水岭梗死只出现在颈动脉狭窄的 CAD 患者中,而大部分颈动脉闭塞的 CAD 患者均表现为区域性脑梗死。

表浅动脉活检可能对 CAD 的早期诊断有一定的价值,W.Volker 等对 9 名 CAD 患者的表浅动脉活检发现动脉内外膜间有细小的裂隙(7 例)或异常细胞(8 例),而对照组均未出现上述变化。德国 Grond-Ginsbach 等研究发现,有 33% 的颅内动脉瘤患者的皮肤组织存在基质结构缺陷。但上述研究样本量小,不具有足够的说服力。

6.颈部血管夹层的诊断　颈动脉夹层的临床表现无特异性,一般表现有头痛、Horner 综合征、偏瘫、偏身感觉障碍、失语及癫痫发作等;另外,其临床表现还受患者受伤的严重程度及对侧血流代偿情况的影响,以上特点导致了对颈动脉夹层早期诊断的困难。因此 Fabian 等提出在以下 4 种情况下应做进一步检查,以排除颈内动脉夹层:①颈部软组织伤;②神经系统体检与 CT 结果不相符;③入院后出现新的神经系统体征;④Horner 综合征。

CAD 诊断标准:①夹层动脉直接征象,包括双腔征、双向血流和晚期动脉显像造影剂夹层内滞留可确诊;②仅有间接征象,包括动脉管腔呈线珠状或呈波纹征、线样征,管腔呈火焰状、鼠尾状闭塞,结合 MRI 断面新月征可确诊;③仅有间接征象,颈部血管二维超声排除动脉粥样硬化、DSA 排除血管痉挛和动脉炎可确诊。

7.颈部血管夹层的治疗　抗凝治疗与抗血小板聚集治疗已经成为保守治疗的基础。颈内动脉结扎术、球囊闭塞术、颈动脉内膜切除术、溶栓治疗、血管内支架置入、血管成形术以及各种血管旁路移植术在选择性的病例中取得了良好的治疗效果。但目前无严格的对照研究,在选择各种治疗方法时,受到患者的一般状态、血流代偿情况、夹层所累及的范围等多种因素的影响。各种治疗的目的在于恢复动脉的血流,减轻或防止脑组织缺血,防止血栓脱落造成脑梗死。

抗血栓治疗:尽管缺乏循证医学的证据,但大部分的研究均认为抗凝治疗是 CAD 的最佳治疗选择。他们的理由是,夹层的血管可释放大量的血栓引起梗死性脑卒中,此外,因 CAD 闭塞的血管再通时也会释放血栓引起颅内动脉的再次栓塞,抗凝剂可减少血栓的形成来预防脑梗死;其次,有报道证实在老鼠模型中,肝素可降低脑梗死中炎症和缺血对大脑的损伤,肝素可能具有一定的神经保护作用。Deshaies 等认为 CAD 患者只要无相关的抗凝禁忌证(如 CT 提示大脑中动脉出血),就要积极进行抗凝治疗以防血栓形成,常用低分子肝素钠维持部分活化凝血酶原时间(APTT)到正常值的 1.5~2 倍或华法林维持国际标准化比值(INR)在 2.0~3.0,可取得较好的效果。一般认为,对大多数病例的抗凝治疗以 3~6 个月为宜,如果

DSA 或 MRA 随访发现颈内动脉完全再通,则可提前结束抗凝治疗;若颈内动脉"假腔"或管壁不规则持续存在,则可相应延长抗凝治疗的时间或者进行动脉支架置入血管成形术。Lavalle'e 等将颈动脉夹层的患者分成两组,其中一组给予纤溶酶原激活剂溶栓治疗,另一组给予 GPⅡb/Ⅲa 抑制剂抗凝治疗,长期的随访观察发现溶栓组的患者预后较差。但最近有些研究得出了不同的结论。Georgiadis 等对 298 名 CAD 患者(202 名给予抗凝治疗,96 名给予阿司匹林治疗)进行长期的治疗和随访,发现患者给予抗凝治疗患者脑血管事件的发生率(脑缺血 5.9%,脑出血 2%)与给予阿司匹林治疗(脑缺血 2.1%,脑出血 1%)没有显著的差别。但是病情严重的 CAD 患者,脑卒中的再发生率(6.9%)远远的要高于无症状或者症状轻微的患者(1.1%)。因此,有人提出可以根据患者有无脑缺血或者视网膜缺血的症状来制定不同的临床治疗方案。此外,目前临床上应用的抗凝药物价钱较贵且禁忌证较多,同时,使用过程中需要大量的实验室检查来监控患者可能出现的各种并发症,因此有人认为使用阿司匹林是 CAD 的最佳治疗选择。

Lyrer 等认为抗血栓治疗不应作为 CAD 的基础治疗,因其可预防颅外颈部动脉夹层分离血栓形成的同时,也可能诱发梗死灶出血及壁间血肿增大,从而引起更严重的后果。而最新的调查显示,414 名抗凝治疗的患者里只有 2 人出现颅内出血,而 157 名抗血小板治疗的患者无一人出现严重的并发症,这表明因抗血栓治疗引起颅内出血的风险非常低。

外科手术治疗:取栓术及颈动脉内膜剥脱术在一些选择性病例中取得了一定的治疗效果。也可根据对侧血流代偿的情况,行颈动脉结扎术或颈动脉球囊闭塞术及颅内外血管旁路移植术。但对于接近颅底和累及颅内的病变,手术治疗显露病变困难,限制了其应用。此外,颈动脉内手术会产生大量的微栓子,可能会栓塞大脑动脉末端,进而引起脑部损伤。MonaSkjelland 等用多普勒超声监测 85 名进行颈动脉手术的患者,发现几乎所有的患者(1 名除外)均能探测到微栓子信号,而且术后发生脑血管损害的患者其微栓子数量相对较多,这说明颈部动脉手术可能会提高脑血管损伤的风险。

动脉支架置入血管成形术:近年来,发展迅速的血管支架技术具有手术时间短、损伤小、能保留病变血管的分支血管,最大可能地减少传统手术易发生的脑缺血并发症。血管内治疗已成为 CAD 积极治疗的主要方法,适用于发病急性期、血流动力学稳定及药物治疗禁忌的患者,Lavalle'e 等对 6 名 NIH 脑卒中分级评分高达 16 或 17 的 CAD 患者给予支架辅助的溶栓治疗,有 4 名患者远期治疗效果好(3 个月后的 NIH 脑卒中分级评分为 0),而只给予抗凝治疗的脑卒中评分相同的患者预后均很差。Deshaies 等认为只要 CAD 患者出现中枢神经系统的症状,均应该进行动脉支架置入血管成形术,他们的理由是:①置入的支架覆盖颈部动脉受累段,可以防止内膜剥离的进一步扩大;②支架置入可以恢复正常的动脉内腔,保证了患侧颈部动脉及其分支支配组织的血供;③支架置入可以在一定程度上减少血栓的发生,有效防止血栓性脑卒中的发生。

颈部血管夹层的支架植入:手术前的准备与其他脑血管狭窄的一致。颈部血管夹层支架植入治疗的适应证为:①患者在急性期、有血流动力学障碍导致的卒中;②夹层的病变范围不是太长,同时有可供操作的路径可以考虑血管内治疗。

血管治疗的关键是导引导丝一定要走在血管真腔里,能把支架顺利的导引到血管的真腔。可以将导丝的头端塑形为一个小的弯,导丝在血管内走行可以通过轻轻转动导丝看塑形的小弯的变化间接反映是否在真腔,进一步的证明方法是通过导丝带入的导管(最好是微导管)造影来确认。确认导丝在真腔以后才能进行支架的植入治疗。

支架置入后的治疗:与脑血管狭窄支架植入治疗是一致的。手术治疗的关键是支架一定要进入血管的真腔。动脉支架置入血管成形术有两个主要的并发症:血栓形成和夹层部位瘢痕形成引起动脉的狭窄,因此支架置入后应常规给予至少 6 周的阿司匹林(300mg)和氯吡格雷(75mg)治疗以防止并发症的发生。

目前虽缺少对支架置入术患者大宗病例的对比研究及长期随访,但多数报道未出现明显的术后并发症,患者症状得以消除,短期随访结果令人满意。

8.颈部血管夹层的预后　CAD 的预后通常较好,Krassen Nedeltchev 等治疗和研究了 268 名颈动脉夹层的患者,发现:①有 160 名夹层患者血管完全再通,占全部患者的 60%。②血管的再通全部出现在患病的前 6 个月内。③患病初期夹层血管的狭窄程度与预后呈正相关,狭窄程度小于 50% 的患者其再通率达到 90%,而完全闭塞的再通率只有 45%,预后往往较差。Caso V 等研究发现神经功能缺损与夹层血管再通率无明显的相关性,而与病灶部位及有无良好的侧支循环有关。动脉瘤形成和 CAD 复发是 CAD 严重的并发症,Vivien H 报道 17% 的患者有动脉瘤的形成,CAD 的复发率约为 1%,其预后往往较差。

总之,CAD 在临床并非少见,尤其是在青壮年卒中患者中,CAD 的临床表现缺乏特异性,治疗方法上也尚有争议。进一步进行 CAD 的基础及临床研究,对于提高 CAD 的诊治有重要意义。

（王永彬）

第八节　高血压脑出血

一、概述

高血压脑出血(HICH)系由脑血管破裂引起脑实质内出血的一种自发性脑血管病,具有高血压特性,又称高血压性脑出血。该病是国内神经科最常见疾病。在亚洲国家脑出血占脑卒中患者的 20%～30%,而欧美国家脑出血仅占卒中患者的 5%～15%,在我国,虽尚未有大规模流调资料,但脑出血患者多有高血压病史,可高达 70%～80%,故临床上一直沿用高血压脑出血(HICH)。高血压脑出血是一种高发病率、高致残率和高致死率的脑血管疾病,起病急骤、病情凶险、死亡率高,是危害人类健康常见的严重疾病,也是急性脑血管病中最严重的一种,为目前中老年人致死性疾病之一。发病后 1 个月内病死率高达 30%～50%,脑出血后 6 个月仍有 80% 的患者后遗残疾,存活者中超过 30% 遗留神经功能障碍,从而给个人、家庭和社会造成了沉重的负担。高血压病常导致脑底的小动脉发生病理性变化,在这样的病理基础上,患者因情绪激动、过度脑力与体力劳动或其他因素引起血压急剧升高,导致已病变的脑血管破裂出血所致。其中以豆纹动脉破裂最为多见,其他依次为丘脑穿通动脉、丘脑膝状动脉和脉络膜后内动脉等。因此,高血压性脑出血的好发部位依次为:壳核(外囊)区、脑叶皮层下白质内、丘脑、脑桥、小脑半球、发生于延髓或中脑者极为少见。

高血压脑出血一般可依据临床表现做出诊断。发病年龄多在中年以上,既往常有高血压病史,寒冷季节发病较多。发病突然,患者出现不同程度头痛、呕吐、偏瘫及意识障碍。CT 检查能清楚显示出血部位、血肿大小、出血扩展方向及脑水肿范围,给治疗方法的选择提供了重要依据。磁共振检查也能帮助脑出血在短时间内做出准确的诊断。

二、基底节区出血

(一)概述

基底节区是最常见的高血压脑出血部位,约占所有高血压脑出血的 60%。由于该区域由不同的动脉供血,包括 Heubner 返动脉、豆纹动脉、脉络膜前动脉等,故而基底节内囊区脑出血的具体部位、出血量、有无破入脑室等因素都会引起不同的临床表现。因此对于基底节内囊区脑出血进行分型并依此进行评估,对于手术的决策以及预后的判断有十分重要的意义。

(二)应用解剖

基底节(又称基底神经节)是指从胚胎端脑神经节小丘发育而来的神经核团,是大脑的中心灰质核团,包括杏仁核、纹状体和屏状核。纹状体又分为:尾状核和豆状核,豆状核又可分为:壳核和苍白球。壳核和尾状核合称为新纹状体,苍白球为旧纹状体。对于基底节区的血供,一般认为主要来源是大脑中动脉、大脑前动脉、脉络膜前动脉及后交通动脉,同时脉络膜后外动脉也恒定地分布到纹状体,但范围很小,可视作次要来源。

(三)临床表现

典型可见三偏体征(病灶对侧偏瘫、偏身感觉缺失和偏盲等),大量出血可出现意识障碍,也可穿破脑组织进入蛛网膜下腔,出现血性 CSF,直接穿破皮质者不常见。①壳核出血:主要是豆纹动脉外侧支破裂,通常引起较严重运动功能障碍,持续性同向性偏盲,可出现双眼向病灶对侧凝视不能,主侧半球出血可有失语;②尾状核头出血:表现头痛、呕吐及轻度脑膜刺激征,无明显瘫痪,有时可见对侧中枢性面舌瘫,临床常易忽略,偶因头痛在 CT 检查时发现。

(四)诊断

头颅 CT 平扫为首选检查。CT 可以快速准确检查出脑内出血的部位、范围和血肿量,以及血肿是否破入脑室,是否伴有蛛网膜下腔出血等 MRI 梯度回波 T_2 加权像对判断急性出血十分敏感,且对早期出血更有价值。但是时间、成本、可用性,患者的耐受力、临床状况,可能使得急诊 MRI 在大多数情况下无法实施。当怀疑引起脑出血的病因是高血压以外的因素时,进行 MRI 检查是有必要的。可以鉴别诊断脑血管畸形、肿瘤、颅内动脉瘤等。如果临床怀疑或者其他检查提示潜在的血管病变,应行 DSA 或 3D-CTA 以明确诊断。

(五)治疗

1.非手术治疗　血压的处理、颅内压的控制及循环呼吸系统的稳定是影响预后的三个至关重要的因素。血压的高低是决定血肿是否进一步扩大的最重要的因素。为减少再发出血的危险性,在最初 4 小时可迅速降低血压,以后可使血压缓慢升高以增加缺血区的血液灌注。收缩压>180mmHg 或舒张压>105mmHg 者使收缩压下降至 160mmHg 左右水平;脑出血前血压不高者,则降压达病变前水平。降低高颅压较肯定的是用利尿剂。对于肾功能正常的患者,甘露醇降颅压既安全又有效,可单用或与呋塞米合用以增强其疗效,这两类药可明显改善患者的预后及降低死亡率。神经保护剂与神经营养剂等能阻断刺激毒性级联反应导致的局部脑缺血及阻止神经元的坏死,促进脑功能恢复。采取措施控制血压、降低颅内压、预防癫痫发作及维持系统稳定对于防止出血、水肿及缺血的加重极其重要。患者的意识状态是影响预后的最重要因素,而意识状态又可间接反映血压及颅压是否得到适当的控制。

2.手术治疗　手术治疗应综合多方的因素予以确定,以下几点是确定手术时必须予以考虑的:

(1)手术适应证和禁忌证的选择:建立在对患者整体状况全面考虑的基础上,根据患者的意识状况、出血部位、出血量、出血时间、是否存在严重的继发性损害如急性梗阻性脑积水或脑疝。对选择内科治疗的患者,应严密观察病情变化,若出现病情进行性加重,或复查 CT 发现血肿增大、出现脑积水征象,或难以用内科方法控制颅内压增高,应及时采取外科治疗。

(2)手术时机:对于中等量的壳核血肿已引起意识不清、木僵或明显运动障碍者主张超早期手术;目前国内外学者普遍认为高血压性脑出血需要手术者,应尽量在发病后 6～7 小时内行超早期手术。早期手术可以解除血肿的占位效应和周围脑组织的中毒反应。手术的目的主要在于清除血肿,降低颅内压,使受压的神经元有恢复的可能性,防止和减轻出血后的一系列继发性病理变化,阻断恶性循环。早期手术可以有效解除血肿的占位效应和周围脑组织的中毒反应,但是颅内活动性出血的患者手术风险较高。另外,手术清除血肿需要切开血肿浅层的脑组织,从而造成新的出血。

（3）手术方法

1）骨瓣或小骨窗开颅血肿清除术:骨瓣开颅虽然创伤稍大,但可在直视下彻底清除血肿,止血可靠,减压迅速,还可根据患者的病情及术中颅内压变化以及对术后颅内压进行预判等,决定是否行去骨瓣减压;小骨窗开颅损伤小,手术步骤简便,可迅速清除血肿,直视下止血也较满意,以基底节区血肿为例,开颅后十字切开硬膜,暴露外侧裂及颞叶皮质,用脑穿针穿刺血肿定位、抽吸减压,于颞上回上缘横行切开皮质约1～1.5cm,沿穿刺方向深入2～3cm,即达血肿腔。清除血肿后,血肿腔内可置硅胶引流管,以便引流或辅以尿激酶等纤溶药物治疗。

2）立体定向血肿清除术及血肿纤溶引流术:该术式是在 CT 定位并引导立体定向仪行精确的血肿穿刺,然后碎吸血肿或纤溶后吸除血肿并安置引流的一种手术。整个手术过程是在 CT 监视下进行,可对血肿排出量进行测定,并能判断有无再出血而采取相应措施。具体方法是在头皮上作约 3cm 切口后钻孔,切开硬膜,避开皮质血管进行以血肿为中心的靶点穿刺,穿刺成功后先行血肿单纯吸除,吸除量可达 70％以上,对于血肿腔内残存的血凝块,可采用超声吸引(CUSA)或旋转绞丝粉碎血块,以利血肿引流排空。

3）神经内镜血肿清除术:采用硬质镜与立体定向技术相结合来清除。内镜手术清除脑内血肿应在全麻下进行,在 CT 或 B 超定位下穿刺血肿腔,在不损伤血管壁、周围脑组织及不引起新的出血的前提下尽可能清除血肿,但不必强求彻底清除,以免引起新的出血,达到减压目的即可,然后放置引流管作外引流,必要时进行血肿腔纤溶引流,如遇有小动脉出血,可以通过内镜的工作道用高频射频凝固止血。上述几种方法的联合应用使脑出血手术更加优化。

三、丘脑出血

（一）概述

丘脑出血是脑出血中致残率和病死亡率较高的部位之一。丘脑出血死亡率占全部脑出血的 13％,如破入脑室死亡率可达 53％,存活者常遗留持续神经心理障碍,迟发性疼痛和运动异常等。丘脑是感觉系统的皮质下中枢,丘脑出血时因出血量的多少,病情发展速度,核损害部位和范围而临床表现不一。

（二）应用解剖

丘脑是间脑中最大的卵圆形灰质核团,位于第三脑室的两侧,左、右丘脑借灰质团块(称中间块)相连。丘脑是产生意识的核心器官,其功能就是合成发放丘觉。丘脑被 Y 形的白质板(称内髓板)分隔成前、内侧和外侧三大核群。丘脑的核团及其纤维联系。丘脑的血供来源较多,以椎-基底动脉系为主,颈内动脉为辅。较大的核团血供情况大致为:丘脑外侧核:后半主要由大脑中动脉的丘脑膝状体动脉供应,前半(腹前核和腹外侧核等)由大脑后动脉的结节丘脑动脉供应;丘脑内侧核:后半主要由脉络膜后内侧动脉的丘脑支供应,前半由大脑后动脉的丘脑穿支动脉和后交通动脉的结节丘脑动脉供应。丘脑外侧核的血管疾病约占全部丘脑血管疾病的 70％,大多是由于丘脑膝状体动脉和丘脑穿支动脉破裂所致。

（三）临床表现

1.眼症状　由于血肿压缩下丘脑和中脑扩展,可出现垂直性眼球运动障碍,双眼呈下视位(又称"落日眼"),双眼向鼻尖注视,即所谓的丘脑眼,亦可出现向病侧或向病灶侧的侧视麻痹,双瞳孔缩小,或病灶侧瞳孔小,往往可见 Horner 征。

2.语言障碍　优势半球丘脑出血常表现为各种形式的语言障碍,轻者为错语,重者为完全性的表达性失语、感觉性失语、混合性失语或命名性失语。

3.运动及感觉障碍　作为初期症状可有病灶对侧半身麻木,丘脑出血往往不同程度的直接或间接损伤内囊,因此多数病例不同程度地出现偏身障碍,可为一过性或持久性。一般感觉障碍比运动障碍为重,深感觉障碍比浅感觉障碍为重。可有小脑性共济失调,深感觉障碍性共济失调和不随意运动。重症病侧可反复出现去大脑强直发作,往往于压眶时诱发。

4.皮质功能障碍　可有计算力不佳,定向力障碍,智能减退,甚至痴呆。腹侧病变,可出现结构性失用症,失认及痛感缺失,可出现同向性偏盲和半侧空间忽视,丘脑内髓板以内的结构属于上升性网状激活系统,此部位受损可出现不同程度的意识障碍,有的一直表现为嗜睡状态。

5.脑室积血　此型出血破入脑室的发生率高,故脑脊液多呈血性。

(四)诊断

头颅 CT 平扫为首选检查。CT 可以快速准确检查出脑内出血的部位、范围和血肿量,以及血肿是否破入脑室。

(五)治疗

1.非手术治疗　对于血肿量较小,一般情况良好,功能废损不严重的丘脑出血一般才用保守治疗。保守治疗注意重视颅内压的控制、血压的处理、及循环呼吸系统的稳定三个至关重要的因素(同基底节区脑出血)。神经保护剂与神经营养剂的运用,促进脑功能恢复,预防癫痫发作及维持系统稳定对于防止出血、水肿及缺血的加重也尤为重要。

2.手术治疗

(1)手术适应证和禁忌证的选择

1)钻孔脑室外引流:丘脑出血破入侧脑室合并梗阻性脑积水出血明显患者。

2)开颅手术:丘脑出血破入侧脑室血肿铸型,且有明显颅内高压;丘脑实质内血肿较大意识状态较差患者但尚有自主呼吸;丘脑血肿破入脑室合并梗阻性脑积水的患者;有明显颅内高压患者。

3)内科治疗的患者,应严密观察病情变化,若出现病情进行性加重,或复查 CT 发现血肿增大、出现脑积水征象,或难以用内科方法控制颅内压增高,应及时采取外科治疗。

(2)手术时机:主张超早期手术,应尽量在发病后 6～7 小时内行超早期手术。

(3)手术入路:侧脑室三角区入路(右侧)或顶间沟入路(左侧)。

四、脑 叶 出 血

(一)概述

脑叶出血的年发病率约为 8.4/10 万,约占自发性脑出血的 1/3,且随着年龄的增长发病率显著增加。脑叶出血是指大脑皮层及皮层下白质的出血,其病因,病理和临床表现等很多方面都有其特殊性,常常好发于顶叶,颞叶及枕叶,从解剖学上看是因为脑内微型动脉高度集中于此处。

脑叶出血的发病与很多因素有关,常见原因为脑淀粉样血管病(CAA),脑血管畸形,高血压,抗凝治疗,梗死后出血,血液异常和肿瘤出血等。高血压不是脑叶出血的常见原因。大宗报告中尚未发现明确的病因,有报道仅 31% 的患者有慢性高血压,Kase 等的研究显示住院患者中 50% 有高血压,Broderick 等发现高血压所致的脑叶出血和其所导致的大脑深部,小脑和脑干的出血概率基本相同。Zia 等对社区人群进行跟踪随访研究,结果表明,高血压与脑叶出血和非脑叶出血均相关,但与后者的相关性更强。

(二)临床表现

自发性脑叶出血的症状依据于血肿的位置及大小。相对于其他形式的自发性脑出血,入院时患者伴有高血压和昏迷的频率较低。昏迷发病率低与血肿位于大脑周围结构组织有关。一般患者出现头痛、呕吐、畏光、癫痫和烦躁不安等症状,偏瘫少见,相应的脑叶神经缺损表现比较突出。有报道显示脑叶出血癫痫发生率高于非脑叶出血。一般认为脑叶出血患者出现头痛的可能较深部出血者多见,主要是因为脑叶出血易破入蛛网膜下腔,刺激脑膜而导致头痛。由于脑叶出血相对远离脑室系统,其继发脑室出血的发生率较低。若脑叶血肿扩大,颅内高压症状明显。

(三)诊断

头颅CT平扫为首选检查。CT可以快速准确检查出脑内出血的部位、范围和血肿量,以及血肿是否破入脑室。MRI及CTA可以鉴别诊断脑血管畸形、肿瘤、颅内动脉瘤等。如果临床怀疑或者检查提示潜在血管病变应安排血管成像。

(四)手术治疗

1.手术适应证　脑叶大的出血主张手术治疗,认为有选择地手术治疗能使部分患者的预后得到改善。STICH研究表明距皮层表面1cm以内的血肿在发病后96小时内的手术治疗可能取得更好的临床预后,虽然这一研究的数据没有统计学差异。而对脑叶出血且GCS评分在9～12分之间的患者仍建议手术治疗。Broderick等回顾性分析了188例幕上ICH患者,他们认为出血量能帮助医生最佳地预测不同部位的血肿(基底核、丘脑和皮层下)。30天内的死亡率和神经功能恢复情况,该研究认为手术清除血肿仍被认为是减少30天的死亡率(特别是脑叶出血者)的最佳选择。外科治疗可通过减轻占位效应,挽救脑出血患者的生命。大量研究表明脑叶出血超过30ml且血肿距皮层表面1cm以内者,开颅清除幕上血肿可明显改善预后。

2.手术时机　对手术时机目前尚未达成共识。相关临床研究报告的从发病到手术的时间从4～96小时不等,从而使得比较不同的手术时机对预后的影响相当困难。对于脑叶出血,早期手术治疗是一种改善预后的方式。总的原则是,若血肿量超过30ml,占位效应明显,患者有颅内压增高的临床表现,早期手术对改善患者的预后具有重要意义。

3.手术要点

(1)骨瓣或骨窗开颅手术:必须考虑几个技术要点:①显微操作是必要的技术手段;②脑叶出血手术皮层切口应靠近血肿中心,距血肿最表浅处,注意避开语言中枢及重要功能区;③血肿中心部分先予以清除,尤其应小心避免血肿腔深部内囊纤维的损伤。

(2)定向钻孔抽吸术:非创伤性颅内血肿的治疗具有一定的疗效。通过CT和MRI的定位引导钻孔抽吸并同时应用血纤维蛋白肽类和机械辅助作用提高了疗效。有研究报道表明抽吸术具有良好的疗效。但该方法存在术后再出血的危险,尤其是在出血的高危期。

(3)神经内镜:已开始应用于脑内血肿的治疗。一项随机、前瞻性研究对内镜术和最佳的内科治疗作了比较,发现内镜治疗具有良好的疗效,所有患者血肿清除均超过50%,其中45%的患者可清除70%以上的血肿,术后早期无死亡病例;再出血率仅为4%。对于皮层下出血的患者,应用内镜术治疗在6个月时,达到良好效果者占40%,对于皮层下出血量大于50cm³的患者,接受内镜术治疗,能明显提高存活率。与保守疗法相比,神经功能的恢复比保守治疗要好,研究发现,当出血量较大时,内镜治疗可提高存活率,中等量出血时可提高神经功能恢复的概率。

（五）预后

脑叶出血预后好于深部出血。但复发性脑叶出血常常提示预后不佳。一般而言，脑叶血肿经手术治疗可明显降低病死率和致残率。年龄是影响预后的重要因素，超过 60 岁的预后较差。

五、脑室出血

（一）概述

脑室内出血（IVH）是脑出血（ICH）中的重要亚型，根据出血原因不同又分为原发性脑室内出血（PIVH）和继发性脑室内出血（SIVH）。Darby 等将 PIVH 定义为出血仅在脑室内或脑室壁室管膜下15mm 以内来源的出血，SIVH 为室管膜外 15mm 以外的脑实质出血破入脑室。PIVH 较 SIVH 的发病率低。

高血压病是继发性脑室内出血的主要原因，90％以上的患者有高血压病史。有 40％的原发性脑室内出血患者的病因是血管病，包括动脉瘤和烟雾病。烟雾病是原发性脑室内出血的重要原因，约占 28.6％～55％，其次是血管畸形和动脉瘤。对于原发性脑室内出血的患者，有条件的医院，在患者病情允许的情况下应尽早行 DSA 造影或 CTA 检查，明确病因，针对病因治疗，预后较好。

（二）应用解剖

侧脑室和第三脑室位置深在，完全由神经结构包裹，大脑内形态弯曲，不同脑叶的形状和大小有差异，且脑室壁还有重要运动、感觉和视觉传导通路和自主神经、内分泌中枢等，所以这一部位的手术具有很大挑战性。每侧侧脑室为一 C 形的腔，围绕丘脑。每侧侧脑室分为五部分：额角、颞角、枕角、体部和房部。每一部分具有内侧壁、外侧壁、顶壁和底壁。丘脑位于侧脑室的中央，每侧侧脑室围绕丘脑的上方、下方和后面，侧脑室的体部位于丘脑的上方，房部和枕部位于丘脑的后面，颞角位于丘脑的下外侧面。丘脑的上表面构成侧脑室体部的底壁，丘脑枕的后表面构成房部的前壁，丘脑的下表面位于颞角顶壁的内侧缘，丘脑出血极易破入侧脑室。尾状核是一个包绕在丘脑周围的 C 形细胞团块，为侧脑室壁的重要组成部分，分为头部、体部和尾部。尾状核头部突入侧脑室额角和体部的外侧壁，体部构成部分房部的外侧壁，尾部从房部延伸到颞角的顶壁，与颞角尖端的杏仁核相延续，尾状核出血常经额角破入脑室。穹隆是另一个侧脑室壁上围绕在丘脑周围的 C 型结构。穹隆的体部将第三脑室的顶壁与侧脑室体部的底壁分开。胼胝体参与侧脑室各个壁的构成，由前向后分为嘴部、膝部、体部和压部，嘴部构成额角的底壁，膝部和体部形成侧脑室额角和体部的顶壁。

第三脑室位于胼胝体和侧脑室体部的下方，蝶鞍、垂体和中脑的上方，两侧大脑半球、两侧丘脑和两侧下丘脑之间。它与 Willis 环以及分支、Galen 静脉及其属支关系密切。第三脑室是一个漏斗形腔隙，通过前上方的室间孔和侧脑室相通，通过中脑导水管与第四脑室相通。三脑室有一个顶壁、一个底壁、一个前壁、一个后壁和两个外侧壁。第三脑室的外侧壁是由丘脑和下丘脑构成，尤以丘脑出血极易破入第三脑室。

第四脑室是小脑和脑干之间的宽篷状中线孔腔，其头侧通过中脑导水管连接第三脑室，尾侧通过正中孔连接枕大池，外侧通过外侧孔连接桥小脑角。

与侧脑室和脉络裂关系最密切的动脉是脉络膜前后动脉，该动脉供应侧脑室和第三脑室内的脉络丛。颈内动脉、大脑前后动脉、前后交通动脉都发出穿支分布到侧脑室和第三脑室各个壁。大脑深部的静脉系统回流入室管膜下的管道，穿过侧脑室和第三脑室的壁，汇聚于大脑内静脉、基底静脉和大脑大静脉。小脑上动脉与第四脑室顶壁的上半部关系密切，小脑后下动脉则主要与顶壁的下半部关系密切，基底动脉和椎动脉发出许多穿支至第四脑室底。第四脑室内无重要的静脉,关系最密切的静脉为小脑与脑干之间裂隙内的静脉,以及小脑脚表面的静脉。

(三)临床表现

多数患者在发病前有明显的诱因如情绪激动、用力活动、洗澡、饮酒等,多为急性起病,少数可呈亚急性或慢性起病。患者发病后多有意识障碍,部分患者可有中枢性高热,持续40℃以上,呼吸急促,去皮质强直及瞳孔变化,极少数患者可呈濒死状态。

一般表现:视出血部位及出血量多少而异,轻者可表现为头痛、头晕、恶心、呕吐、血压升高、脑膜刺激征等;重者表现为意识障碍、癫痫发作、高热、肌张力高、双侧病理反射征;晚期可出现脑疝、去脑强直和呼吸、循环障碍以及自主神经系统紊乱;部分患者可伴有上消化道出血、急性肾衰竭、肺炎等并发症。

原发性脑室内出血除具有一般表现外与继发脑室内出血相比尚有以下特点:①意识障碍相对较轻;②可亚急性或慢性起病;③定位体征不明显;④以认知功能、定向力障碍和精神症状为常见。

因原发出血部位不同其临床表现各异:①位于内囊前肢的血肿极易破入脑室,临床表现相对较轻;②位于内囊后肢前2/3的血肿,由于距脑室相对较远,当血肿穿破脑室时,脑实质破坏严重,临床表现为突然昏迷,偏瘫,在主侧半球可有失语、病理反射阳性、双眼球向病灶侧凝视;③位于内囊后肢后1/3的血肿,多有感觉障碍和视野变化;④丘脑出血表现为意识障碍、偏瘫、一侧肢体麻木、双眼上视困难、高烧、尿崩症、病理反射阳性等;⑤小脑出血表现为头痛、头晕、恶心、呕吐、颈强直、共济失调等;重者出现意识障碍、呼吸衰竭等;⑥脑干出血轻者表现为头痛、眼花、呕吐、后组脑神经损伤、颈强直等;重者深昏迷、交叉瘫、双侧瞳孔缩小、呼吸衰竭等。

(四)诊断

首选CT检查,CT可以明确出血部位、出血量及有无梗阻性脑积水,为临床评估提供可靠依据。针对原发性脑室内出血患者,应行血管检查明确病因,首选DSA造影,若患者病情较重,则行CTA/MRA检查。目前对于脑室内出血严重程度的评估多采用Grabe评分(表7-5)。

表 7-5　Grabe 评分(1982)

出血部位	出血量	评分
侧脑室	微量或少量	1
	小于横切面的1/2	2
	大于横切面的1/2	3
	侧脑室铸型	4
三脑室	出血无脑室扩大	1
	出血有脑室扩大	2
四脑室	出血无脑室扩大	1
	出血有脑室扩大	2

(五)治疗

1.一般治疗

(1)控制血压:应用药物控制血压,但要避免血压下降过快、过低。(降幅应低于基础血压的20%,收缩压140~160mmHg,舒张压90~100mmHg左右)。

(2)处理颅内压增高:应常规行颅内压监测。若出现颅压增高,应使用甘露醇等药物脱水以降低颅内压。

（3）维持水和电解质平衡。

（4）意识障碍者应酌情考虑气管插管或切开。

（5）血管造影：由于高血压脑出血所致的继发性脑室出血无论临床上或影像学上均有异于动脉瘤或AVM的特征性表现，故血管造影只是在需要排除脑动静脉畸形、颅内动脉瘤或其他原因所致的脑内出血时方可采用。

（6）防止应激性溃疡药物的使用。

（7）神经营养治疗。

2.外科治疗　外科治疗的主要目标是迅速清除血肿的占位效应和由此而导致的继发性脑损害，但是手术却很少能改善神经功能。是否采取外科治疗措施必须针对每一位患者具体神经功能情况、出血量和部位、患者年龄以及患者本人和亲属对疾病的治疗的期望值来决定。

原发性脑室内出血，合并梗阻性脑积水患者，考虑钻孔引流术。

继发性脑室内出血，根据出血原发部位不同，直接开颅清除血肿，有以下手术入路：

（1）经额角入路：尾状核出血破入脑室，选此入路，路径最短，直视下可有效清除尾状核及同侧侧脑室内血肿，若切开透明隔，可部分清除对侧侧脑室血肿。

（2）经顶间沟入路：由于丘脑出血位置深，周围重要神经结构复杂，此入路可较好地避开重要功能区，显微镜直视下可彻底清除丘脑及左侧侧脑室血肿。

（3）经三角区入路：丘脑出血破入脑室（右侧）。

（4）经枕下小脑蚓部入路。

六、小脑出血

（一）概述

自发性小脑出血（CH），是指非外伤引起的小脑实质的脑出血。为幕下脑出血中常见，且预后相对较好的类型。急性自发性小脑血肿的人群发病率尚不清楚，早年国外部分尸检报道大约为0.7%。从整个脑实质发病部位看，自发性小脑出血约占所有自发性脑出血的5%～13%，这一数字与小脑组织重量在整个中枢神经系统中的比例接近。其发病率男性略高于女性，发病高峰年龄在60～80岁之间。小脑出血的死亡率报道相差较大，约在20%～75%之间，在CT及MRI普及以前，这一数字可能更高，而手术患者死亡率约为20%～50%。

（二）病理生理

高血压是所有自发性脑出血的最常见的因素，近年来，随着对脑血管淀粉样变（CAA）在脑出血疾病中的研究深入，过去人们认为的罕见发病原因，现在被认为是老年人脑叶出血非常重要的原因；此外，血管畸形也是引起小脑出血的重要原因之一；在国外资料中，梗死后出血在小脑出血中也不少见。目前认为小脑出血的部位通常发生于齿状核及其附近，表现为小脑半球的血肿，这是高血压引起自发性小脑出血最常见的部位。由于齿状核可由小脑所有动脉供血，所以很难确定出血责任动脉。位于小脑蚓部的出血，较易破入第四脑室与脑室相通，并常凸向脑桥被盖部。其出血责任血管多来自于小脑上动脉或小脑后下动脉的远段分支，有时见动脉瘤。

（三）临床表现

自发性小脑出血多急性起病，症状常发生在活动时。突发头痛、恶心、呕吐、头晕是常见首发症状，最常见的表现是患者突然站立或行走时跌倒，但无肢体偏瘫。头痛多表现为枕部疼痛，也有患者表现为额部头痛甚至球后部位的疼痛;呕吐症状也见于大部分患者;患者头晕症状多是真性眩晕(前庭性眩晕),在患者中也较常见。但三个症状并非同时见于大多数患者。此外患者还表现为构音障碍、耳鸣等症状,但是较之前的症状少见。同时小脑出血由于血肿压迫可能出现脑神经麻痹症状,表现为向同侧凝视麻痹、患侧周围性面瘫、眼球震颤及同侧角膜反射减弱。在清醒患者,如出现同侧步态或肢体共济失调、同侧同向性凝视麻痹和同侧周围性面瘫"三联征"时,常常提示小脑血肿的发生。

小脑出血的患者临床经过常常难以预料,入院时患者清醒或仅表现为嗜睡,短时间内可恶化为昏迷甚至死亡,这是区别于其他部位脑出血的临床特点之一。多数症状恶化的情况发生于患者发病72小时之内,但也有迟发恶化者,临床医生应予以高度警惕。单纯依靠患者入院时临床表现有时很难预测患者的临床过程。

(四)诊断

CT扫描为诊断自发性小脑出血和确定其部位提供了简便、经济、迅速且准确的方法,MRI也可作为小脑出血的诊断检查,但检查相对耗时且不够经济。急性血肿在CT表现为小脑部位的高密度影。CT能够显示血肿是否破入脑室,脑干受压情况,以及是否存在脑积水。这些都为临床确定患者手术指征及预测患者病情变化及预后提供了很重要的信息。同时反复CT复查在病情变化较快的患者中是非常必要的,一旦发现血肿扩大或出现脑积水等征象,即应尽早进行手术治疗,以防止病情进一步恶化。

由于目前各种影像学检查手段,包括CT、CTA、MRI及DSA等检查的广泛应用,临床医师不仅能够早期发现小脑出血,并能够判断小脑出血原因,为下一步临床治疗提供足够的依据。自发性小脑出血需要与动脉瘤、血管畸形及肿瘤引起的小脑出血进行鉴别。

(五)治疗

1.手术指征与禁忌证　　小脑出血的内科治疗方案基本同其他部位脑出血。

关于手术指征的选择上,小脑出血的患者,如出现临床神经功能恶化,或出现脑干受压及/或急性梗阻性脑积水表现时应尽早行血肿清除术。关于意识状态良好(GCS评分≥13分)的小脑出血患者是否手术目前仍有争议,由于患者术前意识状态与预后密切相关,同时小脑出血后临床变化过程难以预测,患者一旦出现昏迷后行手术治疗往往预后较差,故部分学者认为出现明显第四脑室受压情况时早期应积极手术治疗,不论患者神经功能是否明显恶化。部分学者则认为对于这类患者,如脑积水情况已得到控制,建议观察等待,一旦出现神经功能恶化,则行手术治疗,反之则行保守治疗。总之,对于此类患者是否手术,在病情恶化的风险、临床潜在的后果及手术风险三者间仔细衡量非常重要。

鉴于小脑出血多位于小脑半球齿状核附近,患者的临床症状表现最为重要的原因是颅压增高所致,其中颅后窝张力的明显增高常是致命性小脑扁桃体疝的主要原因,而因血肿占位效应所致的梗阻性脑积水又进一步加重了高颅压危象。我们认为对所有小脑出血的病例,除非已至濒死状态,均应采取积极手术清除血肿,尽可能挽救患者生命。

小脑出血的手术禁忌证基本同幕上部位脑出血,年龄并非小脑出血的绝对禁忌证,合并严重心肺功能疾患及凝血功能异常亦应力争纠正后行手术治疗。

2.手术时机　　由于小脑出血的手术指征多以是否出现神经功能恶化情况作为判断标准,文献报道部分患者可能在发病数天甚至数周后行手术治疗,但是可以肯定的是,患者一旦出现进行性脑干功能紊乱时,应立即行颅后窝开颅手术清除血肿减压,以预防不可逆的脑干功能障碍。绝大多数学者均主张临床神经功能恶化前尽早手术,无论患者出血时间长短,都可获得相对良好的预后。

3.手术方式的选择

(1)单纯脑室外引流术:单纯脑室引流术仅适用于不能耐受全麻开颅患者;或血肿不大仅因破入第四

脑室引起早期梗阻性脑积水者。

（2）开颅血肿清除术：根据血肿部位选择枕下开颅，枕骨骨窗约 4cm×4cm 大小，手术尽量清除小脑内及已破入脑室内积血，打通脑脊液循环，对于合并有脑积水患者建议同时行侧脑室外引流。如条件许可，可置入颅内压监护仪检测颅后窝压力变化情况，尽量将颅内压维持在一定范围以保证足够的脑灌注：开颅手术清除血肿优点在于：有效解除血肿占位效应及梗阻性脑积水，避免继发缺血性损害。随着显微外科及微创技术的不断进步，微创颅内血肿清除术已逐渐开展，术中行小骨窗（3cm×3cm）开颅，显微镜下操作，清除小脑内血肿并仔细止血，脑组织损伤小，术后并发症相对少，这在本院的临床实践中得到证实。

（3）内镜辅助下血肿清除术：过去神经内镜下血肿清除术多用于伴脑积水脑室内血肿清除，国外报道取得了较好效果。而内镜下小脑内血肿清除术的疗效仍处于探索阶段，内镜下小脑血肿清除术的经验提出，相对于传统开颅血肿清除术，内镜手术具有手术时间短，且能够缩短患者术后行脑室外引流的时间，并减少患者术后行永久分流的风险。但是由于颅后窝操作空间狭小，内镜下手术操作技术要求较高，能否推广应用还需更多的临床研究。

（4）寰枕减压及血肿清除术：作枕下正中直切口，上缘于枕外粗隆上 2cm，下缘达第 5～6 颈椎棘突水平，术中咬除枕骨鳞部、枕大孔后缘、寰椎后弓，广泛剪开硬脑膜，达到环枕减压的目的，继之清除血肿。其好处在于能有效地行颅后窝减压，并充分引流脑脊液，疏通脑脊液循环，但手术创伤较大，术后环枕稳定性受一定影响。此术式适用于血肿大且破入第四脑室、手术难以彻底清除血肿的患者。

4.并发症及预后　小脑出血可能发生的并发症及处理基本同幕上其他部位脑出血情况。不论手术与否，出血后应加强监护，严密观察，以便及时发现可能发生的再出血。

小脑出血的预后与术前意识状态，脑干功能受损程度，手术是否早期并有效缓解高颅压危象直接相关，但总体而言其预后较之脑干、丘脑等重要功能区的脑出血为好。

七、脑干出血

（一）概述

脑干出血部位最常见的部位是脑桥，其次为中脑和延髓。在 CT 应用于临床以前，脑桥以外的脑干出血常与脑干梗死混淆。直到头颅 CT 应用于临床诊断后，才有中脑和延髓出血的病例报道。但即便进行 CT 检查，脑桥的小出血也可能被漏诊。脑干出血的病理机制是继发性血管损害，最常见的原因是高血压，由此产生的出血导致脑干功能严重损害，患者预后很差。

（二）应用解剖

脑干自下而上由延髓、脑桥和中脑组成，位于颅底内面的斜坡上，上方以视束为界，下方经枕骨大孔与脊髓相连续。脑桥和延髓的背面与小脑相连，它们之间的室腔称为第四脑室。第Ⅲ～Ⅻ对脑神经自脑干发出。延髓长约 3cm，是脊髓到脑的过渡部，上端借横行的延髓脑桥沟与脑桥为界，下接脊髓并与脊髓的沟、裂相连；脑桥位于脑干的中部，其腹侧面膨隆称脑桥基底部，是由大量横行纤维和部分纵行纤维组成，基底部正中有纵行的基底沟，容纳基底动脉；中脑腹侧面上界为视束，下界为脑桥上缘，两侧有粗大的由纵行纤维构成的隆起，称大脑脚底。第四脑室系位于延髓、脑桥和小脑之间的室腔，形似帐篷。第四脑室上通中脑水管，下通延髓下部和脊髓的中央管，并借脉络组织上的 1 个第四脑室正中孔和 2 个第四脑室外侧孔与蛛网膜下隙相通。脑干的血液供应来自椎-基底动脉系统。延髓动脉为椎动脉和它的分支发出的一些微细血管，分布到延髓及舌咽、迷走及副神经根。脑桥动脉从基底动脉后面或两侧发出，左、右侧各有 4～5 支，供应脑桥基底部及邻近结构。中脑动脉主要由大脑后动脉环部发出。

（三）临床表现

脑干出血的临床表现取决于血肿大小和出血的位置。大多数患者有头痛和局灶性脑干神经功能缺损。患者常伴有头痛呕吐，但与脑叶或小脑出血相比，头痛的发生率不高。由于出血的位置不同，患者可出现复视，共济失调，脑神经受损，眩晕，耳鸣，听觉过敏，震颤，构音障碍，肌张力障碍，高热，呼吸功能障碍，长束体征等。若出血量大可能迅速进展至昏迷。

1.脑桥出血　中央部位大的出血可导致意识障碍，并迅速进展至昏迷状态。临床特征主要是完全性瘫痪、去大脑强直和针尖样瞳孔、高热和过度换气。大部分患者通常在几小时内死亡。

2.中脑出血　自发性中脑出血很少见。1949年报告了第一例中脑出血。常见的临床表现有动眼神经麻痹，垂直方向凝视麻痹和不规则瞳孔。

3.延髓出血　延髓出血在脑干出血中最为少见。延髓出血的临床表现包括眩晕、共济失调、后组脑神经功能异常，呼吸功能障碍。在出血后早期即可突然出现中枢性低通气，导致呼吸骤停。

（四）诊断

脑干出血是急性神经功能障碍的重要原因，准确的早期诊断，并给予相应的治疗，有助于降低残疾，在顶盖或基底部较小的出血可仅出现局灶性体征而不伴有意识障碍，需CT或MR扫描才能诊断。脑桥出血起病时的意识水平与CT血肿体积的大小，直接影响到预后。目前认为CT是早期诊断脑干出血的最佳选择，CT方便快捷，有利于患者的早期诊断和治疗，但CT受骨质伪影影响，其清晰度远逊于MRI，故对所有脑干出血者，力争行MRI检查有利于诊断和鉴别诊断。

（五）治疗

对于高血压性脑干出血，既往认为其手术治疗价值很有限甚至列为手术禁忌而采用内科保守治疗，具体治疗原则同其他部位高血压脑出血。目前，对脑干出血的手术指针及禁忌证得出了共识：①意识状态为中度昏迷；②出血量超过脑干最大平面1/2；③有四脑室及中脑导水管受压或脑积水；④病情逐渐恶化，生命体征出现紊乱，尤其是呼吸变浅变慢。可考虑显微手术下清除血肿以缓解脑干受压。

下列情况则不考虑手术：①出血量少无意识障碍；②脑干出血少量，无明显脑室系统受阻；③深昏迷，双侧瞳孔散大固定；④无自主呼吸；⑤生命体征严重紊乱；⑥有其他手术相对禁忌。

手术入路选择应以距血肿最近为宜，以最短的手术路径，最小程度的脑干损伤，达到清除血肿，解除脑积水及颅内高压的目标。手术入路为：血肿位于脑桥及延髓背侧，采用枕下正中入路。血肿位于脑桥腹外侧，采用经枕下-乙状窦后入路。血肿位于中脑或中脑脑桥交界部，采用颞下入路。

脑干出血患者常伴有意识障碍，为保持呼吸道通畅，有利排痰防止肺部感染、昏迷患者应行气管插管或气管切开。有肺部感染患者，应在细菌培养及药敏实验的指导下，尽早采用有效抗生素治疗。

（六）预后

脑干出血系脑出血中最严重的类型，其预后取决于出血部位，血肿量，患者的意识状态，全身情况及治疗时机等多种因素，严格掌握手术指针及手术时机是改善预后的关键。

（马显武）

第九节　缺血性脑血管病

在全球范围内，脑卒中是仅次于心血管疾病、恶性肿瘤的第三位导致人类死亡的疾病，更是导致成人残疾的第一位疾病。而根据近期我国卫计委的调查，脑卒中已经成为导致国人死亡的第一位疾病。随着人民生活水平的不断提高,其发病率还在逐年上升。而缺血性脑血管病占70%以上,目前对此病死亡率的控制、残疾后的康复以及再次卒中的控制仍然不尽人意;死亡率仍高达30%以上,约1/3的病人失去了生活自理能力,而存活者中约3/4不同程度地丧失劳动力。脑卒中的高发病率、高致残率、高死亡率及高复发率使得脑血管病的防治已经成为亟待解决的课题,并越来越受到政府及国内外医学界特别是神经科学界的重视。

一、急性缺血性卒中的外科治疗

急诊就诊的自发性突发神经功能损害的患者,约5%的患者为癫痫、肿瘤或精神心理障碍,15%～25%为出血性卒中(包括自发性脑出血、蛛网膜下腔出血、静脉梗死、出血性烟雾病、凝血机制障碍等),另外约70%以上为缺血性卒中。广义的缺血性卒中包括短暂性脑缺血(TIA)发作和脑梗死。下面重点介绍急性缺血性卒中的血管内治疗和外科治疗,有关急性缺血性卒中的静脉溶栓治疗将不做描述。

(一)发病原因和危险因素

急性缺血性脑卒中的病因有多种,但究其深层原因主要有栓塞、血栓形成和系统性或局部的低灌注。缺血性卒中病因学的 TOAST 分型包括大血管粥样硬化性、心源栓塞性、小血管闭塞性、其他原因所致的缺血性卒中及不明原因的缺血性卒中这五大类。缺血性卒中的可控危险因素包括高血压、心脏病、糖尿病、吸烟、高血脂、心房颤动、肥胖、代谢综合征、酗酒等,不可控的因素包括年龄、性别和遗传因素。

卒中的临床方面有 OSCP 分型,分为完全前循环梗死、部分前循环梗死、腔隙性梗死和后循环梗死。

(二)临床和检查评估

急性缺血性卒中的患者需要争分夺秒快速诊治,时间就是大脑是临床医护人员必须时刻牢记的概念,急性缺血性卒中患者的检查评估主要包括一般检查和处理,包括迅速稳定患者的一般情况、快速逆转可能导致患者病情加重的原因、询问患者的发病情况和可能的危险因素、迅速排除出血性卒中、筛查溶栓治疗可能的禁忌证。这样才能缩短时间,挽救患者的生命和神经功能。

在询问病史和体格检查方面需要关注鉴别诊断的方面,突发的神经功能障碍还需要和脑出血、癫痫、晕厥、低血糖进行鉴别。患者是否有糖尿病、是否采用胰岛素或其他降糖药物,以往是否有癫痫病史、近期是否有外伤等都需要特别关注。NIHSS 评分是目前最常用的评估急性缺血性卒中病情的指标。

快速的平扫头颅 CT 是区别出血性卒中的关键,患者急诊接诊后在 45min 内完成检查和判断以便能够在 60min 内进行静脉溶栓治疗是近期指南的标准。急性缺血头颅 CT 的早期征象包括颅内大血管的非对称性高密度、灰白质交界的模糊、脑沟模糊消失、岛带征消失(岛叶灰质的低密度)、灰质低密度灶、豆状核低密度。ASPECTS 评分正常是 10 分,基底核水平的尾状核、豆状核、内囊、岛带、额叶后部、颞叶前部、颞叶后部(后三者均为 MCA 供血区)、侧脑室体水平的额叶前部、后部、顶叶皮质(这三者也是 MCA 供血区)有低密度病灶或者灰白质分界模糊(不包括脑肿胀)分别减去 1 分,最低为 0 分,ASPECTS≤4 分往往表示已经有大面积脑梗死,预后差。后循环 ASPECTS 评分也为 0～10 分,每分对应每一侧的丘脑、小脑半球、大脑后动脉供血区,中脑及脑桥各为 2 分,10 分表示没有任何低密度病灶,预后往往较好,每个部位的低密度缺血病灶或灰白质交界模糊(不包括脑肿胀)分别减去相应的分数,0 分最低,预后最差,出血转化的发生率也高。这样的半定量评分系统有助于临床预判。

溶栓前的必要检查还包括心电图、包括血小板计数的血常规、心肌梗死的血液学指标、生化电解质、肾功能、血糖、凝血指标、动脉氧饱和度。其他检查可针对患者的不同情况选择进行,包括肝功能、乙醇及毒物检测、妊娠试验、血气分析等,如果高度怀疑蛛网膜下腔出血而 CT 阴性需要做腰穿、怀疑癫痫的患者需要做脑电图。但静脉溶栓前必须有结果的辅助检查只需要头颅 CT 排除出血、血糖(可采用简单的手指血糖试纸检测)和氧饱和度(外置式氧饱和度检测仪),不需等待其他的检查结果,如果其他检查结果出来后提示有异常,可再终止静脉溶栓治疗。

(三)血管内治疗

目前还没有很好的临床研究证据支持急性缺血性卒中的血管内治疗,因此血管内治疗不能延误静脉溶栓治疗的实施。对于静脉溶栓疗效不佳,超过了静脉溶栓时间窗,或者有静脉溶栓禁忌的患者可以考虑血管内治疗,血管内治疗的方式目前主要有动脉内溶栓,机械取栓再通,急诊支架成形治疗及多种方法的联合治疗。在治疗时间窗方面,目前主张发病 6h 内可进行动脉内溶栓治疗,取栓或者支架成形的治疗可延长到发病 8h 内,对于后循环的急性缺血性卒中,取栓或支架成形的时间窗可延长到 12h,甚至 24h。

(四)机械取栓再通

急性血栓栓塞救治中,血管再通是影响临床结果的重要因素。相对于药物溶栓,机械血运重建方法避免了溶栓药物的使用,可以避免溶栓药物引起的出血并发症。因此对于大血管急性闭塞的患者,机械取栓溶栓治疗的潜力仍待我们尝试和验证。机械取栓碎栓技术包括最初的微导管导丝取栓碎栓、发展到 Merci、Penumbra、支架取栓器等机械取栓系统。其中 Merci 是第一代的取栓装置,是一种螺旋状的导丝取栓装置;Penumbra 为包含导管、碎栓器和冲洗抽吸泵的装置,而新一代的 Solitaire、Trevo 等多是支架状的取栓器。最新的对照 Solitaire 和 Merci 取栓装置有效性的 SWIFT 研究显示,Solitaire 取栓支架有更高的血管再通率,临床的预后也更好,最新的指南中也提到,Solitaire 和 Trevo 支架取栓器的疗效优于 Merci 取栓器。目前有多项的取栓治疗急性缺血性卒中的临床研究正在进行中。

(五)急诊支架成形术

中国人急性缺血性卒中伴有颅内狭窄的发生率高于白种人,颅内支架置入可以将血栓贴壁更快地重建血流,在结合球囊扩张成形下可以同时治疗狭窄,减少血管再闭塞,同时减轻闭塞段血管内皮细胞的损害。急性卒中支架辅助血管再通(SA-RIS)研究对 NIHSS≥8 分及发病时间 8h 内的患者进行颅内自膨胀支架置入治疗,总共纳入 20 例,其中支架置入后 60% 的患者血流重建达到 TIMI 3 级,另外 40% 的患者达到 TIMI 2 级、颅内症状性出血率为 5%,随访 1 个月时死亡率为 25%,45% 的患者 mRS≤1 分,表明急诊支架置入进行血运重建取得很高的血管再通率。从目前临床资料来看,支架辅助联合其他血运重建方式将具有广阔的临床前景,但需要技术上的改进探索和随机对照临床研究的证实。

(六)桥接式联合治疗

发病 4.5h 内的静脉溶栓是被循证医学证实的有效治疗急性缺血性卒中的方法,其循证医学证据主要来源于美国的 NINDS 试验和欧洲的 ECASS 试验。而静脉溶栓治疗具有快速简单的特点,因此,在未证实血管内介入治疗优于静脉溶栓治疗的情况下,目前不能因为血管内介入治疗更高的血管再通率而舍弃静脉溶栓治疗,因此人们提出了尽快进行静脉溶栓,然后对于大动脉仍然未通的患者联合进行血管内的介入开通,即所谓的桥接式联合治疗,但最新的研究(IMS Ⅲ)并未证实后续的介入治疗能够提高患者的临床预后。美国心脏协会和卒中协会于 2013 年正式发布的急性缺血性脑卒中早期治疗指南中,首次推荐对静脉溶栓无效的大动脉闭塞患者,进行补救性动脉内溶栓或机械取栓术治疗,紧急血管成形和支架置入术可用于某些特定情况,如某些颅外段颈动脉或椎动脉粥样硬化或夹层等引起的急性缺血性卒中。

(七)主要并发症和评估

急性缺血性卒中的主要并发症包括缺血性脑水肿、出血转化、癫痫等。颅内出血可来源于机械性的操作引起的出血,这种出血往往位于蛛网膜下腔,而脑实质的出血主要来源于梗死出血转化,溶栓或抗凝药物引起的出血。急性缺血性卒中即使没有进行溶栓治疗,仍然有部分患者发生颅内出血,出血的危险因素包括病情重、梗死面积大、高龄、CT 显示早期缺血梗死迹象、心源性卒中、高血糖等。溶栓或血管内介入开通可能增加患者的出血概率,其症状性颅内出血发生率约 6%。

目前,将急性缺血性脑卒中治疗后的脑出血分为出血性梗死(HI)和脑实质血肿(PH)其中前者出血均在梗死区域内或边缘,没有占位效应,后者均有占位效应。

治疗 24h 内需要严密监测患者的一般生命体征和神经功能状态(应包括 NIHSS 评分),治疗后即刻和 24h 应检查头颅 CT,术后 3d 内出院前完成头颅 MRI 检查,出院前再次评估 NIHSS 评分,3 个月随访时评估患者的 mRS 评分。治疗 3 个月时患者是否能够生活自理(mRS≤2)是最重要的评价指标。

(八)急性缺血性卒中的去大骨瓣减压术

颅内外大血管的急性闭塞如果缺乏足够的代偿,没能及时再通,就会发生大面积的脑梗死和脑水肿,早期 CT 低密度,弥散加权 MR 显示的病灶或者灌注成像无灌注区域如果超过大脑中动脉供血区的 2/3 的患者容易发生脑疝,这样的患者可出现进展性的意识障碍,死亡率高达 50%～70%,脑疝进一步使脑梗死扩展到大脑前和大脑后供血的区域。是否采用去大骨瓣减压治疗这种恶性脑梗死存在争议,多项研究显示 48h 内的去大骨瓣减压手术能够将死亡率从 80% 降低到约 30%,并有利于存活者的生存质量,但多数存活者伴有重残。因此,对于恶性脑梗死的患者,最新指南推荐进行幕上或幕下的早期去大骨瓣减压术,但对于特别老年的患者需要审慎,术前应充分和家属沟通可能的不良预后。

二、脑动脉粥样硬化狭窄的外科治疗

(一)动脉粥样硬化狭窄的病理生理

病理上可将动脉粥样硬化分为 5 期:内膜-中膜增厚期、斑块形成期、血管重构期、血管狭窄期和血管闭塞期。

粥样硬化斑块的成分主要有细胞外基质、胆固醇结晶、钙化组织、巨噬细胞、泡沫细胞、单核细胞、淋巴细胞、平滑肌细胞、血小板及血栓等组成。粥样硬化斑块由较柔软的脂质核心和外表的纤维帽组成,脂质核心的游离胆固醇及胆固醇结晶来自血液浸润入动脉壁的脂质以及泡沫细胞凋亡所释放的脂质。纤维帽主要由胶原蛋白、纤维蛋白及糖蛋白组成,纤维帽可以避免血液直接和脂质核心接触,随着疾病的发展,特别是炎症破坏及血流的冲击,纤维帽可以发生破裂,血流冲击脂质核心可以造成碎片的脱落,也可以形成夹层或斑块溃疡,脂质核心还可以促进血栓形成,斑块表面释放的多种活性组织因子也容易诱导血小板聚集及血栓形成。

易损(或称为不稳定性粥样)硬化斑块的概念来自冠状动脉粥样硬化的临床研究,目前的研究认为不稳定性粥样板块的特征有:①偏心的管腔边缘;②较大的脂质坏死核心(>40%);③较薄的纤维帽;④局部内皮功能紊乱、促凝活性增加;⑤巨噬细胞增多活性增强、活化 T 淋巴细胞、肥大细胞增加;⑥新生血管增加;⑦平滑肌细胞减少;⑧言行标志物增加;⑨基质金属蛋白酶表达增强;⑩局部凝血酶及组织因子增加;⑪微血栓形成;⑫局部血流动力学紊乱等。

颅外脑供血动脉狭窄主要位于颈总动脉分叉及颈内动脉起始段、锁骨下动脉、椎动脉的起始段。颅内动脉狭窄最多见的部位为大脑中动脉主干、椎动脉入颅段及椎-基底动脉汇合部、基底动脉中段、颈内动脉床突上段。

脑动脉狭窄引起缺血性卒中主要来源于血栓栓塞事件、狭窄远端的低灌注及穿支血管开口的闭塞等。低灌注性动脉狭窄是目前外科治疗最主要的适应证。

（二）脑动脉狭窄闭塞的临床表现

前循环脑动脉狭窄引起的缺血症状主要有对侧偏身及肢体出现乏力、麻木、失语及发作性黑矇（视网膜或视觉皮质缺血），后循环椎基底动脉系统狭窄可以导致发作性共济失调、步态不稳、眩晕、猝倒及脑神经损害和交叉性偏瘫。

大脑中动脉狭窄可以表现为发作性的对侧肢体偏瘫、感觉障碍，上肢的偏瘫往往重于下肢，优势侧大脑中动脉狭窄引起上千供血不足、栓塞或上千本身狭窄缺血可以出现运动性失语，和（或）语言形成困难及失写，优势侧大脑中动脉下干的缺血或栓塞可以出现感觉性失语、失读及偏盲。单纯的大脑前动脉狭窄比较少见，可出现以下肢为重的偏瘫及感觉障碍。椎动脉狭窄后的后循环血供可以通过后交通或颅外动脉的吻合支进行代偿，出现失代偿时可以表现为发作性头晕、眩晕、同侧共济失调及对侧肢体乏力、黑矇、猝倒、语言含糊、眼球震颤、复视及吞咽困难等。严重时可以引起网状激动系统缺血，出现意识障碍。眩晕是后循环缺血常见的临床表现，应注意和其他疾病引起的眩晕进行鉴别，特别是中耳及内耳原因引起的眩晕的鉴别。基底动脉狭窄引起眩晕是常见的临床表现，如果从前循环的代偿不足还可出现枕叶缺血，表现为黑矇及视野缺损。基底动脉尖部综合征表现为情感和行为障碍、眼球运动障碍、瞳孔异常及构音障碍。如后交通动脉缺如，椎-基底动脉严重供血不足可能导致枕叶梗死，出现皮质性失明。单纯的大脑后动脉狭窄少见，大脑后动脉供血不足主要因为椎-基底动脉供血不足而又没有前循环的代偿，大脑后动脉缺血主要影响枕叶及颞叶内侧，可出现同向偏盲、象限性偏盲、感觉障碍及近记忆障碍。造影中发现小脑后下动脉开口狭窄并不少见，小脑后下动脉缺血还主要来自同侧椎动脉狭窄而对侧椎动脉发育不良，某些患者因为椎基底动脉交界处严重狭窄或闭塞而椎动脉只供应同侧的小脑后下动脉，小脑后下动脉供血区域的缺血可以有同侧小脑上动脉的吻合代偿。小脑后下动脉缺血典型的临床表现为 Wallenberg 综合征。

狭窄部位听诊杂音：在颈总动脉分叉部听到收缩期增强的连续性吹风样杂音，听诊器适度压迫后听诊可以提高阳性率。锁骨下动脉狭窄也可能听到血管杂音。

双侧上肢的血压测量对比是诊断锁骨下动脉严重狭窄或闭塞的简易有效方法，如果双侧上肢的血压相差超过 20mmHg，往往提示低血压侧锁骨下动脉的严重狭窄或闭塞。

（三）影像学评估

颈动脉狭窄患者的筛选多采用双功能颈动脉彩超检查，为避免遗漏彩超无法探测部位的狭窄（C_2 水平以上、颅内动脉狭窄），可以结合 MRA 或 CTA。双功能彩超检查结合了二维 B 超及多普勒分析，从超声二维形态学及多普勒血流分析两方面分析颈动脉狭窄，具有简便、经济、快速、可重复性等优点，在临床上得到了广泛的采用，超声检查还可以用于颈动脉狭窄血管成形支架置入后的随访，容易被患者接受。超声检查还可以分析粥样硬化的特征，如斑块的形态、是否有溃疡、是否均质、是低回声还是强回声等。通常均质性、扁平型斑块相对稳定，而溃疡型、低回声、不规则形斑块为不稳定型。经颅超声多普勒是无创的评估颅内动脉狭窄和侧支循环情况的有效方法。

1.CT、CTA 及灌注 CT　CT 检查可以观察是否有颅内出血及较明显的脑梗死，但对较小的梗死难以判断，通常用于急性期排除出血的检查。CTA 是一种非创伤性的血管学检查方法，成像简单快速，对颈动脉狭窄的钙化分析尤其有优势；灌注 CT 可以敏感地显示是否存在狭窄供血区的低灌注，随着多排螺旋 CT 的采用，可以快速简便地对脑缺血做出早期诊断，特别适合于急诊检查。CTA 也可用于斑块切除术或支架成形术后的随访。

2.MR、MRA、弥散及灌注 MR　MR 检查对梗死最为准确敏感，特别是 Flair 序列（水抑制反转恢复成像）可以避免脑室及脑沟脑池脑脊液信号的干扰，清晰地显示脑梗死灶；而弥散加权 MR 可以更早地显示急性脑梗死灶，同时可以鉴别急性或慢性脑梗死；灌注 MR 同样可以分析脑血流量（CBF）、脑血容量

（CBV）、平均通过时间 MTT 等参数,分析脑供血情况。MRA 在评估脑动脉狭窄时往往存在过度夸张的现象。高分辨率的 MRI 管壁成像也被用于颈动脉颅外段和颅内动脉粥样硬化狭窄的评估,用于观察粥样斑块的形态和性状,有利于分析是否为易损斑块。

3.DSA 检查 一直是颈动脉狭窄诊断的"金标准",颈动脉粥样硬化脑血管造影的最常见表现是管腔不规则,表面光滑的狭窄往往提示为简单纤维型斑块,而表面粗糙不规则提示纤维帽的破裂;当然,最重要的表现是管腔的狭窄,对于狭窄程度的计算有不同的方法,NASCET 法比较的是最狭窄处管径和远端正常血管的管径,而 ECST 法(欧洲颈动脉外科临床研究)比较的是最狭窄处剩余管径和同部位正常管径的估计值。

（四）颈动脉狭窄的外科治疗

症状性及无症状性颈动脉狭窄的自然病史有显著的差异,对症状性颈动脉狭窄的自然病史的了解主要来自两项临床对照研究,即 NASCET 及 ECST,在 NASCET 的研究中发现,症状性 70%～99%颈动脉狭窄患者即使服用阿司匹林或华法林,2 年后脑卒中的概率高达 26%(年发生率 13%),而 ECST 研究中采用药物治疗的狭窄程度大于 80%的患者在 3 年随访期间卒中发生率为 26.5%(年卒中发生率 8.8%,ECST 计算狭窄程度的方法不同于 NASCET)。

无症状性颈动脉狭窄的年卒中率远低于症状性狭窄,年卒中率为 1.2%～2.2%,无症状颈动脉粥样硬化临床研究(ACAS)随访了药物治疗的狭窄程度超过 60%的无症状性颈动脉狭窄,5 年随访期卒中发生率为 11%(年卒中率 2.2%),而 ECST 研究中无症状患者的年卒中率约 1.2%,远远低于有症状组患者。

（五）颈动脉狭窄内膜切除术

颈动脉狭窄内膜切除术(CEA)是一种预防性的手术,开始于 20 世纪 50 年代,随着一系列临床随机对照研究的发表,这种手术在 20 世纪 80 年代后得到了迅速的普及。由于 CEA 是一种预防性的手术,需要术者的手术并发症率足够低才能使患者受益,目前比较公认的症状性患者 CEA 手术的并发症率低于 6%,无症状患者 CEA 手术的并发症率低于 3%。症状性颈动脉狭窄一般指治疗前 6 个月内有过同侧 TIA 或卒中。

最新的美国心脏病和卒中协会指南推荐,如果能够使 CEA 手术并发症率低于 6%,对无创血管影像或造影检查发现的 70%～99%的症状性颈动脉狭窄应该进行 CEA 手术(Ⅰ类推荐,A 级证据);对症状性狭窄程度为 50%～69%的也推荐进行 CEA 手术(Ⅰ类推荐,B 级证据);不推荐对狭窄程度小于 50%的狭窄进行手术;如果患者的发病仅表现为 TIA 或者小梗死灶,在排除了禁忌证后,推荐在发病后 2 周内进行手术;而在选择 CEA 还是 CAS 手术方式方面,对于年龄超过 70 岁,特别是近端血管扭曲的患者更倾向于 CEA 手术,而对于不超过 70 岁的患者,CAS 和 CEA 在手术的并发症方面和预防卒中方面类似;如果患者存在外科手术及全身麻醉的危险因素,或者是 CEA 手术后的再狭窄或者放射治疗诱发的颈动脉狭窄,推荐患者采用 CAS 治疗。

CEA 手术的危险因素包括:①年龄超过 80 岁;②CEA 手术后的复发狭窄;③术前 4 个月内有过对侧的 CEA 手术;④放疗后引起的颈动脉狭窄;⑤颈动脉狭窄的远近端有串联的显著狭窄;⑥对侧有严重的狭窄或闭塞;⑦重要脏器的严重功能障碍;⑧无法控制的高血压和高血糖;⑨显著的冠心病或不稳定心绞痛;⑩高位颈动脉狭窄病变(高于颈-椎体水平)等。如果患者存在上述一种或多种危险因素,可推荐患者采用 CAS 治疗。术前至少 5d 服用 100～300mg 阿司匹林进行抗血小板聚集准备,可以降低血栓栓塞和心肌梗死并发症率;阻断血流前进行肝素化,是否在血管缝合完毕并恢复血流后用鱼精蛋白中和肝素存在争议;术后需要进 ICU 观察 24h,保持足够的液体量,控制收缩压在 110～150mmHg 水平,对于术后高灌注风险高的患者需要进一步降低血压;术后还需要观察患者的神经系统状态和体征、局部伤口是否有血肿、瞳孔大小和光反射(霍纳综合征)、是否有头痛和癫痫发作(高灌注综合征)、颞浅动脉的搏动(颈外动脉闭塞)、伸舌是否居中(舌咽神经损伤)、是否有面瘫(面神经下颌支的损伤)、是否声音嘶哑(后返神经损伤)等。

CEA 手术可采用全身麻醉或局部麻醉。局部麻醉有利于患者神经功能的监测,但目前没有临床研究证实局部麻醉在预防卒中、心肌梗死或死亡方面的优势。全身麻醉有助于患者的制动和脑保护作用,经颅超声多普勒(TCD)、术中脑电图和电生理监测有助于降低手术的并发症。

CEA 手术的并发症主要包括 TIA 或缺血性脑卒中、伤口局部血肿、高灌注综合征、心肌梗死、脑神经麻痹、假性动脉瘤形成、切口感染、颈动脉闭塞、再狭窄等。CEA 手术后的高灌注综合征发生率3%～10%,多数表现为同侧的搏动性眼眶周围及前额部疼痛,部分患者发生癫痫症状,严重的患者出现颅内出血;颈动脉的闭塞多数发生在手术后的数小时内,因此,有的学者建议不中和肝素;外翻式手术及补片的使用可能降低再狭窄的发生率,2 年内的再狭窄原因归为内膜过度增生,而超过 2 年后的再狭窄是由于粥样硬化病变加重引起的。脑神经麻痹是 CEA 手术后的重要并发症,其中术后声音嘶哑多数是因为喉头水肿引起的,少数是喉返神经和喉上神经损伤引起,损伤舌下神经可导致伸舌偏向手术损伤侧,单侧神经损伤可导致发声、咀嚼和吞咽困难,而双侧的损伤可能导致上呼吸道梗阻。

(六)颈动脉狭窄支架成形术

颈动脉狭窄支架成形术(CAS)起于 20 世纪 90 年代,并逐渐发展,特别是脑保护装置的使用。CREST 研究是目前发表的最新最大宗比较 CAS 和 CEA 的随机临床对照研究,其结果表明,两者在围术期并发症率和 4 年预防同侧脑卒中方面没有显著的差异,CAS 有更多的小卒中并发症,而 CEA 有更多的心肌梗死和脑神经麻痹并发症。因此,最新的美国心脏病和卒中协会指南也推荐 CAS 可作为 CEA 的一种替代治疗手段。而同样,如果要达到 CAS 治疗有效预防卒中的目标,也必须达到症状性狭窄手术并发症率低于6%,无症状狭窄手术并发症率低于 3%的指标。2009 年,欧洲血管外科协会的指南(ESVS)指出,如果患者有对侧喉神经麻痹、颈部手术病史、颈部放疗、CEA 术后再狭窄、高位病变或串联其他病变应考虑 CAS 手术。

CAS 术前准备:①服用抗血小板聚集药物。术前至少 3～5d 开始服用抗血小板聚集药物,目前最常用的方案是每日阿司匹林 100～300mg 及氯吡格雷 75mg,由于服用氯吡格雷后平均需 5～7d 才能达到最大药效,近期推荐术前 5～7d 开始服用抗血小板聚集药物。如果进行急诊支架置入,可以在支架置入前 2～6h 服用负荷剂量阿司匹林(300mg)和氯吡格雷(300～600mg)。②预防操作并发症的药物及器材准备。为预防或处理并发症,需准备抗血管痉挛药物(罂粟碱或硝酸甘油)、溶栓药物(尿激酶或 rtPA)、阿托品、肾上腺素、多巴胺、除颤器及临时起搏器。

目前的 CAS 都采用自膨胀支架,自膨胀支架直径选择的原则是支架直径略大于狭窄前后较大血管的直径,如果狭窄位于颈内动脉起始段或颈总动脉分叉部,支架大小的选择应根据颈总动脉的直径。支架的长度选择根据狭窄的长度,支架必须完全覆盖狭窄并超出,支架的近端及远端都应位于正常血管上。随着技术的进步,支架的性能在逐步改善,理想支架应该是更加柔顺、输送系统外径更小、无缩短率、良好的 X线下可视性、无致栓性、更佳的贴壁性、合理的径向支撑力、并可预防再狭窄等。CAS 治疗中最令人担忧的并发症是碎片脱落引起的远端血管的栓塞,因此,如何防止术中栓子脱落引起脑梗死是提高疗效的关键。最先出现的是远端球囊阻断保护技术,将球囊通过狭窄后充盈并阻断颈内动脉血流,使后续操作中产生的碎片都流入颈外动脉或积聚在球囊近端的血管中,支架置入血管成形后,用导管抽吸碎片并冲洗,然后回收球囊恢复血流,但远端球囊阻断保护技术存在需要阻断血流、不能保证所有的碎片被清除及球囊可能造成的血管损伤等缺点。滤器保护装置的出现,大大降低了栓塞发生的机会,CAS 操作时血栓栓塞并发症率降低到 0%～1.2%,采用保护技术后卒中及手术相关死亡率已从 6.04%降低到 2.7%,无症状性狭窄的患者,卒中及手术相关死亡率已从3.97%降低到1.75%。但目前的滤器也存在不能提供全程保护、无法过滤小于网孔直径的碎片及过多的碎片堵塞网孔可能导致血流中断及回收困难等问题。另外,一种保护装置是近端和颈外动脉双球囊阻断的保护装置,可全程提供保护,但也需要阻断血流,少数患者不能耐受。

(七)椎动脉颅外段狭窄的外科治疗

椎动脉颅外段的狭窄是后循环卒中的一个重要因素,特别是椎动脉起始段的狭窄。椎-基底动脉供血不足的主要症状可以归纳为5项(5个D),包括猝倒、复视、言语含糊、视觉障碍和头晕。其中最多见的是头晕,但头晕的病因复杂,包括直立性低血压等,也可能是因为头颈部活动后椎动脉被骨质或退行性病变压迫导致的。另外,锁骨下动脉的严重狭窄或闭塞可以导致同侧椎动脉的逆流,称为锁骨下盗血综合征。椎动脉狭窄约75%位于椎动脉起始段,少数位于椎动脉颅内段和颈段。如果一侧椎动脉发育不良而主供血椎动脉起始段有严重狭窄,患者有较高的脑梗死发生率。

椎动脉颅外段严重狭窄或闭塞的外科手术包括椎动脉内膜切除术,将椎动脉近端切断后移位缝合到颈动脉、甲状颈干或锁骨下动脉,也可采用旁路移植术。

除了药物治疗,椎动脉颅外段严重狭窄的另一项治疗还包括支架成形术。目前还没有最佳药物治疗和支架治疗椎动脉起始段狭窄的临床对照研究。但目前已经有大量的单中心回顾性研究报道采用支架治疗,一项综述分析综合了27个临床报道,总共有980例患者采用支架治疗椎动脉起始段狭窄,技术成功率达到99%,围术期卒中和TIA的并发症率分别为1.2%和0.9%。其中,药物洗脱支架运用后显著降低了椎动脉起始段狭窄支架术后的再狭窄率(药物洗脱支架和普通支架术后再狭窄率分别为11.2%和30%),笔者报道的一组47例患者,38例进行了造影随访,再狭窄率为5.3%。

引起发作性椎-基底动脉缺血的另外一个原因是Bow Hunter卒中,是由于被动或主动的旋转头部,造成颈1至颈2部位椎动脉的压迫闭塞造成。

(八)颅内动脉狭窄的外科治疗

颅内动脉狭窄的位置和程度决定了患者的预后,目前所知的颅内动脉狭窄的自然病史多来自回顾性的临床报道,如MCA狭窄的年卒中率为2.8%～4.2%,年死亡率为3.3%～7.7%,而椎-基底动脉狭窄的年卒中率为2.4%～13.1%,而年死亡率为6.1%～9.7%。

颅内动脉狭窄的药物治疗包括控制引起动脉粥样硬化的危险因素、抗血小板聚集药物、抗凝药物、血管紧张素转化酶抑制药及Statin,其中研究较多的药物有阿司匹林及华法林,WASID是一个随机对照的前瞻性临床研究,入选68例患者为狭窄程度超过50%的颅内动脉狭窄,其中42例服用华法林,26例服用阿司匹林,平均随访13.8个月,随访期间卒中发生率平均为15%,其中双侧椎动脉狭窄卒中率为40%,单侧椎动脉狭窄8%,基底动脉狭窄18%,大脑后动脉及小脑后下动脉为11%。因此,狭窄程度超过50%的颅内狭窄尽管采用积极的药物治疗,预后仍然较差,需要有更为积极的治疗方法。

(九)脑供血动脉狭窄介入治疗的并发症

脑供血动脉狭窄介入治疗的并发症包括:①远端栓塞;②支架内血栓形成;③血管破裂出血;④血管损伤夹层;⑤高灌注综合征;⑥低血压和心动过缓;⑦穿支缺血事件;⑧支架内再狭窄。

其中高灌注综合征(HPS)这一概念是Sundt于1975年首先提出来的,HPS是CEA或CAS后急性(少数为延迟性)的并发症,临床上表现为以头痛、局灶性和(或)全身性癫痫,严重者可出现治疗侧的脑出血,特别是基底核区的脑出血。HPS发生的机制有多种学说,但最主要的原因是脑血流量的增加,特别是严重缺血侧脑血管的自动调节功能丧失后,狭窄的解除造成缺血区血流量的显著增加引起临床症状,严重的可以造成出血。另一种学说是正常灌注压突破(NPPB),这一学说首先由Spetzler等提出,用于解释脑动静脉畸形切除后周围缺血区脑出血,有学者认为狭窄远端也处于长期的缺血状态,狭窄解除后这一低灌注区出现了 NPPB。HPS 的危险因素包括：①严重狭窄（＞90％）；②狭窄侧有片状亚急性梗死区；③狭窄远端没有足够的侧支循环，长期处于低灌注状态；④治疗中或治疗后血压没有得到控制等。为防止 HPS 的发生，应避免治疗有亚急性片状脑梗死的患者，术前、术中及术后要合理控制血压。但 Kaku 等分析发现，狭窄的严重程度、缺血症状后间期的长短、术前狭窄远端脑血流并不是 HPS 的危险因素，而患者的年龄、缺血区脑血管对乙酰唑胺的反应性（脑血管储备功能）及脑血流非对称指数（狭窄同侧脑血流/对侧脑血流）是 HPS 的危险因素。

血管损伤夹层是单纯球囊扩张的一个重要并发症，严重的可以造成血管的急性闭塞。随着支架的采用，夹层的发生率降低，但由于导丝、导管的损伤仍然可以造成狭窄近端或远端的血管损伤及夹层，对于出现的夹层，可进行抗凝治疗及随访，如果出现缺血甚至出血就应该立即进行支架置入。

低血压及心动过缓是颈动脉狭窄支架置入的最常见并发症，发生率可高达 40％，但出现严重症状，甚至心搏骤停的较少见。是由于球囊扩张及支架置入压迫刺激颈动脉体引起的反射，对于没有心功能严重障碍、没有严重高血压的颈动脉分叉部狭窄患者，在球囊扩张或支架置入前应给予静脉注射 0.5mg 的阿托品，如果出现心动过缓或低血压可继续给予静脉注射阿托品，仍然无效的患者应注射肾上腺素或多巴胺。多数患者的低血压及心动过缓在 12～24h 改善，少数患者会持续 72h 甚至 1 周以上。对于严重顽固性的心动过缓，可以通过置入心脏起搏器进行治疗。

穿支血管闭塞是颅内动脉狭窄介入治疗最令人关注的并发症，可能来自支架网丝的覆盖及斑块挤压，Lanzlno 等试验发现即使支架网丝覆盖穿支血管开口面积的 50％，穿支血管仍然保持通畅。在颅内，比较重要的穿支血管的直径在 200～1000μm，目前球囊扩张支架的网丝直径在 80～120μm，一根网丝难以覆盖超过 50％ 以上的穿支开口面积，因此支架网丝覆盖不是穿支血管闭塞的主要原因，而狭窄斑块挤压后堵塞穿支开口可能是更主要的原因，将这种现象称为"扫雪车效应"。在治疗颅内动脉狭窄，特别是大脑中动脉、基底动脉的狭窄时应注意可能出现的穿支血管闭塞，而术前排除以穿支血管缺血为主的狭窄可能更为重要。

三、脑供血动脉夹层的治疗

动脉夹层是由于血管内皮的缺陷或损伤后，血液冲入血管壁中形成血肿引起的，如果血肿位于内膜层和中层之间，可能导致管腔的狭窄闭塞，而血肿位于中层和外膜之间，导致管腔的扩张形成夹层动脉瘤，甚至引起破裂出血。自发性的脑动脉夹层可能伴有一些基础疾病，包括纤维肌性发育不良（FMD），马方综合征、动脉粥样硬化、大动脉炎、梅毒性动脉炎、多囊肾、结节性动脉炎、Ehlers-Danlos 综合征等。外伤导致的动脉夹层也不少见，头颈部的旋转性或挥鞭样损伤都容易导致脑供血动脉的夹层，有些患者甚至是由于头颈部按摩不当引起的动脉夹层。

（一）发病率

多见于中年患者，男性发病多于女性，确切的发病率不清，随着无创的血管学影像检查普及，发现率逐渐上升。有报道动脉夹层约占所有卒中病因的 2.5％。颅外和颅内的脑供血动脉均可能累及，其中最常见的颅内动脉夹层部位是椎动脉。多发的脑动脉夹层约占 10％，其中最常见的是双侧的椎动脉夹层。小于 30 岁的患者比较多见的是颈动脉的非出血性夹层，而大于 30 岁的患者比较多见的是椎动脉的出血性夹层。

（二）临床表现

症状性的动脉夹层主要表现为突发的头颈部疼痛、缺血性的卒中或 TIA、部分患者夹层破裂出血导致急性的 SAH 以及颈动脉夹层可能出现的霍纳综合征。

头颈部的疼痛可能来自动脉夹层损伤本身，部分患者疼痛较剧烈，这种动脉夹层引起的头颈部疼痛常出现在缺血卒中或 SAH 之前的数天到数周，应引起足够的重视。颈动脉夹层的头痛多位于眼眶及周围（60%），也可位于耳及乳突部（39%）、额部（36%）、颞部（27%）。椎动脉的夹层疼痛多位于后枕颈部。

在病史采集方面需要关注是否有头颈部的外伤史，有无上述提到的夹层发病危险因素。

（三）辅助检查

动脉夹层的辅助检查主要有头颅 CT、MRI，用于评估是否有出血及脑梗死，另外，高分辨率和薄层的 MRI 检查可能观察到血管壁内血肿；无创的血管影像学检查包括 CTA 或 MRA，用于观察是否有血管的狭窄闭塞或扩张；而脑血管造影是确诊性的有创辅助检查手段，动脉夹层的典型造影表现包括线样征、伴有近段或者远端狭窄的梭形膨大、鸟嘴样的动脉闭塞、双腔征、串珠样征（往往提示有 FMD）等，而内膜片征较难以观察到。脑供血动脉夹层的双腔征在造影上一般不像主动脉等大血管夹层那么典型，主要表现为造影剂在假腔中的滞留，另外，夹层在不同时间造影中的表现可能有较大的改变。

对于创伤性的脑动脉夹层，特别要关注颈内动脉的颈段、椎动脉的颈 1、颈 2 椎体水平段，以及颈 6 椎体水平段。

（四）治疗

1.非出血性脑动脉夹层　非出血性脑动脉夹层一般采用药物治疗，包括早期的肝素或低分子肝素抗凝，然后过渡到口服华法林的抗凝治疗，抗凝治疗一般持续 6 个月。

随着血管内介入治疗的发展，对于药物治疗无效或随访期间病情进展的病变应采用介入治疗，主要采用支架成形术。对于伴有扩张动脉瘤的夹层需要采用支架辅助栓塞治疗，栓塞扩张的动脉瘤并保持动脉的通畅。多支架或血流导向支架有助于动脉瘤的长期愈合。

2.出血性脑动脉夹层（瘤）　颅内出血性的动脉夹层有较高的死亡率残疾率，对于急性破裂出血的颅内动脉夹层，应争取尽早治疗以防止再出血，特别是椎动脉颅内段的出血性夹层动脉瘤。出血性颅内夹层动脉瘤的目前主要采用血管内的介入治疗，如果侧支循环代偿较好，能够耐受球囊闭塞试验，夹层动脉瘤的介入孤立是最确切的治疗手段；对于无法闭塞的出血性夹层动脉瘤，多支架辅助栓塞治疗是目前较常用的一种治疗方法，其他可选的治疗还包括覆膜支架和血流导向支架。

某些累及颅内重要分支血管的出血性夹层动脉瘤（如椎动脉夹层动脉瘤累及小脑后下动脉），可以考虑动脉瘤近端载瘤动脉的闭塞，降低夹层段动脉的血流并使血流逆向有助于动脉瘤的愈合。

出血性夹层动脉瘤的外科手术治疗包括动脉瘤的孤立术、近端载瘤动脉夹闭术、血管旁路或架桥手术结合动脉夹闭术、夹层段血管切除和原位血管吻合术。而血管外的包裹手术目前多弃用。

四、颅内外血管旁路移植

颅内外血管旁路移植最早是由 Donaghy 和 Yasargil 于 1967 年提出的。但在 1985 年由于前瞻性国际多中心 EC/IC 研究结果的公布降至低谷。该研究共纳入 1377 例症状性颈内动脉或大脑中动脉狭窄的患者，接受了颞浅动脉-大脑中动脉旁路移植或者阿司匹林药物治疗。尽管 96% 病例术后桥血管通畅，但手术治疗的病例出现缺血性脑卒中的时间更早、概率更大，特别是大脑中动脉重度狭窄或者因颈内动脉闭塞导致持续症状的患者。在平均 55.8 个月的随访过程中，药物治疗组和手术组卒中发生率分别为 29% 和 31%。部分学者认为研究的失败是由于：①排除标准内没有区分因血流动力学因素和栓塞引起的卒中（血流改善不会减少血栓栓塞引起的卒中事件，纳入此类病例会人为降低手术治疗的效果）；②并没有真正筛选出有血流动力学障碍的病例，血管的重度狭窄或者闭塞并不等同于该血管供血区域灌注不足。

颅内外血管旁路移植手术主要治疗的是低灌注性脑缺血,随着影像学技术的发展,通过不同方法来检测低灌注相关的卒中称为选择治疗的最重要指征。氙 CT、TCD、SPECT、MR 及 CT 的灌注成像用于分析脑灌注,而静脉注射乙酰唑胺被用来评估脑血管的反应和储备能力。将血流动力学障碍分为两型。第一种通过乙酰唑胺激发试验检测患者血管扩张容量,正常人乙酰唑胺能使 CBF 增加 30%;存在严重血流动力学障碍的患者 CBF 增加量就会比正常少甚至不增加,这种血流动力学障碍称为Ⅰ型血流动力学障碍。另一种是通过 PET 测量氧摄取分数(OEF),当血管最大程度扩张、血流持续下降的时候,细胞的 OEF 就会增加,从而满足其基本代谢需要,这类称为Ⅱ型血流障碍。目前还没有统一推荐患者进行旁路移植手术的低灌注量化指标。

颅内外血管旁路移植手术的指征:①颅外大血管闭塞或颅内动脉粥样硬化性重度狭窄或闭塞,且患者在最佳药物治疗下仍然有缺血发作;②烟雾病;③部分难治性动脉瘤或肿瘤,估计手术无法保留主要供血脑动脉及主要分支且球囊闭塞试验阳性,可在手术前或手术后进行旁路移植手术。

颅内外血管旁路移植手术根据操作方式可分为:①带蒂血管直接吻合术,带蒂的颞浅动脉及枕动脉可作为颅外供血来源,吻合到大脑中动脉的分支或吻合到椎动脉、小脑后下动脉等;②旁路移植架桥术,一般取患者自体其他部位的静脉或动脉进行的血管吻合术,多数采用患者的隐静脉或桡动脉,两端分别吻合到颅内外的动脉。

而根据流量的大小可分为:①低流量旁路移植,包括颞浅动脉和枕动脉的带蒂血管吻合术,流量一般在 15~25ml/min;②中等流量旁路移植,采用移植桡动脉作为旁路移植,流量 40~70ml/min,吻合到大脑中动脉的 M2 段或大脑后动脉的 P1 段;③高流量旁路移植,采用隐静脉作为旁路移植,流量为 70~140ml/min。

为确定 EC/IC Bypass 是否降低 2 年同侧缺血性卒中的再发生率,美国研究者设计了颈动脉闭塞手术研究(COSS)。这是一项前瞻性、随机、盲终点、对照试验。入选患者近期(120d 或以内)出现因颈内动脉闭塞所致的半球症状,并在采用正电子发射断层扫描(PET)检测氧摄取分数(OEF)≥1.13 作为显著低灌注的指标,98 例患者接受药物治疗,97 例患者接受 EC/IC Bypass。术后 30d,手术组有 14 例患者发生主要终点事件(14.4%),药物组为 2 例(2.0%),手术组 2 年的同侧卒中率为 21%,而非手术组为 23%,手术组和药物治疗组之间的差异无统计学意义。

日本的 EC-IC bypass 研究(JET)设计和 COSS 类似,但其将乙酰唑胺负荷的血管反应作为入选标准。症状性颈动脉或中动脉闭塞或高度狭窄率>70%,无脑梗死或合并小梗死灶,随机分配进入旁路移植手术组和药物组。入选患者同侧中动脉区局部有 CBF 降低(<对照值 80%)及乙酰唑胺负荷降低(<10%)。手术组最初的 206 例患者 2 年内卒中率显著低于药物组。初步试验结果显示颅内外血管旁路移植术对颅内血管动脉粥样硬化并重度Ⅰ型血流动力学障碍患者有保护作用。

(苗志凯)

第十节　烟雾病

一、概述

脑底异常血管网病又称烟雾病(moyamoya 病),是以脑血管造影发现双侧颈内动脉虹吸部及大脑前、中动脉起始部严重狭窄或闭塞,颅底软脑膜、穿通动脉等小血管代偿增生形成脑底异常血管网为特征的一种慢性脑血管闭塞性疾病。该病于 1955 年由日本学者最早报道,因在血管造影中,脑底的异常血管形状酷似烟雾,故称为烟雾病。据日本的研究报道,该病年发病率为 0.35/10 万,患病率为 3.16/10 万。烟雾病病例报道以日本最多,中国和亚洲其他国家次之。在白种人和黑种人中均有发现,但病例数很少。

Moyamoya 病的发病率在东亚最高,在欧美则极少见。此病可见于任何年龄段,男女均可患病,女性发病率略高(1.7∶1)。其发病年龄有 2 个高峰期:第 1 个高峰在 10 岁以内的儿童,通常以缺血性卒中为主要表现;第 2 个高峰在 40 岁左右,通常表现为出血。本病呈现一定的家族遗传性,黄种人中有 8%～15% 的患者存在家族史。

二、病因与发病机制

目前的研究表明该病的发生是多种因素相互作用的过程,但其确切的机制仍不十分清楚。基因学的研究表明在染色体第 3p、6q 和 17q 位点上以及在染色体的 8q23 和 12p12 位点上均存在该病的遗传连锁现象。Mineharu Y 报告了常染色体 17q25 的突变在 Moyamoya 病的发生中起着决定性的作用。Aoyagi 等人在对 Moyamoya 病患者的平滑肌细胞进行的脱氧核糖核酸合成实验中发现了血管平滑肌上的沉淀物及相关的慢性炎症反应所致的一种血管壁的迟发型修复机制,导致了颅内血管的进行性闭塞。一些研究表明血管生长因子可能是 Moyamoya 病新生血管的应答递质。总之,该病的发生机制目前并不十分清楚,可以肯定的是烟雾病的发生是遗传和环境共同作用的结果。

烟雾病属于先天性或后天获得性疾病迄今仍存在争议。烟雾病多发生在日本及亚洲,部分病例有家族史。发病与一定的 HLA 表型相关或与一些先天性疾病(如镰状细胞贫血、Down 综合征等)有关,提示遗传因素在烟雾病的病因中可能起作用。虽然遗传因素与发病的易感性可能有关,但烟雾病多数是散发的,且临床表现和疾病的进展不符合先天性疾病的特点,提示后天获得性因素可能与烟雾病的发生和进展有一定关系。由此提出了多种病因假说,包括伴或不伴自身免疫机制的血管炎、感染、血栓、青少年动脉粥样硬化、颅脑外伤、交感神经末梢异常和放射治疗后等。国内有关的系列研究提出,将烟雾病分为继发性和原发性两类,前者继发于神经纤维瘤病、颅咽管瘤、结核性动脉炎、颅脑外伤或放射治疗后等情况;后者为变态反应性脑血管炎所致。一般的烟雾病即指原发性者。

目前虽病因不明,但下列观点被普遍接受:Willis 环的主要分支(包括双侧颈内动脉末端)严重狭窄或闭塞是该病的主要病变;由侧支血管形成的脑底异常血管网是继发于脑缺血的改变;临床脑血管意外是继发于血管病变的表现,包括颅内出血、梗死或 TIA。Willis 动脉环主干血管内膜增厚,管腔狭窄或闭塞的原因尚未完全清楚,但已发现增厚的内膜是由中层增生的平滑肌细胞穿过断裂的内弹力层迁移至内膜所致。这种改变可能与细胞外基质成分如弹力蛋白、胶原和其他蛋白多糖的解剖及生化改变有关。据推测平滑肌细胞在内膜的迁移及增生可能由血管内膜损伤诱发,但引起血管内膜损伤的原因尚不完全清楚。

Wills 环和其主要分支特别是颈内动脉末端和大脑前、中动脉主干变细、变硬,切面见管壁增厚、管腔狭窄或闭塞。动脉内膜明显增生,增生的细胞为平滑肌细胞,内弹力层高度迂曲、分层、断裂;中膜萎缩变薄,平滑肌细胞明显减少;外膜改变不明显。脑底见 Willis 环发出过度生长和扩张的深穿动脉,卷曲并交织成网状,即血管管腔大小不等的异常血管网。在 Willis 环和其主要分支还可见血栓和动脉瘤。在疾病不同时期可出现脑梗死、脑内出血、蛛网膜下腔出血等各种病理改变。

三、临床表现

起病年龄范围 2～65 岁,以儿童和青少年多见。有 10～14 岁和 40 岁左右两个发病年龄高峰。临床症状和体征由脑血管意外所致,主要为缺血性和出血性两组症状。根据初发症状和频率,烟雾病的缺血型占63.4％,出血型占21.6％,癫痫占7.6％,其他占7.5％。10岁以下儿童患者以缺血型为主,表现为反复发生的短暂性脑缺血发作(TIA)或脑梗死,可出现运动、意识、语言和感觉障碍,部分患者可由明显头痛、视力障碍,是由于疾病早期脑底主干动脉狭窄或闭塞,代偿血管尚未很好形成所致。脑缺血症状可因过度换气而诱发,诱发因素包括哭泣、咳嗽及紧张。长期的缺血可导致智力发育迟缓。部分患者也可表现为不自主舞蹈样运动。成人患者特别是女性以出血型为主,较儿童患者更常发生脑室、蛛网膜下腔和脑内出血。多由于侧支血管或相关动脉破裂所致。头痛、意识障碍和肢体瘫痪是常见症状,大量出血可导致死亡。所有患者都可有癫痫发作,但多见于10岁以下儿童患者。

四、诊断与鉴别诊断

1.实验室检查　主要是感染、免疫等方面的检查,有助于进一步确定病因。

2.TCD检查　可发现双侧前循环脑动脉狭窄或闭塞,部分患者大脑中动脉供血区可检测到多条低流速、频谱紊乱的血流信号,结合临床特点有助于筛查烟雾病。但因受操作水平及骨窗的大小影响,其可靠性有限。

3.CT和CTA　CT表现与临床类型有关。出血型患者常规CT扫描显示脑室系统、蛛网膜下腔、脑叶或基底节区的高密度影像。缺血型患者显示相对较小、多发并局限在脑皮质和皮质下区的低密度影像。CTA可显示烟雾病特征性的血管狭窄和颅底异常血管网,对诊断烟雾病具有重要意义。

4.MRI和MRA　MRI能显示CT不能显示的小病灶,如小的腔隙性梗死、脑萎缩或轻度脑室扩大。明显的烟雾血管在MRA上表现为细小的异常血管影,可出现流空现象,特别是儿童患者更为明显。细小的烟雾血管,特别是在成人患者,MRI和MRA则不易显示。通常认为如果MRI和MRA已明确显示上述改变时,烟雾病的诊断即可确定。由于MRI和MRA为无创性检查,有成为烟雾病临床和研究的主要诊断工具的趋势。

5.血管造影　DSA是诊断烟雾病的金标准,可显示双侧颈内动脉虹吸段,大脑前、中动脉起始段狭窄或闭塞,伴脑底异常血管网,如吸烟后吐出的烟雾。还可发现动脉瘤。Suzuki等根据血管造影的表现将烟雾病的进展分为6个阶段:①颈内动脉狭窄期;②烟雾血管初发期;③烟雾血管发展加重期;④烟雾血管形状缩小期;⑤烟雾血管数量减少期;⑥烟雾血管消失期。

儿童或青壮年反复出现癫痫、认知功能障碍、TIA或颅内出血即应考虑本病的可能。DSA可帮助确诊。如MRA或CTA已清楚显示有关病变,亦可确定诊断。诊断明确后应进一步寻找可能存在的原因。同时由于moyamoya病因不明,因此必须排除其他具有相似临床表现和影像学特征的疾病,如脑膜炎(尤其是结核性脑膜炎)、动脉硬化、自身免疫性疾病、血管炎、Down综合征,von Recklinghausen病、放射后动脉病和肌纤维发育不良等。

五、治疗

Moyamoya病的治疗方案的选择依赖于患者的临床表现及临床分期,对已知病因的moyamoya综合征患者,应积极治疗原发疾病。有研究表明,当患者出现TIA等脑缺血症状时,应尽快进行PET、SPECT等检查,以评估其脑灌注储备情况,以此协助确定手术指征。当脑灌注储备尚属正常范围时,宜暂行内科保守治疗,否则过于积极地进行血管重建手术则可使脑组织过度灌注导致颅内压升高,甚至出现正常灌注压突破综合征;而当脑灌注储备已下降时,则宜进行手术治疗。但由于缺乏随机或大样本患者的长期随访,目前国际上并无明确的治疗建议。

(一)内科治疗

目前尚无疗效肯定的针对本病的药物,治疗主要以对症治疗为主,包括血管扩张剂、抗凝药、止血药、抗癫痫药及激素。主要是治疗相应的脑血管意外及对症处理。与前面各节的原则相同。

(二)外科治疗

外科手术的目的主要是提供有效的血管重建防止脑缺血,同时血管重建后能够加快脆弱侧枝血管的退化,进而降低脑出血的风险。目前 moyamoya 病外科血管重建的方法分为直接血管重建和间接血管重建两种。

1.直接血管重建　典型的直接血管重建的方法即进行颞浅动脉-大脑中动脉吻合术(STA-MCA),也有采用枕动脉-大脑中动脉分支吻合术及枕动脉-大脑后动脉吻合术等手术方式。理论上该方法直接可行,其优点在于可以立即增加脑组织血供,降低烟雾血管负荷,降低了出血的风险,但实际中由于存在血管管径不合等困难,手术操作难度大,手术技术要求高,对患者血管有特定的要求,而 Moyamoya 病患者颞浅动脉和颅内分支血管口径常不适合直接吻合,尤其对于年龄偏小的患儿。另外,手术时临时阻断颅内血管时间较长可能会引发围术期缺血梗死而加重病情。故多数学者认为其并非最佳术式。

2.间接血管重建　近年来一些间接的血管重建法成为手术首选。目前最常用的是脑-硬膜-动脉血管融合术(EDAS)、脑-肌肉-血管融合术(EMS)以及两种术式的不同组合,如脑-硬膜-动脉-肌肉-血管融合术(EDMAS)。间接血管重建术的优点在于手术中不必阻断大脑中动脉,操作相对简单,手术较为安全,但由于血供的重建时依靠敷贴组织的血管重建,故起效较慢,且诱发癫痫的风险增大。晚近不少学者尝试直接与间接联合应用的方式,如 STA-MCA＋EMS、STA-MCA＋EDMS 等,报道显示取得了较好的效果。

脑-肌肉-血管融合术(EMS):1977 年由 Karawasa 等人首次提出,该手术通过颞肌附着点游离肌瓣,颅骨钻孔做游离骨瓣,剪开硬膜,将颞肌缝合到硬膜上使其贴敷在脑表面,具有长期持续性增加血供的作用。但是术后常出现癫痫发作、硬膜下血肿等并发症。

脑-硬膜-动脉血管融合术(EDAS):1981 年由 Matsushima 创用,该手术将完整连续的颞浅动脉(STA)与切开的硬脑膜边缘缝合,使切开的硬脑膜缘和 STA 与脑组织贴敷,促进颅内外侧支循环的建立。Matsushima 等随后分析了 65 例患者的手术疗效,显示 EDAS 术后患者 TIA 的发生率有明显减低。但是部分学者认为,单独行 EADS 达不到其他术式再血管化的程度。

脑-硬膜-动脉-肌肉-血管融合术(EDMAS):1993 年 Kinugasa 提出了 EDAS 和 EMS 联合应用的术式。这种联合术式,将 STA 和肌肉贴近脑表面,并将其缝合到硬脑膜的边缘,实现的很好的血管重建效果。该术式的优点是将颞浅动脉和脑膜中动脉及供应颞肌的颞前中后深动脉均作为供血动脉,有利于形成更为广泛的侧支循环。

烟雾病各种手术中需要注意的是:①必须小心保护颞浅动脉,必要时术中可用多普勒超声来确定 STA 的走行,分离时不可太靠近 STA,更不能用镊子直接夹住 STA。游离的 STA 不可过长或过短,以手术中缝合 STA 时无明显张力为宜。当完全游离出 STA 后,需将其用普鲁卡因浸泡的棉垫加以保护;②剪开硬脑膜时,因注意保护脑膜中动脉和已经形成的经硬脑膜的侧支循环;③颞肌瓣的贴敷应在无张力状态下贴敷于脑表面。④骨瓣复位时,应注意避免颞肌瓣形成成角及受压,以防影响血供。

六、预后

就烟雾病的外科治疗而言,手术治疗较为成功,几个对不同术式的评估研究结果显示,手术治疗一定程度上能够缓解患者缺血症状并减少出血的风险。但是,由于缺乏与烟雾病自然病程的随机对照研究,目前外科手术的指征及相关长期结果目前还存在争议。部分研究证实,多数患者的自然病程呈良性经过,约80％患者在经过一段时间后,其病情趋于稳定且症状不再进展,而一部分患者则表现为进行性恶化,尤其在年幼儿童中更为明显,部分患者甚至发生严重认知功能障碍。鉴于有限的研究资料,烟雾病明确的外科适应证并不十分肯定。手术的长期预后问题也需要进一步大样本量的研究回答。

（张申起）

第八章　脊柱脊髓疾病

第一节　脊髓损伤

急性脊髓损伤是创伤致死和致残的最常见的原因之一。在我国,造成脊髓损伤的原因主要有交通事故、高处坠落,重物砸伤、运动伤、自然灾害以及老年人生活中摔倒致颈脊髓损伤。近年来,随着创伤救治系统的完善,院前急救水平的提高,外科固定技术及康复医学的发展,大部分患者能从急性期生存下来,但是多数会存在截瘫、四肢瘫、括约肌功能障碍等非常严重的残疾,给家庭和社会带来严重的心理和经济负担。因此,早期诊断脊髓损伤,尽量减轻继发性脊髓损伤,保留脊髓和神经根功能,同时恢复脊柱稳定性尤为重要。

一、病因学和流行病学

脊髓损伤通常是由于脊柱的创伤导致,首先椎骨或椎间盘移位,然后压迫脊髓引起损伤。脊髓损伤可以在没有明显脊椎骨折的情况下发生,而脊椎骨折也可能不出现脊髓损伤。脊髓损伤还可能由于脊髓缺血造成。在发达国家,包括在送往医院途中死亡的患者,大约每年每 100 万人口中会出现 12～53 个新病例。脊髓损伤最常见的原因是交通事故、坠落、暴力和运动损伤。脊髓损伤发生于交通事故的占 50%、发生于坠落的占 15%～20%、发生于运动损伤的占 10%～25%。个别脊髓损伤的病例与误食酒精有关。与工作相关的脊髓损伤占 10%～25%,暴力损伤占 10%～20%。运动、娱乐活动引起的损伤在不断增加,暴力引起的脊髓损伤急剧上升(钝挫伤,穿透伤,枪、刀伤),成年人尤其是发生于坠落的发病率也在不断增加。缺血性脊髓损伤多是由于血管损伤或阻断引起,而出现于脊髓损伤前的病理变化包括骨关节炎、椎管狭窄、强直性脊柱炎、风湿性关节炎和先天畸形。有关统计数据指出 55% 的脊髓损伤发生于颈部(主要是第 4～6 颈椎水平),45% 的脊髓损伤是完全性的。20%～60% 的脊髓损伤患者有其他复合伤,如颅脑、胸腔损伤等。受伤的平均年龄已经从 20 世纪 70 年代中期的 29 岁慢慢增加到目前的 40 岁左右。超过 80% 的脊髓损伤发生在男性。在美国,现在大约有 25 万人脊髓损伤。在中国,脊髓损伤发生率约每年60000 例。

55% 的创伤性脊髓损伤涉及颈髓损伤。创伤性颈髓损伤 3 个月的死亡率为 20%～21%。在美国,每年治疗脊髓损伤患者的费用估计达 40 亿～90 亿美元。由于这种疾病在急性和慢性阶段的生存人数不断增多,脊髓损伤者在生活中正越来越常见。每个脊髓损伤患者的治疗费用直接与脊髓损伤平面和患者的年龄有关。依赖机械通气的四肢瘫痪高龄患者的费用最高。长期生存的调查显示,高位神经水平的损伤、完全性脊髓损伤、老龄以及受伤后的前几年有更高的死亡风险,故相应的治疗费用大幅度提高。

二、发病机制

（一）原发性脊髓损伤

指外力直接或间接作用于脊髓所造成的损伤。

（二）继发性脊髓损伤

指外力所造成的脊髓水肿、椎管内小血管出血形成血肿、压缩性骨折以及破碎的椎间盘组织等形成脊髓压迫所造成的脊髓的进一步损害。造成继发性损伤的机制包括：①血管舒缩功能受损，缺血、出血、血管痉挛、血栓形成和通透性增加；②炎症趋化因子、细胞因子和类花生酸类物质的释放、细胞黏附分子表达和白细胞浸润引起炎症变化；③三磷酸腺苷耗竭、自由基产生、脂质过氧化、兴奋性氨基酸释放、细胞内钙超载和线粒体功能不全引起细胞功能障碍。

继发性损伤的一个标志是脊髓水肿，可能会在临床上表现为神经功能恶化，在磁共振成像（MRI）表现为实质信号异常。脊髓水肿通常在伤后 3～6 天最严重。除了这些急性变化，脊髓损伤在伤后数周或数月，还可出现脊髓细胞凋亡，胶质瘢痕形成，并产生囊性腔。继发性脊髓损伤的临床意义是出现了如低血压、休克、动脉血氧含量下降、儿茶酚胺释放下降、高凝状态和高热等全身改变。在受伤时即刻出现的局限性的低灌注和缺血，经过数小时以后不断向两个方向进行性扩展。除了缺血性因素外，其他如自由基、钙离子、类二十烷酸、蛋白酶、磷酸酶等的释放均可引起继发性损伤。

病理学改变表现为瘀伤处出血，首先开始于灰质，经过数小时可以发生深入脊髓的严重出血。接着脊髓出现水肿、细胞染色体溶解和空泡溶解，最终神经元坏死。细胞凋亡，尤其是少突胶质细胞的凋亡也会发生。在白质，血管源性水肿、轴突降解和脱髓鞘随之发生。出血部位出现多型晶体。接着，凝固性坏死和空洞形成相继发生。

三、临床表现

"截瘫"指脊髓胸段、腰段或骶段（不包括颈段）椎管内脊髓损伤之后，造成运动和感觉功能的损害或丧失。截瘫时，上肢功能不受累，但是根据具体的损伤水平，躯干、下肢及盆腔脏器可能受累。本术语包括马尾和圆锥损伤，但不包括腰骶丛病变或者椎管外周围神经的损伤。"四肢瘫"指由于椎管内的脊髓神经组织受损而造成颈段运动和感觉的损害和丧失，四肢瘫导致上肢、躯干、下肢及盆腔器官的功能损害，但不包括臂丛损伤或者椎管外的周围神经损伤。

在脊髓休克（当脊髓与高位中枢断离时，脊髓暂时丧失反射活动的能力而进入无反应状态的现象）期间表现为受伤平面以下出现弛缓性瘫痪，运动、反射及括约肌功能丧失，有感觉丧失平面及大小便失禁。2～4 周后逐渐演变成痉挛性瘫痪，表现为肌张力增高，腱反射亢进，并出现病理性锥体束征。上颈椎损伤的四肢瘫均为痉挛性瘫痪，下颈椎损伤的四肢瘫由于脊髓颈膨大部位和神经根的毁损，上肢表现为弛缓性瘫痪，下肢仍以痉挛性瘫痪。颈、胸段损伤的临床表现见表 8-1。

表 8-1　颈胸段脊髓损伤临床表现

受损脊髓节段	骨科相关临床表现	重症监护相关临床表现
颈 1~4		自主神经受损时排汗和血管运动功能障碍导致的持续性高烧或单侧或双侧的 Horner 氏综合征
颈 1~2		呼吸终止
颈 2~4	颈 4 损伤肱二头肌和肩膀的功能明显丧失	呼吸困难、咳嗽无力、发音低沉
颈 5~8	四肢瘫,上肢表现为下运动神经元性瘫痪,双下肢则为上运动神经元性瘫痪;肌张力增高、膝、踝反射亢进,病理反射阳性;损伤节段平面以下感觉消失,并伴有括约肌障碍,约在伤后 7~8 周建立反射性膀胱,总体反射明显	心率、血压、汗液分泌、体温的调节能力丧失或者降低,自主神经功能紊乱或血压不正常升高、发汗,以及其他自主神经对疼痛或感觉障碍的异常反应
颈 5	肩膀和肱二头肌的功能潜在丧失,并导致腕部和手部的功能完全丧失	
颈 6	手部功能完全丧失	
颈 7	手部和手指失去灵活性,手臂的活动受限	
胸 1~12		脊髓休克阶段,如胸 6 节段以上损伤可出现交感神经阻滞综合征,血管张力丧失、血压下降、脉搏徐缓、体温随外界变动。脊髓休克期过后出现射精反射和阴茎勃起等
胸 1~8	患者不能控制腹肌,因此躯干稳定性受到影响	中上胸段扭伤因部分肋间肌瘫痪可出现呼吸困难
胸 9~12	患者躯干和腹肌功能部分丧失	

(一)颈段损伤

1.上颈段(颈 1~4)损伤　颈椎骨折占脊柱骨折的 10%。但颈髓,尤其是高颈段并发脑干损伤者死亡率很高,可占脊髓损伤死亡率的 60%。

上颈段损伤与骨科相关的临床表现是,四肢呈痉挛性瘫痪,颈 4 损伤会导致肱二头肌和肩膀的功能明显丧失,上颈段内的三叉神经脊髓束损伤时会出现面部"洋葱皮样"感觉障碍(Dejerine 综合征)。

上颈段损伤与重症监护相关的临床表现是,颈 1~2 的损伤导致呼吸终止,因此需要机械通气或膈神经起搏,但多立即死亡。因颈 2~4 段内有膈神经中枢,无论直接损伤或邻近的下颈段脊髓挫伤后水肿波及均可引起膈肌麻痹,出现呼吸困难、咳嗽无力、发音低沉,必须使用呼吸机呼吸。自主神经损伤时,可出现排汗和血管运动功能障碍导致的持续性高热或单侧或双侧的 Horner 氏综合征(瞳孔缩小、眼球内陷、上睑下垂及患侧面部无汗的综合征)。

2.下颈段(颈 5~8)损伤　下颈段损伤与骨科相关的临床表现是,损伤时出现四肢瘫,上肢远端麻木无力,肌肉萎缩,肌腱反射减低或消失,表现为下运动神经元性瘫痪。双下肢则为上运动神经元性瘫痪,肌张力增高,膝、踝反射亢进,病理反射阳性。损伤节段平面以下感觉消失,并伴有括约肌障碍,约在伤后 7~8 周建立反射性膀胱,总体反射明显。颈 5 损伤导致肩膀和肱二头肌的功能潜在丧失,并导致腕部和手部的功能完全丧失。颈 6 损伤导致患者不能完全控制腕部,手部功能完全丧失。颈 7 损伤导致手部和手指失去灵活性,手臂的活动受限。颈 7 节段以上完全性损伤的患者通常日常生活无法自理。

下颈段损伤与重症监护相关的临床表现是，心率、血压、汗液分泌、体温的调节能力丧失或者降低，自主神经功能紊乱或血压不正常升高、发汗，以及其他自主神经对疼痛或感觉障碍的异常反应。

（二）胸段（胸 1～12）损伤

由于胸椎椎管较窄，脊髓损伤多为完全性，下胸段损害腹壁反射有保留或消失，如中胸段水平损害则上腹壁反射（胸 7～8）可保留，而中下腹壁反射皆消失，可作为判断损伤节段的体征之一。

胸段损伤与骨科相关的临床表现是，两下肢呈痉挛性截瘫和损伤平面以下感觉消失，胸 1～8 损伤导致患者不能控制腹肌，因此躯干稳定性受到影响。损伤水平越低，受到的影响就越小。胸 9～12 损伤导致患者躯干和腹肌功能的部分丧失。

胸段损伤与重症监护相关的临床表现是，中上胸段扭伤因部分肋间肌瘫痪可出现呼吸困难。脊髓休克阶段，如胸 6 节段以上损伤可出现交感神经阻滞综合征，血管张力丧失、血压下降、脉搏徐缓、体温随外界变动。脊髓休克期过后出现射精反射和阴茎勃起等。

（三）腰膨大（腰 1～骶 2）损伤

由于胸腰段脊椎骨折机会多，膝、踝反射和提睾反射皆消失。腹壁反射则不受累，因脊髓中枢失去对膀胱及肛门括约肌的控制，排便、排尿障碍比较明显突出。

（四）脊髓圆锥（骶 3～5）及马尾损伤

正常人脊髓终止于第 1 腰锥体的下缘，因此第 1 腰椎骨折可发生脊髓圆锥损伤。脊髓圆锥损伤后，可见臀肌萎缩，肛门反射消失，会阴部呈马鞍状感觉消失。脊髓圆锥内存排尿中枢，损伤后不能建立反射性膀胱，直肠括约肌松弛，出现大小便失禁和两下肢的感觉及运动仍保留正常。性功能也与脊髓骶段有关，脊髓损伤后性功能受到影响。在体验性幻想时，来自大脑的信号传递到胸 10～腰 2 脊髓水平，在男性，信号再转达给阴茎，这些信号引发阴茎勃起。另外，在直接接触阴茎或其他性敏感的区域如耳朵、乳头或颈部时，反射性勃起也可发生。反射性勃起是无意识的，在没有性幻想时也会发生。控制人体引起反射性勃起的神经位于骶神经（骶 2～4），在脊髓损伤后会受到影响。

马尾神经起自第 2 腰椎的骶脊髓，一般终止于第 1 骶椎下缘，腰椎 2 以下只能损伤马尾神经，马尾神经在椎管内比较分散和活动度大，不易全部损伤，多为不完全性损伤，表现为损伤平面以下弛缓性瘫痪，腱反射消失，没有病理性锥体束征，两侧症状多不对称，可出现剧烈的疼痛和不等程度的感觉障碍，括约肌和性功能障碍多不明显。

四、神经功能评估

（一）脊髓损伤分类

脊髓损伤可以分为完全性与不完全性两大类。根据是否存在肛门感觉和肛门括约肌收缩来定义是否为"完全性"脊髓损伤。这样"完全性"脊髓损伤就简单定义为：代表骶髓最低段（骶 4～5）的肛门和会阴区无运动和感觉功能。2000 年，美国脊髓损伤学会（ASIA）和国际截瘫医学会根据 Frankel 脊髓损伤分级，修订提出了一套统一的 5 级残损分级量表（AIS）（表 8-2）。同时，ASIA 认定 5 个不完全性的脊髓损伤综合征，包括①中央脊髓综合征是上肢肌力减弱重于下肢；②布朗一塞卡综合征反映一侧脊髓损伤更重；③脊髓前柱综合征损伤主要在脊髓前束，包括前庭脊髓束；④圆锥综合征为圆锥损伤；⑤马尾综合征为脊髓根损伤。

表 8-2　美国脊髓损伤学会脊髓残损分级量表

AIS 分级	描述	是否为完全脊髓损伤
A	在骶段 S4~S5 无任何感觉或运动功能保留	完全性脊髓损伤
B	骶段 S4~S5 在内尚存感觉功能,但无运动功能	感觉不完全性损伤
C	在神经平面以下存在运动功能,且平面以下半数以上关键肌肌力小于 3 级	运动不完全性损伤
D	在神经平面以下存在运动功能,且平面以下但半数以上关键肌肌力等于或大于 3 级	运动不完全性损伤
E	感觉和运动功能正常	正常

以骶 4~5 是否有功能作为是否是"完全性"损伤的定义,解决的不仅是部分保留带和外侧功能保留的问题,而且还解决了功能恢复的问题。事实证明,极少有骶 4~5 功能丧失的患者能自然恢复这些功能。虽然这样简化了评估损伤是否是"完全性"的标准,但 ASIA 仍决定,运动和感觉水平应该在两侧分别表示,并注明部分保留带。

损伤部位以下运动和感觉功能缺失并不一定意味着没有轴突穿过损伤部位。许多医师将"完全性"脊髓损伤等同于缺乏轴突穿过损伤部位。许多动物和临床资料表明,多达 5%~10% 的动物或人最初损伤部位以下没有感觉和自主功能,但后来恢复了某些功能。如果是不完全性损伤,最近的研究表明,通过强化练习和操练,近 90% 将恢复了独立行走功能。

(二)无意识或不配合患者的神经功能评估

如果患者意识丧失或不能配合,那么神经学检查可能会比较困难。对于这些患者,一些临床表现可以提示有脊髓损伤的可能性。这些临床表现包括:①在损伤水平以上对疼痛有反应,而以下就对疼痛没有反应;②上肢和(或)下肢弛缓,反射消失;③肘部屈曲而伸展无力提示颈髓损伤;④不恰当的血管扩张(与低体温有关或者当胸腰部脊髓损伤时在下肢出现但不在上肢出现);⑤无法解释的心动过缓、低血压;⑥阴茎异常勃起;⑦肛门部位肌肉松弛、反射消失等。但是,脊髓损伤的确诊还是要依靠 MRI 和体感诱发电位(SSEP)。

(三)脑脊液生物标记物监测

目前神经功能测定方法都是用于损伤严重程度的分级和预测神经系统功能恢复程度。然而,在急性受伤的患者,目前这些措施往往无法有效及时地进行。研究表明,神经丝蛋白 H 磷酸化亚型(pNF-H)是神经丝蛋白 H(NF-H)的磷酸化亚型,被认为是可以反映轴突损伤的潜在标志物。实验表明,各类实验性脊链损伤和创伤性脑损伤中,可溶性 pNF-H 的免疫反应很容易在成年大鼠血清中检测到,但在正常动物血清中检测不到。脊髓损伤以后,血清 pNF-H 表达在 16 小时后达到第一个高峰,在 3 天后达到第二个高峰,第二个峰值通常更大。这些结果表明,pNF-H 在血清中的免疫反应水平,可以用来方便地监控在实验条件下和假定临床情况下的神经元损伤和变性。因此,检测这种血清或脑脊液中蛋白质,可能为判断神经元损伤的存在和程度提供有关信息。

在实验性脊髓损伤的系列研究中,生物标志物 S-100B、神经原特异性烯醇化酶(NSE)、神经丝轻链和胶质纤维酸性蛋白显著增加。在伤后 2 小时,血清和脑脊液中 NSE 和 S-100B 蛋白水平显著增加,并在 6 小时达到了最大值。在一定时间窗内,血清和脑脊液中 NSE 和 S-100B 蛋白水平与损伤的严重程度是密切相关的。在实验性脊髓损伤后,NSE 和 S-100B 蛋白水平在血清和脑脊液中显著增加,并显示出时间依赖性,从而可能被视为急性脊髓损伤的特定生物标志物。有关研究人员建立了用 S-100B、胶质纤维酸性蛋白(GFAP)和白介素(IL)-8 构成的生化模式,来预测损伤的严重程度。在伤后 24 小时内,利用这些蛋白的浓度,该模型准确地预测了 89% 的患者的 AIS 分级。此外,在伤后 6 个月,通过这些脑脊液蛋白比用 AIS 分级能更好地预测节段性运动功能恢复。在伤后的第 3～4 天,炎性细胞因子,如 IL-6,IL-8 和单核细胞趋化蛋白-1(MCP-1)的表达模式为人类脊髓损伤的病理生理提供了宝贵信息。此外,S-100B 血浆浓度的增加与不良的功能恢复密切相关。表 8-3 中列出了一些可能与急性脊髓损伤相关的生物标记物,多项研究已经着手进一步验证这些物质。

表 8-3　研究中急性脊髓损伤生物标记物

结构性生物标记物	炎性生物标记物	生物酶
神经微丝蛋白重链(NFH)	IL-1b	血红素氧合酶-1(HO-1)
S-100B	IL-8	谷胱甘肽过氧化物酶-3(GPX-3)
tau 蛋白	基质金属蛋白酶-9(MMP-9)	
胶质纤维酸性蛋白(GFAP)	单核细胞趋化蛋白-1(MCP-1)	
	趋化因子(IP-10)	

(四)影像学检查

影像学检查的主要目标是迅速、准确地确定脊柱损伤部位及其所引起的脊髓损伤。有脊柱或脊髓损伤危险性的所有外伤患者都应进行影像学检查,这些患者可能存在:①颈、背部疼痛或压痛;②感官或运动障碍;③神志不清水平;④酒精或药物中毒等。大于 95% 的脊髓损伤患者都伴随脊柱损伤[骨折和(或)脱位]。对于 X 线平片或计算机断层扫描(CT)没有任何脊柱损伤异常的脊髓损伤患者,被称为无放射影像学脊髓损伤异常(SCIWORA)。但是,如果用磁共振成像(MRI)诊断隐匿性椎间盘或韧带损伤,将提高脊髓损伤的诊断率。

1.X 线平片　除了那些没有意识或多发伤的患者,对于有症状的疑似脊髓损伤的患者,X 线平片仍然是比较传统的检查方法。然而,没有可以察觉到的异常并不意味着可以排除脊髓损伤。摄片效果不佳、摄片技术质量不好或者阅片者缺少经验等因素都可能导致漏诊。即使没有受到这些限制,颈部 X 线片经常会无法很好显影骨折和半脱位,仍然要高度怀疑脊柱骨折和脊髓损伤。从颅底部直至包括第 7 颈椎和第 1 胸椎交界处的整个颈椎节段,都应该在平片上充分显影。通常情况下,椎前软组织异常提示细微的损伤。

对于颈椎,三位创伤系列摄片在大部分医院是标准检查方法。这种检查方法包括侧位、正位和齿状突开口位三个位置。侧位片要注意:①要将整个颈椎及颈 7～胸 1 椎间隙都摄入片中;②观察锥体对齐、骨性结构、椎间隙的异常和软组织增厚。五位系列摄片被认为可以提高诊断率而推荐应用。但是也有研究表明,这种检查方法对于诊断率并没有影响。对于胸腰段损伤,侧位和前后位 X 线摄片是标准的 X 线检查方法。

2.CT　在诊断脊髓损伤方面,CT 尤其是更先进的多排 CT 扫描的敏感性,远远强于 X 线平片。CT 扫描在检测和评估脊髓损伤、排除椎间隙损伤方面有着至关重要的作用。

CT 扫描的指征包括:①X 线平片不能很好显影;②临床上高度怀疑脊髓损伤,但 X 线平片显示正常。例如出现持续性或进行性颈部疼痛或压痛,或者出现神经系统的异常表现;③对于 X 线片的检查结果表示怀疑;④存在异常 X 线表现,对于在 X 线平片上看到的骨折、半脱位或脱位做进一步的检查;⑤椎管评估。

CT 扫描应该在所有疑似或确诊的脊髓损伤患者中进行。如果患者意识障碍或存在严重的多发伤,CT 扫描应该被作为检查评估颈、胸或腰段脊髓损伤的首选影像学检查方法,而不要先进行 X 线摄片检查。应常规进行矢状位和冠状位重建。在最近的一项研究中,70 例颈 1～3 受伤的患者中,67 例通过 CT 正确诊断,而通过 X 线片正确诊断的仅为 38 例。螺旋 CT 允许矢状位和三维重建,并可能为诊断会提供更大的准确性。然而这些研究被认为存在缺陷。尽管作为单一的诊断方式,CT 是不能确定诊断的,但三位平片与 CT 相结合的阴性诊断率>99%。如果有必要,脊髓的 CT 扫描应该与其他部位的 CT 扫描相配合进行诊断。虽然 CT 骨髓造影已经被 MRI 所取代,但是如果没有 MRI 检查设备或患者有 MRI 禁忌证,就可选择 CT 骨髓造影。

3.MRI   MRI 使包括韧带、椎间盘和脊髓本身的软组织形象化,从而显示脊髓损伤的位置、范围和性质。MRI 在脊髓损伤的神经损害、预后评估和手术方案设计方面都提供了重要的信息。如果出现不能解释的神经功能损害、损伤的椎骨水平与神经水平的不一致或者神经功能恶化,应及时进行 MRI 检查。

存在脊髓损伤而没有知觉、或者不能配合、或者极度兴奋、或者有相关其他创伤的患者,经常需要进一步进行颈椎影像学检查。此时可选择以下几部分:①维持颈部和或脊柱保护措施,直到患者恢复意识和反应;②在医生监测下的脊柱动力位成像;③应用脊髓 MRI 排除纯粹的韧带损伤。在这三个选项中,因为可以指示颈椎是否有不稳定现象,通常会选择 MRI 来使脊髓清晰成像。MRI 显示的脊髓创伤偏位及其他表现,很大程度上决定了进一步的治疗和诊断策略。

4.颈椎损伤的排除   考虑到部分颈椎节段损伤的漏诊将造成严重后果,因此须在充分影像学检查之后才能排除颈椎损伤,而且必须由有经验的专家来进行。虽然加拿大颈椎准则为急性、稳定的创伤患者提供了影像学检查指南,但不适用于重症加强医疗病房(ICU)患者。对于 ICU 患者,尤其是存在意识障碍时,排除颈椎损伤的标准方法还有争议。最佳方法似乎是螺旋多排 CT 薄层扫描与重建,选择 MRI 用于进一步检查,而不是使用屈/伸成像检测不稳定的韧带损伤。

早期颈髓清晰显像有利于早期撤除颈圈以及解除与放置颈圈相关的压疮、气道管理困难、中心静脉置管困难和头颅损伤时颅内压增高等问题。

(五)检查其他复合伤

颈椎损伤(四肢瘫痪),可复合头部损伤。颈椎损伤的发生率占颅脑创伤的 1%～3%。所有颈髓损伤的患者中,25%合并一定程度的头部损伤,2%～3%有严重的损伤。因此,头部损伤的患者都应该先假设有颈椎损伤,直到确定排除诊断。

胸腰椎损伤(截瘫),可复合胸腹部创伤。尽管主动脉 X 光摄影术可以更好地评估其他胸腔损伤,但胸部加强对比螺旋 CT 可以用于临床评估其他胸腔损伤,排除大血管损伤。脊髓损伤合并腹部损伤的诊断较为困难。然而,如果出现过度的低血压、背部疼痛或者在脊柱或胸腔 X 线平片中看见游离气体或液体,就怀疑腹腔脏器损伤。腹部 CT、诊断性腹腔灌洗或者超声检查均可帮助诊断。

五、脊髓损伤的急救处理

脊髓损伤急救处理的首要原则是维持呼吸和循环功能,使继发性脊髓损伤最小化。脊柱必须固定防止进一步损伤发生。这包括直线形固定,在头部两侧放置沙袋固定,用坚固的颈圈制动,以及在转运时应用背板。固定制动的目的是防止不稳定脊柱对脊髓造成进一步损伤。因为脊柱损伤可以发生在不相邻的脊柱节段,所以在相应的身体检查和影像学检查排除脊柱损伤之前,整个脊柱都应该固定制动。固定制动被广泛地作为对有脊柱损伤可能性的患者的救护标准。对于影响呼吸的颈部脊髓损伤,有时通气支持是必要的。多数情况需要紧急气管插管,用双手托颌法开放气道,插管时头颈部必须摆正。上位脊髓损伤可能会发生神经源性休克,需要大量扩容。如果血压低,必须给予输液和药物治疗,以保持脊髓内的血流。为了使患者最大限度减少水肿恶化的发生,对于怀疑并发颅脑损伤的患者,除补充生理盐水或乳酸林格氏液外,经常需要补充胶体液。

初步复苏和评价后,在维持脊柱固定措施的同时,进行 X 线平片和 CT 扫描等检查。对于精神状态改变和(或)怀疑颈椎损伤的患者,初步检查必须包括能清楚地显示颈椎直至颈 7～胸 1 交界处的颈椎正、侧位和齿状突位 X 光片。额外的脊髓检查可能需要在患者固定和更多紧急诊断检查进行以后进一步采取。在此期间,坚固的颈圈固定和背部夹板固定必须继续应用。然而,固定制动不是完全没有弊端的。在 70％ 患者中,固定制动可以带来疼痛、压疮、胸壁损伤。另外,颈部固定制动可以增加呼吸道损害、插管困难、呼吸困难和颅内压增高。临床救治过程中应充分考虑这些因素对患者的影响。

常规胸腹部 X 线片可能会提供存在严重胸腰段脊髓损伤的重要信息。尽管这不能替代接下来的正规脊髓检查,但这些检查往往是例行创伤救治工作的一部分,并为脊柱创伤的存在提供早期的线索,可能有助于决定后续影像学检查的优先次序。

在颈圈固定颈部等固定措施以后,转运中仍要保持患者平稳,防止人为损伤发生。进入急诊室后,必要时可应用吗啡止痛,以利于实施进一步检查。如果病情平稳,可转入监护条件更佳的单位治疗,这可降低并发症和缩短住院时间。-脊髓损伤患者应转入 ICU 严密监测治疗,进一步支持呼吸、循环等重要生命器官功能。

六、脊髓损伤患者的器官功能支持

脊髓损伤对生命重要器官功能造成影响。许多研究报告指出,脊髓损伤患者急性期应在 ICU 接受治疗,对各种潜在并发症进行监测、评估和防治。在脊髓损伤患者中可以看到不同的早期和晚期并发症,这些并发症涉及各个系统的程度,总是和脊髓损伤的水平及严重性相关。

(一)呼吸系统

呼吸系统问题是脊髓损伤患者转入 ICU 的最常见原因呼吸系统并发症的发生,取决于脊髓损伤的程度、患者年龄以及是否存在潜在呼吸系统疾病和复合伤。这些并发症包括肺不张、痰液潴留、肺炎和急性呼吸衰竭。呼吸系统并发症也是导致死亡的主要危险因素,尤其是四肢瘫痪的患者。在急性受伤住院阶段,84％的颈 1~4 损伤患者和 60％的颈 5~8 损伤患者会发生呼吸系统并发症。膈肌受颈 3~5 神经支配。颈 3 损伤患者,膈肌的大部分神经支配已丧失,所有患者均需要进行机械通气支持,大约 50％患者需要永久机械通气支持。斜角肌无力和肋间肌瘫痪导致矛盾呼吸形式,腹肌瘫痪导致不能咳嗽。对于截瘫患者,膈肌是完好的,但受损脊髓神经水平的肋间肌和腹肌功能下降,肺活量有一定程度下降,咳嗽功能受到不同程度损伤。

1.人工气道 有研究显示,脊髓损伤患者气管插管的决定因素包括颈 5 水平以上的损伤、损伤严重程度评分(AIS)和完全性脊髓损伤。总体而言,有 74％的脊髓损伤者需要气管插管。表 8-4 列出了脊柱和脊髓损伤患者气管插管的建议指征。

表 8-4 脊柱和脊髓损伤患者气管插管的建议指征

气道损伤

昏迷

水肿

咽后血肿

高误吸风险

呼吸衰竭

用力肺活量或用力肺活量<15ml/kg 的显著下降

呼吸做功增加

$PaO_2 < 60mmHg$ 或显著下降,尽管补充氧气

$PaCO_2 > 60mmHg$

复合颅脑创伤,格拉斯哥昏迷量表评分<8,或存在颅内高压

气管插管的方式包括清醒情况下纤维光学支气管镜引导经口（鼻）气管插管，和全麻下经口气管插管。两种方法无优劣之分，决定选择的因素包括情况的紧急程度、医务人员的技术和训练、设备的可取性、患者的意识状态和复合伤。虽然麻醉下经口气管插管时颈部移动的概率会更大，但这仍是一种安全的技术，而且没有证据表明会导致神经功能。必须做好快速诱导和插管困难的准备。颈圈被拆除以保证口部充分张开，头部的人工固定必须在没有牵引力的情况下进行，并给予环形压力。琥珀胆碱在脊髓损伤发生后10天～7个月之间应该避免，以防止严重的高钾血症。罗库溴铵是更理想的肌松剂。

一般认为下列患者应进行气管切开：上颈段损伤、出现呼吸衰竭、呼吸道感染痰液不易咳出、已经发生过窒息。另有两个因素也可能影响气管切开的应用，即是否为完全性损伤和损伤水平是否高于颈5水平。气管切开在不完全性损伤患者的概率较低（6%～33%），而在颈5水平以上的完全性损伤患者中，气管切开的概率在81%～83%，而颈5水平及以下完全性损伤发生概率为49%～60%。此外，如果需要长期机械通气（大于2周），或多次拔管失败，就要考虑气管切开。对于高位脊髓损伤、原先有肺部疾病和高龄患者，可考虑早期气管切开。文献报道多数气管切开在伤后3～10天之间。有些报道推荐在颈椎前路稳定术后再行气管切开术，主要是考虑到前路稳定术与气管切开切口部位感染风险之间的关系。

2.机械通气、呼吸治疗和感染控制　脊髓损伤患者的机械通气和呼吸治疗应遵循危重患者的总体原则。呼吸支持的目的是预防和纠正低氧血症并维持患者的通气功能。对脊髓损伤患者的呼吸治疗也具有十分重要的临床意义。具体措施包括肺部清洁措施、胸腔物理疗法、增加呼吸道湿度和持续性气道正压通气。每2小时改变卧姿可防止肺不张，强化生理支持治疗，在用非侵入性的通气支持方式时每4小时进行一次深呼吸，如有必要可用支气管扩张剂。协助咳嗽可能有利于清除痰液。有研究显示，持续体位旋转治疗能够显著降低与脊髓损伤有关的肺部并发症。采取措施增加最大呼气流速可改善咳痰效果，对于清醒患者进行呼吸肌肉阻力训练能改善最大吸气压力和肺活量。

3.机械通气的撤离　撤除机械通气应根据以下指标：①患者一般情况好转，末梢循环好，感染已控制，水电解质平衡已被纠正，肺部X线片无明显异常；②血气分析示动脉血氧分压高于80mmHg，二氧化碳分压低于45mmHg；③呼吸频率<28次/分，分钟通气量>8L，潮气量>5ml/kg，最大吸气负压>20cmH$_2$O；④呼吸肌力量逐渐增强，肺活量至少达到0.8L以上。

对于高位损伤引起的四肢瘫痪，机械通气的撤除通常存在困难，并且反复发生的肺不张也使病情复杂化。没有哪一种撤除机械通气的方法被视为更具优越性。撤除呼吸机过程中，最常使用的两种通气支持方式是同步间歇指令通气和压力支持通气，流量触发下的压力支持通气较方便。也可从一开始就采用T管自主呼吸试验，但需要注意的是应加强心理支持治疗以防止患者焦虑和丧失信心。几乎所有的颈4或者更低位的四肢瘫患者，和大约50%的颈3损伤四肢瘫患者可以在一定时间后撤除机械通气，但人工气道的撤除应该延后，直到明确患者已经适应脱离机械通气、肺不张不再出现、痰液分泌物明显减少和不再需要频繁气道吸引后才考虑拔管。不能撤除机械通气的颈1～3水平损伤四肢瘫患者可以通过家庭通气机进行永久性的机械通气支持。这些患者中，有些可能适合膈肌起搏。

4.膈肌起搏　在四肢瘫而膈神经完整的患者中，通过使用腹腔镜手术植入肌肉内电极引起膈肌兴奋称为膈肌起搏（DP）。有研究表明DP可成功替代正压机械通气。DP的最终目标是取代长期机械通气。DP术后，通过改变脉冲宽度、幅度、频率进行程序化控制膈肌兴奋，以最大限度地增加潮气量，同时保持患者感觉舒适。由于这些脊髓损伤患者一直长期依赖呼吸机，肌纤维萎缩的发生率高，因此需要先修复膈肌。

（二）循环系统

1.循环衰竭　动物试验证实，脊髓损伤后立即发生的低血压（急性期），原因在于副交感神经活动占主导地位的自主神经平衡紊乱。随后的偶发性高血压（慢性期）可能是自主神经异常反射状态的一部分。在脊髓休克的早期阶段,孤立的脊髓节段自主神经反射活动丧失。这些改变将导致窦性心动过缓和血管性低血压,尤其对于胸 6 以上节段损伤。患者对姿势改变、体液丢失和间歇性正压通气引起的进一步低血压很敏感。这些因素促使患者发生体循环衰竭。高血压是由脊髓损伤水平以下的传入刺激引起,严重有时可能导致脑出血。针对发生循环衰竭的潜在危险性,监测措施应该包括心电图、血压、中心静脉压和尿量等。扩充血浆容量对于纠正一定程度的相对低血容量是必需的。大量研究表明,脊髓损伤后低血压是导致脊髓继发性缺血损伤的重要危险因素,提高血压可以改善神经功能。现有指南建议,在发生脊髓损伤后7 天内,应及时纠正低血压并维持平均动脉压在 85～90mmHg。

2.心律失常　由于交感神经通路的阻断和迷走神经相对性兴奋,心律失常问题在脊髓高位损伤以后都极其常见,尤其是在脊髓损伤急性期更易发生。这些心律失常包括严重的心动过缓、房室传导阻滞和心脏停搏。在脊髓损伤的早期阶段,4.9%人经历过心跳呼吸骤停。严重的颈髓损伤患者发生心动过缓的概率是 100%,短阵心动过缓(心率小于 45 次/分)占 71%,心脏停搏发生率占 16%。在气管内吸引或体位改变时,迷走神经活动会进一步增加,特别是在受伤后的第一周。加之气管内吸引导致的缺氧,是造成心脏停搏的主要原因,对于高危患者,需要给予阿托品治疗。患者是否存在结构性心脏病和左心室功能低下,是决定预后和是否进行药物治疗的重要因素。当存在心血管疾病或引起症状的心律失常时,最初治疗包括β-受体阻滞剂。对于更严重的心律失常,需要应用抗心律失常药物或射频消融,当有危及生命的心律失常时,应考虑植入式自动除颤器。

3.自主神经功能紊乱和循环系统并发症　由脊髓损伤引起的继发性改变中,自主神经功能紊乱可能是一个发生在损伤之后的最具生命威胁的情况。在解决脊髓休克问题的过程中,胸 6 水平以上的损伤将会导致代偿性心动过缓的突发性高血压,原因为受到诸如疼痛、膀胱过度充盈或粪便嵌顿刺激之后引起的自主神经功能紊乱。自主神经反射亢进的产生是由于人体缺乏上位脊髓交感神经元的控制,因而在受损神经节段水平下对传入冲动的反应引起了过度的突发性自主神经反射活动。自主神经反射亢进也可发生与脊髓休克恢复之后,且通常仅发生在胸 6 水平以上的脊髓损伤患者。大量的交感神经传入冲动造成了短阵的血管急剧收缩而造成高血压,随之伴有颅内出血的危险性。患者可主诉头痛、恶心、呕吐、呼吸困难、颤抖、出汗、颜面潮红、鼻腔堵塞和视力模糊症状。临床检查可见心动过速、心律不齐、阵发性高血压、出汗、视野缺损等。损伤平面以上可有血管扩张,以下则为血管收缩。

自主神经反射亢进时应立即采取治疗措施,否则会导致严重心脑血管并发症,甚至死亡。一旦发生自主神经反射亢进,患者须立即取直坐位,使静脉血集中于下肢,降低心输出量,并要解除任何衣物或束缚身体的装置。根据诱发自主神经反射亢进的最常见原因,应首先检查泌尿系统,膀胱是否过度充盈。如果留置导尿管不到位,患者应重新插管。此外,如果导管引流通畅而血压仍升高,进而应怀疑是否有粪便嵌塞,这是自主神经反射亢进发生的第二大常见原因。之后,依次检查有无压疮、痉挛、局部感染等。在解除自主神经反射亢进诱因的同时,应进行药物治疗,最常用的包括硝苯地平和硝酸盐类药物。自主神经反射亢进可以在反射弧的不同部位。药物可能干扰在神经节、节后神经或传输效应器官(血管)处的神经递质。神经节阻断剂包括三甲噻方、酒石酸喷托铵、六烃季铵和四乙基氯化物。α-肾上腺素能阻断剂包括酚妥拉明和酚苄明。硝普钠可缓解自主神经反射亢进患者急性高血压危象。硝酸甘油是一个强有力的血管扩张剂,可引起血管平滑肌舒张,对外周动脉和静脉产生血管扩张作用。硝苯地平抑制钙离子跨膜进入心肌细胞和平滑肌细胞。临床可根据实际情况选择应用。

(三)消化系统

由于交感神经调节功能丧失,胃肠蠕动能力下降是脊髓损伤后一种常见的症状。脊髓损伤减慢了肠道活动,延长了食物在肠道的通过时间。在损伤急性期,急性胃扩张和麻痹性肠梗阻是常见的问题。因为肠蠕动功能下降,吞入气体导致了胃扩张和腹胀,及时插入鼻胃管可以防止这些症状出现。尽管存在这些问题,也应早期尝试性应用肠内营养。在开发肠内营养途径时,应特别注意掌握营养物给予的速度、浓度和温度。

脊髓损伤时应激性溃疡合并消化道出血的发生概率为 3%～5%。应用激素会进一步提高发生严重胃肠道出血的危险性。据美国第二次全国急性脊髓损伤研究(NASCISⅡ)报道,对照组发生胃肠道出血的比例是 3%,而应用甲强龙的实验组比例达 4.5%。H_2 受体拮抗剂和质子泵抑制剂可预防应激性溃疡的发生。

(四)泌尿系统

腰 2～4 为排尿的脊髓反射中枢,圆锥以上脊髓损伤的截瘫患者,由于尿道外括约肌失去高级神经支配,不能自主放松,因而出现尿潴留。阴部神经中枢受损,尿道外括约肌放松,出现尿失禁。由于膀胱逼尿肌瘫痪和尿潴留会造成膀胱过度扩张的危险。导尿管应该早期插入并保持通畅。患者因尿潴留而需要长期放置导尿管,容易发生泌尿道感染和结石,男性病员还会发生附睾炎。泌尿系感染特点为起病急而快,高热,寒战,体温 38～39℃,白细胞总数及中性分类升高,出现脓尿、血尿。一般通过病史、症状、尿液常规检查,可明确诊断。但为了确诊感染与致病菌尚需做尿培养,可明确致病菌,参考细菌对药物敏感试验,可选择有效的抗菌药物。

脊髓损伤后可导致神经源性膀胱,系中枢神经和周围神经疾患引起的排尿功能障碍。正常排尿有赖于膀胱逼尿肌和括约肌的松弛,两者相互协调。神经源性膀胱的临床表现为排尿功能紊乱,包括:①运动障碍及反射性尿失禁、急迫性尿失禁、压力性尿失禁;②感觉障碍及尿频、尿急、膀胱充盈感,排尿后有不同程度缓解。治疗可采用膀胱训练、膀胱引流、膀胱封闭、药物治疗(α-肾上腺素能受体阻断剂如苯卞胺、刺激膀胱收缩药物如新斯的明、乙酰胆碱能受体阻断剂如羟基丁酸、乙酸胆碱能受体促进剂如盐酸乌拉坦碱等)、手术治疗、应用人工膀胱括约肌、人工体神经、内脏神经反射弧手术等。

(五)代谢及内分泌

1.高钙血症　脊髓损伤患者的特征性代谢紊乱主要表现为骨钙代谢异常、抗利尿激素分泌异常综合征和脑耗盐综合征。脊髓损伤导致的高钙血症,是最严重的电解质紊乱,也是制动后常见而又容易被忽视的电解质异常,发病率为 10%～23%,其中以青少年及年轻男性多见。该病通常起病隐匿,临床征兆多变且无特异性,极易被脊髓损伤的主要症状所掩盖,如未及时加以处理,患者会出现脱水、草酸钙肾结石,甚至发展为肾衰竭。卧床后体钙丢失途径主要是尿,其次是粪便,与骨钙丢失程度一致。血钙增高是尿排泄的必然渠道,制动后数周～数月都可以发生。卧床 4 周左右可以发生症状性高钙血症。早期症状包括食欲减退、腹痛、便秘、恶心和呕吐。进行性神经体征为无力、低张力、情绪不稳、反应迟钝,直至昏迷。过去一般认为脊髓损伤后肢体自主活动受限是引起高血钙的主要原因。但近年来有证据表明,高钙血症并非单纯的失用性血钙升高。脊髓损伤后的骨矿物质丢失比单纯卧床引起的骨矿物质丢失更加迅速。脊髓损伤患者高钙尿症会在脊髓损伤后第 1 周出现,并持续到 6～18 个月,其峰值是卧床所致高钙尿症的 4～10 倍。急性脊髓损伤激发破骨细胞活性,加速骨吸收,导致骨钙的丢失,骨钙从血经肾脏排出,钙的释放超过肾脏排泄的能力是脊髓损伤后高钙血症的主要原因。另外,脊髓损伤后肌肉收缩对骨的应力作用丧失、饮食状况的改变、神经对骨的营养作用消失、钙调节激素的变化均可能引起骨吸收的增强、血钙增高,最终将导致患者骨质疏松、泌尿系结石等。

脊髓损伤后高钙血症的治疗要注意让患者尽早活动,同时给予药物和水化治疗,以尽快恢复钙代谢平衡。脊髓损伤患者由于 1,25-二羟基维生素 D_3 水平很低,导致了肠道对钙的吸收不良。现在普遍认为没有必要限制食物中钙的摄入。有研究表明,患者口服 500mg 维生素 C,就会增加泌尿系统草酸盐浓集和草酸钙结石的发病率。因此,尽管临床上作为常规用药的维生素 C 在创伤修复中起重要作用,但对脊髓损伤患者应谨慎,以免对钙的代谢造成影响。对于有症状的高钙血症,应尽早施行药物治疗。对无临床表现的高钙血症也应采取积极措施预防。肾钙沉着症的发生,水化治疗是重要的治疗方法,通过补充液体恢复有效血容量,同时减轻其他药物对肾脏的毒性,加快血钙自尿中排除。水化治疗过程中,尤其是应用利尿剂的同时,应当检测电解质水平,防止出现如低钾血症等的电解质紊乱。有报告指出,降钙素合并应用甲基泼尼松龙 20～40mg/d 可提高疗效。降钙素辅以依替磷酸钠可以作为脊髓损伤患者高钙血症水化疗法的替代治疗方法。二磷酸盐类药物也有降血钙作用,代表药物是依替磷酸钠和帕屈磷酸二钠。该类药物阻碍破骨细胞的分化和黏附,使骨基质溶解降低,减少骨吸收。

2.能量和蛋白质代谢　脊髓损伤患者早期对糖原的利用发生障碍。葡萄糖的燃烧首先要靠己糖激酶作为触媒,才能变成 6-磷酸葡萄糖,以后再分解成水及二氧化碳并释放热量。损伤早期,腺垂体促肾上腺皮质激素分泌增加,此物质有抑制己糖激酶的作用,因此不能充分利用葡萄糖,只能靠燃烧脂肪和蛋白质供应热量,使脂肪及蛋白质的消耗大为增加,组织分解代谢增加。同时蛋白质摄入减少,尿氮排泄增加,导致负氮平衡。制动后造成尿氮排出明显增加,平均每天丧失 2g,因此可导致低蛋白血症、水肿、瘦体重降低和体脂增加。由于制动期间抗利尿激素的抑制产生多尿,加上食欲减退造成的蛋白质摄入减少,可以加剧体重降低,特别是瘦体重降低。在创伤或饥饿情况下,负氮平衡可以达到 8～12g/d。氮排出增加开始于制动的第 4～5 天,在第 2 周期间达到高峰,并一直持续。3 周卧床所造成的负氮平衡可以在 1 周左右恢复,但 7 周卧床造成的负氮平衡则需要 7 周才能恢复。因此,对于脊髓损伤患者,应强调早期营养的实施。当肠内营养途径开发不利时,应考虑给予肠外营养,补充足量的热量和蛋白质。

3.其他内分泌改变　主要包括:

(1)由于血容量向中心转移,导致身体的自动反馈调节引起抗利尿激素分泌减少。抗利尿激素在第 2～3 天开始发生抑制。

(2)肾上腺皮质激素分泌增高(可达正常水平的 3 倍),尿中排出量也增加,是机体应激反应的表现,以保证制动时能量代谢的需要。雄激素降低,减少组织合成代谢,成为应激反应的组成部分。

(3)糖耐量异常:血清胰岛素和 C 肽同时增高,在制动后 1 个月达到高峰,说明主要问题不是胰岛分泌减少,而是胰岛素的利用障碍,其中肌肉胰岛素受体抵抗为主要原因。卧床 3 天后肌肉胰岛素敏感性降低,出现糖耐量异常。血糖水平可以正常或升高。长期制动可导致胰岛素峰值水平逐步降低,最终导致高血糖。

(4)血清甲状腺素和甲状旁腺素增高或不稳,是造成高钙血症的主要原因之一。但血清降钙素和催乳素保持不变。

(六)静脉血栓栓塞

导致静脉血栓栓塞主要的相关因素,是脊髓损伤后下肢肌肉运动功能降低或缺乏,同时丧失了交感神经支配而导致了血管舒张和静脉系统血液滞留。此外,高凝状态、创伤及内皮细胞损伤也参与静脉栓塞的形成机制。完全性下肢瘫痪的患者发生深静脉血栓的可能性最大。荟萃分析显示,脊柱骨折和脊髓损伤是增加深静脉血栓(DVT)形成的独立危险因素。使用纤维蛋白原扫描、阻抗体积描记法或静脉造影发现,在没有抗凝治疗的情况下,脊髓损伤患者 DVT 的发生率可以达到 90%～100%。DVT 最严重和致命的后果在于血栓脱落造成的肺栓塞。急性脊髓损伤患者的尸检研究结果显示,肺栓塞的发生率为 37%。即使采取预防性抗凝治疗措施,仍然会有 10% 的患者发生深静脉血栓,而 2.7% 的患者会发生致命的肺栓塞。多普勒超声、阻抗体积描记法和血管造影是推荐的 DVT 辅助检查方法。有条件时可行彩色多普勒检查,这是一项无创性检查,可有效地了解下肢静脉血管及血栓位置、范围等情况以辅助诊断。

减少 DVT 形成风险的预防措施包括物理措施和抗凝药物。气动加压装置和弹力袜是常用的物理措施。一旦患者病情稳定,早期活动和被动锻炼也很重要。关于预防的指南建议,间歇充气加压或电刺激下肢肌肉,再根据风险因素加上依诺肝素 30mg、每日两次,或用普通肝素在伤后 72 小时内开始,持续 8～12 周。不同药物治疗方案,如阿司匹林、华法林、低分子肝素(例如依诺肝素、亭扎肝素)或普通肝素,在不同出血风险等级的脊髓损伤中营养,都能提供有效的预防作用。低分子量肝素可能在防止 DVT 和减少出血并发症方面更加有效。在脊髓损伤患者,以肝素为基础的药物预防方案中,低分子量肝素与普通肝素相比,能显著降低深静脉血栓形成和出血的概率。在脊髓损伤患者中预防血栓形成的措施应尽早开始,但由于考虑到损伤部位的出血危险,抗凝药物的使用时间尚存在争议。然而,还是应该尽早开始应用物理预防措施。一旦诊断为深静脉血栓,通常的处理方案包括尽早应用低分子量肝素治疗血栓,和预防性应用华法林至少 6 个月。凝血酶时间国际标准化比值(INR)应该保持在 2～3 之间。

(七)体温调节障碍

高位脊髓损伤后,体温调节异常,多出现体温升高,原因包括:①体温调节中枢的传导通路受到破坏,产热和散热不能保持平衡;②机体产热量不受调节,高热又可加速新陈代谢,使产热量更增加;③由于脊髓损伤后自主神经系统功能紊乱,受伤平面以下皮肤不能出汗,对气温的变化丧失了调节和适应能力,如果周围环境温度过高常易发生高热,可达 40℃ 以上,呼吸交换量减少亦可减少散热量。相对而言,许多脊髓损伤患者在损伤平面以上身体出汗会异常增多,通常发生在上部躯干和面部;④痉挛性瘫痪或肌张力增高者,肌肉收缩做功,可产生较多热量;⑤一些并发症,如褥疮、泌尿系感染及肺部感染亦可引起高热。

四肢瘫患者不仅可出现高热,在早期也可出现低体温,尤其在寒冷季节,因为血管不能收缩,更易发生。颈髓损伤患者,伴有体温降低者多同时有低血压,与患者既往心血管系统病史有关。低温时发生的低血压与全身血管包括小动静脉和毛细血管舒张,周围阻力降低,循环量减少有关。肌肉瘫痪后,由于小动脉后毛细血管、小静脉和静脉失去肌肉支持而舒张,使静脉回流减少,右心房压力降低,影响心室充盈,减少心搏量。颈髓损伤后,低温尚可引起心率减慢。

高位脊髓损伤体温调节异常的患者,常规的体温监测结合保持体温的措施是必要的。首先应注意室温,使其维持在 10～30℃ 之间,室温高于 30℃ 时,应利用风扇或空调调节。低于 10℃,则应保温,还应注意增加被褥加以保护。高热患者宜用物理方法降温,可用酒精浴或用多数冰袋分别置于颈部、腋部及腹股沟等大血管走行部位。还可以应用冬眠合剂(氯丙嗪 50mg、异丙嗪 50mg、哌替啶 100mg 各 2ml 混合),每 4 小时静脉注射 1ml。冬眠合剂除有降温作用外,还有止痛及安眠作用。对低温下出现的低血压,因有效循环量减少,升压药只起暂时作用,应注意补充血容量。

七、脊髓损伤治疗

(一)皮质类固醇激素治疗

皮质类固醇激素治疗的目的是为了降低继发性损伤的发生,促使受损神经元恢复。美国性急性脊髓损伤研究(NASCIS)Ⅰ检验了小剂量(100mg)和大剂量(1000mg)的甲基泼尼松龙用药 10 天后的效果。但是,这项试验没有设立对照组,结果显示大剂量用药患者中出现了大量伤口感染,此外无其他阳性发现。随后的 NASCISⅡ研究设计为前瞻性、随机、双盲、多中心临床试验,对象为非穿透性脊髓损伤患者,在接受甲强龙治疗后 6 周、6 个月和 1 年的神经功能状况。该研究应用甲基泼尼松龙 30mg/kg,15 分钟静脉注射完毕,休息 45 分钟,之后的 23 小时内以 5.4mg/(kg·h)的剂量持续静脉注射。结果表明,脊髓损伤发生 8 小时内开始应用甲基泼尼松龙,可以轻度改善活动能力,并提高 6 个月和 1 年的感官评分。该研究结果提示甲基泼尼松龙降低脊髓损伤后的继发性损伤。随后在 NASCISⅢ 试验中发现,如果在脊髓损伤后的 3～8 小时内开始使用甲基泼尼松龙,持续应用 48 小时而不是 24 小时,结果表明可出现进一步的运动评分改善和神经功能改善。有学者认为,如果受伤后 8 小时内还没有开始应用甲基泼尼松龙,就不要再使用,8 小时后开始治疗无助于功能恢复。通过这些多中心临床研究,甲基泼尼松龙在 20 世纪 90 年代已经成为急性脊髓损伤的标准治疗方法。然而,重新评估 NASCISⅡ 和 NASCISⅢ 试验关键数据显示,其阳性结果可能是基于统计学上的假象。且许多研究并未复制出相同的结果,使得早期应用甲基泼尼松龙受到质疑。由于存在剂量相关性不良反应,全身应用高剂量甲基泼尼松龙治疗急性脊髓损伤,仍然是有争议的。近期有研究报告表明,局部持续给予纳米粒子形式的甲基泼尼松龙,大大超过全身给药的疗效。相对于全身给药而言,甲强龙,纳米粒子治疗显著降低病变范围和改善活动能力,给以具有纳米粒子功能的甲强龙为脊髓损伤后治疗提供了一个局部给药的有效方法。尽管如此,早期大剂量甲基泼尼松龙仍然在多数治疗中心采用。

(二)神经节苷脂和其他神经保护药物

神经节苷脂是含糖脂的唾液酸,在神经细胞膜中高浓度存在。这些复合物涉及各种细胞表面现象,如细胞底物结合及受体功能。过去 15 年的研究已经阐明了这些复合物的一些作用,包括:①在细胞培养中促进神经元的生存;②在细胞培养中增加神经突起的数量、长度和分支;③改善周围和中枢神经系统损伤性和缺血性伤害的恢复。动物实验显示,脊髓损伤后应用神经节苷脂,对羟色胺神经元的再生有适度的影响。前瞻性、随机、双盲、单中心研究发现,脊髓损伤患者伤后 72 小时内应用神经节苷脂,改善神经功能。然而也有研究显示了阴性结果。试验和临床研究中尝试的其他神经保护药物包括:环氧合酶抑制剂、免疫亲合蛋白配体、抗氧化剂、蛋白酶和细胞凋亡抑制剂、促红细胞生成素、促甲状腺激素释放及其类似物和牛磺酸等的药物。有些药物已经在动物实验,甚至在临床研究中显示出价值。然而,在将它们应用于急性脊髓损伤患者临床治疗之前,尚需进行严格评价。未来的研究倾向于评估不同治疗药物的联合应用,阐明可能的辅助药物及药物之间的协同或拮抗作用机制。

(三)高压氧治疗

多数临床中心应用高压氧(HBO)治疗辅助神经功能恢复。实际操作中应注意:①应脊髓损伤后早期进行 HBO 治疗,最好在 6～12 小时之内;②第一个 24 小时内行多次治疗,最少 2 次,可以 3 次或更多;③应用 2～2.5 个标准大气压;④每次治疗不超过 2 小时,两次治疗间隔 2 小时以上,以避免氧中毒。

脊髓损伤的早期数小时内,组织出血、水肿、微循环障碍,使脊髓组织缺氧。因此,早期应用 HBO 治疗,将充分携氧的血流带至脊髓损伤区域,具有理论上的合理性。然而目前尚无临床对照研究证明其有效性。

(于铁生)

第二节 椎管内肿瘤

椎管内肿瘤可分为原发性或继发性,发病高峰年龄为 20～50 岁,占中枢神经系统肿瘤的 15%。椎管内肿瘤可发生在脊椎的任何节段,根据肿瘤在椎管内不同的位置,又可将椎管内肿瘤分为硬膜外、髓外硬膜内及脊髓髓内肿瘤,其中约 2/3 的成人脊髓肿瘤位于髓外硬膜内,大多数硬膜内肿瘤来源于脊髓和终丝的细胞成分、神经根或硬脊膜,以神经鞘瘤及脊膜瘤常见;髓内肿瘤约占椎管内肿瘤的 25%,其中以室管膜瘤和星形细胞瘤常见,而椎管内硬膜外肿瘤多为恶性肿瘤。椎管内不同种类肿瘤又有其特殊的好发部位,如上皮样囊肿和皮样囊肿多发生在腰骶段；而神经胶质瘤则颈胸段和颈段多见；肉瘤及淋巴瘤多见于硬脊膜外；肠源性囊肿以颈段硬膜下髓外、脊髓腹侧多见；转移瘤、神经节细胞瘤及黑色素细胞瘤则十分少见。

一、髓外硬膜内肿瘤

（一）神经鞘瘤

神经鞘瘤的概念一直存在争议。现代有关神经鞘瘤的分类包括两种良性类型，即神经鞘瘤和神经纤维瘤。

1.流行病学　神经鞘瘤又称施万瘤，来源于神经膜细胞，在脊髓肿瘤中发病率占首位，约占成人硬膜下肿瘤的 25%，发病率为(0.3～0.4)/100000，病变多为单发，可发生在椎管内的任何节段，40～60 岁是发病高峰，无男女差异，其中约 2.5% 的硬膜下神经鞘瘤为恶性，约 50% 发生在神经纤维瘤病患者中。神经鞘瘤多起源于脊神经后根，位于脊髓旁和第 1～2 神经根相连，其次是位于脊髓腹侧或腹外侧，位于腰骶部的神经鞘瘤大都与马尾神经粘连。

2.解剖学　神经膜细胞镶嵌在一层疏松的结缔组织上，称为神经内膜，其细胞膜被基膜包裹，在神经损伤时基膜即成为轴突再生及鞘膜再形成的模板，引导神经再生，在此基础上每一神经束周围均有另外一层结缔组织包裹，称为神经周膜。神经外膜是一层致密的结缔组织，将多个神经束包绕于一体，组成周围神经。在椎间孔部位神经根袖套处硬膜与脊神经的外膜相融合，是椎管内神经鞘瘤的好发部位。约有 30% 的神经鞘瘤经神经根根袖穿通硬膜内外，长成哑铃样肿瘤。另外，约有 10% 的神经鞘瘤位于硬膜外。由于颈段硬膜下神经根较短，所以颈段的肿瘤常常跨越硬膜生长。

3.分子生物学　目前普遍认为此肿瘤是一种神经鞘的肿瘤，但究竟是起源于 Schwann 细胞，还是起源于神经鞘的成纤维细胞，尚有争论。可以自然发生，也可能为外伤或其他刺激的结果。本病也可与多发性神经纤维瘤伴发。恶性周围神经鞘瘤是指起源于周围神经的一组不同类的肿瘤，有明确的细胞恶变证据，如多形细胞、非典型细胞核及异形体、坏死形成及血管增生等。组织学形态包括多种不同细胞构型。

4.病因病理　神经鞘瘤是由纤维致密的纤维束交织构成，可分为两种组织类型，一种是细胞核呈栅状排列；另一种是有退行性变，组织稀松呈网状结构。少数情况下肿瘤可发生恶性变。

5.临床表现　患者病程大多较长，胸段者病史较短，首发症状常为神经根性疼痛，其次为感觉和运动障碍，其发展与其他脊髓良性肿瘤大致相同，临床表现可分为早期刺激症状、脊髓部分受压症状及脊髓横贯损害症状三个阶段。因脊髓神经鞘瘤多发生于脊神经后根，肿瘤直接刺激和牵拉感觉神经，患者常以相应节段神经根性痛为首发症状，其中上颈段中路的疼痛主要在颈部，偶尔向肩部及上臂放射，胸段肿瘤的疼痛多位于胸腰部，可放射至腹部及下肢，腰骶段肿瘤的疼痛位于腰骶部、臀部、会阴部及下肢。以感觉障碍为首发症状的患者约占 20%，可分为感觉过敏和减退两类。感觉障碍一般从远端开始逐渐向上发展，随着病程进展最后出现感觉伴运动功能一起丧失。运动障碍为第三大常见症状，因肿瘤的大小及生长部位可出现锥体束功能障碍，瘫痪范围和程度各不相同，括约肌功能紊乱往往是晚期症状，表明脊髓部分或完全受压。少数患者可伴发多发性神经纤维瘤病，可见患者皮肤上有咖啡色素斑沉着及多发性小结节状肿瘤。

6.辅助检查

(1)腰椎穿刺及脑脊液检查：由于神经鞘瘤多发生于蛛网膜下隙，较容易造成蛛网膜下隙阻塞，可使肿瘤所在部位以下脑脊液循环发生障碍，以及肿瘤代谢细胞脱落，造成脑脊液蛋白含量增高，故腰椎穿刺放出脑脊液后临床症状可能加重。

(2)X 线平片检查：肿瘤在椎管内呈膨胀性生长，可压迫相应的椎管壁，慢性压迫可造成椎管腔隙扩大,X线检查纤维中路相应部位椎弓根变窄,椎弓根间距增宽。如果中路位于脊髓腹侧压迫椎体后缘,侧位片可见有椎体后缘弧形硬化现象。如果肿瘤呈哑铃形可见椎间孔扩大。

(3)MRI检查:脊髓MRI检查时目前诊断脊髓肿瘤最好的方法之一。神经鞘瘤在MRI中T_1加权像上呈稍低信号,在T_2加权像上呈高信号,注射Gd-DTPA后可见实体性肿瘤呈均匀强化,囊性肿瘤呈环形强化,手术中路呈不均匀强化。

(4)脊髓造影:蛛网膜下隙完全梗阻率约在95%,典型的病变可表现为杯口状充盈缺损。

7.诊断及鉴别诊断　主要的鉴别诊断考虑脊膜瘤、纤维肉瘤、恶性纤维组织细胞瘤、上皮样肉瘤和平滑肌肉瘤等。

8.治疗　神经鞘瘤为良性肿瘤,应实施外科手术全部切除。神经鞘瘤在椎管内呈膨胀性生长,大体表现为圆形或椭圆形的实质性包块,包块表面光滑,肿瘤组织可压迫脊髓,而不侵入脊髓实质,与周围组织无粘连,载瘤神经没有明显增粗,肿瘤往往大小不一,一般发生在胸段脊髓者瘤体较小,发生在马尾的肿瘤体积较大,肿瘤在与神经干垂直的方向可以移动,但纵向活动度小。原则上对于体积较大的神经鞘瘤可与载瘤神经一并切除以防止肿瘤复发,较小的神经鞘瘤可将肿瘤自载瘤神经上游离切除。全部切除肿瘤术后极少复发,多数神经鞘瘤位于脊髓背侧或背外侧,通过标准后路椎板切除即可完成,椎板打开后即可暴露肿瘤,如果肿瘤位于脊髓腹侧,则需剪断齿状韧带。

手术可以根据肿瘤的大小及形态决定完全或部分切除一侧的关节面,半椎板切除和单侧的关节面切除可以较少地影响脊柱的稳定性。椎板开窗术切除椎管内肿瘤的特点:①手术对椎体骨结构的创伤小,对术后脊柱稳定性影响小。②对脊髓、硬膜、神经根管、椎管内容物影响小,基本可避免术后残腔瘢痕组织增生、粘连引起的医源性椎管狭窄的可能性。③术野小,术前应尽量精确定位,且手术技巧要求较高。

当肿瘤通过扩大的椎间孔侵犯到脊髓的邻近区域时称为哑铃形肿瘤,可分为椎管内部、椎管外部及椎间孔狭窄部,手术均应先切除狭窄部。术前应根据肿瘤的大小、位置及硬膜下的分布更详尽地考虑手术方案。由于颈前部有较多的神经血管结构及下颌与颅底之间的骨骼肌附着,因此颈前入路很难到达颈部脊髓旁区域,然而对于多数的颈部哑铃形肿瘤可以通过扩大的后入路达到全部切除,标准的后路椎板切除可以达到硬膜旁4cm的区域;对于胸腰部的哑铃形神经鞘瘤则可以通过侧方入路来暴露,胸背侧筋膜连同皮肤一起切开,连同皮瓣一起翻向侧方,腰椎旁的肿瘤埋藏在腰大肌的深面,腰神经根及其分支走行于腰大肌中,因此分离肿瘤和腰大肌时应注意。

9.预后　神经鞘瘤术后严重的后遗症少,神经鞘瘤患者的平均寿命和大体人群相同,术后5年6%的患者有蛛网膜炎或神经源性膀胱,有接近50%的患者有局部麻木疼痛感,但其中仅有不到10%的病人需要治疗。若能早期发现椎管内肿瘤,早期手术治疗,大多数能取得良好的临床效果。部分患者椎管内肿瘤瘤体较大或位于高位颈椎,术后可能因呼吸衰竭而死亡,或术后一段时间后复发。至于脊髓神经功能的恢复,则与患者脊髓受压的程度和时间有一定联系。恶性神经鞘瘤短期内可能快速复发。

(二)脊膜瘤

1.流行病学　脊膜瘤的发病率为椎管内肿瘤的第二位,可见于任何年龄组,以50~70岁多见,75%~85%为女性患者,80%的肿瘤位于胸段,上颈段和枕骨大孔区也是脊膜瘤的好发部位,此处的肿瘤多位于腹侧和腹外侧,常和椎动脉的入颅段及颅内段相粘连,多数的脊膜瘤完全位于硬膜下,但约10%的肿瘤穿过硬膜呈内外生长或完全位于硬膜外。

2.解剖学　脊膜瘤的外观呈圆形或类圆形,呈光滑纤维样肿瘤,也可表现为外形多样,质地较脆的肿瘤,呈实质性,肿瘤基底较宽部分肿瘤可伴有钙化。脊膜瘤与硬膜之间有广泛粘连,因为硬膜外腔的存在,脊膜瘤很少侵犯到椎骨,与脑膜瘤不同的是脊膜瘤一般不穿透软膜,这些特性都有利于外科手术治疗。

3.分子生物学　脊膜瘤起源于蛛网膜细胞,通常位于脊髓侧方神经根根袖附近,脊膜瘤还可以起源于软膜或硬脊膜的成纤维细胞,反映出脊膜瘤来源于中胚层细胞。

4.病因病理　常见的脊膜瘤为以下三种类型。

(1)内皮型:肿瘤是由多边形的内皮细胞镶嵌排列而成,有时可见有旋涡状结构。肿瘤细胞分化良好,此种类型脊膜瘤多起源于蛛网膜内皮细胞。

(2)成纤维型:肿瘤由索性细胞交错排列组成,富有网状纤维和胶原纤维,有时可见有玻璃样变,此种类型脊膜瘤多起源于硬脊膜的纤维细胞。

(3)砂粒体型:砂粒型脊膜瘤是在内皮型或纤维型的基础上,有散在多数砂粒小体。

5.临床表现　脊膜瘤生长较缓慢,早期症状多不明显,故一般病史较长。常见的首发症状是肿瘤所在部位相应的肢体麻木,其次为乏力,神经根性疼痛为第三位,脊髓受压的症状及病情发展与神经鞘瘤的病程发展相似。

6.辅助检查

(1)X线检查:X线检查与神经鞘瘤检查大致相同,不同点是脊膜瘤在X线检查时有时可发现砂粒状钙化。

(2)CT检查:可见显示脊膜瘤最常见于胸段蛛网膜下隙后方,邻近骨质可有增生性改变。肿瘤多为实质性,较局限,呈等密度或稍高密度,有时可见肿瘤体内不规则钙化影。

(3)MRI检查:磁共振检查可清晰地显示脊髓受压情况,肿瘤在T_1加权像上呈等信号,少数呈低信号,在T_2加权像上呈高信号,静脉注射Gd-DT-PA后T_1加权像呈持久均一性强化,典型病例可见硬膜尾征。

7.诊断及鉴别诊断　脊膜瘤常发生于胸段,女性多见,具有髓外硬膜下肿瘤的共同表现,与神经鞘瘤容易混淆,本病肿瘤钙化率较高,是鉴别这种肿瘤的主要征象之一;另外脊膜瘤很少引起神经孔扩大,哑铃形肿瘤少于神经鞘瘤。

8.治疗　手术全部切除肿瘤是脊膜瘤治疗的首选,全部切除率可达90%,脊膜瘤显微镜下全部切除或近全部切除术后10年的复发率仍达10%～15%。后路的椎板切除术对于大多数病例来说可以提供充分的手术暴露范围,因为肿瘤是脊髓受压回缩,所以即使是体积较大的腹侧脊膜瘤也可以通过标准的后入路来切除肿瘤,脊膜瘤的表面往往存在一层蛛网膜,轻柔地牵拉肿瘤就可以沿着界面使肿瘤与脊髓分离,在肿瘤的切除过程中可以使用多种方法,背侧或背外侧的脊膜瘤可以环状切除受侵犯的硬膜;对于侧方和腹侧的肿瘤应仔细辨别头侧和尾侧,并应将肿瘤上方的蛛网膜切开,同时直接在肿瘤的表面进行分离,可以将棉片放在肿瘤的侧方,防止出血流入蛛网膜下隙,暴露的肿瘤表面给予电灼,减少肿瘤的血供使其收缩,硬膜面的肿瘤从附着的硬膜处切除,附着的硬膜应给予充分电灼或切除后修补,蛛网膜下隙应用温盐水冲洗。

9.并发症　脊膜瘤如进行手术治疗,可能出现以下并发症。

(1)硬脊膜外血肿:椎旁肌肉、椎骨和硬脊膜静脉丛止血不彻底,术后可形成血肿,造成肢体瘫痪加重,多在术后72h内发生,即使在放置引流管的情况下也可发生血肿。如出现这种现象,应积极探查,清除血肿,彻底止血。

(2)脊髓水肿:常因手术操作损伤脊髓造成,临床表现类似血肿,治疗以脱水、激素为主,严重者可再次手术,开放硬脊膜。

(3)脑脊液漏:多因硬脊膜和肌肉层缝合不严密引起,如有引流,应提前拔除引流管。漏液少者换药观察,漏液不能停止或漏液多者,应在手术室缝合瘘口。

(4)切口感染及裂开:通常患者一般情况较差,切口愈合能力不良或脑脊液漏者易发生。术中应注意无菌操作。术后除抗生素治疗外，应积极改善全身情况，特别注意蛋白质及多种维生素的补充。

10.预后　脊膜瘤为良性肿瘤，完全切除后多数病人预后较好。

二、髓内肿瘤

脊髓髓内肿瘤相对少见，占椎管内肿瘤的10％～15％，较多见于颈段及胸段，80％为神经胶质瘤，其中以室管膜瘤最多，占55％～60％；其次为星形细胞瘤，约占30％。其他较少见的尚有血管瘤、脂肪瘤、转移瘤和先天性肿瘤等。髓内肿瘤病理上主要侵犯灰质，有垂直发展倾向。肿瘤累及脊髓灰质，出现相应的结构损害征象，如感觉障碍或感觉分离、肌肉萎缩等。髓内肿瘤的临床特征各不相同，早期症状通常无特异性，只表现为缓慢进展，在确定诊断之前往往症状持续达2～3年。手术切除目前仍是治疗髓内肿瘤的最有效方法，对于髓内肿瘤的手术时机仍有不同观点，回顾性分析天津总医院166例髓内肿瘤病例，表明术前伴有轻度临床症状的患者，术后症状改善明显且并发症少，而术前已出现肢体瘫痪或呼吸功能障碍的患者术后原有症状改善较困难，因此笔者认为早期诊断、早期手术对脊髓髓内肿瘤患者脊髓功能的改善尤为重要。

（一）室管膜瘤

1.流行病学　室管膜瘤是一种常见的脊髓神经胶质瘤，其中约40％的椎管内室管膜瘤发生于终丝部位，占脊髓髓内肿瘤的40％，多发生在青壮年，男女发病率没有显著差异。多数位于近端硬膜内部分。终丝室管膜见于任何年龄，但以30～50岁多见，男性略多于女性，终丝室管膜瘤和马尾神经鞘瘤发生率接近。

2.解剖学　肿瘤呈同心圆生长或稍偏向脊髓腹侧，病变范围广泛，呈灰红色，质地较软，血供不丰富，肿瘤有假包膜与脊髓组织常有明显分界，多数为实质性，少数可伴有囊变。肿瘤邻近的脊髓多伴有继发空洞形成，少数肿瘤本身可发生出血及囊变。

3.分子生物学　一般认为，脊髓室管膜瘤起源于脊髓中央管的室管膜细胞或退化的终丝。肿瘤在脊髓内沿脊髓纵轴膨胀性生长，可累及多个脊髓节段。多呈梭形，很少为圆形或椭圆形。发生在终丝的室管膜瘤，可充满腰骶部椎管腔。髓内室管膜瘤和NF-2基因有相关性，多数散发的室管膜瘤都有NF-2基因改变。

4.病因病理　可分上皮细胞型、纤维型、黏液乳头型、混合型等多种亚型，其中黏液乳头型室管膜瘤是最常见的组织类型，肿瘤细胞密集呈梭形，可见有管腔样排列或乳头状排列，或呈菊花状结构。肿瘤组织内血管反应一般不明显，有的可见钙化或出血坏死，绝大多数的室管膜瘤为Ⅰ～Ⅱ级的低度恶性肿瘤。若肿瘤细胞明显异型，出现核分裂和瘤巨细胞，血管丰富，内皮细胞和外膜细胞增生，同时合并有出血坏死等表现，称为恶性室管膜瘤，或称室管膜母细胞瘤。

5.临床表现　脊髓室管膜瘤病程一般较长，早期症状多不明显，首发症状多表现为中路部位相应肢体麻木不适、乏力及疼痛症状相对较少且不明显，感觉障碍多为自上而下发展，感觉平面多不明显，常有不同程度的感觉分离现象。自主神经功能出现较早，早期多表现为尿潴留，受累平面以下皮肤菲薄，少汗，晚期可出现小便失禁。

6.辅助检查

(1)X线检查：多数病例无异常发现，少数可表现为椎管腔隙扩大，且累计范围较广。

(2)MRI检查：磁共振检查可清晰显示室管膜瘤的病变范围及脊髓受压情况，肿瘤在T_1加权像上呈等信号或稍高信号，在T_2加权像上呈高信号，静脉注射Gd-DTPA后T_1加权像上肿瘤呈轻中度均匀强化，

70％左右的室管膜瘤在肿瘤的两极有脊髓内继发空洞形成。

7.治疗　脊髓室管膜瘤属良性肿瘤,对于边界清楚比较表浅的肿瘤应通过手术全部切除。术前需要精确定位,上下囊肿腔也要包括一部分,影响手术切除肿瘤的最重要因素是肿瘤和脊髓之间是否存在可以分离的界面,术中应沿肿瘤的两端正中切开脊髓,这样有助于准确判断肿瘤的边界,若脊髓后正中动脉妨碍手术时,可予电凝后切断,逐步分离肿瘤的腹侧和外侧缘,沿肿瘤纵轴方向牵拉肿瘤一极,识别来自脊髓前动脉的供血动脉,予以电灼切断。如果肿瘤累及范围较广,肿瘤与脊髓间没有明显的界面,则可能是浸润性生长的肿瘤或局部反复出血形成的胶质瘢痕,术中可以送冷冻病理检查,可沿肿瘤做纵行切开分块切除。术中应在神经电生理辅助指导下注意保护脊髓和马尾神经。对于恶性室管膜瘤可行大部切除减压,术后进行放疗或化疗治疗。

8.预后　患者术后的情况与术前的状态及肿瘤的位置有关。多数患者常伴有术后感觉缺失,很可能与脊髓背侧中线切开、术后术区水肿及血管痉挛相关,通常在术后3个月内可逐步改善。对于室管膜瘤患者,术前已持续较长时间的功能障碍,术后很难恢复,甚至可能加重,术前症状持续时间短,即使非常严重,症状也常常会明显好转。如果术中全切室管膜瘤,患者治愈或其肿瘤得到控制的时间要明显好于次全切加放疗。

(二)星形细胞瘤

1.流行病学　星形细胞瘤在脊髓内肿瘤的发病率仅次于室管膜瘤,居第二位,约占脊髓髓内肿瘤的30％,多发生于青年女性,以颈髓胸髓节段多见。

2.解剖学　星形细胞瘤大体呈灰红色,常有囊性病变,囊液多呈金黄色,瘤体出血、坏死较少见,在脊髓内肿瘤沿脊髓纵轴浸润性生长,肿瘤和脊髓无明显边界,肿瘤体多呈梭形,并常累及多个脊髓节段。

3.分子生物学　脊髓星形细胞瘤起源于脊髓白质的星形细胞。

4.病因病理　肿瘤组织由星形细胞组成,组织学形态常分为两种形态,即浸润性生长的星形细胞瘤和局限性生长的星形细胞瘤。多数星形细胞瘤为良性,细胞分化一般比较成熟,纤维型星形细胞瘤富于胶质纤维,原浆型星形细胞瘤富于细胞质,核分裂象少见,血管反应不明显,可见有囊变和小灶状钙化。若肿瘤细胞比较密集且有核分裂、细胞异型性,血管内皮细胞和外膜细胞增生,灶状出血坏死则称为生长活跃星形细胞瘤或分化不良星形细胞瘤。

5.临床表现　脊髓星形细胞瘤的临床表现和脊髓室管膜瘤相似,也可发生囊变和出血,但质地更坚韧些,由于肿瘤生长缓慢,大多数病例病程较长,早期症状多不明显,可表现为肿瘤部位以下肢体麻木无力,随着病情渐进性发展,逐渐出现脊髓受压症状,如果肿瘤囊性变病情突然加重可出现瘫痪可能。由于星形细胞瘤位于脊髓内,故感觉障碍由上向下发展,有时感觉平面不明显,可出现感觉分离现象,自主神经功能障碍出现较早。

6.辅助检查

(1)MRI检查:星形细胞瘤在MRI上的表现是多样的,在增强MRI上,可见肿瘤边缘不规则,强化后可呈均匀、斑片状强化,其中不均匀强化及边缘增强明显的比较常见。

(2)腰椎穿刺脑脊液检查:压颈试验显示梗阻性表现,脑脊液蛋白质含量增高。

7.治疗　脊髓胶质瘤大多为良性,约有1/3的良性浸润性星形细胞瘤没有可辨认的边界,肿瘤常偏向一侧或突出于脊髓表面,后正中沟较难确定,脊髓增粗,脊髓纹理消失,若肿瘤质地较软,多呈浸润性生长,对于这类患者多数为部分或大部切除明确病理,部分星形细胞瘤也可由类似于室管膜瘤的边界,但是与脊髓间却没有可分离的界面,应从肿瘤的中心到外缘有条理的切除,星形细胞瘤的颜色与正常脊髓组织不同,手术医师必须根据自己的经验进行判断,术中应尽力保护脊髓的血管,若肿瘤容易识别则继续切除,如果识别困难或是术中运动电位发生改变则须停止手术。少数胶质瘤可能呈多中心生长,在两部分肿瘤团块间可能存在有功能的脊髓组织,切除肿瘤时应注意保护。

8.预后 胸段脊髓髓内胶质瘤患者术后功能常有减退,可能与此节段脊髓血液供应差及脊髓萎缩相关,其中年龄可能是影响预后的重要因素,因此在髓内肿瘤没有出现严重神经功能障碍之前早期诊断,积极手术治疗是非常重要的。

(三)血管网状细胞瘤

1.流行病学 血管网状细胞瘤又称血管母细胞瘤,髓内血管网细胞瘤占脊髓髓内肿瘤的 $3\%\sim8\%$,好发于颈段脊髓,通常位于脊髓背外侧,与软膜粘连,其中 $15\%\sim25\%$ 的患者合并有 Hipple-Lindau 综合征,该疾病为一种不完全表达和外显的常染色体显性遗传病,可见于各年龄段,但幼儿少见。

2.解剖学 绝大多数血管网状细胞瘤为实体性,有完整包膜,瘤体呈暗红色,肿瘤血供丰富,常有数根动脉供血,引流静脉明显纡曲怒张,邻近脊髓可伴有继发空洞形成,少数肿瘤呈囊变,类似于小脑血管网状细胞瘤,但红色的附壁结节可不明显。

3.分子生物学 血管网状细胞瘤来源于血管周围的间叶组织的良性肿瘤,属于中胚叶的细胞残余。组织学上血管网状细胞瘤分为囊性和实性两种,其中囊变是该肿瘤的特征之一。

4.临床表现 血管网状细胞瘤的临床特点多样,早期症状不具有特异性,且进展不明显,主要以病变部位疼痛和肢体肌力下降,疼痛一般位于肿瘤水平,很少伴有放射痛,如果病变位于腰膨大或圆锥部位则可引起背部和下肢的放射性痛,早期即可出现二便功能障碍。

5.辅助检查

(1)CT 检查:多数病例无异常发现。

(2)MRI 检查:血管网状细胞瘤在 T_1 加权像上呈等信号或稍高信号,在 T_2 加权像上为高信号,邻近脊髓常有继发空洞形成,伴有空洞的瘤体常为小而局限的圆形或椭圆形,同时在 T_1 及 T_2 加权像上于肿瘤边缘和肿瘤邻近区域均可见不规则的点状或线状血管流空影,为血管网状细胞瘤的特征影像之一,强化后可将肿瘤呈明显强化。

(3)脊髓血管造影:脊髓血管造影能显示致密的中路结节及供血动脉和引流静脉,对于定位、定性诊断血管网状细胞瘤有重要价值,而且能够判断供血动脉的数目、部位、来源及走向,对于手术的顺利进行有重要指导意义。

6.诊断及鉴别诊断 脊髓内血管网状细胞瘤应与脊髓内室管膜瘤相鉴别,两者均可致病变两端脊髓产生继发性空洞,血管网状细胞瘤在 MRI 平扫上可见不规则点状血管流空影,强化后病变呈明显均匀强化,而室管膜瘤大多呈明显不均匀强化,两极可伴有囊变坏死。

7.治疗 血管网状细胞瘤的手术需要切除其附着的软膜。电灼软膜表面的血管后,沿肿瘤附着的基底部环状切开软膜,然后轻柔地牵拉分离埋藏于脊髓内的肿瘤,如果肿瘤体积较大,可以在肿瘤一端切开脊髓来扩大视野及操作范围,肿瘤不能从瘤内切除,只能电灼肿瘤表面,缩小体积,分离肿瘤边界。切除肿瘤后瘤床用生理盐水冲洗,并用止血纱布覆盖止血,应注重蛛网膜的缝合,以免发生脊髓粘连牵拉脊髓,造成术后神经功能障碍。

(四)海绵状血管瘤

1.流行病学 脊髓内海绵状血管瘤为一种不常见的良性血管性肿瘤,各段脊髓的发生率大致相同。

2.解剖学 海绵状血管瘤呈暗红色,血供不丰富,质地中等,有包膜,肿瘤周边常存在明显的胶质瘢痕,肿瘤与胶质瘢痕间分界清楚,而胶质瘢痕与邻近脊髓组织分界不清。

3.病因病理 呈圆形或不规则形,呈结节状或分叶状,边界不太清楚,质软而有弹性,多呈淡紫或紫蓝色。由大而不规则的腔隙组成,甚似静脉窦,腔内壁衬以单层内皮细胞,很少增生,外围则由厚薄不一的纤维组织包绕。有的腔壁较厚,是由外膜细胞增生所致。腔内含有红细胞和纤维蛋白性物质。有些大血管腔隙内皮细胞增生,形成乳头状结构,突向管腔。在小的腔隙内可见血栓或钙化。

4.分子生物学　海绵状血管瘤由众多薄壁血管组成的海绵状异常血管团。

5.临床表现　由于脊髓髓内海绵状血管瘤容易反复出血,发生出血时可引起神经系统病情的急剧恶化,随着血肿的吸收,机化的修复,患者的临床症状局部改善,当肿瘤再次出血时,神经系统状况又再次恶化,如此反复,最终可致病变节段脊髓功能障碍,因此临床上病人神经系统间歇性进行性恶化是本病的典型表现。

6.辅助检查

(1)MRI检查:肿瘤在 T_1 加权像上呈低或稍高信号,在 T_2 加权像上呈高低混杂信号,T_1 和 T_2 加权图像上,在病灶周围均可见环形低信号带,伴有出血时随出血时期不同,出现相应的异常信号,增强扫描后,肿瘤无明显强化,肿瘤邻近脊髓通常无继发性空洞形成。

(2)脊髓血管造影检查:海绵状血管瘤脊髓造影检查结果多为阴性。

7.治疗　手术时需切开草绿色或黄白色的胶质增生带,显露杨梅状的紫黑色肿瘤后,再电凝皱缩肿瘤包膜,多可顺利游离并全切肿瘤,肿瘤周围的胶质增生带与邻近的脊髓组织间分界不清,故分离肿瘤不能在其间进行,以免损伤脊髓组织。另外,由于肿瘤可发生结节状突起,或因肿瘤多次出血而使小部分肿瘤与肿瘤主体分离,所以在分离切除肿瘤时需小心避免微小瘤结节残留。

三、先天性肿瘤

椎管内先天性肿瘤为胚胎发育期残存的胚层细胞发展而成。它们可由一个胚层构成,也可由 2 个或 2 个以上胚层组织构成。依组织结构不同分为表皮样囊肿、皮样囊肿、畸胎瘤、肠源性囊肿、脂肪瘤、脊索瘤等。

(一)表皮样囊肿、皮样囊肿及畸胎瘤

1.流行病学　脊髓表皮样瘤又称脊髓表皮样囊肿是脊髓先天性肿瘤中最常见的一种,多发生于圆锥马尾,可位于髓内或髓外。青少年发病率高,男女无差别,起病缓慢,病程长,早期症状多不明显,部分病例伴有脊柱裂或隐性脊柱裂、脊髓空洞症等其他先天畸形。

2.解剖学　病变多发生于胸髓以下节段,肿瘤大部分位于腰骶部。肿瘤有完整包膜,呈囊肿样结构,囊肿内含光亮白色的豆腐渣样胆脂物质聚集,皮样囊肿中可见有毛发。

3.分子生物学　表皮样囊肿起源于异位表皮细胞,而皮样囊肿是少见的先天性肿瘤,又名皮样瘤。畸胎瘤属于颅内生殖细胞肿瘤,这是一类有特殊病理性质、临床表现和治疗方法的肿瘤,起源于生殖细胞。

4.病因病理　显微镜下可见囊壁由复层扁平上皮构成,其底层为纤维结缔组织及真皮层。皮样囊肿含外胚层与中胚层两种成分,如汗腺、皮脂腺等皮肤附件。畸胎瘤是含多种异位组织的真性肿瘤,由外胚叶、中胚叶及内胚叶三个胚叶衍化的组织组成,肿瘤内含有牙、毛发的油脂状物质。畸胎瘤可生长于硬膜外、硬膜下及髓内。

5.临床表现　本病多见于儿童和青年,病程长,患者主要以腰痛、下肢及大小便功能障碍为起病方式,病情常可自行缓解或加重,常合并脊柱其他骨性畸形,多数病人继发性出现足畸形,如弓形足、足下垂等。此类肿瘤如果较小或无功能,通常无特异性临床表现。早期症状主要包括腰背疼痛、双下肢运动感觉及其反射异常、阳痿及膀胱与直肠括约肌功能障碍。与椎管内其他肿瘤相比较,此类肿瘤患者除发病年龄较

轻,病程较长等情况外,还有如下特点:①因为囊肿主要位于脊髓下段,圆锥和马尾部较多,所以腰腿疼痛者较多,常呈钝痛或剧烈神经根性痛;②直肠膀胱功能障碍者较多,约80%以上的病人有排尿排便功能障碍;③运动系统损害可不典型,当囊肿合并腰骶部脊柱裂时,脊髓下端常被固定于较低部位;④若合并皮毛窦时,常可以引发颅内感染,亦有少数皮毛窦者,由于囊内容物刺激引起发热等表现。

6.辅助检查

(1)CT检查:表皮样囊肿表现为低密度影,CT值为−80～−16 Hu,若囊肿内角质物含量较高时呈略低密度或等密度,皮样囊肿时CT平扫表现为均匀或不均匀的低密度影,偶尔病灶内可见边缘毛糙的毛发团,囊壁较厚,呈等或稍高密度影。

(2)MRI检查:表皮样囊肿在T_1加权像上呈低信号,在T_2加权像上呈高信号,强化MRI上肿瘤无强化;皮样囊肿在T_1和T_2加权像上均表现为高信号,有时皮样囊肿在T_1加权像上呈混杂信号,在增强MRI上肿瘤也无强化。

7.治疗　本病治疗的最佳选择是手术切除。手术过程中应尽量清除囊内容物,尽可能切除囊壁,对与脊髓或神经根粘连较紧的部分囊壁不宜勉强切除。

8.并发症　表皮样囊肿、皮样囊肿及畸胎瘤通常合并其他先天畸形,如脊柱裂、腰背部皮肤和软组织异常,少数可有内脏畸形。表皮样囊肿术后常引起无菌性脑膜炎。

9.预后　皮样囊肿和表皮样囊肿全切除后,预后较好,复发率较低。对于部分切除的病例,症状亦可以得到较好的缓解。良性畸胎瘤手术切除后预后亦较好。对于椎管内成熟型畸胎瘤产生的类癌瘤,预后尚不明确。

(二)脊索瘤

1.流行病学　脊索瘤是一种罕见的原发性恶性肿瘤,位于脊椎椎体和椎间盘内,罕见累及骶前软组织,大多数脊索瘤起源于椎骨附近骨内脊索残留物而不是椎间盘。好发于50～60岁的中老年,亦发生于其他年龄。两性均可累及,发病率无差异。其生长缓慢,在出现症状前,往往已患病5年以上。50%在骶尾部,35%位于蝶枕部,其他依次为颈、胸、腰椎体、骶尾部肿瘤。

2.解剖学　肿瘤呈圆形或分叶状,质软,呈胶状。可有局部出血、坏死、囊性变及钙化等。早期一般具有包膜,附近常有碎骨片及死骨。

3.病因病理　镜下显示肿瘤组织变化较多,各个病例不同,甚至同一种瘤的不同区域内也不同。分化差的组织,细胞排列紧密,体积较小,边缘清晰。细胞内外黏液成分较少,分化成熟的组织,细胞排列稀疏,体积较大,呈梭形或多边形,胞质内有明显的空泡,肿瘤的间质中有纤维间隔,且有多量的黏液积聚,高度恶化时可见核分裂象。

4.分子生物学　脊索瘤由胚胎残留或异位脊索形成,生长缓慢,且很少发生远处转移(晚期可转移),但其局部破坏性很强,因肿瘤继续生长而危害人体,且手术后极易复发,故仍属于恶性肿瘤。

5.临床表现　疼痛为最早症状,多系由肿瘤扩大侵犯或压迫邻近重要组织或器官所引起。位于骶尾部的肿瘤常引起尾部疼痛,随后局部出现肿块,并逐渐长大,从皮下隆起,也可向盆腔内发展,压迫膀胱和直肠,引起尿失禁、便秘、坐骨神经痛等症状。位于蝶枕部的肿瘤可压迫视神经及其他脑神经、垂体、脑干等,在后期并可引起颅内高压。在椎管周围有脊髓受压者,可引起根性疼痛、截瘫、大小便失禁等。如果肿瘤侵犯脊柱,通常可出现脊髓压迫症,直接浸润,累及腹膜后组织。肿瘤足够大时可造成肠腔狭窄或侵犯膀胱。肛检可在直肠外叩到肿块。

6.辅助检查

(1)X线检查:X线平片显示肿瘤以溶骨性破坏为主,不见钙化及骨化,可见骶骨局部破坏及其钙化斑块,位于骶、尾椎的肿瘤自骶椎中央或偏一侧产生局限性骨质破坏,可使骨质扩张,变薄,消失,位于胸、腰椎椎体者椎体破坏压陷,但椎间隙保持完整。

(2)CT检查:CT对确定肿瘤具有定位和定性价值,发现肿瘤有钙化或斑块形成,具有重要价值,并可指导手术,静脉注射药物后能够明显强化,有助于阐明肿瘤的内容物及其周边包膜特征,骶骨脊索瘤的骨扫描检查常为密度减低或冷结节,CT可清晰显示脊索瘤骨破坏和软组织阴影与马尾神经,大血管及周围组织的关系,注射造影剂可增强CT影像的清晰度。

(3)MRI扫描:磁共振检查对肿瘤有定位和定性价值,是评价脊索瘤非常有益的手段,当CT扫描发现骨性破坏后,应常规进行磁共振检查,脊索瘤 T_1 像上呈低信号或等信号, T_2 像上呈高信号,分叶状的高信号病变与低信号分隔明显,值得提示的是磁共振可区别肿瘤类型,一般经典脊索瘤比软骨型脊索瘤呈更长的 T_1 和 T_2 信号。

7.诊断及鉴别诊断　骨巨细胞瘤、神经纤维瘤和脊索瘤都是发生在骶骨的常见肿瘤,它们有相同的临床症状,X线片同是溶骨性破坏,彼此容易混淆,需要鉴别,但前两者多为20～40岁的青壮年,骨巨细胞瘤病变部位有明显的偏心性;神经纤维瘤的破坏围绕神经孔,使之变大,消失,病变周围有硬化骨,其他少见的良性肿瘤,由于症状轻微,X线片有各自的影像学特征,容易鉴别,更少见的骶骨高恶性肿瘤具有病史短,疼痛剧烈,影响睡眠,卧位不起呈强迫体位,病人很快出现精神不振、体重下降、消瘦、贫血和发热等,X线片肿瘤破坏发展较快,呈溶骨性或成骨性穿刺点在后部正中骨质破坏严重的部位,阳性率可高达90%,因此术前获得病理组织学诊断并不困难。

8.治疗　目前脊索瘤的外科切除是主要的治疗方法。在脊索瘤切除后,尽早进行CT或MRI检查,以证实肿瘤切除程度及是否有肿瘤残余,对于拟定术后辅以放疗与否或定期随访有重要指导价值。

9.预后　脊索瘤发生转移的概率不高,位于骶尾部的脊索瘤发生转移者较多,而颅底与骶椎以上脊柱的肿瘤转移的却很少。一般均在肿瘤发生10年以后才出现转移,局部淋巴结常被累及,随后血液转移至肺、肝及腹膜等,术后容易复发。

(三)脂肪瘤

1.流行病学　髓内脂肪瘤比较少见,占原发性脊髓内肿瘤的2%～5%,好发于11～30岁,无性别差异,起病缓慢,病程较长多位于胸段脊髓表面,向脊髓内外生长。

2.解剖学　脂肪瘤好发于脊髓圆锥内,与周围组织之间的境界清楚,其质地较软,生长缓慢,大多数体积都较小。肿瘤呈黄色,类似正常脂肪组织,肿瘤组织和脊髓多无明显界线,脂肪颗粒可侵及脊髓内,而在脊髓表浅呈弥漫性生长,可累及多个节段。

3.病因病理　瘤状物由分化成熟的脂肪细胞组成,并被纤维条索将瘤组织分割成大小不等的脂肪小叶。其中纤维成分较多的脂肪瘤又称纤维脂肪瘤,血管丰富的脂肪瘤又叫作血管脂肪瘤。

4.分子生物学　脂肪瘤是由间质组织胚胎发育异常而引起的,周围有一层薄的结缔组织包囊,内有被结缔组织束分成叶状成群的正常脂肪细胞,中间可混杂有神经纤维,有的脂肪瘤在结构上除大量脂肪组织外,还含有较多结缔组织或血管,即形成复杂的脂肪瘤。

5.临床表现　肿瘤压迫脊髓,临床上表现为脊髓压迫症状。临床上将脊髓脂肪瘤非分为两种类型:①软脊膜下脂肪瘤,好发于胸段和颈胸段脊髓,多无脊柱脊髓发育异常,多以病变节段相对应的区域疼痛为首发症状;②圆锥脂肪瘤,常伴有低位脊髓,椎管闭合不全和皮下脂肪垫。主要临床症状为单腿或双下肢痉挛无力、踝趾关节畸形和括约肌障碍。

6.辅助检查

(1)X线检查:X线可显示受累节段椎管直径增大和伴发脊柱裂。

（2）CT 检查：脊髓 CT 可见脂肪瘤表现为低密度，CT 值在-100Hu 左右。

（3）MRI 检查：脂肪瘤 MRI 表现为 T_1 加权像为高信号，T_2 加权像也为高信号，肿瘤边界清楚，无囊变，无继发脊髓空洞，在圆锥的脂肪瘤可见脊髓低位、脊柱裂等畸形。

7.治疗　脊髓脂肪瘤属于良性肿瘤，硬脊膜外的脂肪瘤可完全切除，硬脊膜下的脂肪瘤生长广泛，与正常脊髓粘连紧密，脂肪颗粒侵入其中，故手术全部切除比较困难，可施行椎板切除及肿瘤部分切除以达到减压的目的，如果肿瘤累及的范围不大，仍可以完全切除。

（四）转移性肿瘤

1.流行病学　转移性肿瘤为身体其他部位的组织或器官的恶性肿瘤转移而来，原发病灶往往不易被发现，约占髓内肿瘤的 5%，转移瘤可分为髓内或髓外，主要有胸肺部肿瘤血管源性转移而来，另外黑色素瘤、纤维肉瘤和原始神经外胚层肿瘤都可发生在脊髓髓内。

2.解剖学　脊髓转移瘤常见于胸腰段，大多位于硬膜外，少数位于脊髓内，常破坏椎板而长入椎旁肌肉组织中。

3.分子生物学　常见的有肺癌、肝癌、甲状腺癌、绒毛膜上皮癌等的血液转移，或脊柱恶性骨瘤直接侵袭；淋巴瘤或白血病对脊髓侵袭多见于老年人和中年人。

4.病因病理　转移至椎管内及髓内的途径有：①经动脉播散；②经椎静脉系统播散；③经蛛网膜下腔；④经淋巴系统播散；⑤邻近的病灶直接侵入椎管内

5.临床表现　患者往往起病急病情发展快，发病后多在 1 个月内出现脊髓休克，呈弛缓性瘫痪。病人一般情况差，自主神经功能出现较早。

6.辅助检查

（1）X 线检查：在 X 线平片上脊髓转移瘤主要表现为椎管周围不同程度的骨质破坏而不是慢性压迫性椎管扩张。

（2）CT 检查：表现为脊髓硬膜外软组织阴影，向外累及邻近椎体，向内累及脊髓，可见局部骨质破坏和肿瘤轮廓。

（3）MRI 检查：能更清晰地显示转移性肿瘤的部位、累及的范围及脊髓是否受累，可表现为长 T_1 长 T_2 征象，病变外形不规则，多位于硬膜外腔的侧后方。

7.治疗　应采用综合治疗方法，手术方式及策略同脊髓内肿瘤，手术可减轻脊髓受压程度，如可能应尽量切除肿物，明确病理后可为术后放疗及化疗提供可靠依据，手术的原则主要是充分的椎板切除减压，术后应根据病理结果提示，积极明确原发灶，必要时可行全身 PET-CT 检查，并应辅助放、化疗治疗。

8.预后　预后不佳。

（李　伟）

第三节　脊髓血管畸形

一、脊髓动静脉畸形

（一）概述

脊髓动静脉畸形（SCAVM）也被称为脊髓动静脉性血管病变（SCAVLs），是指动、静脉间存在短路的脊髓血管病变,为先天胚胎发育异常所致,约占脊柱疾病的 2%~4%。脊髓动静脉畸形可分为脊髓髓内动静脉畸形(AVMs)和硬膜内髓周动静脉瘘(PMAVF)。

脊髓髓内动静脉畸形是指由脊髓动脉供血,位于脊髓髓内的畸形血管团。脊髓髓内动静脉畸形与在神经胚形成期间的异常有关,与神经纤维瘤病、脊髓拴系综合征、Rendu-Osler-Weber、Klippel-Trenaunay-Weber 以及 Parkes-Weber 综合征有关。SCAVM 常伴发神经纤维瘤病及动脉瘤,约 20%~44% 的病例可伴发动脉瘤,并引起出血。该病较硬脊膜动静脉瘘发病率低,占脊髓血管病的 36%~45%,是第二常见的脊髓血管病。男性患者稍多于女性,出现症状最常见的年龄是 30~50 岁。脊髓 AVM 位于颈髓的约为 30%,胸腰段脊髓的约占 70%,与脊髓各段的体积在整个脊髓的占比相对应。圆锥 AVM 是脊髓 AVM 的特殊类型。圆锥 AVM 通常范围较大,有多支供血动脉,常与脊髓拴系综合征伴发。

硬膜内髓周动静脉瘘由 Djindjia 等于 1977 年首先描述,由脊髓前和(或)脊髓后动脉与脊髓前、后静脉的直接交通,病灶(瘘口)位于脊髓表面,由 1 支或数支脊髓前、后动脉分支供血,并不存在畸形血管团,病变可位于脊髓的任意节段,常位于脊髓胸腰段结合处,以圆锥和马尾居多。该病一般多发于青年患者,无明显性别差异。

(二)病理与病理生理

脊髓动静脉畸形的发病机制主要有 5 种:①盗血,SCAVM 形成动静脉间短路,使正常脊髓组织供血减少而致病;②动静脉间短路直接导致脊髓静脉压高,致使脊髓静脉回流减少、脊髓充血,血液淤滞;③较强的动脉血压作用于发育不全的畸形血管,导致其破裂出血,压迫或血管痉挛效应促使脊髓血供障碍;④畸形血管团或扩张的引流静脉形成占位效应,压迫脊髓;⑤少数 SCAVM 诱发血栓形成,致使周围脊髓组织供血障碍或静脉回流受阻。

1.脊髓髓内动静脉畸形的病理生理 脊髓髓内动静脉畸形的特征是缺乏毛细血管床的动静脉直接连接,由于其循环特征为低阻力循环,动脉端压力直接传导至静脉端,从而引起高流量的血管畸形,所以其压力低于正常的供血动脉但高于正常的引流静脉。

根据畸形血管团的形态可分为髓内球形动静脉畸形(GAM)和髓内幼稚型动静脉畸形(JAM)。球形 AVM 由脊髓动脉供血,畸形血管团位于脊髓髓内或软膜内的,局限呈球形,多为脊髓前、后动脉分支供血,引流静脉为正常脊髓静脉;幼稚型 AVM 主要见于 15 岁以下儿童,又被称为青少年型 AVM。该型病灶范围广,充满受累节段之椎管内,与正常脊髓组织混杂在一起,畸形血管团可有多个供血动脉和引流静脉,脊髓前、后动脉均可参与畸形血管团和正常脊髓的双供血。

2.硬脊膜下髓周动静脉瘘的病理生理 Gueguen 和 Merland 等将硬脊膜下髓周动静脉瘘分为 3 个亚型:Ⅰ型(小型瘘)由单支细长的动脉供血,单支静脉引流,引流静脉轻度扩张,血流缓慢;Ⅱ型(中型瘘)由 1~2 支动脉供血,供血动脉明显扩张扭曲,引流静脉也明显扩张,血循环加速;Ⅲ型(巨型瘘)由多根粗大动脉供血,引流静脉显著扩张,血液循环更快。血液倒流造成的脊髓血流动力学改变是本病的主要病理生理学特征。由于动静脉血的短路,脊髓节段内的血液向压力较低的瘘口处分流,造成脊髓缺血,髓内血流速度减缓,引流静脉的扩张可造成对脊髓的压迫症状,本病造成的髓内出血较为少见。

(三)临床表现

脊髓动静脉畸形的症状可以是急性的、也可以是进展性的,大多数的症状进展相对急性。出血是最常见的症状,与出血相关的死亡率可达到 10%~20%。儿童较成年患者更容易以出血为就诊症状,与脑 AVM 相比,脊髓 AVM 的再出血率高于前者。在初次的出血后,第 1 月内的再出血率为 10%,第 1 年的再出血率为 40%。若没有出血症状,静脉淤血也可导致其他症状。SCAVM 其他常见症状有:截瘫、感觉障碍、根痛及膀胱、直肠括约肌功能障碍;其他少见症状有小儿高流量 SCAVM 可出现心衰,反复出血者可表现为脑膜刺激征、脑积水及高颅压等,使其表现不典型,影响早期诊断。少数硬膜内血管畸形可伴其他部位血管畸形,如脑血管畸形、胸腔血管畸形、皮肤血管瘤、椎体血管瘤等。圆锥 AVM 可表现为脊髓病或神经根病等。

硬膜内髓周动静脉瘘大多表现为缓慢进行性加重的圆锥及马尾的脊髓神经根症状,也有部分以自发性蛛网膜下腔出血起病。

(四)辅助检查

1.髓内动静脉畸形

(1)磁共振(MRI):MRI 可以无创、直观、全面地了解病灶及脊髓受损情况,其高度敏感,能够发现几乎所有的脊髓 AVM,并能发现血管造影不能显影的隐匿型髓内动静脉畸形。典型脊髓 AVM MRI 表现为:点、团、索状混杂的无信号区(流空),T_2 加权图像上有高信号的脑脊液影对比,流空征象更为明显。较小的 SCAVM,T_1WI 为混杂信号,T_2WI 为高低信号不等的改变(慢性血肿与水肿相间)。亚急性出血在 T_1 加权像上呈高信号,病变附近脊髓增粗,T_2 信号变化可表示因静脉淤血导致的脊髓水肿。T_1 和 T_2 加权可见血管巢周围的低信号区(对应血色素沉积),以及多发的血管流空(轴位)和迂曲扩张的血管结构(矢状位和冠状位),对应供血动脉和引流静脉。极少数患者,因其既无特异的临床表现,又无临床医师较为熟悉的典型 MRI 征象,故常使诊断延误。因此对于临床上表现为慢性进行性脊髓功能障碍、MRI T_2WI 图像上显示高信号,而无低信号,并有血管流空影的患者,也应行脊髓血管 DSA,以免将 SCAVLs 引起的静脉充血性脊髓病误诊为脊髓炎或脊髓髓内肿瘤。

(2)磁共振血管成像(MRA):采用不同时相成像和三维重建成像的 MRA,可以较好地显示供血动脉、引流静脉、畸形血管或瘘口。用 MRA 作为本病的筛选检查,可增强检测的敏感性。另外,用 MRA 进行术后随访、评估治疗效果,具有简易、无创等优点。

(3)脊髓血管造影(DSA):脊髓血管造影是诊断脊髓 AVM 的金标准,可以准确观察病变的供血动脉、引流静脉、有无动脉瘤及有无并发其他血管病变的情况,是制订治疗方案的基础,目前仍不能被其他方法所取代。对疑诊病例,应作选择性全脊髓血管 DSA,以免因漏插脊髓血管(因病灶有时会有远距离供血)或因显影效果差、影响判断而造成漏诊。其不足是:有创,不宜反复随访,不能显示脊髓受累情况,部分髓内 AVM 不能显影而成为隐匿型。

(4)脊髓碘油(水)造影及造影后脊髓 CT 检查:通过显示蚯蚓状充盈缺损,对脊髓 AVM 有初步了解,但阳性率不高。现已很少应用。

2.硬脑膜下髓周动静脉瘘 硬脑膜下髓周动静脉瘘辅助检查:①腰穿脑脊液检查正常;②X 片见椎管扩大;③脊髓造影可见异常血管影,可出现梗阻或充盈缺损,但脊髓直径正常;④MRI 图像上病变可见大的流空影;⑤脊髓血管造影是诊断髓周动静脉瘘的金标准,对制定治疗方案有重要意义。脊髓血管造影可显示瘘口部位、大小、供血动脉、引流静脉及循环时间等。

(五)诊断与鉴别诊断

1.脊髓 AVM 的诊断与鉴别诊断

(1)诊断:脊髓 AVM 的临床表现多样,其高流量病变表现为蛛网膜下腔出血和急性脊髓综合征,其低流量病变表现为因静脉高压引起的脊髓病变综合征。过去的辅助检查为椎管造影,典型表现为"虫袋征"和脊髓增粗。还可进行 CT 椎管造影检查,可判断 AVM 位于髓内或髓外,并可发现病变引起的骨质改变。目前,脊髓 MRI 可以准确地显示病变,但其诊断的金标准仍然是全脊髓血管造影,该检查可以为治疗提供血管构筑学等关键性依据。

(2)脊髓 AVM 可与脊髓髓内海绵状血管瘤、脊髓感染等进行鉴别诊断。

1)脊髓髓内海绵状血管瘤:当隐匿性脊髓 AVM 在 MRI 出现环状低信号而无血管流空影时,易被误诊为脊髓髓内海绵状血管瘤。可以根据脊髓 MRI 进行鉴别。如 T_1WI、T_2WI 有小的不规则高信号者,应首先考虑隐匿性血管畸形。若病变环状低信号影或车轮状异常信号影很明显,可考虑脊髓髓内海绵状血管瘤的诊断。

2)急性脊髓炎:当脊髓 AVM 患者突然出现出血等急性脊髓功能障碍时,可被误诊为急性脊髓炎。如行 MRI 检查未出现明显的血管影,仅表现为轻度脊髓肿胀,则会更加倾向于急性脊髓炎的诊断。这些病例如经标准的内科治疗后复查,症状改善,且 MRI 示脊髓肿胀减轻,脊髓变细,则考虑急性脊髓炎。如脊髓肿胀无改善,或复查 MRI 发现椎管内异常血管影者,考虑脊髓 AVM 等血管性病变,可行脊髓血管造影,明确诊断。

2.髓周动静脉瘘的诊断与鉴别诊断

(1)诊断:根据患者缓慢进行性加重的圆锥及马尾的脊髓神经根症状及体征,辅以脊柱平片骨质破坏及 MRI 脊髓表面的血管扩张影像,可考虑本病,但最终确诊有赖于脊髓血管造影。

(2)鉴别诊断:髓周动静脉瘘一般要与脊髓髓内肿瘤、脊髓 AVM 鉴别。

1)脊髓髓内肿瘤:当局限性或弥漫性髓周动静脉瘘患者出现进行性脊髓功能障碍,MRI 示局限性脊髓增粗,伴髓内出血、水肿时,若血管流空影不明显,往往误诊为脊髓髓内胶质瘤。另一种情况,当病变存在动脉瘤样或静脉瘤样扩张,且存在血栓形成,导致脊髓受压时,也可误诊为脊髓髓内肿瘤。其鉴别要点主要是分析脊髓 MRI,当脊髓肿胀区域内可疑存在血栓形成的血管影,或在 T_1WI 上发现低信号血管流空影,在 T_1WI 增强图像上发现细点状强化血管影时,应行全脊髓血管造影,明确诊断。

2)脊髓 AVM:髓周动静脉瘘与脊髓 AVM 的 MRI 影像均显示脊髓增粗和脊髓内外的血管流空影,DSA 亦可见多支供血动脉、多瘘口、多支引流静脉,其根本区别为:脊髓 AVM 的供血动脉和引流静脉之间存在畸形血管团,而髓周动静脉瘘的供血动脉和引流静脉之间是直接交通。

(六)治疗

1.髓内动静脉畸形的治疗　不同类型的 SCAVM 应取不同的治疗态度与方法。治疗方法包括手术、栓塞两种。SCAVM 可因脊髓静脉高压、畸形血管破裂出血、血栓形成、动静脉盗血和扩张畸形血管的占位压迫等因素,或直接压迫、破坏脊髓,或引起脊髓缺血、软化,从而导致严重的脊髓功能障碍,故及时、正确的治疗十分重要。

SCAVM 文献中有球型与幼稚型之分,通常认为,球型 AVM,若供血动脉较细长扭曲或为隐匿型 AVM,适宜手术治疗。若供血动脉较粗直,选用栓塞治疗既可避免手术对脊髓组织的损伤,又能栓塞病灶。青少年型 AVM,最少见,病灶广泛,多根粗大动脉供血,手术及栓塞治疗效果均不理想。Spetzler 建议手术与介入结合进行,方法是先多次栓塞小供血动脉,再用不可脱球囊临时阻断脊髓前动脉,手术全切除病灶,为此病治疗提供了经验。目前也有专家指出,只要在 MR 和 DSA 上显示病灶局限和集中的,都可施行手术治疗:对于畸形灶位于背侧或背外侧、血供主要来自脊髓后动脉的,可直接施行手术;对于畸形灶位于腹外侧、优势血来自脊髓腹侧、特别是源自病灶对侧时,可先行栓塞治疗,将优势供血动脉、特别是源自腹侧或对侧的供血动脉栓塞后再行手术治疗,以减少手术风险。手术前,要仔细复习 MR 与 DSA,以清晰了解畸形灶在脊髓纵向与横向上的部位,所有供血动脉的来源、走向和进入畸形灶的部位,以及引流静脉、特别是优势引流静脉近畸形端的部位,制订正确的手术方案与步骤。

手术治疗能直接切除或闭合病灶。效果确切永久,不受供血动脉行程影响,能去除占位性病灶对脊髓的压迫。其缺点有:相对创伤大,有可能损伤周围脊髓组织或术中畸形血管破裂出血,供血动脉或瘘口有时辨认困难。为克服这些缺点,已有学者开展术中脊髓血管造影、术中血管内临时阻断供血动脉、术中感觉诱发电位监测等技术,有利于识别病灶、保护正常脊髓组织及控制出血。

(1)手术治疗:一般采用标准的椎板切开术,至少暴露病变上下各一个节段椎体,从脊髓后正中沟进入。SCAVM 手术时,首先切开蛛网膜,确定畸形灶的确切部位,并根据血管的部位、色泽、粗细、形态、管壁厚薄与张力情况等,判断畸形灶周围血管是供应动脉还是引流静脉。通常色泽偏红、管径较细、走行较直、管壁较厚和张力较大且有搏动的是供血动脉,而颜色暗红、走行迂曲、管壁较薄的为引流静脉。继而根据 DSA 提供的信息,探寻各主要供血动脉,分别在其接近畸形灶处离断之;在降低畸形血管张力后,用低功率双极电凝,边皱缩边分离畸形血管,最后离断引流静脉,切除畸形灶。切除隐匿性 SAVM 时,宜在病灶最表浅处切开脊髓,进入血肿腔,沿畸形血管周围分离切除之,或如切除脊髓髓内肿瘤那样,沿血肿包膜分离,将畸形灶和继发的小血肿一并切除。由于这类 SAVM 无明显供血动脉,分离切除时通常不会引起麻烦的出血。

近年来,部分病例手术时,应用超声多普勒检测血管杂音的部位、音调和音强变化,以探寻畸形灶或瘘口、判断供血动脉(分别于临时阻断某血管的前后,用超声多普勒测定病灶部位的血管杂音,如在血管阻断后杂音强度降低的,提示该血管为供血动脉,如杂音强度无变化,提示该血管为引流静脉),并于术中评估畸形灶切除程度或瘘口闭合情况。

手术时,除应掌握前述的手术方法外,还应注意以下几点:①切忌在未离断大部分供血动脉前电凝引流静脉,以免引起畸形灶难以控制的出血,妨碍手术正常进行;②脊髓血管畸形的供血动脉也和脑血管畸形一样,有终末动脉供血型和侧向分支供血型两种,前者供血动脉可以离断,因其只供应畸形灶而不供应脊髓;后者供血动脉主干(即影像学上的供血动脉)则不能离断,因其只是发出更为细小的动脉(即真正的供血动脉)供应畸形灶,而动脉主干还发支供应脊髓,如果损伤这些动脉主干,会影响脊髓的正常血供,引起脊髓功能障碍;③需自髓外向髓内方向分离、切除畸形灶,只有当畸形灶与脊髓组织界面十分清楚时,分离、切除畸形灶才可不断深入进行;如难以分离出理想界面,就不宜强求手术切除的彻底性,以免损伤功能脊髓组织。至于隐匿性 SAVM,则应视病灶在脊髓横断面上的部位而定,病灶接近脊髓后外侧表面时,宜取后正中入路切除病灶;病灶位于脊髓腹侧表面,宜取前外侧入路切除病灶;若病灶位于脊髓中央或位于脊髓腹侧表面但无明显临床症状者,宜暂行观察。如能早期获得解剖根除,才可望获得较好的长期疗效。对于完全位于脊髓腹侧、血供丰富、手术切除十分困难的 SAVM,以及以前手术未能切除的残留畸形灶,可酌情施行栓塞治疗或放射外科治疗。

(2)介入治疗:血管内栓塞治疗始于 1972 年,由 Djindjia 首先应用。随着导管逐渐变细变软,栓塞材料改进,目前已广泛应用,其优点是创伤小,恢复快,供血动脉易于寻找,可及时了解治疗后病灶的改变。缺点有:①SCAVM 供血动脉较细长弯曲时导管难以达到病灶,使栓塞困难;②栓子随血液流动有异位栓塞危险;③介入栓塞病变血管,即使部分栓塞,均可有效减轻症状,但是因复发较频繁,需定期复查脊髓造影。早期的栓塞材料多见于使用固体栓子如干燥硬膜线段、lvalon 及微球等,目前应用液体栓塞剂(ONYX,GLUBRAN)直接注入病灶,疗效可靠。栓塞时微导管尽可能靠近病变血管巢进行栓塞。介入栓塞还可用于辅助手术,术前栓塞主要的供血动脉有利于手术治疗,尤其是对于有多支供血动脉的病变,如圆锥 AVM 等。

介入栓塞治疗适应证为:SCAVM 供血动脉粗,微导管能达到病灶或瘘的前端者。反之,微导管不能插至病灶或瘘口,则不宜选用栓塞治疗。为预防异位栓塞的发生,已有学者提出栓塞治疗应注意如下几点:①选用安全的栓塞途径,如同时有脊髓前、后动脉供血,则首选经脊髓后动脉;②若使用固体栓子,栓子直径不能小于 $100\mu m$,因脊髓动脉常发出直径小于 $100\mu m$ 的沟联合动脉,这些动脉在造影时不能显影,使用小于 $100\mu m$ 栓子有时可能致使这些动脉栓塞;③栓塞应分次进行,不能企图一次将所有畸形血管闭塞,因栓塞后常伴有继发性血栓形成,要留有余地;④栓塞过程中进行脊髓功能监测,如脊髓感觉、运动诱发电位等,对防止并发症的发生有重要意义。目前通过合理选择栓塞治疗可以使大部分的 SCAVM 患者得到好转或治愈。

2.髓周动静脉瘘(PMAVF)的治疗

(1)手术治疗:Ⅰ型 PMAVF 供血动脉细长,宜手术治疗,禁忌栓塞。对于由脊髓前动脉供血的小的瘘一般考虑手术切除,因为脊髓前动脉微导管到位难度大,可以使用电凝闭塞瘘口。术中确定 PMAVF 瘘口困难时,可用超声多普勒探寻瘘口和术中评估瘘口闭塞是否满意。Ⅱ型瘘有 1～2 支供血动脉,手术夹闭瘘口较安全,若选用栓塞,有时易引起脊髓前后动脉的栓塞,须慎用;对于供应动脉迂曲、导管不能到达瘘口、特别是瘘口位于脊髓背侧与两侧、手术易于显露者,可采取手术治疗。

(2)介入治疗:是Ⅲ型 PMAVF 的首选治疗方法。对于供血动脉较短,走行较直,管径较大,导管能顺利到达瘘口,特别是瘘口位于脊髓腹侧者,由脊髓前后动脉供血的病变,适宜栓塞治疗。对于大的瘘口,多根粗大供血动脉,高流量,手术暴露困难,易出血,首选栓塞治疗。栓子可用球囊、弹簧圈或液体栓塞剂(ONYX,GLUBRAN),弹簧圈和液体栓塞剂效果较好、且安全可靠。必要时可联合手术治疗。

二、硬脊膜动静脉瘘

(一)病因学

硬脊膜动静脉瘘(SDAVF)是一种能治愈的脊髓血管畸形,指供应硬脊膜或神经根的一条或多条动脉在椎间孔处穿过硬膜时,与脊髓引流静脉(根静脉)的直接交通通道,是一种常见的脊髓血管畸形,约占所有脊髓动静脉畸形的 70%。1926 年,Foix 和 Alajouanine 首次报道了这种疾病所致脊髓损伤的晚期病理形态,称之为 Foix-Alajouanine 综合征。他们认为这是一种"亚急性坏死性脊髓炎"。该病的血管病理学基础直至 50 年后才由 Kendall 和 Logue 认识清楚。它是指硬脊膜在椎间孔平面出现动静脉间的微小瘘口(约 140um)所致的一系列异常改变,其临床表现没有特异性,常呈隐匿性发病。患者从发病到被明确诊断的时间平均为 15 个月。往往患者就诊时即有不同程度的功能障碍,延误了最佳的治疗时间,因此,早期诊断、早期治疗显得非常重要。

(二)流行病学

硬膜 AVF 是最常见的脊髓血管病,大概占 65%～80%,男性多见,病变多见位于脊髓胸腰段,以 T_7～T_9 最常见。

硬膜 AVF 占脊髓 AVM 的 55%～80%,好发于男性,男女发病率之比为 7∶1,多于 40 岁后发病,出现症状的时间平均为 60 岁,范围 28～83 岁之间,以中老年男性多见。该病目前被认为是一种后天获得性疾病,多发生在下胸段和腰段,其中 T_7、T_8、T_9 是最常见的病变节段。85% 的病变在 T_6 以下。

(三)病理与病理生理

多数 AVM 可通过血管造影明确其供血动脉、血管团或瘘口及引流静脉的形态,但硬膜 AVF 有时因病灶太小,血管造影难以清楚显示其血管行程,Mc Cucheor 等将手术切下之 6 例 T_6～T_{12} 范围内硬膜血管畸形的整块病灶,包括附近的硬膜、神经根及硬膜袖等,进行显微解剖研究,即用稀硫酸钡插管注入与病灶有关的硬膜动脉及脊髓静脉,同时进行连续高清晰度 X 线照片,发现有数根发自肋间动脉及腰动脉的中小型动脉分支会聚至病灶(瘘口)处,这些供血动脉在硬膜中先分为 2～3 支,后分支小血管吻合 1～3 次,并缠绕成索状动脉袢,最后经或不经毛细血管丛直接与一根脊髓静脉相通。研究结果从显微解剖上证明,硬膜血管畸形实际为动静脉瘘,由多根动脉供血,一根静脉引流,也可解释硬膜 AVF 经栓塞后为何会有再通可能。简单来说,就是病灶(瘘口)主要位于神经根附近的硬脊膜上,由肋间动脉或腰动脉的硬膜支供血,引流静脉为脊髓表面静脉。Anson 和 Spetler 主张将此型分为两个亚型:Ⅰa 为单根动脉供血,Ⅰb 为多根动脉供血。

SDAVF 的病因尚未明确,现认为是多因素造成的。国外也有文献认为是脊髓空洞、外伤和手术造成的。现已证实,在腰骶部的动脉和静脉之间存在着流速缓慢、低流量、高压力的瘘口,引流到髓周蛛网膜下腔的静脉系统。由于引流静脉与脊髓冠状静脉丛交通,压力可传递到冠状静脉丛,使动静脉压力梯度下降,导致髓内血管扩张和组织压升高。这种血管内压力的变化,向邻近的脊髓实质传递,使脊髓水肿逐渐加重,甚至造成脊髓脱髓鞘或坏死。大部分患者脊髓水肿是慢性起病,严重的坏死或急性起病的很少见。约有 1% 的 SDAVF 患者,临床表现为蛛网膜下腔出血,其确诊时间相对较短。高位脊髓节段硬膜动静脉分流,特别是在颅颈交界区,有可能引起蛛网膜下腔出血。因此,对有蛛网膜下腔出血而脑血管造影阴性者,需要考虑是否有延—颈髓交界区 SDAVF。目前,多数学者认为,脊髓静脉高压是 SDAVF 的主要病理生理学机制。

(四)临床表现

SDAVF 多见于中老年男性,表现为自下向上缓慢进展的脊髓感觉、运动和括约肌功能障碍。一般症状呈进行性加重,常继发出现步态、运动系统及感觉症状异常,如脊髓运动神经元受累,可出现肢体软瘫或硬瘫。患者可出现用力后症状加重(神经源性跛行)或当体位改变时症状加重。如不经治疗,可在 1~4 年内完全截瘫。早期常被认为是多发的神经根病或前角运动神经元病,到确诊时,患者往往已完全丧失了自主活动的能力。

(五)辅助检查

确诊本病的最好方法是选择性脊髓血管造影。因它能清晰地显示病变处的异常血管和在蛛网膜下腔内扩张迂曲的血管。脊髓血管造影是诊断瘘口位置、辨别供血动脉和评价静脉引流的金标准。因临床体征的平面是脊髓水肿的反应,与瘘口的位置可完全不一致。为了确定瘘口位置,所有供应硬膜的供血动脉都必须造影。80%~90% 的 SDAVF 分布在胸髓的下部和腰髓的上部,在肋间动脉和腰动脉注射对比剂,大部分情况下能找到瘘口。如果水肿位于颈髓,应该通过在主动脉弓上(锁骨下、椎动脉、肋颈干、甲状颈干和颈外动脉)置管寻找颈部瘘的来源。

其次,MRI 检查也是脊髓 DAVFs 重要的筛查手段之一,MRI 图像上 T_2 像及增强后 T_1 像,病变脊髓表现高信号,有明显的脊髓水肿表现。MRI 可以作为筛选的手段,它可以提供很多有诊断意义的信息,如有无髓周扩张血管、脊髓充血水肿及脑脊液循环障碍。现代高场强 MRI 的发展,使充血扩张的冠状静脉和正常增宽的蛛网膜下腔冠状静脉丛更易区分。正常的静脉表面光滑,很少有扭曲,而充血的冠状静脉丛表面粗糙有结节,血管多扭曲。据报道,大约有 90% 的 MRI T_2 加权像中蛛网膜下腔出现血管流空影,强化后期方出现扩张迂曲的静脉。计算机断层血管造影(CTA)技术在确定瘘口的节段方面很有前景。

(六)诊断与鉴别诊断

1.诊断　根据患者进行性加重的脊髓功能障碍的病史和体征,结合脊髓 MRI 和脊髓血管造影可确诊本病。尤其对于中年以上男性出现进行性的双下肢感觉运动障碍,更应进行脊髓 MRI 和脊髓血管造影检查。脊髓血管造影是诊断脊髓 DAVFs 的金标准,一般可先行胸腰段脊髓血管检查再行骶部,如未发现病变需再行全脑血管造影。

2.鉴别诊断　脊髓 DAVFs 一般要与脊髓 AVM 和脊髓髓周动静脉瘘(PMAVF)、脊髓积水症、椎间盘突出鉴别。

(1)脊髓 AVM 和脊髓髓周动静脉瘘(PMAVF):因脊髓 DAVFs 与脊髓 AVM 临床表现相似,MRI 表现都是血管流空影像,故可能出现误诊。脊髓 DAVFs 因脊髓水肿,其 MRI 影像可不增粗或轻微增粗,血管流空影在脊髓周围,DSA 示根髓动脉的硬脊膜支与根髓静脉间直接交通,通常仅一个瘘口,很少出现动脉瘤样和静脉瘤样扩张,故有别于脊髓 AVM 和脊髓髓周动静脉瘘。

(2)脊髓积水症:脊髓 DAVFs 患者表现为慢性进行性脊髓功能障碍,在 MRI 上出现脊髓中央腔化且无明显血管流空影时,可被误诊为脊髓积水症。两者的鉴别为:当患脊髓积水症时,往往存在 Amold-Chiari 畸形,脊髓中央的空腔大而明显。脊髓 DAVFs 患者多无 Amold-Chiari 畸形,脊髓中央的空腔呈细管状,椎管内往往可见细点状血管影,以此可以鉴别。

(3)椎间盘突出:当脊髓 DAVFs 患者表现为上下肢的麻木、疼痛、乏力,X 线检查有椎间隙狭窄等退行性变时,如患者脊髓的血管流空影不明显,往往被误诊为椎间盘突出。两者的鉴别为:椎间盘突出时,多呈间歇性发作,外伤诱因明显,疼痛剧烈,呈放射性,定位准确,但运动障碍轻微。脊髓 DAVFs 多为渐进性发病,无明显诱因,脊髓功能障碍进行性加重,MRI 示脊髓水肿,有时可见血管流空影,此时可进一步行脊髓血管造影,明确诊断。

(七)治疗

手术及介入治疗都能有效治疗此病。手术治疗效果较为确切,但损伤较大,栓塞治疗创伤较小,两者各有利弊。

1.手术治疗　SDAVF 应首选手术治疗。手术的目的与成功的关键是准确定位和闭塞瘘口,以及切断或闭塞瘘口处的引流静脉近端,但不能广泛切除引流静脉,否则会加重脊髓功能障碍,因为引流静脉也参与脊髓血液的回收。绝大多数瘘口位于脊神经后根硬脊膜袖口的上下或背侧附近,故手术闭塞瘘口操作简单、疗效可靠;但有时瘘口位于神经根的腹侧,需切开蛛网膜、分离神经根,仔细探查方能发现;当供血动脉起始部与瘘口部位远离充血性脊髓病变区域时,应根据 DSA 提供的信息,即在显示瘘口的部位,施行瘘口闭塞术。具体操作为:术中暴露两个节段的椎板,充分暴露病变处神经根,至中线处打开硬膜并向两侧牵开;充分暴露硬膜处的根引流静脉,予以电凝阻断。术中判断手术成功的标志是:怒张的引流静脉塌陷、颜色变暗红、超声多普勒检测病变区血管杂音消失。对于因各种原因造成病情急剧恶化、甚至完全性软瘫的患者,也应积极准备,施行急诊手术,往往能收到意想不到的效果。手术后病情没有改善的病例多是那些术前呈慢性进行性神经功能障碍较为严重的病例,可能与较长时期充血性脊髓病变导致脊髓不可逆性变性有关。这同样提示,对 SDAVF 早诊早治尤为重要。对有手术禁忌者,可试行介入治疗。

2.介入治疗　对于该病的治疗还有不同的观点,有人认为,SDAVF 可首选介入治疗,只有当栓塞物(ONYX 等)不能弥散至引流静脉近端时,才考虑手术治疗。介入治疗时,需栓塞瘘口,并保留引流静脉的通畅,栓塞剂一般选择是 GLUBRAN 及 Onyx 胶,在栓塞过程中,只有当栓塞物到达引流静脉的近段时,栓塞才能最有效,否则有再次复发的可能。本病栓塞的不利因素有:严重的粥样硬化性病变,病变供血动脉太细导管难以到位,供血动脉同时供应正常脊髓的血管等。介入治疗不仅适用于不适合手术治疗的患者,也可以作为临时措施有效减轻静脉的淤血症状,为下一步手术提供准备。

(八)预后与展望

本病预后取决于就诊时的神经功能缺失情况。随着对本病的病理解剖和病理生理学的深入了解,以及 MRI、DSA 技术的发展,使得诊断和治疗水平有了很大的提高。而且通过 MRI、增强 MRI 和 CTA 更易于对这种患者进行筛选。然而该病发展缓慢,症状不典型,就诊时脊髓损伤已经很重,故目前往往治疗效果欠佳。如何改善患者术后功能,尚有待进一步研究。

(苗志凯)

第四节　颈椎退行性疾病

一、颈椎病

颈椎病是指因颈椎间盘退变及其继发性改变,刺激或压迫邻近组织而产生各种症状和体征的临床综合征。

(一)病因及发病机制

颈椎退行性变是颈椎病发病的主要原因,其中颈椎间盘的退行改变是颈椎诸结构退变的首发因素,并由此演变出一系列的病理改变。颈椎病病因学还包括职业性和先天发育性因素。研究统计发现重体力劳动者、竞技运动员、舞蹈者、教师的颈椎病发病率较一般人群高。先天性因素包括颈椎椎体分节不良、椎板发育异常、发育性颈椎管狭窄(直径小于 12mm)。

颈椎功能单位由两个相邻椎骨的椎体、两个关节突关节、两个钩椎关节(又称 Luschka 关节或钩突)和椎间盘构成。颈椎在脊椎中体积最小、活动度最大因而容易发生退变。颈椎间盘在 20 岁以后即开始退变,长期从事屈颈姿态工作和有颈椎外伤或有发育性椎管狭窄的者较易发生退变。早期髓核中的蛋白多糖减少,使其保持水分的功能减退,随着颈椎间盘退行性变,椎间隙高度减小,纤维环组织的退变,最终难以承受椎间盘髓核内的压力,出现纤维环局部纤维结构断裂,导致椎间盘膨出或突出。由于椎间隙的高度降低导致椎间关节周围韧带松弛、椎体间活动度增加,颈椎(C)不稳,导致纤维环和前后纵韧带在椎体上的附着点不断出现微小创伤,引发组织的自我修复过程,因而在椎体上、下缘韧带附着部出现牵拉性骨赘形成。这在颈椎运动范围大的易受劳损的部位多见,颈椎间盘按照疾病发生频率由高到低排列为 $C_5 \sim C_6$、$C_6 \sim C_7$、$C_4 \sim C_5$、$C_3 \sim C_4$,和 $C_7 \sim T_1$ 节段。研究发现单一椎间盘退变发生率在 15%～40%,多节段颈椎间盘退变可高达 60%～85%。在椎间盘、椎骨退变的基础上,连接颈椎的前后纵韧带,黄韧带及项韧带,发生松弛引起颈椎失稳,渐而增生、肥厚,特别当后纵韧带及黄韧带增生导致椎管或椎间孔狭窄脊髓或神经根直接受到机械性压迫。当颈椎屈伸活动异常时,脊髓在椎体后缘的骨赘上反复摩擦,可引起脊髓微小创伤而导致脊髓病理损害;椎间关节活动幅度增加可刺激小关节、纤维环及周围韧带内的交感神经末梢,通过窦椎神经的反射引起脊髓及神经根周围营养血管痉挛,导致脊髓和神经根局部缺血。当颈部屈曲时脊髓张力增加,脊髓腹侧受到向后方突出的椎间盘以及椎体后缘骨赘的挤压使得脊前动脉及其分支血供减少造成脊髓缺血性改变。

(二)颈椎病的分型及临床表现

1.颈型颈椎病　临床上多见,实际上是各型颈椎病的早期阶段,以青壮年多见,指由于颈椎退变导致的颈肩部的酸、胀、痛和不适感为主,而未影响到神经根和脊髓者,又称为"单纯性颈椎病"。影像学检查:X线片上除颈椎生理曲度变直或消失外,在动力性侧位片上约 1/3 的病例可见椎间隙的松动及梯形变。MRI显示髓核可有早期变性征象。

2.神经根型颈椎病　神经根型颈椎病(CSR)又称之为颈椎病性神经根病,是由于脊神经根受压,引起的上肢感觉、运动功能障碍,常表现为一侧上肢节段的运动障碍或感觉麻木。在各型中发病率最高,约占 60%～70%,是临床上最常见颈椎病类型。多为单侧、单根发病,也有双侧多根发病者。多见于 30～50 岁者,一般起病缓慢,也有急性起病者。男性多于女性。①颈痛和颈部发僵,常常是最早出现的症状。②上肢放射性疼痛或麻木,沿着神经根的走行和支配区放射,具有特征性,因此称为根性疼痛(表8-5)。有时症状的出现与缓解和患者颈部的位置和姿势有明显关系。颈部活动、咳嗽、喷嚏、用力等,可以造成症状的加重。③患侧上肢感觉沉重、握力减退,有时出现持物坠落。可有血管运动神经的症状,如手部肿胀等。晚期可以出现肌肉萎缩。④临床检查:颈部僵直、活动受限。局部压痛。椎间孔挤压试验阳性,臂丛神经牵拉试验阳性。⑤影像学检查:X线片一般表现为椎节不稳,颈椎生理曲线消失,椎间孔狭窄及钩椎增生等异常现象中的一种或数种。MRI可见椎间盘变性,髓核后突、甚至突向根管且多突向患侧。

表 8-5　颈神经根节段平面的定位特征

椎间隙	神经根	放射性疼痛	感觉异常	肌力减退	反射改变
$C_{4\sim5}$	C_5	肩部和上臂	上臂外侧	肩部	肱二头肌
				肱二头肌	肱二头肌
$C_{5\sim6}$	C_6	前臂桡侧	拇指	肱桡肌	桡反射
				桡侧伸腕肌	
$C_{6\sim7}$	C_7	前臂背侧	食、中指	肱三头肌	肱三头肌
$C_7\sim T_1$	C_8	前臂尺侧	环、小指	手内在肌	

3.脊髓型颈椎病　通常缓慢起病,占颈椎病的 10%～20%,症状多呈间歇性,劳累后加重。以 40～60 岁的人多见,合并发育性颈椎管狭窄时平均发病年龄减小。①多数患者首先出现一侧或双侧下肢麻木、沉重感,有时出现步态不稳的感觉,有单侧或双侧脚底踩棉花感,可表现为 Brown-Sequard 综合征。②随后出现行走困难。病情进一步发展最后可致双下肢痉挛性瘫痪。③部分患者出现膀胱和直肠功能障碍、性功能减退等。④临床检查:上肢或躯干节段性分布的浅感觉障碍区,深感觉多正常,四肢肌张力增高、腱反射活跃或亢进、浅反射减弱或消失,病理反射阳性(以 Hoffmann 征及掌颏反射阳性率最高)。锥体束征是脊髓型颈椎病的主要特点之一。屈颈试验阳性,此类患者最怕屈颈动作。突然将颈部前屈,由于椎管内有效间隙减少,导致双下肢甚至四肢"触电"样感觉。⑤影像学检查:X线平片及动力性侧位片主要表现为:椎管矢状径减小、椎间隙梯形变、骨刺形成、后纵韧带钙化、先天性椎体融合等。MRI对诊断及治疗方法的选择有重要作用。脊髓型颈椎病临床表现也可长期稳定,即所谓"良性"预后,研究报道 30%～50% 脊髓型颈椎病患者虽经保守治疗,但临床症状仍然逐步恶化,需要外科手术减压。

脊髓型颈椎病按照脊髓受累部位及结构可分为 5 种类型:①脊髓侧方受累:表现为上肢受累,常单侧,上肢疼痛,可伴有步态改变。②脊髓中央受累:表现为双下肢受累,步态改变,然无疼痛。③混合型:脊髓中央及侧方均受累,上下肢累及,上肢一般为单侧,下肢为双侧,步态改变伴疼痛。④血管型:脊髓血管受压,四肢均受累,起病急,发展快,疼痛不明显。⑤脊髓前角细胞受累:表现为上肢软弱无力,常单侧,无痛,无下肢症状。

4.椎动脉型颈椎病　由于钩椎关节退行性改变的刺激,压迫椎动脉,造成椎基底动脉供血不全者,常伴有头晕、黑朦等症状,与颈部旋转有关。常见症状有:①发作性眩晕,复视伴有眼晕。有时伴随恶心、呕吐、耳鸣或听力下降。这些症状与颈部位置改变有关。②下肢突然无力猝倒,但是意识清醒,多在头颈处于某一位置时发生。③偶有肢体麻木、感觉异常。④可出现一过性瘫痪,发作性昏迷。⑤影像学检查:X线片除颈型颈椎病特征外,可发现钩椎关节增生及椎间孔狭小(斜位片)等;DSA对诊断及手术部位的确定至关重要;MRI对判定脊髓的状态及两次横突孔有无变异,是否对称、内径有无差异等具有重要意义。

5.交感神经型颈椎病　颈椎间盘退行性改变的刺激,压迫颈部交感神经纤维,引起一系列反射性症状者,临床上比较少见,而且常与心血管疾病、内分泌疾病等混杂在一起,难以鉴别。常见症状有:①头部症状：如头晕、头痛或偏头痛、记忆力减退等。②眼部症状：眼胀、干涩、视力变化、视物不清、感觉眼前有雾等。③耳部症状：耳鸣、耳堵、听力下降。④胃肠道症状：恶心甚至呕吐、腹胀、腹泻、消化不良、暖气及咽部异物感等。⑤心血管症状、心悸、心率变化、心律失常、血压变化等。⑥面部或某一肢体多汗、无汗、畏寒，有时感觉疼痛、麻木但是又不按神经节段或走行分布。以上症状与体位或活动有关，坐位或站立时加重，卧位时减轻或消失。颈部活动多或劳累时明显，休息后好转。⑦临床检查：颈部活动多正常、颈椎棘突间或椎旁小关节周围的软组织压痛。有时还可伴有心率、血压等的变化。由于椎动脉表面富含交感神经纤维，当交感神经功能紊乱时常常累及椎动脉，导致椎动脉的舒缩功能异常。因此交感型颈椎病在出现全身多个系统症状的同时，还常常伴有比较明显的椎-基底动脉系统供血动脉不足的表现。

6.食管型颈椎病 指颈椎前缘巨大的骨赘压迫食管并且对食管蠕动造成影响出现吞咽困难、有异物感，临床上少见。导致出现吞咽困难症状的关键病理因素是骨赘的位置和形状。骨赘多位于 $C_{4\sim5}$ 和 $C_{5\sim6}$ 椎间隙，向前突起的骨赘可以影响喉部的上下滑动，阻碍吞咽动作的顺畅完成。影像学检查：X 线片：显示椎体前缘有骨刺形成，典型者呈鸟嘴状；钡餐检查可以清楚显示食管狭窄的部位和程度。

7.混合型颈椎病 指上述几种类型中有两型以上共存。临床上多见于病程较长的老年患者，常常多型病发，因此在诊断及治疗上，应主次分明，优先处理引起主要症状的病变。

（三）辅助检查

1.颈椎 X 线片 首先要进行的影像学检查是颈椎 X 线正侧位片和斜位片。侧位像可以评价椎间盘退变的高度、退变情况、骨赘情况、椎管狭窄、序列及曲度。斜位像可以用来了解椎间孔。颈椎的前伸后曲位用来评估稳定性。常表现为颈椎正常生理曲度消失或反张，椎间隙狭窄，椎管狭窄，椎体后缘骨赘形成。

对于骨赘突入到椎管内程度的评估必须结合椎管的大小分析。对于先天性椎管狭窄的患者，一个小的骨刺就可以产生明显的脊髓压迫。在一个标准的颈椎侧位像上椎管正常前后直径的底线是 12mm。任何直径小于 12mm 的椎管或者椎管的矢状位直径与椎体前后宽度的比值小于 0.8 时可以诊断为椎管狭窄。

2.颈椎 CT CT 通过断层影像可以提供更多有关椎管大小和形状的信息。可更清晰的观察到颈椎的增生钙化情况，对于椎管狭窄、椎体后缘骨赘形成及后纵韧带钙化具有明确的诊断价值。但它对脊髓神经根和其他软组织的显影能力不强。CT 椎骨造影可以使神经根和骨性结构关系极为清楚的显影，但因其是有创性检查已被 MRI 代替。

3.颈椎 MRI 可以清晰地观察到椎间盘、脊髓、神经根、硬膜下腔、软组织等异常的详细情况是颈椎病的首选检查。常规作为术前影像学检查的证据用以明确手术的节段及范围及术后评估随访。

4.椎-基底动脉多普勒 用于检测椎动脉血流的情况，也可以观察椎动脉的走行，对于眩晕以主要症状的患者来说具有重要的鉴别诊断价值。

5.肌电图 适用于以肌肉无力为主要表现的患者，主要用途为明确病变神经的定位，与侧索硬化、神经变性等神经内科疾病及周围神经病变鉴别，但对检查条件要求较苛刻，常常会出现假阳性结果。

（四）诊断标准与鉴别诊断

1.神经根型颈椎病 具有神经根激惹的症状和体征。根性分布的症状（麻木、疼痛）和体征；压颈实验或（和）臂丛神经牵拉实验阳性；影像学所见和临床表现相符合；除外颈椎外病变（肩关节炎、网球肘、腕管综合征、心绞痛等）所致以上疼痛者。

2.脊髓型颈椎病 出现颈脊髓损害的临床表现。影像学显示颈椎退行性改变、颈椎管狭窄，并证实存在脊髓压迫；除外进行性肌萎缩脊髓侧索硬化症、原发性侧索硬化、多发硬化症、脊髓空洞、脊髓肿瘤、脊髓损伤、继发性粘连性蛛网膜炎、多发性末梢神经炎。

3.交感型颈椎病 本型诊断困难。出现交感神经紊乱的临床表现，影像学显示阶段性不稳定。对部分症状不典型的患者,如果行星状神经节封闭或颈椎高位硬膜外封闭后,症状有所减轻,则有助于诊断。除外其他原因所致的眩晕:①耳源性眩晕:由于内耳出现前庭功能障碍导致眩晕。如梅尼埃综合征、耳内听动脉栓塞。②眼源性眩晕:屈光不正、青光眼等眼科疾患。③脑源性眩晕:因动脉粥样硬化造成椎基底动脉供血不足、腔隙性脑梗死等。④血管性眩晕:椎动脉的 V_1 和 V_3 段狭窄导致的椎基底动脉供血不足;高血压、冠心病等。⑤其他原因:糖尿病、神经功能症、过度劳累、长期睡眠不足、抑郁症等。

4.椎动脉型颈椎病 曾有猝倒发作、并伴有颈性眩晕;旋颈试验阳性;影像学显示节段性不稳定或钩椎关节增生;已经除外其他原因导致的眩晕;椎动脉造影可以明确诊断。

5.食管型颈椎病 吞咽困难、呈进行性加重趋势,临床检查多数可以观察到吞咽动作时喉部上下滑移不顺畅。X 线片显示椎体前缘巨大骨赘。必须排除食管肿瘤、反流性食管炎等疾病。

(五)治疗

1.保守治疗 大量的临床经验已经证实,绝大部分神经根型、交感型和椎动脉型颈椎病患者通过保守疗法可以缓解甚至治愈。我们从颈椎病的自然病史中观察到,脊髓型以外的各型颈椎病均有一定的自限性,即使不采取特殊治疗手段,有时患者的症状也可以逐渐减轻至缓解。保守治疗的目标不在于清除压迫神经、血管的骨赘或突出的椎间盘,而在于消除该部位创伤性炎症。两项大规模的前瞻性研究证实绝大多数的患者(75%~90%)可以通过保守治疗缓解。

保守治疗包括良好的体位、牵引和制动疗法、手法及封闭疗法、物理疗法、及药物治疗。

2.手术治疗 对颈椎病诊断明确,神经根压迫症状严重,保守治疗症状改善不明显者应采取手术治疗,而对于脊髓型颈椎病患者,则应尽早实行手术治疗,因这类患者的治疗效果与神经压迫时间长短有密切关系。而对于椎动脉和交感神经兴奋型的患者,手术效果不太确切。

手术治疗的主要目的是解除由于突出的椎间盘、骨赘或韧带骨化对脊髓、神经根的压迫,消除椎间盘突出和节段性不稳定对脊髓、神经根、交感神经、椎动脉的刺激,重建颈椎的稳定性。脊髓性颈椎病的手术疗效与病程和脊髓损害程度密切相关,病程越长(1 年以上)、脊髓损害越重者(JOA 评分 9 分以下),疗效越差。研究证明病程在 6 月以内接受手术者神经功能改善率明显高于病程在 6 月以上者,因此尽早手术治疗是争取脊髓型颈椎病获得最佳疗效的重要因素。对于个别患者虽然 MRI 显示脊髓已经受到很严重的压迫,但脊髓损害症状轻微或者没有症状的,可以随访观察、定期复查。

因此,对于脊髓型颈椎病一旦确诊应积极手术,而其他各型颈椎病应首先积极采取保守治疗,只有个别患者出现:①保守治疗无效或疗效不巩固、反复发作;②症状明显并严重影响患者生活和工作;③出现严重的神经根损害-受累神经根所支配的肌肉运动障碍时才需要手术。目前颈椎病的手术根据入路分为前路和后路。

(1)前路手术

1)椎间盘切除+椎体间植骨融合术:椎间盘切除+椎体间植骨融合术为颈椎病的经典术式,手术主要切除突出变形的椎间盘,对于伴有骨赘增生者还要去除增生的骨赘,以及两侧钩椎关节,以免残留可能的致压物。病变结构切除后的重建物多种多样,大多使用钢板和融合器来重建颈椎的高度和稳定性。植骨材料可以采用自体髂骨或其他人工植骨材料如:同种异体骨、人工骨(包括珊瑚、羟基磷灰石、硫酸钙、磷酸钙等)。钛板内固定具有维持和恢复椎间隙高度、维持植骨块的位置、提高融合率等优点。

目前国内外使用的内固定材料分为限制性系统和非限制性系统。限制性的包括:辛迪思产品 CSLP、美敦力产品 Orion、强生 Codman 和贝朗 Caspar。非限制型钛板包括辛迪思 CSLP-VA、美敦力产品 Atlantis、Venture、强生产品 Slimlock 和贝朗产品 ABC 等。

限制型钛板系统由于螺钉和钛板形成了一个完整的刚性结构,可以达到上下位椎体和植骨块之间的完全稳定,最适合于颈椎外伤以及有明显节段性不稳定情况下使用。但是当植骨界面因界面吸收而出现高度降低时,由于螺钉和钛板是一个完整的刚性结构,由此产生植骨界面的应力遮挡而影响骨性融合的效果。

非限制性钛板系统由于螺钉和钛板之间有一定的角度和平行移动,因此当发生植骨界面吸收时螺钉和钛板之间的角度和位置可以随着椎间隙高度的降低而轻微变化,从而避免出现植骨界面的应力遮挡而影响骨性融合效果。

椎间融合器(Cage)具有提高植骨融合率、维持和恢复椎间隙高度等优点。根据形态 Cage 可以分为圆柱形和矩形。前者因对终板有明显的切割作用,植入后容易发生 Cage 下沉,导致椎间隙塌陷,故已少用;后者因矩形 Cage 由于不存在终切割作用,近年应用广泛。一般来讲,单节段或双节段 Cage 固定者不需要同时使用钛板,三个或以上节段融合必须加用钛板固定。

适应证:①由于椎间盘突出、骨赘压迫神经根或脊髓导致的神经根型和脊髓型脊椎病;②由于椎间盘退变造成节段不稳定导致的交感型和椎动脉型脊椎病;③颈椎退变性后凸畸形,导致脊髓腹侧受压的脊髓型脊椎病,需矫正后凸畸形者。

2)椎间盘切除＋椎体次全切除术＋椎体间大块植骨融合术:此术式为前一种术式的扩展,切除范围包括上下节段的椎间盘、骨赘以及中间的椎体,再行椎体间植骨重建稳定性,最后实施钛板内固定。植骨可以选用自体髂骨、腓骨或钛笼内填自体松质骨或同种异体骨。

适应证:①严重的后骨赘导致节段性退变性椎管狭窄,压迫脊髓引起的脊髓型颈椎病;②孤立型后纵韧带骨化导致骨髓局部受压;③严重的节段性退变性椎管狭窄合并退变性后凸,需要减压同时矫正后凸畸形者。

3)椎间盘切除＋人工椎间盘置换术:这是近年来应用的新型手术。该术式切除病变的椎间盘后,植入可以活动的人工椎间盘来代替传统的椎体间植骨融合术,实现保留运动节段、减少相邻节段椎间盘退变的目的。人工颈椎间盘作为椎间盘的替代假体应当具备如下特性:①保持椎间关节的运动,维持颈椎的生物力学性能;②重建椎间隙的高度;③良好的生物相容性;④耐久性、安全性高;⑤牢固固定;⑥可翻修。

适应证:由于椎间盘突出造成神经根或脊髓受压而导致的神经根型颈椎病和脊髓型颈椎病,不伴有明显的椎间隙狭窄、局部后凸畸形、节段性不稳定。

禁忌证:①椎间盘退变严重造成椎间隙明显狭窄、该节段屈伸活动范围明显减少;②严重的骨质疏松症;③严重节段性不稳定,尤其是过屈过伸侧位 X 线片显示椎体间前后滑移≥3 毫米;④创伤、肿瘤、感染等。

4)颈椎前路侧方减压术:为近年来逐渐开展的手术,主要用于以颈脊神经根或椎动脉受压症状为主者。手术难度大,操作时需小心谨慎。

适应证:①单纯颈脊神经根型和(或)椎动脉型颈椎病(钩椎关节病),经正规非手术治疗无效者;②对于合并有脊髓症状者,可于颈椎前路减压术同时进行。

(2)后路手术

1)椎板切除减压术:本手术是通过切除单侧或双侧椎板来达到减压及切除病变目的之术式,临床应用广泛,按椎板切除的范围可分为半椎板切除术、常规椎板切除术和扩大椎板切除术。

①颈椎半椎板切除术:通过切除一侧椎板而达到减压目的的术式,因其对椎体的稳定性影响较小,在临床上应用较多。适用于椎管狭窄相对较轻,颈椎病表现以单侧为主者。

②颈椎常规双侧椎板切除术:即以切除颈椎双侧椎板达到减压或暴露椎管为目的之术式。该术式较为简便,在临床上广泛选用,但其对椎节的稳定性影响较大,多需同时辅以植骨融合术,否则易发生医源性

颈椎不稳。

③颈椎后路扩大性椎板切除术：此种术式是在常规双侧椎板切除的基础上，向椎板两侧扩大减压范围达两侧小关节的一部或大部的术式。从减压角度来看，当然更为彻底。但如其对颈椎的稳定性破坏过多，势必影响远期疗效。

2）椎板成形术：为克服颈椎椎板切除后颈椎不稳定弱点，在扩大椎管内径的同时，尽可能保留颈椎的稳定性，有学者提出了颈椎管成形术。

①后路椎板成形术（单开门、双开门）：为颈椎后路减压的经典术式。通过扩大椎管空间，使脊髓后移，从而达到脊髓减压的目的，其优点是减压充分、可以较好地保留颈椎的活动。手术方法包括：a.关节囊韧带悬吊法；b.锚定法；c.人工椎板固定法。

适应证：a.脊髓型颈椎病伴有发育性颈椎管狭窄；b.多节段退变性颈椎管狭窄导致脊髓腹背受压；c.连续型或混合性混合型颈椎后纵韧带骨化。

②后路椎板成形术＋侧块（椎弓根）螺钉内固定、椎板间植骨融合术：为后路椎板成形术的扩展，即在进行椎管扩大的同时，应用颈椎侧块螺钉固定技术或经椎弓根螺钉固定技术进行后路固定和植骨融合。目前国内外颈椎后路内固定器械分为钉-板系统和钉-棒系统两类。由于钉-棒系统占据的空间比顶-板系统少，因此更有利于植骨。

适应证：具有后路椎板成形术的适应证的同时伴有：a.明显的节段不稳；b.轻度后凸畸形，术前过屈过伸X线片显示后凸畸形在后伸位是可以自行矫正。

③后路椎板成形术（单开门、双开门）＋神经根管扩大术：亦为后路椎板成形术的扩展。即在进行椎管扩大的同时有选择性地切除某些节段的部分和全部小关节，扩大神经根管，解除神经管的压迫。一般切除小关节的内侧1/3或1/2即可显露5～8mm长度的神经根。达到脊髓和神经根的同时减压。一般不需要同时进行内固定，但是如果切除范围超过小关节的1/2，就会对颈椎的稳定性造成影响，需要同时进行后路内固定和植骨融合。

适应证：具有第一种术式的适应证同时伴有：a.比较明确的神经根损害的症状和体征；b.椎管狭窄特别严重，特别是神经根管入口也明显狭窄时，为了防止开门后脊髓后移造成神经根过度牵拉而出现神经根损害的症状，可以选择性的进行神经根管减压。

（3）后路、前路联合手术：指在一次或分次麻醉下完成颈椎后路、前路的减压＋融合术。手术方式原则上可以是上述前路、后路术式的组合。适应证为：①存在发育性或退变性颈椎管狭窄同时合并巨大椎间盘突出、骨赘形成、孤立型OPLL导致脊髓腹背受压同时脊髓前方局部压迫特别明显的脊髓型颈椎病；②存在发育性或退变性颈椎管狭窄需要后路减压，同时伴有明显的颈椎后凸畸形，术前颈椎过屈过伸位X线片显示颈椎后凸在过伸位不能自行矫正而要前路手术矫正者。

手术可以在一次麻醉下先行后路减压，然后再施行前路手术。也可以行分次手术，先行后路减压，根据病情恢复情况，3～6个月后再施行前路手术。如果先行前路手术，由于存在椎管狭窄，脊髓受压严重，储备空间极其狭小，如有操作不慎，极易损伤脊髓。

二、颈椎管狭窄症

颈椎管解剖结构因发育性或退变因素造成骨性和（或）纤维性退变引起一个或多个节段管腔狭窄，导致脊髓血液循环障碍、脊髓及神经根压迫症者为颈椎管狭窄症。在临床上，腰椎管狭窄最常见。其次为颈椎管狭窄，胸椎管狭窄少见。

在正常状态下,颈椎椎管内径(前后矢状径及左右横径)均有一定大小,以容纳椎管内的脊髓神经等组织。但如其内径小于正常,尤其是矢状径绝对值<12mm者,称为椎管相对狭窄,<10mm者则属绝对狭窄。如以椎体与椎管两者矢状径比值来计算,大于1∶0.75属正常椎管,小于1∶0.75者则为椎管狭窄,并可由此引起一系列症状。

(一)分类

根据病因将颈椎管狭窄症分为四类:①发育性颈椎管狭窄;②退变性颈椎管狭窄;③医源性颈椎管狭窄;④其他病变和创伤所致的继发性颈椎管狭窄。

(二)病因及发病机制

1.发育性颈椎管狭窄症　是指颈椎在发育过程中,因某些因素致椎弓发育过短。椎管矢径较正常狭窄,导致脊髓及脊神经根受到刺激或压迫,并出现一系列临床症状者。颈椎管狭窄症是以颈椎发育性椎管狭窄为其解剖特点,以颈脊髓压迫症为临床表现的颈椎疾病。临床资料表明脊髓型颈椎病中发育性颈椎管狭窄者占60%～70%。

2.退变性颈椎管狭窄症　该病是颈椎管狭窄中最常见的类型。首先是颈椎间盘的退变,其次是韧带、关节囊及骨退变增生。椎间盘退行性改变,引起椎间隙不稳,椎体后缘骨质增生,椎板增厚、小关节增生肥大、黄韧带肥厚,造成突出混合物压迫脊髓。如此导致椎管内的有效容积减少,使椎管内缓冲间隙大大减少甚至消失,引起相应节段颈脊髓受压。此时如遭遇外伤,则破坏椎管内骨性或纤维结构,迅速出现颈脊髓受压的表现。

3.医源性颈椎管狭窄症　该症是因手术而引起。主要原因:①手术创伤及出血瘢痕组织形成,与硬膜囊粘连并造成脊髓压迫;②椎板切除过多或范围过大,未行骨性融合导致颈椎不稳,引起继发性、创伤性结构改变;③颈椎前路减压植骨术后,骨块突入椎管内;④椎管成形术失败,如铰链断裂等。

4.其他病变和创伤引起椎管狭窄症　如颈椎病、颈椎间盘突出症、颈椎后纵韧带骨化症、颈椎肿瘤、结核和创伤等。但这类疾病是独立疾病,颈椎管狭窄只是其病理表现的一部分,故不宜诊断为颈椎管狭窄症。

(三)临床表现

1.症状

(1)感觉障碍:主要表现为四肢麻木、过敏或疼痛。大多数患者具有上述症状,且为始发症状。主要是脊髓丘脑束及其他感觉神经纤维束受累所致。四肢可同时发病,也可以一侧肢体先出现症状,但大多数患者感觉障碍先从上肢开始,尤以手臂部多发。躯干部症状有第2肋或第4肋以下感觉障碍,胸、腹或骨盆区发紧,谓之"束带感",严重者可出现呼吸困难。

(2)运动障碍:多在感觉障碍之后出现,表现为锥体束征,为四肢无力、僵硬不灵活。大多数从下肢无力、沉重、脚落地似踩棉花感开始,重者站立、步态不稳,易跪地,需扶墙或双拐行走,随着症状的逐渐加重出现四肢瘫痪。

(3)大小便障碍:一般出现较晚。早期为大小便无力,以尿频、尿急及便秘多见,晚期可出现尿潴留、大小便失禁。

2.体征　颈部症状不多,颈椎活动受限不明显,颈棘突或其旁肌肉可有轻压痛。躯干及四肢常有感觉障碍,但不很规则,躯干可以两侧不在一个平面,也可能有一段区域的感觉减退。浅反射(如腹壁反射、提睾反射)多减弱或消失。深感觉(如位置觉、振动觉)仍存在。肛门反射常存在,腱反射多明显活跃或亢进,Hoffmann征单侧或双侧阳性。下肢肌肉痉挛侧可出现Babinski征阳性,髌、踝阵挛阳性。四肢肌肉萎缩、肌力减退,肌张力增高。肌萎缩出现较早且范围较广泛,尤其是发育性颈椎管狭窄的患者,因病变基础为多节段之故,因而颈脊髓一旦受累,往往为多节段。但其平面一般不会超过椎管狭窄最高节段的神经支配区。

(四)影像学检查

1.X线平片检查 颈椎发育性椎管狭窄主要表现为颈椎管矢状径减少。因此,在标准侧位片行椎管矢状径测量是确立诊断的准确而简便的方法。椎管矢状径为椎体后缘至棘突基底线的最短距离。凡矢状径绝对值小于12mm,属发育性颈椎管狭窄,绝对值小于10mm者,属于绝对狭窄。用比率法表示更为准确,因椎管与椎体的正中矢状面在同一解剖平面,其放大率相同,可排除放大率的影响。正常椎管/椎体比率为1:1,当比率小于0.82:1时提示椎管狭窄,当比率小于0.75:1时可确诊。

2.CT扫描检查 CT可清晰显示颈椎管形态及狭窄程度,能够清楚地显示骨性椎管,但对软性椎管显示欠佳。CTM(CT+脊髓造影)可清楚显示骨性椎管、硬膜囊和病变的相互关系,便于对颈椎管横断面的各种不同组织和结构的面积及其之间的比值进行测算。

3.MRI检查 MRI可准确显示颈椎管狭窄的部位及程度,并能纵向直接显示硬膜囊及脊髓的受压情况,尤其当椎管严重狭窄致蛛网膜下隙完全梗阻时,能清楚地显示梗阻病变头、尾侧的位置,但是MRI对椎管的正常及病理的骨性结构显示不如CT。

(五)诊断标准

1.临床特点 患者多为中老年以上,无明显诱因,逐渐出现四肢麻木、无力、步态不稳等脊髓受压症状,呈慢性进行性加重。

2.体征 查体见患者呈痉挛步态,行走缓慢,四肢及躯干感觉减退或消失,肌力减退,肌张力增加,四肢腱反射亢进,Hoffmann征阳性,严重者存在踝阵挛及Babinski征阳性。

3.影像学改变 X线片、CT及MRI成像显示颈椎管矢状径小于12mm,椎管与椎体的比值小于1:0.75,神经根、脊膜囊受压,可有蛛网膜下隙梗阻。

4.除外其他疾病 本病应注意与脊髓型颈椎病、颈椎间盘突出症、颈椎后纵韧带骨化症、颈椎肿瘤等疾病鉴别。

(六)治疗原则

对轻型病例可采用理疗、制动及对症处理。多数情况非手术疗法可以使症状获得缓解。对脊髓损害发展较快、症状较重者应尽快行手术治疗。手术方法按照入路不同可分为前路手术、后路手术。

1.前路手术减压 根据退变的来源及程度,可单纯切除突出的椎间盘,把突向椎管的髓核及纤维环彻底刮除,也可行椎体次全切术。

2.后路手术

(1)椎板切除减压术:适用于发育性的或继发性的颈椎管狭窄患者,其颈椎管矢状径小于10mm,或在10~12mm而椎体后缘骨赘大于3mm,或颈脊髓后方有明显压迫者。一般减压颈3~7的5个节段,必要时还可扩大减压范围。如关节突增生明显压迫神经根时,则应同时行部分关节突切除,扩大椎间孔减压。

(2)椎管扩大成形术:鉴于后路全椎板切除的许多弊病,各国学者进行了各种椎板成形术。开门术后椎管矢状径增大而呈椭圆形,瘢痕组织较少与硬膜粘连,故不致压迫脊髓。由于保留了椎板,使椎管的稳定性增加。手术方法有单开门法和双开门法。

后路手术中,为了减少由于肌肉剥离及瘢痕引起的颈后部不适症状(轴性症状),以及术后的颈椎后凸,有学者建议尽量保护颈2及颈7棘突下方附着的肌肉。

三、颈椎后纵韧带骨化症

颈椎后纵韧带骨化症(OPLL)是指因颈椎的后纵韧带发生骨化,从而压迫脊髓和神经根,产生肢体的感觉和运动障碍及内脏自主神经功能紊乱的疾病。骨化韧带突向椎管,可产生脊髓损害症状,与脊髓型颈椎病难以区别,多在 40 岁以上男性发病。

(一)发病机制

后纵韧带骨化症的病因至今未明。目前仍停留在推测及假说阶段。主要观点如下。

1.椎间盘变性学说　该学说认为,椎间盘变性后向纤维环薄弱的后部突出,使后纵韧带所受张力增大,变性的椎间盘周围组织修复过程中,引起局部组织(多在后纵韧带内)的增生、点状钙化而至钙盐沉积而导致骨化。

2.全身骨质肥厚学说　研究发现,在颈椎后纵韧带骨化症病人中,约 9% 的病例合并有脊椎特发性弥漫性肥大性关节炎,8% 合并黄韧带骨化,2% 合并强直性脊柱炎。因此,有学者推测 OPLL 与个体骨关节的肥厚性改变具有相关性。OPLL 可能是全身性骨质增生和韧带骨化的局部表现。

3.机械损伤学说　临床研究发现,长时间或习惯性低头的病人易引起后纵韧带骨化,因而表明 OPLL 可能与脊柱动、静状态力学负荷有关。当颈椎活动量较大时,椎节不稳所引起的对周围组织的刺激反应更加明显,或直接引起后纵韧带附着部的损伤而发生反应性骨化。

4.糖代谢紊乱学说　临床资料表明,OPLL 病人中 12% 患有糖尿病,而隐性糖尿病的比例更高,而且 OPLL 病人常伴有肥胖。可见葡萄糖代谢与韧带骨化倾向之间可能有比较密切的关系。

5.遗传学说　在后纵韧带骨化症病人的二级亲属中,本病的发生率高达 30%,明显超过一般人群的发生率。第 6 号染色体相关的遗传因素可能与本病的发病机制相关。

(二)临床表现

1.症状　颈椎后纵韧带骨化患者的临床表现与椎管狭窄症、颈椎病临床表现十分相似,既可有脊髓压迫症状,也可有神经根受压症状。患者感觉颈部疼痛或不适,逐渐出现四肢的感觉、运动功能障碍和膀胱、直肠功能障碍,并进行性加重。查体发生肢体及躯干感觉障碍,深反射亢进,多伴有上肢及下肢病理反应。绝大多数患者起病时无明显诱因,缓慢发病,但有近 1/5 的患者,因程度不同的外伤、行走时跌倒或乘车时头颈突然后仰等突发起病,或使原有症状加剧,甚至造成四肢瘫。

2.体征　体检可见四肢肌力下降,肌张力增高,腱反射亢进,病理征呈阳性及浅、深感觉减退或消失等。如果脊髓与神经根或脊髓前角细胞均受到损害,也可表现上肢反射减弱而下肢反射亢进的体征。在具有发育性颈椎管狭窄或存在椎间不稳及椎间盘突出者,上述症状与体征可出现更早、进展更快。肛门指检可发现存在肛门括约肌松弛。胸腹部可有束带感、腹壁反射及提睾反射减弱或消失。

(三)影像学检查

1.X 线表现　颈椎后纵韧带骨化的 X 线片主要特征为椎体后缘异常的高密度条状阴影。为准确判断狭窄程度,可早期行 CT 扫描及重建。

2.CT 检查表现　是诊断后纵韧带骨化症的重要方法,可以在横断面上观察和测量骨化物的形态分布及其与脊髓的关系。在 CT 扫描图像上,可见椎体后缘有高密度骨化块突向椎管,椎管狭窄,容量变小,脊髓和神经根受压移位变形。可用椎管横断面狭窄率来表示椎管狭窄程度,如果对横断面图像进行矢状面重建,还可了解骨化物在椎管纵向、横向的发展情况。

3.MRI 检查表现　可根据脊柱韧带的形态和信号变化判断韧带的正常或异常情况,在 MRI 的 T_1、T_2

加权像上,骨化的后纵韧带常呈低信号强度突入椎管,并可见硬膜囊外脂肪减少及硬膜囊受压。在相应横断面上,可见椎体后缘呈低信号的后纵韧带骨化影从椎管前方压迫脊髓及神经根。MRI对判断脊髓受压损伤的程度及手术预后尤其重要,如果术前已经出现脊髓内异常变性信号改变,往往提示即使手术后减压良好,脊髓功能也不一定有较好恢复。另外,MRI检查对确定手术减压范围十分重要,许多情况下,后纵韧带增生范围较广,但脊髓压迫往往局限于某一两个节段。

(四)诊断标准

根据上述神经学检查,结合X线、CT、MRI等影像学所见,常可做出明确诊断,但有以下两个问题需要明确。

1.后纵韧带骨化并不一定有临床症状出现,许多X线普查发现的后纵韧带骨化十分严重,但其本人还可以正常生活而无明显的症状。同样,在某些广泛的颈椎后纵韧带骨化灶中,并不是每个平面都会产生压迫症状,必要时可采用神经诱发电位和肌电图来确定受累及的神经范围及平面。

2.除了后纵韧带骨化之外,骨化灶还可以发生在黄韧带,这两组韧带的同时骨化会严重影响椎管的大小,产生明显的脊髓压迫症。若同时累及胸、腰椎,则病情将更为复杂多变。

(五)治疗原则

后纵韧带骨化症的治疗包括非手术治疗和手术治疗。

1.非手术治疗　对于症状轻微或症状明显但经休息后能得到缓解者,以及年龄较大有器质性疾病者,均可采用非手术疗法。常用的有卧床休息、颈托固定、理疗和药物治疗等,颈椎牵引及按摩等应慎重。对颈椎后纵韧带骨化者应首先采取非手术治疗,若经过一段时间的非手术治疗仍无效时考虑手术治疗。

2.手术治疗

(1)手术适应证:①症状严重,骨化明显,椎管矢状径在12mm以下;②症状和体征进行性加重,非手术治疗无效者;③影像上骨化灶十分明显,此时颈椎管已极度狭窄,轻微外伤即可引起脊髓损伤者。

(2)手术方式:手术方式可分为颈前路手术和颈后路手术。目的是扩大椎管,解除骨化的后纵韧带对脊髓的压迫。

①颈前路手术适应证:颈3以下节段性后纵韧带骨化,骨化灶厚度小于5mm,椎管狭窄率小于45%者,前路手术较安全;对于3个或3个以下节段的后纵韧带骨化灶,前路减压加植骨融合为首选。

从理论上讲,前路手术可直接切除韧带骨化灶解除脊髓压迫,但许多情况下,如骨化的韧带与硬膜粘连严重,或硬膜本身即为骨化的一部分,不得不选择韧带"漂浮"技术。即将骨化的韧带四周磨除至正常硬膜处,使韧带游离并漂浮于硬膜之上,到达脊髓减压的目的。注意椎体或椎间盘切除后须植骨内固定。

②颈后路手术适应证:4个或4个以上节段的连续型或混合型后纵韧带骨化症;后纵韧带骨化灶累及颈$_{1\sim2}$者;后纵韧带骨化灶波及颈胸段;后纵韧带骨化灶伴发急性颈脊髓损伤,须做广泛多节段椎板切除减压者。

后路手术包括椎板切除减压和椎管成形术两类。不管哪种手术方式,减压范围应包括病变上下各一节段的正常椎板。全椎板切除减压较为彻底,手术并不复杂,但对脊柱稳定性破坏较大,并可因环形瘢痕形成脊髓压迫,在对颈椎后纵韧带骨化行全椎板切除术后患者的长期随访报道中发现约1/3的患者骨化灶有不同程度的发展。颈椎畸形率达到43%,主要为后凸畸形,因此,建议椎板减压的同时行颈椎侧块螺钉内固定以降低该并发症的发生率。许多情况下,由于脊髓已经严重受压,应注意在椎板切除或椎板扩大成形过程中,不可造成脊髓的进一步损伤。

(范道云)

第五节　腰椎退行性疾病

一、腰椎间盘突出症

腰椎间盘突出症属于人类常见、多发病,是引起腰腿痛的最常见病因。该病患者痛苦大,伴有马尾神经受累者可引起大小便功能障碍,严重者可致瘫痪,给患者的生活和工作带来很大的影响。大多数病例可根据病史、临床表现和影像学检查做出明确诊断。虽然多数病例行非手术治疗后,可获满意效果,但是,椎间盘突出的摘除术仍被广泛应用于腰椎间盘突出症的治疗。

(一)发病率

瑞典的统计资料表明,腰痛在轻体力劳动者中占53%,重体力劳动者中占64%,腰痛患者有35%将发展为腰椎间盘突出症。目前,多数研究者认为,本病占门诊下腰痛患者的10%~15%。占因腰腿痛住院者的25%~40%。

本病多见于青壮年,其中约80%为20~40岁。男性与女性之比为7~12∶1。这与男性劳动强度大以及外伤机会多有关。$L_{4\sim5}$和L_5、S_1椎间盘突出的发生率最高,为90%以上。国外报道以L_5、S_1椎间盘突出最为多见,而国内则以$L_{4\sim5}$椎间盘突出者多见。高位腰椎间盘突出占3%~5%,两处同时突出者占5%~10%,三处以上同时突出者较少见。

(二)腰椎间盘突出的发病机制

1.椎间盘退变

(1)年龄因素:随着年龄的增长,椎间盘可出现不同程度的退变。

(2)胶原及蛋白多糖降解:椎间盘退变主要表现为细胞外基质成分的改变。正常椎间盘细胞外基质处于不断合成与分解的平衡之中,退变及突出椎间盘基质的合成与降解失衡便可发生本症。

1)导致椎间盘胶原成分降解的因素:椎间盘细胞外基质合成与降解的不平衡提示在椎间盘细胞外基质中可能存在其他的酶系统。

2)引起椎间盘蛋白多糖的降解因素:研究认为与椎间盘退变、突出相关的蛋白酶主要包括基质金属蛋白酶(MMP)、组织蛋白酶、多聚蛋白聚糖酶等,其中以MMP尤为重要。

(3)细胞代谢障碍:软骨终板受到破坏使椎间盘周围血供减少,导致降解的基质大分子不能有效吸收、排除而大量聚集。加之无氧代谢产生的乳酸造成内部的低pH环境,使椎间盘内的某些酶激活,为组织蛋白酶等发挥细胞外基质水解作用提供了适宜条件。椎间盘细胞代谢障碍与细胞外基质理化性质改变之间的恶性循环可使椎间盘结构破坏,进而加剧了其退变及突出。

2.机械损伤　椎间盘作为相邻椎体间的承接部分,在支撑体质量,缓冲压力中发挥着重要的作用。力学因素对脊柱的生长有着重要的影响,也是导致椎间盘损伤、退变、突出的重要因素之一。

3.免疫反应　椎间盘突出过程中,纤维环一旦出现裂痕,自身抗体既可以通过巨噬细胞及补体系统对含有自身抗原的椎间盘组织造成损伤,也可参与细胞毒性反应,与细胞免疫发生协同作用,引起椎间盘组织的损伤、液化坏死、生物学特性的改变。即使在生理性的应力作用下也可引起纤维环的破裂或髓核突出。

4.炎性刺激　近年来细胞因子和炎性介质在椎间盘突出中的作用越来越受到重视,目前研究认为,

IL-1、IL-6、TNF-α、一氧化氮、Fas蛋白等可能与椎间盘突出有关。

腰椎间盘的退变、突出过程中,可能存在年龄、机械损伤、细胞代谢障碍、免疫反应及炎性刺激等因素的共同作用。各种因素引起的无菌性炎症和自身免疫反应等因素在椎间盘突出的发生过程中具有重要作用,可能同时存在免疫反应和炎性刺激的共同作用与相互影响。无菌性炎性反应贯穿于腰椎间盘突出的全过程,可能是导致椎间盘突出的最主要因素。

(三)腰椎间盘突出症的病理改变

根据椎间盘突出的连续病理变化过程,大致可归纳为3个主要阶段:

1.突出前期　髓核因退变损伤而破碎,纤维环也因反复损伤而变软或产生裂隙,致纤维环的坚固性减低。

2.突出期　当腰部遭受外伤、急剧的旋转或正常的活动时,使椎间盘内压力增高,可致变性、脱水之髓核从纤维环破裂或薄弱处突出。

根据髓核突出的病理形态学所见,可分为4种类型。

(1)隆起型:纤维环部分破裂,表层完整,退变的髓核经薄弱处突出。突出物呈弧形隆起,表面光滑。

(2)突出型:纤维环完全破裂,退变和破碎的髓核从纤维环处裂口突出,达后纵韧带前方。

(3)脱出型:纤维环完全破裂,退变和破碎的髓核从纤维环的裂口脱出,并穿过后纵韧带抵达硬脊膜外间隙。

(4)游离型:纤维环完全破裂,髓核碎块经纤维环破口处脱出,穿过后纵韧带,游离于椎管内。

3.突出后期　椎间盘一旦突出,即开始一系列的突出后变化。病程较长者,受累椎间盘、突出物和邻近组织可发生继发性病理改变。

(1)受累椎间盘变性:纤维环松弛,椎间隙变窄,椎体上下面骨质硬化,边缘骨质增生,可形成骨赘。

(2)纤维化及钙化:在突出物表面有毛细血管侵入、包绕,发生无菌性炎症反应,钙化可局限于突出物的周边,也可全部钙化呈骨样结构。

(3)神经受损:突出物刺激和压迫神经根,早期发生充血、水肿、变粗等急性创伤性炎症反应;如长期受压,则可引起神经根粘连、变性和萎缩,其支配区的感觉、运动和反射障碍;如压迫马尾神经,常引起大小便及性功能异常。

(四)诱发因素

本病主要是由椎间盘的退行性变所致,而导致椎间盘突出症的诱发因素较为复杂,目前尚未明确定论,但有些因素与其有关。

1.腰部过度负荷　从事重体力劳动或举重运动,常因体力过度负荷造成椎间盘早期退变。

2.腰部外伤　在腰部失去腰背部肌肉保护的情况下,腰部的急性损伤,可能造成椎间盘突出。

3.腹内压增高　临床上约有1/3病例发病前有明显的腹内压增高因素,如剧烈的咳嗽、打喷嚏、屏气、便秘等,均可影响椎节与椎管之间的平衡失调,造成髓核突出。

4.体位不正　无论是睡眠时或日常生活、工作中,当腰部处于屈曲位时,若突然施以旋转动作,易于诱发髓核突出。

5.其他　如脊柱突然负重,长期震动,脊柱畸形,腰椎穿刺不当以及遗传因素等。

(五)腰椎间盘突出的分类

1.根据突出的方向和部位分类

(1)中央型:指突出物位于椎管前方正中央者,主要刺激和压迫马尾神经,临床表现为双侧下肢瘫痪和大小便功能障碍。

(2)中央旁型:突出物位于中央,但略偏向一侧者,主要压迫一侧神经根和马尾神经、或两侧均受压,但呈现同侧轻而对侧重。临床上以马尾神经受压症状为主,同时伴有根性疼痛症状。

(3)侧型:突出物位于神经根前方中部者,神经根后方受到挤压,主要引起根性刺激或压迫症状。

(4)外侧型:突出物位于神经根外侧,将神经根向内侧挤压,引起根性疼痛。

(5)极外侧型:突出物移至椎管前侧方,甚至进入椎管侧壁或根管,引起根性疼痛。

2.根据临床表现分类　可分为典型和非典型椎间盘突出。典型者多处于急性期,发病时间短,临床表现较为严重;非典型者,病程常较长,临床表现时轻时重,行非手术疗法或适当休息之后,症状可缓解。

3.根据突出物可否还纳分类

(1)可逆性椎间盘突出:突出物可自行还纳或经非手术疗法而还纳,症状即可缓解或治愈。

(2)不可逆性椎间盘突出:如脱出型和游离型,突出物纤维化及钙化,其突出物不能还纳,非手术疗法往往无效。

(六)临床表现

1.症状

(1)腰腿痛:腰腿痛是腰椎间盘突出症的最早、且常见的症状,其发生率高达95%。下肢痛的性质可为麻痛、刺痛、胀痛或烧灼样疼痛,以麻痛为多见。

(2)马尾神经受损症状:中央型腰椎间盘突出或大块纤维环髓核组织脱入椎管内时,可出现马尾神经受损症状,表现为会阴部的麻木、刺痛,大小便和性功能障碍,以及双下肢根性疼痛。严重者可出现大小便失禁及双下肢瘫痪。

(3)间歇性跛行:当患者行走时,随着步行距离的增加,出现腰部疼痛,患肢痛并麻木加重,当取蹲位或卧位后,症状可逐渐消失。

(4)肌肉麻痹:腰椎间盘突出严重压迫神经根时,可致神经根受损而出现肌肉麻痹。例如 L_5 神经根受损可导致胫前肌、腓骨长短肌、踇长伸肌及趾长伸肌麻痹,出现足下垂。

(5)肢体麻木:部分腰椎间盘突出症患者,不出现下肢疼痛而有下肢麻木感。这主要是由于突出物刺激和压迫本体感觉纤维和触觉纤维所致,麻木区依神经受累区域分布。

(6)患肢发凉:有少数腰椎间盘突出症患者自觉肢体发凉,尤其足趾的远端为重。此系突出物影响了椎管内的交感神经纤维,出现下肢血管收缩的缘故。

2.体征

(1)步态:急性期或神经根明显受压者,可出现跛行,严重者须扶拐行走。患者走路时显得躯干僵硬及向前或向后一侧倾斜,不能正常迈步和负重。

(2)脊柱畸形:腰椎间盘突出压迫神经根,轻者表现为腰部的外观上畸形,可见腰椎生理曲线减小或消失;严重者可出现后突畸形,约半数以上病例存在脊柱侧弯畸形。

(3)压痛点:腰椎间盘突出症的压痛点多在受累椎间隙的棘突旁,并向患侧小腿或足部放射。如病变在 $L_{4\sim5}$ 椎间盘,则 $L_{4\sim5}$ 棘突旁有深压痛,并向同侧臀部及下肢沿坐骨神经分布区放射。这种棘突旁的放射性压痛点,对腰椎间盘突出的诊断和定位具有重要临床意义。

(4)腰部活动度改变:腰部各方向的活动度均受到不同程度的影响。在急性发作期,腰部活动可完全受限,一般以腰椎前屈、侧屈和旋转活动受限为主。伴有腰椎管狭窄者,则后伸运动亦受影响。

(5)感觉障碍:受累神经根分布区出现感觉过敏、减退或消失。 $L_{3\sim4}$ 椎间盘突出者,大腿和小腿内侧感觉有障碍; $L_{4\sim5}$ 椎间盘突出者,小腿前外侧、足背和踇趾感觉减退; L_5 、S_1 椎间盘突出者,小腿后外侧、外踝、足背外侧及足小趾感觉减退。

(6)运动障碍:受损神经根所支配的肌肉可出现肌力减弱,有的甚至完全瘫痪,并发肌肉萎缩。$L_{3\sim4}$椎间盘突出常压迫L_4神经根,出现股四头肌萎缩,伸膝无力;$L_{4\sim5}$椎间盘突出,压迫L_5神经根,胫前肌、踇长伸肌和趾长伸肌肌力减退,严重者出现足下垂;L_5、S_1椎间盘突出,压迫S_1神经根,小腿三头肌和屈趾肌肌力减退。

(7)腱反射改变:L_4神经根受累,则膝反射减弱或消失;S_1神经根受累,则跟腱反射减弱或消失。

3.体格检查

(1)直腿抬高试验:患者仰卧,检查者一手握住其足踝部,另一手置于膝关节前上方,使膝关节保持伸直位,将肢体抬高到一定角度,患者感到疼痛或抵抗时为阳性,并记录所抬高的角度。抬高的角度越小,其临床意义越大,一般以60°为分界线,小于60°者为异常。但必须与健侧进行对比。

(2)拉塞克征(Lasegue 征):患者仰卧,屈髋、伸膝,当屈髋、伸膝时引起患肢疼痛者为阳性。

(3)直腿抬高加强试验(Bragard 征):患者仰卧位,患侧膝关节伸直,逐渐抬高患肢至患者感到根性痛时,将踝关节突然背伸。如根性疼痛加剧则为阳性。

(4)股神经牵拉试验:患者俯卧位,髋、膝关节完全伸直,将下肢抬起,使髋关节处于过伸位,出现大腿前方疼痛为阳性。

(5)仰卧挺腹试验:患者仰卧位,双上肢置于身旁,以枕部和两足跟为支点,做抬臀挺腹动作,使臀部及背部离开床面,出现患肢疼痛则为阳性。

(6)屈颈试验(Lindner 征):患者取坐位或半坐位,双下肢伸直。检查者将手置于头顶部,使颈部前屈,如引起患侧下肢疼痛即为阳性。

(七)影像学检查

1.腰椎 X 线平片

(1)腰椎前后位片:重度单侧椎间盘突出者,几乎都存在脊柱侧弯。早期椎间隙多无改变;如病程较长,可见椎间隙变窄,突出部位上下两个椎体边缘骨质增生。

(2)腰椎侧位片:大多数患者的腰椎生理前凸减小或消失,急性发作时尤为明显。不少病例可见椎间盘改变,如正常椎间隙为前宽后窄,早期患者的椎间隙可显示前窄后宽;而病程较长者,则椎间隙变窄,椎体边缘骨赘形成。有的病例可见休莫结节形成,椎间盘钙化以及突出物钙化或骨化。

2.脊髓造影　脊髓造影已成为腰椎间盘突出症诊断和鉴别诊断较常用的方法,典型的征象包括:

(1)硬膜囊受压:可见椎间盘突出物从椎管的前壁突入椎管之内,形成弧形压迹,甚或中断;

(2)神经根受压:可见神经根或根袖不显影,变短或扭曲移位;硬脊膜囊和神经根袖同时受压,多见于旁中央型或较大的侧型椎间盘突出。单纯神经根袖受压多为外侧型椎间盘突出。

3.CT 扫描　目前 CT 扫描已成为诊断腰椎间盘突出症的首选检查方法。在 CT 图像上,可清楚地显示椎间盘突出的部位、大小和硬脊膜囊及神经根受压程度,同时可显示黄韧带增厚、小关节肥大、椎管及侧隐窝狭窄等改变。

4.MRI 扫描　MRI 扫描无辐射损伤,可直接进行多种断面成像,并显示腰椎间盘变性程度和椎间盘突出的部位、类型以及硬脊膜囊和神经根受压状况,同时可以排除椎管内其他占位性病变。

(八)诊断和鉴别诊断

1.主要诊断依据

(1)腰痛伴下肢放射痛。

(2)受累棘突间旁侧明显压痛。

(3)患侧下肢存在感觉障碍,肌力减退,腱反射减弱或消失。

（4）直腿抬高试验阳性。

（5）影像学检查证实腰椎间盘突出。

2.定位诊断

（1）L$_{3\sim4}$椎间盘突出：L$_4$神经根受压为主要征象，下腰及髋关节疼痛、大腿外侧及小腿的前侧痛，股四头肌无力，有时小腿前内侧麻木。膝腱反射和跟腱反射减弱或完全消失。

（2）L$_{4\sim5}$椎间盘突出：L$_5$神经根受压为主要征象，腰部、骶髂部、髋部疼痛，向下沿大腿和小腿后外侧放射性痛；小腿外侧、足背、踇趾麻木，膝反射无变化，但可累及跟腱反射。

（3）L$_5$、S$_1$椎间盘突出：S$_1$神经根受压为主要征象，腰部、骶部和髋部疼痛，向下沿大腿、小腿后外侧放射性痛，小腿后外侧及外侧二个足趾背侧麻木，屈踇无力，跟腱反射受影响。

3.鉴别诊断

（1）腰部急性扭伤。

（2）腰部慢性劳损。

（3）腰椎管狭窄症。

（4）腰椎结核。

（5）椎管内肿瘤。

（九）治疗

1.非手术治疗

（1）牵引治疗：可采用持续牵引法、三维成角旋转牵引床牵引法、自身重力悬吊牵引法或间歇牵引法等。

（2）平躺疗法：平躺可以使腰椎保持静止，患病部位维持最基础的固定位置，一般不会让病变进一步的发展。

（3）物理疗法：微波超短波电疗、特定电磁波（TPD）治疗、远红外热疗、电脑中频电疗与低频脉冲电疗等。

（4）综合治疗：以往采用单一的治疗，通常不能取得十分令人满意的疗效，可使用牵引法、针灸治疗法和绝对卧床休息等综合治疗，证明有较好作用。

2.手术治疗　大多数腰椎间盘突出症通过非手术治疗可获得缓解或治愈，仅有10%～15%的病例需要手术治疗。

（1）传统的开放性手术：常用的有全椎板切除、半椎板切除、椎板间开窗等。全椎板切除的后遗症常可使腰椎变得不稳定，可导致腰痛、坐骨神经痛、腰椎滑脱等，因此，在做全椎板切除时应很小心、谨慎。椎板开窗术相对全椎板和半椎板切除术的组织损伤较少，对椎体本身的伤害亦小。现今许多学者认为椎板开窗术比较好。

目前后路对突出椎间盘的摘除、或同时行植骨融合-内固定术是最常用的术式。但随着脊柱外科手术的广泛开展，对椎间盘突出症患者病情分析不充分、外科手术操作技术失误以及围术期管理缺陷等因素，致腰椎间盘突出症术后出现一些并发症、甚或手术失败的情况发生。

（2）假体置换和椎间盘移植：手术摘除髓核后，腰椎的椎体间隙缩小，相邻椎体间的活动度发生了异常，因而疾病复发甚至病情加重的可能性增加。于是假体置换和椎间盘移植术已成为一种较为理想的治疗手段。

（3）微创手术：目前常用的微创手术包括：椎间盘内电热疗法（IDET）、等离子消融髓核成形术、经皮化学溶核术(CNL)、经皮穿刺臭氧注射术(PIOI)、经皮穿刺腰椎间盘摘除术(PLD)、自动经皮腰椎间盘切吸术(APLD)、经皮内镜下腰椎间盘摘除术(AMD)、后路显微内镜椎间盘切除术(MED)、经皮激光椎间盘减压术(PLDD)、经皮内镜下人工髓核置换术等。

微创手术治疗腰椎间盘突出症常受设备、技术条件及传统手术观念等因素的限制,在临床广泛地进行推广应用有一定难度。微创手术能否真正取得与传统手术相同、相似或更佳的疗效,需要用循证医学方法对大样本病例实行长期的综合评价,并客观地分析其可行性、安全性以及近期与远期的效果。从传统手术到微创手术,是外科技术发展的必然趋势。可以相信,腰椎间盘突出症的微创手术治疗有着广阔的发展应用前景。

3.术后并发症

(1)血管损伤:包括术中血管破裂出血,术后动静脉瘘及假性动脉瘤形成等。

(2)小肠损伤:Smith 报道术中可造成小肠损伤,其主要临床表现为急性腹膜炎和慢性腹腔感染。

(3)切口深部感染:发生率在 1.1% 左右,但也有高达 5.1% 的报道。

(4)小关节骨折:Rosen 对术后病例行 CT 检查发现,小关节上方的椎板切除超过 25% 和行全椎板切除术后,有的患者可发生小关节骨折。

(5)术后瘢痕及粘连:较为多见,这与手术操作和术后出血有关。

4.腰椎间盘突出的再手术问题

(1)硬脊膜外血肿:脊柱手术后引起的硬脊膜外血肿的发生率为 0.1%~3%。术后硬脊膜外血肿的常见原因:术中硬脊膜外静脉丛破裂出血、肌肉间血管出血、椎板减压创面出血,特别是老年患者凝血功能差、再手术患者的瘢痕组织分离时渗血较多。术中须加强针对性处理,以减少硬脊膜外血肿的发生。

(2)极外侧椎间盘突出症(FLLDH):临床报道 FLLDH 约占腰椎间盘突出症的 5%~12%,其特点是:①FLLDH 产生的神经根性疼痛更为严重;②60 岁以上老年患者多发;③FLLDH 一般只压迫穿出该椎间孔的神经根;④易被漏诊,医生对影像学检查的观察常局限在椎管内,特别是 FLLDH 与椎管狭窄并存时;⑤CT 及 MRI 扫描虽然对 FLLDH 有较好的观察效果,但 CT 及 MRI 扫描时椎间隙定位的偏差,可致显示不清。

(3)腰椎术后感染:发生率为 0.5~8.7%。

(4)髓核残留及再突出:游离的髓核残留多数发生于椎间盘脱出型,与术者的经验不足有一定关系。

(5)腰椎内固定欠妥:近年来随着腰椎内固定的增加,与内固定相关的并发症也逐步增多。椎弓根钉固定技术虽然已经成熟,但因术者的技术与经验差异,椎弓根置钉欠妥仍不少见。在有条件的单位,采用术中导航行椎弓根置钉,可明显地提高椎弓根置钉的准确性。

(6)神经根管减压不足:中老年患者神经根性疼痛除椎间盘突出外还有因腰椎退变导致的侧隐窝根管狭窄,术后神经根性疼痛不缓解,神经根管减压不足也是重要原因。

脊柱神经外科的难题之一是对脊柱手术失败的治疗,人们已找到了一些导致手术失败的原因。但只有在发现有新的椎间盘突出或观察到以前未诊断出或未治疗的病变时,再次手术才有可能获得较为理想的结果。

(十)展望

随着对腰椎间盘突出之诊断的进步,使脊柱外科医师能选择更合适的治疗方案。标准的开放手术已是治疗复发性腰椎间盘突出症的有效方法,在此基础上的显微椎间盘切除术满足了微创治疗的要求,对于内窥镜手术是否在疗效和减少并发症上有更优的手术效果,仍需不同学者的更多样本量、前瞻性对照研究进行判断。或者相对于术式的创新对患者选择性的对照研究更值得关注。是否需要固定、融合？几乎在所有脊柱手术中都系争议话题。目前采用融合-内固定治疗该类病变所报道的文献尚不多，缺乏前瞻对照性研究；对于术前无明显腰椎不稳、采用融合-内固定这一术式的研究文献更少，需要更多大样本、前瞻性对照研究和长期的病例随访，以便能统一术式与临床疗效评判。

二、腰椎管狭窄症

腰椎管狭窄症(LSS)是指各种形式的椎管、神经管以及椎间孔的狭窄所引起椎管容积的改变，从而导致神经根、马尾以及血管受压而出现的临床症状，系临床上引起腰腿痛最常见的疾病之一，其发病率近些年来已有明显上升。许多学者对本症在解剖学、生物力学、电生理学、影像诊断学和临床治疗等方面进行了大量的研究，并积累了很多的经验。但是，对于腰椎椎管狭窄症尚存有一些并不知的问题，这有待于进一步进行探讨。

(一)分类

椎管狭窄可按患者的局部病变区域或特殊的病理性质进行分类，如先天性椎管狭窄症或获得性椎管狭窄症。Arnoldi 等于 1976 年提出的 LSS 分类包括：

1.先天性(发育性)椎管狭窄

(1)特发性。

(2)软骨发育不全性。

2.获得性腰椎管狭窄

(1)退变性：①椎管中央狭窄；②椎管周边侧隐窝、神经根管狭窄；③退变性脊椎滑脱。

(2)混合性椎管狭窄：先天性(发育性)、退变性及椎间盘突出三者中任何两种同时存在。

(3)脊椎滑脱(峡部裂)。

(4)医源性椎管狭窄：①椎板切除术后；②脊柱融合术后(前路或后路)；③化学溶核术后。

(5)创伤后(晚期改变)。

(6)其他：①Paget 病(畸形性骨炎)；②氟中毒(致骨增生畸形，造成狭窄)。

在临床工作中大多数的椎管狭窄症为获得性，而原发性椎管狭窄症者较为少见。

(二)病因

1.LSS 的发生除少部分为先天性狭窄外，大多数为退行性椎管狭窄，而椎间盘的退变为其主要原因。

2.压迫因素：在造成 LSS 发生的后天病理改变之中，对椎体边缘的骨质增生以及小关节上、下关节突报道较多，增生因素可导致神经根管和(或)椎孔的变形和狭窄，神经根受到卡压。而黄韧带在腰椎管狭窄中的重要性尚缺乏统一的认识。有学者通过影像学、病理解剖学对 LSS 与黄韧带的病理关系进行了分析，得出 LSS 中因马尾、神经根卡压而出现的一系列症状与黄韧带肥厚及黄韧带钙化及骨化有关。

3.血液循环障碍因素和炎症介质刺激：一些研究认为，LSS 神经源间歇性跛行和间歇性下肢痛与血液循环障碍和炎症性产物的刺激有关。神经受到卡压后，会造成静脉充血和动脉缺血，导致神经功能的损害，而缺血再灌注的过程又可引起局部的充血、水肿与炎性反应，可产生较为强烈的刺激性疼痛作用。

(三)病理

LSS 是指明显的关节突内聚、黄韧带肥厚、椎间盘突出、椎体终板增生等一系列退行性病理改变所导致的腰椎椎管、神经根管、侧隐窝或椎间孔容积异常，单一平面/多平面的一处或多处管腔内径狭窄，引起神经根、马尾神经及血管受压而出现的临床症状。从病理解剖学角度来看,LSS 多数呈节段性,整个腰椎的椎管狭窄实为少见,2 个相邻椎节的连接部,即上位椎节和下位椎节之间,包括关节突关节、椎间盘、黄韧带以及上、下椎板之连接部,具有运动和稳定功能的部位,是最易发生退变的。真正椎管狭窄的水平,极少发生在椎体及椎弓根横切面上,大多集中在关节突、椎间盘和椎板连接部的稍上方处。

1.小关节囊的病理变化包括以下几方面

(1)滑膜反应。

(2)关节软骨纤维形成。

(3)关节软骨不规整和粗糙退变。

(4)骨赘形成。

(5)关节突骨折。

(6)关节内游离体。

(7)关节囊松弛性失稳。

2.椎间盘病理性改变

(1)年龄变化:随着年龄增加,构成椎间盘主要的生物化学成分,如水和蛋白多糖的丧失,再加上反复轻微的损伤,可产生上述的系列变化。

(2)纤维环撕裂:Ritehie 等认为旋转损伤最早表现为纤维环的周边撕裂,常见于纤维环的后外侧部。反复轻微的损伤可造成这种撕裂范围的扩大,多处撕裂可联合形成一处或多处放射状碎裂,大多数椎间盘突出很可能就发生在这一阶段。

3.椎间盘内破坏 在轻微机械性损伤的基础上,加之生物化学和免疫学因素的影响,最终可导致椎间盘内破坏。椎间盘可从一侧到另一侧,或从前到后完全破坏,但并不发生椎间盘突出。椎间盘的高度可以显著地降低,其纤维环可以在椎间盘的四周膨出,其结果将导致病变椎节的明显不稳定。

4.椎间盘吸收 随着椎间盘退变的进一步发展和椎间盘内容物的不断丢失,椎间隙逐渐变窄而成为椎体之间的薄层纤维组织,而椎间盘上、下椎体骨则相应地发生致密和硬化,即为椎间盘吸收。在椎间盘吸收过程中。腰椎处于不稳定状态,直至椎体周边骨赘形成使椎间隙固定,同时还可发生小关节僵硬和椎间孔变形。

5.椎间盘高度降低后的连锁病理变化 通常导致椎间盘高度降低的原因如下:①椎间盘内破坏;②椎间盘吸收;③椎间盘切除;④化学溶核。对于椎间盘高度降低后可能对小关节突的关节产生影响,随着椎间盘高度的减低,小关节的压力明显增大,可导致小关节损伤。长时间的反复损伤,则可造成小关节囊的松弛与肥厚,小关节半脱位,小关节增生肥大,椎板增厚,黄韧带肥厚与椎管后侧方骨性或非骨性组织结构的一系列病理变化。这些病理变化是中央椎管狭窄和神经根管狭窄的主要因素。

6.马尾神经根松弛 随着椎间隙高度的降低,椎管长度也明显缩短,椎管内容量进一步减少,使马尾神经根在运动中经常受到摩擦及压迫而引起炎性增生。一旦神经根增生肥大,不仅受到局部狭窄椎管的限制,还被相对狭小紧张的硬膜囊所束缚,因此可能在局部变得松弛及迂曲。

7.黄韧带病变 目前认为黄韧带增生性肥厚,可能由两种因素造成:①随脊柱及其周围组织的退行性变而逐渐纤维化;②脊柱过度伸屈运动导致黄韧带撕裂,纤维化形成,从而刺激黄韧带增厚。

8.多椎节平面病变 多椎节平面的退行性病理变化也是临床常见的一种退变类型。腰椎多椎节平面退变,是腰椎退变的最终阶段,其结果常表现为腰椎的旋转侧弯畸形。可以同时造成中央椎管和侧隐窝的狭窄,严重时嵌夹马尾和脊神经根。

9.退变性椎体滑脱　　中年以后腰椎退变明显加快,主要表现在腰椎诸结构组织和形态学的变化方面。椎间盘和两个小关节突关节软骨进行性退变,关节囊及棘上韧带松弛,椎体前后移动致小关节负荷加重。由于腰椎前凸,使退变严重节段产生的剪切力增大。椎体退变性滑脱可引起局限性椎管狭窄,关节突变扁呈扇形,边缘骨赘形成并由后外侧突入椎管;当一侧关节突退变破坏较另一侧严重时,上位脊椎对下位脊椎就会发生旋转,导致侧隐窝和椎管的变形及狭窄,引起相应的神经根受压。这种病理性变化在腰$_{4\sim5}$椎间平面最为多见。

10.先天性椎管狭窄的影响　　先天性椎管狭窄的椎管变形和狭窄程度有明显不同,具体表现为:①胚胎期椎体小关节突发育异常;②椎板、椎弓根失比例生长;③椎管与其内容物(脊神经根)的失比例生长;受累椎体节段可以先单节段的,也可见累及整个腰椎段。常见于 $L_{3\sim4}$ 和 $L_{2\sim3}$,$L_{4\sim5}$ 以下节段较少。病理解剖呈现三种不同类型:①椎管向心性狭窄;②椎管矢状径窄、横径宽、呈扁平形改变;③小关节突异常。

(1)椎管向心性狭窄:这种类型的病理性改变表示椎管生长异常,与椎管内神经组织相比,椎体后结构的椎弓根、关节突、椎板呈失比例生长,大约 24% 椎管矢状面和冠状面均显示向心性狭小。

(2)椎管扁平状狭窄:此类型为椎弓根失比例生长的结果。

(3)关节突异常:属发育异常,椎管狭窄是由异常增大,或处于异常位置的关节突所引起。

(四)影像学检查

1.X 线平片检查　　腰椎正、侧位 X 线片检查进行椎管径的测量,是评估 LSS 的主要手段。

2.椎管造影检查　　将造影剂注入蛛网膜下腔,从正位、侧位、斜位多方位摄片,显示出的膜囊形态及形变,对腰椎椎管进行观察并取得狭窄椎管的部位、范围、程度的可靠资料,不仅可明确诊断,亦可除外其他引起马尾神经压迫、间歇性跛行的椎管内病变。

3.CT 扫描检查　　由于计算机断层扫描(CT)机性能的改善,它具有较高的空间分辨率,能够清楚地显示腰椎各横截层面的骨性和软组织结构,尤其是关节突、侧隐窝、椎间盘和椎管内外结构等变化,应用适当的窗宽都可获得满意的层面图像。该扫描是 X 线平片和椎管造影检查无法比拟的。

4.磁共振成像检查　　目前,国内已较为广泛地应用了磁共振成像(MRI)技术,这种非侵入性检查具有三维成像能力。MRI 检查能够对骨性椎管、硬膜囊外脂肪、硬膜囊、脑脊液、脊髓等结构做出影像诊断。LSS 的 MRI 临床检查效果,若与 CT 扫描和椎管造影相比,其影像组织结构清晰度和显示组织结构间的关系远比后两者为优,诊断符合率为 82%～91%。但在应用时必须密切结合临床,以提高 MRI 诊断 LSS 的准确率。

(五)临床表现

通常 LSS 均具有下述表现:

1.马尾间歇性跛行　　主要表现为徒步行走数十米或百米即出现下肢酸胀、乏力、疼痛甚至麻木、步态失稳,以至难以继续行走。马尾间歇性跛行分为两种类型:①姿势型:站立和腰椎伸展中症状可加重;②缺血型:支配下肢的神经在下肢运动时发生缺血。

2.腰背痛　　椎管狭窄常累及较高位神经根,以双侧根痛表现为主,并有下肢发冷、麻木,卧床休息时症状可大部或完全缓解,多喜屈髋、屈膝侧卧。单纯性 LSS 时,咳嗽、喷嚏不引起、也不加重疼痛,当伴有椎间盘突出时则有坐骨神经刺激症状和体征。

3.主诉多、体征少　　部分患者行走后有尿急、排尿困难或大小便失禁等括约肌障碍症状,少数可有性功能障碍。部分患者临床症状可突发性加重,患者就诊时常发现其主诉与实际检查结果不相一致。这表明椎管狭窄具有体位性、动态性激发或加剧的特点。因此,对每一位病员都要进行全面细致的检查。在行物理检查时可发现:腰伸展疼痛加重,极少表现为坐骨神经牵拉试验阳性。踇长伸肌肌力减弱和特殊神经皮节分布区感觉减退。

4.诊断　本病男性多于女性,50岁以下者较少见。起病多缓慢,有慢性腰痛史,疼痛常反复发作,但一般比较轻。

(1)典型的临床表现为:①腰痛伴间歇性跛行;②直立或行走时腰痛,下肢麻木,前屈位时疼痛及麻木缓解;③上坡容易下坡难;④腰部后仰时出现腰腿痛及麻木。

(2)起病缓慢,常有慢性腰痛史,疼痛常反复发作,一般比较轻。

(3)中央型椎管狭窄主要为腰骶部或臀部疼痛,很少有下肢放射痛。患者常诉直腰行走困难,而弯腰骑自行车无障碍。该型患者最典型的表现是神经性间歇性跛行。

(4)侧隐窝狭窄与神经椎管狭窄的症状大体相同,表现为相应的神经根受刺激或压迫症状。根性神经痛常较腰椎间盘突出症严重,可从腰臀部向下放射。症状多为持续性,活动后加重,体位改变对疼痛症状不如中央型明显,间歇性跛行也不典型。

(5)检查时常可发现患者的主诉症状严重,但体征却不明显。若神经未受持续性压迫时,则体征多不明显。腰椎无畸形,腰部可无压痛,而后伸或侧屈位时,可诱发症状。

(6)前屈时症状消失,直腿抬高试验阴性。

(7)发生持续性压迫后,可出现受压的马尾神经或相应神经根支配区的感觉及肌力减退.腱反射减弱或消失,直腿抬高试验可为阳性。

5.诊断依据

(1)病史、症状、体征是诊断的主要依据。

(2)影像学检查:①X线检查;②椎管造影;③CT扫描;④MRI检查。

(3)其他:电生理检查,超声波椎管测定等。

6.鉴别诊断　检查足部血运及足背动脉搏动,对鉴别神经性间歇性跛行和血管性间歇性跛行很重要。老年男性患者血管性和神经性间歇性跛行常同时存在,会给诊断和治疗带来困难。应注意该病常与腰椎间盘突出症等退行性疾病同时存在,还应与椎管内肿瘤、神经根炎等疾病相鉴别。

(六)治疗

1.非手术治疗　休息、服用镇痛、抗炎药物,以及有针对性的锻炼是非手术治疗的主要方法。非手术治疗对椎管狭窄症所起的作用,仅仅是缓解患者的部分临床症状。

(1)短时间卧床休息:一般取屈髋、屈膝位行侧卧,休息3~5周症状可缓解或消失。这为解除严重椎管狭窄对神经根的挤压有一定的作用。但长时间卧床易引起肌肉萎缩、深静脉血栓及肺炎等并发症,故最长卧床时间不宜超过6周。

(2)药物治疗:在卧床休息期间可给予适量的非类固醇类抗炎药物(NSAIDS),如阿司匹林、吲哚美辛、抑制环氧化酶素(COX)等,而产生消炎、止痛、解热作用的药。亦可服用中成药,如安络解痛片、天麻杜仲丸、壮骨关节丸等,以起镇痛和消炎作用。此类药物主要作用于后关节突,对改善后伸运动受限有明显效果,但应避免长期服用所造成对药物的依赖性。

对于Pagei病患者,可应用降钙素或普卡霉素(抗肿瘤类药),使神经根性症状得到改善,甚至消失。此外,降钙素(每次100U,每周4次)使用4周后亦可改善间歇神经性跛行。

(3)功能锻炼:由于腰椎屈曲可使椎管容量和有效横截面积增大,从而减轻退变组织对马尾神经的挤压。此外,腹肌肌力的增强也可拮抗神经组织所受到的椎管机械性压力,因此屈曲锻炼对缓解椎管狭窄症状有一定的帮助。

（4）支具应用：在我国，腰围（或腰椎保护性支架）应用较普遍，这对短期内改善腰腿痛症状有一定作用，这可能是由于支具减轻了脊柱运动时关节突及椎间盘对马尾神经根动态的牵拉及压迫。但若长期应用，因部分代替腰背肌和腹肌功能，容易造成肌肉萎缩等，在一定范围内不利于疾病的康复。

（5）硬膜外间隙用药：有学者认为在硬脊膜外间隙注入类固醇药物可起到局部消炎作用，因此可作为一种有效的治疗方法。但本法也有造成局部损伤、感染和血肿等并发症的报道。

（6）其他：牵引、痛点局部封闭、针灸、推拿疗法等治疗椎管狭窄症也有一定的作用。

2.手术治疗

（1）手术适应证

1）经正规保守治疗无效。

2）自觉症状明显并持续加重，影响工作和生活。

3）中、重度的神经压迫症状，无或伴有轻度腰背痛。

4）影响功能的腿痛。

5）明显的神经根痛和大部分或进行性神经功能缺失。

6）出现马尾神经损害症状。

7）进行性的滑脱、侧凸伴相应的临床症状和体征。

影像学显示椎管结构狭小、或较轻的神经根压迫而无明显症状者，均不是手术指征。

自20世纪下半叶以来脊柱外科技术发展很快，与传统减压手术相比，内固定和融合手术的应用提高了手术的疗效，但其不良反应也开始逐渐得到认识。微创和非融合稳定技术的出现与发展，为克服减压和融合术带来的问题提供了希望，尽管其技术尚未达到成熟阶段，但技术的不断改进使其仍不失为脊柱外科治疗的未来发展方向。

（2）神经减压术：LSS的减压手术方案选择应根据产生临床症状和体征的节段作为处理目标，也被称之为："责任节段"，不能只根据影像学而盲目地扩大减压范围。对于神经根管狭窄者应以开窗减压为主，而两侧根性症状则行双侧开窗减压。对于中央管狭窄者以全椎板切除减压为首选，而中央管和神经根管均有狭窄者则需做广泛性减压手术。

广泛性椎板切除减压和有限减压这两种术式目前较为常用。传统采用全椎板或半椎板切除术，同时行神经根管扩大，这样虽然达到减压目的，但由于切除了腰椎后部结构，使其正常解剖结构遭到破坏，难以保持脊柱的稳定性。所以现在临床医生大多在保证减压的前提下，考虑加入脊柱稳定性的术式，如植骨融合与内固定术等。

随着微创外科的发展，微创脊柱手术已成为研究的热点。由于其具有切口小、组织损伤轻、且术野清晰、术后恢复快等特点，可获得与常规开放手术同等的疗效而具有很好的吸引力。

有学者通过微创内窥镜下、结合谢氏器械治疗LSS，表明该术式创伤小，并发症少，中央管及神经根管减压充分，对腰椎后柱结构的损伤亦轻。他认为是治疗该类疾病的理想方法之一，随访发现近期疗效满意，但远期效果还有待于进一步观察。一般认为，术中保留更多腰椎后柱结构，采用更加微创的手术方式已显现出较好的优越性，很受脊柱外科医生的推崇。

（3）内固定与融合术：有关LSS治疗的关键有两点：一是实现充分的减压；二是保持或重建脊柱的稳定性。有研究采用后路减压、加内固定植骨术治疗腰椎不稳定，在很大程度上为LSS的彻底减压提供了可靠的技术支持。后路减压加内固定植骨术治疗的操作空间大、手术简化、安全，系椎弓根内固定及椎间融合技术的联合应用,在很大程度上为 LSS 的彻底减压提供了可靠的手段,可有效地维持和重建脊柱的稳定性,是当今一种较为可靠的治疗方法。

施行内固定术的指征为:①退变性畸形、稳定或纠正侧凸或后凸畸形;②复发性 LSS 且伴有医源性椎体滑脱或不稳;③对两个或两个以上平面行较为广泛的椎板切除并有可能发生继发性不稳定者;④腰椎不稳。

但是,亦有反对行融合术的观点,包括:①单纯椎板切除减压术后发生腰椎不稳的患者较为少见;②腰椎融合术是一个未经证明对退变性 LSS 患者有益的技术;③腰椎减压是一种并发症很少、成功率较高的手术,而椎管减压＋融合的成功率相对偏低;④对仅行椎管减压者随访至少 10 年,超过一半的患者预后优良;⑤在缺乏明显节段性腰椎不稳的前提下,施行椎管减压术的同时无须融合。

主张进行融合的观点有:①椎管减压＋融合的疗效较单纯椎管减压者有更好的预后,尤其适应于退变性椎体滑脱或脊柱侧凸者;②合并腰椎不稳的最佳预后是同时行融合和椎管减压治疗,而行单纯椎管减压则预后较差。对于内固定的方案原则上应取短节段固定并融合,以椎间融合并后路椎弓根固定融合术式为最佳。另外,20 世纪 90 年代中期椎间融合器(Cage)术已发展成为一种新的脊柱融合技术。作为坚强的植入物,有时利用其植骨可获得即时的椎间隙高度及脊柱稳定性,但 Cage 作为异物长期存留在椎间隙,骨性融合界面小和应力阻挡等问题,其长期疗效不很确定,且价格昂贵,因此,难以广泛地在临床开展。

现今有学者提出采用动态非融合稳定技术,理论上可以恢复脊柱原有的生理结构和功能,但尚缺乏长期随访的临床资料,以及动态非融合稳定技术与融合技术相比较的研究,其疗效与优越性有待进一步探索。

(4)展望:LSS 是一种多发于老年人的疾病,近年来随着手术技术的发展,大多数情况下都以手术治疗为主。但老年人的身体状况是 LSS 手术治疗必须考虑的因素之一,因而在不可以承受手术风险的情况下还得对其进行保守治疗。不言而喻,重视提高对保守疗法的认知度具有现实意义。

LSS 的手术治疗之核心是对神经根施行减压和对脊柱进行稳定。无论手术技术如何改变,均系对这一病症施治的更加优化,这是今后临床技能发展的基本点。随着各种手术方法的联合应用以及微创技术的进一步拓展,LSS 的治疗将会沿着更有利于技术日臻成熟的方向前进,预期前景可观。

三、腰椎滑脱

腰椎滑脱是指因椎体间骨性连接异常而发生的上位椎体与下位椎体表面部分或全部的滑移。腰椎滑脱好发于腰$_5$及腰$_4$椎体,约占 95%,其中腰$_5$椎体的发生率为 82%～90%。其他腰椎少见,偶尔也发生于颈椎、胸椎者。一些外伤性滑脱和退行性滑脱,可多节段同时发生,甚至出现后移位滑脱。随着放射诊断学原理的建立和矫形外科手术的开展,对腰椎滑脱已有了较深入的了解,但直至今天仍存在着许多疑问。大多数腰椎滑脱患者是没有症状的,而出现腰背痛并检查发现腰椎滑脱的病人,后者也并不一定是发病的原因,但常会引起医生的注意而忽视了真正的问题。

(一)病因和分类

病因包括先天性腰椎滑脱,外伤和劳损也可引起腰椎滑脱。腰椎峡部崩裂的真正原因仍不能肯定。先天性发育缺陷和慢性劳损或应力性损伤是两个可能的重要原因。

根据病因,可将腰椎滑脱分为 5 类。

1.先天发育不良性腰椎滑脱 由于骶骨上部、小关节突发育异常或腰 5 椎椎弓缺损,从而缺乏足够的力量阻止椎体前移的倾向,使其向前滑出。

2.峡部病变　其基本病变在关节突峡部。仅有峡部病变而无椎体向前滑移又称峡部崩裂,又可分为3个亚型:①峡部疲劳骨折。人体背伸时,腰椎峡部要承受更大的压力和剪切应力,由于峡部疲劳骨折而分离或吸收,使上位椎体向前滑出。②峡部狭长而薄弱。这种病变也是由于峡部疲劳骨折而引起,由于峡部重复多次的疲劳性微小骨折,其愈合时使峡部延长但未断裂,同时允许椎体前移。③良性峡部骨折。常常继发于严重的创伤,可同时有椎体滑脱,但更常见的是仅有腰椎峡部崩裂而无滑脱。

3.创伤性滑脱　创伤引起椎体的各个结构(如椎弓、小关节、峡部)等骨折,不是峡部孤立骨折。由于椎体前后结构连续性破坏,使滑脱发生,常伴其他脏器的联合损伤,非手术治疗疗效满意。

4.退行性腰椎滑脱　由于长时间持续的下腰不稳或应力增加,使相应的小关节发生磨损,退行性改变、加之椎间盘退变,骨质疏松等病变,而逐渐发生滑脱。

5.病理性骨折　由于全身性或局部骨病变,累及椎弓,峡部,上、下关节突,使椎体后结构稳定性丧失,发生椎体滑脱。腰椎手术后,破坏脊柱之后柱结构而发生滑脱,又称医源性或获得性滑脱。

(二)临床表现

1.症状　早期腰椎峡部崩裂和腰椎滑脱者不一定有症状。部分患者可有下腰部酸痛,其程度大多较轻,往往在劳累后加剧,也可因轻度外伤开始。适当休息或服镇痛药后多有好转,故病史多较长。腰痛初为间歇性,以后则可呈持续性,严重者影响正常生活,休息也不能缓解。疼痛可同时向骶尾部、臀部或大腿后方放射。若合并腰椎间盘突出症,则可表现为坐骨神经痛症状。

2.体征　通常体征不多,单纯峡部崩裂而无滑脱者可无任何异常发现。体检时仅在棘突、棘间或棘突旁略有压痛。腰部活动可无限制或略受限。骶尾部及臀部其他检查多无异常客观体征。伴有腰椎滑脱者可出现腰向前凸、臀向后凸、腹部下垂及腰部变短的特殊外观,此时病椎的棘突后凸,而其上方的棘突移向前方,两者不在一个平面上。局部可有凹陷感,骶骨后突增加。腰骶棘突间压痛,背伸肌多呈紧张状态。腰部活动均有不同程度受限,下肢运动、感觉功能及腱反射多无异常。

(三)影像学检查

1.X线平片　可见小关节呈典型退行性骨关节炎改变,关节突肥大,不对称,关节面水平或呈矢状,两侧小关节内聚,小关节突向后外侧突入椎管,压迫马尾神经根;有时向前突出,使侧隐窝狭窄。椎体向前或向后滑脱,但椎体的前后径(椎体前缘至棘突后缘长度)不变。椎板增厚,不规则,骨密度增高,象牙化,椎板间隙变小,可呈叠瓦状。滑脱椎体间隙狭窄,相邻椎体边缘有骨质增生,椎间盘及韧带结构可骨化或钙化。

2.CT检查　可准确地获取椎体、椎管、神经根、神经管等的直径及有关数据,可观察峡部病损,侧隐窝狭窄,小关节退行性改变,椎体后缘骨赘增生,韧带骨化等情况,可判定有无椎间盘突出及钙化。如配合刺激小的非离子碘造影剂(CTM),影像会更为清晰。

3.腰椎管造影　观察硬膜囊、神经根的充盈情况,明确椎管狭窄及神经根受压的部位和程度,并可排除椎管内肿瘤、先天畸形(脑脊膜膨出,脊髓膨出等)及蛛网膜炎等。

4.MRI检查　可获得脊柱的三维全貌结构,观察椎管内外的解剖状态有无变异。

(四)诊断

腰椎滑脱的诊断,主要依靠临床表现与X线检查。此外临床还需检查有无其他下腰痛的体征,例如腰椎间盘突出,背肌或韧带的扭伤与劳损等。

腰椎滑脱的分度:将下位椎体上缘分为4等份,并根据滑脱的程度不同分为以下四度:Ⅰ度,指椎体向前滑动不超过椎体中部矢状径的 1/4 者；Ⅱ度，超过 1/4，但不超过 2/4 者；Ⅲ度，超过 2/4，但不超过 3/4 者；Ⅵ度，超过椎体矢状径的 3/4 者。度数越大，滑脱越严重，神经剪切、压迫损伤越大。

(五)治疗原则

1.非手术疗法　对Ⅰ度以内的滑脱大多数情况下非手术治疗是有效的，包括非甾类抗炎镇痛药、短期卧床休息、避免搬重物及剧烈活动、佩戴支具、腰背肌及腹肌锻炼。经过 6～8 周治疗，症状可得到改善，对发育未成熟的青少年尤其适合。并不是每一个腰椎峡部裂或脊椎滑脱患者都需要治疗，有相当一部分峡部崩裂及Ⅰ度腰椎滑脱患者并无症状，不需要治疗。

2.手术治疗　一般情况下，出现下列病情患者有手术指征：①持续性腰背部疼痛，经非手术治疗不缓解；②伴发持续性神经根压迫症状或椎管狭窄症状者；③严重腰椎滑脱；④X 线片证实滑脱进展。

腰椎滑脱的手术治疗，包括：①对马尾或神经根压迫的解除，应探查峡部纤维骨痂增生有无压迫或切除椎弓彻底减压；②滑脱复位，切除相应椎间盘使复位更容易；③融合，椎体间植骨融合或横突间(后侧方)植骨融合。

(杜松州)

第六节　脊柱退行性变

一、椎间盘退变的生物化学

椎间盘

1.细胞

(1)胚胎期存在脊索细胞，但成年后消失。

(2)髓核及纤维环内存在一些类软骨样细胞，可能源自软骨终板的软骨细胞。

(3)不存在明显的细胞更新。

(4)随着增龄及椎间盘退变，细胞逐渐凋亡。

2.椎间盘大体结构(从周边到中央)

(1)纤维环外层：主要为胶原纤维，斜形分层排列。血运及神经支配有限，后方由窦椎神经支配，前方由交感神经支配。

(2)纤维环内层：为纤维软骨样组织。

(3)移行区：位于纤维环内层与髓核之间菲薄的纤维组织区域。

(4)最核心为髓核。

3.基质成分

(1)胶原

1)纤维环(70%)主要为Ⅰ型胶原，共有Ⅰ、Ⅱ、Ⅲ、Ⅴ、Ⅵ、Ⅸ、Ⅺ等各型胶原。

2)髓核(20%)主要为Ⅱ型胶原，共有Ⅱ、Ⅵ、Ⅸ、Ⅺ等各型胶原。

3)胶原提供椎间盘的抗牵张强度。

4)通过赖氨酸/羟赖氨酸残基的共价键形成胶原交联。

5)髓核中的胶原交联浓度最高。

6)椎间盘退变时,髓核中的胶原合成和含量增加,而纤维环中的胶原交联减少。

(2)蛋白多糖:蛋白多糖中心为透明质酸纤维,交联蛋白联结于黏多糖分子链上。

1)大的蛋白多糖:聚集蛋白聚糖;与关节软骨内的蛋白多糖相似;但为关节软骨内蛋白多糖的一半大小;椎间盘内的蛋白多糖其硫酸角蛋白/硫酸软骨素的比值更高;硫酸角蛋白盐的分子量更大;透明质酸酶含量更多;对保持水分具有重要作用;提供椎间盘抗压强度。

2)小的蛋白多糖:包括二聚糖、核心蛋白聚糖、基膜聚糖及调节纤维;参与胶原纤维的形成及组织排列;蛋白多糖的含量和合成因年龄、不同部位及退变程度不同而各异;与关节软骨及年轻人相比,成年人正常纤维环内的蛋白多糖合成活性要低 1/3;纤维环内层,蛋白多糖的合成活性最高。

4.椎间盘老化、退变

(1)硫酸角蛋白/硫酸软骨素比值增加。

(2)非聚合或不能结合透明质酸的蛋白多糖含量增加。

5.椎间盘代谢的动态平衡

(1)细胞及基质的合成代谢

1)促进合成代谢的生长因子主要有:转化生长因子-β(TGF-β)、成纤维细胞生长因子-β(FGF)、胰岛素样生长因子-1(IGF)、血小板衍生生长因子(PDGF)、骨形态发生蛋白-2(BMP)、BMP-4、BMP-7。

2)IGF-1、表皮生长因子(EGF)、FGF 和 TGF-β 能刺激基质合成。

3)FGF 能促进退变椎间盘内软骨细胞的增殖。

4)IGF-1 能刺激髓核细胞蛋白多糖的合成。

5)BMPs、如 BMP-2、BMP-7、潜伏膜蛋白(LMP)-1 等在体外和体内实验中均发现能上调蛋白多糖的合成。

(2)分解代谢

1)基质金属蛋白酶,包括胶原酶、明胶酶、基质分解素可使基质降解。

2)退变椎间盘内炎症因子和自由基含量增加。

①退变椎间盘内一氧化氮、前列腺素 E_2(PGE$_2$)、白介素(IL)-6 含量增加。

②椎间盘突出并出现神经根病变症状时,磷脂酶 A_2、肿瘤坏死因子(TNF)-α、IL-1 的含量增加。

3)细胞因子受体阻滞剂,例如白介素-1、肿瘤坏死因子阻滞剂、金属蛋白酶组织抑制剂能通过阻止分解代谢过程上调蛋白多糖的合成。

6.终板渗透提供营养　随着年龄增大,终板及外层纤维环的血供逐步减少,会发生:

(1)乳酸浓度增加。

(2)pH 降低。

(3)营养供应的减少会影响细胞代谢。

7.椎间盘退变的生物修复或再生策略

(1)使用生长因子:BMPs 或其他一些能阻滞炎性通路的因子。

(2)治疗性基因转导:使用病毒转导或使用非病毒途径转导。

(3)细胞移植:椎间盘细胞、软骨细胞或间充质干细胞移植。

(4)细胞和基质移植。

8.椎间盘的生物再生

(1)增加蛋白多糖及胶原的合成代谢及含量。

(2)在椎间盘退变早期,生物治疗可能会提高椎间盘或运动节段的生物力学性能。

1)如果椎间盘退变严重且后方结构亦有受累,则不会奏效。

2)使用生长因子(骨形态发生蛋白-1)可以恢复髓核高度及其代谢功能。

(3)生物疗法对疼痛感受器可能无作用。

9.利用生长因子修复椎间盘存在的潜在限制问题或尚需解答的问题

(1)体内疗效能保持多长时间?

(2)最佳的剂量多少?

(3)最佳传导途径:注射? 缓释系统? 利用载体传导? 多种蛋白质联用?

(4)生物应力对椎间盘代谢的影响,以及生长因子对细胞的影响?

(5)是否需要联合使用一些缓解疼痛的疗法:化学髓核溶解术、椎间盘内电热疗法。

二、颈椎退行性疾病:手术和非手术治疗

(一)颈椎退行性疾病临床分类

1.颈椎间盘源性轴性疼痛,伴或不伴牵涉痛。

2.颈椎间盘突出症

(1)脊髓型。

(2)神经根型。

3.颈椎病

(1)神经根型(椎间孔狭窄引起)。

(2)脊髓型。

(二)病史及检查

1.神经根型颈椎病

(1)疼痛按皮节分布,可有以下体征。

1)Spurling 征:颈部后伸并向患侧旋转时疼痛加重。

2)肩外展疼痛缓解征:屈颈、肩外展能够缓解疼痛。

(2)神经病学查体发现:包括麻木、感觉异常、无力、反射减退,按神经根支配区域分布。

2.脊髓型颈椎病

(1)通常疼痛症状不明显,患者有不适感,有的为钝痛、有的为锐痛。

(2)常见症状有:宽基、不稳步态;手的灵活性降低,难以完成系纽扣、写字、拿咖啡杯等动作。

(3)查体:反射亢进,Hoffman 征、Babinski 征、Lhermitte 征阳性。

(4)脊髓病手综合征

1)鱼际肌萎缩。

2)手指逃逸征阳性。

3)手握-伸试验阳性。

4)轮替动作障碍:在快速运动过程中,手的协调性和灵巧性丧失(表 8-6)。

表 8-6　两种颈椎疾患的特点

	颈椎病	颈椎间盘突出症
年龄	>50	<50
性别	男性>女性	男性=女性
发病	隐匿	急性
疼痛部位	颈部和上肢	上肢
颈部是否僵硬	有	无
肌肉无力	有	可能有也可能无
脊髓病	更常见	较少见
神经症状的皮节分布	多节段	单节段

(三)影像学检查

1.X 线片　摄颈椎正位、侧位和斜位片,注意观察:

(1)颈椎整体对线情况,颈椎病患者往往会有颈椎前凸减小或脊椎滑移。

(2)有无椎间隙变窄。

(3)有无小关节突关节退行性变并出现骨赘。

(4)斜位片上注意观察有无椎间孔狭窄。

2.脊髓造影及 CT 脊髓造影

(1)在患者无法行 MRI 检查情况下,可选择该方法。

(2)适合体内有植入物的患者术后复查。

(3)该方法的缺点是有创。

3.MRI

(1)MRI 是颈椎椎间盘疾病首选的检查方法。

(2)MRI 能很好地观察脊髓可容纳空间大小:>13mm 为相对椎管狭窄,<10mm 为重度狭窄。

(3)对排除脊髓空洞症、肿瘤和脊髓软化等脊髓病变特别有帮助。

(4)单纯依靠 MRI 进行诊断假阳性率很高,一定要结合临床症状。

(四)鉴别诊断

1.创伤　如颈部扭伤、创伤性神经炎(臂丛损伤)、创伤后颈椎不稳。

2.肿瘤　如肺沟瘤(该肿瘤的压迫可引起 C_8 神经根症状及 Homner 综合征)、脊髓肿瘤、转移瘤、原发性颈椎骨肿瘤。

3.炎症性疾病　如风湿性关节炎、强直性脊柱炎。

4.感染　如椎间盘炎、脊椎骨髓炎、软组织脓肿。

5.肩部疾病　如肩袖撕裂、肩撞击综合征。

6.神经疾患　如脱髓鞘病变(吉兰-巴雷综合征)、肌萎缩侧索硬化症。

7.其他　如胸廓出口综合征、反射性交感神经营养不良、心绞痛、周围神经卡压症。

(五)神经根型颈椎病的治疗

1.非手术治疗　2~3 个月的非手术治疗后,一般 70%~80%患者会有明显疗效。

(1)早期(头 2 周):使用非甾体类抗炎药、口服激素类药物、短期使用麻醉镇痛药、冰敷或热敷、颈部活动调节、佩戴软颈围或家庭进行颈椎牵引。

(2)康复中期(3~4周):伸展和等长收缩锻炼、规范理疗,如果神经根性疼痛持续存在,可考虑行硬膜外激素注射封闭。

(3)康复后期(4周后):心血管功能锻炼、积极力量锻炼。

2.手术适应证

(1)神经根或脊髓病变持续进展。

(2)非手术治疗无效,无法解除神经根痛及神经功能障碍。

(3)仅有轴性症状、不伴神经根病变的患者应行非手术治疗,其手术疗效不确定。

(六)颈椎病手术技术

1.颈椎前路手术

(1)适应证

1)软性颈椎间盘中央型突出。

2)同一节段的双侧神经根病。

3)单侧软性椎间盘突出或椎间孔狭窄:对神经根病患者,如有严重的颈部轴性症状,首选前路手术。

4)单、双节段的脊髓型颈椎病。

5)矢状面存在后凸畸形。

(2)经前路颈椎椎间盘切除及融合术

1)可使用三面皮质的髂骨进行椎间融合(前路融合技术)、佩戴颈部支具6周。

2)单节段融合术可使用异体骨植骨,但要进行内固定。异体骨植骨融合可避免取自体骨并发症,但长期吸烟为相对禁忌证。

3)前路内固定钢板的使用:单节段椎间融合其稳定性相对较高,如使用自体骨植骨融合可不行内固定。

下述情况下建议使用内固定:

1.单节段的异体骨植骨融合。

2.术后不愿意进行支具外固定者。

3.多节段的椎间融合手术。

4.一些假关节形成高风险患者(翻修手术、吸烟者)。

5.前方颈椎椎体次全切除融合术(该术式往往需要进行内固定,可以避免术后Halo架外固定,能提高融合率)。

2.颈椎后路手术

(1)适应证

1)单侧软性椎间盘突出或椎间孔狭窄,患者有神经根性症状,但无颈椎轴性疼痛。

2)脊髓型颈椎病(病变超过3节段)。

3)后纵韧带骨化。

4)矢状面上颈椎无后凸(颈椎仍保持前凸或中立位)。

(2)椎板-椎间孔切开减压术:是一种脊柱运动功能保留手术,无明显轴性症状的神经根型颈椎病可选择该术式。

(3)颈椎管成形术

1)与颈椎板切除、融合术相比,该术式并发症发生率相对较低,因此应用越来越多。

2)本手术是一种脊柱运动功能保留手术。

3）与颈椎板切除、融合术的手术适应证相同。

4）有多种手术技术，有些术式进行内固定、有些不行内固定。

①双开门术式，即法式开门术：从棘突中线打开、两侧为铰链。

②单开门术式：一侧为开门侧，另一侧为铰链侧。

（4）颈椎板切除、融合、内固定术：当行颈椎板切除术时，为避免椎板切除术后出现颈椎后凸畸形，建议进行内固定，可行侧块螺钉固定，C_2、C_7、T_1 可行椎弓根螺钉内固定。

（七）并发症

1.颈椎前路手术

（1）假关节形成。

（2）植骨块脱出、吸收或塌陷。

（3）吞咽困难。

（4）声音嘶哑。

（5）椎动脉或颈动脉损伤。

（6）硬脊膜撕裂。

（7）食管或气管损伤。

（8）神经损伤。

2.颈椎后路手术

（1）神经功能障碍。

（2）C_5 神经根麻痹：一般认为是由于术后脊髓向后漂移引起 C_5 神经根牵拉伤所致。

（八）术后处理

1.单节段手术、未进行内固定者术后用硬质颈围行外固定，前路手术术后 24h 内应抬高床头 30° 以防止血肿形成，术后 6 周应摘除硬质颈围。

2.椎板成形术并行内固定者术后不需要使用硬质颈托外固定，术后应迅速开始颈椎活动度功能锻炼。

三、胸椎退行性疾病

（一）概述

1.胸部疼痛病因很多　病因见表 8-7。发生率约为 15％，发病年龄大多为 40～60 岁。临床可表现为神经根性症状，也可为脊髓压迫症状。由于胸椎管相对较小，脊髓的轻度受压也会有明显的症状表现。神经根性疼痛往往会有相近肋骨的放散痛。

2.辅助检查

（1）MRI 是最有用的检查方法，能显示椎间盘退变、突出及椎管受压的程度，但有一定的假阳性率。另外，MRI 检查有助于排除脊柱感染和肿瘤的诊断。

（2）脊髓造影/CT 脊髓造影：可更准确地显示椎管受压情况。

3.胸椎管狭窄症　其病因包括：

（1）后纵韧带骨化：常见于亚洲人群。

（2）黄韧带骨化：会导致脊髓后方受压，需进行后路胸椎管减压术。

（3）胸椎骨关节病。

表 8-7　胸痛的鉴别诊断

分类	病因
心血管	心绞痛
	心肌梗死
	二尖瓣脱垂
	心包炎
	主动脉瘤
肺	肺炎
	肺癌
	胸膜炎
	肺栓塞
	胸腔积液
纵隔	食管炎
	肿瘤
腹腔	肝炎
	腹腔脓肿
	胆囊炎
胃肠道	消化道溃疡
	食管裂孔疝
	胰腺炎
腹膜后	肾盂肾炎
	肾结石
	动脉瘤
神经病变	脊髓内囊肿/肿瘤
	脱髓鞘病变
	横贯性脊髓炎
感染	骨髓炎
	椎间盘炎
	硬膜外脓肿
	结核
创伤	脊柱压缩性骨折
	肋骨骨折
肿瘤	转移瘤
	多发性骨髓瘤
	硬膜内肿瘤
代谢性疾病	骨质疏松
	骨软化症
	Paget 病
其他	带状疱疹
	风湿炎症性疾病
	风湿性多肌痛

(二)胸椎间盘疾病的治疗

1.非手术治疗　如患者无脊髓受压症状,至少要先进行非手术治疗 6 个月。可以口服非甾体类抗炎药、运动锻炼、肌肉锻炼和心血管功能锻炼、根据需要进行理疗。

2.手术治疗

(1)适应证

1)胸椎椎间盘突出伴脊髓受压。

2)对仅有神经根性疼痛,但无脊髓受压症状的患者,至少先非手术治疗 6 个月,疗效不佳方考虑手术。

(2)手术技术

1)单行后路胸椎椎板切除减压术不恰当。

2)经肋-横突切除入路可用于治疗后外侧胸椎间盘突出。

(3)大多数病例需行前路手术,伴或不伴融合术。下述情况建议进行融合手术:背痛明显、脊柱不稳、椎间盘或骨切除减压后发现有医源性脊柱不稳、存在后凸畸形。

(4)对存在后凸畸形的病例可进行前路内固定。

(5)胸腔镜下胸椎间盘摘除术可以减低手术并发症发生率,但对医生手术技术要求很高,学习曲线陡峭。

(李东方)

第七节　脊髓空洞症与 Chiari 畸形

一、脊髓空洞症

脊髓空洞症是指由脊髓中央管周围灰质和白质破坏所致的慢性进展性综合征,伴有脊髓内脑脊液潴留。Syrinx 这个名称是 Ollivier d'Angers 在 1824 年提出的,他观察到在脊髓中央管的扩张。Schuppel 认为胎儿脊髓中央管持续扩张应名为脊髓积水,而脊髓空洞症扩张的囊应与中央管不连接。这两个名词的不同是基于囊腔壁的细胞不同所决定的。脊髓积水囊壁的细胞是室管膜细胞,相反脊髓空洞症囊壁的细胞是胶质细胞。Cleland 和 Chiari 提出后脑下降与脊髓囊肿的关系的观察,1880 年 Strumpell 报道脊髓空洞与脊柱外伤的关系,但以后的观察发现约有 10% 的脊髓空洞症患者第四脑室与空洞有交通。另外,囊壁细胞的不同也不是十分明确的。外伤性囊肿破裂进入到中央管能有室管膜细胞出现在胶质细胞腔的囊壁中。今天脊髓空洞症是包括各种临床形式的脊髓囊腔形成。囊中含有与脑脊液相似的液体。虽然脊髓瘤可有脊髓空洞或含有高蛋白的囊腔形成,但不应归入脊髓空洞症的范畴内。脊髓空洞症的发病率每年约为 8.4/10 万。

(一)病因

对脊髓空洞症的认识已经历了 100 多年。最早 Cleland 和 Chiari(1891 年)发现在婴儿脊髓空洞与第四脑室相通,认为这是脊髓空洞症的病因,直到磁共振广泛用于临床后发现第四脑室与脊髓空洞相交通的病例在脊髓空洞症的病例中所占的百分比很小,1959 年 Gardner 提出水动力学作用的理论,他认为脑脊液通过脑室系统经第四脑室进入脊髓腔,而第四脑室顶正中孔和侧孔部分或全部阻塞和后脑畸形,小脑扁桃体下疝引起脊髓空洞症,因 90% 的脊髓空洞均有 Chiari 畸形,他认为此时第四脑室与脊髓中央管相通,动脉搏动经脑脊液传递到脊髓中央管如"水锤样"冲击脊髓中央管使其扩大形成脊髓空洞。脊髓中央管室管膜壁破裂,可使空洞腔偏离脊髓中央管而偏向一侧。水动力学说多年来一直是脊髓空洞症形成的主要学说,但脊髓空洞与第四脑室相通的患者在临床上仅为10%,大多数患者中两者并不交通。

Williams修改了水动力学说,他认为由于后脑畸形,小脑扁桃体下疝颅后窝及枕大池被充满,造成颅腔内与脊髓蛛网膜下隙脑脊液压力分离,在枕大孔水平形成压力梯度,当咳嗽用力时由于静脉压增加致使椎管内蛛网膜下隙压力增高,但因后脑畸形妨碍了脑脊液向上、下流动,也影响了压力的传递,此时椎管内静脉充盈和小脑扁桃下疝好似球或瓣膜一样,迫使椎管内的脑脊髓被吸引进入脊髓中央管形成空洞。

Oldfied利用磁共振电影摄像技术观察脑脊液流动及脊髓空洞手术中超声波的动态观察,提出了脊髓空洞形成的新理论,他观察到第四脑室与脊髓空洞间并未直接相通,正常情况下当心脏收缩时脑脊液由基底脑池流向脊椎椎管内,当心脏舒张时脑脊液从尾端向头端流动。但当有Chiari畸形时犹如活塞样活动的小脑扁桃体,使脑脊液流动明显受阻,同时下疝的小脑扁桃体在心脏收缩时向尾端下移,对椎管内脑脊液产生压力,这种压力作用于脊髓表面迫使脑脊液沿血管周围间隙和间质间隙进入脊髓实质内,形成脊髓空洞。在临床实际工作中也证实慢性脊髓蛛网膜炎、脊髓髓内肿瘤、脊髓梗死、脊髓外伤可引起脊髓空洞。从发生机制、组织学检查的观察认为脊髓空洞症与脊髓积水是不同的,但在临床工作及文献上常将两者混为一谈,均名为脊髓空洞症。

(二)病理及分类

Milhorat将脊髓空洞症进行分类:①交通性脊髓空洞症,扩张的脊髓中央管与第四脑室相通。②非交通性脊髓空洞,扩张的脊髓中央管与第四脑室不相通。③原发性实质内脊髓空洞,即中央管外空洞,空洞在脊髓实质内,与脊髓中央管及第四脑室均不交通。另外,还有两种空洞:①萎缩性空洞,出现于脊髓软化后;②脊髓肿瘤性空洞。

1.交通性脊髓空洞症   是因脑脊液在第四脑室出口处阻塞所造成,其脑室均扩张,临床上常见于脑膜炎后,颅内出血后所致的脑积水、ChiariⅡ型畸形、脑膜膨出和Dandy-walker囊肿等如同高岭土枕大池注射引起的交通性脊髓空洞的过程。在组织学检查发现,为单独的脊髓中央管扩张,其壁为室管膜细胞,在空洞尾端因胶质增生中央管阻塞,一般此类室管膜壁比非交通性脊髓空洞患者的壁完整,很少向脊髓实质内溃破。

2.非交通性脊髓空洞   扩大的脊髓中央管与第四脑室不相交通。脑脊髓循环梗阻在枕大孔平面或其下方,其原因常是ChiariⅠ型畸形、颅底陷入、椎管内蛛网膜炎、脊髓髓外受压、脊髓拴系综合征等。因压力梯度的关系椎管内蛛网膜下隙的脑脊液从血管周围或间质间隙进入并积聚于空洞中。组织学检查发现,非交通性脊髓空洞是一个孤立的空洞,空洞头端(上端)的中央管狭窄或阻塞,此型空洞壁上无室管膜细胞空洞向中央管旁伸展,常易向脊髓背外侧并可破溃至蛛网膜下隙。

3.原发性实质内脊髓空洞   此型空洞是在脊髓实质内,与脊髓中央管及第四脑室不相交通,此型空洞的特点是脊髓外伤所致。如脊髓外伤、注射、缺血/梗死、自发性脊髓髓内出血等最后造成局限性蛛网膜下隙的蛛网膜炎产生局部脑脊液循环阻塞迫使蛛网膜下隙的脑脊液进入到脊髓实质内。原发性实质内脊髓空洞典型的应发生在脊髓供血的分水岭区,即脊髓中央管的背侧外侧,同时向中央管外扩展,其壁是胶质或纤维胶质组织,其病理变化是不同程度的坏死、噬神经细胞作用和Wallerian变性。其特殊的病理改变是在外伤或出血引起的空洞症,其囊壁上有充满含铁血红素的巨噬细胞。

4.萎缩性脊髓空洞   因脊髓变性出现脊髓萎缩,引起脊髓内出现微囊,脊髓内裂隙和局限性中央管扩张,萎缩性空洞是不扩展的,因其无脑脊液充盈扩大的机制是因局部脊髓组的丧失所致。

5.肿瘤性空洞   脊髓髓内肿瘤如髓内星形细胞瘤、室管膜瘤、血管网状细胞瘤等可在脊髓内产生脊髓空洞症样的空洞,此种坏死性改变先从脊髓中央开始,向肿瘤的上、下极伸展,此空洞中包含黄色含蛋白的液体,与脑脊液不同,其囊壁常由肿瘤组成,或由致密的胶质组成,在 MRI 检查时能被强化。

(三)临床表现

发病年岁通常为 20～30 岁,偶尔发生于儿童或成年以后。女性患者多于男性。病程进展缓慢,最早出现的症状常呈节段性分布,首先影响上肢。当空洞逐渐扩大时,由于压力及胶质增生的作用,脊髓白质内的长传导束也受累及,在病变以下出现长传导束功能障碍,两个阶段之间可间隔数年。

1.感觉障碍　由于脊髓空洞位于脊髓中央或其邻近最早影响一侧或双侧后角底部,最早的症状常是单侧的痛觉、温度觉障碍,如病变累及前连合时可有双手、臂部尺侧或一部分颈、胸部的痛、温觉丧失,而触觉及深部感觉完好或轻度减退,称为分离性感觉障碍,此为脊髓空洞症特殊的临床症状与体征。但有时可见于脊髓髓内肿瘤的患者。患者常于外伤或烫伤时发现痛温觉障碍,之后空洞不断扩大到胸、背部,呈马褂(短上衣)样感觉障碍分布。如病变向上影响三叉丘脑束可造成面部痛温觉减退或消失,角膜反射消失,多数病人在痛温觉消失区常有中枢性自发性疼痛,但空洞经治疗后自发性可完全消退,空洞不断扩大使后索及脊髓丘脑束受累,造成空洞以下各种感觉障碍,并出现感觉障碍平面。

2.运动障碍　当脊髓前角细胞受累后出现受累区下运动神经元损害,如手部小肌肉(如骨间肌、鱼际肌)及前臂尺侧肌肉萎缩无力,且有肌束震颤,逐渐波及上肢其他肌群及肩胛带和一部分肋间肌,腱反射减退或消失,肌张力减退,之后在空洞水平以下,出现锥体束征,肌张力增加及腱反射亢进,腹壁反射、提睾反射消失,并出现病理反射。空洞如在腰骶部则在下肢出现上述的运动及感觉障碍。

3.自主神经及营养障碍等其他症状　病损节段可有皮肤营养障碍,溃疡经久不愈等,局部出汗过多或过少,晚期可有神经原性膀胱及大小便失禁,并常有脊柱侧弯畸形、脊柱裂、弓形足等畸形。由于关节感觉缺失引起关节磨损和畸形、关节肿胀、形成 Charcot 关节。皮下组织增厚、肿胀及异样发软伴有局部溃疡及感觉缺失称为 Mervan 综合征。

(四)诊断

中年期发病,伴有寰枕区其他发育缺陷、节段性感觉障碍及感觉分离,手部及上肢肌肉萎缩等是本病的特点,但须靠神经影像学检查来进行诊断。

1.X 线检查　摄头部 X 线平片时应包括颅颈交界部正侧位片,并应有中线断层片,常可见寰枕区骨性畸形,如寰枕融合、颅底陷入、扁平颅底、颈椎分节不良、寰枢椎半脱位等。

2.CT 扫描　检查脑室大小,有无脑积水,颅颈交界处扫描,特别是鞘内注射阳性对比剂扫描时可发现小脑扁桃体下疝,以及颅后窝颅底有无蛛网膜炎。但不如 MRI 扫描方便简单可靠。

3.磁共振扫描　MRI 矢状面图像能清晰显示空洞全貌,T_1 加权图像表现脊髓中央低信号的管状扩张;T_2 加权图像空洞内液呈高信号;无论 T_1 或 T_2 加权图像上空洞内液信号都均匀一致。横断面上空洞多呈圆形,有时形态不规则或呈双腔形,边缘清楚光滑。在空洞的上下两端常有角质增生,当增生的角质组织在空洞内形成分隔时,空洞呈多房性或腊肠状。空洞相应节段的脊髓均匀膨大。自 20 世纪 80 年代后 MRI 成为脊髓空洞症诊断的重要工具,MRI 应包括矢状扫描和横断扫描,并同时应行 T_1 及 T_2 加权成像检查,T_1 及 T_2 加权成像能显示脑室大小、有无小脑扁桃体下疝以及其程度、有无脊髓空洞,如有可显示其范围、空洞与第四脑室、脊髓中央管有无交通,并能测量脊髓的粗细及空洞的大小。大的脊髓空洞在空洞腔中见到有分隔,多为横行分隔,使空洞腔如手风琴样等解剖关系,并有益于鉴别诊断。1/3 脊髓空洞症患者在 MRI 可显示有脑室扩大,但仅 7%～11% 产生脑积水症状。

(五)鉴别诊断

1.脊髓髓内肿瘤　脊髓髓内髓外肿瘤均可引起局限性肌萎缩及节段性感觉障碍,在肿瘤病例中脊髓灰质内的星形细胞瘤或室管膜瘤分泌出蛋白性液体聚集在肿瘤上、下方使脊髓的直径加宽,脊柱后柱侧弯及神经系统症状表现与脊髓空洞症很相似,但一般脊髓空洞症进展很慢,常伴有寰枕区畸形及小脑扁桃体下疝等,脊髓髓内肿瘤病程较脊髓空洞症快,但在 MRI 有时与脊髓髓内室管膜瘤在 T_1 加权成像上很难区别,但强化扫描室管膜瘤为均匀一致性强化,可以很好地与脊髓空洞症相区别。

2.运动神经元疾病　为主要累及神经系统运动神经元的一组疾病,其明显的病理改变在脊髓前角、低位脑干运动核及皮质运动区的锥体细胞,临床表现为肌肉萎缩特别是上肢和延髓支配的肌肉,以及皮质脊髓束、皮质延髓束等的变化。最常见的肌萎缩性侧索硬化与脊髓空洞症相似,在上肢常有上、下神经元受累的体征,如肌萎缩、肌纤维震颤等但无感觉障碍,特别是无节段性感觉障碍及感觉分离现象,MRI 扫描则可明确诊断。

3.颈椎病　可造成上肢肌肉萎缩及长传导束症状及根性疼痛,因为髓外压迫,故无节段性感觉障碍及感觉分离现象。颈椎 X 线片及 CT 或 MRI 扫描可明确诊断,必要时需做脊髓造影。

4.多发性硬化　是较常见的中枢神经系统脱髓鞘疾病,表现为白质中有多数散在的髓鞘脱失,胶质细胞增生,病人可出现相应受累部位的肢体瘫痪及锥体束征,70％以上的病例有神经痛、感觉异常及感觉减退,深感觉障碍一般比浅感觉为轻,有时出现 Lhermitt 征,即当患者低头时出现背部正中瞬间下行达骶部或足部,或向上肢放射的过电样感,此系颈髓受损异常刺激于髓内传导所致,但患者无寰枕畸形、小脑扁桃体下疝等影像学改变。

5.颈肋　可以造成手部小肌肉局限性萎缩及感觉障碍,伴有或不伴有锁骨下动脉受压的证据,而且由于在脊髓空洞症中常伴有颈肋,诊断上可能发生混淆。不过,颈肋造成的感觉障碍通常局限于手及前臂的尺侧部位,触觉障碍较痛觉障碍更为严重,上臂腱反射不受影响,而且没有长传导束症状,能做出鉴别,颈椎 X 线片也有助于建立诊断。

6.尺神经麻痹　可产生骨间肌及中间两个蚓状肌的局限性萎缩。但感觉障碍相对的比较轻微而局限,触觉及痛觉一样受累,在肘后部位的神经通常有压痛。

7.麻风　可引起感觉消失、上肢肌肉萎缩、手指溃疡。但有正中、尺及桡神经及臂丛神经干的增粗,躯干上可有散在的脱色素斑。

8.梅毒　可在两方面疑似脊髓空洞症。在少见的增殖性硬脊膜炎中,可以出现上肢感觉障碍、萎缩及无力的下肢锥体束征,但脊髓造影可显示蛛网膜下隙阻塞,而且病程进展也较脊髓空洞症更为迅速。脊髓的梅毒瘤可表现出髓内肿瘤的征象,不过病程的进展性破坏迅速且梅毒血清反应阳性。

9.穿刺伤或骨折移位　有时可引起髓内出血,聚集在与脊髓空洞症相同的脊髓平面内,但损伤病史及 X 线片中的脊髓损伤证据均足以提供鉴别的依据。

（六）治疗

脊髓空洞症原来认为是神经内科疾病,予以 B 族维生素、三磷腺苷、辅酶 A、肌苷及镇痛药等对症治疗;历史上亦有用 X 线照射或放射性核素碘等放射治疗以减缓症状的发展;外科治疗的发展与本病的病因及发病机制等病理生理的了解密切相关。如早年的治疗包括空洞穿刺、脊髓切开空洞引流等手术,企图治疗脊髓空洞,为了防止切开的空洞重新闭合,在空洞腔内安放一个支架以防止其闭合。因 Gardner 水动力学理论相应而生的在闩部填充肌肉等以阻断第四脑室与脊髓空洞的交通,阻断了水压对空洞水锤样的冲击,因后脑畸形、小脑扁桃体下疝影响脑脊液循环的理论而行颅后窝减压手术等,而交通性脊髓空洞行脑室分流术即可治愈。手术种类繁多,但根据各种手术的疗效、手术并发症等诸多因素的考虑,目前对脊髓空洞症进行的手术分两大类,即脊髓空洞分流手术和颅后窝减压手术。

1.脊髓空洞分流术　基于空洞穿刺及切开手术疗效不佳,切开的空洞很快就闭合了,故推出脊髓空洞分流手术,将脊髓空洞内的液体经导管分流至脊髓外以使空洞缩小或消失。基于对空洞内的压力和椎管内蛛网膜下隙压力高低的认识不同,有两种不同的分流方法,一种认为,脊髓空洞内的压力高于蛛网膜下隙的压力,故用硅胶管等将空洞内液体引流至蛛网膜下隙,达到治疗目的;另一种意见认为,脊髓空洞内压与蛛网膜下隙间无压力差故引流效果不佳,空洞不能闭锁。因此,有学者主张将空洞液分流至腹腔、小脑脑桥三角池、胸腔等压力低的区域。常见的空洞引流术有以下几种。

(1)空洞-蛛网膜下隙引流术:手术具体步骤是选脊髓空洞宽大部位的头端处行椎板切除术,一般切除1～2个椎板,切开硬脊膜后在脊髓背侧进入空洞,一般脊髓纵行切开约0.5cm即可,亦可在脊神经背根入脊髓处的无血管区切开脊髓进入空洞,这样术后损伤少。当大量空洞内无色透明液体流出后脊髓即塌陷并恢复搏动,然后将分流用的T形管缓缓送入脊髓空洞内展平,一般用硅橡胶引流管、带蒂硬脊膜或肌肉,向头部方向插入空洞2～3cm,并将其固定缝合在脊髓切开部的软膜或蛛网膜上,再将另一端向尾部插入蛛网膜下隙2～3cm。目的是引流空洞液体,平衡空洞内外压力,以阻止空洞进展。

(2)空洞-腹腔引流术:脊柱的手术具体步骤同空洞-蛛网膜下隙引流术,T形管在空洞内安放好后将长的分流管用缝线固定与蛛网膜及硬脊膜上,严密缝合伤口然后在皮下切口将此长管于腹下部送入盆腔。腹腔是低压系统,空洞-腹腔引流术不仅可避免空洞-蛛网膜下隙引流术的反流现象,而且对空洞内液体有较强的吸引作用。其缺点有感染、低颅压性头痛及引流管阻塞等并发症。

(3)中央管末端开口术:此手术主要是切开终丝及圆锥末端,引流中央管内异常灌注的脑脊液,虽然一部分病人扩大的中央管可延伸到终丝部,但大部分病人中央管并不是全部开放,空洞是多房的。其优点是比颅后窝减压及空洞切开安全,但手术不能缓解枕大孔区受压,不能阻止空洞的灌注等,治疗上不能首选。此外,还有空洞-胸腔引流术、有空洞-小脑脑桥三角池引流术、带蒂大网膜脊髓移位植入空洞手术、空洞穿刺术及CO_2及激光显微手术等,用于治疗脊髓空洞症。但至今尚无一种公认理想的治疗方法。

空洞分流术的并发症有分流管阻塞、脊髓拴系综合征、感染、腹腔假性囊肿形成、分流管远端脱节等。分析造成分流管堵塞的原因中发现囊腔液中高蛋白含量是分流管尖端阻塞主要原因之一。此外,胶质增生经分流管侧孔长入管腔也会造成分流管阻塞。另外,脊髓空洞可有间隔,这些隔可为纵行的也可是横行的,间隔将空洞分成几个小腔,这些小腔可能是相通的,也可能不通,如若不通分流一两个腔而其他腔并不塌陷,多囊性脊髓空洞常见于炎症后脊髓空洞症。有些病例空洞分流术后从影像学上看空洞塌陷,但临床症状在恶化。这是因脊髓拴系综合征所致。脊髓拴系综合征常出现在外伤后脊髓空洞症患者,当分流管停留在脊髓背侧并发生粘连,当脊柱、脊髓移动时在分流管处损伤脊髓,特别是分流管在颈椎活动多的时候,因此当颈活动时症状加重。

2.颅后窝减压术 鉴于绝大多数脊髓空洞症合并有Chiari畸形,小脑扁桃体下疝在枕大孔区压迫脑干下端和脊髓首端,并影响了脑脊液循环,以致根据Williams的颅、椎管压力分离学说提出了颅后窝或枕大孔减压术。早在1938年Panfield和Coburn用颅后窝减压术来治疗Chiari畸形并有脊髓空洞症,手术可行一个大范围的颅后窝减压手术,术后小脑扁桃体回缩,脑脊液循环改进,或者行一小的枕大孔减压手术及硬脑膜成形术以达到上述目的。

标准的颅后窝减压术应切除部分枕骨及枕大孔后缘,枕大孔后缘咬除范围不应少于2cm,并应咬除寰椎后弓,如小脑扁桃体下疝严重的则应咬除颈2后弓,或直到显露下疝的小脑扁桃体下缘为止。硬脑膜行Y形切开,枕窦等应结扎及彻底电灼止血。尽量不打开蛛网膜以免血液进入蛛网膜下隙术后出现蛛网膜粘连。下疝的小脑扁桃体无须切除,特别是下疝的小脑扁桃体与延髓或脊髓常有粘连,切除可能加重粘连部位延髓和脊髓的损伤,但我国张远征、黄延林所报道行颅后窝减压术的部分患者切除了下疝的小脑扁桃体,取得了良好效果,为扩大颅后窝容量、提高减压效果行颅后窝硬脑膜成形术是有益的。可取材于阔筋膜,修补缝合 Y 形切开的硬脑膜,增加颅后窝容量,提高减压效果,并可预防术后脑脊液漏。颅后窝减压手术的术后并发症包括术后脑脊液细胞增多、发热、伤口感染、手术后伤口部脑脊液聚积、颅后窝假性囊肿和呼吸功能紊乱等。

3.其他手术

(1)Gardner 手术:即第四脑室闩部堵塞术。由于 Gardner 提出第四脑室闩部与脊髓中央管相连接,受脑脊液压力作用如水锤样冲击作用形成脊髓空洞并使其不断扩大。因此 Gardner 推荐在第四脑室闩部用肌肉块填塞第四脑室与脊髓空洞连接的开口来治疗脊髓空洞症。因行闩堵塞手术必须先行颅后窝开颅手术,实际上也进行了颅后窝减压术。因此不少学者怀疑闩填塞的真正疗效。另外,闩填塞手术也不是一个简单和十分安全的手术,术中并可发生血管运动或呼吸功能紊乱的严重并发症。

(2)前路减压手术:学者 Menezes 对 Chiari I 型畸形中的寰枕区腹侧畸形伴脊髓空洞的病例行前入路减压手术,先经口行前路减压,然后在当天或 1 周内再行颅后窝减压术及融合固定手术,前入路切除病理性骨畸形包括寰椎前弓、斜坡下部及部分齿状突,保存覆膜的完整。颅后窝减压时手术中应用术中超声波探测小脑扁桃体下疝的位置而不必切开硬脑膜来决定减压的范围,并用超声波可记录脑脊液流和小脑扁桃体在寰枕区移动的情况。为了保证术后关节的稳定老年病人术后应用 Halo 支架或 Minerve 支架。术后随访大部分病例脑干受压和脑神经受累症状明显改善,脊髓空洞在腹侧减压术后消失伴临床症状明显改善。

(七)预后

虽然各报道脊髓空洞症行外科治疗后早期有 60% 以上患者症状有改善,但经长期随访后发现有部分病人临床症状与体征有复发与加重,有些患者从影像学检查空洞已消失,但临床症状仍在加重,经随访时间延长,症状复发的病例愈来愈多,有 50% 病例症状与体征加重。术前神经功能状态与预后有着直接关系,术前有中至重度神经功能障碍者预后不佳。总的评价认为术后症状改善优于脊髓空洞症的自然病史,因此仍主张外科手术治疗。

二、Chiari 畸形

1891-1896 年 Chiari 将小脑扁桃体下疝畸形的程度分为三型,以后又将小脑发育不良无小脑扁桃体下疝者划为 IV 型。Chiari 畸形常合并有颅内发育畸形,常见的合并畸形包括脊髓空洞症(44%～56%)、寰枕区畸形(37%)、脑积水(50%～90%)及小脑畸形、灰质异位、大脑水管的胶质增生或分叉、脊膜膨出、脊髓纵裂、胼胝体缺如等发育畸形。

(一)病因

对 Chiari 畸形的确切机制至今仍不清楚,目前有以下几种学说。

1.发育障碍学说　Padget 和 Lindenberg 认为神经嵴发育异常颅后窝狭小引起小脑扁桃体疝至颈上部椎管内。但也有研究认为是因幕上结构过长迫使天幕向下才产生颅后窝容量缩小而造成小脑扁桃体下疝。

Mcclone 和 Knepper 认为当正常脑发育过程中,胚胎和婴儿脑室系统膨胀,对产生 Chiari 畸形有重要意义。在胚胎期脊髓中央管与第四脑室是相通的,在胚胎 6 周时,脑脊液可通过第四脑室顶流出,当胚胎第 5 个月时第四脑室正中孔及侧孔开放。由脉络丛动脉产生的动脉波动被传递到蛛网膜下隙,如缺乏这种波动的传入则中央管闭合产生发育不全,因此,在胚胎早期胎儿有生理性脑积水和脊髓积水,胎儿生理性脑室扩大是一个信号,表明间充质和神经外胚叶的分化。有学者认为,如脑室在胚胎期不能正常膨胀和不能维持对间充质产生的压力则导致胎儿脑室的异常,致使颅后窝狭小,进而产生小脑扁桃体和脑干下疝。

2.牵拉学说　Lichtenstein 提出,当有脊膜脊髓膨出的患儿,由于脊髓固定在脊柱裂的椎管处,在生长发育阶段因脊柱生长速度快,脊髓上升,但因脊柱裂与脊髓的粘连产生拴系作用致使小脑扁桃体被向下牵拉产生小脑扁桃体下降。

3.其他　Chumas 注意到当儿童行腰大池腹腔分流术者,70%的儿童有小脑扁桃体下降,但仅 4%儿童产生 Arnold-Chiari Ⅰ型的临床症状。

(二)病理

小脑扁桃体下疝畸形(Chiari 畸形)的主要病理改变是:①小脑扁桃体下疝至枕大孔平面以下。②延髓被拉长,并疝入椎管首端,第四脑室下半部等亦疝入椎管内。③小脑扁桃体占满枕大池,小脑扁桃体下端变尖,使小脑扁桃体成锥形。④由于枕大池闭塞,第四脑室正中孔和(或)侧孔常粘连、闭塞,并引起脑梗死性脑积水。⑤延髓和上颈髓受压变扁、扭曲。⑥因颈髓小脑下移使第Ⅴ～Ⅺ对脑神经变长。⑦可有中脑向下移位。

(三)临床表现

本病在临床上较为少见,女性较男性多见,Ⅰ型多见于成人,Ⅱ型多见于婴儿,Ⅲ型常见于新生儿,Ⅳ型常见于婴儿。

1.Chiari Ⅰ型　以成人多见,患者年龄 12～73 岁,以 28～41 岁最为多见,广泛应用磁共振以来发现 Chiari Ⅰ型在儿童并不少见,可在发生严重神经功能障碍前做出诊断。因本病常为隐匿发病,进展缓慢,常易延误诊断。

Chiari Ⅰ型畸形的临床表现受很多因素的影响,如患者的年龄、病程、有无脊髓空洞、有无寰枕畸形等。最主要的临床表现是枕大孔综合征、头痛、脊髓首端和小脑功能障碍的症状与体征,还可出现脊柱侧弯、强直状态、延髓性麻痹等。这些综合征常可联合出现。

约有 50% Chiari 畸形患者合并有颅底和枕骨大孔区域的骨性异常,包括有枕上和枕外发育不全,颈部变短,斜坡变短,枕骨大孔增大,颅后窝容积窄小,颅底陷入、空蝶鞍,斜坡凹陷、枕骨中线隆起等,脊柱异常包括寰枕融合、寰枢椎同化、Klippel-Feil 畸形和隐性颈椎裂等,而脊柱侧弯是最常见的骨畸形,脊柱侧弯常出现在胸椎,向左侧单弯,常在疾病早期出现,多年后可产生运动或感觉障碍的症状与体征。50%～70%患者存在脊髓空洞,多发于下颈段和上胸段脊髓内。疝出的小脑扁桃体萎缩,失去对称性。

枕大孔综合征与脑干功能障碍可能是因后脑畸形和延髓空洞压迫所致,脑干功能障碍可出现在 10%～47%的患者,脑干和脑神经功能障碍症状包括因姿势和咳嗽引起跌倒发作、头痛、眼球震颤、幻视或复视、肌强直、感觉运动障碍、共济失调、构音困难和吞咽困难。偶有患者仅表现为延髓性麻痹,出现软腭运动无力、吞咽及构音困难,常给诊断带来困难。约有 10%成年患者出现小脑功能障碍,出现躯干和肢体共济失调,眼球震颤和构音困难。

头痛和上颈部疼痛是儿童常见的症状,在成年患者亦很常见。在 20%成年患者中疼痛可能是单一的症状。头痛常见有两种形式:一是枕或上颈部钝痛,是因颅后窝硬脑膜受到慢性刺激所致;另一是严重的阵发性枕部疼痛,常因咳嗽用力时出现,这是因为小脑扁桃体在枕大孔阻塞加重引起颅内压增高之故。

儿童可有无症状的 Chiari 畸形,但这些患者因枕大孔区为小脑扁桃体所占据,因此当颈部过伸或过屈时易于出现脊髓损伤。

2.Chiari Ⅱ型　有脊膜膨出的患儿常有 Chiari Ⅱ型畸形,在婴儿和儿童两个不同年龄组有不同的症状、病程和结果。几乎所有脊髓脊膜膨出患儿均存在本型畸形。患儿可以表现为典型的锻铜样外观,称为颅顶骨内面凹陷。超声检查可见额骨呈扇形,即"柠檬征"。枕骨大孔变大,枕骨大孔后缘呈切迹样,颅后窝变小,枕外隆凸较正常位置更低,颅底凹陷及寰椎融合现象较Ⅰ型少。脊柱可见齿状突呈扇形,可伴有寰椎后弓发育不全和 Klippel-Feil 畸形。90%左右患儿可出现脑积水。脑室不对称,侧脑室额角突出,脑室腔和侧脑室枕角不对称,即"阴道头"现象。第三脑室可分为前后两室,第四脑室通常变小、扁平并延长。后髓帆缺失,第四脑室正中孔缺失或囊肿形成等。脊髓空洞症发生率为 20%~95%。可见巨大外生性空洞。颈髓变短向尾侧移位。胼胝体部分或全部发育不全,透明隔部分或全部缺如。多脑回畸形,大脑纵裂消失,即"汉字征"。中脑水管狭窄、拉直并向后扭曲,侧方受压或呈分叉状。小脑明显变小,小脑蚓部经枕骨大孔疝出。脑桥、延髓均变平延长,呈喇叭样改变。

在出生或出生后 2 周出现喘鸣和缺氧常代表脑干受累,接着就会出现吞咽困难、进食从鼻反流、四肢瘫。此时分流脑脊液可使延髓功能恢复,并应快速行减压手术。因为新生儿脑干血液供应较差,易造成不可逆性脑干损伤,引起死亡或严重的后遗症。

在儿童或青少年则发病隐匿,可出现晕厥、眼球震颤、振动幻觉、后组脑神经麻痹,并常有脊髓积水、肢体力弱及强直。诊断与治疗方法与 Chiari Ⅰ 型相同。

3.Chiari Ⅲ 型 Chiari Ⅲ 型甚是罕见,其畸形特征为枕部或颈段脑膨出,可同时伴有 Ⅱ 型畸形的特点。膨出组织包括多种神经结构,以缺血改变为主。枕骨大孔变大。

4.Chiari Ⅳ 型 Chiari Ⅳ 型畸形只有小脑发育不全或完全不发育,可伴有小脑幕发育不良。

(四)诊断

各型 Chiari 畸形根据患者年龄及不同临床特点均应考虑本病的可能性,但明确具体分型须密切结合影像学检查来确定。

1.X 线检查 常规应包括颅颈交界区的 X 线片,除中间位摄片外,还应加摄侧位前屈位和后仰位的 X 线片,可见椎管扩大和寰枕区骨性畸形的特殊表现。

2.CT 检查 CT 扫描能显示脑室特别是第四脑室的大小和位置,在 Chiari Ⅰ 型畸形患者中 10% 有脑积水,而 Ⅱ 型可达 85%,在 Ⅱ 型畸形患儿中 85% 有骨异常。薄层面 CT 扫描上颈脊柱、枕大孔、斜坡能诊断寰枕区骨畸形。

3.MRI 检查 自从 20 世纪 80 年代起,MRI 替代了 X 线和 CT 脊髓造影检查。在 MRI 应用临床之前,CT 和 X 线等技术不能充分显示枕骨大孔周围的软组织解剖,Chiari 畸形中存在的许多畸形,如脊髓空洞症也可能被漏诊。应用 MRI 后使本病的诊断比以往大大提高。MRI 冠状面、矢状面扫描,能清楚地显示此区的解剖关系和病理改变,显示后脑畸形,如下疝的小脑扁桃体及其下疝的程度、第四脑室的位置是否疝至枕大孔平面以下、脑室大小、有无脑积水、有无脊髓空洞或积水等。

动态 MRI 已应用于检查枕骨大孔区及其内容物周围的脑脊液流动情况。电影 MRI 可明确心脏循环时脑脊液流动形式,并显示在枕骨大孔区前后的流动情况,还可观察是否存在后脑疝引起的梗阻及是否存在脊髓空洞。在手术前后使用电影 MRI 检查可确定许多病例枕骨大孔区减压的充分程度。

(五)治疗

颅后窝减压术的手术指征应是有脑干和(或)脑神经功能障碍或有威胁患儿生命的呼吸功能障碍者。不主张对无症状的患者行预防性颅后窝减压术。

颅后窝及上颈髓减压术是目前治疗有症状 Chiari 畸形的主要手段,骨减压范围应包括枕骨、枕大孔后缘、上 2 个颈椎板,枕大孔后缘切除应足够大,使延髓能得到充分减压,但过大的枕骨切除会使小脑下垂,Chiari Ⅱ 型畸形,小脑扁桃体可能下疝至 $C_{2\sim3}$ 或更低水平,此时应行更多的椎板截除以达到充分减压目的,术中使用超声检查能显示后脑畸形的范围,小脑扁桃体下疝至椎管内的范围,椎板切除及减压术是否充分。硬脑膜应 Y 形切开,患者如无脊髓空洞则蛛网膜应不切开,以预防术后蛛网膜炎、脑膜炎的发生。应使用移植筋膜行颅后窝成形术使颅后窝得到充分减压及不漏脑脊液。然后,分层严密缝合肌肉、筋膜等各层伤口。在 Chiari 畸形患者术中可见到小脑扁桃体与延髓,上段颈脊髓有压迹、粘连或蛛网膜瘢痕,特别在年龄较大的儿童或成人,蛛网膜常不透明和增厚,小脑后下动脉或其分支常包绕其中,第四脑室正中孔部分或完全被纤维膜阻塞,术中应在手术显微镜下进行操作,避免损伤血管及重要结构。多数研究不推荐行下疝的小脑扁桃体切除手术,因这样有可能加重脑干损伤、增加手术后遗症等。

(六)并发症及预后

术后并发症包括无菌性脑膜炎、心搏过缓、呼吸功能障碍而出现缺氧。

影响外科疗效的因素包括术前患者神经功能状态,如中至重度神经功能障碍,症状快速进展者预后不佳。新生儿 Chiari Ⅱ型畸形预后不佳,其自然死亡率为 23%~50%,即使行减压手术,术后也应做气管切开、胃造口或鼻饲来维持营养,不少学者推荐早期手术干预。Chiari Ⅰ型畸形和Ⅱ型的儿童患者,手术死亡率为 0%~15%,文献报道死亡的主要原因是呼吸衰竭,其次为术后血肿、急性脑积水、因损伤小脑后下动脉而出现的脑干梗死。

(唐智勇)

第九章　先天性疾病

第一节　脑积水

　　脑积水是由于脑脊液的产生和吸收之间失去平衡所致的脑室系统和(或)蛛网膜下腔扩大而积聚大量脑脊液。通常是由于脑脊液循环通道上的阻塞,使脑脊液不能达到其吸收部位或吸收部位发生障碍,极为罕见的是由于脉络丛乳头状瘤等所引起的脑脊液分泌过多。

【病因】

　　1.脉络丛乳头状瘤:是脑脊液分泌过多的主要因素;

　　2.脑膜炎;

　　3.单纯性脑脊液分泌过多病理因素至今尚不完全清楚。故有人称之为"分泌过多性脑积水"或"浆液性脑积水";

　　4.侧脑室受阻;

　　5.室间孔受阻;

　　6.第三脑室受阻;

　　7.中脑导水管受阻;

　　8.第四脑室受阻;

　　9.第四脑室出口受阻;

　　10.蛛网膜下腔受阻;

　　11.静脉窦受阻,较少见。

【临床表现】

　　1.头颅形态的改变　婴儿出生后数周或数月内头颅进行性增大,前囟也随之扩大和膨隆。头颅的外形与脑脊液循环的阻塞部位紧密相关。中脑导水管阻塞时头颅的穹隆扩张而后颅窝窄小,蛛网膜下腔阻塞时整个头颅对称性扩大,第四脑室的出口阻塞常引起后颅窝的选择性扩大。头颅与躯干的生长比例失调,由于头颅过大过重而垂落在胸前,颅骨菲薄,头皮有光泽、浅静脉怒张。头颅与脸面不相称,头大面小、前额突出。

　　2.神经功能缺失　脑积水的进一步发展,可使第三脑室后部的松果体上隐窝显著扩张,压迫中脑顶盖部或由于脑干的轴性移位,产生类似帕里诺眼肌麻痹综合征,即上凝视麻痹,使婴儿的眼球上视不能,出现所谓的落日征。第Ⅵ对脑冲经的麻痹常使婴儿的眼球不能外展。由于脑室系统的进行性扩大,使多数病例出现明显的脑萎缩,在早期尚能保持完善的神经功能,到了晚期则可出现锥体束征、痉挛性瘫痪、去脑强直等。智力发育也明显比同龄的正常婴儿差。

3.颅内压增高　随着脑积水的进行性发展,颅内压增高的症状逐渐出现,尽管婴儿期的颅缝具有缓冲颅内压力的作用,但仍然是有限度的。婴儿期颅内压力增高的主要表现是呕吐,由于婴儿尚不会说话,常以抓头、摇头、哭叫等表示头部的不适和疼痛,病情加重时可出现嗜睡或昏睡。

4.急性脑积水　脑脊液循环通路的任一部位一旦发生梗阻,最快者可在数小时内出现颅内压增高的症状,如双侧额部疼痛、恶心、呕吐等。有的可出现短暂或持久性视力障碍。如果颅缝已经闭合,且处于急性发作期,颅内的代偿能力差,较易出现意识障碍。若不及时抢救可发生脑疝而死亡。

5.慢性脑积水　脑积水发生的速度较缓慢,颅内尚有一定的代偿能力,例如,通过骨缝分离、脑组织的退缩和脑室系统的扩大,使颅内能容纳更多未被吸收的脑脊液,因此。临床表现以慢性颅内压增高为其主要特征,可出现双侧颞部或全颅疼痛、恶心、呕吐、视盘水肿或视神经萎缩、智力发育障碍等。随着脑室的进行性扩张,使脑室周围的皮质脊髓束的传导纤维牵拉受损,出现步态和运动功能障碍。若第三脑室过度膨胀扩张,可使垂体、下丘脑及松果体受压,因而出现内分泌异常,包括幼稚型、脑性肥胖症和青春期早熟等。

6.正常颅内压脑积水　属于慢性脑积水的一种状态。其特点是脑脊液压力已恢复至正常的范围,但脑室和脑实质之间继续存在着轻度的压力梯度(压力差),这种压力梯度可使脑室继续扩大并导致神经元及神经纤维的损害。临床的主要表现为:①头围在正常值以内或略超过正常值;②精神运动发育迟缓;③智力下降、学习能力差;④轻度痉挛性瘫痪。

7.静止性脑积水　是脑积水发展到一定程度之后自动静息的一种状态。主要特点是脑脊液的分泌与吸收趋于平衡,脑室和脑实质之间的压力梯度已消失,脑室的容积保持稳定或缩小,未再出现新的神经功能损害,精神运动发育随年龄增长而不断改善。

8.外伤性脑积水　是一种常见的严重的创伤性脑损伤并发症,影响预后。其可能由一种或多种病理生理因素导致,如脑脊液生产过剩,脑脊液正常流动的梗阻,或脑脊液吸收障碍导致的脑脊液过度积累。最终,因脑脊液的产生与吸收不平衡引起的脑积水。外伤后脑积水可表现为正常压力脑积水或颅内压增高征。需要与脑萎缩性和脑发育异常导致的脑室扩大相鉴别。

9.动脉瘤后脑积水　是动脉瘤性蛛网膜下腔出血后的常见并发症之一,它是由于蛛网膜下腔出血后脑脊液分泌过多或吸收障碍,而导致脑脊液循环受阻,出现的以脑室和(或)蛛网膜下腔的病理性扩张,脑实质相应减少为特征的一类疾病,严重影响患者的预后。

10.松果体区肿瘤性脑积水　来源于松果体及其邻近组结构的肿瘤性病变常导致第三脑室或导水管开口阻塞而引侧脑室系统积水。

【诊断】

1.根据病史、体格检查并结合 CT、MRI 等影像学检查果。脑积水 MRI 诊断标准为:

(1)梗阻性脑积水:MRI 显示梗阻部分以上脑室异常大,脑室扩大程度重于脑池扩大,室壁轮廓光整,张力高,可有脑室周围长 T_1、长 T_2 信号影。

(2)交通性脑积水:MRI 常显示脑室系统普遍扩大,脑变浅甚至消失,伴或不伴有脑室旁的间质水肿。

(3)特殊的小儿外部性脑积水:MRI 主要表现为以额顶或伴有双侧颞叶为主要区域的蛛网膜下腔增宽(最大宽径 5mm),鞍上池扩大,脑室可不扩大。

2.脑室系统讲行性增大。

【治疗】

(一)手术治疗的分类

1.减少脑脊液分泌的手术　内镜下脉络丛电灼术。

2.脑脊液分流术

(1)颅外分流术

1)分流到头颈部：目前此类术式基本不用。①脑室-帽状腱膜下分流术；②脑室-颅内静脉窦分流术；③脑室-颈静脉分流术；④脑室-乳突造瘘术；⑤脑室-胸导管分流术。

2)分流到胸腔：脑室-心房分流术。对于特殊病例适用。

3)分流到腹部：脑室-腹膜腔分流术。1898 年,Ferguson 首次将腰段蛛网膜下腔的脑脊液分流到腹部,以后又改为脑室-腹腔分流,取得较好效果且至今被广泛采用。

(2)颅内分流术：这类手术有,①1920 年 Dandy 的导水管内置管术；②1922 年的第三脑室造瘘术；③1939年 Torkildsen 的侧脑室-枕大池分流术等。由于这些手术方法仅适用于脑室系统阻塞的病例,手术指征受到一定的限制。

3.解除阻塞病因的手术　这类手术有切除颅内占位病变、切除局限于第四脑室正中孔处的粘连膜、切开中脑导水管的瓣膜等。

(二)常用手术技术

下面主要介绍脑室-心房分流术、脑室-腹腔分流术。

一、脑室-心房分流术

【适应证】

1.先天性脑积水(交通性和非交通性)：症状加重,中、西医治疗无效,患儿无严重智力障碍和大脑皮质仍有一定厚度者。对于新生儿小于 3 个月者,有学者主张先行 Omaya 泵置入头皮下穿刺定期释放脑脊液,至 3 个月后行分流手术。

2.后天性的阻塞性和交通性脑积水。

3.正常脑压脑积水。

【禁忌证】

1.颅内感染,不能用抗菌药物控制者。

2.脑脊液蛋白明显增高或有新鲜出血者。

3.脑室空气造影后气体尚未完全吸收者。

4.行脑室非水溶性碘油造影者。

5.有严重循环、呼吸系统的先天或后天性疾患。

【术前准备】

1.X 线检查：患儿仰卧拍前、后位胸部片,测量从颈静脉切迹至胸 5、6 椎间盘的距离,作为心房管插入深度的参考。

2.术前做头颅透视或拍片,以观察脑室系统中充气造影的气体是否完全吸收,以防气体进入血循环发生空气栓塞,并做心电图检查及有机碘过敏试验。

3.分流管及阀门装置高压灭菌消毒,消毒前检查裂隙瓣膜的功能：用消毒生理盐水灌注管腔并保持在垂直位；如活瓣功能良好,液柱的顶点应在 30~60s 内达到活瓣上 6~10cm 间,否则不能应用(现有消毒的成套分流管出售)。

4.器械准备：除颅骨钻孔及颈静脉剥离器外,准备小弯虹膜剪、精细的鼠齿组织镊、注射用的 16 号针头、小的弹力钳、2ml 及 10ml 注射器。

【分流管的种类和选择】

通常情况下,有低压 0～5mmH$_2$O,中压 5～10mmH$_2$O 和高压 10～15mmH$_2$O 的分流阀。随着技术的发展,目前临床上还可以见到流量调节型分流系统,重力驱动型抗虹吸分流系统和可调压分流系统。低压分流系统在颅内压 20～40mmH$_2$O 时开始引流,中压分流系统在 40～70mmH$_2$O 时开始引流,高压分流系统在 80～100mmH$_2$O 时开始引流。

低压分流系统主要用于蛛网膜囊肿的引流,婴幼儿脑积水及个别用于正常压力脑积水,中压分流系统临床上较常用,对于正常压力脑积水,首次手术时可以选用中压分流管。高压分流在临床上主要用于不能耐受中压管所出现低颅压反应及脑皮质长时间受压过度变薄的患者。

【麻醉及体位】

气管内插管静脉麻醉。患儿仰卧,头部向左旋转 40°～60°,肩下垫软垫使颈部伸展,胸部下面放 X 线片匣。用甲紫溶液在头皮及颈部划出切口,消毒巾缝在皮肤上,不要用手巾钳,以免出现附加阴影,干扰 X 线片上对分流管的观察。

【操作步骤】

值得注意的是,脑室额角穿刺因避开了脉络丛,出血较少而使得堵管概率较低,因而成为术中操作首选。有时亦可行枕角穿刺,在头颅右侧颞后区做一小皮瓣切口,切口的长度为 4～5cm,必要时可稍延长。颞后部的颅骨钻孔选择的位置,原则上要求分流管的脑室管从侧脑室引流,通过皮下进入颈部时有一个良好的弯曲度,不致发生扭折。颅骨钻孔的直径为 22～23mm。硬脑膜做"十"字形切开。脑针穿刺侧脑室时约为 45°角,向侧脑室刺入,穿入后立即拔出脑针,将分流管的脑室管插入侧脑室,进入的深度应为 5～8cm,使管端位于侧脑室的室间孔前部。脑脊液应清亮无色,管腔通畅。脑室管在离开硬脑膜外的地方用弹力钳夹住,力求不损失过多的脑脊液,因脑室内有足够的压力时,可以起到良好的分流作用。围绕脑室管周围用丝线紧密缝合硬脑膜。再做颈部切口,切口位于胸锁乳突肌前缘的下颌角处,此处容易显露面总静脉进入颈内静脉的交叉点。优先选择面总静脉,因即使是幼儿,心房管亦能插入面总静脉。如面总静脉不适用,改选颈内静脉。游离此静脉的周围组织后,用 2 根 1 号线放在静脉下。将颈静脉切迹至心房管插入颈内静脉处的距离测量出来,然后加上术前所测量的颈静脉切迹到胸 5～6 椎间隙的距离,即为心房管应插入的实际深度,将此深度在心房管上做好线结标记,随即用注射器将此管用生理盐水充满。拉紧面总静脉,在安排好的两线间,用虹膜剪刀剪开,将心房管通过面总静脉插入颈内静脉,并向前推进,直到心房管上的线结标记为止。经此管注入 2ml 造影剂后行 X 线检查,根据 X 线片的显示,再适当校正心房管在右心房内的位置。如果位置适当,剪断面总静脉切开处,两断端分别结扎,再用生理盐水注入心房管内,将造影剂排空。

确证心房管端在右心房的方法还有:①当心房管在颈内静脉内逐渐推进时,上端接一滴注管,观察生理盐水的滴注速度,管端愈接近右心房,滴速愈快,当进入右心室时,滴注即停止。②心电图变化:当心房管到达颈静脉窦时,出现脉搏徐缓和血压下降,插入右心房时,此现象消失;若插入过深而达右心室,出现窦性期前收缩。

证实心房管在右心房后,将尼龙接头连接脑室管、阀门与心房管,连接时用丝线扎牢 2 次,以防滑脱;阀门装置的凸缘与骨膜用细线固定。阀门装置固定后,缝合头皮及颈部切口。

【注意事项】

1.装置阀门的颅孔不宜过大,固定其凸缘时不要刺破球形硅囊。

2.如管道与接头结扎不牢固,管子滑入脑室或心脏内会引起严重后果,应特别重视。

3.紧密缝合硬脑膜,严密止血,以防脑脊液漏和硬脑膜外血肿。

【术后处理】

1.手术后每 3 小时压阀门装置凸面 5～6 次,持续 4～6 次,防止阻塞。

2.注意控制感染,适当应用抗菌药物。

3.分流后颅内压力可于短时间内降低,低颅内压撕破脑皮质的血管能形成硬脑膜下血肿,术后应注意生命体征。

【术后并发症】

1.高热　手术后 1～2 周可出现高热,一般为管道的异物反应所致,对症处理后可以痊愈。

2.阀门及管道故障　阀门故障为粘连,粘连后阀门失去作用。粘连的原因是分流时脑脊液蛋白过高。此种患儿,术前做脑室引流可能较好。管道故障可发生于脑室管、心房管。前者为脑组织碎屑及血凝块的阻塞,后者则为心房管插入位置不当。如将脑室管采用套管法插入(即先插入脑室套管,再插入脑室管),并插入较大的脑室前角,不接近脉络丛,则可以避免脑室管阻塞。

3.感染　除皮肤及分流装置因消毒不严外,患儿本身原因有隐性脑膜炎,手术后可激发感染。此类患者应在脑脊液培养阴性后,经过 2 个月的观察,才能进行手术。晚期的感染是心房管长期留置心脏,损伤了心脏内膜而引起心内膜炎。心内膜炎可发展成不是药物所能控制的严重败血症,只有拔出心房管,待病情好转后,改做脑室-腹腔分流术。

4.心房管长度不够　由于小儿逐渐长大,心房管不够长。据 Pudenz 统计 64 例患儿,从乳突到剑突间的距离,新生儿为 14～16cm,5 岁儿童为 20～22cm,患儿到 5 岁时平均增长 6cm,所以管端也可能退出心房以至失效。因而在 4～5 岁以内为交通性脑积水做第二手术者较多。

二、脑室-腹腔分流术

手术方法是将带有活瓣分流装置的脑室管插入侧脑室枕角或额角,腹腔管的插入借助于隧道套管探针,经头皮切口皮下由头、颈、胸,最后到达腹部的皮下隧道,将导管末端置于腹腔的直肠膀胱陷凹内。一次成功率约 35%～55%,感染率 22%,死亡率 8%～13%,导管阻塞率 58%。

1.分流感染的预防　手术的无菌操作是预防分流感染的关键。手术时必须待一切准备工作就绪,手术者洗手后再开器械包,分流装置应在置入前打开,避免长时间暴露于空气。使用无菌切口膜固定手术巾,覆盖手术路径全程,避免分流管接触皮肤。先做腹部切口,但不打开腹膜,形成皮下隧道后,再做头部切口,并钻孔,并行脑室穿刺。连接分流阀确定通畅后一人关闭头部切口,另一人打开腹膜直视下将分流管放入腹腔,常规关腹。在形成皮下隧道过程中,必须有一定的深度,如过浅,易破溃致分流管外露。手术过程中手术者要尽可能避免用手接触分流管。另外,围手术期抗生素的使用,提高患者的抗感染能力,保持分流管通畅,对控制分流感染也有重要意义。我们主张在手术前半小时开始静脉滴注抗生素,一般使用头孢曲松钠(罗氏芬)2g。分流管阻塞也是导致感染的常见原因,与脑脊液的性状以及穿刺部位关系密切,如果脑脊液蛋白含量过高,我们建议先行脑室外引流,待脑脊液蛋白含量降到 500mg/L 以下时再行分流手术。但放置脑室外引流时间不宜过长,一般不超过 5～7 天。由于侧脑室枕角和三角区脉络丛较多,易导致堵管,我们一般行侧脑室额角穿刺。分流手术后不要轻易穿刺分流阀,如需检查脑脊液性状可行腰穿。

2.引起术后脑室端阻塞的原因　脑组织碎片或血凝块阻塞,脑脊液蛋白质成分过高,侧脑室内脉络丛包绕,分流成功后脑室系统逐渐缩小,分流管缓慢进入脑组织内,逆行感染引起脓性分泌物阻塞等。腹腔端阻塞的原因多为局部大网膜包裹所致,为减少分流管阻塞应提高穿刺成功率,并保证每一步操作后均可见腹腔端有清亮脑脊液流出,术前需明确脑脊液性状,严格控制手术指征,充分估计脑室端分流管放入的方向和深度。

3.分流术后颅内出血 一般都发生在术后短时间内,出血部位可位于脑室内,脑内和硬膜下。尽管其发生率不高,但病死率可达50%以上。脑室内,脑内血肿的发生与穿刺和插管损伤有关,慢性硬膜下血肿的形成是在分流术后,脑脊液分流后颅内压大幅度波动,在过度分流的基础上,脑皮质和硬膜间桥静脉受到牵扯,在头部遇震荡后,桥静脉被撕裂,产生慢性硬膜下血肿。腹部并发症包括一般消化道症状如腹痛、腹胀、恶性、呕吐、畏食等。造成这些症状的原因,除手术操作外,主要为脑脊液对腹膜的刺激所致,一般一周左右自行消失。此外,腹膜腔还可形成假性囊肿、导管打结、导管松脱等并发症。

三、第三脑室造瘘术

手术直视下行终板造瘘术或在神经内镜下行第三脑室底造瘘术也是脑积水的治疗处理选择之一。Monroe孔的后界为侧脑室脉络膜丛,前界是穹隆柱,后内侧有脉络膜静脉、丘纹静脉和透明隔静脉的联合。第三脑室内乳头体前方最窄细的部分是第三脑室底,进一步向前是漏斗隐窝,其表面是粉红色,其边界是视交叉。造瘘口一般选择在漏斗隐窝与乳头体之间,呈半透明的、带蓝色的无血管薄膜是理想的穿刺部位;如果斜坡与乳头体间的间隙较为狭窄,造瘘口应在乳头体的正前方。第三脑室造瘘术成功有两个前提:患者的脑脊液吸收能力正常;蛛网膜下腔脑脊液循环通畅,所以选择不同病因的脑积水患者对手术结果产生直接的影响。成功的第三脑室造瘘术是指患者症状改善,颅内压降低,脑室有不同程度的缩小,无须再行分流术。

(姜玉斌)

第二节 寰枕部畸形

本病也称枕骨大孔区畸形,主要是指枕骨底部及第一、第二颈椎先天发育异常。此病包括多种多样的畸形,除骨骼为主的发育异常外还合并有神经系统和软组织发育的异常。其中有:扁平颅底、颅底陷入、寰枕融合、颈椎分节不全(Klippel-Feil综合征)、寰枢椎脱位、小脑扁桃体下疝畸形(Amold-Chiari畸形)。

一、扁平颅底及颅底陷入

【定义】

1.扁平颅底 蝶骨体长轴与枕骨斜坡构成的颅骨基底角变大。基底角是蝶鞍中心点和鼻根部及枕大孔前缘边线连线所构成的角度。基底角小无临床意义,该角超过145°即为扁平颅底。

2.颅底陷入 也称颅底凹陷,是寰枕区畸形中最常见的类型,主要是以枕大孔为中心的颅底骨组织内翻,寰椎向内陷入,枢椎齿状突向前、向上突出进入枕大孔。颅底陷入常伴有其他畸形及小脑扁桃体下疝。

【诊断依据】

1.临床表现

(1)扁平颅底:扁平颅底畸形单独存在时一般不出现临床症状。

(2)颅底陷入:由畸形程度来决定。多数为青壮年,在18岁以后才出现症状,病情进展缓慢,进行性加重。表现为:①头颈偏斜,面部不对称、颈短、后发际低和脊柱侧弯;②颈神经根刺激症状:颈项部疼痛,活动受限及强迫头位。部分患者出现上肢麻木、疼痛,肌萎缩及腱反射减弱等;③第Ⅸ~Ⅻ对脑神经受累时出现:声音嘶哑、吞咽困难、喝水发呛、舌肌萎缩;④严重者累及第Ⅴ、Ⅶ、Ⅷ对脑神经出现:面部感觉减弱、眩晕、听力下降等症状;⑤小脑症状:眼球震颤,步态蹒跚,Romberg 征阳性等;⑥椎动脉供血障碍:突然发作性眩晕、视力障碍、呕吐和假性球麻痹等;⑦晚期出现颅内压增高表现:头痛、呕吐、双侧视神经盘水肿。

2.辅助检查

(1)头颈部 X 线检查:自硬腭后缘至枕骨大孔的后上缘做一连线,如枢椎齿状突起在此线 3mm 以上,即可确诊为颅底凹陷。其中有七种测量方法:钱氏线、麦氏线、Bun 角、Fishgold 线、Klous 高度指数、外耳孔高度指数。

(2)过去常用脊髓碘油造影、气脑造影及脑室造影来诊断,目前已很少施行,现基本被 CT 和 MRI 代替。

(3)CT 扫描:可见脑室的大小、导水管是否通畅、第四脑室及枕大池的改变。

(4)MRI 检查:是目前最好的检查手段,在矢状位可以清楚地看到导水管、第四脑室和脑干的改变,小脑扁桃体下疝的程度和颈髓受压的情况,便于决定手术方式。

【鉴别诊断】

1.脊髓空洞症　此病常与颅底陷入同时存在。临床表现主要是颈胸段有明显的痛温觉分离,手部肌肉萎缩和畸形,MRI 检查及颅颈部 X 线检查多可鉴别。

2.枕大孔区或上颈段脊髓肿瘤　可有颈部疼痛、活动受限或四肢上运动神经元性瘫痪。MRI 检查可鉴别。

3.原发性侧索硬化　主要是双侧锥体束受累,表现为上运动神经元性瘫痪,但无感觉障碍,颅颈部 X 线检查正常。

【治疗原则】

1.扁平颅底单独存在、不出现临床症状,无须特殊处理。

2.颅底陷入若无明显神经系统症状、体征,也不需特殊治疗,但需防止颈部外伤,禁做颈部按摩及强制性颈部旋转活动,以免出现突然的延髓压迫、导致呼吸中枢衰竭。

3.有神经结构受压症状和(或)颅内压增高症状时需手术治疗,目的在于消除压迫和降低后颅窝压力。

4.手术在手术麻醉及安放患者体位时,应避免头部过伸,以免出现小脑扁桃体疝加重延髓损害而致呼吸停止或死亡。

二、寰枕融合

寰枕融合即寰椎枕化,是胚胎期枕骨和寰椎发育异常,使寰椎的一部分或全部与枕骨融合在一起。单纯寰枕融合,虽然枢椎齿状突位置也上升,但一般没有临床症状,无须特殊处理。如与颅底陷入等其他畸形同时存在,尤其是并发寰枢脱位出现延髓和脊髓症状时,需行检查及手术治疗。

三、颈椎分节不全(Klippel-Feil 综合征)

此病又称颈短畸形,临床可见颈椎数目比正常的七节少,又有颈椎不同程度的融合。表现为颈部短,活动受限,后发际低,头颈部倾斜。单纯颈椎分节不全可没有神经系统症状。如合并颈肋、脊椎裂、颅底陷入或其他枕大孔区畸形,可出现临床症状。一般无须特殊治疗。

四、寰枢椎脱位

【定义】

枢椎齿状突发育不良和寰椎横韧带发育不全是先天性寰枢椎脱位的基础,若有轻度外伤、头颈部活动过度、反复多次损伤,即可发生脱位,使寰椎向前、枢椎向后脱位,形成该处椎管腔变窄。

【诊断依据】

1.临床表现　脱位本身可引起颈项部疼痛,头部活动受限,枢椎棘突有压痛,可出现强迫性头位;脊髓受压时可出现上颈段脊髓压迫症状。多数患者是在较轻外伤后出现四肢麻木或疼痛,根据脊髓受压程度可出现四肢不同程度的瘫痪、在寰椎脱位时可使椎动脉迂曲,发生椎基底动脉供血不全的症状。

2.辅助检查颈部　正位张口 X 线检查:显示齿状突与寰椎两侧间距不对称;在侧位片上,寰椎前弓与枢椎齿状突间距成人超过 25mm,儿童超过 45mm,有时可见游离的齿状突。

【鉴别诊断】

需与之鉴别的疾病:颈椎病、颈部肌肉劳损等,常可因缺乏典型表现使得临床诊断相当困难;故鉴别诊断应结合 X 线的异常表现进行全面分析。MRI 显示各个方向的断层,提供清晰的解剖图像,对颈椎病的诊断最为有利。

【治疗原则】

1.对于无神经系统体征或轻微体征的轻度半脱位患者,可使用颌枕带行颈椎牵引。

2.对于先天性齿状突分离或齿状突发育不全患者应采用颅骨牵引。

3.对于脱位久及脊髓压迫症状严重者,经牵引不能复位或中枢神经系统症状改善不明显的患者,需行手术减压治疗。

五、小脑扁桃体下疝畸形(Arnold-Chiari 畸形)

【定义】

小脑扁桃体下疝畸形是指小脑扁桃体下疝到椎管内或伴延髓和第四脑室延长下移,从而引起一系列症状。主要临床表现有神经损害症状和颅内压增高症状。病情发展缓慢,多在青年期才出现神经损害症状。该病主要手术减压治疗,预后大多良好,但症状出现越早(如在婴幼儿期),预后越差。

临床上分三型:

1.轻型　仅小脑扁桃体下疝到椎管内。

2.重型　小脑扁桃体下疝到椎管内,并伴脑桥、延髓和第四脑室延长下移。

3.最重型　在重型基础上伴有腰脊椎裂和脊膜膨出,并发梗阻性脑积水。

【诊断依据】

1.临床表现

(1)声音嘶哑、吞咽困难、颈项部疼痛及活动受限。这是由于小脑扁桃体下疝致使脑神经和颈神经根受压所引起。

(2)延髓和脊髓上颈段受压迫可出现肢体运动障碍、偏瘫、四肢瘫、四肢感觉障碍,腱反射亢进,病理反射、大小便障碍。

(3)合并有脊髓空洞时可出现感觉分离(痛温觉消失,触觉正常)或双上肢肌肉萎缩。

（4）小脑受累出现共济失调，表现为走路不稳、眼球震颤。

（5）脑脊液循环受阻可出现脑积水，表现为头痛、呕吐，视神经盘水肿等颅内压增高症状。

2.辅助检查　在头颈部矢状位 MRI 上，小脑扁桃体下缘超过枕骨大孔 5mm 以上即可确诊；同时显示有无延髓及第四脑室下疝，脑干的移位，有无脊髓空洞和脑积水等。

【鉴别诊断】

该病可与颅内肿瘤或颈椎管内占位相鉴别，行头颈部 MRI 检查即可确诊。

手术目的是解除枕大孔及颈椎对小脑、脑干、脊髓、第四脑室及其他神经组织的压迫。并发脑积水者，应作脑脊液分流术。

由小脑扁桃体下疝畸形引起的空洞，在枕大孔减压术后仍未改善者，可考虑行空洞分流手术。

（姜玉斌）

第三节　脑脊膜膨出

脑脊膜膨出属于神经管畸形，危害严重，是一类致残率很高的出生缺陷性疾病。

一、颅裂、脑膨出

颅裂是一种颅骨闭合异常，导致局部颅骨永久性缺损。多发生于头颅中线部位，枕部更为常见。无颅内容物经颅裂膨出者，称为隐性颅裂；反之则为显性（或囊性）颅裂。膨出物为脑膜和脑脊液者，称为脑膜膨出，膨出物为脑膜和脑组织者，称为脑膨出。

（一）流行病学

脑膨出的发病率占神经管闭合不全的 $10\%\sim20\%$。在新生儿中其发病率为 $(0.8\sim4)/10000$，约占脑脊膜膨出的 1/5。因种族和地理的差异，脑膨出发病率和膨出部位相差很大。几乎所有的脑膨出都是散发的。枕骨型脑膨出可以合并脊髓脊膜膨出、颅内皮样囊肿、Chiari Ⅱ 型畸形或脊髓纵裂。但额部和前颅底脑膨出既不伴有其他神经管缺陷，也不随母亲怀孕年龄增大而增多。前顶型脑膨出患者的兄弟姊妹及后代中中枢神经系统畸形的发病率并无明显增加，甚至在单卵双生子中也是同样的。

（二）病因病理

常见的致畸因素：①孕前孕早期叶酸缺乏。②感染病毒、细菌或原虫通过胎盘，导致神经管发育畸形。常见的有风疹病毒、巨细胞病毒（又称唾液腺病毒）和弓形虫。③药物和有毒物质，如丙戊酸钠、卡马西平、甲氨蝶呤、细胞松弛素、长春碱、钙通道阻滞药、磷脂酶、刀豆素、维 A 酸、羟基脲和丝裂霉素等。④放射线及其他有害环境。⑤孕妇糖尿病、孕前过度肥胖、发热、吸烟、遗传因素等。

关于神经管畸形的发病机制，目前尚不十分明确。可能与胚胎早期（第 3～4 周）三胚层发育错乱、神经管发育不良有关。胚胎第 3 周初，神经外胚层构成的神经板在中线部位纵行凹陷，形成神经沟和神经褶。在相当于枕部体节部位，神经沟先闭合成管，闭合过程向头尾两端进展，最后再头尾两端各留一开口，分别成为前神经孔和后神经孔。胚胎第 25 天左右，前神经孔闭合；第 27 天左右，后神经孔闭合，完整的神经管形成。神经管的前段膨大，衍化为脑；后段较细，衍化为脊髓。神经管形成阶段，病毒感染、叶酸缺乏等因素可影响胚胎三胚层发育——当神经肠管的残留物阻止了内胚层与脊索的分离；或中胚层形成不全；或皮肤外胚层与神经外胚层过早、过迟甚至未分离，便可导致神经管闭合不全所表现各种的畸形。较为常见的畸形便是颅裂和脊柱裂。

在神经管前端、前神经孔闭合过程中，正常限制性组织（主要为中胚层结缔组织）闭合停止，或神经组织早期过度发育阻碍颅骨正常闭合，均可导致颅内容物经颅裂膨出。

（三）临床分类

大多数的脑膨出分类标准是基于颅裂的部位。

1.六型分类法 枕骨型、枕颈型、顶骨型、前顶型、前颅底型和颞部型。其中顶骨型、前顶型、前颅底型脑膨出又可分出若干亚型（表 9-1）。

表 9-1 脑膨出的分类

颅后部脑膨出	颅前部脑膨出
枕骨型	前顶型
窦汇上型	额筛骨型
窦汇下型	鼻额骨型
枕颈型	鼻筛骨型
顶骨型	鼻眶骨型
额骨间型	额骨间型
顶骨间型	颅面裂型
前囟型	前颅底型
后囟型	翼咽骨型
	翼眶骨型
	翼上颌型
	翼筛骨型
	经蝶骨型

2.Suwanweila 分类

（1）枕部：常涉及血管结构。

（2）颅盖部：在西方国家约占脑膨出的 80％。

（3）额-筛部：占脑膨出的 15％。通过鼻额、鼻-筛、鼻-眶三处缺损而膨出。

（4）颅底：占脑膨出的 1.5％。颅裂部位如下。①筛骨，经筛板缺损突入鼻腔；②蝶-筛，突入下鼻腔；③蝶骨，经未闭合的颅咽管（孔盲端）突入蝶窦或鼻咽部；④额-蝶或蝶-眶，经眶上裂突入眶。

（5）颅后窝：膨出物常包含脑组织和脑室成分。

（四）临床表现

症状和体征与膨出囊的位置及大小相关。枕部为好发部位。膨出囊一般都有一层皮肤覆盖，表面具有一定张力。直立时膨出囊张力减小，平卧后，尤其是患儿哭闹躁动时张力增大。因囊腔与颅内相通，膨出囊基底较宽者可见有搏动。颅底型脑膨出可疝入鼻腔，导致正常通气受阻。有很多文献报道颅前窝脑膨出的鼻部团块被当作息肉切除，导致脑脊液漏、脑膜炎，教训惨痛。应牢记鼻息肉是儿童少见病变，在10000 例鼻息肉病变的调查中，仅有 6 例发生在儿童组，切勿误诊。囊性颅裂除局部囊性包块外，常因伴有其他畸形而出现相应症状，如脑积水、脑脊液漏、颅内感染症状。膨出囊在出生后几个月内逐渐增大，额-筛部颅裂型小儿面部畸形也越来越明显。

枕部膨出者常伴发脑积水征象。有些类型的颅底脑膨出者外观见不到膨出物，常表现为脑脊液漏、反复发作的脑膜炎；可伴有其他颅面部畸形，但脑积水少见。

（五）产前检查

1.羊膜腔穿刺　羊水甲胎蛋白（AFP）和乙酰胆碱酯酶水平增高。

2.超声表现　可见膨出囊及颅骨缺失，膨出囊随胎头活动而活动，75％在枕部，15％在额部，5％在顶部。颅底各型膨出少见。

（六）影像学检查

使用高分辨率的 CT 和 MRI 可较容易诊断颅裂、脑膜脑膨出。MRI 检查是鉴别囊内容物及这些内容物与周围神经核血管结构关系的金标准。磁共振动脉造影（MRA）和磁共振静脉造影（MRV）有助于显示静脉窦的引流部位。对于前颅底型脑膨出，血管造影术是重要的，可确定囊袋内口与 Willis 环主要分支的关系。在神经外科手术修补前了解这些检查结果是非常重要的。

（七）治疗

1.手术时机　隐性颅裂无须处理。颅骨后部脑膨出者应早期做修补手术，一般在 1 岁前手术；但对前颅底型脑膨出合并面部畸形的手术时机存在争议，有的学者建议在出生后 2～3 年做修补手术；有报道，在婴儿期修补前颅底型脑膨出的手术死亡率约是 50％，而在 3 岁后行修补手术死亡非常罕见。当皮肤缺损、溃疡、出血、膨出囊壁菲薄有破裂可能或已破裂尚未引起感染者，则应尽快手术；若膨出囊阻塞鼻咽腔或有视力损害者，亦应紧急手术。因故不能早期手术时，应保护膨出部位的皮肤，防止感染和破溃。手术目的在于切除膨出囊壁，闭合、修补硬脑膜及颅骨缺损，保存神经功能。颅底裂者手术主要目的是修补脑脊液漏，防治颅内感染、保持鼻咽道呼吸通畅；对于合并面部畸形者是否一期重建亦存有争议。伴脑积水者，应在颅裂修补术前或术中同时做脑脊液分流术。复杂的头面部畸形需要等到患者的年龄和全身条件被认为达到最佳时才可治疗。局部皮肤感染或颅内感染者，伴有严重脑畸形、膨出物有脑干组织者，为手术禁忌证。

（1）枕部脑膨出：切除膨出囊及其内容物，并闭合硬脑膜防止发生脑脊液漏。切除多余的硬脑膜时，要知道较大静脉窦所在的位置，避免误伤。若有发育不良的脑组织影响缝合时，可沿骨缘切除这些组织。然而，这需要反复权衡 MRI 所提供的信息，必要时尚需神经电生理的辅助、鉴别，之后才能才做出这个决定。必须注意膨出物常含有血管结构；确信要切除的脑组织失活变性或没有重要功能。在很少情况下，疝出的脑组织过多并且合并小头畸形，造成脑膨出还纳修补困难。这就需要利用钛网或自体骨瓣扩大修补骨缺损，保护疝出的脑组织。枕部脑膨出常伴发脑积水，需另行处理。进行性脑积水可行脑室分流术。除非绝对必要，新生儿期尽量减少行脑脊液的分流术。脑膨出经适当修补，仍有脑脊液漏，常提示有脑积水。这种情况下，应用短期的外引流和抗生素来避免分流术可能的感染。

（2）颅底脑膨出：需要强调的是，经鼻入路处理颅底脑膨出（即使只做活检）时，易导致颅内出血、脑膜炎或持续性脑脊液漏。常采用经颅（颅外肿物一并切除）和经鼻联合入路。

2.手术技术

（1）颅外法：适用于枕部、顶部膨出及鼻根部膨出骨缺损较小的病例。围绕膨出囊，做皮肤梭形切口，在保证缝合时无张力的条件下，适当切除多余的皮肤，以免切口愈合不良。在皮瓣下沿膨出囊四周仔细剥离囊壁直至骨缺损周缘，彻底游离囊颈，在囊顶部切开囊壁。如无脑组织膨出，可用丝线缝合囊颈，再利用多余的囊壁反折缝合固定在骨缺损下周围的硬脑膜上。若膨出囊内含有枕叶或小脑组织，可将外观正常的膨出脑组织从膨出囊壁内面分离，还纳于颅腔；对失活和非重要功能区脑组织可予以切除。小的颅骨缺损可不做修补，只用周围的软组织加固缝合即可；骨缺损较大时，可用钛板、钛钉修补。

（2）颅内法：适用于颅底鼻根部、鼻咽部或眼眶部膨出。沿发际内缘做大冠状切口，两端止于颞骨中点，皮瓣尽量前翻，做单侧或跨中线的额骨瓣，骨瓣下缘尽量靠近眶上缘，以求距离膨出囊的基底部更近。

在颅前窝底中线近筛板处常可发现骨缺损,采用硬脑膜外或硬脑膜下两种入路修补膨出囊。

①硬脑膜外入路:分离硬脑膜与颅底骨面,从硬脑膜外后抬额叶,探查骨质缺损处,游离膨出囊的基底部。围绕基底部环形切开硬脑膜。有脑组织膨出者,若无坏死、变性,可游离脑组织并还纳于颅内;失活脑组织可予以切除。切除多余的膨出囊,缝合硬脑膜。若硬脑膜缺损较大难以缝合时,可取一片骨膜、帽状腱膜、颞肌筋膜或人工生物脑膜片做修补。若膨出囊突入鼻咽腔,分离囊壁时应在黏膜下进行,不要损伤鼻黏膜,以免出现脑脊液漏或逆行性颅内感染。颅底缺损可用钛片修补。

②硬脑膜下入路:沿骨窗前缘横行切开硬脑膜,抬起额叶,寻找硬脑膜缺损,必要时可结扎并切断矢状窦前端,以扩大显露。膨出囊内的失活变性脑组织,应全部切除。在骨缺损内侧面,覆盖固定一小块钛片。修补材料内侧面再衬以周边反折而来的筋膜或人工生物膜,缝扎固定。

有研究证实,联合应用硬膜内和硬膜外修补缺损更为安全有效,而单纯硬膜外入路对硬脑膜很难严密缝合,容易导致脑脊液漏、颅内感染和脑膨出复发。

(八)并发症

1.硬脑膜下血肿　在切除突入囊内的失活脑组织时,一定要仔细止血,否则创面渗血可导致术后硬脑膜下血肿。术后须严密观察神志和生命体征变化。若患儿出现烦躁不安、呕吐,或神志逐渐变差,应立即做头颅 CT 扫描,明确诊断后及时开颅清除血肿。

2.脑脊液鼻漏　术中硬脑膜缝合不严,或鼻咽腔黏膜破坏,可造成术后出现脑脊液鼻漏。需注意预防和抗感染处理。应用脱水药、腰穿腰大池置管释放脑脊液,采取半坐位,可降低颅压,有利于漏口愈合。

3.脑积水　膨出囊切除术后,脑脊液循环出现动态失衡,从而发生急性代偿性脑室扩大、脑积水。前囟未闭的患儿,可反复穿刺抽出脑脊液,必要时需行脑室腹腔分流术。

4.颅内感染　手术创面大、邻近口鼻咽腔、有移植物存在、脑脊液漏等因素,易造成颅内感染。应严格无菌操作,严密缝合硬脑膜,避免破坏口鼻咽腔黏膜,合理应用抗生素。必要时行鞘内给药。

5.颅前部脑膨出手术的并发症　发育迟缓、整容变形、视觉异常和嗅觉丧失。

(九)预后

脑膨出总的围生儿死亡率为 29%～36%,胎死宫内约占 20%。活产者其预后与膨出的严重程度及是否合并其他畸形密切相关。脑积水的严重程度对存活影响并不大,但明显影响智力。研究发现脑膨出存活率约为 56%,其中智力发育正常者占 9%,而单纯脑膜膨出的存活率达 100%,其中智力发育正常者占 60%。单纯脑膜膨出者手术预后好于脑膜脑膨出。

颅前部脑膨出的预后无论在生存率方面还是智力发育方面都好于颅后部脑膨出。有献报道,前顶型脑膨出的死亡率为 7%～20%,前颅底型脑膨出在婴儿期修补的死亡率约为 50%,顶部和枕部病变的死亡率为 25%～60%。选择合适的手术适应证,手术死亡率会降低,但存活者的残疾率仍很高。59%的患者发育正常,18%轻度残疾,23%严重损害。前顶型脑膨出术后完全和永久性嗅觉丧失几乎是不可避免的。除外严重病变合并小头畸形,颅前部脑膨出的预后与缺损的大小、膨出囊内有无脑组织及患者诊断时的年龄均无关。

以下因素预示颅后部患者预后欠佳:①膨出囊内有较多脑组织;②膨出位置过于靠后;③小头畸形;④较重的脑积水;⑤合并其他畸形。枕部脑膨出预后较差,脑膨出婴儿正常发育者不到 5%。顶骨型脑膨出比枕骨型脑膨出的预后更差。这是因为顶骨型脑膨出合并的脑畸形通常包括背侧囊腔直接与脑室系统沟通及脑无纵裂畸形,后者是严重的大脑半球中线融合畸形。

二、脊柱裂、脊髓脊膜膨出

脊柱裂分为隐性脊柱裂和显性脊柱裂(又称囊性脊柱裂)。

隐性脊柱裂:先天性棘突和椎板缺如,无脊膜或神经组织外突。

显性脊柱裂:包括以下几种类型。①脊膜膨出。先天性椎弓缺如伴脊膜囊状膨出。②脊髓脊膜膨出:除先天性椎弓缺如伴脊膜囊状膨出外,尚有脊髓膨出并粘连与囊壁上(国外文献将脊髓脊膜膨出等同于脊髓外露,即膨出脊髓表面覆盖不健全皮肤或裸露在外)。③脂肪脊髓脊膜膨出。膨出椎管外的脊髓背侧与脂肪瘤融合生长。实际上,有些脊柱裂虽然脊髓脊膜未膨出在椎管外,但有脂肪瘤长入椎管与脊髓背侧融合,其病因病理、临床表现与手术处理与脂肪脊髓脊膜膨出相似。

(一)流行病学

隐性脊柱裂发病率约占人口 1‰;新生儿脊髓脊膜膨出的发病率为 1‰~2‰;脂肪脊髓脊膜膨出新生儿发生率为 0.25‰。近年来脊髓脊膜膨出的发病率已下降为 0.44‰,下降的原因应归功于广泛使用叶酸和产前检查、终止妊娠。如既往有一个脊髓脊膜膨出生育史者,其发病率增至 2%~3%,有两个为 6%~8%。如家族近亲(如兄弟姊妹)中有脊髓脊膜膨出生育史发病风险亦增加,尤其是母系亲属。其遗传遵循费孟德尔遗传法则,可能为多因素致病。产前补充叶酸能降低脊髓脊膜膨出发生率。总体上讲,约 2/3 的隐性脊柱裂患者是女性,脊髓脊膜膨出女婴的发病率亦稍高一些。地理环境、种族和民族差别对发病率都是有影响的。

(二)病因病理

胚胎在第 28 天时后神经孔闭合。在神经管后端、后神经孔闭合过程中,正常限制性组织(主要为中胚层结缔组织)闭合停止,或神经组织早期过度发育阻碍椎骨正常闭合,均可导致脊柱裂、脊髓脊膜膨出。从颈椎至骶尾椎都可以发生脊柱裂,但 80%~90% 的脊柱裂发生于腰椎或腰骶椎。虽然脊柱裂的椎管内病例形式多种多样,但却有着某些共同特征。在大多数病例中,先天性畸形常表现为脊髓远端被固定,即脊髓拴系。

隐性脊柱裂:终丝缩短、增粗是一种简单的畸形。正常情况下,终丝直径小于 2mm;病理性终丝增粗则大于 2mm。这是所谓的原发性脊髓拴系。脊髓纵裂是脊柱裂中少见的一种病理形式。脊髓被骨性或纤维性分隔纵行劈开,这些分隔物实际上就是拴系脊髓的因素。骨性分隔的纵裂脊髓常常分别位于各自的硬脊膜囊内。有的脊柱裂椎管内长入来源于非神经上皮的胚胎组织,呈占位性病变如皮样囊肿、脂肪瘤或畸胎瘤,对脊髓神经既有拴系固定又有压迫作用。

囊性脊柱裂:除可发生上述隐性脊柱裂的病理改变外,还有脊髓、神经根及脊膜经脊柱裂口突出至椎管外,且与囊壁粘连、融合生长在一起。囊性脊柱裂对脊髓的拴系作用,除因生长发育、脊髓上升造成脊髓牵拉受损外,囊壁膨出也可牵拉附着其上的脊髓神经,短期内囊壁的迅速增大对脊髓神经的损害尤其大。这也正是囊性脊柱裂需要尽早治疗的原因。

对于脊髓、神经根膨出到椎管外并与脂肪瘤融合生长者,称为"脂肪脊髓脊膜膨出"。而虽有脊柱裂,亦有脂肪瘤长入稚管内与脊髓神经根融合生长,造成脊髓拴系,但脊髓神经根并未突出到椎管外者,称为"脂肪瘤型脊髓拴系"。

(三)临床表现

1.体征　躯干中线部位的皮肤异常往往是医患最先发现脊柱裂的征象,大多位于腰骶部。可表现为皮肤隆起包块、皮赘、皮痣、皮窦、长毛、色素沉着、毛细血管瘤等。

2.临床症状　其出现可早可晚。早的在出生时就可有较重的尿便功能障碍、下肢功能障碍和畸形;晚的在成年时才出现甚至终身不出现症状。但绝大多数患者在幼儿时期就已出现症状。根据脊柱裂类型及合并病变特点不同,症状出现的早晚稍有差异。

单纯隐性脊柱裂多数无症状,常偶然发现。少数仅表现轻微腰痛。部分隐性脊柱裂伴有脊髓拴系、脊髓纵裂畸形、脂肪瘤或皮样囊肿,可表现出脊髓拴系综合征(排尿排便异常、足畸形、步态不稳、下肢无力和萎缩)。需要强调的是,有些隐性脊柱裂合并脊髓拴系综合征常因无阳性表现而漏诊,其脊髓神经损害结果可很严重,且容易被误诊为泌尿系统疾病或下肢疾病。

囊性脊柱裂最显著的特征就是局部皮肤隆起、包块。几乎所用的脊膜膨出和所有的脊髓脊膜膨出都伴有脊髓拴系。因此,囊性脊柱裂常常表现出脊髓拴系综合征,即脊髓圆锥或(和)腰膨大受损的表现。

临床症状与脊髓拴系的部位及脊髓脊膜膨出部位密切相关。因脊髓脊膜膨出的部位大多位于腰骶椎、绝大多数的脊髓拴系位于脊髓末端,因此临床上多以脊髓圆锥受损症状起病。表现为便秘、尿频、尿急、尿无力、鞍区感觉障碍等。若不及时治疗,随着患儿脊柱的生长发育,脊髓拴系可向上累及腰膨大,出现下肢活动、感觉障碍、肌肉萎缩,甚至畸形。对于少数脊髓脊膜膨出位于腰膨大以上水平者,临床症状可先出现下肢症状,后出现尿便症状。

脊髓外露型脊髓脊膜膨出:65%～85%的患者伴有脑积水;5%～10%出生时即有明显脑积水症状,超过80%的患者在生后6个月内出现明显的脑积水。多数患者伴有ChiariⅡ型畸形。脊髓脊膜膨出经治疗修补后可使潜在性脑积水变为显性脑积水,因为脑脊液出口之一被阻断了,而脂肪脊髓脊膜膨出者却很少伴有脑积水。

可合并其他脊柱脊髓畸形,常见的有脊柱侧弯、畸胎瘤等。

(四)产前检查

1.血清甲胎蛋白(AFP)　在妊娠15～20周期间,如母体血清AFP浓度增高(≥正常孕期浓度平均值的2倍),AFP的MOM值>2.5,则为神经管畸形高危状态。34%的先天异常伴有AFP浓度异常(增高或降低)。母体血清AFP检测诊断脊柱裂的敏感度为91%,无脑畸形为100%。闭合性腰骶脊髓异常约占脊柱裂的20%,其血清AFP筛查和超声检测可能遗漏,孕期B超可能发现不了。

2.产前超声　90%～95%的脊柱裂可经产前超声检查检出,尤其容易检出病变较大的囊性脊柱裂。对于少数隐性脊柱裂和病变较小者,难以检测。在AFP升高的情况下,超声有助于对神经管畸形和非神经源性AFP增高疾病的鉴别(如脐膨出)。超声诊断脊柱裂的主要依据:①开放性椎管缺损。纵切扫查时显示脊柱异常弯曲,失去生理弧度,两排平行的椎弓强回声排列异常、不对称、中断或缺损,椎管增宽膨大。横切扫查时,局部呈V形或V形向两侧开放。②椎骨缺损处囊状膨出或脊髓暴露。显示病变部位向外膨出的类圆形囊性肿物,表面皮肤完整,囊腔与椎管相通。单纯硬脊膜膨出,囊内呈无回声;如无回声区内有实质回声显示,则为脊髓脊膜膨出。脊髓外翻表现为脊柱裂开处无囊性肿物膨出,皮肤回声带连续性中断,严重者脊柱回声不完整,显示强弱不均、形态不整的团块状回声。③胎头形状异常。胎头横切时,双侧额部内陷,颞骨略平行,呈柠檬状,称为"柠檬头"。妊娠24周以后,随着颅骨钙化变硬,"柠檬头"征象逐渐消失。④枕大池消失,小脑蚓部疝入枕骨大孔,小脑下陷,弯曲成香蕉状,称为"香蕉征"。因此一定要在孕中期仔细检查脊柱和颅内结构。80%脊髓脊膜膨出的胎儿可出现"柠檬征",93%出现"香蕉征"。

3.羊膜腔穿刺　有脊髓脊膜膨出生育史者再次妊娠,如产前超声检查未发现脊柱裂,可行羊膜腔穿刺。开放性神经管发育异常羊水AFP水平增高,其峰值在孕期13～15周。联合检测羊水AFP和AchE水平的诊断准确率是99%。羊膜腔穿刺术所致的胚胎死亡率为6%。

（五）影像学检查

1.磁共振　MRI 是囊性脊柱裂、脊髓拴系诊断的金标准。在胎儿发育过程中，由于椎骨发育快于脊髓，脊髓圆锥在椎管内的位置逐渐相对升高。在胚胎 17 周时，脊髓末端位于第 4 腰椎水平；25 周时位于第 3 腰椎；出生时位于第 2 腰椎下缘水平。出生几个月后，脊髓末端上升至第 1～2 腰椎平面。此后，脊髓位置不再升高。因此，婴儿出生时脊髓末端低于第 3 腰椎，或出生后 6 个月时仍位于或低于第 3 腰椎，即为脊髓低位。脊柱裂合并脊髓拴系、囊性膨出时，可见脊髓低位（脊髓圆锥末端位置低于第 2 腰椎下缘水平）、膨出囊及其内容物、脊髓空洞、椎管内合并畸形如脊髓纵裂、脂肪瘤、先天性囊肿等。X 线片和 CT 可观察骨性缺损、脊椎发育不良和脊柱侧弯等征象。磁共振和 CT 可鉴别脊髓纵裂分隔物的类型，骨性分隔物者称为 I 型脊髓纵裂，硬脊膜囊通常亦分裂成两个，分裂的脊髓各位于独立的硬脊膜囊中；纤维性分隔物者称为 II 型脊髓纵裂，分裂的脊髓位于同一个硬脊膜囊中。MRI 常可在分隔物近端发现脊髓空洞。

2.B 超　绝大多数（90%）的脊髓脊膜膨出患者有神经原性膀胱。B 超可发现膀胱壁增厚、不光滑甚至有憩室，输尿管扩张、肾积水；膀胱残余尿量增多。

（六）尿路功能检查

尿动力学检查可测定膀胱内压、尿流率、膀胱收缩性、顺应性、敏感性和容量。膀胱造影可观察有无尿液反流、输尿管扩张、肾积水。盆底肌电图可评估尿道反射能力。上述检查对确定脊柱裂、神经源性膀胱很有价值，也可用于手术后排尿功能及神经反射改善的评估。

（七）体感诱发电位

胫骨后、腓侧和阴部的体感诱发电位（SSEP）的研究有时可用于评估脊柱裂伴有脊髓拴系造成损害的范围和程度。单侧或双侧相应区域的马尾诱发电位（N_{11}）或 L_1 水平诱发电位（N_{14}）的降低程度，与更高脊髓水平的诱发电位进行比较可获得所需信息。在手术后出现 N_{11} 和 N_{14} 电位恢复反映了脊髓拴系被成功松解。

（八）诊断及鉴别诊断

结合典型临床表现和辅助检查，根据 MRI 可明确诊断和鉴别诊断。需要与其他原因引起的泌尿系统症状相鉴别，脊柱裂、脊髓拴系引起的遗尿、尿频、尿急常伴有排便障碍，即便秘；严重者还可出现下肢症状。脊柱裂伴有较高位（病变位于腰膨大及以上）的脊膜脊髓膨出、脊髓纵裂者，常以下肢症状起病，后期才引起排尿排便功能障碍的症状，需要注意。脊髓纵裂与脊髓灰质炎后遗症的鉴别诊断在于其不只有一侧下肢短小、萎缩，尚有患肢的感觉障碍，而脊髓灰质炎后遗症没有感觉障碍。

（九）治疗

孕前 3 个月及孕早期每天服用叶酸 0.5～4mg，可降低 80% 的神经管畸形发生率。胎儿生产时建议选用剖宫产，以避免分娩时因产道挤压造成椎管内压力骤增、囊肿增大，加重脊髓神经的牵拉和损伤。

1.手术适应证　单纯隐性脊柱裂无须手术治疗，只有合并脊髓拴系综合征的脊柱裂才需要手术治疗。对于小儿患者，下列为手术适应证：①伴有脊髓拴系的隐性脊柱裂；②脊膜膨出；③脊髓脊膜膨出；④脂肪脊髓脊膜膨出。而对于成人脊柱裂伴有脊髓拴系患者，若近年来病情稳定，则无须手术。因为即便手术，也难以改善已有症状，且有手术损伤神经的风险。只有近年来神经损害症状有加重趋势者，才应该手术，以解除脊髓拴系、阻止或缓解神经损害进一步加重。然而，这样的患者手术风险也相应加大。

2.手术时机

（1）隐性脊柱裂伴有脊髓拴系。仅就脊髓拴系而言，手术越早做越好，因为随着患儿发育、脊柱增长，末端被拴系固定的脊髓会被牵拉损伤。一般认为，隐性脊柱裂伴有脊髓拴系者若无症状则在出生后 3 个月时手术为宜;但若已有脊髓拴系造成的神经损害症状,则应尽快手术。

(2)几乎所有的脊膜膨出和所有的脊髓脊膜膨出、脂肪脊髓脊膜膨出都伴有脊髓拴系。对于脊膜膨出,即便磁共振未显示膨出囊内有实质性物质,但手术中可发现绝大多数的膨出囊内都有纤维束带拴系于脊髓,膨出囊瞬间的扩大即可牵拉损害脊髓。因此,对于膨出囊稳定无增大可能的囊性脊柱裂,手术时机同"隐性脊柱裂伴有脊髓拴系";对于膨出囊薄壁、可能随哭闹而增大者,应提倡"胚胎期确诊,出生后尽快手术"治疗模式。超早期手术的必要性在于,防止短期内膨出囊增大、牵拉附着在囊壁上的脊髓神经,造成严重神经损伤。因为胎儿出生后,膨出囊内外压力骤变,囊外压力减低,随着新生儿哭闹或直立位,囊内压力增高。这就会在短期内使膨出囊迅速增大。

(3)脊髓外露需急诊手术,国际上对脊髓裸露的手术建议在产后 24h 内施行,延迟手术则感染率、死亡率大大提高。有的医生开展子宫内修复脊髓外露,结果显示可以改善后脑功能,减少脑积水和 Chiari Ⅱ型畸形的发生,但不能改善下肢运动及膀胱功能。对此方法尚存争议。膨出囊破裂者,应立即手术闭合、抗感染治疗。

多数外科医生主张对无脑积水的脊髓脊膜膨出患者,如果需要,至少在脊髓脊膜膨出修补术后 3d 再行分流术。出生时即发现明显脑积水者[脑室扩大伴头围增大和(或)有症状],脊髓脊膜膨出修补术和分流术需同时进行且不会增加感染机会,可缩短住院时间,也可以减少施行分流术前脊髓脊膜膨出修补术的风险。

3.手术技术

(1)手术原则:分离那些与硬脊膜、椎管外组织粘连和错构融合生长的脊髓和神经根,彻底解除脊髓拴系,将脊髓神经根还纳入椎管;切除合并病变(如脂肪瘤、畸胎瘤、先天性囊肿),充分减压;修补缺损的硬脊膜并扩大重建硬脊膜腔,防止粘连、再拴系;加固缝合软组织,防止脑脊液漏。

(2)技术要点

1)体位:俯卧或侧卧。侧卧的优点在于术野的血液和脑脊液可自行流出切口外,使显微手术的视野更干净。

2)麻醉与监测:全麻过程中不使用长效肌松药,以便术中对膀胱、肛门、下肢进行监测。可使用肌电图、诱发电位和骶神经功能测定(通过膀胱或肛门括约肌压力测量来评估)。

3)要使用显微镜和显微器械做手术。有脂肪瘤时可使用超声吸引器等。

4)采用纵行直切口或梭状切口,切口长度应超过膨出囊或脂肪瘤上下各 1~2 椎板。在腰骶部深筋膜和膨出囊或脂肪瘤边缘相关的包膜之间分离出一个平面,向深部拓展直至骨缺损区。

5)向上咬除 1~2 椎板,在正常硬脊膜处切开。在硬脊膜和蛛网膜之间向下显露脊髓、神经根。在显微镜直视下,在脊神经背根进入硬脊膜端与脊髓端之间的背侧切断膨出囊硬脊膜,注意尽量靠近背侧中线方向(即靠近脊髓—脂肪瘤界面或脊髓—纤维组织界面)切断,以尽量多保留硬脊膜、利于缝合。

6)在区别辨认神经根、纤维束带及切除拴系结构和脂肪瘤时,可在无肌松药情况下做神经电生理监测和骶神经功能测定。

7)切除合并病变。有Ⅰ型脊髓纵裂者,应将纵裂中的所有分隔结构都去除,包括硬脊膜囊等软组织。

8)完成松解、减压后,可用 7-0 丝线缝合软脊膜和蛛网膜;并做硬膜囊扩大重建。硬脊膜缺损时,可用牛(猪)心包人工硬脊膜补片修补。缝合最后一针时,硬膜下腔内注满生理盐水。上述措施都可防止粘连再拴系。

9)后方肌肉、软组织缺损较大、缝合张力较大时,可游离转移腰骶筋膜、重叠缝合,防止脑脊液漏。

10)术后俯卧、间或侧卧位,可减少脊髓背侧粘连。

(十)并发症

1.早期并发症

(1)脑脊液漏:脊髓脊膜膨出修补术后最常见并发症。特别是术前有脑积水或术后有可能发生脑积水而未做分流的患儿,每天都应检查头围、囟门饱满情况及切口的脑脊液漏。一旦出现脑脊液漏,需根据情况可做再修补,考虑有高颅压、脑积水者可做脑室外引流或分流手术(无感染者)。

(2)切口感染:常发生在术后1周左右。应预防新生儿粪便污染切口。与大龄儿童和成人不同,婴儿切口感染通常表现为全身症状,如低热、肠梗阻、白细胞轻度升高,应给予伤口换药和静脉抗生素。合并脑脊膜炎者,应做脑脊液细菌培养,选用血-脑屏障穿透好的广谱抗生素,必要时需行脑室外引流并给予鞘内注药。

(3)脑积水:大多发生在脊髓脊膜膨出患者病情恶化时应首先除外脑积水加重、分流失败的可能。脊膜膨出囊越大、位置越高者,术后发生脑积水的可能性也越大。应立即做脑室分流手术。

2.远期并发症　包括脊髓再拴系、Chiari Ⅱ型畸形、手术部位皮样囊肿等。

(十一)预后

患者的预后与畸形严重程度、治疗早晚、手术成败等因素密切相关。

因终丝病变引起脊髓拴系的脊柱裂及脊膜膨出,在无症状期手术是可以治愈的。

脊髓外露型的脊髓脊膜膨出预后很差。2年存活率是95%,10%～15%的患儿死于6岁之前,甚至是在积极的治疗中死亡。研究证实,预后与脊柱裂发生的平面有关,部位越高(胸椎、颈椎)生存率越低,反之,腰骶椎部位的膨出生存率较高。如未进行任何治疗,只有14%～30%可存活过婴儿期,通常只有病情最轻的患者能存活;存活者中70%智商正常,50%能够行走。现代医疗技术可使85%脊髓外露婴儿存活。导致早期死亡最常见的原因是Chiari畸形的并发症(呼吸停止、误吸等),远期死亡常因分流术失败所致。80%智商正常。40%～85%患者可扶拐行走。但为了方便多使用轮椅。3%～10%患者可正常控制排尿,多数患者通过间歇性导尿可达到无尿失禁,防止尿潴留、肾积水。

脊髓脊膜膨出的预后与手术时机密切相关。有研究表明,95%神经学检查正常的患儿术后可保持正常的运动、感觉和膀胱功能长达20年。与之对照,术前有运动、感觉或膀胱功能障碍的儿童中仅有51%患者得到功能改善,近46%的患者保持稳定。膀胱功能的恢复是最困难的,仅有13%的患者有部分改善,从来没有患者达到过膀胱功能的完全恢复,而且,研究证实年龄小于18个月的婴儿手术后膀胱功能容易恢复,而大于18个月的儿童手术后成功率很高。提示早期预防性手术是极其重要的。

一旦出现严重神经功能障碍,则大多数是不可逆的,且手术风险也明显增大。一项研究显示,87例有严重神经功能障碍患者术后23%病情恶化,51%维持术前状态。41%需要再次手术,其中26%的患者症状改善或恢复到他们术前的状态。

(杜松州)

第十章　功能性疾病

第一节　癫痫的外科治疗

一、概述

（一）手术适应证和禁忌证

1.适应证

（1）药物难治的顽固性癫痫：从外科手术的角度上看，药物难治的顽固性癫痫是指符合下列条件者：①癫痫病程达到 2 年或 2 年以上；②每月癫痫发作 3～4 次以上；③经 2～3 种一线抗癫痫药物正规治疗，即使在血液药物浓度已达有效范围，仍不能控制癫痫发作；④因癫痫发作频繁，严重致残，影响工作、学习和生活者。以上患者尽早地在第一线抗癫痫药物治疗后进行手术为最好。

（2）继发性（症状性）癫痫：继发性癫痫多为部分性癫痫或部分继发全身性发作，多有确定的癫痫发作起源灶，多呈进行性发展，常使癫痫发作频繁或更严重，发作间歇期可出现行为紊乱，并可使发育延迟和精神发育迟缓，内侧颞叶癫痫的复杂部分发作常在青春期后，变得难以治疗。癫痫发作还可引起远隔部位的脑结构形成新的致痫灶和引起脑损害。频繁的癫痫发作能影响未成熟脑的发育和成长。尤其是随着 CT 和 MRI、SPECT、PET、脑磁图的出现，脑内存在的致痫病理病变容易被上述一些非侵袭方法发现，通过手术切除，效果优良。

（3）手术治疗不致引起重要功能缺失者。

（4）患者和（或）家属对治疗能很好地理解和有强烈要求手术的愿望：临床经验证实，下列疾病、癫痫综合征或癫痫为目前手术治疗最好的适应证。遇到此类情况，应积极争取手术。

1）颞叶内侧硬化/海马硬化。

2）皮质发育畸形：①局部皮质发育异常；②多小脑回；③神经元异位；④无脑回畸形；⑤脑裂畸形；⑥半巨脑回畸形；⑦脑-面血管瘤。

3）良性、低级别的肿瘤：①胚胎期发育不良的神经上皮瘤/错构瘤；②节细胞胶质瘤；③低级别的胶质瘤。

4）海绵状血管瘤。

5）脓肿腔或外伤瘢痕。

6）围生期前和围生期的血管病变。

7）偏身惊厥—偏瘫—癫痫综合征。

8)Rasmussen 综合征。

9)Landau-Kleffner 综合征。

10)频繁的跌倒发作。

2.禁忌证

(1)相对禁忌证:有进行性内科或神经系统疾病(恶性脑瘤、脑血管炎、多发性硬化等)、严重的行为障碍(影响术后康复)、严重内科疾病(增加手术病残或死亡率)、智商低于 70(仅局部切除手术)、病灶对侧半球记忆功能障碍、术前检查因行为和智力障碍不合作的患者、活动性精神病(与发作期无关)。

(2)绝对禁忌证:有原发性全面性癫痫、不影响生活的轻微的癫痫发作。

(二)癫痫手术前的评估

癫痫患者的手术治疗,除了明确为癫痫外,确立致痫灶的部位是至关重要的,这与是否采用手术或采用何种手术方式有关。目前,国内外学者一致认为,在术前利用综合性的检查诊断程序为宜,而非单一方法可代替。目前最常用和较好的方法是分期估价来确定致痫灶在何处。

1.初期估价——非侵袭性检查

(1)临床评价:细致、反复地听取患者、家属的描述和(或)直接观察有关癫痫发作的症状(必要时可减少 AEDs),包括神经系统检查和视野检查。

(2)术前 EEG 评估:①头皮 EEG(常规、过度换气、闪光刺激、停抗痫药物检查);②蝶骨电极 EEG 和鼻咽电极;③眶顶电极 EEG(疑额叶灶);④睡眠 EEG;⑤睡眠剥夺 EEG;⑥视频 EEG 监测(在观测脑电波的同时可以同步观察患者的行为变化,可判断发作类型、确定痫灶);⑦长程头皮 EEG 或称 24h 动态脑电图。

(3)神经心理学评价:常规行①韦氏智力测验(WAIS);②H-R 成套试验;③临床记忆量表评测;④颈动脉 Amytal 试验评估语言优势半球和估价记忆功能,对颞叶切除或大脑半球切除时进行。

(4)CT 检查:癫痫的 CT 异常率为 30%~50%。

(5)MRI:疑颞叶癫痫时要测量颞叶大小和海马容积,并可诊断出海马硬化及脑皮质发育异常病变(如灰质异位)。目前还出现了功能性核磁共振(fMRI),可显示癫痫灶和邻近的功能皮质区的关系。成像时间和空间分辨率高,对致痫灶定位有利。

(6)SPECT:术前进行,发作间期和发作期检查。发作间期因病灶呈低血流区,定位阳性率高。

(7)PET:发作期表现为病变区代谢增强,发作间期代谢降低。

(8)脑血管造影:疑血管病变时进行。

(9)MEG(脑磁图):在 EEG 未出现癫痫样活动时,MEG 已能记录出致痫区的生物磁信号。

2.第 2 期估价——侵袭性监测

(1)硬膜下条状电极植入监测 EEG,在 EEG 定侧不可靠时,究竟是在左颞叶还是在右颞叶?或定位不明确时,究竟是额叶还是颞叶?应用此种检查。

(2)深部电极 EEG:①EEG 有双颞叶放电时;②需要认清一侧半球之内更准确的病灶部位。

(3)皮质脑电图:在每个开颅行癫痫灶切除手术时的患者常规进行。可验证致痫灶部位和测定放电范围,帮助决定切除的范围,评价切除后残留的放电活动。

癫痫手术前评估的重点是要精确地寻找出致痫区,明确其部位和范围,手术时尽可能做到全部切除致痫区,又不至于产生严重的神经功能障碍,才能达到癫痫手术的预期效果。然而,这仅有有经验的神经外科医师才能做到。在讨论致痫区的一些问题之前,下述几个有关的名词概念和它们之间的相互关系应该首先澄清,即刺激区、起搏区、症状产生区、功能缺失区、致痫病变和致痫区。

①刺激区:是指经脑电图检查在癫痫发作间歇期产生棘波(痫样放电)的脑皮质区。有许多方法可查

出刺激区的部位和范围,如头皮电极、硬膜外或硬膜下电极、深电极等。但因电极放置的部位不同,刺激区可不尽相同。

②起搏区:起搏区或称发作开始区。引起临床癫痫发作开始的脑皮质区称为起搏区,是致痫区的一个有效标志。可用多种方法查出,但有其限制。因起搏区小,位置深,故头皮 EEG 不易记录到,硬膜下或硬膜外及深部电极又受放置或插入部位限制,而深电极则是最敏感的。还可用 PET、SPECT 寻找,但必须在发作时进行检测,故应用又受限。

③症状产生区:产生初期临床症状的脑区称症状产生区,可通过观察患者的行为和主诉了解。一般说来,发作期的行为改变是癫痫发作放电从起搏区扩散到相当距离后才出现。

症状产生区和致痫区有可能部分相一致,癫痫发作常以同一方式从致痫区扩散;症状产生区可由额底区、前内侧额区至辅助运动区、内侧顶枕区以及辅助运动区本身激活而发生症状,只是在最后一种情况下,症状产生区与致痫区才部分相一致。

④功能缺失区:非癫痫的功能障碍皮质区,或发作间歇期功能异常的脑区称为功能缺失区。可经神经系统检查、神经心理学测试、Wada 试验、SPECT、PET 和 EEG 查出。但功能缺失区并不一定指示有致痫性。功能缺失区可由皮质的结构性损害引起(可以是致痫病变)。在大多数情况下,功能缺失区是相当大的,比致痫区大,致痫区是一个较大的功能缺失区的一部分。功能缺失区的部位和范围依赖于其下的结构性病灶和其继发性的脑水肿或胶质增生反应引起功能紊乱。

⑤致痫病变:致痫病变是直接引起癫痫发作的脑结构性异常。现代影像技术显著地提高了术前查出致痫病变及其范围的能力。在某些情况下,还能预测出性质、肿瘤或 AVM。然而,并不是经神经影像技术查出的每个病变都是致痫病变。

致痫病变与致痫区常不一致,但亦可一致。在浸润性肿瘤患者,致痫病变与致痫区大致相等,切除病变后常能获得优良效果。而在非浸润肿瘤患者,致痫区常在致痫病变附近的皮质内,若单纯切除病变常无效果,应该切除病变和附近皮质内的致痫区才会有效。故外科医师不仅应切除一个致痫病变,而且还应切除附近的致痫区,以期获得优良的效果。

⑥致痫区:致痫区是指引起临床癫痫发作的脑皮质区。癫痫患者的致痫区可有 1 个或 1 个以上,致痫区和非致痫区的界限,仅凭目前的检查方法尚无法划分得清楚。确定致痫区对癫痫切除手术至关重要。致痫区如能完全切除,手术效果就会相当满意。起搏区肯定是致痫区的一部分。致病区最好的指标至今尚无定论。切除整个刺激区是不恰当的。致痫区不是一成不变的,既可以是小的、单或多个的,也可以是继发性致痫区。致痫区可以在致痫病变之内或邻近或远隔部位。

致痫区可以代替致痫灶,后者通常只是代表癫痫发作起源于脑的一个很小、很窄的区域。

(三)癫痫手术治疗的类型

一般分三大类手术。

1.切除手术　切除局部的或大块的有致痫灶的脑组织、消除癫痫灶。此类手术有前颞叶切除术、选择性海马杏仁核切除术、大脑半球切除术和颞叶以外的脑皮质切除术及病变切除术等。

2.阻断癫痫放电传播通路的手术　目的是破坏癫痫放电的传播通路。常用的手术是胼胝体切开术和多处软脑膜下横切术(MST)。

3.毁损和刺激手术　有脑立体定向核团射频毁损术(如杏仁、海马、Forel-H 区等)和电刺激术(慢性小脑刺激术和迷走神经刺激术),目前发展的立体定向放射外科(如 γ 刀、X 刀等)治疗也是一种毁损手术。

(四)手术疗效的结果

以往有关癫痫的研究通常都把癫痫控制作为关注的焦点,但是事实上癫痫控制这一直观结果不应该只是癫痫外科所关注的唯一治疗效果。除了癫痫控制外还应该关注其他许多方面,如术后患者生活质量、就业及其他相关因素。

1.癫痫控制 定量评价癫痫手术治疗效果的常用方法之一就是以百分比或绝对数来反映术后癫痫发作频率的变化,但是取决于不同的术前癫痫发作频率,当以一个绝对数值表示癫痫发作次数变化时,它所反映的手术效果将会有很大差异。

并不是所有癫痫手术方法的目的都是为了完全终止癫痫发作,如胼胝体切开术的目的是为了减轻某种形式的发作。因此,与不同手术方法的不同目的(例如为了终止或者为了减少失张力发作)相适应,对癫痫手术结果需有不同的分类和评估方法。

2.生活质量和就业 除了癫痫控制外,还有一些必须重视的与手术治疗相关的结果。在很大程度上,可以认为癫痫控制只是手术治疗的一个中间结果,手术的最终目的是为了改善患者的生活质量。通过治疗减少或终止癫痫发作,顽固性癫痫患者希望在健康相关生活质量(HRQOL)、就业、教育、社会活动以及其他方面的能力上都能获得改善。研究显示前颞叶切除术对于改善难治性颞叶癫痫患者的 HRQOL 具有积极作用。

值得注意的是,在评价术后癫痫患者的 HRQOL、就业状况和社会活动等方面的能力时,在不同文化背景的国家之间,不能相互生搬硬套评估的方法和结论。

3.神经心理学和认知功能的影响 癫痫患者术后会有神经心理学方面的改变。通常这种变化是积极有益的,可以是语言方面的,也可以是非语言方面功能的变化。目前还不清楚上述变化在多大程度上是由于癫痫发作停止所致,又在多大程度上是由于减少抗癫痫药的应用所致。总之,以手术切除部位的半球所支配的功能改善最明显,而且这种改善主要见于手术后癫痫发作消失的患者。术后患者也可能出现神经心理和认知功能的减退。如已经证实癫痫术后可有记忆功能减退,尤其多见于颞叶切除术后的患者。

4.精神症状的改变 部分患者除了癫痫发作外,可伴有精神症状。在颞叶癫痫患者中,一些较常见的精神症状包括抑郁、攻击行为、精神病、情感障碍、性功能障碍。相对于一般人群,癫痫患者出现精神症状的机会较高,其原因可能包括大脑功能障碍对行为的直接影响和癫痫发作对行为的影响。另外,一些精神症状实际上是癫痫发作时的一种表现形式。术后偶尔也会出现新的精神症状,包括情感障碍和精神病。手术后出现精神症状者明显多于非手术治疗者,因此,有必要设立标准化的术前和术后精神病学评估方法。

5.术后功能缺失 癫痫外科手术可能引起一些术后功能缺失,多数是暂时性的或至少是可以部分恢复的。几乎所有文献报道都显示1%~5%患者术后出现中等至严重程度的后遗症,包括感染、出血、相对严重的神经功能缺失(如轻偏瘫)、精神症状,偶尔可见死亡。因此,在评估外科治疗癫痫结果时,必须注意不能忽略出现上述并发症的风险和可能。随着手术技术和非创伤性神经诊断技术的进步,手术治疗并发症必然会不断降低。

综上所述,为了全面和准确地评估癫痫外科治疗结果,除了有关癫痫控制情况外,还需包括上述多方面与手术治疗相关的结果。可以说癫痫控制仅仅是手术治疗的一个中间结果,使患者的身体、智力、社会心理健康等方面获得改善才是外科治疗的最终目的。为了正确而全面地了解癫痫外科治疗可能带来的风险和益处,对上述各项治疗相关结果分别需要有相应的评估方法。不同个体必须各自根据对潜在手术风险和益处的评估结果,决定是否接受手术治疗。

(五)癫痫手术常见并发症

目前,癫痫外科作为功能神经外科的主要组成部分,在世界各地普遍发展。同其他外科并发症一样,癫痫外科并发症是评价并影响癫痫手术结果的重要因素。

1.一般手术并发症

(1)感染与颅内血肿：感染与颅内血肿可见于癫痫外科中各种创伤性的术前检查以及各种癫痫术式。

深部电极的颅内感染包括脑膜炎及少见的脑脓肿，大部分经抗生素治疗可以痊愈。很多癫痫中心在使用深部电极之前，先治愈相关的感染，如痤疮、牙或泌尿系统的感染。亦有深部电极的使用造成颅内血肿进而出现神经功能缺损甚至死亡的报道。大多数癫痫中心建议术前逐渐停用丙戊酸钠以减少血肿的发生率，认为它可能与凝血障碍有关。但也有观点认为术前应用丙戊酸钠并不增加出血可能性。

卵圆孔电极置入的并发症包括张嘴时出现一过性疼痛和一过性感觉减退以及少见的脑膜炎和蛛网膜下腔出血，一般不会出现永久性三叉神经功能的障碍。大块皮质切除后常发生无菌脑膜炎，Penfield 称之为头痛、颈项强直、发热综合征，通常 10～20d 才能缓解。

次全胼胝体切开术的并发症包括矢状窦旁静脉损伤引起的硬脑膜下血肿、脑膜炎/脓肿。大脑半球切除术后硬脑膜下血肿、迟发性血肿是来自剩余脑组织的反复微量出血。术后感染的发生主要与手术的无菌操作有关。

(2)死亡：颞叶切除术后病死率大约是 1%，分别由于术后血肿、梗死、肺部并发症、猝死而致。随着医学的进步，颞叶切除术病死率有减少的趋势。有报道大脑半球切除术近期术后死亡的主要原因为脑内血肿以及脑积水，晚期术后死亡的主要原因为迟发性血肿、脑表面含铁血黄素沉积、脑积水及败血症等。

2.神经精神方面的并发症

(1)脑神经麻痹：有报道颞叶切除术后很少一部分患者出现一过性的动眼神经麻痹(<1%)；另一种不常见的并发症是一过性迟发性面神经麻痹。

(2)偏瘫：曾报道过颞叶切除术后 5% 的患者出现暂时的轻偏瘫。永久性的偏瘫发生较少，偏瘫的产生主要是由于经过侧裂切除脑岛时过多操作大脑中动脉的分支。

非优势半球面部运动皮质可以安全切除的，可能仅导致一过性的对侧面部不对称。然而，在优势半球面部运动区切除以后，有报道术后出现构音困难或语言障碍。大脑半球切除术患者术前通常有偏瘫，表现手的握力、手指活动或踢腿能力的缺乏；术后偏瘫很少加重。

(3)视野缺损：颞叶切除术后大约 50% 的患者有上象限视野缺损。这种较小视野缺损，不易被发现，不影响功能。枕叶切除可以产生对侧同向偏盲，因此应尽可能保护距状回和视放射。

(4)失语：在优势半球颞叶切除以后，命名不能和发音困难并不少见。这些失语通常在术后 1～3d 最严重，大部分在 1 周内缓解。一过性的发音困难超过 20%，甚至在清醒手术术中语言制图或术前应用网状电极语言制图的情况下发生。有时"口吃"将持续数周或数月，然后逐渐缓解。标准颞叶切除可引起永久性语言障碍，原因是切除了关键的语言区脑组织。

(5)遗忘

①全面遗忘：顺行性全面遗忘是颞叶切除术少见但严重的并发症。一侧海马病变或失去功能，对侧行前颞叶切除或选择性杏仁核海马切除后将出现顺行性全面遗忘。

②特异性遗忘：特异性遗忘包括非优势半球颞叶切除后视觉空间记忆减退，以及优势半球颞叶切除后语言记忆减退。前者多见。虽然不如全面遗忘明显，但对患者影响很大，特别是对优势半球颞叶切除的患者。

(6)失联合综合征

①急性失联合综合征：胼胝体切开术后并不少见，通常是一过性的(数天到数周)，表现为不同程度的语言减少或缄默症，左侧肢体失用/偏瘫，下肢重于上肢，左侧偏盲，局部的运动发作增加，偶有急性小便失禁。Ⅰ期全部胼胝体切开术后，几乎所有患者都出现此并发症。行分期胼胝体切开术后，就很少出现而且

程度减轻。

②后部(感觉)失联合综合征:胼胝体后部切开将语言优势半球同接受视觉、触觉、听觉信息的另一侧大脑半球隔开。这些患者出现触觉传入受损,物体放在非优势手上将不能准确对它命名;视觉传入缺损,对非优势半侧视野所看到的物体或单词不能够准确命名。

③裂脑综合征:两侧大脑半球感觉和运动完全失联合将导致长期致残性损害,它占手术患者的3%~5%。虽然不影响人格,但有明显的认知和行为改变;包括语言障碍,尤其是开始讲话时;两侧半球对抗,非优势手对语言命令无反应,并可能对优势手表现为对抗性活动;注意力及记忆顺序障碍,患者不能同时按顺序完成多项任务,易忘以及忽视,这些明显影响了患者的日常生活。大部分患者一个月后非优势手的对抗行为有所改善,小部分患者将留下永久的损害。

(7)原有损害症状的复现:早期有一侧大脑半球外伤史,原发损害术前症状不明显的患者,胼胝体部分或全部切开术后,症状可复现。因此术前评估时必须明确,早期脑损伤或早发癫痫的患者是否存在脑组织功能的紊乱。

术前可用 MRI 评估结构性损害,通过 Wada 和神经心理学评估了解大脑的语言、优势手及记忆功能的组织是否存在紊乱。

(8)精神疾病:原有精神疾病的癫痫患者术后精神症状有加重的风险。颞叶切除后1~2周,甚至发作已经解除,一过性抑郁亦不少见。抑郁有时十分严重,需要抗抑郁治疗。

二、颞叶癫痫的外科治疗

颞叶切除(更精确地说是颞叶的前部分切除)是治疗顽固性颞叶癫痫(复杂部分性癫痫)的一种经典而最常使用的手术方法。治疗效果最好,经长期观察有 2/3 的患者效果优良。随着诊断与手术技术的改进,疗效可达 90% 以上。

(一)颞叶癫痫的临床特征

根据癫痫和癫痫综合征国际分类,颞叶癫痫有下述一些特征。

1.一般特点　强烈提示诊断的特点,包括:①单纯部分性发作的典型特点是具有自主神经和(或)精神症状,以及某些感觉(如嗅和听的)现象(包括错觉在内)。最常见的是上腹部(多数是上升)感觉异常。②复杂部分性发作往往以运动停止开始,随后典型地出现口消化道自动症,也经常随之发生其他自动症。典型时程>1min。经常发生发作后意识混乱,发作后有遗忘症,恢复是逐渐的。

2.脑电图特点　颞叶癫痫发作间期头皮 EEG 可呈如下表现:①无异常;②背景活动轻度或显著地不对称;③颞叶棘波、尖波和(或)慢波,单侧或双侧同步,但也可不同步。这些异常并不总限于颞区;④除头皮 EEG 异常外,颅内描记能更准确地发现发作间期异常的颅内分布。

3.颞叶癫痫发作特征

(1)内侧颞叶发作:又称杏仁核-海马(内侧基底的边缘系统或嗅脑)发作。海马发作是最常见的形式,除了可能不发生听觉症状外,其他症状即上述节段中所描述的那些。发作间期头皮 EEG 可能正常,可能呈现单侧颞叶尖波或慢波,亦可能呈现双侧尖波或慢波,同步或不同步,发作间期的颅内 EEG 可呈现近中前颞棘波或尖波。发作的特点为上升性上腹部不适感、恶心、明显的自主性神经征以及其他症状包括肠鸣、暖气、苍白、面部发胀、发红、呼吸停止、瞳孔扩大、害怕、恐怖以及嗅、味幻觉。

(2)外侧颞叶发作:单纯发作的特点为听幻觉或错觉或睡梦状态、视觉性感知障碍或言语主侧半球有病灶时出现言语障碍,如果放电扩延到内侧颞叶或颞叶以外结构,则这种单纯发作可发展为复杂部分性发作。头皮 EEG 呈现单侧或双侧中颞区和后颞区棘波,这种棘波在外侧面导出最为显著。

(二)适应证和禁忌证

1.适应证

(1)单侧颞叶癫痫,表现为复杂部分性(精神运动性)癫痫和(或)继发性全身性癫痫,抗癫痫药治疗无效,病程达 3～4 年以上者。

(2)多次脑电图检查以及睡眠脑电图和蝶骨嵴电极、鼻口因电极记录,确认致痫灶位于一侧颞叶者。

(3)CT 或 MRI 有局限的阳性发现,并与临床表现和脑电图结果相一致者。

2.禁忌证　慢性、活动性精神病患者,精神发育延缓,人格紊乱的患者为手术禁忌证。两侧颞叶有独立癫痫起源灶的患者禁忌作两侧颞叶切除。

(三)术前定位诊断

颞叶癫痫术前定位诊断的意义:确定患侧颞叶;判断优势半球,发现语言皮质的位置;指导手术切除范围;评估术后癫痫控制情况。

当前的定位方法包括:病史、脑电图(包括头皮脑电图、视频脑电图、蝶骨嵴电极、深部电极)、MRI、PET、MRS 等,各种检查从其不同的角度为癫痫定位提供依据。这些手段的综合应用,将大大提高术前定位的准确性和定位的阳性率。

1.脑电图　从电生理角度对癫痫灶定位是颞叶癫痫定位中最重要的手段,尤其当 MRI 等检查没有阳性发现时,目前仍被作为颞叶癫痫定位的"金标准"。其不足在于:①单纯依赖脑电图定位需要反复多次行脑电图检查,多次检查结果一致,头皮脑电图最终大约只能对 1/4 的患者定位。视频脑电图可提高定位的阳性率。②蝶骨嵴电极、脑深部电极、硬膜下电极均可提高定位的阳性率,但因其为创伤性检查,一般较难为患者接受。③对其他部位传入的癫痫放电无法区别。

2.MRI　MRI 可直接对颞叶进行影像学检查,其在颞叶癫痫定位中的价值已得到一致认可。MRI 的作用主要表现为:①对胶质瘤、动静脉畸形、海绵状血管瘤等病变所造成的继发性癫痫能及早诊断;②对颞叶海马硬化的诊断,可协助脑电图对患侧颞叶定位。在 MRI 上,海马硬化表现为海马体积缩小、信号增高;并可对海马硬化的程度,是否伴有对侧海马硬化等情况加以提示。其不足在于:①对轻度海马硬化无法判断,对有双侧海马硬化病例的癫痫灶难以定位;②部分病例 MRI 检查始终正常。需要指出的是,MRI 上所发现的结构性病变不等同于癫痫灶,部分位于颞叶外侧的病灶可同时影响海马等结构,使其产生癫痫样放电,需要手术中同时切除海马结构癫痫发作才可得到良好控制。

3.MRS　MRS 是近年出现的对颞叶癫痫定位的手段,通过质子核磁共振分光镜测定其神经递质含量来判定海马硬化。其作用在于:①对 MRI 判断困难的海马硬化加以诊断;②当 MRI 提示为双侧海马硬化时,可通过对神经递质的测定来确定硬化严重的一侧。其不足在于:①目前 MRS 主要用于颞叶内侧结构的诊断;②对于颞叶外侧癫痫的诊断价值不大。

4.PET　从神经元葡萄糖代谢的角度对癫痫灶定位,表现为发作间期的低代谢,发作期的高代谢。其作用在于:①对颞叶癫痫有较高的定位准确性和阳性率,对 MRI、MRS 检查正常的病例提供诊断参考;②并可进行相关受体等检查。其不足在于:①价值昂贵,不便于推广;②有假阳性,而且其发现的代谢范围往往超过癫痫灶所在范围。

5.fMRI　fMRI 是利用脑神经元活动时对氧的摄取造成氧合和去氧血红蛋白含量的不同,来对脑的功能皮质加以定位。其作用表现为:①对大脑优势半球定侧;②对大脑语言皮质定位。

(四)手术方式

当前常用的颞叶癫痫的手术方式主要有颞叶切除术和选择性海马、杏仁核切除术。

1.颞叶切除术   颞叶切除是治疗顽固性颞叶癫痫的一种经典而最常用的手术方法,治疗效果良好。主要用于:①单侧颞叶癫痫,表现为复杂部分性(精神运动性)癫痫或继发性全身性(大发作)癫痫,抗癫痫药治疗无效,病程达 3～4 年以上者;②多次脑电图检查,包括睡眠脑电图或长程视频脑电图、蝶骨电极以及深部脑电图记录确认癫痫灶位于一侧颞叶者;③CT 或 MRI 有局限的阳性发现,PET 示一侧 FDG 低代谢,并与临床表现和脑电图结果相一致者。

(1)切除颞叶范围:在左侧颞叶容许切除颞极后 5cm,右侧颞叶容许切除颞极后 6cm 的颞叶前范围,一般向后切除不得超过 Labbe 静脉。但也有人主张切除的范围更小,从颞极沿大脑外侧裂向后 4.5cm,不超过中央前沟。若为非主侧半球可各延长 0.5cm,以扩大切除范围,避免术后失语和偏盲。

(2)手术过程:手术时,先打开大脑外侧裂的蛛网膜,暴露大脑中动脉及其分支,切断由大脑中动脉发出供应颞叶前部的颞极动脉和颞前动脉;在 Labbe 静脉之前,从颞尖沿颞中回向后 6cm,优势半球为 4.5cm 的平面,从颞下外侧缘向上横断切开颞叶皮质至颞叶的上、中、下回,暴露侧脑室下角。此时可见脉络膜丛,并有脑脊液流出。继续切开梭状回达侧副沟为止。分开颞叶岛盖显露岛叶,切断颞干达脑室壁,直达颞角尖为止,完全暴露侧脑室颞角及位于颞角内下方的海马。颞角尖上方为圆形的杏仁核,经杏仁核中央将其切开分成基底外侧部和与钩回紧邻的皮质内侧部。牵开颞尖,显露脉络膜丛。解剖暴露海马上内方的脉络膜沟,脉络膜前动脉沿此沟进入颞角脉络膜。此沟内侧是脑干,其内有大脑后动脉走行。沿脉络膜丛外侧从后向前切开海马,暴露出海马旁回上表面,在海马和海马旁回的后部,于冠状位将海马脚尖端之后 3.0～3.5cm 的海马横行切断,由后向前将海马头端、海马旁回、钩回,杏仁核一起切除,切除时应保护颞叶内侧与环池之间的蛛网膜完整。在切除海马旁回时会遭遇来自大脑后动脉的颞底前、中动脉,应切断。此外,来自大脑后动脉和脉络膜前动脉经脉络膜沟供应海马表面的海马动脉也应电凝切断。由于认识到颞叶内侧结构在颞叶癫痫发病中的作用,近年来多采用前内侧颞叶切除术,手术时保留颞上回,切除颞极后方 3.5cm 的皮质,进入侧脑室颞角后切除颞叶内侧结构。

2.选择性海马、杏仁核切除术   多年来经验和研究表明,颞叶内侧结构,尤其是海马杏仁核在颞叶癫痫的发生中起着重要的作用,这导致手术概念发生了相应的变化。许多人认为,对于一个发作起源局限在颞叶内侧边缘结构的患者,采用经典的前颞叶切除治疗,切除的范围过于广泛了。这种观念的改变,促使选择性海马杏仁核切除术的开展,并形成了多种手术入路。

(1)有报道采用经侧脑室入路,术时在颞中回避开皮质血管,作一个 2cm 长切口,打开侧脑室颞角显露海马,将其部分切除,长度约 3cm。随后将杏仁核和海马回作软脑膜下吸除,到侧脑室底部的蛛网膜为止。经颞叶外侧皮质入路,手术方法较为简便,且安全性高,但造成的颞叶创伤大。

(2)有人提出经颞极入路,在非优势侧颞叶从颞尖向后 4.5cm,在优势半球侧颞尖后 2cm,切去颞上回,切除范围向上达外侧裂,下达侧脑室颞角;然后沿颞盖和岛叶沿软脑膜下解剖,与颞角的切口会合,继续向下,沿中颅底到达天幕切迹。围绕杏仁核向前、向内延伸,与前方的切口会合,将颞叶前外侧皮质切除。打开侧脑室颞角,再沿梭状回外侧向下切开,经过颞角到达颅中底底部,向后延伸,到达颞角前部,暴露杏仁核到侧脑室前部的颞叶内侧结构,以脉络膜裂为界,完成杏仁、海马、海马旁回、钩回的第 2 次整块切除。该术式损伤颞叶范围较小,操作简便,显露清楚,并且可以达到更靠后的区域,同时又保留了颞叶外侧皮质的视觉和语言功能。

选择性海马杏仁核切除术是一功能性手术,因此除了应满足一般神经外科手术的要求如良好的手术暴露外,还应最大限度地保护与脑功能有关的颞叶皮质,尤其对癫痫灶位于优势半球的患者。

(3)经侧裂入路:已成为神经外科的经典手术之一。手术时患者取仰卧位,头转向对侧,采用翼点切口。

沿蝶骨嵴弧形切开硬膜,翻向颅底,打开颈动脉池和侧裂池的蛛网膜,放出脑脊液,暴露颈内动脉、大脑前动脉、大脑中动脉、后交通动脉、脉络膜前动脉(AchA)、颞极动脉和钩回动脉,然后在大脑中动脉外侧的颞极动脉和前颞动脉之间、颞上回内侧底部岛叶水平作一个长15～20mm的切口。

沿颞角尖端,将入口向枕部方向切开达2cm,在颞角内侧认清海马、脉络膜丛和脉络膜沟,用显微活检钳取杏仁核上、外、前和内侧基底部组织做组织学和组织化学检查。在切除杏仁核时应小心位于其内侧的视束,再将钩回作软脑膜下切除。

此时在前下方见透明的软脑膜和颈动脉池和环池的蛛网膜,打开软脑膜后就可见到钩回动脉和脉络膜前动脉进入脉络膜裂,在血管内侧有视束和Rosenthal静脉,并且可显露位于环池内的大脑脚、动眼神经和大脑后动脉的P_2段及其分支。此时已将颞角的开口扩大至3～4cm,清楚显露脉络膜裂和海马。

切开脉络膜沟,见到AchA、海马静脉及基底静脉的侧脑室分支,牵开脉络膜丛,保护好AchA及其视束分支;外侧切口沿海马脚,从颞角前底部到达后部侧副三角水平作弧形切开。在尽可能远离颞中底面起始处,相当于大脑后动脉P_3段开始处,电凝切断起自颞后动脉供应海马和海马旁回的颞支。最后,在外侧膝状体水平和海马伞伸向压部形成穹隆脚的部位,切断已大部分游离的海马,将其整块切除。局部用罂粟碱浸泡的棉片保护动脉,预防动脉痉挛的发生。

此手术具有暴露直接,在切除癫痫病灶的同时又最大限度地保留颞叶皮质的生理功能。由于颞叶皮质至颞叶大部分白质纤维保留完整,因而语言功能、记忆功能以及视觉功能损害极小或不受影响。

(4)经颞底入路:手术取翼点入路,骨窗尽可能接近颅中底,切开硬膜后抬起颞叶,剪开天幕及脚间池的蛛网膜,尽量放出脚间池的脑脊液以使脑组织塌陷,暴露滑车神经、动眼神经、后交通动脉、颈内动脉、脉络膜后动脉和大脑后动脉。

以动眼神经为标志,在其穿越天幕游离缘处后方1～1.5cm处切开钩回皮质。切开枕颞沟,切除海马旁回后打开侧脑室颞角,暴露海马。完整切除海马,继续切除钩回和海马旁回,最后切除杏仁核。

(5)经海马旁回-裂入路:手术时采用翼点切口,打开颈动脉池放出脑脊液,牵开颞叶暴露脚间池,暴露大脑前动脉A_1段、颈内动脉、后交通动脉、脉络膜前动脉、动眼神经。

继续打开侧裂暴露大脑中动脉的M_1段,辨认来自大脑中动脉的颞极动脉、颞前动脉和钩回动脉,将这些血管从颞叶皮质分开。分离动眼神经表面的蛛网膜,暴露动眼神经及其大脑后动脉。

打开环池,显露大脑后动脉P_1段。至此,已可牵开颞叶内侧结构,调整显微镜即可看见海马旁回和齿状回。

此时可将海马旁回、齿状回、杏仁核及海马前部整块切除至中脑大脑脚水平。手术中,避免对动眼神经的牵拉。

(五)术后处理

术后当日禁食,次日可进流质或半流质饮食。静脉补液量限制在1500ml内。预防应用抗生素,术后给地塞米松,定时腰椎穿刺放出血性脑脊液。术后头3～4d可静脉用丙戊酸钠滴入或肌内注射地西泮和苯巴比妥钠,进食后恢复口服抗癫痫药,剂量同术前,持续1～2年。定期复查脑电图,如无癫痫发作,脑电图又无痫波活动,可将抗癫痫药减量直至停药,如减药后又有发作,应立即恢复原有剂量。

(六)前颞叶切除术的疗效和并发症

1.前颞叶切除术的疗效　前颞叶切除后,可使80%～90%的患者获得满意的疗效(癫痫发作消失或癫痫发作频率减少90%以上)。在第2届国际会议收集了1986～1990年3579例前颞叶切除术的结果,术后癫痫发作消失者2429例(67.9%),改善者860例(24%),无改善者290例(8.1%)。

2.并发症　颞前叶切除术的死亡率<0.5%。病残率约5%,永久性偏瘫占2.4%,暂时性偏瘫占4.2%,

同向偏盲占 8.3%。可并发无菌性脑膜炎、硬膜下血肿、记忆力减退和精神症状。

三、额叶癫痫外科治疗

起源于额叶的有单纯部分性发作、复杂部分性发作以及继发性全身性发作或这些发作的混合性发作特征的癫痫称额叶癫痫。

(一)额叶癫痫的临床特征

额叶癫痫的特点为单纯部分性发作、复杂部分性发作以及继发性全身性发作或这些发作的混合发作，发作通常一日数次，且常在睡眠时发作。额叶部分发作有时可与精神因素引起的发作相混淆，癫痫持续状态是常见的合并症。

1.一般特点　强力提示诊断的特点，包括：①通常发作时间短；②起于额叶的复杂部分性发作，通常伴有轻微的发作后意识混乱，但也可以不发生；③很快引起继发性全身性发作（额叶癫痫比颞叶癫痫更常见）；④强直性或运动性姿势症状突出；⑤发病时常见复杂的手势性自动症；⑥当放电为两侧性时经常跌倒。儿童额叶癫痫发作的临床特征与患者的年龄、病例类型或与额叶的癫痫源点无关。其特征为短暂（30s～2min），定型的，多为夜间的频繁发作。癫痫多伴随尖叫、严重的焦虑、强直、踢或蹬腿的突然发作。

2.发作类型　现将若干发作类型描述如下，但多数额区可能迅速受累，而特殊的发作类型不可能被识别。

(1)辅助运动区发作：其发作形式为姿势性的局灶性强直伴有发音、言语暂停以及击剑姿势。

(2)扣带回发作：发作形式以复杂部分性伴有发病时复杂的运动手势自动症为特征，常见自主性神经征，如心境和情感的改变。

(3)前额极区发作：前额极区发作形式包括强迫性思维或起始性接触丧失以及头和眼的转向运动，可能伴有演变包括反向运动和轴性阵挛性抽动和跌倒以及自主性神经征。

(4)眶额区发作：眶额区发作的形式是一种复杂部分发作伴有起始的运动和手势性自动症，有嗅幻觉和错觉以及自主性神经征。

(5)背外侧部发作：发作形式可能是强直性的或者较少见的阵挛，伴有眼和头的转动以及言语停止。

(6)岛盖发作：岛盖发作的特点包括咀嚼、流涎、吞咽、喉的症状、言语停止、上腹部先兆、恐惧以及自主神经现象。单纯部分性发作特别是部分阵挛性面肌发作是很常见的，而且可能是单侧的。如果发生继发性感觉改变，则麻木可能是一个症状，特别是在手上。味幻觉在此区特别常见。

(7)运动皮质发作：运动皮质癫痫主要的特点是单纯部分性发作，其定位是依据受累在哪一侧以及受累区的局部解剖，在较低的前 Rolando 区受累可能有言语停止、发声或言语障碍，对侧面部强直-阵挛运动或吞咽运动、全身性发作经常发生。在 Rolando 区，部分运动发作不伴有进行性或杰克逊发做出现；特别是在对侧上肢开始。旁中央小叶受累时发作呈同侧足部出现强直性运动，并预期对侧腿部也出现强直性运动，发作后托德瘫痪常见。

(8)Kojewnikow 综合征：目前认为有两种类型的 Kojewnikow 综合征，其中之一也就是大家所知道的 Rasmussen 综合征，是包括在儿童期症状性癫痫项下的一种癫痫综合征。另一种类型是代表成人和儿童 Rolando 部分癫痫的特殊型，而且与运动区的不同损害有关。其主要特点为：①运动性部分发作，定位总是很明确的；②后期，通常在有躯体运动性发作发生的部位出现肌阵挛；③EEG 呈现正常背景活动的基础上，出现局灶性阵发异常（棘波和慢波）；④本症候群可发生于儿童期和成年期的任何年龄；⑤经常可查出病因（肿瘤、血管）；⑥本综合征不呈进行性演变（临床型、EEG 的或心理的，除了与致病损害的演变有关者外）。

本综合征可由线粒体脑病(MELAS)引起。

额叶癫痫的发作间期头皮 EEG 描记可呈现:①无异常;②有时背景不对称,前额区出现棘波或尖波;③尖波或慢波(既可见于单侧或更常见于双侧或见于单侧多数脑叶)。颅内描记有时能区别单侧性和双侧性损害。

额叶发作不同的 EEG 表现可伴发于初期的临床症状。在少数情况下,EEG 异常在临床发作发生之前出现,这样就可以提供重要的定位信息。例如:①额叶或多叶,通常是双侧性,低波幅、快活动、混合的棘波,节律性棘波、节律性棘慢波或节律性慢波;②双侧高幅单个尖波,随后是弥漫性扁平波。

根据症状学,颅内描记可提供关于放电的时间和空间演变的另外信息;定位可能是很困难的。

3.额叶癫痫的特征　额叶癫痫如出现下列 6 种特征中的一种即可诊为额叶癫痫。

(1)全身性强直-阵挛性惊厥发作后即刻意识丧失。

(2)癫痫发作初期,头和眼转向对侧,继而全身性惊厥发作后意识丧失,常提示致痫灶位于额叶前 1/3 部位。

(3)初期头和眼转向病变对侧,意识清楚和逐渐意识不清,继而意识完全丧失及全身性惊厥发作,提示致痫灶起源于额叶突面的中间部位。

(4)表现为身体某部位的姿势运动,如对侧手臂强直高举,同侧手臂向下伸展及头转向病变对侧,提示致痫灶位于额叶中间部位的内侧面。

(5)常表现无表情感,或有短暂停顿的动作,思维紊乱,并凝视,继而全身性惊厥发作。

(6)癫痫发作可伴有发作期或发作后的自动症——类似于颞叶癫痫。

(二)诊断性评估

1.癫痫发作症状学的分析　症状学分析仍是当前诊断额叶癫痫的一个金标准。注意分析各个部位癫痫发作的特征,并在录像脑电图监护下做出癫痫起源灶的定位。

2.脑电图的定位　由于额叶癫痫发作常很快引起双侧额叶同步性放电扩散,头皮脑电图很难定位,并且常由于人工伪迹难于解释脑电图的变化。额叶癫痫的病灶常呈多灶或双侧额叶灶,也影响了额叶病灶的准确定位。此时应行视频 EEG,观察发作期的 EEG 变化及发作的行为改变以助定位。还应常规行特殊头皮记录电极(如眶顶电极)记录、长程 EEG、诱发试验等检查。必要时还应该选择性地采用颅内电极记录发作期的脑电图的定位,其可靠性较大、准确率高。

3.影像学定位　应用结构性和功能性影像方法来定位。CT、MRI 检查可发现一些小的低级别的胶质瘤、动静脉畸形、海绵状血管瘤以及大脑皮质发育不全、脑膜脑瘢痕、脑萎缩、脑囊性改变等。这些发现有利于病灶定位。发作间期的 SPECT 和 PET 可证实脑局部的低灌注或低代谢,而发作期的 SPECT 常显示额叶皮质的高灌注,有助于癫痫灶的定位。近期出现的脑磁图(MEG)更有利于病灶定位。

4.脑磁图定位　这是近期出现的高尖技术,更有利于病灶定位。它将大脑皮质神经元电活动产生的磁信号在颅外处理后将磁信号源的空间位置融合于 MRI 图像相应的解剖位置上,并能与头皮 EEG 描记结合,三者结合可提供更精确的病灶活动,提高定位的准确性。

(三)额叶癫痫的手术治疗

临床症状和现有的神经电生理检查技术及功能、结构神经成像技术各自都有自己的局限性,应当将这些检查结果进行综合考虑才能成功地行癫痫灶切除。目前因对额叶癫痫的致痫区难以定位,而且癫痫区又与感觉区和运动区相近,其手术疗效不佳。

额叶癫痫手术治疗常用的仍是脑皮质病灶及病灶切除术,对病灶及病灶广泛限于一侧额叶的应行部分额叶切除术;在非优势半球,大块额叶切除的范围应限于中央前沟以前部分,切除可分为两个步骤:于脑外凸面整块切除额上、中、下回,接着在胼胝体附近切除前扣带回,眶后皮质要保留。在优势半球应保留额下回后部的 2.5cm 的脑组织,以避免语言障碍。两侧额叶致痫灶或一侧额叶病灶,又不能行皮质切除时,应选用胼胝体前 2/3 切开术,阻断癫痫放电的传播,减轻癫痫发作的频率及缓解严重度。额叶病灶位于运动、语言区时,应选用多处软脑膜下横纤维切断术。目前多采用联合手术的方式来治疗额叶癫痫。有时癫痫灶波及颞叶或顶叶,还需加做颞叶切除术或行大脑半球切除术。

(四)疗效

额叶切除手术的效果不如颞叶切除的效果好,但病残率低,仅占 6%,无死亡率。有人(1995 年)统计了 330 例额叶癫痫手术结果,癫痫发作消失率为 41.2%。极少发作占 12.8%,>90% 发作减少的占 20%。无改善占 19.1%,更差者仅占 5.5%,失去随访占 5.5%。

顶-枕叶癫痫只占手术治疗癫痫患者的约 7%,随着高灵敏和高分辨率的神经影像学技术的发展,同时加上脑电监测技术的改进,使越来越多致病灶位于顶-枕叶的患者能够准确定位而行外科手术治疗。

四、多脑叶切除和大脑半球切除术

多脑叶切除和大脑半球切除术主要用于药物治疗无效,癫痫发源区弥漫,累及多个脑叶但又位于一侧半球的顽固性癫痫。

(一)多脑叶切除

1.手术对象和目的　多脑叶切除主要适用于癫痫活动广泛,涉及多个脑叶的药物难治型的癫痫患者,病变种类可包括大脑胶质增生、脑萎缩、脑发育不良(脑异位、皮质发育不良、半侧巨脑畸形等)和脑面血管瘤病(斯特奇-韦伯综合征)等。

多脑叶切除的目的在于完全终止癫痫发作或显著减少发作频率,并防止进一步脑损害,因此合理选择病例、精确定位和早期手术就显得非常重要。患者癫痫控制满意,就会有更好的神经心理表现和社会参与能力,从而提高生活质量。

2.术前准备

(1)电生理研究:手术前应做常规的头皮脑电图记录,包括睡眠脑电图、药物减量试验以及长期视频脑电图等。多脑叶癫痫的典型表现为广泛的多灶的发作,间歇期异常。确定癫痫发源灶非常困难。电生理检查结果应与癫痫发作类型及影像学结果相符,如果影像学上的病灶较为局限而痫样电活动却比较广泛,应再行 PET 检查或创伤性监测,如深部电极或网格电极等,有助于精确定位。术中皮质电图可记录到脑电背景异常和发作间歇期电活动,对切除病源病灶和受损大脑有积极的指导意义。

(2)神经影像学:CT 检查能显示萎缩、某些脑病变的部位和范围,如脑沟增宽、脑室增大及脑实质异常密度等。MRI 能更清晰地显示钩回结构和脑内病灶,而且还能提供更多的解剖信息,近来,随着 MRI 检查清晰度的提高,各种脑发育不良性的疾病及其部位都能准确显示。应用 ^{18}F 放射性脱氧葡萄糖的 PET 检查对婴儿痉挛症者的皮质病灶和功能定位有一定价值,有时 MRI 检查结果阴性,而 PET 检查的结果与异常的脑电活动相符,也可作为定位的证据。

(3)功能定位的作用:多脑叶切除的手术目的是尽可能完全切除致痫区域,同时又要保留功能性解剖结构,以避免出现或加重神经功能障碍。因此,必须在术前及术中确定支配言语、运动和感觉的解剖范围。常用的方法有深部电极或硬膜下网格电极刺激致痫部位以及运动、感觉和言语区。术中的皮质电刺激或感觉诱发电位对精确定位功能区也有帮助。功能磁共振检查能无创伤地定位功能区,临床上已逐渐成为术前功能定位的常规检查方法。由于需要行多脑叶切除的患者其大多数病灶弥散,且容易引起正常解剖移位,所以功能区的确定是至关重要的。

3.手术原则和指征 多脑叶切除手术需要切除脑组织的范围主要取决于脑病变的性质和程度、致痫区的大小以及重要的功能区边界的限制,以确保脑切除后不会引起或加重神经功能障碍。手术前应仔细确定最佳切除范围,尽可能地使致痫病灶完全切除而又能保留神经功能。

术前应详细询问病史,癫痫的发作形式对推断致痫区域有一定参考意义。CT 和 MRI 检查能提供病变的范围和病理学线索。如果影像学可显示出病灶,该部位往往是病源区,当然有时也会略大于或小于病灶。侵袭性或非侵袭性电生理检查是确定致痫区域的重要方法,检查结果应与影像学检查结合起来综合考虑。若明显的局部病变与临床及电生理提示的致痫区域相符合,则可不必做创伤性监测。有时致痫区域无法以肉眼所见,或者影像学改变比较轻微时,创伤性检查就有指导性意义;临床医师还可根据病情做分阶段手术,先切除局部的、脑叶内的或多脑叶的致痫病灶。如癫痫控制不满意,再决定进一步扩大切除。

另外,病灶的病理类型对确定手术方式和预计手术效果也有指导意义。术前应判断病变是先天性(发育不良性)或获得性(如感染、外伤)、稳定的(如脑血管病)还是进展性的(如 Rasmussen 脑炎)。对于稳定型病变,如因产前大脑中动脉前支或后支阻塞,引起较大的脑穿通畸形而导致癫痫的患者,通过 2 叶或 3 叶脑叶切除可较好地控制癫痫;广泛的发育不良性病变也与多脑叶致痫性病灶有关,多脑叶切除也可满意地控制癫痫。进展性病变则比较复杂,如果已存在偏瘫并伴有指(趾)活动障碍,而脑电图提示病变弥漫,涉及整个半球,MRI 检查也显示结构性病变分布广泛,则应做半球切除。Rasmussen 脑炎在发病初期,致痫病灶并未完全稳定,该疾病会不断进展,最终将累及整个半球。因此,早期行多脑叶切除并不能获得永久的癫痫控制,而须做半球切除;同样,对于半侧巨脑畸形也应做半球切除,否则癫痫很难得到控制;而如果皮质发育不良未达到巨脑畸形的程度,且患者也没有出现偏瘫表现,应选择多脑叶切除;相当部分的斯特奇-韦伯综合征的患者并没有整个半球的累及,如果感觉运动皮质并未受损,应行单脑叶或多脑叶切除。不过,在癫痫频发的患儿出现单侧肢体无力可能是一种持续的托德麻痹的表现,不应视作偏瘫。对于婴儿痉挛症的患儿,临床的癫痫症状和高度节律失常的脑电图表现均提示该病是全面性的癫痫活动,手术治疗显然不合适。

尽管各种创伤、非创伤性监测以及先进的影像技术已广泛应用,但不少癫痫患者的发源病灶是否为多脑叶起源仍很难断定。对这些患者,最初的手术应仅限于一个脑叶,加强术后随访,以确定第 1 次手术切除是否足够。

4.手术技术 多脑叶切除常涉及额颞、额顶、顶枕颞或顶枕等脑叶,手术技术为皮质切除或单脑叶切除加脑叶间切断术。皮质切除术可用吸除的方法,去除与癫痫有关的灰质皮质;脑叶切除时应切除致痫病灶所在的脑白质和灰质及与癫痫有关的结构异常;脑叶间断离术或脑叶孤立术仅切断癫痫的传播,而不须切除脑叶。手术中应注意在脑叶切除的同时力求一并切除致痫病灶。术中体感诱发电位能清楚地划出感觉运动皮质的范围,皮质脑电图可进一步确定切除皮质的边界,并与术前所做的定位相参照,以确保致痫病灶的完全切除和功能区的保留。

(二)大脑半球切除术

所谓大脑半球切除术从解剖上讲应是大脑半球皮质切除术,但习惯沿用大脑半球切除术这一术语。

1.适应证 下列病例适宜行大脑半球切除术。

(1)婴儿偏瘫伴顽固性癫痫,行为障碍者。

(2)斯特奇-韦伯综合征。

(3)半侧巨脑症。

(4)Rasmussen 综合征。

选择病例时应注意：①药物治疗无效的癫痫患者；②癫痫发作起源灶位于一侧半球的数个脑叶；③局限于一侧半球的结构性病变（如一侧半球萎缩）；④对侧肢体瘫痪；⑤经颈动脉异戊巴比妥钠试验证实语言中枢位于对侧正常的大脑半球；⑥智能障碍程度轻，智商在60以上。

2.手术

（1）大脑半球切除术和改良式大脑半球切除术

1）麻醉方式及体位：全麻，取仰卧位或侧卧位。

2）手术步骤：作一大的额颞顶枕弧形切口及骨瓣，中线离矢状窦1～2cm。马蹄形切开硬脑膜，翻向矢状窦侧。肉眼可见蛛网膜增厚，脑萎缩，呈多囊性改变。此时可先行脑室穿刺放出脑脊液，使脑塌陷，以利于操作。沿大脑外侧裂向鞍旁探查，显露颈内动脉大脑中动脉及大脑前动脉，在豆纹动脉、穿通动脉以上结扎大脑中动脉，在前交通动脉以远结扎大脑前动脉。然后将Labbe静脉结扎，抬起颞叶后部，沿颅中窝底向小脑幕切迹探查，打开环池，在大脑后动脉分出后交通动脉的远端结扎大脑后动脉。继而在矢状窦边缘将桥静脉——电凝切断。沿大脑纵裂将胼胝体切开直达侧脑室，沿侧脑室外侧缘围绕基底节外侧白质切开，保留基底节。最后将海马及杏仁核切除，电灼或切除脉络丛。仔细止血，原位严密缝合硬脑膜，残腔充满生理盐水。复位骨瓣，缝合头皮。Adams改良将未原位缝合的硬脑膜翻向中线缝于大脑镰、小脑幕和颅前、中窝底的硬膜上，以缩小硬膜下腔，并用肌片堵塞同侧Monro孔，并固定于颅底硬膜上，隔开硬膜下腔与脑室系统的交通，防止血液流入脑室，减少并发症，称为改良式大脑半球切除术。

（2）功能性大脑半球切除术：此术式为Rasmussen所创，指功能上完全，但解剖上是一个次全半球切除术而言。将残留的额叶和枕叶与脑联合纤维（胼胝体）和上脑干分开。

1）麻醉方式及体位：全麻，仰卧头侧或侧卧位。

2）手术步骤：沿矢状线内缘作一较大"U"形皮肤切口，骨瓣要够大，使之易于在胼胝体嘴部平面显露额叶和在胼胝体压部平面显露顶叶。骨瓣下缘近于颞叶下面。马蹄形切开硬脑膜。行皮质脑电图（ECoG）检查，特别注意额叶及枕顶两部分的棘波灶，结合形态学改变，决定保留额前及枕顶叶多少。然后，首先在大脑外侧裂以上将额叶、中央区及顶盖区的皮质切开，最好用CUSA切除，深至岛叶为止，继而切开额叶及顶叶直到中线的软脑膜止。当脑室显著扩大时，通常皮质切开时已通入脑室，其切口缘常达大脑半球内表面至扣带回的顶部。保留扣带回，防止损伤胼胝体表面的大脑前动脉，将额叶后部、中央区、顶叶脑组织整块切除。然后将扣带回及胼胝体下回行软脑膜下切除，达到将胼胝体嘴部以前的额叶用吸引器吸除至大脑镰软脑膜层，在胼胝体压部以后，向下至大脑镰、小脑幕处切开顶叶白质。将残留的前额叶及后顶枕区与上脑干和胼胝体切开而失去连接。最后，将颞叶于顶叶皮质切开的平面切除，保留岛叶，吸除杏仁核，切除海马，保留其内侧软脑膜、蛛网膜层，预防损伤基底池中的神经和血管。切除脉络丛，严密缝合硬脑膜，将骨瓣复位，缝合头皮。

（3）经外侧裂（锁孔）经脑室功能性大脑半球切除术

1）该入路有几个特点：①小骨瓣开颅及经侧裂显露岛叶皮质；②切除前内侧颞叶（杏仁、钩回、海马）；③通过脑岛环状沟经皮质进入脑室系统，从颞角顶至额角顶；④在大脑前动脉的前端切开额底部；⑤沿大脑前动脉于内侧切开胼胝体直到压部；⑥在三角区沿小脑幕缘的轮廓切开后内侧脑组织至切除的颞叶内侧残腔为止。

2）手术步骤：患者侧卧位，头位略低，行小的额颞部开颅，切口正好在额叶盖部之上，如此正好，外侧裂暴露在开颅的最低部分。切口大小取决于胼胝体长度、岛阈至丘脑后结节（枕）的前后直径和脑室扩大的程度。骨窗大小为4cm×4cm～5cm×5cm。但应用锁孔原理开颅可以短些（从岛阈至丘脑后结节）。神经导航技术有助于开颅的合理设计安排。开放外侧裂，显露岛叶环状沟，利用以下的优点，颞叶盖部覆盖在中央沟的下肢上,仅0.5～1.0cm,而额叶盖部覆盖于环状沟的额肢上3cm,通过岛叶环状沟下部进入颞角,吸除或整块切除钩回、杏仁核外侧部和海马。保留大脑中动脉的主要分支,围绕着岛叶皮质打开脑室正好到额角,牵开岛盖部。此时,可从额角顶看到额叶底面和大脑中动脉从深处发出。用吸引器和双极电凝横断额角直到基底的蛛网膜层,正好达大脑前动脉,最终达半球间裂的蛛网膜,并暴露出大脑前动脉,继而沿着大脑前动脉,围绕胼胝体在内侧切开,但保留蛛网膜完整。这样从脑室内将胼胝体切开至压部。重要的是不要进入太深部,要看到压部,如此在后部,沿着前镰幕边缘横跨禽距,保留大脑后动脉,切除海马尾部达颞叶内侧切除侧脑室脉络裂为止。在切开线处可用止血纱布止血,应反复冲洗脑室,大脑中动脉分支可能已松动,可用吸引器或超声吸引器移除岛叶皮质。此手术方式最适宜于有脑室扩大的病例,脑室穿通畸形囊肿和有脑池、脑沟扩大的显著脑萎缩患者。

3.并发症 术后常见的并发症有切口感染、颅内出血、急性脑干移位;晚期有梗阻性脑积水和脑表浅含铁血黄素沉积症。含铁血黄素沉积症常在手术后4～20年出现。表现精神迟钝、嗜睡、震颤、共济失调及慢性颅内压增高征。X线及CT、MRI检查发现残留脑室扩大,半球切除的腔内液体含高蛋白及含铁血黄素。常因轻微的头部外伤,神经系统症状恶化而突然死亡。故目前经典的大脑半球切除术在有的医院(如蒙特利尔神经病研究所)已摒弃不用,而采用改良式大脑半球切除或功能性大脑半球切除术。

总之,多脑叶切除和大脑半球切除手术主要针对继发于单侧或半球弥漫性损害的顽固性癫痫,病因多样,可以稳定,也可以呈进展型,手术切除范围较广,目的在于清除所有导致癫痫的病变脑组织。手术方式决定于患者癫痫的性质、神经功能和神经心理状况以及脑电图和影像学结果。当患者仍保留正常运动视觉等功能时,医师应选择行多脑叶切除,清除致痫性区域,避免造成新的神经功能障碍;如患者的疾病发展已造成半球功能损害,则不应因功能问题而限制手术范围,可考虑切除病变半球,以取得最佳的癫痫控制。

五、胼胝体切开术

胼胝体切开术目前已得到世界各地学者公认,是治疗癫痫的一个有效手术方法。一般认为是一姑息手术。

(一)理论基础

切开胼胝体控制全面性癫痫发作的理论依据是胼胝体为癫痫放电从一侧半球扩散至另一半球的主要通路。1940年Erick-son首先叙述了这个扩散方式,并经大量实验工作所证实。经过Pandya对灵长类动物的研究,从解剖上证实胼胝体在两半球的连接上具有同位性和非同位性连接。然而,在不同部位投射纤维有些重叠。因此,切断胼胝体,阻止癫痫放电扩散,即可以控制癫痫发作。但癫痫放电扩散还有其他通路,如皮质下径路(丘脑、中脑),故手术后还得用抗癫痫药。

(二)适应证

胼胝体切开术原则上适用于无明显病灶的难治性发作类型癫痫,且癫痫大发作可能通过破坏癫痫的传播途径而缓解的难治性癫痫患者。对强直和强直阵挛大发作也适合做胼胝体切开术;而对有临床症状、电生理检查、神经影像学检查和神经心理检查显示脑内癫痫灶可以切除的患者,不应行胼胝体切开术。胼胝体切开术的手术适应证至今仍未能完全统一,但一致认为它是一种安全、有效的手术方法。目前认为选择胼胝体切开术患者首先要排除无须切除脑内致痫灶的病例,此外包括以下标准。

1.各种抗癫痫药治疗无法控制发作的难治性癫痫,内科治疗病程至少2～4年。

2.全身性癫痫发作,常为运动性或无张力性发作。

3.癫痫发作缓解后,患者的功能可能得到改善。

4.适用于行胼胝体切开术的综合征有：①先天性和婴儿偏瘫伴顽固性癫痫；②Rasmussen综合征；③Lennox-Gastaut综合征；④斯特奇-韦伯综合征；⑤单侧半巨脑症；⑥脑皮质发育不全。

以下情况不宜做胼胝体切开手术，如智力低下、年老、优势半球不清、无局部起始的全身性癫痫、双侧非依赖性脑电图异常患者。

（三）手术

胼胝体切开的具体方式繁多，最大的差异是胼胝体切开的范围。早期常切开整个胼胝体、海马联合、前联合，甚至一侧穹隆。现在，对胼胝体切开的部位以及切开的长度仍然不尽一致。目前有4种基本术式，包括全胼胝体切开术、胼胝体前部切开术、胼胝体后部切开术和选择性胼胝体切开术。手术切除的范围与术后效果有一定的联系。

1.胼胝体前部切开术　对于胼胝体前部切开的患者，一般取头正中位，对后部切开的患者头侧偏20°，以利于暴露。Spencer偏好将患者头部侧偏，使得需要牵拉侧的自然脑组织下垂，减少脑组织损伤。于右额冠状缝前2.5cm处作一与矢状窦垂直的直线切口，长10～11cm，约1/3横跨过中线。但对右大脑半球占优势的患者或有显著的左半球病变的患者，可于左额部作切口。作皮肤直切口和5cm大小的骨窗，一般已能满足手术要求，且方便易行。但具体的切口和骨瓣并不强求一致，用自动牵开器牵开头皮。在冠状缝前环状切开颅骨膜，用直径5cm的环钻钻开颅骨。骨孔后缘刚好在冠状缝处。环钻直径的2/3放在中线右旁，取出颅骨瓣。在切开头皮或环钻锯骨时应静脉快速滴注甘露醇1g/kg及地塞米松10～20mg。矢状窦出血用吸收性明胶海绵覆盖止血。弧状切开硬脑膜，硬脑膜基底部翻向矢状窦，暴露右额叶表面。若脑组织压力较高，可行过度换气，使PCO$_2$维持在25mmHg，亦可穿刺右脑室放出脑脊液。手持牵开器将右额叶向外牵拉，用吸收性明胶海绵和脑棉片保护好右额叶皮质，沿大脑镰进入大脑纵裂，仔细分离两侧扣带回之间的粘连，通常很易分开。但当患者曾有外伤或感染史时分离相当困难，此时须在显微镜下仔细操作。对于胼胝体后部或大脑镰比较深的患者分离则相对容易些。注意不要误认扣带回为胼胝体，胼胝体的外观比扣带回要白，具有朦胧的白光，借此可以与扣带回区分。胼胝体要暴露至前联合。胼周动脉沿胼胝体走行，注意避免损伤。

手术显微镜的放大和照明对手术非常重要。对供应胼胝体的小动脉可以电凝。胼胝体一般在两侧胼周动脉之间切开，如果方便也可以在动脉的一侧切开。胼胝体切开可以使用小的脑压板或细的吸引器，从后向前切割胼胝体纤维。胼胝体前部切开时，在胼胝体膝部的最后端或胼胝体体部的前部最为容易。切开的方向不太重要。在侧脑室外尽可能地切开膝部和胼胝体嘴。将胼胝体嘴部分离成像一张纸的厚薄，剩余一点纤维无关紧要。

膝部后的切开沿正中裂进行。若严格沿胼胝体中线切开，即可进入透明隔腔，可避免进入侧脑室。室管膜的发蓝，早期曾以此作为胼胝体切开下界的标记。但根据中线结构作标记则有更多的优点，包括对纤维切开是否彻底更明确；手术不容易侧偏；减少进入侧脑室的机会；手术时间更短。方法是使用钝性显微器械轻轻横扫胼胝体的表面，此时常能发现正中裂。一旦找到正中裂，也就找到了中线标志。胼胝体切开的范围以胼胝体的前3/4比较合理。为精确切开一定长度的胼胝体，人们想出了许多方法，包括测量所暴露胼胝体的长度，辨认标记性结构（如胼胝体后部逐渐变薄的后联合或穹隆），术中透视，以及最近的术中导航系统。当胼胝体切开结束，止血满意后，将一块敷有吸收性明胶海绵的金属片放在切开的胼胝体的后缘，这对防止以后手术由于胶质增生而难以判别上次手术的范围时非常有意义，所放金属不应影响核磁共振检查。严密缝合硬脑膜，骨瓣复位，缝合骨膜，头皮分2层缝合，头皮下放置皮片引流24h。

2.胼胝体后部切开术　患者半坐位或俯卧位。于鼻根至枕外隆突连线中点后5cm处作一10cm与矢状窦垂直的线状切口，横过中线。环钻开颅，切开硬脑膜，骨窗前缘的中央静脉不能损伤。将右顶叶从大脑纵裂向外牵开,显露出胼胝体及压部后的 Galen 静脉和小脑上的蛛网膜,切开胼胝体后部及压部和其下的海马联合纤维。缝合硬脑膜,复位骨片,缝合头皮。

上述手术一般分两期进行或选择性地实施。目前,各个学者的意见是,先采用前部胼胝体切开术,控制癫痫的效果差时,可隔几个月(一般为 2 个月至 6 个月)后,再行胼胝体后部分切开术。既可提高控制癫痫的疗效,又能减少失连接综合征发生。

(四)术后处理

1.术后 1~2d 肌内注射地西泮和苯巴比妥钠,防止手术后血中抗癫痫药浓度减少,引起癫痫大发作。次日可口服抗癫痫药,药量同术前。半年至 1 年后根据癫痫发作情况及脑电图变化,酌减药量。

2.给予激素(地塞米松),定时行腰椎穿刺,放出血性脑脊液,减轻对脑室的刺激。

3.给予抗生素预防感染。

4.密切观察脑水肿、脑梗死和颅内血肿的发生。

5.术后最好应进行 MRI 检查,以判断胼胝体切开的长度。

6.术后应定期进行脑电图检查及神经心理学试验。

7.若术后 1~2 个月内癫痫发作仍无好转,应考虑行全部胼胝体切开,二期手术通常在 2~6 个月后进行。

(五)并发症

手术损伤小,患者术后恢复快,很少并发症。人格行为障碍在术后不会加重,神经病学临床检查不能发现患者在认识、记忆、性格、思维等方面有何改变。术后仍应继续用抗癫痫药治疗。但可能出现下列并发症。

1.无菌性脑室炎及交通性脑积水　多为脑室穿破所致,应给予类固醇,多次腰穿放出脑脊液(血性)治疗。

2.颅内血肿　术后应观察病情,及时发现,必要时 CT 扫描检查,手术清除之。

3.感染　切口感染或细菌性脑膜炎。用抗生素预防及治疗。

4.严重脑水肿　多为广泛显露、损伤引起。

5.脑梗死　多为额叶或矢状窦旁区梗死。

6.失连接综合征　①急性失连接综合征:胼胝体切开后的患者均可发生暂时的失连接综合征,一期进行的全部胼胝体切开后症状更突然和持久。特征是非优势侧腿瘫痪、尿失禁、自发性语言减少(缄默)、眩晕、对周围环境反应下降(虽然神志清醒)等。此综合征可持续数天至数个月,可完全恢复。推测为大脑半球内侧面受到牵拉或是脑功能区失连接之故。②后部失连接综合征:胼胝体后部切开后可出现感觉性失连接综合征,主要是语言半球和非优势半球接受的触觉、视觉、听觉信息相对孤立而不能协同分析。特殊触觉及特殊视觉刺激常被患者否认。但由于这些感觉输入为双侧性,故无重要临床意义。

7.裂脑综合征　两侧半球的感觉联系及运动功能丧失连接,患者日常生活能力(如穿衣、吃饭、购物等)几乎完全丧失,随着时间推移而逐步好转。极少数患者遗为永久残废,但大多数不遗留或不出现此并发症。

8.神经系统后遗症　多在全部胼胝体切开后发生。有运动功能障碍(左手失用、腿无力、轻偏瘫加重),发病率为 15%(全部切开胼胝体)。语言障碍(表达性失语、书写不能、永久性缄默),发病率占 15%。认知功能障碍(记忆力、注意力下降),发病率占 8%。行为障碍(易怒、攻击、凶暴等),多在手术前已有行为紊乱和额叶有病变的患者中易发生。

（六）疗效

评定胼胝体切开术的疗效,要考虑手术目的是只能降低癫痫发作的频率和严重度,并不能完全终止癫痫发作。Engel 综合 563 例,癫痫发作消失仅占 7.6％,但改善者占 60.9％,无改善者占 31.4％。

六、顶-枕叶癫痫的外科治疗

顶-枕叶癫痫只占手术治疗癫痫患者的约 7％,随着高灵敏和高分辨率的神经影像学技术等的发展,同时加上脑电监测技术的改进,使越来越多致痫灶位于顶-枕叶的患者能够准确定位,并且行外科手术治疗。

（一）临床特点

迄今为止,大多数顶-枕叶癫痫患者脑内均有病灶,伴有肿瘤的顶叶癫痫发作多会以体感症状起始,而以肢体强直扭转、局部阵挛、头歪斜、自动症和消化道症状为临床表现的一般表示癫痫放电有传播。因此,要寻找没有病灶的癫痫放电起始部位就需要一定的努力。顶叶癫痫通常的特点是单纯部分性发作和继发性全身性发作。多数起源于顶叶的发作为单纯部分性发作,但复杂部分性发作可能引起单纯部分性发作,并扩散到顶叶以外的部位。起源于顶叶的发作具有以下特点:发作主要是具有很多特点的感觉症状。阳性现象包括麻刺感和触电感,这种感觉可局限于一个部位或可呈杰克逊发作方式发展。患者可能出现移动身体某一部分的想法或者感到自己身体的某一部分移动,肌张力可能丧失。最常受累的部位是具有最大皮质代表区的部位(如手、臂和面区),可能出现舌蠕动、舌发硬或发凉的感觉,面部感觉现象可出现于两侧,偶尔可发生腹部有下沉感、阻塞感或恶心,这在顶叶下部和外侧部受累时特别常见。在少数情况下可出现疼痛,呈浅表烧灼样的感觉障碍,或呈境界不清非常严重的疼痛感觉。顶叶视觉现象可构成多变的幻觉而出现,如变形扭曲,变短和变长均可出现,这在非主侧半球放电时更为常见。

在枕叶癫痫患者中,2/3 的患者不仅有临床表现,如视觉先兆、发作性失明,而且还会出现定侧体征,如对侧头扭转和视野缺损。但是,超过 1/3 的患者不只是一种发作类型,这说明放电已经传播到额叶或颞叶。颞叶外致痫灶的复杂性和病灶与功能区重叠使得有必要进行详细的术前评估。视觉异常发作是枕叶癫痫患者特征性表现,包括发作性视物模糊、黑以及幻视,而这些症状常提示枕叶有结构性改变。枕叶癫痫患者亦有其他发作特点,一是发作形式多种多样,Williamson 等报道 25 例中的 22 例出现颞叶癫痫的多动症,12 例出现额顶叶癫痫的张力性或阵挛性运动表现,这是由于枕叶的棘波可以通过侧裂上或下等途径进行传播,因此出现颞叶样或额顶叶样癫痫发作。二是不仅不同的患者出现不同的发作形式,而且同一患者也可出现不同的发作形式。Salanova 报道 42 例,其中 1/2 存在两种癫痫发作形式。三是在枕叶癫痫发作时,经常可以见到眼球和头部向一侧偏转,这点对病变的侧别判定有一定的帮助,Munaric 等观察到多数向病变对侧偏转。枕叶癫痫可出现不同程度的视野缺损,这点患者常常没有陈述,在查体时可以发现。Williamson 等报道 25 例中有 14 例存在视野异常,虽然与患肿瘤的患者比较,视野缺损发生率较低,但是一旦出现,对于定位有重要的意义。

（二）诊断性评估

1.头皮脑电图　在枕叶癫痫诊断中的作用目前观点不同,Palmini 等认为头皮脑电图对枕叶癫痫无定位价值,并且有误导作用。而 Williamson 等认为尽管单纯依靠头皮脑电图做出枕叶癫痫定位的不多,但是头皮脑电图资料能提供非常重要的信息,如一侧枕叶区域脑电波幅减低、不对称或出现尖波和棘波。另外由于枕叶区域异常脑电波极少在额颞叶癫痫中出现,因此一旦出现则高度提示枕叶癫痫的可能。由于枕叶痫波易向前(颞或顶)传播,因此在枕叶出现痫波的前提下,颞顶叶痫波应该考虑为枕叶痫波传播的结果。

2.神经影像学检查　在枕叶癫痫的诊断中以及手术方式的选择中起重要的作用。大多数枕叶癫痫患者的影像学检查有阳性结果,Williamson 报道的 25 例中有 18 例被 CT 或 MRI 证实枕叶有形态学异常。

3.颅内电极记录　最近一项重要的研究发现就是颅内电极的发展、与之相关的方法学进步以及对脑内结构的定位。颅内电极主要用来明确癫痫放电的起始区以及播散区,同时通过电刺激来明确重要功能区以及视觉和听觉传导区。颅外脑电图描记经常不能有效地定位癫痫起源,因为它信号差,且癫痫放电容易传导到导电的部位。上纵束(弓状束)在脑岛上前后走行,同时也有一些纤维传到颞叶。它在顶、枕、颞以及额叶皮质之间形成一个快速的交通环路。同样,下纵束在枕叶和颞叶的外侧和背侧之间浅形行走。额枕上束(胼胝体下束)位于半球的深部并被胼胝体、内囊、尾状核尾以及侧脑室包围,它分布于额叶和顶枕皮质之间。额枕下束位于豆状核和脑岛下的颞叶主干内,并与额和顶枕皮质的下部相连接。最后,含有新皮质交叉纤维的胼胝体提供了双侧同等大脑皮质以及相关功能皮质的快速连接。

颅内脑电描记的主要指征包括:①脑电和影像学检查不一致,需要进一步明确癫痫放电起始的;②脑电描记对放电起始的定侧模糊不清,或定位于一侧半球的;③放电明显有扩散,伴有或不伴有重要功能区的重叠。

与额叶相比,顶枕皮质面积大。有人经常认为可以通过以前的脑电图和其他辅助检查来使电极充分覆盖皮质。然而,对于无病灶的患者而言,临床表现通常只提示致痫灶在后部。硬膜下条状和栅状电极对致痫灶的定位是十分有用的,同时它对相关的重要皮质也有一定的定位作用,多个条状电极可以通过颅骨钻孔来进行放置,这样可以覆盖大脑的凸面、基底面和内侧面,或者通过开颅将栅状电极作为辅助进行放置。硬膜下描记使电极在皮质表面放置均匀,使所有表面尽量覆盖。硬膜下条状电极,连同顶枕区的基底面和内侧面,依天幕曲面来放置。很少有血管穿过此间隙来阻止电极通过。录像脑电图对大脑表面的采样用处不大,因为检查部位经常偏向内侧,同时可能随机地覆盖非致痫区。很明显,对于深部病灶周围的致痫组织的描记是非常有用的,当然电极准确放置是必要的。

无框架立体定向的方法不仅有助于术中电极的放置,而且为脑内投影的相关电极注册提供了一种方法。后者按照脑回的解剖和放电的传播方式为癫痫灶的情况提供了一个真实的显示,同时也提供了紧邻的致痫灶区域电刺激后的功能反应情况。术前癫痫灶和功能皮质的定义要求切除时患者应清醒,这对有些患者如精力旺盛的年轻人、精神异常或心理不健全的人来说是不适合的。对于儿童患者,年龄和放电后阈值以及体感功能间是有联系的。因此皮质刺激的参数应该考虑到提高阈值会出现不同的反应。

尽管电极埋藏后会使皮质功能发生异常,但脑电描记一般在电极埋藏后就应该开始。

不过,尽管术后对硬脑膜进行了彻底缝合,但多个电极通道和头皮处理不好的话会造成脑脊液漏,有时漏会持续到术后 4d。如果不使用抗生素的话,可能会出现感染的并发症,且感染与电极置入的数目(超过 100)直接相关,也与导线的数目、导线的出处以及电极放置的时间(超过 2 周)有关。

(三)手术治疗

顶-枕叶癫痫常需要长程埋藏电极记录来确诊,且患者要再次入手术室取出电极,然后行致痫皮质切除。大多数患者在影像学上有异常发现。除了肿瘤和血管畸形外,其他许多患者仍然需要长程颅内电极描记来确定致痫灶(如灰质发育不良、小脑回、卒中、外伤或感染后的病变)。

枕叶癫痫患者的手术方式的选择分两种情况考虑。一种是枕叶有形态学改变时,应在切除病变的基础上,再尽可能地切除周围的病灶,因为它是启动癫痫发作的关键。另一种情况是枕叶无形态学改变时,应该仔细分析临床表现和头皮脑电图结果,区分颞叶癫痫和枕叶癫痫,因为后者容易引起低阈值的边缘结构产生二级癫痫。手术者在以切除枕叶为主的同时,应该根据皮质脑电的结果沿侧裂上下适当向前扩展。

在局麻下暴露皮质能够进行术中语言和体感功能区定位,而在全麻下可以通过神经肌肉阻滞逆转和表面皮质刺激衰减来进行体感功能区定位。术中皮质描记一般将 16 导电极分别放置于暴露的皮质表面来逐个进行,在刺激前和整个刺激过程中都要有基线描记,这样可以识别诱导出的放电后轨迹,因为这些会干扰后面的电刺激。为了不使大脑皮质过度兴奋,刺激的间隔不能少于 5s,两次位置的间隔不少于 2cm。在清醒的患者中,中央后回的刺激阈值小于中央前回,且在脑回下 2cm 能够很容易辨别出舌头的体感反应。随后皮质电极描记出的致痫灶电活动可以通过将硬膜下条状电极额外放置于半球的内侧面和基底面来完成。

软膜内皮质切除可以通过确定最近的脑回边界来完成,如果不存在脑回边界的话,可以通过确定致痫灶的范围来进行。用双极电凝来确定切除线,此线在脑回的中间且与其轴平行。将脑组织切开并慢慢吸除,在软膜下向外进行操作直至脑回的边缘,再向下到基底面,这样形成了切除残腔的底面。切除的体积包括几个脑回,切除线也可能跨几个脑沟。研究发现切除中央后回下 2.5cm 并不会出现舌和嘴唇的感觉异常,如果没有手指自主活动、腿瘫痪或体感缺失的话,整个中央区皮质都可以去除。但从中央区和中央后回出来到上矢状窦的升静脉应该保留,同样,优势半球顶下小叶的静脉回流也应保持完整。当原先枕叶已经有外伤或病变导致偏盲时,可以行枕叶切除。在非优势半球,切除的范围可以包括邻近的顶叶和颞后区,且不会出现功能缺失。在优势半球,应该尽量保留颞顶盖区,以减少语言缺失的可能性。如果脑白质不保留的话,切除顶盖区会出现对侧下象限偏盲。在优势半球的顶叶内,只有顶内下沟附近的顶上小叶才能切除,如果致痫灶广泛分布于非优势半球的顶叶,可以将其全部切除,当然这可能会给患者遗留一些空间分析、运动和视觉注意方面的障碍。

对于位于顶叶的致痫灶,若不能切除的话,可以行多处软膜下横纤维切断术(MST)或皮质热灼术。

(四)疗效评估

影像学上发现顶叶有病变的致痫灶切除后手术效果较好,最近有研究对 11 例患者行了颅外皮质电极描记,其中 5 例在顶叶或双顶有病灶,6 例没有病灶,检查发现 3 例患者致痫灶局限在顶叶。7 例行了顶叶皮质切除,4 例加行软膜下横切术,64%的患者术后疗效为 Engle Ⅰ级,27%的为 Engle Ⅱ级。神经功能缺失包括体感运动异常,伴有麻木、轻度失语、从下象限盲到同侧完全偏盲、左右失定向、对侧注意不能或术前功能缺失加重,如阅读不能或失算。

枕叶癫痫的手术效果也是比较满意的,与顶叶癫痫的疗效基本相当。

七、多处软脑膜下横切术

尽管癫痫手术方法多样,但仍然有一大部分癫痫患者让神经外科医师感到棘手,特别是癫痫灶位于大脑重要功能区或病灶向重要功能区扩展的患者,因为这类患者若行病灶切除将导致严重的神经功能障碍。多处软膜下横切术就是用于一般手术方法不能治疗的患者,包括癫痫灶位于语言、运动或感觉区域的患者。多处软膜下横切术已在许多癫痫外科中心应用,其疗效可靠。

(一)手术病例的选择

对癫痫灶位于脑主要功能区的药物难治性局限性癫痫患者可考虑用多处软脑膜下横切术治疗,如癫痫灶位于中央前回、中央后回以及 Broca 和 Wernicke 语言中枢的患者。多处软脑膜下横切术除可以治疗功能区癫痫外,还可应用于其他多部位的癫痫,但多处软脑膜下横切术仍最适合用于以下类型癫痫。

1.部分性发作持续状态   在致痫灶位于运动区的患者中,从治疗角度看部分性发作持续状态是最棘手的。一般认为部分性发作持续状态可分为两类:Bancaud Ⅰ型,即致痫灶位于运动区内;Bancaud Ⅱ型,即致痫灶广泛,有时累及基底节。对于Ⅰ型患者,皮质软脑膜下横切可以明显缓解或消除症状。Ⅱ型患者多为进行性神经疾病,软脑膜下横切虽不造成偏瘫,但手术只暂时缓解症状。其他形式的癫痫样放电位于中央前回的运动性癫痫,无论是单纯性阵挛还是杰克逊发作,一般横切术后效果良好。肌阵挛癫痫的癫痫放电可源于皮质下或起源弥散的异位灰质,因此手术是无效的。

2.部分感觉(体感或视觉)性癫痫 单纯的感觉性癫痫,表现为发作性幻觉,脑电图严格定位于顶叶。一般致痫灶都在皮质,适合软脑膜下横切手术。多处软脑膜下横切术能在消除致痫灶的同时,保留感觉皮质的感觉功能。

3.后天痫性失语症 后天痫性失语症(Landau-Kleffner 综合征)是一种相对少见的儿童疾病。开始时患儿健康,能正常学习讲话。但在癫痫起病后,患儿可突然或渐渐失去讲话功能。患儿有严重的异常脑电图,表现为双侧或弥漫的癫痫样放电,在睡眠时加重。电生理检查显示至少部分患者的癫痫样放电起源于一侧外侧裂深部,并延及侧裂旁三角语言区。起初患儿表现为感觉性失语,最后失去讲话能力。虽然有些患儿在早期能够自行恢复讲话功能,但如果语言功能丧失 1 年以上,自行恢复的机会很小。对在癫痫样放电位于一侧,且病灶局限者的患儿,可行软脑膜下横切术。

4.额叶皮质萎缩和灰质异位 额叶皮质萎缩是癫痫源之一,软脑膜下横切手术有一定的疗效。这些患者一般定位明确,皮质虽有变形,但术中均能辨认。位于半卵圆区灰质异位,常造成皮质结构紊乱,因皮质厚薄不均,无法做软脑膜下横切术。但将异位灰质切除与周围致痫灶软脑膜下横切相结合可取得满意疗效。

5.慢性局灶性脑炎(Rasmussen 综合征) 对慢性局灶性脑炎外科治疗,除大脑半球切除术外,所有的手术治疗都是减轻患者的临床症状,不能改变疾病的自然病程。当有部分性发作持续状态时,处理最为棘手。在中央前回作软脑膜下横切常可以消除部分性发作持续状态而不造成瘫痪。在还未瘫痪的患者中,软脑膜下横切可以使患者消除癫痫发作,从而可推迟数年作半球切除。在有慢性脑炎的患者常常能够耐受大范围的软脑膜下横切。

6.横切术结合病灶切除 优势半球的颞叶癫痫灶侵犯语言区的病例并不少见,但这些病灶的侵犯往往会影响手术效果。Winkun 认为颞叶切除术失败的病例都与原发病灶切除不彻底有关。在半球手术时,因担心伤及语言区而未能彻底切除病灶。在这种情况下,如果发现语言区有阵发性癫痫样放电,可以在颞叶前部切除术的基础上加行语言区软脑膜下横切术。同样,额叶切除常受到中央前回的限制,在软脑膜下横切的辅助下,可以处理额叶所有有癫痫样放电的组织,而不必担心肢体瘫痪。额叶病变累及 Broca 区亦可采用类似方法处理。

7.非功能区的软脑膜下横切术 有时癫痫灶累及范围较广,大范围切除癫痫病灶增加手术风险,临床上常采用病灶切除结合软脑膜下横切。近年来非功能区软脑膜下横切逐渐增多,如在非优势半球作颞叶切除时,切除范围过于偏后可能造成同向偏盲。此时联合软脑膜下横切既避免了额外风险又达到同样的手术目的。

(二)术前检查与准备

确定致痫灶的部位和范围是癫痫外科手术的关键,直接影响到手术的效果。因此,接受外科治疗的癫痫患者必须明确诊断,术前检查要寻找原始致痫灶的部位与范围。

1.病史询问 详细询问病史对癫痫发作类型及部位有重要帮助,要注意癫痫发作先兆及原始发作顺序与过程。原始发作和某些先兆往往可直接提示致痫灶的部位,如一侧肢体的感觉先兆如蚁走感、肢体麻木痛,多提示致痫灶位于对侧大脑半球感觉皮质区;有幻嗅、恐惧先兆多提示致痫灶位于颞叶内侧结构;发作性失语和失读一过性障碍,则提示致痫灶在左侧优势半球的颞上回后区等。还应仔细观察癫痫发作时的表现和类型,对致痫灶的定位均有帮助。

　　2.脑电图检查　　目前脑电图仍是诊断癫痫的主要手段,脑电图的异常放电可提供定位可靠的依据,故手术患者术前应反复多次(3～5次)进行脑电图检查,包括入院前、住院时、停药后(停药3d)和睡眠期,还要根据临床表现的体征,在做脑电图时加用特殊电极或进行各种诱发试验,反复核查确实的原发致痫灶,排除其镜面灶或由远处棘波灶传播来的电活动——继发性放电。必要时可进行24h动态脑电图描记,这样可诱发出原始致痫灶的放电活动。通过多次脑电图检查对照,分析出原发致痫灶的部位及可靠范围;同时还须配合脑电地形图检查寻找确实的原始致痫灶部位。

　　3.24h动态脑电图监测　　临床上常规的脑电图描记常受条件的限制,描记时间又短,且多数患者是在发作间歇期检查,很少能遇到描记时正值发作期者。许多患者有典型的癫痫发作史,但常规脑电图往往检查不出异常波形,很难做出定位性诊断。近年来,随着科学技术的发展,磁带式长时间记录的脑电监测系统已应用于临床,这种方法是用携带式的长程盒式记录仪,记录储存患者24h的脑电图。近年来,因电子计算机的迅速发展,使遥控录像脑电图监测系统已应用于临床。这种技术把患者脑电图与临床发作时表现的局部、全身发作过程同步记录下来,并可随时反复录放研究,明显提高了癫痫类型、定位诊断的准确率,临床医师可反复在电视上观察患者的临床发作表现与脑电图变化全程,这对明确致痫灶,癫痫发病机制研究提供了有力的工具。

　　4.SPECT检查　　SPECT是致痫灶定位的有效方法。它将放射性核素显像与CT的三维图像相结合,绘出不同截面的核素分布图,不仅能反映出致痫灶的形态,且可反映出脑血流与代谢变化。目前应用的是^{99m}Tc-HMPAO,经静脉注入观察rCBF的变化,一般在癫痫发作间歇期,致痫灶局部呈现血流灌注降低,而在癫痫发作期致痫灶血流灌注明显增加,将间歇期检查与发作期检查作减影处理后,可显出较明确的原始致痫灶部位与范围,可为临床提供更有价值的参考。

　　PET用于检查脑葡萄糖代谢,对致痫灶定位颇有益处。癫痫灶在PET-FDG图像的典型表现为发作间歇期为低代谢区,发作期癫痫灶和它的传播区为葡萄糖的高代谢区,低代谢区的范围要大于病理异常区,在临床上PET-FDG显示的低代谢区与发作间歇期、发作期的头皮和深部脑电图异常一致,PET可为临床提供癫痫灶定位的依据。随着技术的不断发展,PET与CT、MRI图像融合,将功能、解剖的信息相结合,从而为外科切除癫痫灶提供准确定位。

　　5.神经影像学检查　　大部分难治性癫痫患者,其致痫灶多有病理学改变的基础,故通过CT、MRI扫描可发现一些原发病的改变,如大脑半球或局部的萎缩、脑穿通畸形、脑囊肿、脑室憩室、颞叶发育不全、脑及脑膜瘢痕形成、脑内微小肿瘤病变、灰质异位、小m管病变、脑局部软化灶等。一般致痫灶多位于病变灶的周围,结合脑电图有助于原始致痫灶的定位,给手术提供有益的指导。

　　6.神经心理学检查　　用各种心理、精神测试量表测试,了解癫痫患者的智力、记忆力、定向力、语言功能、计算、判断力和各种操作技能等。这可发现高级神经中枢缺陷或损害程度,又可给致痫灶的定位提供一定的信息,对术后预后的判断也有参考价值。

(三)手术

　　1.麻醉与体位　　由于多处软脑膜下横切术手术范围广,故一般都采用气管内插管全麻;头部用Mayfield头架固定。这样既可对致痫灶范围局限,患者又能密切配合。也可采用静脉辅助麻醉下与局麻相结合的方法。手术过程中,患者处于清醒状态,有利于致痫灶定位,棘波诱发,手术操作部位精确。体位一般多取侧卧位,如致痫灶偏前也可取仰卧位,头略偏向一侧,头抬高10°。

　　2.手术步骤　　原发致痫灶根据CT、MRI检查所显示的病变区为中心,作比致痫灶略大的马蹄形头皮切口,颅骨瓣开颅。以暴露颞叶或侧裂周围的皮质,对一侧大脑半球有广泛性棘波灶者也可取跨脑叶的大型皮骨瓣开颅。常规头皮骨瓣开颅后,把硬脑膜翻向矢状窦侧,要严格保护皮质致硬脑膜的穿支及皮质进入上矢状窦的表浅静脉,切勿损伤。检查大脑表面情况,对局部蛛网膜增厚、粘连或已形成囊肿者可先行松解术,把切除的部分组织送病理学检查。对显露的脑皮质需用等渗盐水棉片保护。

3.脑皮质电极探测　先选骨瓣的一侧缘安装皮质电极支架,将脑皮质电极探针导线连接脑电图。剪好消毒过的数字标号,待各种准备就绪插入电极针进行皮质探查,一般从病变中心开始5～6mm,进行地毯式普查一遍。把查出棘波灶部位标以黑色符号,未查出异常波区标以红色符号。普查完毕,对红色符号区以过度换气或用必要的电刺激诱发的方法再探查1次,照相。描记电极的位置和相关的血管,以便与照片相对照。如术前多种检查和皮质脑电图确定在脑功能区或非功能区均有癫痫灶时,首先切除非功能区癫痫灶,而位于脑功能区的癫痫灶可行 MST。若癫痫灶位于侧裂内,可仔细分离开侧裂后再行 MST。

4.多处软脑膜下横纤维切割的方法　横切时必须沿着解剖边界进行,仔细检查脑回和血管的解剖。手术需要特制的钩刀,钩刀头厚度为 0.3mm,与钩刀柄呈 105°,长度为 4mm。刀柄的两侧扁平,与刀头相一致。钩刀必须有一定弹性,以便刀头沿软脑膜拉动,可以稍微挑起软脑膜而又不会撕破软脑膜。根据术中脑电图所显示皮质癫痫放电部位而定横切的皮质范围。一旦癫痫样放电的脑回标记后,在脑回尽可能从低位置开始,用 20 号针在软脑膜上扎一个孔。由于大血管的阻挡,往往进针位置难以足够低。钩刀从针眼插入,在脑回下向前弧形切割。钩刀必须保持垂直,以免在皮质内部斜行切割。刀尖稍翘起,以便看到刀尖,但不要刺破软脑膜。然后将钩刀沿原来的平面轻柔地往回拉动,直至脑回被完全横切。注意刀尖不要勾住血管,钩刀推至对侧脑沟时尤其要注意。下一个横切线与前一横切线平行,间隔为 5mm。横切要包括所有异常放电区,有时会涉及数个脑回。切割造成的毛细血管出血会在横切处留下一道红线,为下一横切部位的定位提供参照。出血一般不会造成损害。1995 年,Allen 等改进了横切方法,将刀尖向下来回拉动,以免损伤软脑膜及脑沟内的血管,减少出血的机会。

手术注意要点是:①横切道与脑回保持垂直位,间距 5mm,深度不超过 4mm;②保护皮质血管,软脑膜上的任何小血管均须避免损伤;③预防软脑膜-脑瘢痕形成,为防止成纤维细胞对脑组织的入侵,软脑膜表面上的任何破口都要减少到最低限度。

(四)术后处理

1.术后患者麻醉清醒情况　术后患者应即刻清醒,应能正确地回答提问,能配合检查,不应有手术对侧肢体功能的任何障碍,原有痉挛性瘫的肢体多有肌张力降低。有些患者术后有嗜睡、烦躁不安、头痛,偶见呕吐,多在 1 周内消失。术后可有一定程度的体温升高,一般在 38.5℃左右,1 周左右可恢复正常。在手术野安放引流管,须待引流液清亮、液量减少后方可拔除,一般不超过 48h。对未作引流者术后次日起应行腰椎穿刺,放出血性脑脊液,可视情况适当地向椎管内蛛网膜下腔注入过滤空气 10～15ml,以清除蛛网膜下腔的积血,防止纤维素性粘连,且可使颅内压保持在正常水平。

2.一般药物治疗　术后应常规复查头部 CT 扫描,了解术后脑水肿情况。视情况可用适量脱水药,头痛者给以镇痛或退热镇痛药;少数患者可使用少量地塞米松或甲泼尼松龙。

3.抗癫痫药物(AED)治疗　由于手术的患者术前都长期服用大量抗癫痫药物,药物在血中维持有一定浓度,术后早期还应继续服用抗癫痫药物。药物种类与剂量应视手术、脑电图情况而定。提倡服用单一抗癫痫药物为好,如苯妥英钠可增强正常脑细胞钠-钾-ATP 酶的活性,促进钾离子内流,抑制钠离子和钙离子的内流,增加正常神经细胞的膜静息电位负值,就可抑制癫痫电活动的去极化及高频神经元放电和在脑中的扩散,促使术后致痫灶细胞的兴奋性及兴奋性突触后电位,特别对功能区癫痫治疗有效。对术后癫痫缓解的患者,可考虑服术前用量的 1/4～1/2。但对个别患者须继续服用术前量,常视个体情况而定。总的要求是术后逐渐减量,一般维持用药半年、1 年或 2 年,若无临床发作即可逐渐停药。手术后应定期复查脑电图,以调节用药量,但决不能认为手术完毕就可停用一切抗癫痫药物,以免加重患者癫痫发作。

（五）疗效与预后判断

多处软脑膜下横切的原则是降低皮质产生阵发性同步放电能力,同时不严重影响脑组织的生理功能。因此,评价软脑膜下横切的成败必须考虑癫痫控制和功能保留两个方面。

1.手术后神经功能

（1）中央前回:有报道软脑膜下横切手术 51 例,大多位于面和手的运动功能区,少数涉及足运动区。有 7 例足运动区患者术后 CT 和 MRI 检查显示皮质下静脉性出血,术后患者仅表现轻度足下垂,未出现面瘫或肢体瘫痪。有 2 例脑炎患者因癫痫再度发作而接受 2 次手术,手术作了广泛的软脑膜下横切。

（2）中央后回:报道躯体感觉区手术患者 56 例,术后患者未出现感觉障碍。29 例患者手指快速技巧性动作受到影响,但无相应主诉。

（3）语言区:报道 Broca 区作软脑膜下横切 23 例,所有患者术后言语、书写均正常。3 例术后较对照组言语流利程度减低。2 例有癫痫性失语,术后除 2 例外均恢复讲话能力。在颞横回、角回和缘上回手术 45 例中,1 例患者术后发生皮质下出血,患者术前有失语,术后失语加重。14 例 Landau-Kleffner 综合征的患者术前不能讲话,2 例术后仍然不能讲话,1 例有短暂改善,但随之恶化。这 3 例患者术后语言功能无改善。

2.手术疗效　尽管所报道的手术效果比较理想,但大多患者在软脑膜下横切术的同时还做了病灶切除术。为客观评价横切术的疗效,有学者将 99 例患者分为两组,第 1 组作单纯软脑膜下横切术 32 例,其中癫痫缓解 18 例（56.3%）,偶发癫痫（每年发作少于 2 次）4 例（12.5%）,癫痫发作频率减少 90%5 例（15.6%）,无改善 5 例（15.6%）。术后总有效率为 84.4%。第 2 组作软脑膜下横切和病灶切除联合治疗 67 例,其中癫痫缓解 33 例（49.3%）,偶发癫痫 7 例（10.4%）,癫痫发作频率减少 90%以上 16 例（23.9%）,无改善 11 例（16.4%）,术后总有效率为 83.6%。经观察两组手术疗效相仿,说明软脑膜下横切术与横切术和病灶切除术联合治疗同样有效。多处软脑膜下横切手术后发生永久性并发症者为 5%。

（石敬增）

第二节　癫痫的定向治疗

一、癫痫的立体定向治疗

（一）概述

癫痫的立体定向手术是一种微侵袭手术技术,它的临床应用扩大了癫痫外科治疗的范围,使一部分难以采用经典手术治疗的患者获得了外科治疗的可能性,并成为治疗癫痫的重要方法之一。

尽管脑立体定向术是经典的微侵袭手术,能够比较安全、可靠和准确地对靶点致痫灶进行毁损破坏,但与一些经典的癫痫手术相比,仍然是一种新兴的手术方式,有较多问题仍未解决。应用于不同脑靶点致痫灶破坏治疗癫痫的病例尚少,随访时间短。加之破坏的靶点结构和采用的手法不同、人脑解剖差异、立体定向仪的误差、疗效评价标准的不统一等因素,对该手术临床治疗效果的最终评估造成困难。因此,在肯定脑立体定向手术在癫痫外科治疗价值的同时,仍需要不断地研究和进一步地探索。

（二）脑立体定向术治疗癫痫的机制

脑立体定向术治疗癫痫的机制是确定脑内皮质下致痫灶的部位,然后用立体定向手术破坏,以控制癫痫的发作;破坏皮质下有关传导癫痫的途径,以阻止癫痫放电向远处传播。Stephanova 根据脑深部电活动的连续记录资料提出癫痫系统的概念,认为癫痫放电的途径是沿锥体系统和锥体外系统,并环绕丘脑、纹状体、苍白球、边缘系统、额叶基底及皮质等传导。在整个癫痫传导系统中的放电优势灶即为重要的"扳机点"。该扳机点则为脑立体定向手术破坏的靶结构。基于这种观点,阻断癫痫放电扩散途径的脑立体定向手术,几乎对任何类型的癫痫患者都是有益的。如属于边缘系统结构的杏仁核和海马常常既是致痫灶,又是癫痫放电扩散的中继站,毁损杏仁核和(或)海马等靶点,不仅使致痫灶的强化结构兴奋性降低,而且破坏了癫痫兴奋冲动的传导途径,提高癫痫的发放阈值,同时调整了边缘系统功能失调。

(三)适应证

根据脑立体定向术治疗癫痫的机制,该手术几乎对任何类型的癫痫均是有益的。与传统的经典手术相比,其手术具有适应证更加广泛的特点。一般认为存在下列情况者适宜行脑立体定向手术。

1.多发性致痫灶或者 EEG 示两侧半球呈广泛而无局限性癫痫活动者。

2.致痫灶局限于一侧半球而无局灶性脑器质性损害者。

3.致痫灶位于重要功能区而不宜行切除手术者。

4.以精神障碍为主,伴有智能障碍而禁止行经典切除手术者。

5.癫痫原因不明无法查出致痫灶者或传统外科手术不易达到病变部位的病变所致顽固性癫痫者。

(四)立体定向术的方法及步骤

目前,国际通用的立体定向仪,都可在 CT、MRI 引导下施行手术,机械加工和靶点定位精度很高。主要定向仪有:①Leksell 定向仪;②CRW 定向仪;③Riechert-Mundinger 定向仪;④Todd-Wells 立体定向仪;⑤Talairach 定向仪;⑥Patil 定向仪等。本节以使用德国 Fischer ZD 立体定向仪为例,介绍立体定向仪的操作程序、毁损靶点方法和注意事项。

1.术前准备　同一般开颅术。手术前肌内注射苯巴比妥或地西泮,防止术中癫痫发作。手术一般在局麻下进行,应对患者说明手术程序,消除恐惧紧张情绪,以配合手术顺利进行。对伴明显精神障碍(如冲动、攻击行为的不合作)患者须辅以基础麻醉或气管插管全身麻醉。术前常规对所需设备(如定向仪、射频仪、深部电极、电极针及脑电图机)进行校正和调试。必要时应进行蛋清凝固试验,特别应检查电极针是否弯曲及绝缘层有否脱落。定向仪及附件可采用高压或甲醛加高锰酸钾汽熏消毒,但电极针、导管及导线等须严格按照甲醛与高锰酸钾的规定比例,进行足够时间的汽熏消毒。术前患者至少应进行 3 次以上的头皮、蝶骨电极或睡眠 EEG 检查。必要时进行脑血管造影和 CT 检查,充分排除颅内血肿或其他占位性病变。

2.ZD 立体定向仪的应用

(1)体表标记与安装头环:患者取坐位用甲紫或亚甲蓝标记两前额及枕部固定部位,然后消毒、局麻。助手置头环,保持头环 0 点于正中位,术者用两手固定螺钉于两前额及两枕部颅骨上,分别拧紧螺钉固定,保证头环不能松动移位。安装好的头环应与眶耳道线相平行。

(2)CT 扫描定位:目前,CT 扫描定位是最常应用的方法。将患者送入 CT 室,自然躺在 CT 床上后,先将患者头环紧紧固定在 CT 适配器上,再将 4 块定位板插入并固定在头环上,但记住标有"Right"的定位板(上有一附加槽沟,在屏幕上易看出来)必须垂直固定在患者头部的右侧,后进行 CT 扫描。每一块定位板上的三条线均会显示在 CT 扫描上,全部基准点的坐标就会贮存在 CT 程序内或 CT 片被放置于数字转换器上。将患者送回手术间,置于手术床上。术者将 CT 片(1∶1 大小)置于特制观片灯上,接上电脑,用"十"字形细线游标依次(1~12 点及靶点处)点准 CT 片上的坐标点截面,可直接转送到电脑上,该程序可校正任何偏差和计算出精确的靶点坐标(A、B、C 值),转换成数字显示出来,并记录于记录单上。

（3）安装定向仪和确定靶点坐标：由 Fischer 软件程序给予 ZD 定位仪在头环上瞄准弓的部位,由安装瞄准弓的角度不同而轴位亦不同,如将瞄准弓安装在 0°位（头上部或前部）,其 A＝Y 轴,B＝X 轴,C＝Z 轴。若在 90°安装（患者头右侧）,其 A＝X 轴,B＝Y 轴,C＝Z 轴。若安装于 180°方位（头下部或后部）,其 A＝Y 轴,B＝X 轴,C＝Z 轴。若以 270°安装（在头左侧）,其 A＝X 轴,B＝Y 轴,C＝Z 轴,瞄准弓可向头环以下移动。因此,ZD 定向仪可以从任何一个方向到达脑内任一靶点部位。按软件程序给予的 A、B、C 数值,调整定位仪上的三维坐标方向,并由另一医师校准核对无误或者用校正仪进行核准。

（4）穿刺靶点:①选择进入点,切开头皮,颅骨钻孔,"十"字形电灼硬膜并切开,电灼皮质封闭蛛网膜下腔。②将瞄准弓及导向装置对准钻孔处皮质,并锁紧固定。③经导向装置将微电极或电极针经钻孔处皮质导入靶区,记录出靶区脑生物电变化或对靶区进行定向毁损。毁损前,先用频率 25～100Hz,电压 0.2～0.4V,45℃,60s 进行预处理,制作可逆性毁损灶,若患者无异常反应,再用 75～80℃、60～90s 进行毁损,形成 8～10mm 永久性毁损区,移出电极针。④术毕,首先缝合伤口,拆除定向仪,最后拆除头环,包扎伤口。

（五）靶点选择与疗效评价

脑立体定向手术治疗癫痫的靶点较多,如内囊、杏仁核、海马、前连合、胼胝体、丘脑、穹隆、壳核、扣带回、苍白球和下丘脑等,其中杏仁核、海马、Forel-H 区、胼胝体等是临床上较常用的靶点。

1.杏仁核毁损术　杏仁核在边缘系统中具有重要作用,与情绪、行为有关,位于侧脑室颞角的前方及前内侧、钩回的外侧。一般认为伴有精神运动发作的颞叶癫痫可优先选择杏仁核毁损术。

有报道称,多数患者行一侧或双侧杏仁核毁损术后除了癫痫发作消失或减少外,首先在情绪、情感等精神障碍方面明显缓解。双侧杏仁核毁损术并不产生显著的神经心理缺陷,一侧杏仁核毁损术危险性小,双侧颞叶致痫灶者选用双侧杏仁核毁损术是适宜的。立体定向术比颞叶切除术的并发症明显减少。因此,对癫痫发作伴有冲动、攻击等行为障碍者应首选杏仁核毁损或与其他靶点联合手术。

2.海马毁损术　海马又称阿蒙角,是一条长约 4cm 的弓状隆起的古皮质,位于侧脑室颞角底部,并向脑室内突入。自前向后纵向分为海马头部、体部和尾部,海马体为水平部。毁损海马有两种手术方法,一种为经额部或颞部入路毁损海马,另一种为顶后入路纵向多处毁损海马。纵向多处毁损海马选择的解剖坐标值为 $X＝18.00～26.00mm（22.00mm）$,$Y＝-21.12～-19.37mm（-20.00mm）$,$Z＝-3.70～-2.80mm（-3.30mm）$和 $X＝18.00～24.00mm（21.00mm）$,$Y＝-1.95～-0.61mm$,$Z＝-18.12～-17.76mm$。海马是全脑中最易产生癫痫的部位,是脑立体定向术治疗颞叶癫痫常用的靶点。毁损或切除海马,阻断了嗅皮质至海马和齿状核的重要传入途径,可提高癫痫发放阈值。究竟毁损杏仁核或者海马,抑或同时毁损二者最为有效,是目前尚未完全解决的问题。

3.Forel-H 区毁损术　Forel-H（红核前区）是指脑底的被盖区,位于红核前端,由髓质组成。其背侧为 Forel-H$_1$,即丘脑束;其腹侧为 Forel-H$_2$,即豆核束。苍白球-丘脑通路及齿状核-丘脑通路的纤维均通过 Forel-H。同时,Forel-H 与下丘脑、中脑及网状结构的激活系统有广泛的联系,是癫痫放电扩散的必经之路。Forel-H 区是一厚度为 2～4mm 的区域,并弧形位于红核上极外侧面,其邻近结构比较重要而且集中。因此,手术中要求定位准确,毁损灶要小,避免发生严重并发症。解剖观测结果是,Forel-H 最佳坐标值为 $X＝8.00mm$,$Y＝-4.00mm$,$Z＝-4.00mm$。

由于 Forel-H 区解剖范围狭小,且邻近重要结构,术中应特别注意准确定位及电生理技术验证的应用。毁损灶应控制在直径 5mm 以下,射频控温不应超过 65℃。该手术可出现眼球震颤、单瘫或偏瘫、平衡障碍及语言障碍等,大多在 1～7d 内恢复,亦有报道长期不愈者。该手术不宜两侧同期进行,已有因此造成患者术后昏迷、瘫痪严重后果的报道。手术可选择在病灶侧进行,双侧多病灶患者可间隔 1 年以上施行对侧手术,或者与其他靶点联合手术。

4.穹隆毁损术 穹隆毁损术能够阻隔颞叶,阻断来自海马区的癫痫冲动扩散。一般认为该术式尤其适用于精神运动性发作的颞叶癫痫。根据文献报道,该手术的远期疗效是无疑的,大约 1/3 患者术后癫痫发作几乎消失,大多数癫痫发作减少、自主神经(自主神经)失调和精神障碍缓解,而且该手术损伤少,一般无严重并发症,但是,该手术尚未广泛推广。手术一般在局麻下进行,借助电刺激验证电极针位置的准确性是非常必要的。为了避免癫痫发作,刺激应当采用弱电流,电刺激引起意识改变、幻觉及自主神经反应(皮肤苍白、心动过速、瞳孔散大等)时,表明电极针导入部位准确。近年来,一些学者报道穹隆和前连合联合毁损术治疗颞叶癫痫取得了良好效果。

5.内囊毁损术 此手术目的在于阻断额叶至脑干等结构的联系和癫痫冲动的发放,适用于治疗全身性癫痫发作。由于内囊是运动和感觉纤维集中之处,毁损术往往导致不同程度的运动和感觉障碍,有时遗留永久性偏瘫。因此,此术式未能获得广泛推广。

6.多靶点联合毁损术 正如很多神经外科积累的大量经验所证实的那样,采用脑立体定向手术治疗癫痫是一种有效的方法。其中颞叶癫痫术后大约 25% 的患者发作完全停止,25% 的患者发作明显减少,30% 的患者术后进步。在所有学者的报道中均发现术后患者精神状态和情感明显好转,躁动、攻击行为及其他严重情感冲动消失或明显减轻。虽然,脑立体定向手术在癫痫外科治疗的发展中前进了重要一步,但许多问题仍远未解决。在手术方法中包括不同类型癫痫与靶点选择之间的关系,同一类型癫痫患者采用不同靶点毁损术疗效的对比等。虽然人们列举了一些靶点毁损范围不够大是影响手术疗效和癫痫复发的重要原因,但各种脑深部结构的立体定向毁损术均不能使所有患者的癫痫发作停止。

目前在癫痫外科治疗中如同其他脑部疾病的治疗一样,出现了立体定向手术靶点的选择和与其他手术方法联合应用的趋向。对于那些伴有精神障碍、癫痫状态、弥漫性脑萎缩的严重病例,应首先选择不同形式的联合手术。如颞叶癫痫可行双侧杏仁核与海马、一侧穹隆、前连合的联合毁损,有时则可与中央中核、丘脑腹前核、丘脑背内侧核等联合应用。

事实证明,这些严重病例联合手术要比单纯毁损杏仁核和海马结构的效果好,脑立体定向手术可在经典手术后进行,亦可在脑立体定向手术疗效不佳时再行包括颞叶切除、选择性杏仁核、海马切除及胼胝体切开术等经典手术。

有报道对于双侧致痫灶的颞叶癫痫患者可采用一侧开放性颞叶切除术与另一侧杏仁核、海马等结构的立体定向毁损术联合应用,并取得较满意的治疗效果。

(六)脑立体定向术并发症的防治

尽管脑立体定向手术是一种经典的微侵袭手术,扩大了癫痫外科治疗的范围,但该手术与经典的开放性手术相比而言,仍具有一定的"盲目"性,一些并发症的发生常难以预料。近年来,由于立体定向仪及射频仪的不断改进和完善,以及 CT 和 MRI 的临床治疗应用,使其手术并发症的发生和病死率明显下降。

1.术中并发症

(1)神经功能缺失:癫痫患者脑室系统大多正常,脑室系统扩大者仅为少数。在脑室造影确定脑靶结构的时代,手术者有时可因穿刺方向有误而重复穿刺,或因穿刺过深而损伤深部中线结构,出现偏瘫、语言障碍等。凡遇脑室穿刺困难者均应及时进行详细神经系统检查,必要时应在对侧颅钻孔或终止手术。术后应进行脱水、激素治疗。自 CT 及 MRI 应用于立体定向手术后,上述并发症不会再发生。

(2)自主神经功能障碍:常在毁损杏仁核或下丘脑时发生。癫痫发作时常伴有腹痛、肠蠕动增加、恶心及唾液分泌增多等。毁损杏仁核术中常出现呼吸、血压、脉搏及睡眠的改变。患者表现呼吸频率减慢或加深、屏气或呼吸暂停及脉搏加快等。说明杏仁核与自主神经系统、情绪、行为及睡眠等有关。上述现象可自行恢复,一般不需特殊处理。毁损 Forel-H 区时可出现瞳孔变化和眼球震颤、对侧鼻唇沟变浅和上肢无力,一般术后数日内恢复。

(3)术中出血:颅骨钻孔及皮质出血止血不彻底,导针或穿刺针通道损伤小血管所致,出血量一般较少,常在术后CT复查时发现,经保守治疗常自愈。脑深部结构如杏仁核、Forel-H区、背侧丘脑及下丘脑核团出血常与破坏灶损伤血管有关。电极针裸露部分与凝固灶粘连,在拔除电极针时牵拉血管导致出血。出血量较小,一般5~10ml,但患者临床症状和神经系统受损体征却十分明显。患者表现烦躁不安,手术对侧鼻唇沟变浅、偏瘫和语言障碍等,部分患者术中无异常表现。上述症状和体征在术后数小时内发生。如果术中出现严重并发症,应及时终止手术,积极处理。

2.术后并发症

(1)出血:术后数小时内患者表现意识障碍、偏瘫和瞳孔改变,大多为破坏灶出血所致。应及时做CT检查,明确出血量和部位。由于一般出血量较少,可进行止血、脱水、激素等保守治疗。血肿量大者需要进行开颅清除血肿或者行血肿排空手术。

(2)术后感染:脑立体定向术后感染是一种严重并发症,是导致患者术后死亡的重要原因。病程进展导致脑深部脓肿形成,常须进行脓肿穿刺冲洗或脓肿摘除手术,一般预后严重。目前,该并发症的防治已引起普遍重视。术后应用足量抗生素,是预防该并发症的重要措施。

(3)其他并发症:术后早期出现精神障碍和意识障碍,常与术后脑水肿有关。如杏仁核破坏后患者表现嗜睡、淡漠和主动性差,一般均在1~2周内消失。双侧杏仁核和海马大范围破坏可出现嗅觉或记忆障碍。

总之,虽然脑立体定向术具有损伤小、操作简便及患者容易接受等优点,但由于破坏灶的真实大小和破坏程度仍难以准确判断,加之手术仍存在盲目性,故手术并发症仍难以避免。

二、脑立体定向放射外科治疗

立体定向放射外科是立体定向技术与放射治疗学相结合而形成的一门新兴学科,它是利用现代CT,MRI,DSA及PET等先进的影像设备与技术,加上立体定向头架装置对颅内病变区做高精度定位;经过专用治疗计划系统(具有三维显示和计算功能的计算机)做出最优化治疗计划;运用窄条辐射光束交叉集中,通过单次照射颅内靶点,以求精确地破坏脑内的正常或病理组织,避免常规开颅手术而达到治疗的目的。由于放射剂量集中分布在靶组织内,而靶组织边缘则剂量锐减,因此靶组织以外的脑组织只接受较小的照射剂量。

在γ刀技术设备逐步改善的带动下,X刀、质子及重粒子加速器、近距离治疗等各种治疗技术不断发展,使立体定向放射神经外科技术更加完善。目前用于立体定向放射外科临床治疗系统主要有3种:γ刀放射外科、等中心直线加速器放射外科(简称X刀)和重粒子束放射外科。

(一)立体定向放射外科治疗癫痫的机制

确切机制目前还不十分清楚,一般认为有以下几种假说:①致病神经传导阻滞是其根本机制,可发现在致痫灶中神经元的树突突触丢失;②癫痫神经元对放射高度敏感,照射后致病神经元突触新生物形成,使致痫神经元传导阻滞或照射后引起皮质神经元的活动抑制;③放射外科可引起起搏神经元减少,兴奋性降低(兴奋性氨基酸、天冬氨酸和谷氨酸浓度减少);④产生致痫灶区的放射性坏死。

(二)适应证

1.伴有病变的顽固性癫痫(如动静脉畸形、低级别的胶质瘤、脑灰质异位等)。

2.慢性顽固性癫痫、致痫灶定位明确,并经脑电图、CT,MRI,PET,SPECT,MEG检查以及颅内植入电极记录证实者。

3.某些病灶广泛的顽固性癫痫,可试用放射外科破坏癫痫放电传导通路,减少癫痫发作的频率。

(三)立体癫痫放射外科治疗癫痫的靶区设定

立体定向放射外科除了选择有占位病变的继发性癫痫患者外,还可以选择原发性癫痫,尤其是不宜常规手术治疗或已做了手术而效果差的患者。当然术前评估、定位准确的致痫灶至关重要,致痫灶的精确定位是手术成败的关键。

PET的方法因其无创、敏感性高而越来越受到重视。综合PET定位的致痫灶作为靶区设定依据,PET上显示的相对低代谢灶往往大于光学显微镜下证实的病变范围,原因可能是病变出现解剖结构改变之前即已出现代谢改变,有时切除的相对低的代谢灶在光镜下病理检查正常,在电镜下或高尔基染色法则可见神经元树突减少或消失。也有研究发现PET显示单侧低代谢区,以这些代谢减低区为手术靶区效果好,而双侧低代谢区效果较差。部分双侧低代谢病例,切除更为严重的一侧后,发作也会改善,但效果较单侧低代谢者差。

¹⁸F-FOCPET检查结果的代谢改变范围一般大于结构改变范围,综合PET定位的致痫灶作为靶区行立体定向放射外科治疗,其照射范围已基本包括了所有致病脑组织。弥漫性或多灶性癫痫往往存在较多独立的一级致痫灶,均须进行治疗才能达到疗效,即使部分仅存在单一一级致痫灶,治疗主灶后,其本身继发的致痫灶由于解除了一级致痫灶的抑制,会变成一个独立的致痫灶,引起癫痫发作。因而对于弥漫性或多灶性致痫灶者,治疗区域最好包括全部PET提示的病灶。

目前多数学者认为,术前应详细了解病史,反复检查、定位致痫灶,根据患者临床表现及脑电结果、神经影像、功能影像等全面资料综合分析,严格选择患者的治疗靶点。

(四)照射剂量

照射剂量各家报道不一致,有的用低剂量10~20Gy,有的用150~170Gy。应慎重选用,避免并发症。

(五)治疗

1.继发性癫痫的立体定向放射外科治疗

(1)动静脉畸形(AVM):是最常见的脑血管畸形,患病率约为10.3/10万。其主要临床表现是出血、癫痫发作、头痛、颅内血管杂音和进行性神经精神功能障碍。颅内出血是AVM最常见的症状,可表现蛛网膜下腔出血,也可形成颅内血肿;出血多见于体积较小的AVM,癫痫发作是其第二大症状,可表现为局灶性癫痫、精神运动性癫痫或全身性大发作。癫痫发作可伴有或不伴有出血和神经精神功能障碍。癫痫发作多见于体积大而位置表浅的AVM。

继发性癫痫灶是指由AVM引起而又远离并独立于AVM的致痫病灶,与AVM原发性癫痫灶相比,这类继发性癫痫灶有以下特征:①不同的临床发作类型;②脑电图检查在不同的部分记录到不同特征的痫性放电;③颞叶前部或杏仁核海马切除可以使癫痫发作停止,而病理检查灶内无含血黄素沉积。

AVM常用的治疗方法有手术治疗、栓塞治疗、立体定向放疗和以上方法综合治疗。立体定向放射外科技术用于脑AVM的治疗已有数十年的历史,由于其创伤小、痛苦小和疗效确切,深受患者的欢迎。但是,其存在的一些不足也是显而易见的,如分级较高的脑AVM采用单一的方法治疗效果欠佳,常规CT扫描或MRI扫描定位往往难以准确显示畸形血管团体积的大小,治疗后可能引起难以处理的顽固性放射性脑损伤,治疗后效果评定标准不统一,以及治疗中和治疗后在畸形血管团完全闭塞前仍有可能发生出血等。这些问题限制了立体定向放射外科在脑AVM治疗中的进一步应用,同时也促使研究人员在临床应用中不断探索解决方法和应用新技术。

立体定向放射外科治疗脑AVM目的旨在使畸形血管团内的血管闭塞,在完全闭塞前,仍然有发生出血的可能。刀疗 AVM 的机制是射线损伤畸形血管巢的内皮细胞,使其不断增生,管壁增厚、玻璃样变,最终使畸形血管巢管腔完全闭合达到治愈目的;这个过程需要 1～2 年,甚至更长时间。

(2)脑内海绵状血管瘤:在立体定向放射治疗的适应证中,脑内海绵状血管瘤是引起争议最多的一种疾病。脑内海绵状血管瘤是指由众多薄壁血管组成的海绵状异常血管团。文献报道中就癫痫发作的控制效果是令人鼓舞的,但困扰的问题是影响预后的因素。鉴于癫痫的发病机制的复杂性,目前大多数学者认为,立体定向放射治疗癫痫的疗效受癫痫发作的类型、病程长短、发作频度和程度、病灶的部位、脑电的癫痫波的不同表现、药物治疗的种类及血浓度的监测、γ 刀治疗的剂量等各种因素的影响。病灶周围明显水肿既可能降低癫痫发作的程度和频度,又可能加重癫痫发作的程度和频度。

(3)脑部肿瘤:继发性癫痫是原发性脑肿瘤常见的临床症状。有报道认为,与肿瘤相关的癫痫发作的病例中,施行颅骨切除术和肿瘤切除术,82%～91%的癫痫发作可得到控制。一项研究对 23 名脑肿瘤所致的难治性癫痫患者接受 γ 刀外科的治疗效果进行了分析,癫痫的平均发作时间为 11.6 年,治疗的边缘剂量为 22.9Gy。术后随访发现使 52%患者不再出现癫痫发作,其中有 25%患者不需要药物治疗,另外 9%的患者癫痫发作频度显著降低,其余 39%患者癫痫发作频度未见改变。至今已有不少学者应用这一技术治疗难治性癫痫。

立体定向放射外科治疗转移性脑肿瘤所致的癫痫发作也有效。

2.颞叶癫痫的立体定向放射外科治疗　颞叶癫痫占顽固性癫痫的 60%,是其中最常见的一种类型,也是采用外科治疗效果较为确切的一种癫痫类型,通过手术治疗有 75%～80%的顽固性颞叶癫痫可以取得较好疗效;而采用立体定向放射外科治疗颞叶癫痫也已取得了较好结果。实际上文献中对顽固性癫痫的立体定向放射外科治疗的报道,其中相当一部分的病例为颞叶癫痫。

颞叶癫痫的致痫灶可以是肿瘤或 AVM 等占位性病变引起,即继发性癫痫。对这些病变,γ 刀治疗常常可停止癫痫的发作。也可能是经 MRI 检查发现一些非进展性、直径较小的钙化、对比剂强化等,无占位效应及水肿或软化灶,与脑电图定位相符,这也是一类继发性癫痫。结合脑电图,SPECT,PET,CT,MRI等可确定发作间期的低灌注或低代谢区转为发作期高灌注或高代谢区的致痫灶。MRI 对海马硬化的诊断是其在颞叶癫痫定位诊断中发挥作用的一个主要方面。PET 对颞叶癫痫定位的敏感性达到 84%,高于颞叶外癫痫的 32%。临床表现单纯局限性发作,脑电图、脑干听觉诱发电位(BEAM)和影像学检查部位相一致时,以 MRI 定位作致痫灶 γ 刀局部照射。对于阻断颞叶癫痫放电途径的立体定向放射外科治疗主要是选择杏仁核、海马或胼胝体进行毁损。对于病例适应证的选择,除了有病变的继发性颞叶癫痫患者外,还可以选择颞叶内侧癫痫不宜常规手术治疗或已做了手术而效果差的患者进行立体定向放射外科治疗。

杏仁核海马立体定向放射外科毁损的适应证与显微外科手术的适应证相同。有文献指出临床表现为颞叶癫痫者,脑电图,BEAM,SPECT 和 MRI 发现病灶均局限在同一侧者而不同部位,选择同侧杏仁核海马毁损术。发现颞叶癫痫伴全身性大发作,功能性检查与 MRI 发现部位不完全一致时,MRI 发现双侧颞叶改变,则结合脑电图、BEAM 和 SPECT 提示,在异常侧行杏仁核和海马毁损术,同时补充胼胝体前 3/4γ刀毁损术。如果在颞叶或颞叶以外发现致痫灶者,同时对致痫灶也行 γ 刀照射。

如上所述,立体定向放射外科治疗癫痫的理论基础主要是破坏癫痫的兴奋结构(致痫灶)及阻断癫痫的放电途径。由于致痫灶的定位更依赖电生理进行,用立体定向放射外科治疗不能行电生理校正靶点,故癫痫患者只占 0.3%,所以迫切需要找到一种敏感性、特异性高的无创性致痫灶定位方法来指导立体定向放射外科治疗。

可将 PET 技术和立体定向技术相结合,研制出 PET 定位框架。将 PET 图像与 CT 及 MRI 图像直接在立体定向放射外科工作站进行融合到同一直角坐标系,计算出放射外科治疗和手术治疗靶区位置,保证放射外科治疗顽固性癫痫的精确性。

立体定向放射外科可作为治疗癫痫的一种方法而选择应用,尤其是不宜常规手术治疗或已做了手术而效果差的患者。综合脑电图,SPECT,PET,CT,MRI 等检查资料作为靶区设定依据,近年的研究发现 PET 单侧低代谢区患者,以代谢减低区为手术靶区效果好,双侧低代谢区效果较差。对部分双侧低代谢病例将更严重的一侧切除后,发作也会改善,但效果较单侧低代谢者差。弥漫性或多灶性癫痫往往存在较多独立的一级病灶,均需进行治疗才能达到疗效。即使部分弥漫性病变仅存在单一一级致痫灶,治疗主灶后,其他原本非独立的一级病灶由于解除了一级致痫灶的抑制,会变成一个独立的致痫灶引起癫痫发作。因而对于弥漫性或多灶性致痫灶者,如有可能,治疗区域最好包括全部 PET 提示的病灶。尽管 PET 定位致痫灶的准确性,尤其是在致痫灶范围和假阳性病灶的鉴别方面存在质疑,但初步的临床研究提示,依据 PET 定位的致痫灶设定靶区行放射外科治疗,疗效基本满意。

(六)疗效

尤其是弥漫性多灶性癫痫,传统的外科手术难以进行,往往只能针对主灶进行处理,疗效较差,且不良反应大,是神经外科医师较棘手的问题;行多致痫灶多靶点放射外科治疗,可以取得令人满意的效果,治疗后脑电图同时出现明显好转趋势,且伴随发作频率的下降。

临床实践与研究提示,采用相对低剂量照射的方法,近期随访疗效较满意。但是开展立体定向放射外科治疗顽固性癫痫的前提要严格把握病例的选择,规范术前致痫灶定位方法和治疗方法及科学评价疗效等。临床症状、脑电图、PET 均明确定位单一致痫灶的癫痫患者,在正规服药无效的情况下,可考虑行放射外科治疗,避免药物引起的不良反应,导致患者生活质量进一步下降;而定位致痫灶不统一,且病灶多发、弥漫的癫痫患者,需严格把握顽固性癫痫的诊断,确定有明确的外科手术适应证。在致痫灶的定位方面要考虑以下问题:①临床症状,包括神经心理学检查;②电生理检查,脑电图/电视脑电图;③结构影像学检查,CT/MRI;④功能影像学检查,PET/SPECT;最好以上指标均出现阳性且互相吻合。治疗后至少应继续服药 6 个月以上,若无发作可减药后停药。随访内容应包括临床症状、脑电图、生活质量等。

(七)问题与展望

立体定向放射外科治疗癫痫已有 40 余年历史。早期由于致痫灶定位困难和治疗机制不明确,加之放射外科设备的落后,限制了这一学科领域的发展。由于动态长程脑电图,MRI,BEAM,SPECT,PET 及脑电图的发展和在癫痫灶定位诊断中的应用,以及精确的立体定向放射外科设备的不断进步,近 10 年来立体定向放射外科对癫痫的治疗有了一定的发展。尽管立体定向放疗已经成功地运用于颅内占位引起的继发性癫痫以及原发性癫痫,文献中报道国内外一些学者进行了一些临床探讨,但值得注意的是国内报道病例明显多于国外报道病例。关于立体定向放射外科治疗癫痫的机制尚未完全明确,治疗剂量的选择、治疗靶点等尚有争论。目前,由于难治性癫痫的多灶性、弥漫性以及无创伤功能性致痫灶定位尚未达到有创伤的神经电生理的精度,所以,立体定向放射外科对癫痫治疗的推广应用仍然受到了限制。严格把握病例的选择,规范术前致痫灶定位方法和治疗方法,科学评价疗效是癫痫立体定向放射外科治疗的前提。

立体定向放射外科治疗癫痫尽管不需要开颅,但是目前的理论和临床应用实践相对并不成熟,不宜大力推广,应谨慎科学地进行临床探讨。

相信随着对脑的放射生物学研究的深入,随着功能性神经影像学和非侵袭的神经电生理研究的成熟应用,立体定向放射外科在癫痫治疗的领域将会进一步发展。

三、低功率电凝热灼术

功能区癫痫的难治性和手术后的致残性是神经外科最棘手的问题。自 1969 年美国医生 Morrell

Frank 提出多处软脑膜下横行纤维切断术(MST)治疗功能区癫痫的手术方式以后,时至今日,功能区癫痫的外科治疗又有了新的进展。其原因不外乎两点:随着现代医学科学的进步,不仅仅体现在对疾病的治疗上,更重要的体现在对功能的保留上。

(一)相关器械和参数设置

低功率电凝热灼使用的器械为双极电凝器和双极镊子,电凝器的参数设置和电凝镊的镊尖宽窄要求较高。即双极电凝器的功率间隔小,可进行精确设定、调节。电凝镊的镊尖宽窄在 0.4mm 左右。根据动物实验和前期临床研究,初步确定热灼功率为 4~6W,热灼时间设置为 1~2s。在枕叶视觉区、中央后回处,热灼功率多为 4W,运动区、颞叶可调整到 5~6W。初次热灼完后,视皮质脑电图监测情况可再次热灼。

(二)手术方法

如 MST 一样,低功率电凝热灼术也是沿着脑回长轴,将双极镊尖斜行 45 于脑表面,每间隔 5~10mm 热灼一道。MST 是在软脑膜下操作,电凝热灼是在蛛网膜外操作,后者操作程度明显易于前者。MST 切割后局部是一条血印,有时须用吸收性明胶海绵压迫止血;电凝热灼则不存在这种情况,热灼后局部呈一条发白的缺血改变,整体术野特别干净,更不会因出血而影响手术操作。MST 切割时有时难免损伤较大的软脑膜上的血管,而电凝热灼在直视下进行,可有目的地避开较粗大的血管,不会出现软脑膜血供差的情况。若是遇到脑叶内侧面、颅底出现致痫灶,后者的优势更明显。可以用压脑板轻轻地下压或抬起脑组织,即可完成电凝热灼的任务。

电凝热灼时必须保持脑表面、双极镊尖的干净,避免两者间粘连。可以用一块湿纱布间断地湿润脑表面和擦拭镊尖。不小心出现小血管出血,用棉片轻压即可止血。手术完毕,术野呈现红白相间的条纹状改变。软脑膜上毛细血管又逐渐恢复其血液循环状态。

(三)术中注意要点

1.ECoG 监测与 MST 一样,由于热灼产热,手术中注意间断湿润脑表面。

2.遇到深部致痫灶时,最好在显微镜直视下进行热灼,避免损伤局部较大的血管。

3.手术完毕,用大量清水冲洗脑表面,防止残存血液和热灼残存物的存在。

(四)术后注意要点

1.术后 3~7d 是水肿高峰期,注意脱水药的应用。

2.少数患者出现烦躁不安,甚至躁动状态,必要时使用镇静药持续泵入,同时加大氧气吸入。

3.术后 7~10d 可能出现头痛、头部不适。随时间延长该症状可逐渐消失。

(五)临床疗效

一些学者随访 1996~2002 年所做的 204 例患者。其中单纯电凝热灼 12 例,术后 Engel Ⅰ级者 6 例,Ⅱ级者 4 例,总有效率在 83% 左右。电凝热灼联合致痫灶切除 192 例,颞叶癫痫 100 例,额叶癫痫 25 例,多脑叶者 62 例,其他为顶叶、枕叶癫痫。总有效率为 84.3%。

(六)术后并发症

近期主要为头痛、头部不适。出现短暂性语言、肢体运动障碍的比例为 3%~5%,未见远期并发症的发生。

四、新皮质切除术

长久以来,癫痫的外科治疗很大程度上集中于颞叶,这是因为颞叶癫痫特征明显,发病率高,手术治疗效果也比较好。随着神经解剖学、神经病理学和神经影像学的发展,人们逐步认识并通过手术来治疗源于额叶、顶叶、枕叶病变所引起某些难治型癫痫。

（一）适应证和手术目的

新皮质切除术主要适用于以下 3 种情况：第 1 种是局灶性、非发育性病变引起的部分性癫痫，抗癫痫药物（AED）治疗无效，往往仅需病灶切除，手术效果比较满意；第 2 种是发育异常导致的部分性癫痫，病灶往往比较弥散，癫痫发动区域的精确定位也比较困难，这组患者应在正规的 AED 治疗确实无效后考虑手术治疗；第 3 种是影像学上没有可见病灶的部分性发作，这组患者新皮质切除后癫痫控制不甚满意，须十分慎重。

新皮质切除手术的目的是治愈癫痫，同时不影响认知、运动等神经功能，不用或少用 AED。

（二）术前评估

1.病史、神经系统和认知检查　病史和体检非常重要。询问病史时需重点了解癫痫发作的自然进程，尤其是发作先兆、发作类型及药物控制的效果。发作时的表现对定位癫痫发动部位非常重要；某些轻微的神经功能障碍也应重视，可能对定位有益。语言区定位对新皮质癫痫的患者十分重要，因为这部分患者中语言区位置异常的比例很高，尤其是初发年龄较早者。Wada 试验可帮助确定语言区所在的半球。家族史和孕产史可提供有关遗传易感性或早期发病的线索。

2.磁共振成像　磁共振成像（MRI）检查可提供较理想的术前神经解剖资料，为局灶病变的病理诊断提供参考，并与电生理结果彼此印证。目前较常用的 MRI 序列包括高分辨率 2mm 冠状位连续全脑扫描，常规 T_2 加权序列冠状或轴位扫描，二维快速 FLAIR 序列冠状或轴位扫描，有时还可注射造影剂，使结构性异常在形态上和信号强度上得以显示。三维成像对显示病灶与正常脑组织的相互关系、显示新皮质的微小病灶和古皮质的轻微萎缩有一定帮助。

3.头皮脑电图和创伤性脑电图　新皮质癫痫头皮脑电图的常见特征是发作间歇期散布的电活动，很难定位癫痫发动部位，发作症状与假定的病源区不一致。这是因为同步的皮质放电区域通常十分广泛，头皮电极所记录的尖波缺乏特征性，而且电活动的传播途径快速而多变。创伤性电极有助于确定发作区域，包括蝶骨或卵圆孔电极和深部电极、网格电极及条带电极等。每种方法各有优缺点。随着 MRI 技术的进步，目前在术前评估时对创伤性监测手段的依赖已趋减少。

4.功能定位　当病灶或病源区累及或毗邻语言区皮质时，如中央区、主侧半球额下皮质、主侧颞叶后部毗邻前中央沟以及顶叶和枕叶，须行功能图检查，以确保病灶安全完整地切除。目前最有代表性的无创方法是功能磁共振和脑磁图。功能磁共振借助于造影剂或脱氧血红蛋白浓度改变，能无创伤性地显示语言、手足运动、记忆等皮质活动的定位图像，已逐渐成为癫痫手术前功能定位的首选方法。检查过程需要患者的充分合作。脑磁图是对脑电活动所形成的微磁场进行成像处理的脑功能影像方法，皮质功能定位精确度达数毫米之内，并可显示某些 CT 和 MRI 难以显示的癫痫病灶，应用日益广泛。

5.正电子发射断层扫描（PET）　可显示颅内异常代谢区，但致痫病灶和低代谢区间的关系还不甚明确。所以，PET 对新皮质癫痫的诊断价值还有争议。如 PET 所见低代谢区与发作间歇期脑电图所定位的病灶相吻合，则手术切除病灶后癫痫控制较好。

（三）手术原则和指征

目前认为，只有发现并充分切除所有局灶病变，新皮质切除手术才能满意地控制癫痫发作。因此，手术前必须仔细确定引起癫痫发作的病变脑组织部位及其与相对正常脑组织的关系。术前评估应包括神经影像学检查，如 MRI，PET，间歇期及发作期视频脑电图记录、神经心理测试以及语言中枢定位试验等。如致痫病灶边界清楚，应完整切除局部皮质；如癫痫发动区域较广，则应考虑做脑叶切除。手术切除时还应考虑到某些特殊部位的脑沟回结构以及供血动脉和引流静脉。切除时应从软脑膜下进行，这样可防止脑膜-脑瘢痕形成以及末端血管梗死的出现。切除局部皮质时应注意保留皮质下白质通路。

(四)不同病理类型的特征和处理要点

1.发育性疾病和发育异常性肿瘤　发育性异常与癫痫的发病有着密切的联系,以前仅凭术后切除的标本才可认识,如今高分辨率 MRI 能清晰地显示这些病灶,并为新皮质癫痫的手术治疗提供机会。但这类疾病总体治疗效果并不理想,只有在癫痫发动区非常确定,病灶切除十分彻底时,手术才有比较好的疗效。

发育异常性肿瘤包括神经节神经胶质瘤和胚胎发育不良性神经上皮瘤。这部分肿瘤大多数与皮质发育不良有关,尽管肿瘤病灶已经切除,很多患者仍会出现频繁癫痫发作。因此治疗时除了切除病灶之外,还应较广泛地切除受累的脑回。

2.创伤　头部外伤常常会引起癫痫。钝性伤或非贯通伤后会出现(如脑挫伤、轴突损伤、脑内血肿以及脑实质缺血等)病理损害,常累及眶额部皮质、颞叶前部和底部皮质。如患者的 MRI 影像学改变与电生理结果非常吻合,应考虑手术治疗,较广泛的皮质切除可获得满意的疗效;如考虑仅做局部皮质切除,或病变同时累及额颞叶,则还应行创伤性电极监测。颅脑枪弹伤常引起局灶性和弥漫性病损,癫痫十分常见,局部病损常致使脑膜脑瘢痕形成。如病变局限,且与症状及电生理检查在定位上符合,皮质切除后癫痫控制可有较好效果。

3.血管畸形和脑卒中　相当部分脑血管病变是因癫痫而检查发现的,主要有以下 3 类:海绵状血管瘤、AVM 和静脉性血管瘤。

(1)海绵状血管瘤:常引起典型的局灶性癫痫。该病在病理学上比较局限,但有时病灶切除后癫痫控制仍不甚满意,其原因大多数是在于病灶周围含铁血黄素沉着区未全部切除,或同时存在其他病灶,尤其是颞叶内侧。处理上应强调切除病灶及周围受累皮质,直至见到正常皮质。当然运动及言语区手术应在清醒麻醉和密切监护下谨慎进行。

(2)AVM:常因盗血现象引起周围皮质缺血或出血。切除 AVM 并同时在电生理记录指导下切除致病皮质往往可得到较满意的癫痫控制。有报道提出立体定向放射外科治疗 AVM 同样能较好地控制癫痫。

(3)静脉性血管瘤:引起癫痫的比较少见,而且切除病灶还会导致出血性脑梗死。因此不建议手术切除。关于缺血性卒中后顽固性癫痫的外科治疗研究较少,主要是因为这部分患者大多年龄较大,不适合手术治疗。致痫性区域往往与缺血灶重叠或超过缺血灶。

(五)手术方法

1.额叶皮质切除　额叶占据了 1/3 的大脑皮质体积。额叶癫痫电生理的表现有额极、眶额、背外侧、副运动区和扣带回等几种特征。通过额叶皮质切除可治疗副运动型、复杂部分型和局部运动型等发作类型。如额叶癫痫发动区定位困难,可借助于影像学所显示的病灶。对无法发现局灶性病变的病例,应做硬膜下电极的慢性记录。

2.额叶切除　如果致痫范围在额叶范围内弥漫存在,可行中央前沟以前的整个额叶切除。患者仰卧,做"C"形切口,暴露至中线,中央沟的定位采用体感诱发电位或皮质刺激,额叶切除自中央前沟前一个脑回开始,勿伤及中央前回深部白质的传导纤维,向矢状窦方向的引流静脉应予保留;在主侧半球,Broca 语言区必须保留,可在清醒麻醉或应用硬膜下电极监护下进行。手术后约 60% 患者的癫痫都有较满意的控制,并发症和神经功能缺损也比较少。

3.副运动区切除　副运动区位于额叶上内侧,支配下肢的原始运动皮质前部、扣带回的上方。在运动和言语活动时该区域出现兴奋。刺激该区时会引起双侧防御性姿势;切除该区可导致暂时性对侧无力和失用。副运动区与胼胝体有广泛的联系,因而癫痫发作时电活动会向对侧快速传播,使起源病灶定位困难。当该区的致痫病灶较局限且与运动皮质关系清晰时,可在适当的监护下行切除手术;如界限模糊或与运动皮质关系不清时须在大脑纵裂内安置硬膜下电极。如该区域未发现病灶,应通过症状和脑电图定位,必要时应结合硬膜下电极记录;如果无法定位,则应放弃手术。手术时应充分考虑到其解剖变异与边缘系统的关系。

4.眶额切除　眶额区是指眶额沟以内、嗅沟以外、额缘沟以后区域。该区皮质与前内侧颞叶、扣带回及被盖区有广泛的联系,因此,此区域的癫痫很容易与颞叶前部癫痫混淆。对于非主侧半球,手术时可较大范围地切除眶额区皮质,视神经和嗅神经应仔细分离,并作为切除的后界;在主侧半球,应确定并保留Broca区。

5.运动区和感觉区皮质的切除　对于病源位于中央区而感觉运动完全正常的癫痫患者,治疗比较棘手。尽管患者的症状有较大的定位提示,但更精确的发动区定位仍须依靠创伤性电极的监测。切除手术应尽可能在清醒麻醉下进行,并随时监护运动功能;如致痫病灶界限清楚,且仅累及支配面部、躯干或小腿运动或感觉的皮质时,则可行局部皮质切除,因为单纯切除面部运动皮质不会造成功能影响,切除小腿的运动皮质后尽管会引起足下垂,但行走并无困难;切除了手的感觉皮质,会引起手的位置感异常;但切除了手的运动皮质,则会导致严重的手功能障碍。另外,运动区的血供必须保留,白质传导纤维也不可切除。

6.顶叶切除　发源于顶叶的癫痫约占所有癫痫的6%,大多数患者有发作前感觉型先兆,如疼痛、眩晕、失语或形态失认等。这些先兆往往提示顶叶源性癫痫。发作表现多种多样,位于顶叶前部时可出现向额叶传播的表现,而位于顶叶后部,则可出现向颞叶传播的表现。顶叶癫痫的发作间歇期脑电图不具有特征性。顶叶皮质切除后癫痫控制大多满意,神经功能影响也比较少。

7.枕叶癫痫　枕叶癫痫比较少见,仅占1%左右。早期出现幻视、发作性黑矇和闪烁感常常提示枕叶源性癫痫,但由于存在不同的传播方式,有时症状并不典型。对于已存在偏盲的患者,枕叶切除后不会引起新的功能障碍发生;在主侧半球,应仔细辨认和保留言语相关皮质。如果病灶边界清晰,病灶切除后多能理想控制癫痫;对于非局灶性病变,可借助创伤性电极监测确定发动区域,尤其是病变涉及距状皮质和语言相关皮质时,可借助此定位方法使视觉损伤达到最小。枕叶切除后癫痫控制效果也比较好,50%以上癫痫完全治愈。

总之,新皮质癫痫的治疗很大程度上取决于病原的病理类型、病变局限性以及与脑电图表现相符合的程度。局限性病变通过皮质局部切除,癫痫大多能满意控制;如病变弥漫或与脑电活动不匹配时,则须做创伤性电极监测以精确界定切除范围。随着高清晰MRI和代谢影像的进步,致痫皮质的定位将更加精确,有助于提高癫痫控制率,减少神经功能障碍。

（马志君）

第三节　帕金森病

一、概述

帕金森病(PD)是一种以静止性震颤、僵直、运动迟缓等为主要症状的神经退行性疾病,首先由英国医师詹姆斯·帕金森于1817年做出描述。帕金森病的发病率随年龄增长而明显增高,平均发病年龄为60岁左右,40岁以下起病的青年帕金森病较少见,60岁以上人群帕金森病发病率为1%,我国65岁以上人群PD的患病率大约是1.7%。随着我国人口老龄化加剧,该疾病日益受到人们的重视。科学界对该病的研究历史已近200年,尽管人们对该病的认识已经取得长足进步,但仍没有找到根治本病的方法。

帕金森病的确切病因至今未明,可能是年龄老化、遗传因素、环境因素等多种因素共同作用的结果。PD的发病率和患病率均随年龄的增高而增加,提示衰老与发病有关。研究表明随年龄增长,正常成年人脑内黑质多巴胺能神经元会渐进性减少,因此年龄老化是PD发病的危险因素之一。遗传因素在PD发病机制中的作用越来越受到学者们的重视。自90年代后期第一个帕金森病致病基因 α-突触核蛋白(PARK1)的发现以来,陆续发现多个致病基因与家族性帕金森病相关。另外,环境中一些神经毒性物质(如1-甲基-4苯基-1,2,3,6-四氢吡啶,MPTP)可以选择性的进入黑质多巴胺能神经元内,抑制线粒体呼吸链复合物Ⅰ活性,促发氧化应激反应,从而导致多巴胺能神经元的变性死亡。一些除草剂、杀虫剂的化学结构与MPTP相似。总之,帕金森病可能是多个基因和环境因素相互作用的结果。

二、病理生理

帕金森病突出的病理改变是中脑黑质多巴胺(DA)能神经元的变性死亡、纹状体DA含量显著性减少以及黑质残存神经元胞质内出现嗜酸性包涵体,即路易小体。出现临床症状时黑质多巴胺能神经元死亡至少在50%以上,纹状体DA含量减少在80%以上。黑质.新纹状体多巴胺递质系统可通过D_1受体增强直接通路的活动,亦可通过D_2受体抑制间接通路的活动。所以,当该递质系统受损时,可引起直接通路活动减弱而间接通路活动增强,于是运动皮层活动减少,从而导致帕金森病症状的出现。除多巴胺能系统外,帕金森病患者的非多巴胺能系统也有明显的受损。如Meynert基底核的胆碱能神经元,蓝斑的去甲肾上腺素能神经元,脑干中缝核的5-羟色胺能神经元,以及大脑皮质、脑干、脊髓以及外周自主神经系统的神经元。依据Braak假说,PD病变开始于嗅球、延髓及脑桥;随后进展至黑质和其他中脑、前脑的深部核团,导致典型的震颤、强直、运动减少等运动症状;最后发展至边缘系统和新皮质等。纹状体多巴胺含量显著下降与帕金森病运动症状的出现密切相关。中脑-边缘系统和中脑-皮质系统多巴胺浓度的显著降低与帕金森病患者出现智能减退、情感障碍等密切相关。

三、临床表现

帕金森病起病隐袭,进展缓慢。通常引起患者关注的首发症状是一侧肢体的震颤或活动笨拙,进而累及对侧肢体。临床上主要表现为静止性震颤、运动迟缓、肌强直和姿势步态障碍。

(一)静止性震颤

约70%的患者以震颤为首发症状,多始于一侧上肢远端,静止时出现或明显,随意运动时减轻或停止,精神紧张时加剧,入睡后消失。手部静止性震颤在行走时加重。典型的表现是频率为4~6Hz的"搓丸样"震颤。部分患者可合并姿势性或者动作性震颤。

(二)肌强直

查体时活动患者的肢体、颈部或躯干时可觉察到有明显的阻力,这种阻力的增加呈现各方向均匀一致的特点,类似弯曲软铅管的感觉,故称为"铅管样强直"。患者合并有肢体震颤时,可在均匀阻力中出现断续停顿,如转动齿轮,故称"齿轮样强直"。

(三)运动迟缓

表现为动作变慢,始动困难,主动运动丧失。患者的运动幅度会减少,尤其是重复运动时。根据受累部位的不同,运动迟缓可表现在多个方面。面部表情动作减少,瞬目减少称为面具脸。说话声音单调低沉、吐字欠清。写字可变慢变小，称为"小写征"。洗漱、穿衣和其他精细动作可变得笨拙、不灵活。行走的速度变慢，步距变小，常曳行，手臂摆动幅度会逐渐减少甚至消失。

（四）姿势步态障碍

姿势反射消失往往在疾病的中晚期出现，患者不易维持身体的平衡，稍不平整的路面即有可能跌倒。姿势反射可通过后拉试验来检测。PD 患者行走时常会越走越快，不易止步，称为慌张步态。晚期帕金森病患者可出现步态冻结，表现为行走时突然出现短暂的不能迈步，双足似乎粘在地上，须停顿数秒钟后才能再继续前行或无法再次启动。

（五）非运动症状

越来越多的学者在临床工作中发现，PD 患者同时还受许多非运动症状困扰。这些症状是疾病累及非多巴胺能神经元（胆碱能、肾上腺素能、五羟色胺能、谷氨酸能）所致，包括：①精神：抑郁、焦虑、认知障碍、幻觉、淡漠、睡眠紊乱；②自主神经：便秘、血压偏低、多汗、性功能障碍、排尿障碍、流涎；③感觉障碍：麻木、疼痛、痉挛、不宁腿综合征、嗅觉障碍。

四、辅助检查

帕金森病的诊断主要依靠病史、临床症状及体征，一般的辅助检查多无异常改变。头颅 CT、MRI 也无特征性改变，但一般需要行该项检查排除其他疾病。嗅觉检查多可发现 PD 患者存在嗅觉减退。以 ^{18}F-多巴作为示踪剂行多巴摄取功能 PET 显像，可显示多巴胺递质合成减少。以 ^{125}I-β-CIT、^{99m}Tc-TRODAT-1 作为示踪剂行多巴胺转运体（DAT）功能显像可显示 DAT 数量减少，在疾病早期甚至亚临床期即可显著降低。但此项检查费用较贵，尚未常规开展。

五、诊断与鉴别诊断

（一）诊断

目前帕金森病的诊断仍主要依赖于临床表现，尚缺乏特异性的实验室检查或影像学检查指标，据英国一项统计，只有 76% 的帕金森病诊断与病理相符，即使是最有经验的医生也不能在患者生前做出百分之百准确的诊断。英国 PD 协会脑库临床诊断标准是国际常用的帕金森病诊断标准，简述如下：

1.第一步　诊断帕金森综合征。运动迟缓且有下列症状之一：①肌强直；②静止性震颤（4～6Hz）；③姿势平衡障碍（并非由于原发的视觉、前庭、小脑或本体感觉造成）。

2.第二步　诊断帕金森病需排除的情况。反复脑卒中发作史，伴随阶梯形进展的帕金森病症状；反复脑损伤病史；明确的脑炎病史；服用抗精神病药物过程中出现症状；1个以上的亲属患病；病情持续缓解；发病 3 年后仍仅表现为单侧受累；核上性凝视麻痹；小脑病变体征；早期即有严重的自主神经受累；早期即有严重痴呆，伴有记忆力、言语和执行功能障碍；巴宾斯基征阳性；影像学检查见颅内肿瘤或交通性脑积水；大剂量左旋多巴治疗无效（除外吸收障碍）；MPTP 接触史。

3.第三步　支持帕金森病诊断的情况（确诊 PD 需 3 项或 3 项以上）。①单侧起病；②静止性震颤；③疾病逐渐进展；症状不对称，起病侧受累更重；④左旋多巴治疗有明显疗效（70%～100%）；⑤左旋多巴导致严重异动症；⑥左旋多巴疗效持续 5 年或 5 年以上；⑦临床病程 10 年或 10 年以上。

对于确诊的帕金森病患者，需评价病情严重程度以选择适宜的治疗方案，一般用修订后的 Hoehn-Yahr 分级（表 10-1）进行评估。

表 10-1　帕金森病改良 Hoehn-Yahr 分级

分级	症状
0	无症状
1	单侧受累
1.5	单侧＋躯干受累
2	双侧受累,无平衡障碍
2.5	轻微双侧疾病,后拉试验可恢复
3	轻度至中度双侧疾病,平衡受影响,仍可独立生活
4	严重残疾,仍可独自行走或站立
5	无帮助时只能坐轮椅或卧床

(二)鉴别诊断

帕金森病主要需与其他原因所致的帕金森综合征相鉴别。帕金森综合征是一个大的范畴,包括原发性帕金森病、帕金森叠加综合征、继发性帕金森综合征和遗传变性性帕金森综合征。症状体征不对称、静止性震颤、对左旋多巴制剂治疗敏感多提示原发性帕金森病。

1.帕金森叠加综合征　帕金森叠加综合征包括多系统萎缩、进行性核上性麻痹和皮质基底节变性等。在疾病早期即出现突出的语言和步态障碍,姿势不稳,中轴肌张力明显高于四肢,无静止性震颤,突出的自主神经功能障碍,对左旋多巴无反应或疗效不持续均提示帕金森叠加综合征的可能。尽管上述线索有助于判定帕金森叠加综合征的诊断,但要明确具体的亚型则较困难。一般来说,存在突出的体位性低血压或伴随有小脑体征者多提示多系统萎缩。垂直注视麻痹,尤其是下视困难,颈部过伸,早期跌倒多提示进行性核上性麻痹。不对称性的局限性肌张力增高,肌阵挛,失用,肢体异己征多提示皮质基底节变性。

2.继发性帕金森综合征　此综合征是由药物、感染、中毒、脑卒中、外伤等明确的病因所致。通过仔细询问病史及相应的实验室检查,此类疾病一般较易与原发性帕金森病鉴别。药物是最常见的导致继发性帕金森综合征的原因。用于治疗精神疾病的神经地西泮剂(吩噻嗪类和丁酰苯类)是最常见的致病药物。

3.特发性震颤　此病隐袭起病,进展很缓慢或长期缓解。约 1/3 患者有家族史。震颤是唯一的临床症状,主要表现为姿势性震颤和动作性震颤,即身体保持某一姿势或做动作时易于出现震颤。震颤常累及双侧肢体,头部也较常受累。频率为 6～12Hz。情绪激动或紧张时可加重,静止时减轻或消失。此病与帕金森病突出的不同在于特发性震颤起病时多为双侧症状,不伴有运动迟缓,无静止性震颤,疾病进展很慢,多有家族史,有相当一部分患者生活质量几乎不受影响。

4.其他　遗传变性性帕金森综合征往往伴随有其他的症状和体征,因此一般不难鉴别。如肝豆状核变性可伴有角膜色素环和肝功能损害。抑郁症患者可出现表情缺乏、思维迟滞、运动减少,有时易误诊为帕金森病,但抑郁症一般不伴有静止性震颤和肌强直,对称起病,有明显的情绪低落和情感缺乏可资鉴别。

六、治疗

目前帕金森病尚缺乏根治性的治疗措施,应当根据患者病情严重程度及症状进行治疗。药物治疗是帕金森病重要的治疗手段,在疾病早期即应该给予。当出现药物疗效已明显下降或出现严重的运动波动或异动症,应该考虑手术治疗。由于帕金森病是一种进行性的疾病,而手术治疗也仅是对症的手段,因此过早进行手术并不可取,但盲目延迟手术同样是不明智的。另外,康复治疗、心理治疗及良好的护理也能在一定程度上改善症状,提高患者生活质量。

(一)药物治疗

用药宜从小剂量开始逐渐加量,以较小剂量达到较满意疗效。用药在遵循一般原则的同时也应强调个体化。根据患者的病情、年龄、职业及经济条件等因素采用最佳的治疗方案。药物治疗时不仅要控制症状,也应尽量避免药物副作用的发生,并从长远的角度出发尽量使患者的临床症状能得到较长期的控制。目前常用的治疗药物包括:复方左旋多巴(包括左旋多巴/苄丝肼和左旋多巴/卡比多巴)、非麦角类多巴胺受体激动剂、儿茶酚-氧位-甲基转移酶抑制剂、单胺氧化酶 B 抑制剂、抗胆碱能药物、金刚烷胺等。

(二)手术治疗

目前手术治疗帕金森病的方法有神经核团毁损术和脑深部电刺激术(DBS),两者均是通过立体定向手术对大脑基底节区相关神经核团进行干预,其目标是改善帕金森病运动症状。无论是毁损术还是电刺激,靶点的准确选择和定位是手术治疗成功的关键。目前常用的靶点是丘脑腹中间核(Vim)、苍白球腹内侧核(GPi)和丘脑底核(STN)。STN 和 GPi 可以全面改善帕金森病三主症(即静止性震颤、强直、运动减少),而 Vim 对震颤的治疗效果最为明显,靶点与症状改善的关系详见表 10-2。

表 10-2 不同靶点术后帕金森病改善情况

	STN	Gpi	Vim
静止性震颤	++	++	+++
僵直	+++	+++	+
运动迟缓	+++	+++	+
PIGD	++	+	/
LID	++	+++	/
运动波动	++	++	/
药量减少	+++	+	/

STN.丘脑底核;Vim.丘脑腹中间核;Gpi.苍白球腹内侧核;PICD.姿势步态障碍;LID.左旋多巴诱导的运动障碍

神经核团毁损术的优点是治疗费用低,疗效确切,无须术后反复进行刺激参数的调整,因此仍在应用。但毁损术是一种破坏性的手术,副作用和并发症更为严重。STN 毁损后可见对侧肢体偏身投掷症,双侧 Vim 或者 GPi 毁损后可出现构音障碍、吞咽困难、平衡障碍及认知障碍等。因此神经核团毁损术一般根据患者症状选择 Vim 或者 GPi,并且不建议行双侧毁损术以避免严重并发症。另外,帕金森病是一种进展性的神经退行性疾病,部分患者行毁损术后也会出现症状的继续加重或累及对侧,因此毁损术的疗效存在较大的局限性。

脑深部电刺激(DBS)是通过向脑内植入微细的电极并连接神经刺激器,从而电刺激脑内特定核团治疗功能性脑疾病的新治疗手段。从理论上来讲,DBS 不会对脑组织造成永久性的损害,而且可调节刺激参数来应对患者症状的进展。目前 DBS 治疗帕金森病的常用靶点包括丘脑底核、内侧苍白球和丘脑腹中间核。类似于毁损术,Vim 电刺激对震颤的治疗效果最为明显,而 STN 和 GPi 电刺激可全面改善帕金森病三主症,还可以减轻运动波动和左旋多巴诱导的运动障碍(LID),但两者的作用机制并不相同。STN-DBS 术后患者能够减少抗帕金森病药物的用量,从而减轻 LID;而 GPi-DBS 术后并未见到药量减少,其作用是直接的。姿势异常步态障碍(PIGD)在帕金森病晚期出现,也称为中线症状,可在 STN-DBS 术后短期内缓解,但长期效果不理想。另外与毁损术不同,双侧 Vim、GPi 或者 STN 的脑深部电刺激术均是安全有效的手术方法。相对于以往的立体定向脑核团毁损手术,DBS 具有可逆、可调节、非破坏、不良反应小和并发症少等优点,因此成为 PD 外科治疗的首选方法,并逐步替代毁损手术。

1.手术适应证及患者选择　与药物治疗相同,帕金森病手术同样是对症治疗,并不能根治疾病,从此需要重视手术时机的选择。由于帕金森病早期患者对于药物治疗反应良好,且部分帕金森叠加综合征如多系统萎缩、进行性核上性麻痹等疾病早期症状与帕金森病相似,容易误诊,因此不建议患者早期接受手术治疗。但盲目延迟手术同样是不明智的,PD 终末期患者往往合并有认知障碍和精神障碍,此时接受手术治疗已不能全面提高其生活质量。年龄和疾病病程也是选择手术患者的重要因素,具体如下:

(1)诊断:①符合英国 PD 协会脑库原发性 PD 或中国原发性 PD 诊断标准;②遗传性 PD 或各种基因型 PD,只要对复方左旋多巴反应良好,也可手术。

(2)病程:①五年以上;②确诊的原发性 PD 患者,以震颤为主,经规范药物治疗震颤改善不理想,且震颤严重影响患者的生活质量,如患者强烈要求尽早手术以改善症状,经评估后可放宽至病程已满 3 年以上。

(3)年龄:①患者年龄应不超过 75 岁;②老年患者进行受益和风险的个体化评估后可放宽至 80 岁左右;③以严重震颤为主的老年患者,可适当放宽年龄限制。

(4)药物使用情况:①对复方左旋多巴曾经有良好疗效;②已经进行了最佳药物治疗(足剂量,至少使用了复方左旋多巴和多巴胺受体激动剂);③目前不能满意控制症状,疗效明显下降或出现了棘手的运动波动或异动症,影响生活质量或为药物难治性震颤,或对药物不能耐受。

(5)病情严重程度:分期 Hoehn-Yahr 2.5~4 期。

(6)共存疾病:存在以下情况者不适宜手术:①有明显的认知功能障碍,且此认知障碍足以影响患者的日常生活能力(如社交、工作和药物服用等);②明显严重抑郁、焦虑、精神分裂症等精神类疾病;③明显医学共存疾病影响手术或生存期。

2.术前评估检查

(1)MRI 检查:排除其他帕金森综合征,了解是否存在可能构成手术禁忌或增加手术难度的其他异常(如脑萎缩),评估选择手术靶点。如 MRI 不适用,也可行 CT 检查替代。

(2)左旋多巴冲击试验:对复方左旋多巴的反应性良好预示着良好的手术效果。通常采用左旋多巴冲击试验判断运动症状改善程度。具体方法:被试者试验前 72 小时停服多巴胺受体激动剂,试验前 12h 停服复方左旋多巴制剂及其他抗 PD 药物。本试验由 2 位未参加病例筛选的神经科医师进行评测。试验药物应采用复方左旋多巴标准片,服用剂量以之前每天早上第 1 次服用的抗 PD 药物换算为左旋多巴等效剂量(LED)的 1.5 倍。空腹状态下,先进行 UPDRS-Ⅲ评分作为基线,随后口服多潘立酮10mg,30 分钟后服用复方左旋多巴标准片,随后每 30 分钟进行 1 次 UPDRS-Ⅲ评分,至服药后 4 小时计算 UPDRS-Ⅲ的最大改善率,最大改善率=(服药前基线评分-服药后最低评分)/服药前基线评分×100%。以 2 位评分者的平均数作为受试者服用复方左旋多巴的最大改善率。改善大于等于 30% 提示手术可能有良好疗效。如除震颤外的症状持续存在,提示手术疗效较差。需要指出的是,该试验对难治性震颤疗效的预测价值不大。

(3)认知精神测试:严重认知障碍(痴呆)是手术的禁忌证,约 40% 的晚期 PD 患者会伴发痴呆症状,由于手术对于 PD 患者非运动症状的影响尚不肯定,且治疗目的在于改善患者生活质量,因此术前已诊断痴呆的患者暂不建议手术治疗。可采用简易智能量表(MMSE)进行检查,严重认知障碍(MMSE 评分:文盲<17,小学<20,初中以上<24)为手术禁忌。严重及难治性精神障碍者同样是手术治疗的禁忌证,可使用汉密尔顿抑郁量表、汉密尔顿焦虑量表进行评估。

3.手术方法　如果患者可以耐受的话,帕金森病的毁损术或脑深部电刺激术最好在局麻下进行,这样可以进行术中的刺激测试,保证靶点的准确性。手术入路为额部,骨孔一般在眉间上 10～11cm,中线旁开 3～4cm 处,避开大脑重要功能结构。

(1)术前用药指导:由于术中要进行刺激测试观察即刻疗效,术前停药或减量服用抗帕金森病药物是必要的。通常术前 3 天停用多巴胺受体激动剂,术前 12 小时停用左旋多巴类药物,以使患者术中处于相对"关"期状态(但要保证患者术中能配合)。

(2)靶点选择和影像学定位:如前所述,对于震颤为主要症状的患者,可选择 Vim 核团,而全面控制症状可选择 GPi。对于接受 DBS 的患者,也可以选择 STN。GPi 或 STN 电刺激孰优孰劣尚无定论,需要根据患者具体情况以及手术中心的偏好进行选择。根据以往的经验,如果以减药为目的可选择 STN;而以避免精神症状副作用为目的可选择 GPi。

靶点的定位需要术前安装立体定向头架,并进行 MRI 和(或)CT 薄层扫描(层厚 2～3mm,层间距 0mm),在得到的 MRI 影像上通过头架的参考点可以算出靶点的坐标值。不同的定向仪有不同的计算方法,更可以通过配套的手术计划系统软件得到。对于 Vim 和 GPi,无论是 T_1 还是 T_2 相的 MRI 影像均不能显示其轮廓,但可以通过周围结构协助识别;另外可参考立体定向脑图谱,通过前联合(AC)和后联合(PC)这两个颅内参考点确定靶点坐标。Vim 靶点在 AC-PC 平面,后联合前 5～7mm,正中矢状线旁开 13～15mm;GPi 靶点在 AC-PC 平面下 4～6mm,AC-PC 中点前 2～3mm,正中矢状线旁开 18～22mm。对于 STN 核团,T_2 相可以显示其轮廓,因此通过影像学定位更为直接,其参考坐标为 AC-PC 平面下 2～4mm,AC-PC 中点后 2.5～4mm,正中矢状线旁开 12～14mm。

(3)术中微电极记录:靶点定位完成后,患者推入手术室进行手术。由于影像学或定位框架存在误差,且术中会出现脑脊液丢失较多、脑组织移位的情况等,因此术中大脑靶点位置可能并不与影像学一致,因此可以利用电生理记录来进行调整和校正。术中微电极记录所使用的电极尖端的尺寸为微米级,阻值较大,可以记录到细胞外放电信号,表现为典型的峰电位发放,其空间分辨率更高,甚至可以描绘出神经核团的边界,从而实现术中实时准确定位。另外,植入毁损电极或者 DBS 刺激电极后,可给予一定的电刺激,观察患者症状的改善以及副作用,再次确认靶点位置。

(4)手术干预:对于毁损术,确认靶点后将电极送至靶点行射频热凝毁损,温度 65～80℃,持续 60～80 秒;对于电刺激术,将电极植入靶点并固定后,可在患者胸部皮下植入脉冲发生器,并在皮下通过延伸导线连接,一般在术后 2～4 周打开脉冲发生器进行参数调整,找到最佳的刺激参数,即以最小刺激强度获得尽可能大的收益,此过程称为程控。

(5)手术并发症

1)颅内出血,在术中或术后有可能出现沿植入路径的出血,选择穿刺点要尽量在脑回,避免在脑沟,可通过手术计划系统选择颅骨穿刺点的位置,在影像学上避开脑沟,术中控制平均动脉压在 100mmHg 左右。

2)颅内积气及低颅压:术后可出现颅内积气及低颅压导致头痛恶心等副作用,为避免该并发症,术中用棉片填塞骨孔,尽量避免脑脊液流失,如果流失较多,在关颅时要向颅内注入生理盐水,术后要补液。

3)颅内感染:术后常规应用抗生素预防感染。对于脑深部电刺激手术,还可能出现设备引起的并发症,包括电极折断移位、脉冲发生器故障及异物排斥等。

(6)术后用药:患者术后清醒并可以自己摄食时即可开始服用抗帕金森病药物,根据患者的反应调整用药,以最小有效剂量控制患者的运动症状。患者术后左旋多巴等效剂量可减少 30% 到 70%,多巴胺受体激动剂及复方多巴制剂是最常使用的抗 PD 药。

（三）新型治疗手段

帕金森病的临床症状主要源于黑质 DA 能神经元的丢失，因此，外源性地引入 DA 能神经元就有希望改善 PD 症状，为此不少学者开展了胚胎黑质细胞移植、干细胞移植、营养因子移植等移植治疗的研究。但这些研究尚停留在动物水平，存在许多有待解决的问题。另外，呈递营养因子或其他可能的治疗蛋白到 PD 患者脑中进行基因治疗也是一个富有吸引力的设想，但临床应用还是为时尚早的话题。

（四）辅助治疗

帕金森病是一种缓慢进展的神经系统变形疾病，随着药物及手术治疗的发展，PD 患者的残疾延缓发生，生活质量改善，预期寿命并不会缩短。虽然 PD 患者运动迟缓，但在遇到紧急情况时，患者仍可以很迅速地避开障碍物。因此可以说 PD 患者的运动激发存在问题，而运动的基本神经环路还是较完好的。所以，对于 PD 患者，要利用患者内在运动环路，加强康复锻炼，延缓各种残疾的发生。适当的运动对于患者的功能恢复有一定的帮助。早期患者日常生活可自理，至疾病中期多数患者需要一定程度的帮助。晚期患者日常生活需要照料。吞咽困难、饮水呛咳的患者可给予鼻饲饮食。长期卧床者应定期翻身拍背，以避免褥疮和坠积性肺炎的发生。

七、预后与展望

帕金森病是一种慢性进展性疾病，具有高度异质性。不同患者疾病进展的速度不同。目前尚不能治愈。早期患者通过药物治疗多可很好的控制症状，至疾病中期虽然药物仍有一定的作用，但常因运动并发症的出现导致生活质量的下降，此时可考虑进行手术治疗。作为一种逐渐发展、累及全脑的中枢神经系统慢性退行性疾病，药物、手术、精神心理治疗及运动功能康复训练等综合治疗才能保证患者的最大获益。在手术治疗之后，药物依 1 日是治疗 PD 的有力武器，不可偏废。随着新型药物的诞生、新手术靶点的引入以及新治疗手段的出现，PD 患者症状可得到更好的控制，生活质量更高。

（刘高峰）

第四节　舞蹈症

一、概述

亨廷顿病（HD）是一种遗传性、进行性、神经退行性疾病，其特点是运动障碍、认知缺陷和精神异常进行性加重。1872 年，美国医生 George Huntington 首次透彻描述该病，因此，也被称为亨廷顿舞蹈症。

HD 典型的临床症状为进行性恶化的快速、不规则、不自主运动功能障碍，可累及面部、上下肢及躯干，逐渐丧失认知功能，并出现精神异常，包括记忆障碍、抽象思维和判断异常、时空观念错乱、易激惹以及人格改变等。常见发病年龄为 35～44 岁，但从婴儿到老年各个年龄段均可发病。

HD 是一种常染色体显性、遗传性疾病，由 4 号染色体（4p16.3）上 CAG 三核苷酸序列过度"重复"引发。该病神经系统功能的进行性异常，与基底节区、大脑皮层等脑区神经元的进行性丢失相关。世界范围内人群发病率为 5～10/10 万。

二、病因及发病机制

亨廷顿基因(IT15)异常是 HD 发病的遗传学基础。IT15 位于人类 4 号染色体短臂上(4p16.3),调控、编码亨廷顿蛋白。该基因的一部分是重复序列,称为 CAG 三核苷酸重复序列,该重复序列的长短存在个体差异,并随着遗传而改变。当 CAG 过度重复时(≥40),编码突变合成亨廷顿蛋白。该突变蛋白是诱发 HD 发病的病理学基础,虽然其具体机制尚不清楚。

目前比较公认的假说认为基底节环路中的尾状核和壳核内 GABA 能神经元缺失,使得整个基底节功能环路发生紊乱,其输出核团 GPi 和黑质网状部对下位运动丘脑的抑制性调控减弱,进而丘脑发放至运动皮层的兴奋性冲动增加,诱发 HD 运动过多。

三、病理生理学机制

病理表现主要为特定脑区神经元进行性变性和星形胶质细胞的增生,包括纹状体区的尾状核和壳核以及大脑皮层。纹状体内中型多棘神经元最为易感。投射到外侧苍白球的富含脑啡肽的神经元比投射到内侧苍白球的富含 P 物质的神经元更为易感。这些病理改变与 HD 进程中,舞蹈样症状在疾病早期表现最为明显的假说相一致。HD 的另外一个病理改变是细胞内包涵体的出现。但其主要作用、出现的时机及是否为细胞功能异常的标志等尚存在争议。

四、临床表现

几乎所有 HD 患者最终均表现相似的躯体症状,但发病年龄、疾病进程、认知障碍及精神异常的程度,各不相同。发病高峰在 35～44 岁之间,部分患者在 20 岁前发病。研究表明,发病年龄越早,病情越严重,疾病进展越快。典型的临床症状是进行性加重的运动障碍、认知缺陷和精神异常。

(一)运动障碍

最典型的始发躯体症状为不自主的舞蹈样运动。这种舞蹈样运动最初可能仅限于手指或脚趾,随着病情的进展,这些动作变得更明显,并延伸到上肢、下肢、面部和躯干。在某些情况下,如压力或高度情绪化的状态,这些动作会变得更加明显。进而出现异常的扭曲运动、固定姿势、步态不稳或不能行走。其他还包括精细运动笨拙、自主运动不能、吞咽困难、构音障碍、眼球运动异常等。晚期患者由于进行性运动功能障碍,失去生活自理能力。

(二)认知缺陷

认知功能障碍表现为进行性痴呆,以及有关理解、推理、判断、记忆等心理过程功能异常。早期认知功能减退的迹象包括:健忘、难以保持重视和注意。随着病情进展,可出现注意力缺失,难以吸收和理解新信息,解决问题能力受损,记忆力减退,判断力和冲动控制异常,语言表达能力减弱或失语,沟通障碍或不能,最终导致痴呆。

(三)精神异常

早期症状可出现性格改变,易激惹,多疑,冲动或情感淡漠,自我控制降低。随病情进展,逐渐出现焦虑、抑郁、情感障碍、强迫行为或思维、敌对、妄想、幻觉,以及自杀企图等。

五、辅助检查

HD患者影像学检查与其他神经变性性疾病难以明确区分,缺乏特征性病理改变,影像学检查只是作为具有典型临床症状患者和明确家族史患者诊断的辅助措施。早期无明显改变。中晚期患者,MRI显示双侧尾状核、壳核区神经元变性,双侧额颞叶大脑皮层萎缩,双侧侧脑室前角扩大。PET扫描可见尾状核区神经元糖代谢减低。

基因检测DNA上CAG重复序列能够确诊HD。正常情况下IT15基因上CAG重复序列在36个以下,CAG重复大于等于40时,称为全显性,该类人群均会发病,不同的是发病时间的问题,重复序列越多,发病时间越早。CAG重复在36～40之间,为不稳定状态,携带该类基因者,可以发展为临床症状显著的HD,也可以表现为生存期内无明显临床症状。

六、诊断与鉴别诊断

99%的HD依靠典型的临床症状、家族遗传史、基因检测亨廷顿基因CAG重复序列能够确诊。其他具有相似临床症状的疾病称为舞蹈症样障碍(HDL)。大部分HDL的病因不清,已知的可以诱发这类疾病的是一些基因的突变,如朊蛋白基因(HDL1)、连接蛋白-3基因(HDL2)、隐性遗传的亨廷顿基因(HDL3)、编码TATA盒结合蛋白基因(HDLA)等。容易误诊为HD的其他常染色体显性疾病包括齿状核红核苍白球路易体萎缩症(DRPLA)和神经铁蛋白变性病。也有零星个案的临床症状类似HD的常染色体隐性遗传性疾病,如舞蹈病棘红细胞增多症,泛酸激酶相关神经退行性疾病(PKAN)和X-连锁麦克劳德综合征等。

七、治疗

HD的治疗需要综合的、多学科相互配合,包括对症的药物支持疗法,心理支持疗法,物理、职业、语言训练,遗传咨询以及其他的辅助治疗方法。目前,尚无一种方法能够减缓、改变或者逆转该病的进展。治疗的主要宗旨体现在:缓解患者的临床症状,预防并发症的发生,为患者及其家属提供医学及心理帮助等。

(一)药物治疗

目前仍是该病主要的治疗方法,能在一定程度上控制和缓解HD的神经精神症状和运动功能障碍。

抗精神病药物,如多巴胺拮抗剂氟哌啶醇,苯二氮䓬类氯硝西泮,可部分抑制舞蹈样运动,缓解激惹、幻觉、精神错乱等异常。但该类药物存在潜在的严重不良反应,如迟发性运动障碍,应慎重使用,并且从最小剂量开始使用。

单胺消耗剂,可部分缓解舞蹈症,并且引起迟发性运动障碍的风险更低。丁苯那嗪是目前唯一一个由美国FDA批准的用于治疗舞蹈症的药物。丁苯那嗪起始剂量从低剂量开始,缓慢增加药量,以确定患者症状缓解并且耐受性良好。如果患者有效治疗剂量超过50mg/d,应行CYP2D6基因检测(该基因促进丁苯那嗪代谢)。CYP2D6基因阴性的患者,丁苯那嗪剂量不应超过50mg/d。该药物可引起或加重嗜睡、抑郁症、帕金森样症状或其他严重不良反应(如抗精神病药物恶性症候群、粒细胞缺乏症),同时,丁苯那嗪增加患者自杀风险。

（二）辅助治疗

如康复锻炼、心理咨询、认知功能锻炼等对改善患者生活质量有一定的帮助。语言训练提高患者交流能力。营养支持预防因吞咽困难导致的营养障碍。康复理疗辅助运动功能的改善。心理、遗传咨询提高对疾病的认识，减轻精神、心理压力，制定疾病干预的长期规划。

（三）手术治疗

能在一定程度上缓解 HD 患者的舞蹈样症状。外科手术治疗包括细胞移植、苍白球毁损以及近年来发展起来的脑深部电刺激。

干细胞及胚胎细胞移植在动物试验上取得了初步的治疗效果，临床试验也证实短期临床效果尚可，但长期效果仍不理想，不能阻止疾病的进程。而且，移植后移植细胞的长期存活与分化，与宿主细胞的整合、细胞功能的表达、及细胞的电生理改变等都是有待回答的问题。

苍白球毁损术在 20 世纪 50 年代已经被用于缓解 HD 的舞蹈样症状，但这种缓解是由于毁损苍白球本身，还是因毁损而诱发基底节区的相关病理改变引起仍不是很清楚。同时，伦理上也越来越不被接受。

近年来脑深部电刺激用于治疗 HD 多为个案报道，主要改善患者运动功能，短期效果尚可，长期效果不明确，尚缺乏多中心、大样本、随机对照试验。刺激靶点多为苍白球内侧部（GPi），刺激参数中刺激频率争议较大，低频 40Hz、高频 180Hz 均有报道，效果不一。对认知功能、精神症状的缓解效果不一。

八、预后与展望

HD 的发病及其进程 60% 取决于 CAG 重复序列的长短，重复序列越长，发病年龄越早。重复序列超过 60 的，20 岁前即可发病，相反，重复序列小于 40 的，可不表现出明显的临床症状。此外，环境因素和其他相关基因也影响该病的发生与发展。

HD 患者预期生存期是发病后 15～20 年。肌肉协调功能下降将导致严重的威胁生命的并发症，此外，认知功能下降导致的行为学变化也可引发较严重的并发症。最常见的致死并发症是肺炎，由于肌肉的协调功能下降，肺的自我清理能力降低，同时，误吸增多，肺炎发生率显著增加。1/3 的 HD 患者最终死于肺炎。第二大致死因素是心脏病，四分之一的患者死于心脏病。第三大致死因素是自杀。高达 27% 的 HD 患者尝试过自杀，7.3% 的患者自杀成功。其他危险因素包括窒息、跌倒致躯体损伤，严重的营养不良。

（张志健）

第五节　特发性震颤

特发性震颤（ET）也称为原发性震颤或家族性震颤，是一种常染色体显性遗传的运动障碍性疾病。主要表现为手、头部及身体其他部位的姿位性和运动性震颤。

一、病因及发病机制

（一）病因

ET 呈常染色体显性遗传，患者阳性家族史约为 30%～60%，外显率不一。根据已经研究的结果表明其致病基因定位于 3q13，称之为"ETM1"以及 2p22-25，称之为"ETM2"。最近研究发现多巴胺 D_3 受体

（DRD₃）基因有可能是 ET 的候选基因。由于家族中患者的临床表现呈多样性，提示可能存在遗传异质性。

（二）发病机制

ET 的发病机制产生可能是外周肌梭传入和中枢自律性振荡器共同作用的结果。丘脑腹中间核（VIM）是接受本体感觉传入的核，其神经元节律性暴发性放电活动可能起了关键作用，无论神经电生理记录还是立体定向手术均证实了这一点。PET 研究发现，选择性地双侧小脑、下橄榄核代谢功能亢进。用功能性核磁（fMRI）显示患肢对侧皮质运动和感觉区、苍白球、丘脑活动增强，双侧齿状核、小脑半球和红核活动亢进。这些提示震颤的产生是丘脑和运动皮质至脊髓通路中小脑-橄榄核环路震荡的结果。因为病理解剖没有特异性改变，异常振动的中枢神经系统"起搏器"的位置尚不清楚，因此推测中枢性振荡器被外周反射增强或抑制，调节震颤的产生和震颤幅度。

二、临床表现

（一）家族史

约 30％～60％ET 患者有家族史，呈现常染色体显性遗传特征。ET 家族史的正确评价有赖于震颤症状的征询以及临床检查。

（二）发病率

典型的 ET 可在儿童、青少年、中老年中发现，在普通人群中发病率为 0.3％～1.7％，并且随年龄增长而增加。大于 40 岁的人群中发病率增至 5.5％，大于 65 岁的人群中发病率为 10.2％。男女之间的发病率无明显差异，也有报道称 ET 可能在左利手的人中更常见。

（三）发病年龄

ET 可在任何年龄起病，对起病的高峰年龄有两种观点，一种认为起病年龄的分布为双峰特征，即在 20～30 岁和 50～60 岁这两个年龄段，另一种观点认为 ET 很少在少年发病，随着年龄增长发患者数增加，平均起病年龄 37～47 岁。

（四）病程

震颤发病年龄与病情发展无关。大多数学者认为该病始终缓慢进展，从无缓解。由于震颤造成劳动力丧失开始于发病 10～20 年之后，发生率随着病程和年龄的增长而增加。

（五）震颤

ET 唯一的症状就是震颤，偶有报道伴有语调和轻微步态异常。一般认为 ET 是双侧上肢对称起病，也可单侧上肢起病。一旦上肢影响后常向上发展至头、面、舌、下颌部。累及躯干和双侧下肢者少见，仅在病程的晚期出现，而且程度比上肢轻。表现为姿位性震颤，可同时含有运动性、意向性或静止性震颤成分。震颤可能在指向目的的运动中加重。震颤的频率为 4～8Hz。起病时频率为 8～12Hz，随着病程和年龄的增加，频率逐渐降低，幅度逐渐增加。ET 患者的震颤在注意力集中、精神紧张、疲劳、饥饿时加重，多数病例在饮酒后暂时消失，次日加重。

患者往往在起初数月感到身体内的振动，以后在兴奋或疲劳时出现短暂的活动时震颤，再后震颤持续存在。可以短时间内自我控制，对活动的影响不明显。在这阶段姿位性震颤是反射性的，迅速出现，仅持续数秒。随着震颤幅度的增加，常难以控制，甚至影响工作。即使严重的震颤也常有波动，有时在维持姿势时可以暂时消失。震颤幅度、频率在不同动作、维持不同姿势时常会变动。这时仍可自我抑制震颤，只是更加困难，时间更短。

典型症状是手的节律性外展内收样震颤和屈伸样震颤，旋前旋后样震颤（类似于帕金森病）十分少见。书写的字可能变形，但不会表现为写字过小。另一个常影响的部位是颅颈肌肉群，头部、舌或发声肌均可累计,表现为患者手部严重的姿势性震颤和头部震颤,包括垂直的"点头"运动和水平的"摇头"运动。软腭、舌的震颤会导致发声困难。

(六)肌张力障碍

6%～47% ET 患者存在肌张力障碍。姿位性震颤在肌张力障碍中也很普遍,特别是书写痉挛,在肌张力障碍中有 7%～23%伴发 ET。痉挛性斜颈常伴有头部和躯干震颤表现。

ET 可出现不典型的震颤表现,有手部的运动障碍、复合的静止性和姿位性震颤、原发性书写震颤、局限的发声震颤、下颌震颤、局限的舌震颤和直立性震颤。

三、诊断

美国运动障碍学会和世界震颤研究组织提出了 ET 的诊断标准:

(一)核心诊断标准

1.双手及前臂的动作性震颤。

2.除齿轮现象外,不伴有其他神经系统体征。

3.或仅有头部震颤,但不伴有肌张力障碍。

(二)次要诊断标准

1.病程超过 3 年。

2.有阳性家族史。

3.饮酒后震颤减轻。

(三)排除标准

1.伴有其他神经系统体征,或在震颤发生前不久有外伤史。

2.由药物、焦虑、抑郁、甲状腺功能亢进等引起的震颤。

3.有精神性震颤的病史。

4.突然起病或分段进展。

5.原发性直立性震颤。

6.仅有位置特异性或目标特异性震颤,包括职业性震颤和原发性书写震颤。

7.仅有言语、舌、颏或腿部震颤。

(四)辅助检查

1.CT、MRI 检查、正电子发射断层扫描(PET)或单光子发射断层扫描(SPECT) 对鉴别诊断有意义。

2.肌电图(EMG) 可记录到 4～8Hz 的促动肌,拮抗肌同步化连续发放活动,另有约 10%患者表现为促动肌,拮抗肌交替收缩。单运动单元分析显示电冲动是集合性或同步化的。震颤发作期间募集相中新募集的运动单元有异常高的瞬间 20～50Hz 放电频率。

3.基因分析 对确诊某些遗传性肌张力障碍疾病有重要意义。

(五)震颤评分

其标准如下:

0=无震颤;

1=轻度,勉强能观察到的震颤;

2=中度,能观察到震颤,可能无残疾(<2cm 范围);

3=明显,可见明显震颤,可能部分性残疾(2～4cm);

4=严重,可见粗大的震颤,有残疾(>4cm)。

四、鉴别诊断

（一）帕金森病

约 6.1% 的 ET 患者同时合并帕金森病（PD），PD 患者的亲属发生震颤的概率至少是正常对照组的 2.5 倍，而 PD 合并 ET 患者的亲属发生震颤的概率可高达 10 倍。PD 患者的震颤主要为静止性震颤，可合并动作性震颤，手部搓丸样震颤和下肢的静止性震颤是 PD 的典型表现。除震颤外，PD 患者常伴有动作迟缓、强直、步态异常、表情减少等。

（二）甲状腺功能亢进和肾上腺功能亢进

它们引起的是一种生理亢进性震颤。当对肢体施加较大惯性负荷时，震颤频率可减少至 1 次/秒以上，而 ET 无此表现。除震颤外，可伴有多汗、心率加快、食欲亢进、神经兴奋性增高、体重减轻、甲状腺肿大等表现，或伴有满月脸、向心性肥胖、高血压等肾上腺功能亢进的表现。

（三）肝豆状核变性

特别是青少年发病者易与 ET 混淆。本病多有角膜 K-F 环，血清铜蓝蛋白及血清铜降低、尿铜增高等特点可与 ET 鉴别。

（四）小脑传出通路病变

主要是小脑底核和结合臂的病变。表现为上肢和下肢的意向性震颤，常伴有小脑的其他体征，如共济失调，而 ET 通常不伴有小脑症状。

（五）中毒或药物引起的震颤

通常为姿势性震颤合并动作性震颤，也可出现静止性震颤和意向性震颤，取决于药物的种类和中毒的严重程度。多数患者的震颤可累及全身，节律不规则，可出现扑翼样震颤，多数患者伴有肌阵挛。

（六）直立性震颤

表现为站立时躯干和下肢的姿势性震颤，也可累及上肢，可伴有体态不稳和小腿痉挛，坐下或仰卧后缓解，行走时减轻。震颤频率较快，为 14～18 次/秒，两侧肢体同步。因为 ET 患者合并直立性震颤的概率较高，提示 ET 和直立性震颤之间可能存在一定的联系。与 ET 相比，直立性震颤频率更快，使用氯硝西泮治疗后可显著缓解。

（七）皮质性震颤

为一种不规则高频的姿势性和运动性震颤，常伴有运动性肌阵挛。电生理检查可发现巨大体感诱发电位以及体感反射亢进。

（八）红核和中脑性震颤

是一种静止性、姿势性和意向性震颤的混合体，震颤频率 2～5 次/秒。通常由红核附近的病变引起，影响一侧黑质-纹状体和结合臂通路，导致对侧肢体震颤，本病常伴有脑干和小脑病变的其他体征。

五、药物治疗

（一）肾上腺素 β-受体阻滞剂

目前认为可能是通过阻断外周 β_2 受体而发挥疗效。常用的普萘洛尔能够减轻震颤幅度，但对震颤频率无影响。普萘洛尔的治疗效果与剂量呈相关性，个别患者 80mg/d 已有效，建议普萘洛尔从小剂量开始每日分 3 次服用,几日后才会见效,每隔 2 天增加 10～20mg。

(二)扑米酮

扑米酮只能减轻震颤幅度,对震颤频率无影响,主要用于减轻手部震颤,对身体其他部位(如头部、舌)的震颤疗效不佳。须从小剂量(25mg/d)开始,逐增剂量,每次 25mg 或 50mg,直至起效,有效剂量为 50～350mg/d。

(三)A 型肉毒毒素(BTX-A)

BTX-A 能有效减轻肢体、软腭等部位的震颤幅度,但对震颤频率影响不大。其机制可能是作用于周围神经末梢,阻断神经递质乙酰胆碱的释放,因此局部肌无力是最常见的不良反应。为了取得满意疗效,注射剂量和部位必须个体化。

(四)其他药物

在小样本的开放性研究中,0.15～0.45mg/d 可乐定有效。另外,小剂量氯氮平(18～75mg/d)对大多数患者有效。氯硝西泮通常对特发性震颤无效,但能减小以运动性成分为主的特发性震颤。碳酸酐酶抑制剂对头部和发声震颤高度有效,但也有完全无效的报道。

六、手术治疗

药物治疗无效而震颤明显的 ET 患者可以给予手术治疗。目前,ET 的手术治疗主要包括立体定向丘脑毁损术和脑深部电极植入术(DBS)。

(一)立体定向丘脑毁损术

毁损丘脑腹中间核(VIM)控制震颤。丘脑毁损术可缓解 90% 以上患者的对侧震颤,长期疗效肯定,是一种安全、有效的治疗手段。对于药物治疗无效、严重的偏侧震颤患者可考虑丘脑毁损术。但约 10% 的 ET 患者术后会出现构音障碍、平衡失调、对侧肢体无力、认知障碍和癫痫等。但 VIM 核毁损术仅适用于单侧手术,双侧毁损属于手术禁忌证。

(二)脑深部电极植入术

在双侧 VIM 植入颅内刺激电极,干扰和阻断神经元电生理活动而控制震颤,一般采用高频刺激,刺激频率为 135～185 次/秒,脉冲宽度 60～120μs,电压 2～4V。DBS 对静止性和姿势性震颤的疗效优于动作性震颤,对肢体远端震颤的疗效优于肢体近端和躯干震颤,但对头部和言语震颤疗效不佳。不良反应包括感觉异常、构音障碍、平衡失调和局部疼痛等,多数可通过改变刺激参数得以纠正。DBS 治疗的关键是应当根据 ET 的具体情况选择合适的刺激参数。DBS 安全有效,不良反应小,可行双侧手术,缺点是费用昂贵。

(周　焜)

第六节　肌张力障碍

一、扭转痉挛

(一)概述

扭转痉挛是肌张力障碍最具有特征性全身表现之一,又称扭转性肌张力障碍或变形性肌张力障碍。

1757 年 Jaeger 和 1792 年 Wepfer 先后介绍此病。

扭转痉挛常累及 3 个或以上肢体,躯干、颈、颅等部位肌群。临床上主要表现为躯干和四肢不自主痉挛和扭转,出现奇特的不自主姿势、体位与动作,甚至有自发性肌肉痉挛,睡眠后消失,以年轻人发病多见,成年人肌张力障碍多为局限性,很少累及全身。扭转痉挛广泛分布世界各地,发病率各地区差异很大,尚不能肯定。肌张力障碍患病率约 39/10 万。

扭转痉挛可分为原发性扭转痉挛,与遗传性有关;继发性扭转痉挛可能与感染或中毒等相关;也可在神经系统性疾病或在代谢性(脂质性、氨基酸、其他代谢性)疾病中产生。其次是胆汁色素沉着于基底节、颅脑外伤、产伤等诱发。发病后多数患者逐渐地产生部分或全部自主活动能力丧失,对家庭、社会造成很大负担。

(二)病因及发病机制

扭转痉挛按病因可分为原发性和继发性两型,以前一型为常见。

1.原发性扭转痉挛与遗传性有关,少数散发。1970 年 Eldrideg 等发现两种遗传类型,一种是常染色体显性遗传,另一种是常染色体隐性遗传。因为原发性扭转痉挛多有遗传背景,其发病与突变的基因表达息息相关,使多巴胺能神经元生理功能发生紊乱,造成扭转痉挛。

2.继发性扭转痉挛可能是感染或中毒引起,也可在神经系统性疾病或在代谢性(脂质性、氨基酸、其他代谢性)疾病中产生。其次是胆汁色素沉着于基底节。颅脑外伤、产伤、基底节区肿瘤、血管畸形亦可诱发。这些继发性的病因,使皮质和基底节区产生神经结构性损害,造成基底节内递质浓度改变,促发产生扭转痉挛症状与体征。

(三)病理

扭转痉挛病理尚未发现特殊形态学改变,非特异性的病理改变包括基底节的尾状核和壳核神经元细胞变性和萎缩,基底节的脂质及脂色质增多。在黑质致密部、背侧缝核、脑桥脚核中也可见有神经元纤维缠结。较少数病例在丘脑、基底节区可见到软化灶等结构性改变。

(四)临床表现

本病常见于 7～15 岁之间儿童和少年,40 岁以上发病罕见。临床表现主要是躯干和四肢的不自主痉挛和扭转,这种动作形态又是奇异和多变的。由于肢体、颈、躯干肌肉肌张力变化多端,不协调,没有固定模式,出现异常姿势与体位。但是,起病比较缓慢,往往起先于一脚或双脚,有痉挛性跖屈。一旦四肢受累,近端肌肉重于远端肌肉,颈肌受侵出现似痉挛性斜颈。躯干肌及脊旁肌的受累则引起全身的扭转或作螺旋形运动是本病的特征性表现。运动时或精神紧张时扭转痉挛加重,安静或睡眠中扭转动作消失。严重者口齿不清,吞咽受限,智力减退。极少数患者病情不进展或自行缓解。少数患者产生严重扭转与痉挛,不但影响活动,还严重影响生活,完全要他人协助,甚至有永久性挛缩或关节脱位。

(五)辅助检查

目前影像学中 CT,MRI 等检查对原发性扭转痉挛影像无特征性表现,继发性扭转痉挛可因病因不同,呈现不同的影像学表现。而脑核黄疸症,神经系统变性疾病,代谢性疾病产生的扭转痉挛。主要是基底节区的异常信号,T_1WI 或 T_2WI 呈高信号或低信号改变,可协助临床诊断。

(六)诊断与鉴别诊断

1.诊断　扭转痉挛是以颈部、躯干、四肢、骨盆呈奇特的扭转为特征,因而诊断可一目了然。但是,原发性和继发性扭转痉挛,早期诊断比较困难。所以,在诊断是要详细询问有无家族史及过去史。适当进行头颅 CT 和 MRI 检查,排除其他疾病。

2.鉴别诊断

(1)多巴胺反应性肌张力障碍:儿童起病的一种常染色体显性遗传肌张力障碍,临床表现痉挛性和肌张力障碍混合性步态,与脑瘫很相似,行动缓慢,肢体呈齿轮样强直,反射亢进,跖反射伸直。症状波动,夜轻白天重。小剂量左旋多巴、多巴胺受体激动剂十分有效。

(2)青少年帕金森病:本病儿童期发病,表现足部肌张力障碍的异常步态。临床上特点:一般有家族史;儿童期出现帕金森类似症状;起病隐匿,进展缓慢,震颤与僵直同时存在,程度轻。应用左旋多巴,多巴胺受体激动剂有效,长期服用出现类似帕金森病的并发症。

(3)肝豆状核变性:多发生在20~30岁之间,病程进展缓慢不一,继之出现肢体震颤,肌张力增高、构音困难。肝豆状核变性肢体震颤多为意向性震颤,有时为粗大扑翼样。肌张力增高为逐渐加剧,起初多限于一个肢体,以后扩散至四肢和躯干。若肌强直持续存在,可出现异常姿势。此类患者常伴有精神症状,角膜上有 K-F 氏环。

(4)手足徐动症:若为先天性多半有脑性瘫痪,主要是手足发生缓慢和规律的扭转动作,四肢的远端较近端显著,其肌张力时高时低,变化无常。扭转痉挛主要是侵犯颈肌、躯干肌及四肢的近端肌,而面肌与手足幸免或轻度受累。症状性手足徐动症,常由脑炎后、肝豆状核变性或脑核黄疸引起。

(5)癔症:癔症性的不自主运动容易受暗示的影响,而且往往有精神因素为背景。若症状的长期持续存在可有力地排除癔症的可能性。

(七)治疗

扭转痉挛不论原发性还是继发性,药物治疗和外科手术治疗,目前都是对症性的,不能治愈,疗效不肯定,治疗后多数患者能在短期内减轻临床症状。

1.内科药物治疗　扭转痉挛的药物治疗是对症性的,其目的是改善功能,减少异常运动,减少肌痉挛引起的疼痛。常用药物:

(1)左旋多巴类:除对常染色体显性遗传的多巴反应性痉挛(DRD)有效,对其他类型的扭转痉挛效果较差。

(2)抗胆碱能药:如苯海索(安坦)、三乙芬迪等。症状缓解多发生在用药后几周。副作用有:口干、视物模糊、失眠、健忘等。大剂量可致精神错乱。

(3)其他药物:如巴氯芬,可对三分之一的扭转痉挛患者有帮助。地西泮类(氯硝西泮、地西泮)、止痛药等均可能缓解本病的某些症状,抗多巴胺能类制剂的应用存有争议,因为有可能诱发肌僵直。

2.外科治疗

(1)适应证:为年龄在 7 岁以上;病程超过 1~1.5 年;应用各种药物(包括暗示)治疗无效者,又无其他严重疾病,才考虑手术。

(2)禁忌证:对于单侧肢体扭转,且能独立生活,还可参加劳动者;或双侧严重疾病伴有明显延髓麻痹,智能低下;学龄前儿童均不宜手术。

(3)手术治疗

1)立体定向核(团)毁损术:扭转痉挛在药物治疗无效时可用立体定向毁损术,主要破坏苍白球内侧部或丘脑腹外侧核前部(Voa、Vop)或中央中核外 1/3。躯干症状严重者要作双侧手术,复发者再次定向毁损仍然有效。但要扩大毁损范围。其有效率在 42%~77% 之间。术后并发症约 20% 左右,主要表现为术后肌张力明显下降,行走不灵活,特别是下肢行走有拖拉步态,少数患者可出现言语更不清晰。目前不提倡毁损治疗。

2)脑深部电刺激术(DBS):DBS 可以有效地缓解肌张力障碍,改善扭转痉挛者的症状。刺激靶点包括

Vim核、Gpi、STN等，刺激频率130～180Hz左右，可单侧手术，也可双侧同时植入电极刺激。认为双侧苍白球刺激术将可能成为严重扭转痉挛的儿童患者的首选。DBS是目前外科治疗中首选的治疗方法。

（八）预后与展望

扭转痉挛多数患者病程进展缓慢，5～10年后便进入静止期，此时患者也处于中度致残状态。极少数患者可自行缓解，有一部分患者不断进展，丧失自己活动和关节挛缩，终日卧床不起。由于全身肌肉不断收缩造成过度热量消耗，出现各种并发症威胁生命。

原发性和继发性肌张力障碍治疗预后，均受他们的病因而决定。在当前所有治疗手段，无法获取有效治愈，药物疗效不理想，只能轻微改善，长时间服用多巴胺类，抗胆碱能药或其他类药物，往往不能耐受，甚至有严重副作用而停药。外科手术治疗中脑深部慢性电刺激（DBS）以及药物泵将巴氯芬持续注射，75%～85%患者肌痉挛状态近期可获得缓解。长期效果在观察中。

但是，进行脑神经功能重建也许是彻底治疗扭转痉挛的根本途径。如何保证移植神经干细胞存活、分化仍需要不断地探索完善。在目前无法找到病因治疗扭转有效方法的前提下，功能神经外科使用立体定向毁损术，DBS治疗能够改善扭转痉挛患者症状，提高患者生活质量，值得我们继续重视和发展。

二、痉挛性斜颈

（一）概述

痉挛性斜颈是最常见的局限性肌张力障碍，是肌张力障碍在颈部的表现，又称颈肌张力障碍。患者的颈肌受到中枢神经异常冲动造成不可控制的痉挛或阵挛。这种颈部肌肉不自主的异常运动在患者处于公众场合或情绪紧张时加重，患者的日常生活受到严重影响，甚至丧失生活自理能力。痉挛性斜颈包括原发性（肌张力障碍性）和症状性（非肌张力障碍性）发病率大约是1.2/10万人。

（二）病因

本病的病因及病理机制尚不明确，多数隐匿起病。少数患者可能有家族史、继发于脑炎、脑外伤、多发硬化、一氧化碳中毒及应用抗精神病药物后。其发病机制有中枢性及外周性两种推测。多数作者支持斜颈的病理是在对侧的苍白球-丘脑环路内，是一种结构性病变。部分作者考虑斜颈是基底节内神经递质活动障碍引起，多巴胺、5-羟色胺浓度的改变可引起头颈部旋转，儿茶酚胺浓度降低则可引起头颈强直性偏斜等。还有人认为周围性病因可能是微血管对副神经的压迫，即副神经受血管长期压迫产生局部脱髓鞘变，使离心和向心纤维之间产生短路，致异常冲动积累而产生头部肌肉收缩，但此理论目前未被公认。

（三）临床表现

痉挛性斜颈的临床表现可以分成四种类别：

1.旋转型　头绕身体纵轴向一侧做痉挛性或阵挛性旋转。累及的肌肉主要为同侧头夹肌、颈夹肌、同侧斜方肌、同侧肩胛提肌、同侧半棘肌、对侧胸锁乳突肌。根据头与纵轴有无倾斜，可以分为三种亚型：水平旋转、后仰旋转和前屈旋转。水平旋转型是本病最常见的一种型别。

2.后仰型　患者头部痉挛性或阵挛性后仰，面部朝天。

3.前屈型　患者头部向胸前做痉挛性或阵挛性前屈。

4.侧屈型　患者头部偏离纵轴向左或右侧转，重症患者的耳、颞部可与肩膀逼近或贴紧，并常伴同侧肩膀上抬现象。

（四）诊断和鉴别诊断

根据临床表现一般不难诊断。需要注意的是，诊断前应做神经系统检查，若发现患者有神经系统功能异常、锥体束损害、视力和视野障碍以及其他神经肌肉损害表现，则一般考虑为继发性肌张力障碍。此外，应除外一些其他类似疾病如先天性斜颈、短颈畸形综合征、肌性斜颈、颈肌劳损或肌炎、落枕、眼肌麻痹及癔症性斜颈等。

（五）治疗

1.口服药物治疗　可选用抗胆碱能药物（苯海索）、苯二氮䓬（氯硝西泮等）、抗精神病物（氟哌啶醇）及巴氯芬等。事实证明，无论哪一种药物，仅少数患者有效，而且疗效不完全，副作用明显，很多患者不能承受。

2.肉毒毒素局部注射　肉毒毒素是由肉毒杆菌在繁殖过程中产生的嗜神经外毒素，它选择性地作用于神经肌肉接头部位，抑制乙酰胆碱的释放，从而可导致痉挛肌肉麻痹。这种方法的关键是注射前对痉挛肌群的认识，选取重点的受累肌群注射。根据血清抗原性的不同，可分为多种类型，目前广泛用于临床的是A型肉毒素（BTX-A）。一般认为BTX-A局部注射是ICD患者首选的最有效的治疗，而且副作用轻微，治疗效果能维持12～16周。然而，少数患者首次治疗无效，部分患者多次注射后，由于产生抗体而失效，因而不得不接受手术。

3.外科手术治疗　当病情发展到一定程度时，保守治疗很少见效。目前的手术指征如下：①患者病情稳定，痉挛局限在颈部者，类型固定在1年以上（手术不宜在起病初或肌张力障碍进展期进行，否则可能加重病情）。②BTX-A治疗无效后至少4个月后。③旋转型、侧屈型、后仰型及前屈型。手术方式包括：Foerster-Dandy手术、副神经微血管减压术、三联手术和脑立体定向神经核团毁损术及脑深部电刺激治疗等。目前常用的手术方式如下：

（1）改良的Foster-Dandy手术：在电生理检测下行后正中开颅双侧副神经根切除、双侧CIA前根＋后根纤维小束选择性切断，具体选择性部分切断的脊神经根小束切断比例根据临床分型病情轻重及相应前根切断情况决定，范围在25%～75%之间。

（2）选择性颈部神经切断和痉挛肌群切除术（三联术）：根据临床分型和痉挛肌群的范围及分布，选择性地实施神经切断和肌肉切除。旋转型：如头面部向左旋转的患者，三联术的内容：①左侧颈1～6脊神经后支切断；②夹肌切断；③右侧颈部副神经胸锁乳突肌分支切断。如头面向右旋转的患者，则副神经切断在左侧，另两术在右侧。侧屈型：如头向左侧肩部侧屈，手术应包括：左侧颈脊神经1～6后支切断，左侧肩胛提肌及夹肌切断，及左颈部副神经切断。头双侧后仰型：手术主要为切断双侧斜方肌上端结合部，切断头、颈夹肌及头、颈半棘肌。

（3）立体定向脑深部电极植入术（DBS）：DBS治疗肌张力障碍的技术日益成熟，对局限性肌张力障碍，国内外近年来报道的病例不断增多，所选取的刺激核团有Gpi、STN等等，在微创的同时取得了一定的疗效，似乎逐渐成为将来的治疗趋势。对于后仰型及前屈型斜颈首先推荐DBS治疗。

（4）其他治疗：包括中药、针灸、手法推拿、物理疗法等。

（六）预后

斜颈患者除少数可自愈外，多数的病程可延绵终身，少数患者可出现缓解期，但不免再次复发。多数患者的病情进展到一定程度后便停留在稳定状态，少数病例逐步严重，痉挛肌群增加。由于本病的病因不明，药物治疗效果差，副作用大，手术是主要的治疗方式，但普及也存在一定困难，影响了本病的预后。

三、Meige 综合征

（一）概述

Meige综合征，也称睑痉挛-口下颌部肌张力障碍，1910年由法国神经病学家Henry Meige首次报道，是一种属于锥体外系疾病的成人多动症,发病年龄多在 40～60 岁之间,男女比例约为 1∶(2～3)。临床表现为眼睑和口面部异常运动合并存在。

(二)病因及发病机制

目前 Meige 综合征的病因及发病机制仍不明确。有人认为 Meige 综合征的发病与自身免疫因素、吸烟、口下颌—面部外伤、手术等原因有关,亦可由药物引起,如抗抑郁药、抗躁狂药、抗精神病药、抗组胺药、抗震颤麻痹药,或这些药物的联合应用。在发病机制上,较为广泛的学说认为脑内神经介质特别是多巴胺和乙酰胆碱的平衡失调是引起 Meige 综合征等肌张力障碍疾病的病因。Meige 综合征患者多巴胺水平多正常,而其受体处在超敏水平,另外 Meige 综合征患者多存在胆碱能神经的过度活跃及 GABA 水平的相对下降,这些可能是引起肌张力异常的根本原因。

(三)病理

Meige 综合征的主要病变可能在脑干和基底核区。Garcia-Albea 等报道的眼睑痉挛和 Meige 综合征的尸解病理无异常。Ahrocchi 等报道 1 例 Meige 综合征在纹状体背侧有斑块状神经元缺失和胶质增生。Zweig 等报道 1 例 Meige 综合征在脑干处核群(黑质致密部、蓝斑、缝核、脑桥脚核)中有较严重的神经元脱失;在黑质和蓝斑中有少量细胞外神经黑色素着色。

(四)临床表现

Meige 综合征的临床表现可分为 3 型:①眼睑痉挛型;②眼睑痉挛合并口、下颌肌张力障碍型;③口下颌肌张力障碍型。

Meige 综合征常在中年后期或老年期起病,临床以双眼睑痉挛为最常见的首发症状(占 76%～77%),部分由单眼起病,渐及双眼。睑痉挛前常有眼睑刺激感,眼干、畏光和瞬目增多。睑痉挛的发作频率常由稀疏至频繁。痉挛可持续数秒至 20 分钟,不经治疗可持续收缩,12% 的患者平均在 2 年发展成功能性失明。患者常用一手的拇指和示指上推双上眼睑,使双眼得以睁开。21% 的患者有其他面部肌肉张力障碍,口、下颌和舌肌的反复而节律性的强直痉挛或肌张力障碍性收缩,而导致睑部痉挛、口角牵缩、打哈欠、不自主的张口噘嘴、磨牙咬牙、示齿抬眉蹙额等异常运动,这些不随意运动没有节律性。许多患者存在 Trick 现象,即在打哈欠、吃东西、咳嗽、唱歌、吹口哨时症状出现戏剧性的改善,为此病特点之一。

除眼睑痉挛及口、下颌肌张力异常外,Meige 综合征尚可伴斜颈头后仰、前屈等。一般无智能障碍,无锥体束病变、小脑病变及感觉异常。约 1/3 患者有情感障碍,如抑郁、焦虑强迫人格、精神分裂等人格变化。

(五)辅助检查

目前尚无能确诊本病的特异性检查。MRI 及 CT 扫描无特征性的改变。

(六)诊断与鉴别诊断

1.诊断　此病的诊断主要依据患者的临床表现。双侧眼睑不自主闭合伴有对称性口面部肌肉的不规律收缩情绪激动或强光下患者症状加重,平静时症状减轻,睡眠后症状消失。MRI 及 CT 扫描无特征性的改变。

2.鉴别诊断　本病应与以下疾病相鉴别:

(1)面肌抽搐:多在中年以后发病,女性较多。以一侧面肌抽搐样收缩为特点,开始多为眼轮匝肌间歇性轻微抽搐,逐渐扩散至同侧其他面肌,如口角肌肉,严重者累及颈阔肌。抽动逐渐加重,可因精神紧张、疲劳和自主运动加剧,入睡后停止。无神经系统阳性体征。

(2)迟发性运动障碍:有长期服用吩噻嗪类、丁酰苯类抗精神病药物史,受累肌常以蠕动为主而非肌肉痉挛。

（3）神经症：可发生于任何年龄，常伴情绪健康状况不稳，睡眠障碍，症状变化多波动大，心理治疗有效。

（七）治疗

1.药物疗法

（1）抗精神病药：观察发现氯氮平对此病有效，其副作用有镇静和直立性低血压等，通常为奋乃静（12mg/d）、羟哌氟丙嗪（12mg/d），明显减少了睑痉挛的发作频率。

（2）胆碱能受体阻滞药使用苯海索（6mg/d）可减少睑痉挛的发作频率。大剂量的抗胆碱药物治疗对自发的 Meige 综合征有效。

（3）多巴胺受体阻滞药：如丁苯那嗪，巴克诺芬（巴氯芬）等。

（4）抗癫痫药：氯硝西泮对本病有效，其效果优于苯海索，越早治疗效果越好。

（5）对本病无效的药物：左旋多巴加重病情。丙戊酸钠、卡马西平、舒宁对本病无效。

（6）国内外大量文献报告肉毒杆菌毒素（BTX）对本病有效，但价格昂贵，反复应用疗效下降，且有副作用，而限制其使用。副作用主要表现为症状性干眼症，还有咽下困难、上睑下垂、呼吸困难、畏光、复视等。

2.手术疗法

近二十年来，外科治疗肌张力障碍取得了巨大进步。对于肉毒素治疗不敏感的难治性原发性肌张力障碍，可以考虑脑深部电刺激（DBS）治疗。目前一致认为脑深部电刺激对于特发性全身性肌张力障碍治疗效果好。也有报道显示双侧苍白球（GPi）脑深部电刺激对 Meige 综合征也有较好的效果。Lyons MK 等对 4 名 Meige 综合患者进行了 GPi（3 人）和 STN（1 人，合并帕金森病）的双侧电刺激，随访 12 个月，结果肌张力障碍评分有明显的提高。Reese 等对 12 名患者（男性 6 例，女性 6 例）实施了双侧 GPi 电刺激，随访 78 个月，肌张力障碍评分显示短期疗效 45%（4.4±1.5months），长期疗效 53%（38.8±21.7months），患者在眼部运动、语言、口部运动、吞咽等方面均有提高，证实脑深部电刺激对 Meige 综合的治疗有效。但也有些问题尚未得到一致的意见，如关于刺激参数的设置、高电量消耗、刺激获得疗效的机制等。

四、手足徐动症

（一）概述

手足徐动症又称指划运动或易变性痉挛，是多种病因导致的临床综合征。是肢体远端游走性肌张力增高与减低动作，出现缓慢的如蚯蚓爬行的扭转样蠕动，伴肢体远端过度伸展，如腕过屈、手指过伸等，且手指缓慢地逐个相继屈曲；由于过多的自发动作使受累部位不能维持在某一姿势。

（二）病因及发病机制

可由先天性或继发性脑的各种疾病引起，如遗传性，脑血管疾病，颅内感染，药物，脑瘫等。可能常见病因有以下类型：

先天发育异常疾病：小头畸形、结节性硬化、髓鞘形成障碍、巨脑回畸形、小脑回畸形、苍白球黑质色素变性、核黄疸、先天性脑积水等先天性和代谢性疾病均可引起一侧或双侧手足徐动症。

继发性疾病：许多脑部疾病均可引起手足徐动症，如各种急慢性脑炎、中毒性脑病、进行性豆状核变性、进行性苍白球萎缩、弥漫性脑硬化、肝豆状核变性（Wilson 病）、苯丙酮酸尿症、高尿酸血症、脑血管病、家族性毛细血管扩张症、Hallervorden-Spatz 病、Palizaeus-Merzzbacher 病、Pick 病等。

（三）病理

主要病变部位在基底核，尤其是纹状体中的壳核和尾状核。病理切片表现为神经细胞变性、消失，神经胶质增生,有髓纤维束显著增加,分布不规则呈束状或网状排列,髓鞘染色呈斑状犹如大理石称"大理石样病变",可见尼氏体减少消失,纹状体缩小,丘脑、苍白球、黑质、内囊及大脑皮质亦可变性。双侧手足徐动症患者双侧苍白球外侧部神经元可见 PAS 染色阳性,Bielschowsky 小体沉积。

(四)临床表现

根据临床表现不同手足徐动症可分为三型:

1.双侧手足徐动症　特点是常伴肌阵挛及不规则中、小幅度运动,常见于脑瘫患者。

2.舞蹈手足徐动症　表现手足徐动症伴幅度较大的舞蹈样动作,见于家族性发作性舞蹈手足徐动症、非进行性家族性舞蹈手足徐动症等。

3.单侧及假性手足徐动症　由脑血管疾病或其他病因导致深感觉障碍引起,单侧及假性手足徐动症并非为基底核病变。

发病年龄特点:先天性手足徐动症通常为出生后即出现不自主运动,但亦可于生后数月症状才变的明显。症状性手足徐动症可发生于任何年龄,男女皆可发病。由肝性脑病、吩噻嗪、氟哌啶醇或左旋多巴过量引起的手足徐动症常于成年以后或老年期发病。

临床特征:手足徐动症是一种不自主运动和异常姿势复合在一起的异常运动,具有无法固定体位和多变性。患者无法保持手指、足趾在某一位置。维持的位置被一种相当缓慢、连续不断的和无目的的移动性动作所干扰。徐动性动作主要出现在四肢远端。下肢受累时,蹞趾常自发地背屈,造成假性的巴宾斯基征。面部受累时,患者常弄眉挤眼,扮成各种鬼脸。咽喉肌和舌肌受累时,则言语不清,构音困难,舌头时而伸出时而缩回,吞咽亦发生障碍,尚可伴有扭转痉挛或痉挛性斜颈。这种不自主运动可因情绪紧张或精神受刺激时或做随意运动时加重,完全安静时减轻,入睡时停止。许多患者伴有不同程度的运动缺陷,如锥体束损害造成肌张力增高。有的智能减退。

发作性肌张力障碍性舞蹈手足徐动症(PDC)是罕见的遗传性运动障碍性疾病。而发作性运动源性舞蹈手足徐动症(PKC)是罕见的运动障碍性疾病,常由运动诱发,有时与弥散性或局灶性脑损伤有关,也有人认为是癫痫的一种发作形式,因发作有相似诱因,抗癫痫治疗有效。

(五)辅助检查

1.脑电图　家族性发作性肌张力障碍性舞蹈手足徐动症脑电图多无异常表现。儿童偏瘫侧的手足徐动症患者大多有脑电图异常表现,有人统计 2142 例 20 岁以下的脑性瘫痪患者,其中 500 例有手足徐动症表现的患者中,48% 有异常脑电图。

2.肌电图　可以出现异常,但没有特征性表现。

3.CT 或 MRI　没有特异性表现,主要根据原发病的不同,而有不同的 CT 或 MRI 表现。如脑瘫患儿伴有手足徐动症头部 MRI 检查可表现第三脑室扩大及基底节区损伤。

(六)诊断与鉴别诊断

1.诊断　手足徐动症的诊断主要根据临床表现,它是多种疾病临床表现的一部分,因此,除了诊断手足徐动症外,还需做出病因诊断。

(1)以单侧或双侧手和手指的缓慢而不规则的蠕动样扭转动作为其主要特征。手指常过伸或分开,下肢受累者少见。

(2)患肢肌张力时高时低,变化无常。肌痉挛时肌张力增高,肌松弛时肌张力正常。情绪紧张、精神受刺激或做随意动作时症状加重,安静时减轻,入睡后消失。

(3)病因诊断如脑性瘫痪、急性脑血管意外、肝豆状核变性、各种急性及慢性脑炎等。

(4)特发性手足徐动症:是一种先天性疾病,在生后数月发病。其特征是双侧手足徐动,伴有不同程度的肌张力增高。头部、面部也可出现不自主运动。患者语言发育迟滞或完全失语。常伴有智力缺陷。行走时双下肢肌张力增高呈痉挛状态,与脑性瘫痪型(Little 病)的步态很相似。手足徐动、肌张力增高和智能障碍构成此病的三联征,同时可有发音和吞咽障碍,有些患者有强哭、强笑。

(5)发作性舞蹈手足徐动症:是一种罕见的发作性疾病,为常染色体显性遗传。基因定位于常染色体 2q 上,散发的疾病也不少见。发病于少年和青少年,临床表现为发作性一侧或双侧不自主运动伴有构音障碍,双眼上视。诱发因素为突然运动、紧张、疲劳、惊吓。持续时间 5～20 秒,不超过 2 分钟。发作时无意识障碍,发作间歇期完全正常。

2.鉴别诊断　手足徐动症需与舞蹈病和假性手足徐动症相鉴别。

(1)舞蹈病:主要表现肢体近端及面部不自主的、无目的的、无规则的舞蹈样动作。常见的舞蹈病包括感染后舞蹈病即小脑舞蹈病和 Huntington 病。感染后舞蹈病多有甲组乙型链球菌感染史,5～15 岁发病,舞蹈样动作以肢体近端为明显,上肢重于下肢,同时伴肌张力降低。Huntington 病多发于中年,有遗传性家族史,以舞蹈样运动及进行性痴呆为主要表现。

(2)假性手足徐动症:多发生在额叶损害、脊髓的后柱和侧柱合并损害、周围神经损害的患者,四肢呈缓慢波动和扭曲,不自主动作减少,在闭眼时有位置觉障碍,不伴有肌张力增高。

(七)治疗

1.内科治疗

(1)病因治疗:症状性手足徐动症是多种疾病临床表现的一部分,因此,应根据不同病因给予不同治疗。

(2)药物治疗:疗效不肯定,主要目的为改善肌张力。

1)地西泮类药物:如氯硝西泮片,成人 1～2mg,每日 3 次。

2)抗精神病药物:如氟哌啶醇,从 0.5mg/d,逐渐增加剂量,1mg,每日 3 次。其他如氯丙嗪、硫必利、酚噻嗪类或丁苯喹嗪等。但此类药物容易引起肌张力增高及运动减少等帕金森病症状,因此应慎用。

3)降低肌张力的药物:如巴氯芬,10mg,每日 3 次。

4)左旋多巴制剂:如美多巴,125～250mg,每日两次。其他如左旋多巴。对多巴反应性肌张力障碍有戏剧性效果。

5)抗癫痫类药物:如卡马西平,0.1～0.2g,每日 3 次;丙戊酸钠,0.2g,每日 3 次。

6)抗胆碱能药:如苯海索,2mg,每日 3 次,可能改善儿童患者症状。

7)肉毒素(BTX):肉毒素注射治疗对各种肌张力障碍治疗取得了一定进展。有些患者注射肉毒素后,可获得短暂缓解,也有一些患者对肉毒素毫无反应。

(3)康复治疗:手足徐动症的康复治疗非常重要,它对患者的预后起着决定性作用。

2.外科治疗

(1)丘脑核团毁损:对于智能良好及单侧病变的患者可用立体定向丘脑腹外侧核损毁术,对偏侧肢体发病者可能有效。

(2)神经调控:手足徐动症为肌张力障碍的一种,而脑深部电刺激(DBS)对肌张力障碍有效。因此,DBS 常被用来治疗以手足徐动症为主要表现的肌张力障碍。Vidailhet M 等对 13 名患有肌张力障碍——舞蹈手足徐动症的患者实施了双侧苍白球内侧核的电刺激(BP-DBS),随访 1 年,Burke-Fahn-Marsden 肌张力障碍评定量表运动评分有明显的提高,并且患者的肢体运动功能、疼痛、生活质量都有明显改善。其他如脑瘫患者合并有手足徐动症也有应用 DBS 治疗的报道。毁损给患者带来不可逆性脑损伤,近年来,随着神经调控技术的发展,其损伤轻微,安全性高,副作用少,毁损治疗慢慢被 DBS 所取代。

（八）预后与展望

本病一般为慢性疾病，病程可长达数年或几十年之久，少数患者病情可长期停顿而无进展。手足徐动性运动严重，且伴有咽喉肌受累者，可早期死于并发症。症状性手足徐动症，如各种病因脑瘫引起的手足徐动症、脑血管疾病或其他病因导致的单侧及假性手足徐动症，预后与原发病相关。

（范道云）

第七节　肝豆状核变性

一、概述

肝豆状核变性（HLD）又称 Wilson 病（WD），是一种伴随原发性铜代谢障碍的常染色体隐性遗传性疾病。英国的 Wilson S. L. K 首先详细报道了本病的特征并将其系统化。1902 年 Kayser 和 1903 年 Fleischer 首先描述了该病的特征性角膜色素环，即 K-F 环。1913 年 Rumpel 首次发现 Wilson 病肝铜增高，1948 年 Mandelbrote 等发现尿铜排泄增高，Cumings 观察到 Wilson 病肝、脑铜均增高，1952 年 Scheinberg 发现了 Wilson 病患者铜蓝蛋白的异常，因而 Wilson 病被认为是铜代谢障碍所致。21 世纪以来，随着对本病发病机制的研究及责任基因位点的明确，一方面使临床医师对本病的发病机制有了全新的认识，另一方面随着一些新型金属络合剂应用于该病的治疗、立体定向手术和肝移植治疗的应用，使本病的预后有了明显的改善，使该病成为神经内科少数几个可治性神经遗传性疾病之一。随着 Wilson 病遗传基因研究的不断深入，在不远的将来本病的基因治疗将成为可能。

二、病因学

肝豆核状变性致病基因在染色体的定位：近年来研究发现，Wilson 病基因与酯酶 D 紧紧连锁在第 13 号染色体长臂远端（13p14.3），1985 年 Frydman 首先确定 Wilson 病基因（WND）位于常染色体 13q 长臂上，1989～1991 年 Farer 将 Wilson 病基因定位于 D13S31 与 D13S59 间，即 13q14.3。White 构建了 13q14.3 区域一个长达 4.5Mb 的 YAC 重叠体，从中分离出 9 个微卫星，并进一步将 Wilson 病基因定位于 D13S155 与 D13S133 两个微卫星的 DNA 之间。Kooy 等（1993）使用 D13S31 与 D13S59 荧光原位杂交，证实 Wilson 病基因在 13q14.3～21.1 区域内。1993 年底 Wilson 病基因被 3 个实验室克隆，编码一种 P 型铜转运 ATP 酶（ATP7B），故又称 ATP7B 基因，它含有 22 个外显子和 21 个内含子。迄今，在第 2、5、7、8、10、12 及 14～20 号外显子上共发现 134 种突变存在，其中错义或无义突变 81 种类型，9 种剪接位点突变，3 种调节基因突变，31 种小缺失，7 种小插入，1 种缺失和插入同时存在及 2 种大片段缺失。杨任民等（1997）收集 141 例 Wilson 病患者的 DNA 样品应用 PCR-SSCP 及测序技术，对 ATP7B 基因第 7、9、14 外显子进行检测，突变率分别为 1.4%（4/282），2.1%（6/282），及 14.9%（42/282）；并首次发现中国人 Wilson 病患者一个新的基因致病突变类型，即 4 例 Wilson 病的 PCR-SSCP 电泳存在相同的异常迁移，DNA 测序均显示第 662 密码子（TTC）碱基发生 C～G 颠换，导致其编码的丝氨酸（Ser）变为半胱氨酸（Cys）。1998 年对另 122 例 Wilson 病应用 PCR-SSCP 技术对 ATP7B 基因第 18 外显子突变频率检测，发现 37 例（30.3%）患者有 PCR-SSCP 异常迁移。提示中国人 Wilson 病患者 ATP7B 基因第 18、14 外显子可能为突变高发区。

三、病理生理机制

铜代谢异常是 Wilson 病的主要病理生理环节。Wilson ATPase 酶具有两个主要的功能：参与整合铜离子进入新生的铜蓝蛋白和促进胆汁的铜离子排泄。。Wilson 病细胞病理生理的过程反映了基因突变的不同而程度不等地影响了这两个功能。20 世纪 50 年代，多数学者用放射性 64Cu 对体内铜代谢的研究证明，Wilson 病患者血清铜蓝蛋白明显减少，而使血清铜明显减低。此外，体内的铜不能正常地经胆汁从肝脏排泄，使它在肝细胞内沉积。Frommer 测定 8 例 Wilson 病患者及 10 例对照组的十二指肠液内的含铜量，发现 Wilson 病组显著低于对照组。任明山等测定 20 例 Wilson 病患者及 22 例非 Wilson 病对照组的胆汁内含铜量，Wilson 病组（$4.42\pm0.44\mu mol/L$）显著低于对照组（$41.70\pm9.22\mu mol/L$），证实 Wilson 病存在明显胆汁排铜障碍。当铜沉积负荷超出了肝细胞的铜贮藏能力时，游离铜即缓慢地释放进入血液，然后在人体内重要的组织器官中（尤其是脑、眼睛和肾脏等）沉积。偶然有因游离铜大量释放而造成恶性肝衰竭、广泛的血管内溶血及肾功能障碍等。

四、病理

Wilson 病的病理主要表现为大量铜慢性沉积于各个组织，一般先沉积于肝脏，进而沉积于脑、肾、脾、角膜和皮肤等组织，引起各组织病理上的改变。中枢神经系统病变主要分布在基底节各核团，最易见到的是壳核和苍白球的色素沉着加深。幼年发病者往往以壳核和苍白球为中心，可见境界清楚的软化空洞灶，不少病例出现额叶大软化灶，或视丘、内囊等处出现小软化灶。显微镜下：主要为小软化灶、异常血管增生灶等改变及胶质细胞的变化。脱髓鞘灶多见于基底节及其周围，而血管增生灶常见于额叶。胶质细胞增生的特征性变化是出现变性星形Ⅰ型细胞、Ⅱ型细胞和 Opalski 细胞（即细胞体积很大，而且有多个小核，胞质无突起）。早期肝脏表面可正常或仅有脂肪浸润，后期出现肝硬化改变，表面有大小不等的结节。肝细胞严重坏死，肝结缔组织增生伴细胞浸润。组织化学证明，肝组织内出现不规则岛状分布的铜颗粒沉着。电子显微镜显示：铜沉积所致的大而不规则、高电子密度的溶酶体，线粒体变性，肝细胞核空泡样变性、核溶解及核仁异常。脾脏从正常大小到巨脾不等，但无特殊性改变。肾小管大多发生轻度变性，可见铜颗粒。此外部分病例有角膜后弹力层、睾丸及乳腺等处铜沉着，以及骨畸形、骨疏松等改变。

五、临床表现与临床分型

（一）临床表现

1.神经系统表现 大多数患者以神经系统症状为首发，震颤是最常见的神经系统表现，约占 50% 左右。震颤可以是静止性、姿位性及动作性的，随意运动时加重，一般为非对称性。构音困难也是神经系统常见的症状之一，几乎所有的 Wilson 病患者最终都出现言语障碍。构音困难分为两大类：由锥体外系障碍所致舌肌、面肌张力不全，往往伴流涎；另一种是因脑干、小脑病变所致的咏诗样或爆破性语言。也可出现舞蹈动作、抽动、肌阵挛及慌张步态等。癫痫发作少见，精神症状与癫痫发作共存，提示额叶白质的病损。

临床资料显示约 10%～51% 的 Wilson 病患者以精神症状作为临床主要特征，有 20% 的患者在诊断为 Wilson 病以前，求治于精神科大夫。绝大多数患者在他们病程的某一阶段表现有精神异常，这占总数的 30%～100%。因而对任何不好解释的"精神病"尤其伴有神经系统体征的青少年，一定要排除 Wilson 病。

本病往往对智力有一定影响,国内外资料显示 IQ 较常人下降 15～35 分。精神症状在接受排铜治疗后往往得到改善。

2.肝脏表现　肝脏损害的症状是 Wilson 病最常见的临床表现之一,占所有患者 50% 以上。肝症状的平均发病年龄为 11.4 岁,一般 6 岁以前以及 40 岁以后发病少见。肝脏损害有以下几种不同的表现形式:①急、慢性肝炎型:将近 25% 的患者有其典型特征,如黄疸、厌食以及疲乏感等。②急性重型肝炎型:急进性肝功能衰竭,死亡率相当高,一般伴有严重 Coombs 实验阴性的溶血性贫血,可能为肝铜突然大量释放对红细胞破坏所致,多数患者在几周内死亡。③肝硬化型:大多数呈缓慢进行性肝功能障碍伴脾大(往往无肝大)、腹水、食管静脉曲张。④肝性脑病型:出现肝功能衰竭、肝性脑病等。

3.眼部表现　K-F 环是本病的重要体征,早期需借助于裂隙灯才能发现,明显时肉眼也可以见到,系由铜沉积于角膜的后弹力层所致。K-F 环的颜色可有棕色、金色及棕黄/蓝色。国外有文献显示部分患者 K-F 环经正规排铜后可消失,少数患者可出现白内障、晶状体混浊、暗适应障碍等。

4.骨骼肌表现　骨质疏松症大概在 2/3 的患者观察到此类骨质改变较易导致频繁的骨折、甚至是自发的骨折。关节尤其是膝关节异常,导致活动度过大、疼痛或发硬。椎体病变、椎管狭窄与椎间盘突出皆可见到,少数患者可误诊为椎体结核,部分患者可出现肌萎缩。

5.其他　国外资料显示 10%～15% 的 Wilson 病以溶血性贫血为首发症状,多见于青少年。对难以解释的尤其是 Coombs 实验阴性的青少年溶血性贫血,一定要排除 Wilson 病可能。大量排铜可诱发溶血,其原因是铜离子对红细胞氧化损伤所致。肾脏损害也是 Wilson 病的特征之一,如血尿及肾结石等,尿中过度的铜可诱发肾小管功能损害。

Wilson 病如果得不到及时的治疗,通常于发病后数年死亡,美国一个著名的 MAYO 医学机构流行病学调查显示,发病后平均存活期为三年。若坚持长期规则治疗,不少患者可获得大致正常的工作、生活 30～40 年以上,尤其对潜伏型或早期患者,长期缓解率更高。肝豆状核变性病程长,已出现植物状态或严重挛缩畸形的晚期病例,预后不良。

(二)临床分型

1.无症状型　临床上不表现任何症状,实验室检查显示部分患者可出现铜代谢异常或 K-F 环呈阳性。

2.脑型　以神经系统症状为首发表现,整个病程中以神经系统症状表现较突出归为脑型。

3.肝型　以肝损害为首发症状而无典型的神经系统症状,仅在病程中出现轻微的神经系统症状者,归为肝型。

4.骨-肌型　以佝偻病样骨骼改变和肌病样表现为主要症状的患者,均归为骨-肌型。本型发病年龄较晚,病程进展缓慢。

5.混合型　以某个症状为首发症状,在病程中又出现其他症状,且表现严重者,均为混合型。

六、影像学表现

1.CT 改变　主要是豆状核、尾状核,小脑、脑干、丘脑及大脑皮质对称性低密度病灶,无增强效应,病程较长的往往有大脑皮质与脑干等的萎缩及脑室扩大,少数基底节的改变呈坏死灶的表现。临床症状及严重程度与 CT 表现大致相符。

2.MRI 改变　Wilson 患者以灰质表现为多,通常为对称性的,主要的损害部位、性质与 CT 改变类似,在豆状核、尾状核,小脑、脑干、丘脑及大脑皮质,MRI 比 CT 更敏感、准确。少数患者观察到有单侧或双侧的额叶白质的局灶性低密度病乃至坏死灶,其次在颞叶、枕叶、顶叶及半卵圆中心。基底节中最常见的是壳核与尾状核和丘脑,而苍白球较少,常显现为双侧对称性丘脑与壳核外侧 T_2 高信号;及 FLAIR 像上呈现中脑的萎缩和均匀性轻微的高信号,而红核与黑质呈低信号变化,其特征极似"大熊猫脸"样改变。另外 PET 研究发现本病其葡萄糖代谢率普遍下降,尤以豆状核为显著。

七、诊断与鉴别诊断

(一)临床诊断

1.儿童或青少年期起病。

2.临床上表现为神经系统症状、肝损害症状和(或)精神症状。

3.角膜 K-F 环阳性:常采用裂隙灯进行检查。约在 60% 的成人患者中可发现 K-F 环,儿童较少见。几乎均见于脑型患者。

4.部分病例有阳性家族史。

值得注意的是早期患者可能不表现任何症状或仅表现极轻微的症状,角膜 K-F 环可为阴性或出现假阳性,易被临床医师漏诊。

(二)实验室诊断

1.血清铜蓝蛋白小于 200mg/L 或血清铜氧化酶小于 0.20D。它们是该病最常用的实验诊断方法。但是有大约 10% 的患者该项检测正常或几乎正常。约 10% 的无症状杂合子患者血清铜蓝蛋白减低。

2.24 小时尿铜排泄量大于 $100\mu g$。24 小时尿样本必须采用经过去微量元素处理的容器采集。症状性 Wilson 病患者其 24 小时尿铜量总是超过 $100\mu g$。

3.肝铜含量(干重)大于 $250\mu g/g$ 即可诊断。对于大于 $75\mu g/g$ 的患者推荐进一步做基因检测。肝活检可发现肝细胞内脂肪变性、肝细胞坏死与纤维化、大结节样肝硬化。电镜下可见典型的线粒体的结构变化,即在线粒体嵴顶部的囊样扩张,这些改变在疾病的早期即可发现。

(三)基因诊断

1.突变基因间接诊断　采用限制性片段长度多态(RFLP)连锁分析方法:利用 WND 附近的遗传标记如 ESD、RB1、D13S31、D13S59、D13S26、P68RS2 等对 Wilson 病家系进行 RFLP 多态连锁分析,对部分家系成员可做出早期诊断和检出杂合子。

2.突变基因直接诊断　可采用 PCR-SSCP 和 HA 技术,直接检测 WND 基因的突变情况,准确性较高,不受家系成员多少及家系中必须已有确诊患者的限制。但是,至今已经明确 300 多个突变基因位点与该病的发生有关,且这些突变的发生率也较低,故直接 DNA 检测在临床实践中并不可行。然而,Wilson 病是目前可以采用药物控制病情发展的神经系统遗传病之一,假如首先在先症者发现了某个突变后,如果能及时地对该家系成员进行基因筛查,它对于检出无症状的杂合子患者、防止杂合子之间的婚配、防止隐性致病纯合子出生和进行早期干预治疗等均具有重要意义。总之,Wilson 病的基因诊断技术尚未成熟,临床上普遍应用该技术进行诊断还有一段较长的路要走。

(四)鉴别诊断

青少年出现的各种不自主运动,特别是震颤均需首先考虑 Wilson 病。凡少年儿童出现的无法用各型病毒性肝炎或其他肝脏疾病解释的肝损害,均需排除 Wilson 病。在临床工作中,一般应注意与以下疾病鉴别。

1.帕金森病　该病以震颤、肌强直、运动减少及姿势障碍为主要特征,而脑型 Wilson 病亦常以震颤为首发症状,因而容易发生混淆。帕金森病除少数年龄较轻外,多发生于中年以后,其震颤表现为静止性,在运动时可减轻,而 Wilson 病多发生于 10~25 岁,其粗大震颤在运动时加剧,且常有家庭史,裂隙灯下角膜环阳性可资鉴别。

2.小舞蹈病　本病多发生于 5~15 岁,女性多于男性。表现为急速的、无目的性而变化不定的舞蹈样动作,其肌张力减低,且多伴有风湿热等其他症状,一般不难鉴别。但少数患者仅有舞蹈动作,则需进行铜代谢测定及角膜 K-F 环检查加以区别。

3.慢性活动性肝炎　本病以慢性进行性和反复发作为特点,血清乙型肝炎病毒抗原抗体常阳性,肝铜含量小于 40μg/g(干重),角膜环极罕见,据此而鉴别。

4.慢性胆汁郁滞综合征　引起本综合征的病因较多,其中原发性胆汁性肝硬化是一种较常见的病因,其发病与免疫有关,因肝内胆小管炎症破坏而导致肝硬化。其肝铜含量可增高,亦可发现角膜 K-F 环,很难与肝型 Wilson 病区别。其血清铜蓝蛋白通常大于 300μg/L,且血清铜含量较高,可作为鉴别的依据。

八、Wilson 病的药物治疗

(一)饮食治疗

低铜饮食为治疗 Wilson 病的基本原则,日常适宜食用的食物如:精白米面、萝卜、藕、苤蓝、芹菜、小白菜、瘦猪肉、瘦鸡、鸭肉(去皮去油)、马铃薯等。牛奶不仅含铜量低,长期服用有轻度排铜之效。国外一些学者通过系统的研究,认为在大多数患者身上并未显示饮食限制与预后之间的相关性,但对甲壳类、动物内脏、硬果类、豆类、花生、辣椒、巧克力及蘑菇等必须避免食用。

(二)促进铜盐排泄

1.二巯丙醇(BAL)　成人每日用 3~5mg/kg,分两次肌肉注射。每月或半月注射 10 天。小儿每次 30~50mg 肌肉注射,3~4 次/天。有头痛、呕吐以及注射过程中神经精神等症状显著加重等副作用。有肝功能损害与溶血性贫血的患者不宜使用,鉴于该药疗效欠佳和副作用较大等,国内临床上已基本不使用该药。

2.二巯丙磺钠(DMPS)　排铜作用较 BAL 略强,副作用较轻。采用将二巯丙磺钠 1g 加入 5%葡萄糖注射液 500ml 中缓慢静脉滴注,每天一次,连续使用 1 周为一个疗程,依病情的轻重程度可使用 2~4 个疗程。对轻症或重症病例均有较好的疗效。

3.二巯基丁二酸(DMSA)　二巯基丁二酸是一种低毒、高水溶性的广谱重金属解毒剂。1965 年丁光生等首先报道用它治疗重金属中毒。此后,许多国家从基础和临床方面对该药进行了广泛的研究,证实了该药对铜、铅、有机和无矾汞、砷等重金属有显著的促排作用。任明山等首先以 DMSA 治疗 20 例肝豆状核变性症患者。总有效率为 80%,显效率为 45%。该药对年龄小、病情轻、脑型或精神障碍型患者疗效较好,且无严重副作用。实验结果表明,DMSA 除可促进尿铜排泄外,尚有显著的促进胆囊排铜保锌的作用。肯定了 DMSA 对 HLD 的治疗有效性和低毒性。

4.二巯丁二钠(DMS)　50 年代由中国学者研究发明。其尿铜排泄量比 BAL 高 2~3 倍以上,且副作用较少,部分患者可引起轻度注射性溶血性贫血或紫癜。一般用 1~2.5g 二巯丁二钠溶于 10%葡萄糖溶液 40ml 中静脉缓推,3~4 次/天,每月或半月注射 10 天。后改成 DMSA 胶囊供口服 2~3g/d。其排铜效果大致类似,稍差于 PCA,副作用少于 DMS 针剂,更少于 PCA。

5.青霉胺(PCA)　该药是国内外治疗 WD 的传统首选药物。常用量为 600~1500mg/d,分 3 次于空腹或饭前 1 小时服用。重症或晚期病例可短期试用 2000~3000mg/d。待临床症状缓解后,成人可减至 1000~1400mg/d;小儿 600~800mg/d 长期维持。潜伏型患者亦可长期服用维持量。青霉胺与维生素 B$_6$

并用,可预防维生素 B₆ 缺乏。但是在临床应用过程中,发现其有较高频率的药疹、发热、粒细胞减少、红斑性狼疮等副作用。有学者曾比较研究了青霉胺与二巯丙磺钠(DMPS)和二巯丁二酸(DMSA)的疗效,结果证实后二药较青霉胺具有更好的疗效和更低的副作用。

6.三乙基羟化四甲胺(TETA) 为近年发现的新型羟基络化剂即依地酸衍生物,1982 年美国食物与药物管理局(FDA)肯定 TETA 为 PCA 不能使用的替代药物,同年 Walshe 报告,因严重副作用而不能继续服青霉胺的 20 例,改用三乙基羟化四甲胺均获得临床改善,常用量为 1.8～2.4g/d,维持量 1.0～1.2g/d,分次口服。近年来,TETA 有成为一线排铜药的趋势。

(三)阻止肠道对铜的吸收

1.硫/碘化钾 口服硫/碘化钾可减少铜进入体内,此药严重影响食欲,大多数患者无法耐受,临床已被废弃。

2.锌剂 5%硫酸锌 2～4ml,3 次/天,饭后服。除具有抑制胃肠道对铜的吸收作用外,还可能动员和排泄体内沉积的铜。现在常用葡萄糖酸锌、醋酸锌、甘草锌。一般在饭后一小时服用,而其他排铜药如青霉胺、DMSA 等在饭前一小时服用,以防疗效抵消影响排铜效果。

3.硫酸钼酸钠(TM) 国外最新的一种,本质是钼剂。本药治疗 Wilson 病机制是:在肠道内结合铜及白蛋白成复合体,阻止铜的吸收;如空腹吸收,在血中与(自由)铜及白蛋白络合,防止铜在细胞及组织中沉积,其起效快,有保护神经系统功能,60～90mg/d,分次日服。目前认为一般只用 8 周,便换为锌剂,TM 不用于维持治疗。尽管本药治疗经验有限,但其耐受性好、副作用少,前景是光明的。

(四)中药及中西医结合治疗

有学者曾对 107 例各型 WD 患者,口服以黄连、大黄、半枝莲等为主药的中药肝豆汤治疗该病,取得了较好的临床效果,治疗前后对比尿排铜量平均增加 187.6μg/24h。根据中医的辨证论治原则,采用清热解毒、通腑利尿之法对本病进行治疗,结合现代医学对 Wilson 病发病机制的研究,认为人体内 95%的铜是从胆汁经大便排泄,5%的铜从尿、汗液、唾液排泄。因此,促使铜从胆汁经大便排出或增加尿内铜的排泄,是治疗本病的主要措施。在肝豆汤中大黄等具有泄热毒、破积滞、行瘀血荡涤积垢的功能。任明山等曾采用中西医结合的方法对 80 例 WD 患者进行了随机对照研究,对照组以二巯基丁二酸治疗,每日 50mg/kg,分两次口服。中西组在 DMSA 治疗的基础上加服中药肝豆汤,每日 2 次。两组疗程均为 1 个月,疗程前后分别进行病情分型、分级和疗效判定。并检测患者 24 小时尿铜、锌、铁及钙含量。结果显示:①中西组的总有效率及其中肝型患者的有效率显著优于对照组(P<0.05)。②两组经 1 个月治疗后,24h 尿微量及宏量元素均较疗前显著增高(P<0.01)。表明中西医结合治疗适合临床应用,尤其对目前治疗比较棘手、疗效较差的肝型患者更值得推荐。

九、外科治疗及其展望

(一)肝移植治疗

该项治疗目前普遍认为仅适用于恶性肝衰者或以肝症状为主要症状并对驱铜治疗无效者。肝移植术能纠正机体的代谢障碍和改善患者的长期预后。而对于以严重神经症状为主症者,其手术效果仍有待进一步研究探讨。杂合子兄弟姐妹可作为捐肝者。然而,捐供前他们必须接受基因检测来证实其为无症状的正常者。因为青霉胺是 Wilson 病的一种主要的驱铜药物,它对手术切口的愈合具有不利的影响,故对于将接受手术治疗者,手术前必须减少该药的用药剂量,并在术后持续该剂量直至切口愈合为止。

（二）立体定向手术治疗

肝豆状核变性随病情发展至第三阶段即脑铜沉积阶段，神经症状和精神症状出现，表现为动作不协调、震颤、发音和吞咽困难、流口水、假面具脸等锥体外系症状，经药物治疗无效时，可考虑立体定向手术治疗。

手术适应证：①诊断明确，排除多发性硬化等其他疾病；②成年人，近期肝、肾功能正常；③经药物治疗无效，临床症状以震颤为主的假性硬化型。

禁忌证：①Wilson 病经药物治疗临床症状控制和缓解；②Wilson 病合并有肝硬化、腹水或严重肾功能损害或溶血性贫血明显者；③Wilson 病处于非脑铜沉积阶段；④年龄过小。

对于 Wilson 病的震颤可选择丘脑（Vim）、苍白球（Gpi）或 Horel-H 区毁损，目前提倡脑深部电刺激治疗（DBS）。安徽省立体定向神经外科研究所在近 10 年间，共收治了 13 例肝豆状核变性患者行立体定向 Vim 或 Gpi 毁损术，近期均能控制意向性震颤。随访发现，术后若不进行其他药物治疗，意向性震颤在 6 个月至 2 年内再度出现，所以立体定向术治疗 Wilson 病只是一种症状性治疗，为了获得临床满意疗效，必须寻找其他手术方式。对脾脏肿大并伴有脾功能亢进者施行脾切除，对于重症 Wilson 病患者经各种治疗无效可考虑行肝移植治疗。Eghtesad 等报道肝移植术后五年的成活率达 73.3%。

随着 Wilson 病分子生物学研究的迅速发展与深入，从基因水平治疗已势在必行。Wilson 病基因治疗主要是针对患者体细胞实施基因转移：①克隆分离出所需的靶基因；②基因转移系统；③受体细胞的选择；④靶基因在受体细胞内适宜表达，即同源重组。第一步：Wilson 病基因（WND）克隆，为 P 型铜转运 ATP 酶（ATP7B），全长 80kb，含 22 个外显子，然而 Wilson 病并不是"纯"的常隐纯合子遗传，而是复合杂合子，即在多种人种证实的多种基因突变：主要为 DNA 碱基插入或缺失，从而引起移码突变及错义突变、无义突变、剪接位点突变，第二步：是基因转移方式、新载体构筑选择、靶基因的正常表达，对机体修复，尤其是神经系统改善，目前不宜过于乐观。

（石敬增）

第八节　疼痛

一、概述

疼痛是指人体组织受到伤害性（物理、化学、机械）刺激，产生的一种不适的感觉和情绪体验，伴有真实或潜在的组织损伤。疼痛由特定感觉神经元传递，将痛觉刺激传递到中枢神经系统的某些部位。疼痛的程度与损伤的严重程度不完全相关。疼痛信息的传递和人体对它产生的反应均受中枢神经系统的调节，精神因素如情绪、焦虑等也参与其中。

疼痛是临床最常见的症状之一，并且和疾病相互关联，疼痛是疾病的常见症状，疾病常因疼痛症状而被发现。现代疼痛学界已形成共识：疼痛不仅是一种症状，本身也是一种疾病。免除疼痛，是患者的基本权利。而今，世界卫生组织将疼痛确定为继血压、呼吸、脉搏、体温之后的"第五大生命体征"，对疼痛的研究越来越被重视。需要强调的是，慢性疼痛作为一种疾病，它的危害不仅仅在于产生疼痛症状，更重要的是在慢性疼痛中，长期的疼痛刺激可以促使中枢神经系统发生病理性重构，使疼痛疾病的进展更加难以控制。另一方面，对于患者而言，慢性疼痛也不仅仅是一种痛苦的感觉体验。慢性疼痛可以严重影响患者的躯体、心理和社会功能,使患者无法参与正常的生活和社交活动。而及早控制疼痛,可以延缓这一过程的恶化。

疼痛理论体系和所有科学理论体系一样,也随着事实的积累和思想的发展而发展。1965 年 Melzack 和 Wall 提出的疼痛的"门控"理论,成为神经外科治疗疼痛的里程碑。门控学说指出,神经冲动从传入神经纤维传入脊髓传递神经元,是通过脊髓背角的门控机制来调控的。这种门控反应受粗、细神经纤维相对活性的影响,其中粗神经纤维抑制冲动传导(关闭闸门),而细神经纤维易化传导(打开闸门)。另外,脊髓门控反应也受到从大脑下传的神经冲动的影响。当脊髓传递神经元输出活性超出临界水平时,可激活一复杂系统:反应系统,从而产生相应的行为改变和疼痛体验。

门控学说理论对于疼痛的最大贡献是强调了中枢神经机制。他们提出的痛觉传入通路可能受脊髓门控机制的调节,从而引入了疼痛的神经调控概念。该学说着重强调了脊髓背角对外周传入冲动的调节及大脑在疼痛产生过程中的能动性作用。目前许多以切断传导神经和神经通路为手段的损毁性技术正在被以调节传入冲动为目标的刺激性技术所取代。精神,心理因素不仅是一种疼痛反应,而且是疼痛形成的一个内在组成部分,精神治疗也作为一种新的疼痛治疗方法得以开展。

二、疼痛的生理解剖基础

伤害性刺激激活一级痛觉神经元后引起疼痛,疼痛也可以由周围神经或中枢神经系统本身的损伤所引起。本节讲述在周围组织损伤引起的伤害性感受的传导过程中神经元的作用以及神经通路。

(一)初级传入神经元

痛觉神经元是对痛觉刺激产生反应的神经元。一级痛觉神经元,又称痛觉的周围神经元,它们分布于周围组织。绝大多数的痛觉感受器是由细而薄的有鞘膜轴突(在皮肤为 A-δ,在肌为Ⅲ类)或无鞘膜轴突(C 或Ⅳ类)组成。以针刺、高温或电流给予皮肤一次非常短暂的伤害性刺激,可引起双重疼痛反应。刺激后立即出现对刺激定位、范围、强度等明确而清晰的皮肤刺痛,称为第 1 痛或快痛,持续不到 50 毫秒。稍后出现呈烧灼样,强度逐渐增大,弥散放射,令人感到不适和难以忍受,称为第 2 痛或慢痛。第 1 痛由 A-δ 类纤维传递,第 2 痛由 C 类纤维传递。

痛觉周围神经元的细胞体位于脊神经后根神经节和第Ⅴ、Ⅶ、Ⅸ、Ⅹ 对脑神经的相应感觉神经节内。过去认为 1 个感觉神经元只发出 1 个中枢突和 1 个周围突。目前发现每个周围感觉神经元可发出 2 个中枢突和(或)2 个周围突。一般中枢突经后根进入脊髓,少数经前根止于后角。神经末梢形成痛觉感受器,分为体表痛觉感受器、肌和关节痛觉感受器、内脏痛觉感受器以及颅内痛觉感受器。

(二)痛觉传导的机制

1.产生疼痛的物质 痛觉神经元对化学物质的敏感性在炎性疼痛过程中起重要作用。化学介质对痛觉神经元的调节主要依赖其对膜离子通道的作用。其作用可以是直接的,即通过特定物质与膜受体结合(配体门通道);也可以是间接的,即通过细胞内第二信使(环磷酸腺苷等)的作用。化学介质通过这两种机制作用于动作电位的发放或增强其他刺激的兴奋作用。也可作用于配体门通道,再激活不同类型的非选择性离子通道。

2.痛觉过敏 痛觉过敏是由于痛阈降低或者是对正常组织中等程度的刺激出现明显疼痛反应的痛觉状态,可分为原发性和继发性痛觉过敏。原发性痛觉过敏是指损伤部位或损伤后炎症细胞释放的物质作用于一级传入痛觉神经元出现的痛觉过敏。继发性痛觉过敏是发生在损伤部位的周围,强烈的痛觉刺激对突触产生影响,突触出现的适应性改变。

3.神经源性炎症　某些初级传入神经元在疼痛刺激范围内,通过炎症前体物质(P物质)和抗炎神经肽(生长抑素),在炎症过程中起重要作用。P物质的神经源性释放与关节炎的严重程度有关。脑膜的神经源性炎症是通过P物质和降钙素基因相关多肽的释放引起头痛的。麦角碱等抗偏头痛的药物主要是通过抑制神经肽的释放而起作用。

(三)痛觉信息的传递

1.脊髓神经根　绝大多数的躯体痛觉信息是通过后根神经节神经元到达脊髓回路,一些是通过后根直接进入脊髓,另一些则通过前根、前角,再止于后角的表层,这种解剖特点解释了后根切断术有时不能止痛,而后根神经节切除术对消除脊髓水平的痛觉传入有较好手术效果。

2.Lissauer束　又称后外侧束,是包绕后角表层的脊髓边缘束。此束主要由有鞘膜的细纤维(A-δ)和无鞘膜纤维(C类)组成,主要传导痛觉信息。轴突进入后角表面,分叉为小的升和降支,形成Lissauer束,然后进入后角与中间神经元和脊髓丘脑束纤维细胞突触连接。

(四)脊髓灰质

二级感觉神经元位于脊髓灰质内。脊髓灰质内含有大量的大小不等的多极神经元,大多数神经元的胞体组合成群。细胞群内的细胞具有相似的形态特征,相同的功能,其轴突有共同的终点,细胞排列有序。

(五)脑干痛觉系统

1.脑干的脊髓丘脑通路　已知存在2条脊髓丘脑束:腹侧(旧脊丘束)和更重要的外侧(新脊丘束)。在脊髓内尽管它们的类型不同,但都传导疼痛。这两个束在延髓分开,然后紧邻脑桥外侧相互靠近,最终在脑桥背侧或中脑尾端与内侧丘系相联系。这些束的冲动终止于丘脑的腹基底核复合体,而大部分纤维终止于腹后外侧核群。许多研究表明旧脊丘束是多突触的,发出许多侧突到达延髓的网状核团,主要是到网状巨细胞核和网状侧核。然后依次投射到丘脑的内侧中央核。

2.三叉神经系统　脑干中与疼痛有关的最典型的神经解剖结构是三叉神经系统。三叉神经核团复合体分布于中脑、脑桥和延髓,甚至向下延伸至上段颈髓。包括三个感觉核团和一个运动核团。脊髓内核团常与疼痛的传导相关。运动核团也位于脑桥,通过与脊髓内核团的反射联系可以对面部有害刺激反应产生咀嚼肌的活动(例如咬紧下颌)。

感觉神经核接受从颅中窝的梅克尔室(Meckel室)中三叉神经半月神经节假单极神经元的输入。神经节的外周突通过眼、上颌和下颌的三叉神经分支而分布于耳前面部区域。该区域通过其的分支传导疼痛。其中某个区域的刺激性病变可以在患者产生一个严重的短暂的疼痛,称为三叉神经痛。下颌区最易受累,患者主诉从下唇和下颌产生巨痛,甚至使患者无法忍受以至于会产生自杀念头。

(六)丘脑

丘脑核群的两部分位于后基底复合体;腹后外侧和腹后内侧核团。其主要和疼痛冲动的感觉和完整性有关,这些冲动分别来自身体和面部。丘脑综合征可以对不同刺激产生放大作用,丘脑综合征被认为是相关核团的血供变化而产生的,血供主要来自大脑后动脉的丘脑纹状体支。推测血供减弱但不完全消失可引起核团功能失常。

(七)内囊

疼痛刺激和其他感觉冲动一起通过内囊的后肢传到大脑皮层。在这里,在脑干水平观察到的神经组织的极度有序性被打破。内囊后肢一般感觉传导纤维的排列很少具有或根本没有次序性。这些纤维与后肢的丘脑侧缘相邻。在这个区域疼痛传导纤维分散传播。内囊后肢的病变可以产生广泛的疼痛缺失或者一般感觉的缺失,这种情况发生在刺激性病变的病例中如出血引起的水肿或出血导致的疼痛。

(八)大脑皮层

一般感觉冲动,包括疼痛,通过内囊和放射冠投射到大脑皮层的中央后回和后方的旁中央小叶。投射区域参照矮人模型,或称"小人模型",以颠倒的方式位于中央后回。头部位于脑回基底部,身体各部分则不成比例地代表一个人,沿脑回向上移行至上纵裂。例如,膝以下的下肢定位于中央旁回后部表面的中部。大脑皮层的其他区域也和疼痛通路有关。中央内侧核被认为将一部分由网状结构传导的疼痛投射到前叶。疼痛也向位于中央后回后部的岛盖部投射。这将表明不仅仅是初级感觉带,许多皮质区也与疼痛相关。作为一种普通感觉,疼痛在这方面是唯一的。内脏疼痛投射到位于侧裂深部的岛叶。岛叶已知与自主神经系统有关,并且可以产生自主反应,例如当受到刺激时会产生恶心和呕吐。

(九)疼痛的调节

在实验室中,疼痛的程度往往反映痛性刺激的程度,而在临床上,疼痛的严重程度与患者损伤程度可以不直接相关。期望、意念和情感对疼痛经历有重要的调节作用。研究发现疼痛调节回路能调节(降低或增强)痛觉信息的传递,运用药物、针刺和电刺激的方法治疗慢性疼痛,可能就是通过这些调节机制起作用。

中枢神经系统存在四个层次的痛觉下行抑制系统:①皮质和间脑系统;②中脑导水管周围灰质(PAG)和脑室周围灰质(PVG),富含脑啡肽和阿片受体,电刺激这个系统或微量注射阿片可产生镇痛效应;③延髓头端腹侧结构,特别是接受 PAG 兴奋性传入的缝际大核(NRM)等神经核,其又发出 5-羟色胺能和去甲肾上腺素能纤维经由腹侧索下行;④延髓和脊髓的后角,接受从 NRM 等核下行的 5-HT 纤维,这些纤维末梢终止于第 Ⅰ、Ⅱ、Ⅴ 层内的伤害感受神经元(包括中间神经元,发出 STT、SRT 和 SKT 等传导束的神经元)。蓝斑和脑干其他部位的去甲肾上腺素能神经元也发出下行纤维作用于后角内的伤害感受神经元。内源性痛觉调制系统就是以导水管周围灰质为核心,连接延髓头端腹内侧网状结构,通过下行抑制通路对脊髓后角的痛觉初级传入活动进行调节。

三、疼痛与个体化综合治疗

(一)疼痛分级与分类

疼痛是一种思想,一种感觉,一种行为。我们都知道它,但却很难测量。有许多定性和定量的方法用来测量疼痛。视觉模拟评分法(VAS)应用比较广泛,该法比较灵敏,有可比性。具体做法:在纸上面划一条 10cm 的横线,横线的一端为 0,表示无痛;另一端为 10,表示剧痛;中间部分表示不同程度的疼痛。让患者根据自我感觉在横线上划一记号,表示疼痛的程度,VAS 法可描述绝大多数剧烈的疼痛分级。另一种分级方法是按照患者的主观感受分级,0 级:无痛;1 级:轻度疼痛,虽有疼痛感,但仍可忍受,并能正常生活,睡眠不受干扰;2 级:中度疼痛,疼痛明显,不能忍受,要求服用镇痛药物,睡眠受干扰;3 级:重度疼痛,疼痛剧烈不能忍受,需要镇痛药物,睡眠严重受到干扰,可伴有自主神经功能紊乱表现或被动体位。

在此主要介绍国际疼痛学会(IASP)制订了疼痛五轴分类法,据疼痛的产生的部位、病变的系统、疼痛发生的类型及特征、疼痛强度及疼痛发生原因等五个方面进行疼痛分类,具体顺序为:轴 1:部位;轴 2:系统;轴 3:类型及特征;轴 4:时间和强度;轴 5:病因。分类的编码是个十进制数字编码,开始百位数代表疼痛的部位,十位数代表疼痛涉及的系统,个位数代表疼痛发作的类型及特征,十分位数字代表疼痛持续的时间和强度,百分位数代表病因。首先记录主要的部位,分别记录两个主要的部位;如果有多部位的疼痛,需要单独编码。

理想的疼痛分类系统应该包括所有的疼痛综合征并且没有重叠或遗漏。临床医学很难达到如此精确的区分。但是通过各组反复筛查,疼痛分类能够逐渐明确化。IASP 疼痛分类有一些显著的优点,它是在多种学科的基础上发展起来的;并具有广泛的地域性和专业性。五轴分类的评定标准已广泛用于疼痛问题,已经被多数医生所接受并且随着认识的加深将会不断完善。

(二)疼痛个体化综合治疗

1.疼痛简化分类与治疗方法的选择　无论是外科治疗还是保守治疗,成功治疗疼痛的主要基础是了解疼痛的性质。不同类型的疼痛需要不同的治疗方法。应充分了解患者疼痛的原因和特点,以建立合理的治疗计划。通常可以将疼痛分为急性疼痛和慢性疼痛,或者伤害性疼痛和神经病理性疼痛。疼痛的这种简单分类有利于选择恰当的治疗方案。

急性疼痛提示急性组织损伤,它是由于受损伤组织的伤害性感受器被激活所致,受损组织痊愈后疼痛缓解。慢性疼痛常持续至急性损伤愈合后,对慢性疼痛的一些定义依据疼痛持续时间(如疼痛持续 3～6月),这种定义不是特别精确,因为,不同类型的急性损伤愈合的时间不同,急性疼痛和慢性疼痛之间的转换应依据损伤的特性而定。

疼痛还可分为伤害性疼痛和神经病理性疼痛。这是一个非常重要的分类方法。因为,这两种类型的疼痛对不同的治疗方法反应不同。伤害性疼痛由外伤或疾病刺激伤害感受器所致(如上肢骨折、恶性肿瘤侵犯局部组织)。伤害感受器受刺激后,激活中枢神经系统的伤害性传递通路。伤害性疼痛代表了外周和中枢伤害性系统的正常反应。伤害性疼痛的特征为跳痛、酸痛或钝痛。相反,神经病理性疼痛由外周或中枢神经系统的病理性改变(外伤或疾病)所致,神经元损伤导致神经元异常兴奋、自发放电和假突触传递,从而引起疼痛。与伤害性疼痛相反,神经病理性疼痛代表了神经系统的异常反应,它可以是持续的或阵发性的(撕裂样痛)。它的特征为烧灼痛、放射痛、针刺痛或电击痛。伤害性疼痛常对阿片类镇痛剂有效(例如上肢骨折后的疼痛可用吗啡治疗)。但是,神经病理性疼痛对阿片类药物不敏感,常需要非阿片类药物辅助治疗。

疼痛还可以分为癌性疼痛(与恶性肿瘤有关)和非癌性疼痛,该分类方法也十分有用。因为,癌性疼痛和非癌性疼痛对某些介入治疗的反应不同。实际上,对某些治疗反应不同与伤害性疼痛在癌性疼痛中占优势有关(可有神经病理性疼痛,例如肿瘤侵犯神经系统),神经病理性疼痛在非癌性疼痛中常占优势(如脑卒中后疼痛、幻肢痛、背部手术失败综合征相关性下肢痛、复杂性区域性疼痛综合征)。癌性疼痛的患者生存期较短,手术治疗不一定要获得长期的疼痛缓解。

2.顽固性疼痛的阶梯治疗　手术治疗通常不是顽固性疼痛的首选治疗方案。对大多数患者,顽固性疼痛的治疗应遵循一个合理的过程。应首选最简单最安全的方法,侵入性治疗应排在后面,类似于 WHO 提倡的疼痛治疗阶梯。最低一层阶梯是最简单最安全的方法,每上一层阶梯,治疗的并发症和风险就相应增加。在手术治疗前,应先采用药物治疗,常从非阿片类药物开始(例如非甾体类抗炎药),并配合适当的辅助治疗。若非阿片类药物难以满意控制疼痛,应选用弱阿片类药物,必要时,应用强阿片类药物。在大多数患者中,规律使用镇痛剂比间断使用镇痛剂更容易获得疼痛缓解。虽然,阿片类药物对一些神经病理性疼痛患者有效,但是,神经病理性疼痛通常采用非阿片类药物治疗。对持续的神经病理性疼痛(例如持续性灼痛、痛性感觉缺失),常用的辅助药物包括抗抑郁药(例如三环类抗抑郁药阿米替林)、可乐定、局部麻醉药(例如美西律)和辣椒素。抗惊厥药(例如卡马西平、苯妥英钠、加巴喷丁)和巴氯芬对阵发性、针刺样或诱发性疼痛有效。

3.外科治疗的基础　疼痛应存在明确的器质性病因,这在慢性非癌性疼痛患者中尤其重要,这可以明显减少患者因心理不正常所致疼痛的可能性。慢性疼痛的患者常存在心理异常,并妨碍手术治疗效果的判断。绝大多数顽固性疼痛患者在外科治疗前应先进行正规的心理评价,存在明显心理异常状态的顽固性疼痛患者不适合外科治疗,例如活动性精神错乱、有自杀倾向或杀人倾向、尚未控制的抑郁症或焦虑、严重的酒精或药物滥用和严重的认知障碍。其他的一些心理因素被认为是"危险因素",包括躯体化精神疾病、人格障碍(例如可疑人格或反社会人格)、有药物滥用史、继发利益因素、体格检查没有发现器质性体征、不寻常的疼痛等级(例如10分的级别评价12分)、社会保障不充分、对疗效的期待不切实际,还有,对于植入刺激系统,患者无法明白装置的使用。有心理危险因素的患者并不一定不能进行外科治疗,但是,在选择治疗方案时应参考心理评价以获得更好的疗效。

4.外科治疗患者的选择和适应证　　通常,顽固性疼痛患者外科治疗的适应证为对内科保守治疗无效或出现无法耐受的副作用;另外,不可能或不适合针对引起疼痛的原因进行治疗。例如,腰椎管狭窄所致下肢根性疼痛患者应行腰椎管减压术,但是,若患者有严重的冠心病,脊髓电刺激治疗更加安全,同时患者应没有手术治疗的禁忌证。

疼痛的神经外科治疗包括解剖性、神经刺激性(或神经调节性)和神经破坏性方法。刺激性治疗已经在很大程度上替代了破坏性治疗方法,由于它安全并可逆,常被作为首选外科治疗方案。但是,破坏性治疗在一些疼痛综合征中仍有一定的作用。应根据患者的需要和医生的经验来选择外科治疗方案。在选择治疗方案时应开列的与患者有关的因素包括疼痛的原因、分布和性质(伤害性或神经病理性)、患者的生存期及疼痛相关的心理、社会和经济因素。在这些因素的基础上权衡刺激性方法和破坏性方法的利弊,然后进行选择。不同的疼痛部位也适合不同的外科治疗方法。对合适的患者在合适的时间选择了恰当的治疗方案更容易获得最好的疗效。

刺激性治疗分为两类:电刺激(脊髓、周围神经、运动皮质和深部脑刺激)和中枢药物输注(椎管内和脑室内)。破坏性治疗可针对周围神经至中枢神经系统的任何靶点进行,可在各个水平阻断伤害性刺激向中枢神经系统传递,包括周围神经(神经切断术)、神经根(神经节切除术、神经根切断术)和脊髓后角(背根进入区毁损术,包括三叉神经尾侧亚核DREZ毁损术),上升性伤害性刺激传导通路可在脊髓或脑干水平被阻断(脊髓前侧柱切断术、脊髓切开术、传导束切断术)。疼痛神经外科治疗的应用范围非常广泛。

刺激性治疗的优点是安全、可逆和"可调节"。例如,椎管内镇痛剂输注可根据患者癌性疼痛的进行性恶化或扩散而变化。刺激性治疗最主要的缺点是费用昂贵(包括装置的费用和维持的费用)、需要维持(例如泵的再灌注、更换刺激器的电池)及存在装置相关的并发症。刺激性治疗的指征与疼痛神经外科治疗的指征相同,另外,对癌性疼痛的患者,其预期的生存期应足够长(例如大于3月)。镇痛剂输注治疗还可用于疼痛变化的患者(例如进展性癌性疼痛的患者疼痛部位和程度可能随时间而变化)。大约60%～80%的患者可获得长期疼痛缓解。尽管对非癌性疼痛患者使用中枢镇痛剂输注治疗存在争议,但癌性疼痛和非癌性疼痛患者的疗效(疼痛缓解程度、患者满意程度、剂量需求)相似,严重的并发症较罕见。

目前在美国被批准使用的电刺激治疗包括脊髓电刺激(SCS)和周围神经电刺激(PNS)。SCS的主要指征是一侧肢体的神经病理性疼痛,疼痛应相对局限(如局限于一侧或双侧肢体或局部躯干),并且性质固定。常见的疾病包括背部手术失败综合征所致的持续性根性疼痛或复杂性局灶性疼痛综合征(反应性交感神经营养不良)相关的神经病理性疼痛。在背部手术失败综合征患者中,5年的有效率(疼痛缓解＞50%)大约为60%,复杂性局灶性疼痛综合征患者的疗效与此类似,也有报道有效率可高达70%～100%。躯干部位的神经病理性疼痛(例如带状疱疹后遗痛或某些类型的开胸术后疼痛)也对SCS有效。SCS还可用于治疗周围神经病和神经根损伤所致的肢体疼痛、幻肢痛(但是对截肢后残端痛的疗效不持久)及周围血管源性疾病所致的肢体缺血性疼痛。SCS还可用于治疗心绞痛。但美国FDA尚未批准该项适应证。

PNS的指征与SCS相似,仅疼痛应局限于某根周围神经支配的区域。SCS和PNS的应用范围有重叠,适合PNS的肢体疼痛有时通过SCS也可获得良好的疗效,许多外科医生发现植入SCS电极(可通过经皮穿刺)比植入 PNS 电极(常需要开放性手术)简单。在某些情况下,PNS 明显优于 SCS,例如,枕部神经痛或头部带状疱疹后遗痛。对于这些患者,也可通过经皮穿刺植入 PNS 电极。

颅内电刺激治疗包括丘脑、脑室旁-导水管旁灰质(PVGPAG)的深部脑刺激(DBS)和运动皮质电刺激。这些方法主要用于治疗非癌性疼痛,如背部手术失败综合征、中枢或周围神经系统损伤所致的神经病理性疼痛或三叉神经痛。虽然,DBS 已经在临床使用 20 余年,但美国 FDA 仍尚未批准使用 DBS 和皮质电刺激治疗疼痛。

目前在疼痛的外科治疗中,刺激性治疗的应用越来越广泛,但是破坏性治疗仍然有着重要地位。在疼痛治疗阶梯中,破坏性治疗处于最高阶梯,但在某些情况下仍然应该应用破坏性治疗方法。DREZ 损毁术对神经根撕脱伤所致的幻肢痛或脊髓损伤所致的肢体疼痛有效。对生存期较短的癌性疼痛患者,更适合脊髓前侧柱切断术,而不应使用椎管内镇痛药物输注。

顽固性疼痛的治疗效果取决于患者的选择、治疗方法的选择和治疗时间的选择。充分认识慢性疼痛是一个生理心理疾病,过度强调生理原因而忽略心理因素将导致治疗的失败。在多数患者中,刺激性治疗的疗效较好,并发症发生率低。对于持续性、存在感觉缺失的神经病理性疼痛,刺激性治疗,特别是 SCS 和 DBS 疗效优于破坏性治疗。破坏性治疗更适合于生存期较短的癌性疼痛的患者。破坏性治疗对伤害性疼痛占优势的患者和存在阵发性或诱发性成分的神经病理性疼痛也有一定的效果。

(三)疗效评价

基于疼痛程度的模糊性,与疼痛分级方法一样,有关疼痛疗效评价方法也无统一的标准,有以"缓解、显效、有效、无效"评价,也有以"完全缓解、明显缓解、重度缓解、轻度缓解、未缓解"评价,有以疼痛级别、疼痛减轻百分比判断,也有以症状积分、伴随症状变化来判断。有些标准划分的级别较多,而有些标准划分较粗糙。疗效判断结果完全有可能因疗效评价方法不同而不同,影响不同治疗方法与药物疗效的横向比较。即使疼痛程度分级和疗效评价标准所采用的方法相同,但是由于总有效率的统计方法不一样,也将影响对止痛药物疗效的判断。

目前对给药后疗效的评价常用的方法有两类:①主诉疼痛程度的变化;②划线法。即按 VAS 评分将疼痛分为 0~10 度,不痛、轻微疼痛到极度疼痛,让患者在服药后自己画线以表示疼痛程度的变化。这种方法已广泛应用,不但可以明确表达患者疼痛的程度,而且可以反映治疗后的动态变化。疗效可根据以上记录分为:完全缓解(治疗后完全无痛)、部分缓解(疼痛较给药前明显减轻睡眠基本上不受干扰)能正常生活、轻度缓解(疼痛较给药前减轻,但仍感明显疼痛,睡眠仍受干扰)、无效(与治疗前比较无减轻)。

四、疼痛的手术治疗

(一)概述

疼痛是临床上最常见的一种症状,并伴随躯体运动、自主神经和情绪反应。疼痛有生理意义,可引起一系列防御性反应,对人体有保护意义。但持久的疼痛会引起机体功能和情绪紊乱,产生严重后果,必须给予适当的治疗。疼痛剧烈、持续时间长、难以忍受、药物不能奏效,称为顽固性疼痛。使用药物无法控制或使用药物毒副作用明显的顽固性疼痛患者都是现代神经外科手术治疗的对象。

现代神经外科进行手术治疗疼痛已经有 140 年历史,曾经采取的手术方式多种多样。经过多年的理论研究及经验摸索,一些止痛效果明显复发率低、手术创伤相对较小、安全性高、对正常功能破坏小的手术方式如:微血管减压术、脊髓背根损毁术、脑皮层电刺激术、脊髓电刺激术,脑深部电刺激等沿用至今。

1.适应证　在手术治疗前,应先采用药物治疗。单纯药物治疗疗效不满意的首先考虑简单的侵入治疗

（例如神经阻滞、周围神经消融），这些治疗方法是药物治疗的有效辅助措施。使用药物无法控制或使用药物毒副作用明显的顽固性疼痛患者可考虑手术治疗。初步可考虑刺激性治疗（例如脊髓电刺激、中枢镇痛剂输注治疗），若刺激性治疗无效或不适合刺激性治疗，可采用破坏性治疗方法。应根据患者的个体差异，灵活选择疼痛治疗方案，进行个体化治疗。例如，脊髓背根进入区（DREZ）毁损术可缓解与脊神经根撕脱有关的疼痛，对一些患者来说，比刺激性治疗方案更有效。晚期癌症所致的顽固性疼痛患者更适合选择脊髓前侧柱切开术治疗。

2.问题与展望 在许多年内，疼痛的损毁治疗一直是外科治疗顽固性疼痛的主要方法。而随着对疼痛生理学和解剖学研究的突飞猛进，以及神经外科医生通过手术显露周围和中枢神经系统的能力的大大提高推动了疼痛外科治疗的发展。在过去 20～30 年中，顽固性疼痛的治疗经历了很大的变革，神经损毁治疗虽然仍在临床有很重要的地位，但已经逐渐被神经刺激治疗所取代，包括脊髓和周围神经刺激、鞘内麻醉剂注射、深部脑刺激等。刺激性治疗正在被越来越广泛的使用，神经外科医生在这次变革中起了主要作用。

虽然加入疼痛介入性治疗领域的其他学科医生越来越多，但是神经外科医生在疼痛治疗中仍占有主要地位。与其他医生相比，神经外科医生有对顽固性疼痛患者进行全程神经刺激和神经损毁治疗的训练和经验，我们应充分发挥这种特殊地位的作用，但同时也应认识到顽固性疼痛的成功治疗仅靠外科技术是不够的，还需要严格地掌握外科治疗的适应证和全面了解患者的其他治疗。许多外科医生对疼痛中许多复杂问题的长期处理并不十分感兴趣，如果是这样，神经外科医生可以与对患者进行长期治疗的内科医生建立良好的合作关系，多科合作可以取得更好的治疗结果。

（二）各论

1.立体定向核团毁损

（1）概述：立体定向脑内核团损毁术在疼痛治疗方面目前常应用于治疗中枢神经痛（CP）。中枢神经痛定义为由中枢神经系统的疾病或功能失调所引起的疼痛，原因是中枢神经系统内的原发性疾病，例如：出血、梗死、外伤、脊髓空洞症和多发性硬化等，常常在数周或数月后发病，预后不佳。对于中枢神经痛，目前尚缺乏特效方法，多用麻醉镇痛药物、针灸、理疗、中医、射频、局部封闭等治疗，短期可能有一定的疗效，但长期疗效较差。目前对于中枢神经痛的治疗可采用立体定向脑内核团损毁术及电刺激术，但后者费用较为昂贵，因此在我国开展不多。

在靶点选择方面，在丘脑、中脑的一些核团在目前疼痛治疗方面都有应用。①中脑的脊髓丘脑束和三叉丘系分别是躯体和头面部的痛觉传导到达丘脑之前在脑内走行最集中的部位，可以用较小的毁损灶比较完整地阻断疼痛传导通路，因此是切断 CP 脊髓-丘脑通路的理想部位。②中央中核不仅是脊髓前外侧束和网状结构上行纤维的主要通路，而且还有脊髓丘脑束的许多无髓纤维穿越其间；将其破坏，即阻断了痛觉整合和痛觉网状系统对皮层的非特异性投射，而达到止痛效果。③杏仁核则是边缘系统的主要核团，将其损毁不仅能改善患者的情绪及精神状态，而且也能直接减轻痛觉。④伏核（NAc），为基底前脑一个较大核团，NAc 埋于尾壳核之下，内囊前肢的腹侧和钩束形成的薄板之间。NAc 强大的联系纤维 NAcp 内侧部主要走向终纹，丘脑、导水管周围灰质和腹侧中脑。NAc 是中脑边缘系统与药物依赖相关的重要组成部分与镇痛、精神分裂症的产生、行为调控、药物成瘾、学习记忆、心血管活动及运动的调节功能有关，是脑顽固性疼痛抑制系统的一部分。

扣带回在解剖上联系着纹状体、前丘脑、隔区、穹隆、海马、边缘系统和额叶皮质，功能上对控制各种行为、精神状态和情绪反应具有重要作用。早期的扣带回手术主要是用于治疗精神病的焦虑、忧郁、恐惧与强迫等症状。扣带回参与疼痛和感情的加工，慢性疼痛患者往往伴有情绪和精神状态的异常，而且疼痛与情绪的关系也非常密切,因此扣带回毁损后焦虑、忧郁、恐惧与强迫等症状得到改善,疼痛也会有明显缓解。

(2)适应证:确诊为中枢神经痛,疼痛性质为持续性绞窄样、烧灼样、针刺样或刀割样疼痛,且疼痛区域多存在麻木、感觉迟钝或感觉过敏;或伴有明显的精神情绪异常,如焦虑、强迫、抑郁、易激惹等症状。

(3)手术方法:手术在局麻下进行,先给患者安装立体定向头架,行 MRI 或 CT 扫描,计算靶点坐标。手术时患者仰卧位,将立体定向头架固定,常规消毒铺巾,核对靶点坐标,校准定位仪。标记冠状缝前、眉间上 11cm 中线旁开 3cm 的头皮纵行直切口,长约 3~4cm,依次切开头皮诸层,在切口中心位置颅骨钻孔一个,十字形切开硬脑膜,避开血管在预定的穿刺部位电灼切开皮层。导入神经微电极,进行神经电生理记录和监测,并给予适当电刺激,观察肢体及头面部的感觉和运动情况,无明显异常,进一步验证和确认靶点位置。然后,置换射频毁损电极,应用射频治疗系统 75~85℃,毁损 60 秒。整个手术过程中,患者保持清醒状态,并能与手术医生能进行良好交流。

(4)疗效与并发症:术后 1 个月以内全部有肯定的止痛疗效,表明脑立体定向止痛手术对 CP 具有一定的治疗作用。但是,不同术式长期疗效却有所区别,单纯毁损一侧丘脑、中脑或双侧扣带回前部的长期疗效不稳定,术后 2~8 个月疼痛均有不同程度的复发,而联合毁损对侧中脑加双侧扣带回前部 1 年以内的长期止痛效果较为满意。大多数患者止痛效果持久,少数术后一年以上疼痛开始逐渐加重,但一般不会达到术前的疼痛强度。在部分丘脑出血造成的中枢痛患者,由于丘脑出血术后脑内核团结构移位较明显,导致靶点准确性可能有所偏差,导致术后止痛效果差。

出现昏迷、偏瘫、出血等严重并发症概率极低,其中中脑或丘脑毁损患者术后均出现对侧躯体相应区域感觉减退;个别双侧扣带回前部毁损患者术后 3~7 天发生尿失禁,使用脱水药物治疗后均能恢复正常;还有个别中脑毁损患者术后存在暂时性同侧动眼神经麻痹,主要表现为复视;罕见并发症还有一过性缄默,可于术后 1 个月左右自然恢复。

(5)技术展望:丘脑一直被认为在中枢痛中起关键性作用,但由于丘脑内部各核团之间的关系错综复杂,手术靶点的选择比较困难,单纯行丘脑靶点毁损长期止痛效果大多难以令人满意,术后短期内复发。顽固性疼痛的形成可能存在两个主要的有关通路,一个是躯体感觉通路,一个是情感反应通路,毁损一侧中脑的传导束能够阻断对侧头面部或躯体疼痛的躯体感觉通路,而毁损双侧扣带回前部能够阻断疼痛的情感反应通路,联合毁损一侧中脑和双侧扣带回前部,就可以把上述两个通路同时阻断,可以获得更为确切持久的止痛效果。

MRI 有良好的组织分辨率,并且可以进行多系列的三维成像,是目前公认的最佳的立体定向定位方法。但是 MR 可能会产生移位现象,造成图像失真,且费用高,部分基层医院条件受限无法开展 MR 定位立体定向手术。而 CT 普及率高,费用低,图像真实客观,能直视颅内的结构的轮廓和范围,还可以清楚显示定位架上的定位标记,测量靶点的坐标值精度可适用于脑内核团毁损手术。立体定向脑内核团损毁术治疗疼痛疗效确切,便于在基层医院开展,有着十分广阔的应用前景。

2.神经电刺激术　脑深部电刺激(DBS)、脊髓电刺激(SCS)和外周神经电刺激(PNS)具有可逆、不损伤神经功能、参数可动态调节等优点,已成为常规综合治疗无效或效果不满意的顽固性慢性疼痛的重要治疗手段,临床应用已取得较好的治疗效果,随着技术的成熟与人民微侵袭治疗需求的不断提高,而得到较好的开展。

3.脊髓背根损毁术

(1)病理生理机制:损毁术的目的在于损毁位于脊髓后角灰质的 DREZ 区。此区存在于自脑干以下的整个脊髓中,主要是由 Rex Ⅲ~Ⅴ层组成。在周围神经传入冲动消失后,表现为异常电信号,引起疼痛。损毁此区域后,破坏过度活跃的神经元而达到止痛作用。

(2)手术适应证

1)神经根撕脱伤后疼痛:交通事故所造成的多节段的臂丛和腰丛神经根撕脱伤的病例目前呈增多趋势。其中早期约 20%～90% 的病例因此导致疼痛,并以臂丛损伤后的症状更为典型。患者会有持续性严重的灼痛和刀割样疼痛,以手臂的桡侧更为明显。电击样疼痛存在于部分患者中,这类疼痛持续数秒,并向手部放射。与三叉神经痛不同,神经根撕脱伤疼痛不为外界刺激所诱发。在情绪抑郁、焦虑及天气寒冷、潮湿时易加重。在多数情况下,伤后即刻发生,随着时间推移,部分病例的疼痛会逐渐减轻。然而,严重的疼痛持续时间超过 3 月甚至 1 年,3 年后有疼痛症状的病例可减少至 30%,变成顽固性疼痛。所以DREZ 毁损术应延迟至伤后 1 年进行。

所有被诊断为神经根撕脱伤后疼痛的病例都应该接受肌电图及 MRI 检查。肌电图能帮助证实并确定损伤的部位和范围;而 MRI 等检查能帮助了解是否存在骨折和椎间盘突出。

2)偏瘫后疼痛:有 10% 的脊髓损伤后偏瘫的病例会出现慢性中枢性疼痛,需要手术或药物治疗。疼痛发生有两种情况:一是在伤后即发生,约占病例的 2/3;另 1/3 的病例则在伤后 6 月到 1 年左右出现疼痛。当前对这种疼痛的机制尚不清楚。典型的疼痛表现为严重的灼痛、刺痛并向患侧肢体放射。通常这类疼痛会因触动患侧肢体而诱发,普通的药物治疗对这类疼痛无效。

3)单纯疱疹病毒后疼痛:单纯疱疹后疼痛一般较难治疗,对多种治疗手段均不敏感。此类疼痛的发生与年龄有密切关系,年龄越大则疼痛的发生率越高。在病毒感染后的病例中约有 50% 的病例在感染后 1 年左右会出现疼痛症状。单纯疱疹感染后疼痛由两部分组成:一部分为持续性的灼痛或表浅疼痛,并伴有痛觉过敏;另一部分为深部、压榨样疼痛,不受外界刺激的影响,以无法预见的自发性加重为特点。

DREZ 毁损术治疗疱疹病毒感染后疼痛,术后灼痛和痛觉过敏常消失,但压榨样疼痛无效。有 83% 的病例疼痛明显缓解,手术后 1 年仍有 56% 的患者疼痛缓解,长期随访只有 24% 的病例缓解。手术效果有限,原因尚不清楚,推测可能与患者年龄较大及损毁灶较小有关;同时推测疱疹病毒感染后疼痛由中枢性和周围性组成,而手术只缓解周围性疼痛。

4)圆锥马尾损伤后疼痛:圆锥马尾损伤后疼痛是较为特殊的疼痛类型。此类疼痛同时涉及脊髓和周围神经。导致圆锥马尾损伤的原因包括有骨折、髓内空洞、脊髓萎缩、蛛网膜粘连及椎体的退行性变。疼痛大多在伤后 1 月左右出现,比脊髓其他部位疼痛多见。疼痛类型多为灼痛和电击样痛,累及双侧下肢,并以下肢前部更为明显。

在圆锥马尾处行 DREZ 时,手术较脊髓其他节段困难,术前发现有脊髓空洞的病例应行空洞引流。术前有不完全神经功能缺失、以电击样痛为主诉及钝伤的患者手术疗效最佳。

(3)手术方法:患者取坐位或侧卧位,全麻,在相应节段行椎板切开术。目前大多采用全椎板切除术,同时暴露伤侧及对侧正常的脊髓,便于手术时估计手术范围。术中打开硬脑膜时常见脊膜向侧方和后方膨出,蛛网膜通常增厚,并伴有大量带状纤维穿过蛛网膜下隙,与脊髓表面的蛛网膜相粘连,手术时需要细心地分离这些组织。受伤侧的脊髓常会发生皱缩并有蛛网膜增厚。背根神经是从脊髓背部后柱外侧的中间外侧沟进入脊髓,术时需要仔细辨认伤侧的中间外侧沟,通常可通过正常侧脊髓的表面结构来帮助确定。

损毁时将电极呈 25° 角插入中间外侧沟,深约 2mm,由射频或激光损毁。电极温度控制在 75℃,持续15 秒,间隔 2～3mm 做一个损毁灶。手术时可参照对侧后根神经位置决定了范围。为了减少疼痛的复发,可做多个节段损毁,彻底破坏疼痛相关结构。

(4)疗效:已得到肯定,但远期镇痛效果会逐渐减退,一般在术后数月内可出现复发。早期的报道中有

60％的病例在术后7月出现疼痛复发,疼痛程度较术前减轻。疼痛复发可能有以下因素:①术中未完全将后角区域破坏;②疼痛起源多源,如丘脑;③在DREZ区,尤其是在RexⅡ层中存在起抑制作用的神经元,手术时亦可能破坏了这些神经元;④作为破坏性手术,DREZ损毁的同时造成失传入性疼痛。

(5)手术并发症:主要并发症有运动和感觉功能障碍。发生率分别为46％和43％～80％,目前认为这与手术时损毁范围过大伤及后角、后柱、运动束区有关。此外,手术过程中损伤了脊髓表面的供应血管也可能是导致功能障碍的原因。手术过程中应避免电极损伤脊髓表面血管,降低并发症的发生。少见的并发症包括硬膜下血肿、脑脊液漏及括约肌功能障碍等。

4.颅内微血管减压手术

(1)概述:三叉神经痛是最常见的后组脑神经疾病,患病率约为1.8‰。多发于成年或老年人,70％～80％发生于40岁以上,高峰年龄组为50～60岁,单侧多见,三叉神经第2、3支受累多见。大多数三叉神经痛的重要致病因素是微血管压迫,主要是三叉神经感觉神经根入脑干段受压造成,肿瘤压迫病例约2％。Dandy在1932年首先描述了小脑上动脉与三叉神经根的关系,后来推测三叉神经痛可能与后颅窝的解剖异常有关。Jannetta和Zorub进一步研究发现,三叉神经根入脑干段的中枢与周围鞘膜间存在5～10mm长的移行带,由于鞘膜形成常不完整,造成对机械性刺激的敏感性增加。并认为所谓原发性三叉神经痛大多是由于血管压迫三叉神经入脑干段所致。老年人因脑血管动脉粥样硬化,使血管变长或扭曲,容易引发三叉神经痛。Kerr显微解剖研究发现三叉神经根的鞘膜可局灶增生或呈脱髓鞘变,后者可造成轴突间出现短路,在神经纤维间形成"假性突触",一些相邻的上行或下行非痛性刺激通过"假性突触"传递形成疼痛感觉。1967年Jennetta进一步证实了Dandy的发现,他采用显微神经外科技术行三叉神经痛微血管减压手术,并将微血管减压手术的方法推广至其他脑神经疾病,如面肌痉挛、痉挛性斜颈、舌咽神经痛、顽固性眩晕、耳鸣和原发性高血压等。

(2)诊断及手术适应证

1)三叉神经痛:多数三叉神经痛患者有典型的病史和症状,是诊断本病的主要依据。请患者用手指点出面痛的发生部位、扩散范围,描述疼痛的性质、持续时间、疼痛的诱发原因、触发点、缓解过程及相关症状等。

面痛是本病最主要的表现,典型的三叉神经痛具下列特点:阵发性、周期性、单侧性发作;短暂而剧烈的疼痛每次发作时间由数秒钟到几分钟;呈电灼、针刺、刀割、撕裂样痛。常伴面部肌肉抽搐,口角牵向一侧,间歇期如常人。睡眠时发作较少,但严重者可通宵发作,不能入眠或痛醒。发病早期,次数较少,间歇期较长,以后逐渐加重,发作频繁,甚至数分钟发作一次。每次发作期可持续数周至数月,缓解期可由数天至数年不定。以右侧多见,按三叉神经分布,疼痛剧烈可向颞部放射,但绝不扩散过中线。双侧疼痛多为单侧起病,双侧起病仅为5％;一般为两侧各自发作,往往合并多发性硬化。疼痛最常见于下颌支和上颌支。病侧三叉神经分布区常有扳机点,如上下唇、鼻翼、口角、门齿、犬齿、齿根、颊、舌等,稍加触动即可引起疼痛发作,饮水、刷牙、洗脸和剃须等也可诱发,严重者影响正常生活,患者常不敢进食、大声说话,甚至洗脸。

三叉神经痛微血管减压术的病例选择:①非高龄患者,一般状况较好,无严重器质性病变,能耐受全麻及手术者应优先考虑微血管减压术治疗;②不能接受其他方法治疗后出现的面部麻木的病例;③三叉神经第一支疼痛的病例;④药物或经皮穿刺治疗失败的病例;⑤排除多发性硬化或桥小脑角肿瘤等病变。

2)舌咽神经痛:舌咽神经痛是一种局限于舌咽神经或者迷走神经的耳咽支分布区的发作性剧烈疼痛。男性较女性多见,起病年龄多在35岁以后。疼痛局限于舌咽神经及迷走神经耳支、咽支支配区,即咽后壁、腭扁桃体窝、舌根和外耳道深部等,可向耳朵、下颌和齿龈放射。一般为单侧性,双侧仅占2％。疼痛如刀割、针刺、触电样、骤发、程度剧烈,历时数秒至 1 分钟不等,每日发作从几次至几十次。在大多数病例有明显的发作期和静止期,有时静止期长达 1 年以上,但不会自愈。通常由吞咽诱发,其他诱因有咳嗽、咀嚼、打喷嚏等。约 10% 的病例可发展为迷走舌咽性晕厥,即发作时出现心动过缓、心律失常、低血压、晕厥、抽搐甚至心脏停搏。约 10% 的舌咽神经痛合并三叉神经痛。诊断明确、药物和保持治疗无效及无外科手术禁忌证者可考虑手术。

(3)手术方法

1)三叉神经痛:全身麻醉,侧卧位,患侧朝上,头向对侧旋转约 10°。并前屈,下颌离胸骨 2 横指,患侧肩用布带向下牵拉,使颈肩夹角大于 100°。

切口:二腹肌沟延长线与枕外粗隆至外耳道连线的交点为横窦与乙状窦的交角。在耳后发际内作约 5～7cm 直切口,上端至横窦下缘,下端略向内斜。若患者颈部短而粗,切口宜加长,并加大向中线内斜角度和切口长度,以利暴露和操作。切口在交角上 1/3,交角下 2/3。

切开皮肤后,在切口下端皮下至肌层间有时可见枕大神经,应切断并切除 1～2cm,可避免术后瘢痕对枕大神经卡压所致的剧烈偏头痛。电刀切开肌层,可减少出血。剥离枕后肌群、肌腱和骨膜,放置拉钩,暴露枕骨鳞部外侧部和乳突后部。钻开颅骨形成骨窗约 1.5cm×1.5cm,咬骨钳稍扩大骨窗,外上缘必须暴露乙状窦起始部和横窦,这是获得良好暴露三叉神经根的重要标志。乳突气房常打开,电刀切除气房内黏膜,骨蜡封闭气房。在横窦下方 0.5cm 处弧形剪开硬脑膜,并在外侧硬脑膜上作附加切口形成 T 形硬脑膜切口,使其尽量靠近横窦和乙状窦分界处,悬吊硬膜以便手术显露。

暴露三叉神经:经枕大池或桥小脑池释放脑脊液,偶有释放困难时可静脉快速输注甘露醇协助降低小脑张力,由于小脑半球因自身重量向下退让,露出天幕下表面和小脑外上部间隙,在手术显微镜下锐性分离蛛网膜,可见岩静脉及其深部的三叉神经。岩静脉常规均应保留,如因个别病例确实影响三叉神经根显露,可用双极电凝凝固静脉后剪断之。

进一步牵拉小脑,首先暴露第Ⅶ和Ⅷ对脑神经,在其上方和深部,可见三叉神经根和脑桥。先观察三叉神经的走行及其与邻近神经血管组织的关系。蛛网膜常增厚,会影响观察,常需打开蛛网膜才能看清楚三叉神经根的全貌与周围结构的关系。锐性剪开三叉神经上的蛛网膜,通常可发现邻近脑桥 1cm 以内的三叉神经根受血管压迫。最常见的是小脑上动脉。判断神经受压的标准如下:距脑桥 0.5～1cm 内的三叉神经根上有压痕;神经被推移或扭曲;血管与神经接触。由于侧卧位可引起小脑及动脉移位,因此,凡距三叉神经根 1～2mm 内的血管均可认为与神经有接触。要注意发现多发血管的压迫,特别是位于三叉神经根前部的血管易被忽略。小心地用显微神经剥离子把压迫神经的血管游离和推开,根据血管与神经的关系不同,可选用涤纶片单纯隔离法、血管包裹法和神经包裹法。三叉神经 1 支痛的病例血管压迫点一般在三叉神经根内侧,Ⅱ、Ⅲ支痛对三叉神经根的压迫点一般偏外侧。不管使用何种方法,关键是三叉神经根部减压必须"完全、彻底和可靠"。最后用吸收性明胶海绵覆盖在三叉神经蛛网膜破口上,以防涤纶片移动。如果是岩静脉压迫,可用双极电凝器凝固后切断,再按上法放置涤纶片。有下列情况时应做三叉神经感觉根切断:多发性硬化斑压迫应在硬化斑的近心端切断神经;血管与神经根粘连太紧,不能分离;必须牺牲供应脑桥的分支才能游离动脉、脑桥固有静脉压迫及未找到肯定压迫病因者。手术方法:用 45° 显微神经剪,从下后侧开始割断脑桥旁三叉神经感觉根。如为第Ⅲ支痛,切断感觉根 50%;第Ⅱ、Ⅲ支痛,切断 80%,三支全痛,全部切断感觉根,但切断第 1 支应极其慎重。

严密缝合硬脑膜,如缝合困难可用肌肉片人工硬脑膜等严密修补。分层缝合肌层、皮下组织和皮肤。术后患者平卧 24 小时,2～3 天后可下床活动。

2)舌咽神经痛手术方法:麻醉和体位同三叉神经痛微血管减压。切口和骨窗较三叉神经痛手术低

1cm 左右,同面肌痉挛微血管减压术。

　　舌咽神经的暴露:剪开硬脑膜后,用脑压板抬起小脑外下部,打开小脑延髓池侧角,从下向上依次辨认副神经、迷走神经和舌咽神经。颈静脉孔处舌咽神经位最上面(近内耳门),其外形较细,为 2 条或几条小的神经纤维组成,其下为迷走神经,两者间有一狭窄的间隙或硬脑膜间隔。迷走神经比舌咽神经更细小,由多支纤维组成。再下方为副神经。在延髓下端、面神经根下方,橄榄核背侧 2~4mm 处,舌咽神经进入脑干。舌咽神经的感觉根较粗大,位于运动根的背侧。舌咽神经减压:压迫神经的血管多为小脑后下动脉及其分支、椎动脉等。采用"领套"法将舌咽神经人脑干段与周围血管隔离。舌咽神经和迷走神经第一支切断:用于找不到压迫血管或微血管减压无效者。用剥离子把颈静脉孔处的舌咽和迷走神经头端 1~2 根分支分别挑起,显微剪切断,单纯切断舌咽神经止痛效果不佳。切断舌咽神经时少数患者可有血压增高,切断迷走神经分支时可引起心脏期外收缩和血压下降。关颅和术后处理同三叉神经微血管减压术。

　　(4)疗效及并发症:三叉神经痛手术疗效,在经验丰富的术者临床有效率约为 95%,致病因素、压迫血管的类型、术者的操作水平及经验均是影响预后的因素。常见的并发症为:脑脊液漏、听力障碍、面部麻木和脑膜刺激征的表现,死亡极少见。术中脑干及听觉诱发电位监测有助于减少并发症。

　　舌咽神经痛早期疗效,绝大多数的病例疼痛完全消失,极少数病例部分消失,只有约 1% 的病例无效。绝大多数患者术后疼痛立即消失,少数病例有复发。术后常见的并发症是舌咽神经和迷走神经受损,约有 20% 的病例出现吞咽困难和呛咳,其中大部分为暂时性的,少数患者有永久的声嘶或饮水呛咳等,其他并发症少见,如切口感染、听力下降、脑脊液漏等。手术死亡率低于 1‰。

　　5.偏头痛的微血管减压手术

　　(1)概述:偏头痛是一种常见的血管性头痛,反复发作的剧烈头痛严重影响患者的日常生活质量。偏头痛是一种常见病症,根据流行病学调查显,成年人偏头痛的患病率为 7.7%~18.7%,重度的偏头痛已成为严重影响患者生活和工作的慢性病。偏头痛的症状发作分为缓解期、先兆期和头痛发作期。一般认为偏头痛从缓解期发展为头痛症状发作与以下几种机制有关:①缓解期的神经超兴奋性:缓解期大脑皮质尤其是枕区的神经元兴奋性增高,该期如果受到各种内外因素的刺激就可以触发头痛。②先兆期皮质血流"扩散抑制":偏头痛发作前反复发作的先兆症状如闪烁、暗点周边亮光等症状与皮质血流"扩散抑制"有关。③头痛发作机制:关于偏头痛头痛发作期机制至今不完全清楚,各国的学者提出了各种假说包括血管神经学说和三叉神经血管反射学说,其中普遍公认三叉神经血管反射学说,认为某种刺激使血管兴奋性神经介质,产生局部无菌性炎症,并通过三叉神经传递顺行性、逆行性刺激导致三叉神经外周区和中央区激活引起偏头痛,而脑干导水管周围灰质受多巴胺等神经介质刺激脑干等中枢神经导致恶心,呕吐等症状。

　　三叉神经血管反射学说解释了神经介质诱导头痛发作机制,但这种假说不能解释偏头痛为单侧发病或疼痛部位具有区域性的问题。实际上多数偏头痛患者的头痛并不是一开始就表现为半侧疼痛,而从眶上神经、耳颞神经或枕大神经的某一部位为激发部位,并逐渐扩散至半侧或双侧疼痛。随着神经解剖学及显微神经外科的发展,逐渐认识到大部分偏头痛发作与局部血管、神经的结构和(或)功能异常有密切关系,并于 20 世纪 90 年代提出神经血管压迫学说,这种学说认为多数偏头痛的头痛发作与头皮局部神经被异常血管压迫或受到搏动性刺激有密切相关。这种压迫并不会直接引起头痛发作,而当血管内的神经递质的浓度发生变化及血管壁与血流动力学发生变化时,对异常接触中的神经产生刺激而引起头痛发作。神经压迫学说不仅解释了疼痛具有激发部位以及疼痛具有区域性的问题,而且为 MVD 治疗偏头痛提供了理论依据。

　　目前国内外对偏头痛的治疗手段仍以药物控制为主,但其疗效尚不明确。治疗偏头痛的药物包括先兆期预防性用药和头痛发作期的对症药物。对先兆性用药的主要作用是降低大脑兴奋性、阻止先兆期触发,多数患者可通过预防性药物治疗可阻止偏头痛的急性发作,但仍有少数顽固性偏头痛患者不能有效控制并导致偏头痛发作。镇痛药物仍是治疗偏头痛发作期的首选药,但对重度顽固性偏头痛,只能减轻头痛症状和减少其发作次数,不能从根本上治疗偏头痛。寻求头痛发作期有效治疗手段是治疗偏头痛的关键所在,而头部的外周神经手术逐渐成为外科治疗偏头痛的重要靶点。80年代,我国段美才等首次报道显微血管减压术治疗偏头痛有效以来,这种手术方法目前在国内已成为治疗顽固性偏头痛的另一种有效治疗手段。

偏头痛根据触发疼痛部位可分为耳颞部偏头痛、眶额部偏头痛以及后枕部偏头痛。传统的外科治疗手段包括:①经眼睑切口切除皱眉肌,解除对滑车上神经和眶上神经的压迫。②切除三叉神经颧颞支,防止颞肌压迫神经。③切除部分半棘肌,防止枕大神经受压等治疗方法等。但这种手术方法机制尚不明确且创伤较大,副作用较多,其效果也不肯定。MVD治疗方法是通过解除头皮血管对周围神经的异常接触部位并阻止疼痛发作的另一种外科治疗手段,可根据疼痛激发部位选择耳颞神经减压、眶上神经减压以及枕大神经减压手术。一般认为血管神经异常接触占全部病例的90%,其中包括:①神经被异常走行血管直接压迫。②扩张迂曲的血管缠绕压迫神经。③瘢痕组织和肿瘤推移血管并压迫神经等走行异常血管直接压迫神经。

(2)手术适应证:药物治疗无效或长期服药有严重副作用的头痛区域较固定、刻板样发作的顽固性偏头痛患者,对2%利多卡因神经阻滞试验呈阳性(疼痛暂时缓解或消失)且除外颅内占位性病变患者。

(3)手术方法:手术均在局麻下进行,根据疼痛激活点(眶上切迹、耳颞神经点、枕大神经出腱膜处),显微镜下沿血管和神经寻找血管和神经卡压部位,游离血管和神经,用可吸收医用膜包裹神经防止神经术后粘连,必要时切断或烧灼责任血管、松解肌肉或筋膜对血管神经的卡压,发现肿大淋巴结、瘢痕粘连等同时予以切除。对于复合区域疼痛患者首先进行疼痛最著部位手术,1周后再行另一部位手术。

(4)疗效:手术对耳颞神经减压、眶上神经减压、枕大神经减压、及2个及2个以上的复合部位神经减压均有良好效果。术中可发现血管异常致神经压迫(血管扩张、移位、迂曲、缠绕引起压迫神经),血管异常与其他病变组织(瘢痕、肿瘤)并存同时压迫神经,及少部分无血管压迫情况。

手术后完全治愈约73%、总有效率约90.6%、好转病例约7.3%(7/96)、无效病例约占2%。其中耳颞、眶额、后枕部以及复合区域的治愈率和总有效率分别为:58%(18/31)、83.3%(20/24)、88%(22/25)、62.5%(10/16)和90.3%(28/31)、91.7%(22/24)、96%(24/25)、81.3%(13/16)。

(5)展望:尽管众多文献报道MVD治疗偏头痛的有效性,但有关不同区域不同范围、不同病变特征的患者的术后长期疗效方面的研究,目前尚少见文献报道。手术疗效与下列因素密切相关:

1)疼痛部位:耳颞神经支配区域根治效果差耳颞神经治愈率为58%,明显低于眶上神经及枕大神经支配区域的减压手术,考虑原因如下:①相对眶上神经及枕大神经,耳颞神经主干较细且细小分支较多,术中很难发现明确的耳颞神经及其细小分支异常接触,导致减压不彻底。②耳颞神经与颞浅动脉的异常接触点多分布于耳颞神经根部(腮腺上方),而这个部位颞浅动脉分叉较多,因此可能导致减压不彻底。对治疗后复发的患者可进行二次手术探查,常可发现残留颞浅动脉分支未进行处理,经二次彻底减压后可有良好疗效。

2)血管病变:血管异常扩张并导致神经压迫改变多集中在耳颞神经支配区域,且减压效果最为显著。血管扩张改变病例中大部分为耳颞神经支配区域,而手术切除这些病变血管后,均可达到治愈目的。目前对这个部位血管扩张病理改变机制尚不清楚,考虑可能与颞浅动脉本身血管特性以及长期血管炎症反应和释放神经介子有关。这些患者术前往往主诉疼痛发作时感觉血管怒张并表现为搏动性疼痛,这种临床表现对术前评估预后具有格外重要的意义。另外,耳颞神经支配区域根治效果虽然低于其他区域,但可有效缓解疼痛发作次数及疼痛程度,因此对于顽固性耳颞神经分布区域的偏头痛患者行减压手术,仍是一种有效的治疗方法。

3)疼痛范围:双侧或广泛性疼痛患者减压效果差。双侧或广泛性疼痛患者术后治愈率及总有效率均低于其他部位减压效果,考虑头痛部位广泛患者疼痛激发部位不仅仅是靠近神经主干的某一部位,很有可能在其神经末梢多处存在神经血管异常接触点,但在临床上很难正确定位,这些患者往往在术前评估时,需要分次对不同区域的疼痛激发点进行神经干阻滞试验并对效果最为明显的疼痛激活点进行减压,这样才能达到缓解疼痛目的,对于神经干阻滞试验无效的疼痛区域应慎重考虑。

4)神经血管压迫类型:术中探查发现血管扩张或较粗大的主干血管压迫神经的病例其治愈率较高,明显优于其他小分支血管压迫型病例的治愈,而是否合并有粘连,炎性瘢痕等其他因素与预后无相关关系。神经受血管压迫程度严重者血管减压效果越明显,说明神经血管异常接触机制是引起疼痛的重要因素。

术中仔细探查需要减压的神经血管异常接触部位并彻底解除神经被卡压部位是提高手术治愈率的关键。由于显微神经减压术具有创伤小、风险低、疗效高、住院时间短、费用低等优点,将来有望成为临床上治疗对药物治疗无效的顽固性偏头痛有效外科手段。

(郭　峰)

第九节　三叉神经痛

一、概述

(一)发病率

三叉神经痛多发于中老年人,发病年龄高峰在 50～70 岁。Yoshimasu 等报道美国明尼苏达州 1945～1969 年的每年发病率为 4/10 万。北京宣武医院 1955～1971 年共收治三叉神经痛 694 例,其中以原因不明的原发性三叉神经痛最多,继发性者仅有 61 例。Kudand 在 1958 年报道,美国每年新患三叉神经痛患者 7000 人。Wepsic 在 1973 年统计资料中美国每年有 15000 名新发三叉神经痛患者。Selby 在 1975 年报道发病率为 155/100 万。王忠诚等在 1984 年报道北京市西长安街地区患病率为 18.2/10 万,其中男性为 15.17/10 万,女性为 21.18/10 万。

1985 年我国 21 省自治区农村及少数民族地区三叉神经痛流行病学调查结果:患病率为 21.87/10 万,占神经系统疾病的 0.7%,年发病率为 3.64/10 万,病死率为零。患者中女多于男(P<0.05),其发病年龄 45～69 岁最多,与职业无明显关系,而汉族的发病率显著高于少数民族。地区分布,以黄河流域发病居多。

吴升平在 1987 年报道,调查我国六个城市居民中,发病率为 52.2/10 万,国内及国际调整率,分别为 47.8/10 万、62.6/10 万。

据近年来国外资料统计发病率为 11.82/100 万,而国内资料统计调查 7 万人,有 7 例三叉神经痛,其发病率为 0.01%。

2001 年意大利 Mathews 及 Scrivani 报道为 5/10 万。传统观念认为女性发病率高于男性,甚至有资料报道男女之比为 1∶2,但最近的资料统计女性患者约占 60%。White 报道 8124 例中女性 4684 例(58%),男性 3440(42%)。但也有显示男性发病率高于女性的统计资料,国内曾有一组统计 1000 例中,女性占 434 例(43%),男性 566 例(57%),从而似乎说明发病率可随年龄而增长。

三叉神经痛在美国的平均年中发病率为 4.3/10 万。女性稍占多数（男女性别比为 1：1.74），且多见于右侧面部（1.5：1）。始发年龄在 40 岁之前，但发作高峰在 60～70 岁之间，最常见的为多发性硬化症，占 1％～2％。在英国每 100000 人中 27 人被全科医师诊断为三叉神经痛，然而经过严格的评估标准评估，每 100000 中有 3～14 人发病。女性的发病率是男性的两倍，随着年龄的增长而逐渐增加，40 岁以下少见。

（二）病因

近几年来通过临床实践和研究，特别是神经显微外科手术的应用和手术方式的不断改进，对继发性三叉神经痛的病因、发病率的认识有了更深入了解和认识，发现三叉神经系统的所属部位或邻近部位的各种病灶均可引起三叉神经痛。最常见的病因有颅内和颅底骨的肿瘤（主要是小脑脑桥角、三叉神经根或半月节附近的肿瘤）、血管畸形（动脉瘤）、蛛网膜粘连增厚、多发性硬化等。

1.三叉神经感觉后根和半月节的病变　经颅后窝入路手术和颞下入路手术发现的继发性病因如下。

（1）三叉神经感觉后根的病变（颅后窝）：指小脑脑桥角区和半月神经节后根部分而言，如胆脂瘤表皮样囊肿、脑膜瘤、三叉神经纤维瘤、神经鞘瘤、蛛网膜囊肿、蛛网膜炎粘连增厚；其次有骨瘤、骨软骨瘤及胶质细胞瘤、动静脉血管畸形、血管细胞瘤、动脉瘤等。

（2）三叉神经半月节的病变（颅中窝）：凡是颅中窝底部的病变，均可侵犯半月神经节，如颅底部的各类肿瘤，颞叶下部脑膜瘤、血管瘤，颅底的转移瘤（如鼻咽癌颅内转移），颅骨肿瘤（如纤维结构不良），或颅底的炎症粘连等。以上部位的病变除引发三叉神经痛症状外，对邻近组织结构多有侵犯，为此，可出现相应的症状和体征。如三叉神经分布区域的感觉和运动障碍，或同时出现带状疱疹，这一特征性体征的出现，有学者认为是诊断三叉神经半月节病变的重要依据。

2.脑干病变　常见的有延髓空洞症、脑干部的血管病变、炎症、脑干肿瘤、梅毒、多发性硬化等。

3.三叉神经半月节前根（周同支）病变　最常见的有眶内肿瘤、蝶骨小翼区的肿瘤、眶上裂综合征（炎症、肿瘤）、海绵窦病变、鼻窦病变（炎症、肿瘤）及牙源性的病灶等，均可侵犯三叉神经根或周围支而发生三叉神经痛。牙源性和鼻窦病变引发的继发性三叉神经痛为持续性钝痛，而原发性三叉神经痛多为短暂的阵发性闪电样剧痛，两者可以鉴别。

（三）发病机制

三叉神经痛是临床上常见的一个症状，与伤病密切相关，既为一般人所关注，更是在医学领域内需要重视和深入研讨的问题。近几十年来，对三叉神经痛的研究取得了突出的进展。但迄今仍有疼痛的基本问题尚未明确，尚须进一步解决。目前一般有以下几种学说。

1.闸门控制学说　Melzack 与 Wall 根据大量实验研究结果和临床资料，于 1965 年提出了痛觉闸门控制学说，以解释痛觉产生的机制，是近代痛觉生理中受到广泛注意的一个学说。该学说的核心是脊髓的节段性调制与脊髓背角胶区（SG）神经元起到了关键的闸门作用。其基本论点是外周神经、粗纤维（A）和细纤维（C）的传导均能激活脊髓后角上行的脑传递细胞（T 细胞），但又同时与后角的胶质细胞（SG 细胞）形成突触联系。A 和 C 传入均能激活 T 细胞，而对 SG 细胞抑制的作用则相反，即 A 传入兴奋 SG 细胞，C 传入抑制 SG 细胞，而 SG 细胞抑制 T 细胞。就此当损伤刺激 C 时，SG 细胞抑制，T 细胞抑制解除，闸门就打开；当低频电刺激兴奋 A 时，SG 细胞兴奋，加强了 SG 细胞对 T 细胞的抑制，从而关闭了闸门，减少或阻止伤害性信息向高位中枢传递，因此缓解了疼痛或得到了镇痛作用。1983 年 Melzack 和 Wall 又有新的事实和观点，概括有三点：①强调 SG 细胞的多功能性，既有抑制性也有兴奋性，将原图 SG 细胞标为两种，呈点示抑制性 SG 细胞，白圈示兴奋性 SG 细胞；②原学说图示只包含了单纯的突触前抑制，现强调这种抑制可能是突触前或突触后的，也可能两者兼有；③突出表明了脑干的下行抑制系统，并强调抑制是向脊髓闸门独立输入的。

2.体液机制　每当低频电流刺激人体的时候,中枢神经系统能够释放出一种叫内源性吗啡样物质,该物质是一类具有吗啡样活性的神经介质。根据目前的发现,它与镇痛有密切关系,其主要是脑啡肽和内啡肽。它们可作用于传入神经末端的阿片受体而产生突触前抑制,减少 P 物质的释放,因此防止了痛觉冲动的传入。P 物质是一种与痛觉传导有关的神经介质。另一方面,也可以与突触后阿片受体结合,产生突触后抑制,抑制第二级感觉神经元的传入而产生镇痛作用。根据目前的发现,脑啡肽镇痛作用时间短,一般只能持续 3～4 分钟,又迅速被酶破坏。而内啡肽镇痛作用时间比较长,可以持续数小时。

3.构型学说　Nafe 在 1927 年首先提出构型学说,至 1955～1960 年时 Weddeu 学派以大量的实验证据支持这一学说,认为任何刺激只要达到足够强度就可以产生疼痛。神经冲动在空间和时间上的构型模式如同复杂的电码一样,被中枢神经系统感受之后,可以产生不同的感觉。不同质与量的刺激作用,就产生了不同的冲动发放模式,也就产生了不同的感觉。痛觉冲动是在时间和空间序列上的一种特殊构型模式,它也可在非特异性感受器受到刺激之后产生。但是,该学说忽略了感受器——纤维单位的生理学特异性,有足够的证据认为,这种特异性在一定程度上决定着疼痛反应、适应速度和痛阈的不同。虽然外周神经功能的特异性以及感觉的产生(包括痛觉)决定于对不同刺激起反应的感受器,这是不可否认的,而且构型学说也很难说明中枢神经系统是如何翻译各种“电码”。因此,构型学说还不能解释痛觉发生机制的全部问题。不过,上述两个痛觉发生机制学说不应该相互排斥,而是相互补充的。

4.疼痛第四学说　疼痛第四学说是疼痛特异性学说与精神因素的融合。该学说认为机体存在感觉系统和反应系统。疼痛的感觉系统仅是对痛觉的识别,借助于神经感受器和神经冲动的传导机制完成。而疼痛的反应系统受个人体验、文化以及各种心理状态的影响,是一种复杂的生理心理活动的过程。

5.特异性学说　19 世纪 Von Frey 提出疼痛和其他皮肤感觉的特异性学说,认为身体组织内某一种感受器对特定的一种刺激产生反应,他们对每种感觉都有自己特异性的感受器。痛觉感受器就是游离的神经末梢,它发放冲动经由外周神经的 A 和 C 纤维及脊髓内的前外侧脊髓丘脑束传导至丘脑的感受中枢,再投射到大脑皮层的特定部位,引起疼痛。该学说认为体内存有强烈的起反应感受器,而且这些感受器与丘脑之间存在着直接和固定的联系。随着痛觉生理学的进展,越来越多的资料难以纳入特异性学说的规范。例如,游离神经末梢和 C 纤维不仅易被强烈的刺激兴奋,而且也可以被非强烈的刺激(如触觉刺激和温热刺激)所兴奋,又如人类角膜虽然只有一种神经末梢,但是触、痛、温、冷四种基本感觉都有。实际上,体内已被发现的感觉器类型远远超过四种。因此,即使体内存在有特殊的痛觉感受器,那也只能说仅有很少的感觉纤维能特异性的对强烈刺激起反应。临床资料提示,脊髓丘脑束切断术或中枢神经系统的其他传导束切断后,痛觉可一时消失,但以后又重新出现。这说明,有关痛觉的传导经路并非永远固定不变。任何种类的刺激只要超过一定的程度,均会引起痛觉。

(四)病理生理及病理解剖

1.病理生理

(1)短路学说:此学说设想髓鞘崩解可能引起相邻两纤维间发生短路,轻微的触觉刺激即可通过短路传入中枢,而中枢传出冲动也可再通过短路成为传入冲动,这样很快达到痛觉神经元的阈值而引起一阵疼痛发作。也可能是脱髓鞘的轴突与邻近的无髓鞘纤维发生短路(又称为突触形成),从而激发了半月节内的神经元而产生疼痛。当脱髓鞘纤维完全退化后,则短路停止,可以解释疼痛的自发缓解。

(2)Darian-smith 提出大的有髓鞘纤维的消失,可能比髓鞘的消失更为重要。这些大纤维的传入冲动,在正常情况下对尾状核的最早传导有抑制作用。在大纤维部分消失时,可能对受损害的前外侧神经束的抑制消失或减弱称之为“传入阈”,使脊三叉神经核头侧的联络及二神经元处于激惹状态,增加了三叉神经根反射的自我激发及重复发放,因而受损的神经束变得敏感,以致正常仅引起触觉的传入冲动即可产生疼痛。

（3）Galrin 等认为颅后窝三叉神经根受压，或原发性脱髓鞘疾病致使大的神经纤维脱髓鞘是产生三叉神经痛的原因。Burchiel 用手术造成 12 只猫、2 只猴子的三叉神经后根局部脱髓鞘，发现该处可产生重复的动作电位，有时持续几分钟，与脑干无关，于过度换气时动作电位增加，给予苯妥英钠后消失，与上述假说一致。

（4）目前国内外学者们公认，三叉神经的脱髓鞘改变是引起三叉神经痛的主要原因，而引起三叉神经脱髓鞘的原因，刘学宽等从临床结合病理观察结果来看，似乎说明脱髓鞘的原因是由于三叉神经纤维某一节段有局限性、急性、慢性炎症和（或）某种原因压迫，致使三叉神经感觉纤维严重变性坏死，到髓鞘再修复后增生、增厚、粘连，致压迫正常供给三叉神经的营养血管，使感觉根的供血减少，而导致髓鞘代谢及营养紊乱。因而，导致传出纤维与痛觉传入纤维发生短路，或者使大的有髓纤维消失，对尾核及前侧神经束传导的抑制消失，使脊髓三叉神经根反射自我激发及重复发放受损的神经束变得敏感，致使正常仅引起触觉的传入冲动而引起疼痛发作。因此，认为炎症和（或）某种压迫刺激三叉神经感觉根是引起感觉根脱髓鞘的主要因素。根据天津医学院的临床实践及对三叉神经的病理（电镜及光镜）观察亦认为三叉神经的脱髓鞘是三叉神经痛的主要原因，推测机械性压迫缺血、髓鞘营养代谢紊乱等可能是髓鞘脱失的诱发因素。

神经纤维的退行性变可能为神经功能改变的基础，但引起神经纤维退行性变的确切原因仍有待进一步探讨和深入研究。不少学者认为三叉神经痛为综合征，并非单一独立的疾病，而由多种原因所致。可以设想半月节及后根的退行性变是发病基础，半月节及后根邻近组织的结构变化是发病的附加条件，三叉神经痛发作时，三叉神经的中枢部亦参与这一病理过程。

2.病理解剖　有关三叉神经痛的病理变化，意见分歧很大。大体所见，无明显改变，以往一般认为，原发性三叉神经痛在三叉神经半月节及神经根上均无明显的病理改变。另有学者认为变化很大，神经节内可见节细胞的消失、炎性浸润、动脉粥样硬化改变及脱髓鞘。近来的研究多数支持后一种意见。这些病理变化用光学显微镜已足可见到，若采用电子显微镜观察则更为明显。Keer 及 Beacer 各报道了 19 例及 11 例三叉神经痛患者的半月神经节病理观察。在光镜下可见髓鞘显著增厚及瓦解，轴突不规则，很多纤维有节段性脱髓鞘，轴突常形成遗留物或完全消失。电镜下同样有明显的退行性变，主要为神经节细胞，细胞质中出现空泡；神经纤维髓鞘呈现退行性过度髓化，节段性脱髓鞘伴轴索裸露、增生、肥厚及扭曲、折叠、缠结形成"丛状微小神经瘤"，未找到病毒包涵体或炎症浸润的证据。有学者观察了 6 例原发性三叉神经痛，患者的病理标本取自半月节后根各 1 例，眶上神经 4 例。光镜检查所见半月节神经纤维普遍肿胀，脱髓鞘、轴突大部分消失。半月节、后根可见到明显退行性增生改变，表现为髓鞘的正常纹理组织不清，髓鞘松解，断裂为多层，有的地方形成大的空隙或呈空泡状。有的向内呈圆形或卵圆形突入或向髓鞘外突出，并伴有髓鞘增生，严重者轴浆部位几乎为增生髓鞘所占据。髓鞘有的呈断裂状，有的似一团乱麻状，较重病例轴浆内结构也有退变，原纤维结构不清，局部区域形成大空泡，髓鞘明显肿胀、退变，线粒体模糊不清。无髓鞘纤维也有退行性改变。有学者报道 34 例带状疱疹后三叉神经痛临床病理分析中，7 例行 Dandy 手术，在三叉神经感觉根出脑桥 0.5cm 处行部分切断，并同时自此段取材做病理检查。术后疼痛消失而痊愈。病理光镜及电镜下观察 7 例患者中共同的特点是三叉神经感觉根髓鞘显著肿胀、增厚、变粗、轴突不规则，有节段性脱髓鞘退行性变。其中 4 例（疱疹破溃发生混合感染）在退行性变的间质中有淋巴细胞，神经纤维中有大量弥漫性中性粒细胞，血管壁增厚，组织结构模糊不清，似退化坏死样炎性复合物。

（五）分类

1.按病因分类　根据病因是否明确，分为原发性三叉神经与继发性三叉神经痛两类。

（1）原发性三叉神经痛（特发性三叉神经痛）：临床上将找不到确切病因的三叉神经痛称为原发性三叉

神经痛。以往认为占临床的大多数,发现为三叉神经分布区域内的发作短暂性剧烈疼痛,是无器质性损害可寻到的一种疾病。多见于40岁以上的中老年人,达70%～80%,最小年龄只有十几岁,最高年龄92岁。男女发病比数各家报道有所不同,据一份国内15家医院1454例统计,男多于女,其中男788例,女666例。国内另一组6356例三叉神经痛发病情况,女性多于男性,为3∶2。

(2)继发性三叉神经痛(症状性三叉神经痛)

继发性三叉神经痛是指由颅内各种器质性病变引起的三叉神经继发性损害而致的三叉神经痛,多见于40岁以下的患者。与原发性三叉神经痛的不同点是疼痛发作时间通常较长,或为持续性、发作性疼痛,而无扳机点。体格检查可查出三叉神经受累的客观表现及原发性疾病的体征,但亦可完全为阴性者。经CT、MRI检查一般可明确诊断。

2.按发生部位分类　分为双侧性及单侧性三叉神经痛。又可进一步分为第一支痛;第二支痛;第三支痛;第一、第二支痛;第二、第三支痛;第一～第三支痛。发病部位右侧多于左侧。疼痛受累分别以第二、第三支同时受累最多见,单支受累较多者为第二支。

二、诊断

(一)临床表现

1.发作性疼痛　在一侧面部三叉神经分布区域突然发生一个支或多支的剧烈疼痛,患者常描述为电灼、针刺、刀割样或撕裂样短暂而剧烈无法忍受的疼痛。发作前常无预兆,少数患者可先表现为突然紧张,双目凝视。正在与人谈话者会突然终止,用手掌或毛巾紧按压痛侧面部,或用力揉擦局部以期减轻疼痛。有的不断做吮口唇、咀嚼动作,严重者伴有面部肌肉呈反射性抽搐,口角牵向一侧,又称痛性抽搐。有些患者甚至在床上翻滚,极度痛苦。早期时发作次数较少,间歇期较长。以后疼痛持续时间渐延长,而间歇时间缩短,甚至数分钟一次,以致终日不止。夜间发作或端坐位时可减轻,导致通宵难眠。症状严重发作频繁的患者常居而不安、食而不欲、面无人色、痛不欲生。首次发病至就诊病程短者一个月,最长者40年。病程呈周期性发作,每次发作期可持续数周至数月。缓解期可由数天或数年不定,但很少有自愈者。疼痛发作过后,常有短暂的反拗期,在此期间即使加以诱发,也不致引起疼痛,患者常被迫利用反拗期,迅速勉强吞食流质或只能将食物慢慢放进口中,不敢大嚼。严重的患者甚至无反拗期,因而引起消瘦和脱水。

2.疼痛的部位(侧别和支别)　三叉神经痛多为一侧性,右侧多于左侧,据国内1453例统计,右侧893例(61.4%),左侧539例(37.1%),左右之比为1∶1.7。少数双侧疼痛者(2%～5%),亦往往先在一侧发生或一侧疼痛,发作较对侧严重,经治疗一侧疼痛消失后,对侧发作随之加重,疼痛严格限于三叉神经分布区域内。

疼痛多由一侧上颌或下颌支开始(由眼支引起者极少见),后逐渐扩散到两支,甚至三支均受累,累及三支者较少见。临床上以第二支和第三支同时痛者最多见(占80%)。其次为第二支或第三支痛。单独第一支痛者少见(1.5%～3%)。第一支和第三支同时痛者更少见。单独第一支痛少见的原因,有学者认为在胚胎发育时,第一支与第二支、第三支是分别由两个神经节发育而来。第三支疼痛者大多由下颌犬齿部开始,放射至眼眶内缘或外缘处,有时亦可扩散至第一支区而产生眼部疼痛。疼痛发作多沿神经走行分布,第一支的疼痛部位在眼部的表浅或深部、上睑及前额部,第三支的疼痛部位主要在颊部、上唇和齿龈等处。

3.扳机点和诱发因素　三叉神经痛有各种诱因,这些诱因又因人而异。40%～50%的患者面部在侵犯支的分布区域内,有一个或多个特别敏感的触发点或称扳机点,稍加触动就可引起疼痛发作,且疼痛从此点开始,立即放射至其他部位。触发点大小不一,其范围大者直径约指甲大小(1cm),小者为一个点或一根胡须。触发点多发生在上下唇、鼻翼、鼻唇沟、牙龈、颊部、口角、胡须、舌、眉等处。亦有少数触发点在下颌部或三叉神经分布区域范围以外者,如乳突部、颈部。

三叉神经第三支(下颌支)疼痛发作多因下颌动作(咀嚼、呵欠、说话等)及冷热水刺激下犬齿而诱发。而直接刺激皮肤触发点诱发疼痛发作者较少。诱发第二支(上颌支)疼痛发作则多因刺激发肤触发点(上唇外 1/3、鼻腔、上门齿、颊部及眼球内侧等处)所致。饮冷热水、擤鼻涕、刷牙、洗脸、剃须等亦可诱发,严重者移动身体带动头部时亦可诱发。因此,严重影响患者生活,即使在间歇期,患者也不敢大声说话、洗脸及进食,唯恐引起发作。在发作终止时,诱发区兴奋性减低或丧失,患者常利用此时机而进食、说话、洗脸等。有的患者长期不敢在患侧洗脸、刮脸、刷牙等,以致病侧积满灰尘、油腻或食物残渣存于齿龈或腮部。此外,梳头、咳嗽、喷嚏、微风拂面也可引起疼痛,有时没有任何外因亦可引起发作,导致患者惶惶不可终日、精神萎靡不振、行动谨小慎微。疼痛发作次数少,间歇期亦长。间歇期间无任何不适,一如常人(唯重症患者在间歇期中仍可有持续性轻微钝痛),经过一段时间又可突然再次发作。间歇期为数分钟、数小时或 10 余小时不等,随着病情的发展,发作逐渐频繁,间歇期逐渐缩短,疼痛亦渐加重而剧烈。重者可每分钟发作数次,一般仅在白天发病,夜间发作较轻或停止,重症患者亦可在夜间发作,以致终日不止。因疼痛发作而致通宵不能入眠或入眠后痛醒,从而日夜不得安宁。

4.疼痛发作时限与周期　病程可呈周期性发作,每次疼痛发作时间由开始数秒钟到 1~2 分钟即骤然停止。每次发作周期可持续数周至数月,以后症状常可逐渐减轻而消失或明显缓解(数天至数年)。在此缓解期间患者往往期望不再发作,但过一段时间后,剧痛又重发作,自行痊愈的机会很少,而是越发越频,疼痛程度亦随之加重,但此病无直接危及生命之虞。据学者们观察,似与天气有关,一般在春冬季容易发病,且与情绪有很大关系,如精神紧张、情绪不稳急躁时易发病。

5.颜面部变化　疼痛发作时患者受累的半侧面部可呈现痉挛性歪扭,发作终止后有时出现交感神经症状,表现为患侧面部血管运动紊乱症状,如面部先发白,然后潮红,结膜充血,并伴有流泪、流涕、唾液分泌增加等,有时出现所谓三叉神经、面神经和交感神经三联症,即疼痛、面肌痉挛性痛性抽搐、自主神经官能症。疼痛发作过后,上述症状也随之消失,下次疼痛发作,上述症状又复出现。若病程较长而发作频繁者,可出现面部营养障碍性改变,如局部皮肤粗糙、眉毛脱落、角膜充血、水肿、混浊、麻痹性角膜炎、虹膜脱出、白内障,甚至咀嚼肌萎缩等。

皮肤疱疹:个别三叉神经痛患者,尤其在使用无水乙醇封闭治疗后,在其口角、鼻部可出现皮肤疱疹。患者自觉疱疹处有瘙痒及轻度灼痛感,一般于 5 天后可以自行愈合,或涂以氢化可的松软膏,促进愈合。此疱疹应与病毒性疱疹不同。

6.神经系统检查　有时因局部皮肤粗糙局部触痛、痛觉可有轻度减退,做过阻滞治疗者亦可有面部感觉减退。应详细检查有无神经系统阳性体征,以与继发性三叉神经痛相鉴别。

7.双侧三叉神经痛　双侧性三叉神经痛较少见,据大组病例统计约占 3%,刘学宽等报道为 2.7%,但常是一侧首先发病,也各有其发作周期,并非同时发作。疼痛多为一侧先发作,或一侧疼痛较重,一侧较轻,后经手术治疗疼痛停止后,随之而再次唤起患者注意到对侧的疼痛。疼痛多从一侧的上颌支或下颌支开始,随着病情的发展,疼痛范围可逐渐由一支扩散到另一支,甚至三支全部累及。个别两侧者,疼痛发作也多呈各自发作。两侧同时发病者极为罕见。双侧三叉神经痛患者疼痛的性质、发作时限与周期、触发点与诱发因素,基本上同单侧三叉神经痛。有学者经耳后小切口入路手术治疗三叉神经痛 292 例,其中双侧性三叉神经痛 8 例,此 8 例术中证实为蛛网膜粘连 3 例,无任何原因者 5 例,因此,认为可能是神经根本身炎症所致。

（二）诊断

1.原发性三叉神经痛的诊断

（1）性别与年龄：年龄多在 40 岁以上，中老年人为多。男性和女性无明显差别，而有资料显示女性多于男性，为 3∶2。

（2）疼痛部位：右侧多于左侧，由面部、口腔或下颌的某一点开始扩散到三叉神经某一支，随着病情进展，范围逐渐扩大波及其他分支，以第二支、第三支最易受累。第一支少见，占 1.5%～3%，其原因有学者认为，在胚胎发育时第一支与第二、第三支分别由两个神经节发育而来。但其疼痛范围绝对不越过中线，亦不超过三叉神经分布区域。偶有双侧三叉神经痛者占 3%。

（3）疼痛性质：如刀割、针刺、撕裂、烧灼或电击样剧烈难忍的疼痛，甚至痛不欲生。

（4）疼痛规律：三叉神经痛的发作常无预兆，而疼痛发作一般有规律。每次疼痛发作时间由仅持续数秒钟到 1～2 分钟骤然停止。初期起病时发作次数较少，间歇期亦长，数分钟、数小时不等，随病情发展，发作逐渐频繁，间歇期逐渐缩短，疼痛亦渐加重而剧烈。夜深人静疼痛发作减少。间歇期无任何不适。

（5）诱发因素：说话、吃饭、洗脸、刮胡须、刷牙以及风吹等均可诱发疼痛发作，以致患者惶惶不可终日、精神萎靡不振、行动谨小慎微，甚至不敢洗脸、刷牙、进食，说话也小心唯恐引起发作。

（6）扳机点：扳机点亦称触发点，常位于上下唇、鼻翼、齿龈、口角、舌、眉等处。轻触或刺激扳机点可激发疼痛发作。

（7）表情和颜面部变化：发作时常突然停止说话、进食等活动，受累的半侧面部可呈现痉挛性不正，面肌和咀嚼肌阵发性痉挛，即"痛性抽搐"，皱眉咬牙、张口掩目，或用手掌用力揉擦颜面以致局部皮肤粗糙、增厚、眉毛脱落，结膜充血、流泪及流涎。表情呈精神紧张、焦虑状态。

（8）神经系统检查无异常体征，少数有面部感觉减退。此类患者应进一步询问病史，尤其询问既往是否有高血压病史。及时进行全面神经系统检查，必要时包括腰椎穿刺、颅底和内听道摄片，颅脑 CT、MRI 等检查，以助与继发性三叉神经痛鉴别。

2.继发性三叉神经痛的诊断　继发性三叉神经痛又称症状性三叉神经痛。随着影像学现代仪器的问世、检查手段的更新，继发性三叉神经痛在临床上并非少见，是由于颅内、外各种器质性疾病引起的三叉神经痛，分布区域内出现类似于原发性三叉神经痛在颜面部疼痛发作的表现。但其疼痛程度较轻，疼痛发作的持续时间较长，或者呈持续性疼痛，阵发性加剧，多见于 40 岁以下。中、青年人通常没有扳机点，诱发因素不明显，少数可发现有三叉神经损害区域和原发疾病表现的特点。脑脊液、X 线颅底摄片、CT 或 MRI 检查、鼻咽部活组织检查等有助于诊断。有时继发性三叉神经痛的发作情况，与原发性三叉神经痛极为相似，若不注意继发病变早期的细微表现，易被误诊。

三、手术治疗

尽管非手术治疗的优点在于安全，比较适合于初发及老年患者，但其缺点同样较为突出，即有效率低，复发率高，对那些长期受疼痛折磨而严重影响生存质量及身体健康的患者，有必要采用较为积极的治疗方法来达到缓解疼痛的目的。破坏性治疗方法，包括无水乙醇或甘油阿霉素注射、神经撕脱术、射频温控热凝术、开颅手术（颅内微血管减压术、三叉神经半月节切断术）等。

（一）破坏性治疗

1.无水乙醇注射法　无水乙醇注射法已有近百年的历史，其主要作用是产生局部神经纤维变性，从而阻断神经传导，以达到止痛效果。临床上常采用眶上孔、眶下孔、颏孔、下牙槽神经孔以及圆孔和卵圆孔封闭,注射量一般不超过 0.5ml,经过近百年的发展,此方法由于复发率高(60%～90%)、疼痛缓解时间短(1～1.5 年)且造成术后面部麻木,因而,更多学者趋于认为无水乙醇注射法应淘汰,国内目前仅少数基层医院采用。

2.无水甘油注射法　1981 年首次由 Hakanson 报道在 100 例患者中获得 96%的有效率,此后十年内,此方法曾为许多学者所采用,但结果各组报道有效率不相一致,而绝大部分的报道有效率在 70%左右,并且存在一定的并发症,近几年来该方法的治疗报道已少见。国内 1983 年王友山等曾对此治疗方法进行了机制研究,认为无水甘油使神经组织崩解,从而达到止痛效果。

注射方法:无水乙醇和无水甘油注射法均可对周围神经分支或神经根进行注射,亦可对三叉神经半月节进行注射。术前半小时给患者肌内注射阿托品 0.4mg,局部消毒后局部麻醉,用 3.5 英寸(1 英寸＝2.54cm)的腰椎穿刺针,在患侧面口角旁 2.5～3cm,按照 Hartel 穿刺法,沿下颌骨冠状突和上颌骨外侧之间的咬合平面进针直达卵圆孔,针刺入孔的几何中心非常重要。在 X 线侧位透视的帮助下,穿刺时针应缓缓地推进到神经节而入蛛网膜池,直至脑脊液流出。一般穿刺针进入卵圆孔后 5～10mm 就可见有脑脊液,之后在连续荧光透视控制下蛛网膜池中注入 Iopamidol 造影剂并充盈。如透视下不能显示蛛网膜池内的造影剂充盈或注入 0.1～0.5ml Iopamidol 后,造影剂对比弥散,则表示穿刺针位置不好,应抽出重新穿刺。

在见到有脑脊液流出,并在透视下见到蛛网膜脑池后,使造影剂自穿刺的针芯内流出,再将 1ml 甘油缓慢地推注进去,其量依照先前所用造影剂充盈蛛网膜池的剂量而定。同时,应对患者讲明可能有短暂的且较剧烈的感觉异常。术后患者需保持头正坐位 2 小时。如疼痛难忍,可服止痛药止痛。若引起迷走神经反应,出现心动过缓和低血压,术前必须应用阿托品,甚至还须加用。

3.阿霉素神经干内注射　阿霉素是蒽环类抗癌抗生素药物,可通过它嵌于 DNA 碱基对之间,并紧闭地结合到 DNA 上而破坏其结构,从而抑制 DNA 以及依赖性 RNA 的合成,起到细胞毒性作用。注入三叉神经干后,即损伤了神经纤维,并可通过轴浆逆行传递作用,将药物运输到神经的胞体内,其毒性作用通过神经胞体,破坏三叉神经节细胞,因此降低神经兴奋性,阻止疼痛再发作。

方法:常规消毒,局部麻醉,暴露神经干,如眶上神经,经眶上孔处切开皮肤,剥离寻找眶上神经;眶下神经,经口内前庭沟切开至眶下孔寻找眶下神经;颏神经,经下颌前庭沟切开寻找颏神经;下齿槽神经,口内切开寻找下齿槽神经后用配制的阿霉素溶液,可在不同点上进针,进针方向应与长轴平行,药量不超过 3ml,注后用生理盐水冲洗创腔后关闭,严密缝合,加压包扎。对第一支注射 0.3～0.4ml;第二支注射 0.4～0.5ml;第三支注射 0.5～0.6ml。

阿霉素溶液的配制:阿霉素 10mg/瓶,临用前用 1.2ml 生理盐水或注射用水配制成 0.5%溶液备用。

4.三叉神经周围支撕脱术　三叉神经痛撕脱术为 Stookey 1932 年首先应用,当三叉神经的各分支痛,在经过药物、封闭等治疗无效或患有其他全身性疾病,年龄较大,不能接受开颅手术与其他治疗,且疼痛较为局限者可行三叉神经周围支切断撕脱术。该手术是将三叉神经周围支的末梢切断并撕脱一部分,使该神经分布区域的感觉发生麻木,以达到止痛的目的。此种手术操作简便、容易掌握,无危险性,并发症少,唯手术复发率高。近年来有学者报道改进用高位神经切除撕脱术,疗效好。故本手术仍是较多患者和医师常选用的方法。

(1)眶上神经撕脱术

1)适应证:三叉神经第一支痛。

2)操作步骤:①患者可在门诊手术椅半仰卧位或手术室的手术台上仰卧位,局部皮肤用碘伏或 2.5%碘酊消毒,常规铺巾;②局部做眶上神经浸润麻醉后,在眉毛上缘皮肤做平行切开 2cm,逐层分离,将肌肉、浅筋膜及骨膜切开,同时彻底止血,于骨膜外向上、下分离后,用小拉钩将切口拉开,显露眶上神经及其内侧的滑车上神经;③用两把血管钳分别将显露的神经夹起剪断,然后分别向近心端及远心端旋转血管钳卷起一圈神经,将近心端撕脱几厘米,远心端尽量从皮下撕脱,近心端撕脱越长越好,这样可使疼痛消失的时间更长;④手术切口彻底止血,冲洗创口,吸干,再将孔口用骨蜡填塞封住,分层缝合,加压包扎。应用抗生素2~3天预防感染,5~7天后拆线。

(2)眶下神经撕脱术

1)适应证:三叉神经第二支的眶下神经痛。

2)操作步骤:有两种方法。

口外法:①患者可在门诊手术椅半仰卧位或手术室的手术台上仰卧位,局部皮肤用碘伏或2.5%碘酊消毒,常规铺巾;②局部浸润麻醉后,约在眶下缘0.5cm外平行于下睑长3~4cm的弧形皮肤切开,逐层分离直达骨膜,骨膜剥离器向下将眶下孔周围组织及骨膜剥离,显露眶下孔,找出眶下神经,用神经钩提起眶下神经;③用血管钳夹住神经干之近心端及远心端,在两钳之间剪断,并用近心端之血管钳扭转夹住神经尽量向外牵拉,撕脱的神经越长越好,然后同样用远心端的神经扭转撕脱神经;④冲洗创口,吸干后用骨蜡填塞眶下孔,分层缝合,加压包扎,应用抗生素2~3天预防感染。

口内法:①患者与口外法相同位置和消毒铺巾;②做眶下孔阻滞麻醉及口内上颌尖牙区浸润麻醉;③在口内上颌尖牙至第二双尖牙的唇颊沟做4~5cm切口,直抵骨膜下,再向上分开至眶下孔部,显露眶下孔和眶下神经,用神经钩拉起眶下神经,再用两把血管钳夹住神经束,轻轻拉动并扭转血管钳,拉出神经愈长愈好,拉出撕脱,然后在远心端将软组织中的神经剪断;④尚可在眶下孔中注入0.5ml左右的无水乙醇,再用骨蜡填塞孔内。缝合切口,面部加压包扎,应用抗生素2~3天预防感染,5~7天拆线。

(3)经眶底三叉神经第二支撕脱术

1)适应证:三叉神经痛发作在面颊部、上颌牙、牙龈、鼻下部、口腔前庭黏膜、上唇等区域。

2)操作步骤:①患者仰卧在手术台上,局部用碘伏或2.5%碘酊消毒,常规铺巾,局部浸润麻醉。②在眶下缘与眶下孔之间做一约4cm的弧形切口,逐层切开皮肤、皮下组织及骨膜,找出从眶下孔出来的眶下神经和血管束。用骨膜剥离器将骨膜从骨面上撬起,并向上越过眶下缘,将骨膜与眶底骨膜面小心分离开,用拉钩自骨膜下方的眶组织及眼球轻轻向上提起,显露出眶下缘后方眶下沟内的神经血管束。为了避免在扯出神经血管束时发生断裂,可先用1号针头从眶下孔神经血管束上方插入眶下管直到针头从眶下沟显露为止。再用小骨凿将眶下缘上方的骨质与眶管顶壁凿除,此时可看到眶下孔、眶下管及眶下沟连在一起,而三叉神经上颌支的眶内段可完全显露出来。当眶内的神经血管束显露清楚后,小心轻轻地将血管和神经分离开,然后把神经干的远心端用神经钩从眶下沟和眶下管的壁上提起,再用另一把血管钳夹在第一把血管钳的近心端部分,轻轻向外牵拉,如此再用第三把血管钳、第四把血管钳分别逐次夹住神经干的近心端,并渐渐轻柔地向外牵拉,直到将神经干大部分拉出4~5cm,远心端用同样方法撕脱出来。③严密止血及冲洗创口止血后,逐层缝合切口,应用抗生素2~3天预防感染,5~7天拆线。

(4)下齿槽神经撕脱术

1)适应证:三叉神经第三支痛。

2)操作步骤:有两种方法。

口外法:①患者仰卧于手术台上,头转向健侧,患侧在上,患侧半面部及下颌角区常规消毒,下颌阻滞麻醉及局部浸润麻醉。②切口始于下颌升支后缘,绕下颌角及距下颌下缘一横指(约2cm)再向前至颏下区,长约5cm;切开皮肤、皮下组织及颈阔肌,沿下颌骨下缘切开嚼肌附丽及骨膜,向上剥离显露下颌角及升支颊侧骨面。注意保护好面神经下颌缘支。在下颌角至下颌最后磨牙远中连线中点处,用球形骨钻、骨凿在骨外板上形成直径约 1.5cm 的矩形或圆形骨窗,用刮匙等去除骨松质,显露下牙槽血管神经束,钝性分离法自下颌管内剥离出神经或用神经钩钩出神经,再用止血钳夹住下牙槽神经,切断后分别扭转撕脱其近、远颅段。③下颌管内可填塞骨蜡。生理盐水冲洗创口,放置引流条,逐层缝合,局部加压包扎 1 周,术后 24～48 小时拔除引流,抗生素注射预防感染,5～7 天拆线。

口内法:亦称翼下颌间隙入口法。①取内切口,令患者张大口,用手指摸到磨牙后三角区,在升支前缘内侧做纵向切口,切开黏膜、黏膜下组织,循下颌升支内侧骨面剥离,显露下颌小舌及其上后方进入下颌孔的血管神经束,钝性分离法游离出神经,继之,用两把止血钳夹住神经,从中间切断后分别行近、远端神经撕脱,立即将上端结扎。②同时可将舌神经和颊长神经撕脱。③切口隐蔽,显露较差,容易出血,故应严密止血,止血后缝合切口,抗生素预防感染,术后 7 天拆线。

(5)颏神经撕脱术

1)适应证:下颌前牙、口唇、口角区三叉神经痛。

2)操作步骤:①患者可在门诊手术椅坐位,下颌阻滞麻醉及局部浸润麻醉,常规消毒铺巾。②在患侧口内下颌第一、第二双尖牙唇侧颊沟黏膜切开 4～5cm 切口,逐层分离直达下颌骨面后,用剥离器推剥骨面至第二双尖牙根尖下显露颏孔,看到神经后,即用止血钳夹住神经近心端,再用另一把止血钳夹住远心端神经后,在其中间剪断,用近心端止血钳将神经牵拉出来数厘米,越长越好。③冲洗创口止血,用骨蜡填塞颏孔内,逐层缝合,加压包扎,抗生素预防感染,术后 7 天拆线。

(6)耳颞神经部分切除术

1)适应证:三叉神经第三支耳颞神经痛分布区。

2)操作步骤:①患者可在门诊手术椅半坐位,头转向健侧,患侧在上,局部常规消毒铺巾,局麻止痛后进行定位;②于耳屏前做纵切口至皮下,推腮腺向前,在关节囊浅面、耳屏软骨与颞浅动、静脉之间,可见纤细的耳颞神经,将之切除一段约 1cm,亦可不完全解剖出神经,将耳垂上方(髁状突颈部上方)至耳屏上切迹间、耳屏软骨前、关节囊表面的一段蜂窝组织切除(可包括颞浅动、静脉分支);③创口缝合包扎,抗生素注射预防感染,7 天拆线。

5.射频热凝温控术　研究证明传导痛觉的无髓鞘纤维(Aδ 和 C 类纤维)在温度为 70～75℃就发生变性,而传导触觉的有髓粗纤维(AB 类纤维)可耐受更高的温度至 85℃。于 20 世纪 70 年代首次报道了采用能精确温控的热疗即射频发生器治疗三叉神经痛获得良好的疼痛缓解。

(1)射频温控热凝的原理:射频电流通过有一定阻抗的神经组织,在高频电流的作用下,神经组织内离子发生震动,与周围质点发生摩擦,组织内产生热,形成组织内一定范围的蛋白质凝固破坏灶,这样就能利用不同神经纤维对温度的耐受性,有选择地破坏传导痛觉的纤维,而保留对热耐受性较高的传导触觉纤维。而热凝时温度可通过电极尖端的热凝电阻,直接测得并给予控制。

(2)适应证:原则上无论何种原因引起的三叉神经痛,只要诊断正确,均可采用本法治疗。但针对老年人特点,提出下列适应证:①经严格正规药物治疗无效或不能耐受药物不良反应的三叉神经痛者;②经无水乙醇注射、甘油注射或各种手术治疗后复发者;③经各类理疗、按摩、激光或伽马刀照射治疗及立体定向脑深部电刺激术等复发或无效者;④射频热凝治疗后复发的三叉神经痛者;⑤对年龄较大,不能耐受较大手术或不愿接受开颅手术治疗者;⑥无严重的心、脑或全身严重病变者。

(3)禁忌证:①颜面部有炎性感染者;②患有严重的脑瘤、高血压、心脏病、血液病、肾病者。

(4)优点:①操作方便、简单、安全、痛苦小、疗效可靠;②年老、体衰、多病、不能忍受手术治疗者,有时也可实行治疗;③组织损害轻微,术后几小时后一般即可进食、正常生活;④如一次不成功或复发,可重复进行治疗,仍有效;⑤但对患有占位性(继发性)病变引起的三叉神经痛,经长期用药物已不能止痛,患者又不愿手术治疗，与患者及家属说明情况，取得理解和同意签字后施行射频热凝治疗，治疗缓解痛苦，提高生活质量；⑥对并发恶性肿瘤的三叉神经痛患者，一般治疗均无法止痛，且不能手术、化疗、放疗者，在弥留之时，可减轻痛苦。经患者和家属等同意，签署治疗志愿书。

（5）疗效：①射频热凝损害神经后，疼痛即刻缓解率达91%～99%，有效率高。部分学者所行的射频治疗4000余例，其中有效率在95%以上。Taha等总结国外6000余例患者治疗结果，总有效率达80%。近年国外Fraioli报道在荧光透视或CT辅助下，进针卵圆孔，根据患者对刺激的感觉异常将电极精确调整到第三支，进行射频，在128例患者中，术后疼痛即时完全缓解率为100%。术后平均随访8.8年，12例复发，有效率为90.6%。国内外的结果差异主要原因是采用热凝的温度和时间的不同。②安全性较高。Sweet等总结1万余例，其治疗结果无一例死亡。国内资料统计亦无死亡发生，严重并发症在3%以下。③对复发者可重复治疗。据国内外资料统计显示，二次射频热凝治疗后疼痛缓解率高达95%以上。

（6）操作方法和步骤：①术前摄颅底卵圆孔、半月神经节（包括脑桥小脑角区）、CT扫描及三维重建眶上孔、眶下孔、颏孔等三孔的CT扫描片各一张，必要时可加MRI片。②卵圆孔进针的射频患者做好全麻准备，进行神经末梢支射频者局麻即可。③卵圆孔进针常规仰卧位，消毒铺巾，颜面部三孔进针仰卧位或坐卧位均可。④进针途径主要有两种，卵圆孔进针三叉神经节和感觉根温控热凝治疗；外周神经末梢温控热凝治疗。前者主要为三叉神经节热凝，后者是眶上神经、滑车上神经、眶下神经、颏神经及翼腭窝内的上颌神经与颞下窝内的下颌神经热凝，目前临床以前者的应用居多。无论是损害神经节或外周神经末梢的热凝治疗，其关键均在穿刺正确与否，因此熟悉解剖及其邻近结构是成功的基础。

1）卵圆孔进针三叉神经节和感觉根射频温控热凝治疗：其热凝部位主要是三叉神经节，而治疗的成功关键是卵圆孔准确定位。因此，对局部解剖的熟悉和掌握是很重要的。卵圆孔位于颅底颅中窝的蝶骨大翼根部稍后方，大多数在蝶骨翼突外板后缘的后侧或后内侧，少数在其后外侧。卵圆孔的长径最小为4mm，最大为13mm，其中6～8mm占80%左右，平均为7.5mm，而3～4mm占16%。卵圆孔与翼突外后缘根部延长线一致，约占48.4%，以此可作为X线侧位片定位时参考。卵圆孔外口方向朝向外者约占94.2%，向后内者仅约占5.8%，如果方向朝后者穿刺较难成功。卵圆孔与棘孔合为一者约占1.9%，因此这种情况穿刺容易误伤脑膜中动脉，导致颅内出血。卵圆孔前端有视神经、圆孔、眶上裂，后外侧有棘孔，内侧有咽鼓管及破裂孔。在卵圆孔周围有诸多裂隙及孔，均有神经和血管通过，视神经及眼动脉经视神经孔分别出入眶，动眼神经、滑车神经、展神经、眼神经及眼上静脉通过眶上裂，棘孔有脑膜中动脉经此入颅，破裂孔为颈内动脉入颅，在三叉神经压迹上方有海绵窦、岩上窦及颈内动脉海绵窦内段，头颅标本测量显示卵圆孔位置在相当于两侧颞下颌关节结节连线与眶下缘中点（在正视时瞳孔垂直线上）向后垂线之交点，此点即为穿刺卵圆孔的进针方向。

穿刺卵圆孔有前入路（Harter法）和侧入路（Harris法）。由于侧入路，常因卵圆孔内壁阻挡，较难刺入卵圆孔内，且容易损伤其他神经、血管等组织，故目前卵圆孔穿刺大都采用前入路法穿刺，进针后经卵圆孔可直达三叉神经节，穿刺过程中穿刺的定点方向是穿刺成功的基础。前入路法穿刺点位于口角旁2.5～3mm皮肤处，该点与眶下缘中点及同侧耳屏前2.5cm处三点连线为穿刺进针方向。Halter法针刺点达卵圆孔距离为64.53mm（文献报道为55～90mm），然偶因解剖异常，有学者报道宽径3mm以下者，可阻碍穿刺针刺入（文献报道前入路法不能刺入者有2%～8%），有学者报道观测均可刺入卵圆孔，而笔者穿刺也仅有个别未能成功。采用前入路法穿刺卵圆孔，首先从上述穿刺点进针，在冠状面上指向瞳孔正中，矢状面上经过外耳道前方2.5～3.0cm处，在将针进入皮肤达6～7cm处时，于透视及摄片协助下（头后仰约20°，并向疼痛对侧转约20°，可很好地显示卵圆孔），刺中卵圆孔在侧位片上穿刺针的轨道应指向斜坡，不应指向蝶鞍的底部，有条件者最好采用CT定位观察，可定针尖位置的深浅。第一支痛时针刺至岩骨床突韧带和后床突连接处;第二支痛时针沿相同轨道进入卵圆孔较短距离;第三支痛时可沿较浅的中颅凹进入。头颅侧位片显示穿刺针刺入恰当的轨道后,如第一支及第二支麻痹时则由孔的最内侧部分刺入,三支麻痹时则由孔的当中刺入,以免伤及眼外肌及诸神经。当刺入卵圆孔时,术者有刺入腱膜或肌或肌腱感,直至固有膜被穿透,此时通常可感到突破感,若较深穿刺遇到阻力时,是由于进入海绵窦侧壁或因针位置于中颅凹低轨道上。针尖接近岩骨嵴,如此应调整针的位置于孔的较浅处或重新穿刺。定位方式目前主要有:①国外用 C 型臂放射机透视下采用荧光束引导穿刺,通过屏幕监视刺入卵圆孔,虽成功率高,但存在受术者易受射线损害问题。②X 线头颅侧位片是国内一般常用方法,从 X 线片见穿刺针与翼突外板后缘相一致,表示进孔,有脑脊液流出,证实穿刺已突破硬脑膜入颅,方波刺激试验刺激后,面部反应为三叉神经分布区域疼痛或麻感,表示穿刺正确,该试验可作为判定定位是否准确的主要标志。③有学者用 CT 定位方式客观地显示穿刺针与卵圆孔的关系,弥补了传统定位方式的缺陷,并能进一步测算进针深度,以免进针过深,进针深度一般在刺入卵圆孔后 1cm 左右,最多不宜超过 1.6cm,在定位及进针深度完全正确的情况下,才可开始热凝。④有报道采用 X 线像上以卵圆孔中心点至内耳门的前床突连线(简称耳-床线)与穿刺针针尖距离及观察耳-床线与穿刺针的关系进行定位的方法,临床证实是进行射频温控热凝治疗的新的定位方法。⑤有学者开展神经导航下射频热凝三叉神经半月节治疗三叉神经痛,可进一步提高有效率。⑥采用电生理技术监测三叉神经诱发电位(TEPS)引导穿刺等新方法,使定位更加准确,进一步提高了治愈率,减少了并发症。⑦近年来有报道应用 DSA 对射频针卵圆孔进针三叉神经节和感觉根射频温控热凝治疗时的定位,经过计算机处理,立即观察射频针尖的位置正确与否,大大改善了手术质量和手术时间,同时术者还不会遭受 X 线的辐射,患者亦仅受一般 X 线 1/3 的辐射量。据报道在卵圆孔穿刺过程中并发症的发生率约为 17%。因而,穿刺过程中如能保护好重要的组织和熟悉解剖结构,可大大减少射频温控热凝术后的并发症。在穿刺进路过程中,当穿刺针途经下颌喙突内侧及上颌结节外侧时,针体紧贴口内颊黏膜,应注意穿刺针不要刺破口内黏膜,避免将感染带入深部间隙,甚至波及颅内,通过术中应用手指紧贴口内黏膜,掌握进针方法,避免穿刺进入口腔,如一旦进入口腔内,应立即更换穿刺针,术后加强抗感染。当穿刺针进入颞下间隙时,根据解剖结构,该处最易刺破翼静脉丛,造成局部血肿,因此穿刺时应尽量靠近下颌喙突处进针,速度要相对快些,禁忌在颞下间隙内反复穿刺。一旦造成血肿,应立即局部压迫止血,待肿胀停止后方可进一步穿刺,如由于翼静脉丛处血肿形成造成穿刺困难,必要时停止进一步穿刺,待血肿消退后,再考虑重新穿刺治疗。在穿刺过程中要时时把握方向,如进针方向出现偏差,则根据不同方向将进入颅底的其他空隙。如穿刺方向偏前,会进入视神经孔或眶上裂,损伤动眼神经、滑车神经、眼动脉,造成出血或失明;如穿刺方向偏后,则进入棘孔,稍偏内侧则可能刺入破裂孔,该孔为颈内动脉入颅之途径,刺破该动脉,可引起大出血而导致生命危险。由于破裂孔与卵圆孔相近,且内外侧方向的定位困难,故对穿刺方向一定要有把握,有条件的最好在进针后采用 CT 定位,明确穿刺针的部位,以避免产生严重并发症。如过于偏内,可刺入咽腔,并有渗血入咽,导致喉部不适和感染。如方向过于偏外侧,可进入颞下颌关节腔,甚至进针过深,可穿破外耳道软骨,致血液流到外耳道,并可致深部感染。如穿刺偏向后下,可刺入颈静脉孔。有动脉血穿刺针孔滴出时,应立即拔针,停止操作。如果穿刺针进入卵圆孔后进针过深,可刺破海绵窦、岩上窦及颈内动脉海绵窦内段,若穿刺方向正确,进针 6～7cm 可凭手感沿骨面继续试探,如突然有刺空感,患者同时有下颌部放射痛,说明穿刺针已经进入卵圆孔。一旦进入卵圆孔后,再进针深度以 1cm 左右为宜,最多不得超过 1.5cm,穿刺中配合 CT 等定位,通过分层扫描,根据扫描层次(以 2mm 一层为宜)计算,能准确掌握进针深度。多数有脑脊液溢出,证实穿刺针已经突破硬脑膜入颅,方波刺激测试有反应,表示穿刺正确,即可做射频治疗。如破坏第二、第三支为目的,应对第一支加以保护,以免术后发生角膜麻痹,一旦造成角膜溃疡,易致患者视力下降,因而应严格掌握进针深度,依据有关报道,CT 定位方法在治疗中均获成功,无严重并发症发生,对三叉神经第一支的发生率仅为2%,该方法值得推广。

2)外周神经末梢射频温控热凝治疗:采用三叉神经外周神经末梢温控热凝治疗是将针刺入眶上孔(或眶上切迹)、眶下孔、颏孔及颞下窝、翼腭窝内,针并不进入颅内,这样避免颅内并发症与脑神经、脑血管的损害及其他并发症,临床总结证实几乎无明显并发症的发生,年老体衰者均能接受,适应证广,手术简单、方便、安全,在门诊中即可施行治疗,见效快,费用便宜,如果复发,可重复治疗,仍有效。采用外周神经是针对某一支三叉神经痛施行射频热凝,不影响三叉神经其他分支,这与卵圆孔进针射频热凝治疗三叉神经节截然不同。三叉神经感觉根自颅内半月神经节发出3个主干,即眼神经(第一支),是三叉神经中最细者,经半月节前内侧与展神经、动眼神经、滑车神经一起经眶上裂入眶,分支有泪腺神经、额神经、鼻睫神经,其中额神经最粗,分布至额部皮肤,有3个分支,即眶上神经、额支(在眶上神经内侧0.5~1cm处)、滑车上神经(位于最内侧近内眦部),眶上神经最大,为第一支的主要分支,出眶上孔或经眶上切迹,后分布至额部皮肤。第一支三叉神经痛常与第二支或第三支并发,单独第一支疼痛部位及扳机点在眶上部及头顶,亦可涉及内眦部或鼻部,应注意三叉神经痛第一支痛易与第二支痛引起的第一支部位反射痛相混淆。术前用利多卡因进行周围神经干封闭可以确诊,如果第二支引起的第一支部位反射痛,经封闭眶下孔后,第一、第二支部位的疼痛均随之消失,再封闭眶上孔后才能止痛。三叉神经第一支(眼神经)疼痛用射频温控热凝术时,穿刺眶上孔或眶上切迹内热凝损害眶上神经及滑车上神经。眶上孔或眶上切迹位于眶上缘中、内1/3交界点,距面前正中线平均22mm,眶上孔纵径平均2.9mm,横径平均1.8mm,眶上血管神经由此出眶。消毒后用手摸清眶上孔或眶上切迹,在距此1.5~2mm处垂直进针达帽状腱膜下,然后针尖沿帽状腱膜下达眶上孔或眶上切迹,当针尖到眶上神经或滑车上神经时,患者沿头顶或颞部出现放射性疼痛。根据文献报道,眶上孔仅占20%,多数是眶上切迹,穿刺眶上切迹之孔时,比较困难,很容易误刺入眶内,损伤眶内容物,引起眶内血肿等,因此常在眉毛上缘平行切开长约2cm皮肤,分层组织暴露眶上切迹后寻找骨孔,再行射频治疗。

三叉神经第二支射频温控热凝时,因上颌支疼痛主要是在眶下神经分布的区域,因此多数眶下孔进针热凝眶下神经。眶下神经为三叉神经上颌支的终末支,出眶下孔而分布于同侧的眶下皮肤、下睑、鼻、上唇、上颌前牙及该牙的唇侧牙槽骨、骨膜、牙龈和黏膜组织。眶下孔位于上颌骨的前面,平均位于眶下缘中点下8.7mm,距面前正中线平均28.4mm,相当于鼻尖至眼外眦连线的是眶下管外口,其内口在眼底面与眶下沟相接,眶下神经即通过此管及眶下孔而达表面。眶下孔多呈半月形,少数为圆形或卵圆形,个别呈裂隙状,其孔开口向前、下、内方,周围呈残凹,即犬齿窝,一般从皮肤表面可摸到,该孔距眶下缘0.5~1.0cm,距离中线约3cm。眶下管的走向呈多向性,由眶下孔走向上、后、外方,与鼻中线呈40°~45°,其长度约1cm。有报道观测国人60个头颅(120侧)中,眶下孔具有2孔者13侧(10.8%)、3孔者2侧(1.7%),对于具有这种解剖特点的患者,进行眶下孔射频治疗时,应注意存在一次射频损害作用不全的可能。眶下孔穿刺点位于眶下缘中点下方,距鼻翼外侧约1cm处皮肤进针,与皮肤呈45°斜向上、后、外方进针约1.5cm,可直接刺入眶下孔内。有时针触及骨面而不能进孔,则可退出少许改变方向,重新寻找眶下孔,直至感觉阻力消失。通常穿刺针进入孔内,有突破感,表明针已进入孔内。由于眶下孔的解剖定位比较明确,在眶下缘可扪及明显的眶下孔凹陷,加之眶下孔周围均为骨壁,因而穿刺眶下孔无多大困难,术中只要按解剖标志及穿刺方向,同时按住眶下缘骨面,穿刺入孔即能成功。眶下管后方与眶内相交通,穿刺针进针过深时,可直接进入眶内,尤其是穿刺针入孔,进针深度超过2cm,即可损伤眶内组织,从而产生较严重的并发症,如眼肌麻痹等,更严重者可导致球后组织损伤,视力下降甚至失明。因此穿刺眶下孔时,一旦发现阻力消失,应立即停止,充分估计进针深度,必要时可退出少许。眶下孔位于眶下缘下方,当穿刺针与皮肤角度过小时,穿刺针可直接越过眶下缘而刺入眶内,损伤眶内容物,故穿刺时必须把握好针的角度与方向,以免进入眶内。另外,眶下神经出眶下孔时与眶下动、静脉伴行,当穿刺入孔时,可损伤动、静脉,致局部血肿,应立即压迫数分钟,同时做术后适当处理。如少数患者疼痛在上颌后部时,眶下孔进针行眶下神经射频热凝治疗,则达不到止痛效果,需行翼腭窝进针至圆孔附近刚出颅的第二支(上颌神经)才有效。其方法是嘱患者坐直或半卧位,使矢状面与地面垂直,其方向也可为同侧外眼角方向,以手指在皮肤上扣及髁突的前方、颧弓的下方、喙突的后方以及乙状切迹的上方,以示指用力压迫可呈一凹陷,此凹陷的上界为颧弓、后界为髁突、下界为乙状切迹、前界为喙突,穿刺点即在此凹陷中点乙状切迹处进针。局部常规消毒铺巾,注射少量麻醉剂于皮下,即用射频针自皮肤垂直进针,针头上穿一标志,此标志可用破的消毒橡皮手套剪一小块即可,再自皮肤垂直进针4cm左右,直抵骨面,此时针尖位置是触及蝶骨大翼(即翼外板),将针上的标志移放在距离皮肤表面1cm处,再将针退出一半,改变方向,向上10°、向前15°进针,加深约1cm,直至皮肤接触标志,达翼腭窝,刺入翼腭窝内的上颌神经,也就是三叉神经第二支穿过圆孔刚出颅处,回抽无血才行,如果直接刺中神经,即有与发作相似的疼痛,届时也可行方波试验来测试反应,如无反应,应稍微改变方向,逐渐找到神经后,即可行射频热凝治疗。

颏神经射频热凝治疗是针对第三支(下颌神经)痛的治疗。颏神经经由颏孔出来后分布于同侧下唇皮肤、黏膜、牙龈、牙周膜、骨膜、颏孔位于下颌骨体的外侧面,直径较小,一般在0.3~0.5cm,成人的颏孔位于正对下颌第1、第2双尖牙根尖部之间的下方,下颌体上下缘连线的中点或其稍上方,距面正中线平均29.6mm处,开口方向为向后、上、外方,此孔一般呈椭圆或圆形,一般为一孔,很少有副颏孔存在,体表投影相当于咬肌前缘和颏正中线之间的中点。颏孔位于下颌骨体部,其周围并无知名的血管,因而一般穿刺颏孔无严重并发症,最常见的并发症为局部组织水肿或血肿,这是由于反复多次穿刺寻找颏孔所致。从皮肤进针方向应向内下,稍偏后,针与面正中线夹角为35°~40°,与该处皮肤表面的角度约30°,经皮肤、皮下组织及颏肌后,直接抵达下颌骨骨面,针尖再向前、下、内方寻找颏孔,一旦感到阻力消失,即表示进入颏孔。如有舌侧及口底部或舌前2/3部疼痛,单施行颏孔进针射频热凝治疗不见效,需要改用颞下窝进针至窝内卵圆孔附近刚出颅的第三支(下颌神经)才有效。穿刺点同翼腭窝穿刺法,但针尖触及翼外板后,将标志移到距皮肤表面0.5cm处,抽出大部分针头后,改变进针方向,略向上与地面呈15°~20°,略向后与初进针时的针位置呈15°,再进针至标志橡皮所处部位,即达到卵圆孔附近,当刺中神经后,即有与发作相似的疼痛,也可行方波测试,如无反应,应调整针尖方向,有反应即可。

(7)刺激试验:在上述基础上进一步行刺激试验,以明确热凝部位与疼痛发生部位是否相一致。

(8)热凝破坏:在上述各项工作完成后,需热凝前在神经节热凝采用短暂性全麻(异丙酚),外周神经末梢热凝只要局部麻醉后即可加温。

(9)热凝温度及温控时间:通常采用的温度为80~85℃,时间为5分钟,有报道采用温度达到90℃。而热凝后神经分布区的面部麻木,感觉功能减退较为明显,使术后的生活质量有所影响。根据我国国情,对目前国内众多患者来说,主要目的是减轻疼痛,而将术后面感觉功能的保留放在次要位置,这有待于今后进一步的改变。近期,有报道采用75~80℃热凝,取得满意疗效,也减轻了面部麻木感。国外通常采用70~75℃,温控时间为3分钟,这是因为国外学者更注重术后面部的感觉功能,宁愿采用较低温度来达到术后最大限度保留面部感觉功能的目的,以此来保持原有的生活质量,但温度低常可使术后复发率增加。

(10)疗效检测:当患者完全清醒后,对所破坏的三叉神经分支进行皮肤刺激,以检测疼痛感觉及触觉情况,如局麻后行射频热凝治疗的患者,一般两小时后待麻醉全部消退后测试。

(11)抗生素治疗:术后应给予可通过血脑屏障的抗生素静脉滴注2~3天。

(12)并发症:卵圆孔进针神经节射频治疗三叉神经痛术后常见并发症主要有以下几种,而采用外周神经末梢射频治疗除面部感觉障碍及偶有局部血肿外,无其他并发症现象。

1)面部感觉障碍:三叉神经痛射频热凝治疗术后,面部感觉障碍在所有的患者中均有不同程度的存在,因为射频温控热凝损害了痛觉神经纤维,才会止痛,以麻代痛,多数患者表现为触觉减退和麻木,少数患者表现为痛觉麻木,一般麻的感觉在半年以后即稍有减轻,随着时间的推移,麻木感习惯后,也就无明显知觉。

2)三叉神经运动支损伤:具体表现有咀嚼功能减退,自觉损害侧咬合无力,进食时,食物残渣或口水由患侧口角流出也不知道。主要原因是热凝温度超过85℃,损伤了三叉神经第三支的运动支,但也有不到此温度即发生,亦有超过此温度而未发生此现象的,其发生率为20%～30%。经过3～6个月,症状有所改善,1年以后逐渐消失。另外有报道两例患者射频术后3个月出现受损侧颞肌萎缩,此射频温度均达到90℃。

3)眼部损害:角膜麻痹或麻痹性角膜炎,据国内资料统计其发生率可高达7%～11%,其中20%的患者可出现视力下降。造成本并发症的主要原因是穿刺深度未能掌握好,损害三叉神经第一支所致,常出现角膜上皮脱落,如不及时治疗可形成角膜溃疡,此时如未很好治疗,有可能因溃疡造成瘢痕白斑,以致失明。

4)脑神经损伤:当卵圆孔进针神经节射频治疗中穿刺过深,有时会损伤听神经,另外也能伤及展神经、动眼神经、滑车神经、视神经等,致眼球固定、复视,甚至失明,有文献报道发生率约为5%。以上症状及时治疗,一般1个月即有好转,3个月逐渐恢复正常。

5)颅内出血或血肿:因穿刺过深损伤颅内血管所致,一旦出现应立即停止手术,颅内血肿、出血难以局部压迫止血,应立即请神经外科急救诊治。

6)带状疱疹:因行三叉神经感觉根切断时损伤了三叉神经第一神经元,神经节细胞的染色体溶解,出现角质层下浆液渗出,多发生在患侧的口角或唇部无痛性疱疹,与病毒性带状疱疹不同,局部用甲紫或可的松软膏,数日即可痊愈。

7)脑脊液漏:很少见,这是在电凝后硬脑膜愈合较皮肤慢,脑脊液沿穿刺道溢出到皮下,多在患侧腮腺部形成皮下积液,一旦发生,经穿刺抽吸、加压包扎,即能痊愈。

8)面部血肿:在穿刺卵圆孔时,反复多次穿刺极易损伤翼静脉丛,致出血、血肿,在穿刺外周神经末梢射频时,也可致面部血肿,当出现面部肿胀,即暂停穿刺,局部压迫止血,待出血停止后再行穿刺,如肿胀明显,影响穿刺,则停止穿刺。局部加压包扎、冷敷,等待一天或两天,待肿胀有所消退后,再行治疗。

9)其他并发症:发生动静脉瘘、脑膜炎等并发症极少见。有报道患者术后唾液分泌增加,但也有患者感觉减少,或者鼻腔分泌物增加或减少及干燥,或者泪液增加或减少或发干等。

综上所述,经卵圆孔进针神经节和感觉根射频热凝治疗术后并发症有的是难以避免的,严重并发症是很少的,其原因是多方面的,穿刺困难、穿刺过深、反复穿刺以及解剖个体差异等均可引起。因此,术中采用X线、CT导航进行定位,可以提高穿刺成功率和疗效。总之,射频温控热凝术对三叉神经痛患者的治疗是较为有效的方法之一。该方法目前是治疗三叉神经痛最为有效的手段,只要能正确掌握穿刺卵圆孔这一关键技术,就能取得良好的治疗效果。近年来,开展采用的外周神经末梢温控热凝治疗更是一个有效的好方法,简单、方便、安全、痛苦小、大大减少了并发症,费用低,在门诊就可治疗,复发后可重复治疗,疗效可靠,这是其他治疗方法所不能及的,特别是对三叉神经第一支应用外周神经末梢射频治疗是一个很有价值的好方法。

6.半月神经节微囊加压术　1978年首次由Mullan进行并于1983年首次报道,其总有效率在80%,复发率在20%,本治疗方法与微血管减压术(MVD)的原理正好相反,从理论上很难解释相反的治疗方法为何会取得相似的治疗结果,根据Mullan等的报道微囊加压术的手术损伤及术后并发症与射频温控热凝术较为相似,因此适合老年人三叉神经痛的治疗,其技术原理也是通过经皮穿刺至半月神经节的Meckel腔内。方法是患者取仰卧位,以口角外侧 2～5cm 为穿刺点,使用 14 号穿刺针进行穿刺直至卵圆孔,然后放置带细不锈钢针针芯的 Fogartycatheter 直至其尖端超过针尖 12～14mm,用 Omnipaque 充盈球囊,直至凸向颅后窝,术中可以参考周围的骨性标志,如斜坡、蝶鞍、岩骨等。检查并判断球囊的形状和位置,直至获得乳头凸向颅后窝的梨形出现,球囊充盈量一般为 0.4～1.0ml。压迫神经节 5～10 分钟,检查原三叉神经痛区感觉减退,且反复刺激时疼痛不再发作,排空球囊,撤出导管,结束治疗。应注意治疗前检查球囊是否漏气,掌握好球囊内注入气体或液体的数量及其体积的变化情况。注射量的多少,直接影响治疗的效果。球囊在半月神经节内放置时间不宜或太短,放置时间长可能治疗效果好,但也可能发生并发症,治疗后效果不佳,可重复治疗。

7.经颞入路硬脑膜外三叉神经感觉根切断术(Frazier 手术) 颞部开颅,自耳前 2cm 的颧弓上缘起向后上做长约 6cm 的皮肤切口,逐层切开至颅骨。在颧弓上方颞骨鳞部开骨窗,直径约 4cm,下缘显露中颅窝底。用脑压板将硬脑膜自颅中窝底分离并抬起颞叶,沿脑膜中动脉至棘孔,电凝后切断动脉,并填塞棘孔。在棘孔前方即可找到卵圆孔。在硬脑膜外暴露三叉神经半月节,与神经纤维走行的方向垂直切开半月节和后根固有膜,可见感觉根和半月节纤维。用神经钩提起第二、第三支感觉纤维,在距半月节以上 5mm 处予以切断,保留第一支及运动根。严密止血后逐层关闭切口。手术优点,操作简单,危险性较小,适用于治疗第二、第三支痛痛及血管减压术后复发者。缺点:①面部感觉失感;②可能损伤运动支致患侧咀嚼肌无力或瘫痪;③有时可产生周围性面瘫;④术后复发率较高(7.5%～39%),现已不常用。

8.经枕入路三叉神经感觉根切断术(Dandy 手术) 颅后窝一侧开颅,骨窗直径约 5cm。瓣形切开硬脑膜,翻向横窦。将小脑半球向内侧牵开,撕开小脑脑桥角池的蛛网膜,并吸尽赫脊液。棉片保护面神经、听神经。在此两神经的前方靠近小脑侧电凝并切断岩静脉。最后显露分离感觉周围血管和蛛网膜,确定无血管后,用钝性神经钩将感觉根提起,在出脑桥 0.5～1mm 处的外侧神经根切断 2/3。适用于 3 个分支疼痛的患者,优点:①探查桥小脑角处是否有肿瘤,常对找不到病因者采用此法;②不易误伤运动根(运动根在感觉根之前 3～4mm);③保留面部部分触觉;④复发率较低,平均 5%～9%,现仍被应用。

缺点:①危险性较大(病死率约 4%);②术后反应较重,如头晕、呕吐、耳鸣等;③可伤及邻近脑神经(特别是面、听神经)及小脑。

9.三叉神经脊髓束切断术(Sjoqvist 手术) 局部麻醉,侧卧位(痛侧在上),后颅窝正中切口,开枕鳞骨窗(偏病侧)直径 3～4cm 并咬开枕骨大孔后缘及寰椎后弓,切开硬脑膜,放出小脑延髓池脑脊液后抬起小脑扁桃体,后显露延髓下端。在延髓闩平面下距中线 8～10mm 处无血管区(三叉神经脊束及核所在地),用安全刀片一角做一深 3mm、宽 4mm 横切断三叉神经脊束。切割后,检查患者面部已无疼痛后关颅,适用于三支全痛和双侧疼痛患者。优点:①术后保留触觉(触觉纤维不经过此处),不会发生麻痹性角膜炎,对双侧痛者保留了一侧触觉,便于进食;②不影响运动支;③可探查小脑、脑桥角,以排除继发性病变,现已少用。缺点:①由于在延髓上操作,手术危险性较大(病死率 2%左右);②复发率较高,13%～37%;③选定切割部位困难,术中切口大小、深度不易掌握。若切口不当可出现吞咽困难,手术侧共济失调,对侧肢体感觉丧失等。目前主要应用于癌痛的治疗。

(二)功能性治疗

1.三叉神经微血管减压术 Gardner 和 Jannetta 于 20 世纪 60 年代先后报道,三叉神经感觉根在脑桥入口处受异常行走的血管袢压迫而发生三叉神经痛,发生率在 80%以上。经手术可解除压迫,即可达到止痛效果。术后无感觉和运动障碍,术前的面痛和感觉异常或麻木亦可消失而恢复正常。压迫的责任血管依次为小脑上动脉、小脑前下动脉、基底动脉及小脑后下动脉、静脉等。多数为单支动脉压迫,多支动脉压迫亦为数不少。在乳突后可行直或横 5cm 皮肤切口,做一直径约 3cm×3cm 大小的骨窗,上缘达横窦,外侧抵乙状窦边缘。硬脑膜呈"上"或十字呈瓣状剪开后悬吊,显露颅后窝的外上部,放出脑脊液,待小脑下陷后,在手术显微镜下暴露脑桥入口处的三叉神经感觉根寻找压迫该处的异常血管责任血管。用显微钝头剥离子将神经与血管分开,在其间垫入一小块 Teflon 片或涤纶、筋膜条吊开血管,以解除血管对神经的压迫。对静脉压迫的病例,则将静脉自神经根表面游离分开,双极电凝后切断。手术中应仔细寻找压迫血管,尤其神经入根区(REZ)应仔细探查,避免遗漏。最后缝合硬脑膜,关闭颅腔。优点:①手术方法较安全,手术死亡率低(<1%);②手术效果可靠,近期有效率达 90% 以上,长期随访复发率在 5% 以下,较少遗留永久性神经功能障碍,能保留面部感觉;③手术采用颅后窝入路,可发现其他引起三叉神经痛的致病因素,如肿瘤。缺点:手术需开颅,有一定风险。术中有时可能找不到肯定的压迫血管责任血管或血管神经粘连紧密难以分开,以及脑桥固有静脉压迫神经等情况,则应改做三叉神经感觉根切断术。

2.伽马刀治疗　1951 年瑞典医师 Leksell 首先应用立体空间定位技术治疗,对颅内的正常组织或病变组织选择性确定靶点,使用一次大剂量窄束电离射线精确地聚集于靶点,使之产生局灶性破坏,而达到治疗疾病的目的。由于放射线在靶区剂量分布的特殊性,使靶区周围组织几乎不受放射线的损害。伽马刀治疗不像手术那样把病灶切除,它是由准直器球体将钴衰变释放出的高能 γ 射线通过 201 个小孔射出并聚焦产生巨大能量毁损病灶组织,使其变性、坏死,其过程患者是在清醒状态无痛、无出血、无手术感染、无并发症,可说是不知不觉地完成治疗。治疗后亦不需用药物即可回家休息,故伽马刀治疗三叉神经痛将成为理想的方法。

(1)准备:首先消毒液清洗头颅后,安装定位仪框架,使病灶位于框架中心,四周用固定针牢靠固定框架、测量头形参数,并做详细记录,再安放定位板,为保证在 MRI 影像上完整显示三叉神经根和感觉根入脑桥区。定向仪框架安装需特定位置,即框架的 Y 轴与患者头颅基底线平行,X 轴对准颅中线框架两侧保持水平位。如颅底肿瘤性三叉神经痛患者,按肿瘤位置安装定向仪框架。

(2)MRI 定位:三叉神经痛用 T_2 加权,1~2mm 层厚无层间距行轴、冠状位扫描,可清晰显示三叉神经根及其入脑桥区,如肿瘤用强化 MRI 3mm 层厚轴、冠状位扫描,算出实际靶点位标值。

(3)计算靶点剂量:把定位标记的 MRI 定位像输入 HP-9000 计算机工作站,使用 Gamma-Plan 3.01-5.12版软件进行定位和计算剂量。原发性三叉神经痛照射三叉神经根入脑桥区,使用 4mm 准直器,中心剂量 70~90Gy,50% 等剂量线限定靶点,单次照射,脑桥方向必要时使用堵塞法遮挡,使 20% 等剂量线限在脑桥表面。如双侧三叉神经痛患者可以分两个矩阵治疗。如肿瘤所致三叉神经痛患者,以肿瘤本身为照射靶区,周边剂量 12~15Gy,中心剂量 24~30Gy。

3.立体定向脑深部电刺激术(DBS)　DBS 是应用立体定向技术,将刺激电极植入患者脑部组织深部的目标核团即手术靶点。通过脉冲发生器发出特定频率的弱点脉冲,对靶点进行慢性刺激以达到治疗目的。在 20 世纪 60 年代最初用于控制疼痛,其治疗机制尚不明确。目前比较流行的假说有:①电生理机制,包括高频刺激激活 3 个突触间的级联反应,导致神经元的去极化抑制,改变了神经元的放电模式和阻断了异常神经元的放电等;②调节神经递质,尤其是 γ-氨基丁酸而起抑制作用;③多巴胺神经元保护学说;④选择性皮质兴奋学说;⑤DBS 不仅影响靶点的神经元胞体,也刺激通过靶点的其他结构,包括与胞体有突触联系的轴突及其胞体和经过靶点的外来轴突,DBS 刺激是激活还是抑制作用,与神经元种类、电极的距离、方位和刺激参数有关。因此,手术效果是电刺激靶点处所有结构组件综合效果。本法首先于 1973 年由 Hosobuchi-Admas 首次应用,他认为在第三脑室后下部脑室旁灰-白质和丘脑腹后核,皆为各种损伤性信息的汇集点,应用电刺激抑制此处阻断传导通路,即可达到缓解疼痛的目的,因而使用立体定向导引定位,而将微电极植入此靶点,导线连接于刺激器,并埋入头皮下,便可长期制止疼痛,Leyerson 认为此术是一种新颖的有前途的治疗三叉神经痛的方法。故立体定向技术毁损此结构,或应用慢性电刺激抑制该区的功能可以达到缓解疼痛的目的,如将刺激电极埋于皮下,可以达到长期止痛的目的。

(于铁生)

第十节 舌咽神经痛

一、流行病学

舌咽神经痛（GPN），也称为迷走舌咽神经痛，以一侧咽喉部短暂而剧烈的疼痛并放射至口咽或耳部为特征。1910 年，Weis-Enburg 首先描述了由小脑脑桥三角肿物引起的舌咽神经痛。1920 年 Sieard 和 Robineau 报道了 3 例舌咽神经分布区域出现不明原因疼痛的病例，切除舌咽神经后缓解了疼痛。1921 年 HarriS 最早描述原发性舌咽神经痛，并第一次使用了"glossopharyngeal neuralgia"这个术语。舌咽神经痛是一种临床罕见的疾病，该病多见于 50 岁以上的人，发病率约为三叉神经痛的 1%，不足 1/10 万。根据美国 Rochester 进行的一项研究，GPN 发病率约为 0.7/10 万（男女分别为 0.9/10 万和 0.5/10 万），发病率随着年龄增长略微增加，疼痛的分布区域在左右侧及男女之间没有差别。与三叉神经痛一样，舌咽神经痛同样与多发性硬化症有关，美国迈阿密大学 Mingar 和 sheremata 对 8000 例多发性硬化症患者进行了超过 20 年的随访，发现了 4 例舌咽神经痛患者（2 男、2 女），并报道了 4 例出现舌咽神经痛的多发性硬化症患者，其中 3 例对卡马西平治疗有效，另 1 例在使用 ACTH 和环磷酰胺时疼痛消失。

二、解剖学

舌咽神经是混合神经，包含运动、感觉和副交感神经纤维。其运动纤维起源于延髓疑核上部，穿出颈静脉孔，支配茎突咽肌。感觉神经元位于颈静脉孔附近的岩神经节和上神经节，接收来自外耳道和鼓膜后侧的痛、温觉，咽壁、软腭、悬雍垂、扁桃体、鼓室、耳咽管、乳突气房、舌后部、颈动脉窦和颈动脉体的内脏感觉，舌后 1/3 的味觉。副交感纤维起源于延髓的下涎核，节前支经过耳神经和岩浅小神经到耳神经节，节后支循三叉神经的耳颞神经支配腮腺。舌咽神经根在进出延髓处，即中枢与周围神经的移行区，有一段神经缺乏神经膜细胞的包裹，平均长度 2mm，简称脱髓鞘区，该部位容易受到压迫、刺激从而导致舌咽神经疼痛或功能异常，该部位也是血管压迫导致舌咽神经痛的关键区域。

三、病因病理

舌咽神经痛包括原发性舌咽神经痛和继发性舌咽神经痛。继发性舌咽神经痛的病因：①颅内舌咽神经受损，可有小脑脑桥三角和颅后窝肿瘤、上皮样瘤、局部感染、血管性疾病、颈静脉孔骨质增生、舌咽神经变性等；②颅外的舌咽神经受损，可有茎突过长、鼻咽部和扁桃体区域肿瘤、慢性扁桃体炎、扁桃体脓肿等。原发性舌咽神经痛病因多数不明，部分患者发病前有上呼吸道感染病史，一般认为由于舌咽神经与迷走神经的脱髓鞘变化，引起舌咽神经的传入冲动与迷走神经之间发生短路，导致舌咽神经出现痛性抽搐。目前认为，血管压迫舌咽神经后根是导致原发性舌咽神经痛的主要原因，但其确切的发病机制至今不明。

目前认为各类病因均可能导致舌咽神经与迷走神经脱髓鞘改变，继而在舌咽神经与迷走神经之间发生短路，轻微的触觉刺激即可通过短路传入中枢，中枢传出的冲动也可通过短路再传入中枢，这些冲动达到一定总和时，即可激发神经根而产生剧烈疼痛。在各类病因中，来自椎动脉及小脑后下动脉的搏动性压迫、刺激是引起舌咽神经痛的常见原因。除血管因素外,小脑脑桥三角周围的慢性炎症刺激可导致蛛网膜逐渐增厚粘连,加重了动脉血管的异位压迫及其与神经根之间的粘连,加快了舌咽神经与迷走神经的脱髓鞘改变与舌咽神经痛的发生。

四、临床表现

舌咽神经痛也称为舌咽神经痛性抽搐,临床上较少见,系指局限于舌咽神经感觉支支配区内,有时伴有迷走神经耳支和咽支的分布区内反复发作性的一种刺痛。疼痛常从一侧舌后 1/3 和扁桃体突然发生,并迅速放射到咽、喉、软腭、耳咽管、外耳道、中耳及外耳的前后区域。疼痛性质类似三叉神经痛,呈发作性刺痛、刀割样剧痛或烧灼样疼痛,发作时间持续数秒到数分钟不等,发作间歇期疼痛可完全缓解,部分患者在发作间歇期可有持续性隐痛。舌咽神经痛也有"扳机点"现象,多在扁桃体、软腭、咽后壁或外耳道等处,一经触碰即可引起疼痛发作。"扳机点"经可卡因麻醉后可缓解发作。个别患者疼痛发作时可伴有心动过缓、心脏停搏、血压下降、晕厥及抽搐等症状。心动过缓或心脏停搏系因支配颈动脉窦的窦神经(舌咽神经的一个分支)过度兴奋,促使迷走神经功能过分亢进所致,也有学者推测可能与迷走神经本身的高敏感状态及舌咽神经近心端假突触形成有关。晕厥和抽搐则为心动过缓、心脏停搏促使血压下降和脑严重缺血缺氧所致。本病可呈自发性,但常因吞咽、谈话、打呵欠或掏耳等动作而突然发作。症状严重时患者为了减免发作而拒食,甚至不敢咽唾液,而采取低头姿势让唾液自口中自行流出。

五、辅助检查

舌咽神经痛包括原发性舌咽神经痛和继发性舌咽神经痛两种,与三叉神经痛一样,辅助检查的主要目的是发现和排除继发性病因,如胆脂瘤、舌咽神经鞘瘤、脑膜瘤、蛛网膜囊肿和蛛网膜炎等。常用的辅助检查是颅脑 CT 和 MRI,另外 3D-TOF-MRTA 可以显示舌咽神经和迷走神经后根与周围血管的关系,有助于正确选择治疗方案和完善术前准备。颅底扫描三维重建结合颅颈交界区磁共振扫描有助于发现颅后窝狭小、颅底畸形及颅颈畸形,帮助医生充分做好术前准备和评估手术风险。

六、诊断及鉴别诊断

舌咽神经痛的诊断主要依据患者典型的临床表现,根据一侧咽喉部反复发作的阵发性剧痛、扳机点现象及常见的诱发动作可以诊断。但是,对于症状不典型的舌咽神经痛的诊断就必须与下列疾病进行鉴别。

1.三叉神经痛　两者的疼痛性质与发作情况完全相似,部位亦与其毗邻,第三支痛时易和舌咽神经痛相混淆。两者的鉴别点为:①三叉神经痛位于三叉神经分布区、疼痛较浅表,"扳机点"在眼睑、口唇或鼻翼,说话、洗脸、刮须可诱发疼痛发作。②舌咽神经痛位于舌咽神经分布区,疼痛较深在,"扳机点"多在咽后、扁桃体窝、舌根,咀嚼、吞咽常诱发疼痛发作。

2.喉上神经痛　喉深部、舌根及喉上区间歇性疼痛,可放射到耳区和牙龈,说话和吞咽可以诱发,在舌骨大角间有压痛点,用 1％丁卡因棉片涂抹梨状窝区及舌骨大角处或用 2％普鲁卡因神经封闭,均能完全制止疼痛可鉴别。

3.膝状神经节痛　耳和乳突区深部疼痛常伴有同侧面瘫、耳鸣、耳聋和眩晕。发作后耳屏前、乳突区及咽前柱等处可出现疱疹,疼痛呈持续性。膝状神经节痛者,在咀嚼、说话及吞咽时不诱发咽部疼痛,但在叩击面神经时可诱起疼痛发作,无"扳机点"。

4.蝶腭神经节痛　此病的临床表现主要是在鼻根、眶周、牙齿、颜面下部及颞部阵发性剧烈疼痛,其性质似刀割、烧灼及针刺样,并向下颌、枕及耳部等放射。每天发作数次至数十次,每次持续数分钟至数小时不等。疼痛发作时多伴有流泪、流涕、畏光、眩晕和鼻塞等,有时舌前 1/3 味觉减退,上肢运动无力。疼痛发作无明显诱因,也无"扳机点"。用 1% 丁卡因棉片麻醉中鼻甲后上蝶腭神经节处,5～10min 或以后疼痛即可消失。

5.颈肌部炎性疼痛　发病前有感冒发热史,单块或多块颈肌发炎,引起颈部或咽部痛,运动受限,局部有压痛,有时可放射到外耳,用丁卡因喷雾咽部黏膜不能获得镇痛效果。

七、治疗

继发性舌咽神经痛主要是治疗原发病,如颈静脉孔区神经鞘瘤或脑膜瘤切除术等。原发性舌咽神经痛的治疗主要包括药物治疗和手术治疗两种,射频治疗与封闭治疗因为疗效短或操作复杂已很少应用。大部分患者药物治疗可有效缓解疼痛,常用药物有卡马西平、苯妥英钠,两者联合应用效果较单药应用更好。手术治疗主要应用于发作频繁、疼痛剧烈,且经较长时间的内科治疗仍不能起效者。手术治疗有颅外舌咽神经干切断术、咽上神经切断术、迷走神经咽部神经切断术、舌咽神经血管减压术等,其中舌咽神经血管减压术已成为目前应用最多和疗效最好的微创治疗方法。通常采用枕下乙状窦后入路,充分显露同侧舌咽神经和迷走神经后根,分离移位所有与舌咽神经和迷走神经后根存在解剖接触的血管,并妥善固定。单纯舌咽神经和迷走神经后根血管减压术可以获得满意的疗效,因此不主张采用舌咽神经和迷走神经后根选择性切断术。

八、并发症

微血管减压治疗舌咽神经痛具有与微血管减压治疗三叉神经痛同样的并发症风险,如乳突积液和听力减退,小脑出血、肿胀,甚至出现颅后窝高压,脑脊液漏,脑干缺血甚至梗死,脑卒中及幕上脑出血,颅内感染等。这里需要特别指出的是在微血管减压治疗舌咽神经痛患者中,术后出现舌咽神经和迷走神经功能障碍的发生率更高,表现为不同程度的声音嘶哑、进食呛咳、不自主咳嗽、唾液分泌过多等,而且这些并发症一旦出现很难完全恢复,会对患者的生活质量产生很大影响,因此对手术医生的操作技术提出了更高要求。

九、预后

舌咽神经痛的治疗效果与病因密切相关,继发性舌咽神经痛的手术疗效远不如原发性舌咽神经痛,而且术后出现舌咽神经和迷走神经功能障碍并发症的发生率更高。微血管减压治疗原发性舌咽神经痛可获得满意的效果,疼痛缓解率在 90%～100%,疾病治愈率在 95% 左右,而且绝大多数患者术后没有严重的并发症。

(李　伟)

第十一节　面肌痉挛

一、流行病学

面肌痉挛,严格地应称为半面痉挛(HFS),系一侧面神经支配的面部表情肌发作性、反复、不自主的抽动,是一种由多种病因造成的面神经过度兴奋,功能亢进的脑神经根疾病。该病虽无疼痛和危及生命之虞,但不自主的面容可严重妨碍患者的社交生活和心理健康,甚至对一些年轻患者的婚姻、就业等方面均带来不利影响。症状严重者面肌痉挛的强直发作可使面部变形,患侧眼裂变小呈裂隙状,甚至间隙性或完全闭合,不仅影响美观,还影响视力,导致阅读、行走不便及驾车困难等功能障碍。面肌痉挛非手术治疗应用卡马西平、苯妥英钠等鲜有显效。反复肉毒素注射不仅疗效难以持久,且可导致面部表情肌麻痹。易复发且不能根治。患者往往辗转求医,病程迁延,身心备受煎熬。颅后窝微血管减压(MVD)手术从解决病因入手,是目前唯一能够根治该病的方法。近五十年来,Jannetta 教授倡导治疗面肌痉挛这一类药物难治性顽症的 MVD 手术技术逐渐得到推广普及,为饱受病痛折磨的患者带来福音。国内各大医院开展 MVD 治疗面肌痉挛已相当普遍,年手术量已达数千例。

据国外有关流行病学调查,面肌痉挛的患病率在西方国家低于三叉神经痛,约为 21.9/10 万。其中女性患病率多于男性,左侧多见。然而,在亚洲,如中国和日本,面肌痉挛的患病率并不低于三叉神经痛;在笔者开展的微血管减压术中,面肌痉挛的患者亦多于三叉神经痛。

二、病因、病理生理和发病机制

有关面肌痉挛的病因研究,Schultze 最早在 1875 年就曾报道过 1 例生前患有面肌痉挛的尸检结果,发现颅后窝面神经部位存在椎动脉动脉瘤压迫。1947 年,Campbell 等报道 2 例异常扩张的椎-基底动脉压迫面神经根部造成面肌痉挛的病例。Dandy 和 Cushing 都曾发现颅后窝肿瘤压迫面神经可导致面肌痉挛。1962 年,Gardner 等在对面肌痉挛患者的颅后窝手术中进一步观察到这类病人的面神经根出脑区(REZ)附近存在血管、肿瘤或动脉瘤的压迫,并认识到这种病理生理状态是可逆的,解除这些压迫因素后症状即可缓解。由于早期的颅后窝手术缺乏良好的深部照明和放大,手术死亡率和致残率都很高。直到 20 世纪 60 年代后期,随着手术显微镜的出现及显微外科技术的发展,Jannetta 应用现代显微神经外科手术技术治疗面肌痉挛,采用非破坏性手术方法,对大量病例进行了手术,发现几乎所有病例都存在面神经微血管压迫。1977 年,Jannetta 报道的成功经验,确立了 MVD 手术在功能神经外科中的重要地位,开创了微血管减压手术治疗面肌痉挛等一类脑神经过度兴奋功能失常综合征的新纪元。我国从 20 世纪 80 年代后期发表了面肌痉挛微血管减压手术治疗的大宗病例报道,疗效接近国际先进水平。笔者从 1995 年起开展这类手术,至今完成 3500 余例。近年 MVD 年手术数超过 400 例,手术有效率达 95%,再次验证了 MVD 手术的高效与安全性。

(一)病因

面肌痉挛病因包括原发性和继发性两大类。所谓原发性面肌痉挛是指常规 CT、MRI 检查排除肿瘤等明显继发性原因的症状性面肌痉挛。原发性面肌痉挛绝大多数由微血管压迫引起。系由面神经根出脑干区（REZ）受搏动性血管即责任血管长期慢性刺激压迫，造成局部脱髓鞘，神经纤维接触传导、神经冲动"短路"，面神经过度兴奋所致。继发性病因在面肌痉挛中仅占 1%～2%。主要由颅后窝小脑脑桥角肿瘤，如上皮样囊肿、脑膜瘤、听神经瘤、脂肪瘤、蛛网膜囊肿等或脑血管病变，蛛网膜炎症，甚至多发性硬化引起。颅后窝畸形如颅底陷入、Chiari 畸形等造成颅后窝容积狭小，血管神经接触机会增多，也能诱发面肌痉挛。Barker 等报道 703 例面肌痉挛手术中发现颅后窝肿瘤及血管病变 7 例，占 1%。在笔者一组 3000 例面肌痉挛手术中，肿瘤性病因占 1.5%。

（二）病理生理和发病机制

脑神经自脑干发出后数毫米区域内存在生理性髓鞘薄弱部位。解剖上位于脑神经近端中枢性少突胶质细胞髓鞘与远端周围性神经膜细胞髓鞘的移行区或称 Obersteiner-Redlishzone，即临床上所指的脑神经根进出脑干区（REZ）。面神经的 REZ 位神经根部，距脑干发出约 0.8mm 处。

Jannetta 等认为，随着年龄的增长，颅内动脉的硬化伸长，脑组织下沉，使得脑神经与邻近血管神经接触增多。也有学者发现面肌痉挛患者颅后窝容积明显小于正常人。颅后窝"拥挤"客观上造成血管神经接触机会增加，是症状产生的解剖学基础之一。血管的压迫刺激使脑神经特别是在髓鞘原本薄弱的 REZ 进一步发生脱髓鞘，通过某种机制引发相应症状，以运动为主的面神经出现面肌痉挛；感觉神经为主的三叉神经分布区则出现阵发性疼痛。

有关脑神经过度兴奋功能失常的综合征的发病机制尚未充分明了。目前主要有"中枢说"和"周围说"两种不同的假设，分别介绍如下。

1.周围性轴突短路学说 1962 年 Gardner 首先提出的该学说，认为面肌痉挛、三叉神经痛、舌咽神经痛等的发病主要由相应脑神经出入脑干部位有血管（动脉）、罕见有肿瘤等病因的持续机械压迫刺激所引起。压迫部位神经纤维局部脱髓鞘，造成相邻轴突之间神经元接触传导。由于原本髓鞘解剖结构薄弱，随着年龄增长，髓鞘减少，加之压迫血管等病因持续搏动性刺激，使传入、传出轴突间动作电位发生短路，造成相应脑神经的过度兴奋功能失常。

2.中枢性神经核兴奋性"点燃"说 Moller 等认为，面肌痉挛的症状与面神经运动核的异常兴奋有关。神经根的慢性刺激可导致神经核的过度兴奋。动物实验中也发现，持续地电化学刺激扁桃核能诱发痉挛发作。以微小的传入刺激转化为兴奋性传出，这种现象称为"点燃"。面神经 REZ 血管压迫的刺激可导致神经轴突间的假突触形成，冲动不仅可以是顺行性传导的亦可是逆行性传导的，使面神经核兴奋性增高，兴奋阈下降以至于诱发神经核的兴奋性冲动。面神经运动核的兴奋易通过皮质脑干束受到中枢皮质活动的影响。这就可以解释为什么有些面肌痉挛患者的症状在情绪紧张、焦虑和疲劳时往往会加重。

面神经根部 REZ 区存在微血管压迫而导致面肌痉挛。这一点已在 MVD 术中绝大多数得到了证实。但人们有时在某些探查手术中也发现，脑神经根部明显存在微血管压迫而并无相应临床症状。Sunderland 在一组随机 210 例尸解中也发现后循环血管与第Ⅶ、第Ⅷ对脑神经有不同程度接触的发生率高达 64%。为何动眼神经、滑车神经、展神经和舌下神经亦可存在血管压迫而不产生相应症状？此外，相邻神经或同一神经的不同成分对血管压迫的敏感性亦存在差异。如小脑上动脉同时压迫三叉神经的感觉根和运动根，但很少看到有三叉神经运动根支配的咬肌痉挛。这些都提示中枢性发病机制也可能起重要作用。最近笔者应用静息态功能磁共振成像（r-fMRI）技术，来研究面肌痉挛（HFS）患者静息状态下自发性脑功能活动的改变。通过对 30 例首发、未经外科治疗的 HFS 患者（HFS 组）和 33 例年龄、性别及受教育程度相匹配的健康志愿者（HC 组）进行血氧水平依赖的功能磁共振（BOLD-fMRI）扫描检查，采用局部一致性（ReHo）方法分析两组间自发性脑功能活动的差异。结果发现与 HC 组相比，HFS 组患者 ReHo 值增高的脑区包括脑桥、小脑后叶和中央前回运动区，上述脑区主要参与激活面肌运动；ReHo 值降低的脑区包括运动辅助区、颞上回、楔前叶、额中回和扣带回,其主要参与抑制眨眼、面肌运动,影响感情认知的形成和调控。提示静息状态下 HFS 患者存在面神经核及其核上运动神经元的异常兴奋,而对面肌活动起抑制作用并影响患者感情认知的脑区存在功能弱化,上述改变均可能参与 HFS 的发生机制。

三、临床表现

面肌痉挛一般中年好发,女性多见,罕有儿童患者。笔者经治的最小一例 14 岁起病的少年患者,病程 3 年后 MRI 检查发现小脑脑桥三角表皮样囊肿。手术后症状消失。故年轻起病的面肌痉挛患者要高度警惕颅内肿瘤性病因的可能性。面肌痉挛绝大部分为单侧性,双侧性极为罕见,通常小于 1‰。诊断双侧面肌痉挛时一定要慎重。临床上常易将眼睑痉挛或部分 Meige 综合征作为双侧面肌痉挛来手术,基本不能达到预期疗效。面肌痉挛左侧好发。左右之比约为 3:2。这与国人左侧为椎动脉优势侧的解剖特点有关。面肌痉挛症状往往隐匿、缓慢、进行性发展。初起往往始自眼轮匝肌(主要下眼睑)、后发展至一侧面部表情肌甚至包括一侧颈阔肌的不自主发作性抽动。严重强直痉挛可致面部变形,患侧眼裂不易睁开,伴流泪等症状。痉挛涉及镫骨肌可伴低调耳鸣。患者常诉精神紧张或疲劳时会令症状加重。少部分患者甚至夜间睡眠中抽搐仍不停止。面肌痉挛发病后无自动缓解趋势,神经系统检查除患侧面肌轻瘫外一般无其他阳性体征。个别患者可并发膝状神经痛,表现为耳面部发作性疼痛,常不伴扳机点,系面神经的感觉支中间神经受累所致。

四、诊断及临床分期

1.诊断 主要根据病史及典型临床表现,一般容易做出诊断。神经系统检查除面部肌肉阵发性的抽搐外,无其他阳性体征。少数病人于病程晚期可伴有患侧面肌轻度瘫痪。

2.临床分期 按照 Cohen&Albert 等制订的痉挛强度分级,可以分为 0~4 级。

(1)0 级:无痉挛。

(2)1 级:外部刺激引起瞬目增多或面肌轻度颤动。

(3)2 级:眼睑、面肌自发轻微颤动,无功能障碍。

(4)3 级:痉挛明显,有轻微功能障碍。

(5)4 级:严重痉挛和功能障碍,如病人因不能持续睁眼而无法看书,独自行走困难。

五、鉴别诊断

面肌痉挛的鉴别诊断对后续治疗的策略和措施影响较大。误诊后采取 MVD 治疗不仅不能取得预想效果,还可能带来各种并发症,徒增患者的痛苦,应避免。

1.眼睑痉挛 多双侧性,痉挛局限于双眼轮匝肌、伴视力障碍,原因不明。可采用药物或肉毒素注射治疗。

2.Meige 综合征 系一种面部的肌张力障碍,由法国学者 Henry Meige 于 1910 年首先描述而得名。主要表现为双睑痉挛。多伴口面部、舌及下颌的不自主动作,呈挤眉弄眼貌。有时可伴咽喉部不自主的爆破音。一般中老年女性患者多见。目前尚缺乏确切有效的治疗方法。

3.Bell 面瘫后遗症 面神经炎损伤后期周围面神经再生,兴奋性不同造成患侧轻微面肌抽动,在闭眼时常可见面肌抽搐的异常连带运动。仔细询问有无周围性面瘫病史及电生理检查可资鉴别。体检可见这类患者面抽幅度较小,而有明显的面瘫后遗表现,如患侧抬眉动作差,额缝浅,露齿动作时患侧眼裂变小,鼻唇沟不对称等。

4.其他　全身不随意运动如舞蹈症及手足徐动症等表现的一部分,均伴有四肢的不自主运动。

六、辅助检查

(一)面肌肌电图检查

面肌痉挛患者肌电图检查可见高幅 F 波和异常肌反应(AMR)波。如刺激面神经的下颌缘支可诱发眼轮匝肌的肌电位。此类波的出现与传入冲动在面神经纤维出脑区血管压迫处形成假突触,传出兴奋向面神经颞支逆向传导旁扩散有关。MVD 术中电生理监测可发现当面神经被准确减压后,此种面肌 AMR 波消失。这种特征性肌电图表现可与其他面部运动异常做鉴别。

(二)CT 及普通 MRI 检查

通常只用来排除颅内占位等继发性病因,对脑神经的微血管压迫病因诊断则不能明确。

(三)面神经磁共振断层血管成像(MRTA)检查

磁共振断层血管成像(MRTA)技术是近年来开发的一种能显示脑神经和血管关系的新型影像学检查方法。该成像方法运用三维时飞效应磁共振血管造影(3D-TOF-MRA)技术,增加了血流和静态组织间的对比度,不仅可以将扫描层厚降低至亚毫米,而且能够同时清晰显示脑神经和血管,提高了脑神经疾病血管压迫神经的阳性率诊断。只要大于 1mm 的责任血管都能成像,即使是小于 1mm 的血管只要选择合理的参数,延长扫描时间,也能实现成像。在 MRTA 图像上,动脉血管呈高信号、脑实质和脑神经为等信号、脑脊液为低信号,脑实质、血管与脑神经等信号彼此之间形成理想的对比,因此较其他影像学方法更能清晰且同时显示面神经和责任血管,并且无须注射造影剂,属于无创检查方法。一般需采用 1.5 Tesla 磁共振机。应用 GE 公司的三维稳态毁损梯度回返采集序列(3D-SPGR)或西门子公司的三维快速稳态进动序列(3D-FISP)。扫描参数为视野(FOV)22cm、重复时间(TR)14~33ms、回波时间(TE)4.4~7ms、翻转角度 10°~20°、层厚 1.0mm,以最大限度地减少部分容积效应,显示细小血管。由于责任血管走向不尽相同,除了横断位扫描外,还须加行左、右斜矢状位和冠状位扫描共 4 个序列。先在 T_1 加权正中矢状位做一沿脑桥背侧的直线,然后做一与该直线成 105°的经桥延沟的直线为扫描基线,做横断位扫描,高度包括整个脑桥。在 T_1 加权横断位上,分别做与左、右面神经走向平行(桥延沟至内耳孔)的直线,以该直线为扫描基线分别行左、右斜矢状位扫描,通常该线与脑桥正中线成 60°~75°。在 T_1 加权正中矢状位,以与脑桥背侧直线相平行的直线为扫描基线,做冠状位扫描。整个扫描时间约 15min。由于采用了特殊的左、右斜矢状位,使扫描平面与面神经的走向相一致,能显示面神经颅内段的全长,有利于发现一些上下走向的责任血管。在横断位上,上下走向的血管仅能显示其横断面,表现为细小的点状高信号,而斜矢状位扫描则较易显示责任血管的走向,特别是它与面神经的关系。在上述几种扫描平面中,横断位微血管压迫检出率最高,其次为斜矢状位,而冠状位仅能显示部分面神经。对面神经根部周围压迫血管的点状或条索状高信号血管影可通过最大密度投影(MIP)技术实现血管成像来了解责任血管的来源与行径。

Jespersen 报道一组面肌痉挛和正常对照者的 MRTA 检查结果。经双盲读片,发现面肌痉挛患侧微血管压迫的阳性率达 85%,而正常对照组阳性率仅为 7%。

根据笔者医院一组 336 例面肌痉挛 MRTA 诊断经验,患侧神经根部微血管压迫阳性率为 83%,手术符合率 98%。MRTA 检查是目前脑神经病变病因诊断的最佳方法。不仅有助于术前了解压迫责任血管的来源与走向,术后 MRTA 复查了解神经血管减压情况对于疗效的预测更有指导作用。

七、治疗

(一)内科治疗

面肌痉挛至今尚无特效药物治疗方法。一般轻症(Cohen Ⅰ～Ⅱ级)或发病初期可试用巴氯芬、卡马西平(得理多)等。针灸和理疗无确定疗效。

A 型肉毒素(BTA)是一种嗜神经毒素,它主要抑制神经末梢突触前膜乙酰胆碱的释放,使神经冲动不能下达到肌肉,产生局部去神经现象导致肌肉麻痹。一般在痉挛部位小剂量、多点注射。一次总量 12.5～75U;1 个月内重复注射总量不超过 200U。BTA 注射后疗效一般仅维持数月,需重复注射。由于 BTA 是大分子生物活性物质(分子量约 15 万),具有抗原性,可产生过敏反应,多次注射后疗效下降。其不良反应包括眼睑下垂、复视,反复注射 A 型肉毒素后常遗留患侧眼睑闭合力弱,口角下垂,鼻唇沟变浅及面部活动僵硬等体征。

(二)外科治疗

1.周围面神经部分毁损手术　有学者采用乳突后茎乳孔处面神经干的结扎或部分切断术来治疗面肌痉挛。由于这些手术都以面神经的损伤为代价,不仅症状缓解不能持久,且易造成面瘫,目前一般都不采用。

2.颅后窝微血管减压术(MVD)　自从 Jannetta 报道应用显微血管神经减压成功治疗面肌痉挛的经验以来,全世界已积累了数万例的病例,其中不乏数千例的大宗手术病例报道。如美国的 Jannetta、Fukushima 和日本大阪的 Kondo 等。MVD 手术效果之理想、根治率之高已远远超过其他内科疗法,被一些专家推崇为治疗面肌痉挛的首选方法。在国内,近 30 年来 MVD 手术已在各地得到普及。MVD 治疗属功能神经外科手术,它与脑外伤和脑瘤手术的不同之处在于 MVD 手术对象一般不存在生命危险。MVD 是一种微创手术,但患者仍需承担从全身麻醉到开颅手术的各种风险。面肌痉挛患者通常都经过了较长时间的非手术治疗,对手术期望值很高。只有达到满意的治愈率和极低的并发症才能为患者所接受,才能显示出 MVD 较其他治疗方法的优越性。为此,术者必须具备丰富的小脑脑桥角解剖知识和娴熟的显微外科手术技巧,才能稳妥地开展这种手术。笔者结合个人 3500 余例 MVD 手术的经验,对手术要点做一介绍。

(1)手术病人的选择:神经外科医生在决定采用 MVD 手术治疗面肌痉挛前必须明确回答下述 3 个问题:①诊断是否准确? 是否已排除其他症状类似的病变? 症状是否达到需要手术治疗的程度? ②是否存在微血管压迫? ③患者能否耐受手术? 术前应仔细了解患者用药情况。服用阿司匹林者术前要停药 1 周。检查应包括常规心肺肝肾功能及血液学检查,了解全身情况能否耐受全身麻醉。一般高龄并非手术禁忌,笔者经治患者最高年龄 80 岁,并无不良反应。高龄者由于脑萎缩存在,脑池较宽大,放出脑脊液后小脑退缩良好,手术空间较大,操作相对较易。术前应了解患者听力状况,特别注意症状对侧是否存在听力的减退,以免术后一旦发生并发症后导致失聪。必要时可行听力测定、BAEP 等。操作时更需慎重,在电生理监护下或能警示可能发生的听力损害。术前 CT 或 MRI 检查可排除明显占位性病变、脑血管畸形或后循环动脉瘤,特别需注意患侧桥延区情况。一般无须常规行 MRA 及 DSA 检查。MR-TA 检查能清晰显示面神经与责任血管的关系,具有很高的阳性符合率,有助于面肌痉挛患者的术前病因诊断和筛选及指导术中对责任血管的辨认。但 MRTA 阴性亦非 MVD 手术的反指征。可能压迫责任血管较细或存在静脉压迫而 MRTA 未能显示之故。

(2)手术方法:术前仅需患侧耳后局部剃发。全部病例采用静脉复合十口插全身麻醉,成功后改健侧卧位。颈面部前屈下垂,使乳突部处于平面最高位。耳后发际内 3～5mm 处做平行发际的直切口,长约 6cm,电刀分层切开肌层达骨膜,乳突旁钻孔扩大骨窗直径约 2.5cm。骨窗应尽可能靠小脑底部,外侧缘显露乙状窦后缘。上缘则不必显露横窦下缘。乳突气房打开后应及时骨蜡封闭。弧形切开硬膜做基底平行于乙状窦的硬膜瓣,悬吊。若遇脑组织张力高时切忌过度牵拉小脑组织以免造成挫伤出血,导致恶性循环加重颅高压。此时应有足够耐心,可采用过度通气降低呼气末二氧化碳分压(pet CO_2)至 30mmHg 及静脉快速滴注甘露醇,缓慢释放脑脊液来降低颅压,还应考虑体位是否影响静脉回流。如头位是否恰当、腋下垫及腹部固定是否合适等。必要时可做些调整。一般术前无须腰穿放脑脊液。

待小脑充分塌陷后置手术显微镜,调节物镜工作距离为 250～300mm。用录像记录整个显微手术过程,以便日后分析。术中不必使用固定式脑牵开器,完全可以采用少牵拉技术操作。用薄层脑棉片保护小脑皮质,2mm 显微吸引器缓慢吸除脑脊液,从颅后窝底面轻抬起小脑,锐性剪开小脑延髓外侧池蛛网膜,沿舌咽迷走神经向下,锐性分离小脑与后组脑神经间隙,显露 Luschka 孔外方脉络丛组织,取脉络丛下入路,在听神经的腹外侧显露面神经根部;若遇绒球小结叶发达,阻挡操作视野时则应切除此部分小脑组织,以避免过度牵拉造成小脑挫伤。仔细观察压迫面神经根部的血管襻,若抬起此血管襻见脑干面神经根部存在明显血管压迹则可确认此为责任血管无误。松解与神经、血管的粘连的蛛网膜小梁,确认血管与面神经根部之间充分游离后插入合适大小的 Teflon 垫片即可。注意垫片位置不与面神经根 REZ 接触,后期垫片与神经 REZ 粘连是造成复发的主要原因之一。手术腔内灌满灭菌生理盐水排出空气,严密缝合硬膜以防脑脊液漏。整个手术需 2～3h。术后常规应用激素及 Luminal 肌内注射 3d,以减轻粘连,防止气颅癫痫发作。

(3)责任血管来源:责任血管按频度依次来之于小脑前下动脉(AICA)55%,小脑后下动脉(PICA)30% 和椎动脉(VA)15%。有时责任血管可呈多襻压迫,根据笔者的经验多襻压迫可占手术例的 12%。注意不遗漏所有的压迫血管襻是提高手术成功率的关键。

(4)术中电生理监护的价值:术中面肌肌电图 AMR 可作为术中有效减压的电生理依据,特别对于复杂型多点压迫和复发病例手术尤具价值。根据笔者一组 150 例面肌痉挛术中电生理检测的结果发现,存在 5% 左右的假阳性(减压彻底术后症状消失但术中 AMR 不消失)、3% 的假阴性(术中 AMR 消失但症状仍未完全消失)及 10% 左右术中 AMR 诱导不出的情况。因此,术者的经验积累和熟练技术对于手术疗效的确保更为重要。

八、手术疗效及主要并发症

Lovely 总结了 21 组文献报道的共 2095 例面肌痉挛微血管减压治疗的疗效及并发症情况。随访 1～8 年,疗效优秀/良好率为 72%～100%,平均 85.8%。并发症发生率 7.7%～81%。进一步分析可以看出小病例组疗效明显不稳定,并发症高。并发症中有 5 例死亡,死亡率 0.2%,听力丧失 5%(99/1984),不同程度面瘫发生率 0%～29%,其中 12 组文献报道均小于 5%。

Kondo 报道面肌痉挛早期手术 461 例平均 12.6 年和近期手术 290 例平均 7 年的两组随访结果,满意率分别为 84.2% 和 89%,复发率为 8.9% 和 6.9%,听力障碍发生率分别为 9.1% 和 3.7%。

Jannetta 所在的美国匹兹堡大学报道一组 703 例面肌痉挛 782 次 MVD 手术平均 8 年的随访结果,患者术前症状期平均 7 年,术后 84% 症状完全消失,7% 症状缓解。并发症主要有不同程度面瘫 7.4%,听力障碍 3.2%,脑脊液漏、伤口感染等轻度并发症 4.7%。手术死亡 1 例,脑干梗死、小脑出血 0.8%。

加藤总结了全日本 23 家医疗机构 4865 例面肌痉挛 MVD 手术的疗效,治愈率为 83.7%,面听神经并发症 4.1%。

分析上述资料可以看出,病例少的组别往往手术治愈率较低而并发症较高。这些都提示手术技术的改进及大量手术经验的积累和娴熟的显微外科手术技巧是 MVD 手术能够达到高治愈率、低并发症的重要保证。

九、预后

面肌痉挛患者术后大部分立即起效,麻醉苏醒睁眼时即可见到患侧眼裂较术前增大,此乃病因解除后原先紧张的面肌松弛所致,而非面神经挫伤所为,是手术成功疗效确定的第一征兆,亦有少部分病例术后症状完全消失几天后又有症状出现,残留面肌痉挛可持续数周至数月才完全停止,谓之迟发性缓解。如果术后症状较术前在频度和幅度上都没有减轻,则多提示手术失败。通常与术者经验不足、减压不到位或血管神经解剖复杂变异妨碍有效减压有关。

Shin 报道 226 例面肌痉挛 MVD 术后随访,83% 获得优良效果。其中术后立刻起效仅 62.6%,1 周后达 74.8%,3 个月后达 82.7%。手术疗效优良延迟率达 37.4%。也有报道术后立刻获得优良疗效达 88%。Illingworth 曾报道面肌痉挛 MVD 术后至迟 7 个月症状才完全停止的病例。这类现象的发生可能与血管神经间填入物位置不佳、质地较硬或减压不够充分有关。对于这类延迟缓解的病例 MRTA 检查为手术减压是否充分及疗效预测提供了行之有效而又简单的评估方法。Nawashiro 报道 MVD 术后仍有面肌痉挛患者围术期 MRTA 图像比较,见术后 REZ 区责任血管与神经完全隔开,而患者面肌痉挛迟至术后 2 个月才完全消失,避免了手术失败需再次探查的判断。因此,一般术后症状持续不缓解至少半年以上方可考虑再次手术。

复发率:面肌痉挛术后 10 年复发率为 5%~8%。复发大多发生在术后 2 年内。引起复发的原因很多,常见有置入物的移位或滑脱、置入物形成肉芽肿压迫面神经、新生血管压迫或神经发生永久性脱髓鞘病变等。MRTA 检查可了解 MVD 术后脑神经、脑干及周围血管解剖改变,有助于了解复发原因,帮助决定是否再手术。根据我们的经验再手术可取得初次手术相仿的疗效,但轻度面瘫(H&B Ⅱ 级)和听力影响的并发症略高于初次手术。

(张志健)

第十二节　脑性瘫痪

一、临床表现及分类

把小儿脑瘫作为固定的形式来加以叙述是非常困难的。随着医学的发展和进步,特别是围产期医疗技术的提高,小儿脑瘫的组成也在发生变化。就整体来说,其发病率并没有下降的趋势,这主要是因为高危儿救治水平的改善使极小未成熟儿的成活率增高所致。同时,轻型脑瘫及不典型脑瘫所占比例越来越大,临床诊断难度有所增加。

（一）临床表现

脑性瘫痪的临床表现复杂多样，一般说来，应从以下几方面进行探讨。

首先是运动发育延迟。正常儿童发育是按照发育里程碑依次进行的，既有阶段性，又是个连续的过程。无论粗大运动还是精细运动，是以月来计算的。生后3、6、9、12、18个月及2、3岁的发育指标最重要。如果一个小儿基本上按相应的年（月）龄达到发育指标，可以说其运动发育是正常的。如果有3个月以上的落后，则称之为发育延迟。所有脑瘫儿都有运动发育的延迟，且由于病型及病情轻重的不同其延迟程度亦有所不同。在较重的脑瘫儿，特别是四肢瘫者（痉挛、失调及手足徐动）其运动发育常常不是以月来计算，而是以年来计算才能达到下一个发育指标。

小儿脑瘫，由于其是运动障碍性疾病，无论粗大运动发育，还是精细运动发育都会出现显著的异常和落后，因此在临床上进行发育商（DQ）或智商（IQ）测定时几乎都会出现低下的表现。如果能进行智能结构分析，不难发现，这样的小儿，除重症四肢瘫或混合型者外，在做与运动有关的课题时其能力低下明显，而与语言相关的课题完成较好，操作性IQ远低于言语性IQ，两者之差常大于20。因此，要将测定结果与临床表现结合起来分析。

其次是运动过少，或出现不随意运动。绝大多数类型的脑瘫儿表现出运动过少，甚至几乎不动，其中以痉挛型为著。即使运动，其运动僵硬，不圆滑，甚至只以少数几种模式运动。但运动过多且伴有不随意运动者见于不随意运动型（手足徐动型）脑瘫。手足徐动型患儿常常喜欢活动，精神易于兴奋，但同时出现姿势异常及不随意运动，甚至出现发作性痉挛，这是其特征。

再次是姿势的异常，即所谓的异常姿势模式。这是指原始反射（Moro反射、阳性支持反射、交叉伸展反射、ATNR、TLR、连合反应等）作为异常姿势残留了下来，以及在正常情况下看不到的姿势，如伸肌突伸、全屈曲模式、全伸展模式、手指或足趾的不随意运动及面部的怪脸或歪扭等。姿势的异常及运动模式的异常是脑瘫最具特征的表现。另一方面，应该出现的正常姿势及运动不出现亦是异常。这包括竖直反应，Landau反应，保护性伸展反应及平衡反应等。

第四为肌张力的异常。所有脑瘫儿都有肌张力的异常，这是最重要的表现。痉挛型常常表现为肌张力增强，腱反射活跃，甚至出现折刀征，踝阵挛或Babinski征等。失调型肌张力低下很显著，而手足徐动型尽管早期肌张力及姿势张力可明显低下，但不久就会出现肌张力动摇，即安静时肌张力低下，而兴奋、恐惧、不安及活动时肌张力增强。

由于肌张力及肌力的异常，各型脑瘫的伸手抓握轨迹有显著不同，而且也不同于其他应鉴别的疾病。正常情况下从A点开始向B点抓物是随意运动，肌张力是正常的，能准确地到达B点。肌张力低下（无力）时，虽然可以准确到达目标，但由于肌无力的存在，抓物后目标常常稍移动；在有震颤时，尽管也能准确地到达目标，但其运动轨迹是颤动的，且比较均匀；在失调时震颤的幅度比较大，越接近目标震颤的幅度越大，但仍能准确地抓物；在痉挛时，运动轨迹均匀而缓慢，常常超过目标，最后不得不返回抓物，当然抓握不够准确和稳定；而在手足徐动，由于运动的不随意性及肌张力动摇，因而其运动轨迹毫无规律，常常经过各种曲折的运动轨迹，最后勉强地达到目标，进行抓物。

第五为继发性改变。脑瘫儿由于运动障碍及姿势异常，以及长期发生痉挛及活动模式的单一，久而久之，容易发生继发性改变，如腰椎前突及（或）侧弯，胸椎后弯或圆背等；甚至出现肌腱的挛缩及关节变形，给训练造成相当大的困难，不得不通过手术治疗予以矫正。一般说来，挛缩及变形常发生在5～7岁以后，因此，在这个年龄前很少考虑手术治疗。

第六为并发损害。脑瘫是脑损伤的后遗症，因此常常伴有其他脑损伤表现，如精神发育迟滞、癫痫、视觉障碍、听觉障碍、感觉及知觉异常、交流障碍、行为异常及心理障碍等。在临床上将具有脑瘫、精神发育迟滞、癫痫及行为异常等 4 种损害不同组合的小儿统称为脑损伤儿。

以上是脑瘫作为总体临床表现的叙述,但由于脑瘫的类型不同,其临床表现也各有差异。下面仅就目前常用的分类及各型脑瘫的临床特征加以叙述。

(二)分类

由于各学者的着眼点不同,因而脑瘫的临床表现有各种各样的分类。一般说来,多根据原因的不同、损害部位的不同、肌张力的状况不同、姿势及运动模式的不同、病情轻重不同以及有无合并症等来进行分类。本节所叙述的是以姿势及运动方面损害为中心加上部位不同的分类。

1.按损害部位分类　　下面仅就有代表性的七类加以说明。

(1)四肢瘫:是指两上下肢及躯干的瘫痪。一般说来,上下肢瘫痪的轻重程度相差不多,在痉挛型时,如果两下肢重,多为加上躯干的重型双瘫。

(2)双瘫:是指两下肢重而躯干及上肢比较轻的患者。本型是典型脑瘫之一,几乎都是痉挛型,具有代表性,也称为 Little 病。这型脑瘫占临床脑瘫的比例较大。

(3)截瘫:是指瘫痪局限于两下肢。有代表性者见于脊髓损伤。在脑性瘫痪,损害见于两下肢而上肢几乎完全正常,这是不可能的,因此,截瘫的病例大部分是轻型双瘫,是脑室周围白质损害的后果,这一点必须引起足够的重视。实际上,这方面的用语还很混乱。

(4)偏瘫:是指一侧上下肢及躯干的瘫痪。上肢的损害远重于下肢是其特征。但是也有少数偏瘫者下肢重于上肢。

(5)重复偏瘫或双重偏瘫:在双瘫,则强调两下肢重,相反,重复偏瘫则是四肢瘫痪,但上肢重于下肢是其特征,且左右可以不对称。

(6)三肢瘫:是指三个肢体有明显瘫痪者。一般说来,是截瘫或与截瘫相似的双瘫加上偏瘫,或者是四肢瘫的不完全型。

(7)单瘫:是指只见于一个肢体的瘫痪,常为上肢,但也有下肢者。这是一种极少的类型。常常是偏瘫的早期表现。

严格区分双瘫和四肢瘫并不容易。上肢功能好,躯干的控制也不错者应称为双瘫。在这种情况下,下肢运动障碍显著、不能走路的双瘫并不少见;相反,虽然能走几步,而上肢运动功能很差的四肢瘫亦有。有学者把智力好、能进行某种程度活动的痉挛型四肢瘫也称为双瘫。手足徐动型及失调型,通常四肢及躯干全有症状,为四肢瘫。上述双瘫以下各型(除四肢瘫外)原则上都是痉挛型,但有时也可见到手足徐动型偏瘫。

2.按肌张力、姿势及运动模式分类

(1)痉挛型及强直型:以痉挛表现为主者称痉挛型,而以强直表现为主者称强直型。然而,这两者虽然临床表现相似,但其神经生理学基础却有所不同。在痉挛型,被动地使肌肉伸张则产生抵抗,这是牵张反射增强所致,当抵抗超过一定强度则急速减低而呈折刀现象,深(腱)反射亢进,重者可有踝阵挛或 Babinski 病理反射等阳性体征。而在强直型,对被动伸展或屈曲呈现均匀的持续性抵抗,即铅管现象,或呈齿轮样抵抗现象。这是伸肌及屈肌同时收缩的结果,齿轮征只不过是在此基础上伴有震颤因素之故。在痉挛时,抵抗的方向是一个方向,而在强直时,多方向存在着抵抗。一般说来,痉挛与锥体系损害有关,而强直与锥体外系损害有关。锥体系及锥体外系的概念在中枢神经系统疾病很难搞清楚,因为其损害很少是纯粹的锥体系或锥体外系。特别是在脑瘫,其损害的范围很难集中于一点,所以,大部分痉挛型同时有强直的要素。

在临床上,痉挛型四肢瘫分为两大类。第一类,损害的部位在大脑皮层,常伴有重度精神发育迟滞,这样的病例为四肢瘫;第二类,多数是未成熟儿的脑室周围白质软化所造成的损害,常常表现为痉挛型双瘫,或重度双瘫的痉挛型四肢瘫,这种情况伴有精神发育迟滞者当然少,即使有,也多为轻、中度,而智力正常者颇多。

强直型,出现持续性僵硬状态,但表现为动物实验那样的去脑强直者不多。这样的脑瘫儿童,一活动便出现肌张力障碍及手足徐动样不随意运动。分析肌张力模式,则显示持续放电状态,其动摇不定时则出现手足徐动样症状。另一方面,作为有手足徐动样运动的肌张力动摇不定的强直,常与伴有强直的手足徐动型相重叠。在脑瘫,一提到强直,常常意味着重型。当然,智力越好则手足徐动型可能性越大。

(2)不随意运动型:这是以锥体外系损害为主的一类脑瘫,包括舞蹈型、手足徐动型、及张力障碍型。所谓的震颤型也属于这一类,是脑瘫分类上最困难的一类。有些学者使用"手足徐动型"来表示锥体外系损害为主的一类脑瘫。表现为各种异常运动及不随意运动(运动动力学紊乱)的这些类型的用语是从成人神经学用语派生出来的。这些表现在成人其发病机制多用脑损害比较局限来解释,而在脑瘫,脑损害的部位比较广泛,跨越多个部位,且为脑发育未成熟阶段所造成的损害,随着发育其症状可产生分化,因而以成熟脑损害为中心所形成的成人神经学用语原样搬来去命名脑瘫的不随意运动这一类,则难以确切表达病变的性质,这一点必须注意。

不随意运动型脑瘫的表现是可变的,肌张力常常动摇,往往保留原始反射,常出现不随意性怪脸,流涎,吞咽和构音障碍,或发音困难,以及精神运动的发育延迟。严重者可伴有智力残疾。不随意运动常随着时间而进展,直到2~3岁才变得明显。

①手足徐动:"手足徐动"是由 Hammond 命名,就字面上讲,是指不断的、不稳定状态。表现为缓慢的、圆滑的、扭动样或蠕动样运动,主要侵犯远端的肌肉。安静时不出现异常,伴随精神兴奋及随意运动时出现手足徐动活动,不急剧开始,而是慢慢地产生,缺乏节律性是其特征。活动中的肌肉张力在高低范围内不断动摇。四肢、躯干及颜面部广泛可见。多从颜面部歪扭(怪脸)开始,有时从乳儿早期即可表现出手指的不协调运动(手指展开,抓物困难)。颈部对整个机体姿势影响很大。这一型由于颈部方向的不断变化,其四肢、躯干的姿势则有很大不同,因此,把颈部与躯干的关系保持好是训练的基本要求。

完全安静时,肌张力反而低下,四肢被动活动时很少有抵抗,可是,即使在卧位,精神紧张时则肌张力急剧增高,有时反复出现角弓反张状态(伸肌挺伸)。

在临床上,手足徐动常与舞蹈样运动并发,不可分开,因此称为舞蹈手足徐动。

②舞蹈:舞蹈类似手足徐动,是除安静之外不断发生的以四肢及躯干为主的舞蹈样运动。表现为迅速的、不规则的、不可预期的每个肌肉或小肌群的收缩,主要侵犯面部、球肌群及近端肢体,以及手指及足趾。与手足徐动相比,运动速度更快,且安静时其低张力状态比手足徐动更明显。应激、兴奋,或发热可使舞蹈加重。某些病例,发热可引起颤搐,这是一种严重的粗大的舞蹈样动作。

在脑瘫很少单独出现舞蹈样表现,而是与手足徐动同时存在,所以大多数分类中不将舞蹈单列一类,而称为舞蹈-手足徐动型。

③张力障碍:dvstonic 本来是指张力异常的意思,而在按症状分类时,是指异常肌张力所致的姿势异常。表现为重复的、模式的、扭转的及持续的躯干及肢体的运动。四肢、躯干及咽部肌肉常常有严重的功能障碍。活动一开始,就出现肌张力异常增高,慢慢地全身或躯干发生扭转,与成人的扭转痉挛相似。与舞蹈手足徐动不同点是舞蹈手足徐动型以四肢的异常运动或扭曲为主,特别是末梢部明显,而张力障碍型则以全身和躯干的肌张力增强为主,且持续的时间长,形成一定的异常姿势,直至扭转。这种异常的姿势多为非对称性紧张性颈反射(ATNR)样姿势,在精神兴奋及意向性动作时出现。将肌张力急剧变硬时出现的这种姿势称之为张力障碍性发作。

该型出现张力障碍运动、紧张性发作(伸肌及屈肌突然张力增高)及原始反射的残存是其特征。运动障碍明显,进食及言语困难。这是不随意运动型脑瘫的重症表现。

但是,张力障碍和张力失常是有区别的。乳儿期姿势运动发育过程中,姿势的控制还未成熟,所以有人把 Moro 反射等原始反射出现的时期叫作张力失常期,也就是说,正常乳儿有这样的一个时期。这个时期特别长,或表现的很强,也有人将其称之为张力失常,例如,在乳儿 5 个月重新开始支持立位时出现的一过性张力失常性尖足(但足跟可以着地)就属于此类。总之,这是发育早期的一个阶段。在脑瘫,则使用张力障碍这一词来表示临床症状,必须加以区别。Ingram 把从乳儿期开始到脑瘫症状固定化的整个过程称之为张力失常期。

④震颤:身体的某一部分在一个平面上呈不自主地节律性摇动,称之为震颤或静止性震颤。以典型震颤为表现的脑瘫在临床上十分少见,多与手足徐动及张力障碍同时出现,因此,这一类型没有独立意义。

⑤发作性痉挛:spasm 这一用语不是特指不随意运动的某一型,而是指不随意性肌张力突然增高状态,也就是所谓的间断性痉挛发作,要注意不要与痉挛相混淆。

(3)其他类型

①失调型:很少见,在共济失调很明显时,鉴别诊断很重要。临床上主要表现为辨距障碍、眼球震颤、意向性震颤、构音障碍、平衡障碍及协调障碍等。小脑性及迷路性损害是否应包括在脑瘫的病因之内尚有争论。特别是通过 CT 等检查,发现有的为先天性小脑畸形。

在这一类中包括失调型双瘫及非进行性共济失调综合征(NPA)。后者又分为先天性小脑性共济失调或萎缩(CCA)及平衡障碍综合征(DES)。

②张力低下型:最早报告张力低下型脑瘫者是 Foerster。受累婴儿常常为足月出生,有严重的低张力。许多婴儿有脑的发育不良,脑小畸形,以及显著的精神发育迟滞。发育极为延迟,受累儿童决不能站立及步行。缺乏其他各型的特征性所见。张力常常在 12～18 个月前减低,以后动摇,出现类紧张性反应。通常为重型,缺乏自主运动及不自主运动,全身处于软弱无力的低张力状态(松软儿),这是特征。伴有抽搐发作者并不少。

但是,确实无反应而呈持久的疲软状态的一类是否存在,尚属疑问。在乳儿期即使能看到这一类型,而以后出现肌张力异常变成手足徐动型或张力障碍型者经常见到。也可以是失调型的早期表现。在伴有重度智力低下和癫痫的小儿,肌张力低下还可以是缺乏反应时期的一种状态,因此,将这样的患者诊断为脑瘫的张力低下型是不可取的。Foerster 将其中没有痉挛症状,两下肢肌张力低下,站立大幅度延迟这样的病例包括在肌张力低下型之内,称之为“张力低下一起立不能型脑瘫”;还有人将伴有智力低下的重症脑瘫病例叫做肌张力低下型。这两种看法不被大多数学者所认同。Hagberg 认为(1972),所谓张力低下一起立不能型脑瘫只不过是发育依赖性肌张力低下,最终可达到正常发育或转变为其他类型,因此,这一型并不存在。

值得注意的是,不能把先天性良性肌张力低下症及有高危因素的脑性肌张力低下儿误认为肌张力低下型脑瘫,因为这两者也是发育依赖性,运动发育完全可以正常化。同时,也不应将松软儿与肌张力低下型脑瘫混为一谈。所谓肌张力低下型应是痉挛型、手足徐动型及失调型脑瘫的早期表现。因此,在现代分类中取消了这一型。

在临床上,最常见的类型为痉挛型,不随意运动型(手足徐动型),以及混合型,失调型相当少。我们的一组十年间(1987～1996)1192 例脑瘫儿中 715 例为痉挛型,占 60.0%;不随意运动型(手足徐动型)占第二位,287 例(24.1%);混合型 113 例(9.5%);所谓张力低下型(弛缓型)58 例(4.9%);只有 9 例(0.7%)为失调型。近年来,在西方国家由于病理性黄疸得到很好的控制,胆红素脑病的发生率明显降低,不随意运动型脑瘫只占脑瘫总数的 10％～15％,且绝大多数是由出生后窒息所造成。

　　3.现代所使用的分类

　　(1)Miller 的分类(1992,2006):经过多年的临床实践,近年来许多学者认为 GeoffreyMiller 在 1992 年建立且于 2006 年重新加以强调的按神经生理学与损害部位相结合的分类简明扼要,更符合临床实际。现将这一分类介绍如下(表 10-3)。

表 10-3　Miller 的脑瘫分类(1992,2006)

　　1.痉挛型 spastic

　　　　双瘫 diplega

　　　　　　上肢功能良好型

　　　　　　上肢功能不良型

　　　　　　非对称型

　　　　偏瘫

　　　　　　上肢功能障碍重型

　　　　　　上肢功能障碍轻型

　　　　四肢瘫

　　2.不随意运动型(运动动力学紊乱型)

　　　　张力障碍为主型

　　　　手足徐动为主型

　　3.失调型

　　　　单纯失调型(包括 CCA 及 DES)

　　　　失调型双瘫

　　Miller(1992)的这一分类不设强直型、张力低下型及混合型,偏瘫增加了下肢损害重于上肢的一型,比较符合临床实际。重复偏瘫不另设一类,包括在四肢瘫中。将各种先天因素或胎生早期因素所致的先天性失调综合征或非进行性共济失调(NPA)列为单纯失调型这一组。这一分类是目前比较通行的分类方法。我们目前所使用的也是这一分类。尽管这一分类以占优势的临床表现类型作为分类的基础,但在一个患者身上各型的表现相差无几时仍应分类为混合型。

　　(2)欧洲脑瘫监视协会(SCPE)的分类 1993 年 Michaelis 等提出了双侧痉挛性脑瘫(BSCP)的概念,这包括痉挛型双瘫、失调型双瘫、痉挛型四肢瘫及痉挛—不随意运动型脑瘫。同时将痉挛型偏瘫(单侧病变占 3/4,双侧病变占 1/4)列为单侧痉挛性脑瘫。双侧痉挛型脑瘫占早产儿脑瘫的 75％,足月儿脑瘫的 45％。据称 91％有特异性病理学所见,呈现脑室周围白质软化(足月儿脑瘫的 42％;早产儿脑瘫的 87％),旁矢状面皮质下-皮质损害,多囊性脑白质软化,以及基底节的病变(后三者占 16％)。并且提出,PVL 所致的脑瘫残疾,足月儿要比早产儿重。

　　2000 年欧洲脑瘫监视协会(SCPE)重新对脑瘫进行了分类,大致分为三型。

　　痉挛型:这一型又被分为单侧性脑瘫及双侧性脑瘫。前者是指偏瘫,当然既可上肢重于下肢,也可下肢重于上肢。后者包括痉挛型双瘫、失调型双瘫、痉挛型四肢瘫及痉挛伴不随意运动型脑瘫。

　　失调型:这是指先天性因素所造成的共济失调,其中有的可能有遗传因素。

　　不随意运动型:这包括张力障碍型及舞蹈-手足徐动型。

　　据称,这一分类是根据脑瘫儿的临床表现、影像学所见及病理学的相关变化而做出的。在这一分类中取消了张力低下型。而精神发育迟滞及癫痫等疾病所伴有的张力低下及运动发育延迟,不应列入脑瘫的范畴。

这一分类没有混合型,将痉挛伴不随意运动归类为双侧性脑瘫,似为不妥。因为在临床上痉挛及不随意运动都很明显,甚至混有失调病例并不少见,而且在训练治疗上必须考虑各方面的因素,分别对待。

由于痉挛型四肢瘫及双瘫在临床上有时很难分清,加之其影像学及病理学所见基本相同或相似,而且,在训练中其所使用的方法也没有多大差异,所以都归类为双侧性脑瘫。这是这一分类的一大特点。但更多的人主张四肢瘫与双瘫应该区分开来,这样才符合临床实际。

其实,单侧性及双侧性脑瘫的分类长期以来就有人使用。早在1893年德国学者,著名的精神科医生Freud就将脑瘫分类为单侧性脑瘫及双侧性脑瘫,其内容与欧洲现代的分类相差无几,只不过是那时没有影像学的辅助诊断,因而认识的不够深入,将伴有舞蹈-手足徐动的痉挛也列入双侧性脑瘫中。

尽管欧洲脑瘫监视协会提出了这一新的分类,但临床上严格使用这一分类者并不普遍。

(3)国际脑瘫专题研讨会的分类(2006)为了统一国际上关于脑瘫的定义及分类,特别是统一欧洲与北美洲的脑瘫分类,以便全世界通用,2004年7月11~13日于美国的马里兰州Bethesda召开了国际脑瘫专题研讨会。该会由执行委员会所组织,优选的临床前及临床科学的顶级专家参加,对脑瘫的定义及分类进行了重新修订,并于2006年4月发表了一份报告。在这份报告中,仍然将脑瘫分为痉挛型(双瘫、四肢瘫及偏瘫),不随意运动型(舞蹈手足徐动及张力障碍),以及失调型。并且提出,除非临床表现的各个组成所占比例相同或相似,否则就不应当诊断为"混合型"。这份报告还委婉地拒绝了SCPE(2000)关于单侧性及双侧性痉挛型脑瘫的分类。这一分类与1992年Miller发表的,并于2006年重新确认的分类基本相同,都取消了肌张力低下型,强调运动功能的评定及并发损害的诊断,十分可取。但值得注意的是,这份报告仍然沿用AACP(1956)的分类方法,提出了按影像学及病因和其出现时间的分类,令人费解。诚然,这些内容明确地填写在病历中是必须的,但按影像学及病因分类,实在勉强,直到目前为止,还没有一个可信赖的标准能进行这样的分类,就是这份报告也不得不承认这一点。

(三)各型的临床表现

1.痉挛型双瘫　这是脑瘫最有代表性的类型。但是,痉挛这一词有时表示脑瘫的总称,如英国的脑瘫协会就称之为痉挛协会。双瘫这一词用的也比较广泛,要注意。这是一种两下肢瘫痪明显而上半身及两上肢损害比较轻的类型。其原因多为未成熟儿或早产儿,是由脑室周围白质软化所造成;当然也可发生在足月儿,常常为出生前因素所致。双瘫既可有两上肢功能良好者,也可有两上肢功能不良者,还可有左右侧不对称者。双瘫常常伴有手足徐动,特别是上肢。典型的临床表现如下:

(1)两下肢伸展反射亢进(上肢反射也多半亢进),重者有踝阵挛等痉挛性表现。平均肌张力增高,但是,与单纯痉挛相比,强直—痉挛亦然是基本表现。

(2)足一般有尖足及内翻倾向,但抗重力肌的肌力减弱时,立位负荷体重也可出现外翻扁平。

(3)膝关节一般是屈曲的,但抗重力肌的肌力减弱时,则立位也可出现过伸展状态,称为膝反张。

(4)大腿内收、内旋。

(5)髋关节倾向屈曲。

(6)腰椎与髋关节屈曲程度相适应,立位时呈代偿性前弯。

(7)胸椎倾向后弯(圆背)。

(8)颈椎下部前屈,肩向躯干痉挛、回缩,从整体上看,颈至肩呈缩头缩脑状。

(9)上肢内旋,前臂旋前,肘屈曲,腕掌曲,向尺侧偏位,手有紧握拳倾向,拇指内收。

(10)多数有左右差异。

(11)运动特征,下肢活动少,特别是交互活动缺乏,这从新生儿期开始就很明显,多数伸展状态占优势,但两侧同时屈曲者亦可见到。交互活动时(翻身、四爬、步行等),由于两下肢一齐活动,所以不采取圆滑协调的模式。如爬时两腿过度分开,髋关节分离及交互运动很差,呈"兔跳"样。抓物站立时每只脚都不能向前踏一步,而是共同以尖足立位来抓站。步行时两腿不能交互伸出,而是通过摆动腰部代偿而前移。下肢屈曲时,髋、膝、踝及足趾等关节全都屈曲,即呈现明显的全屈模式。而且,躯干难以顺利回旋,全身的分节运动亦困难。

(12)仰卧位及俯卧位时,两下肢内收、内旋,足呈现尖足、内翻形状。因此,在乳儿期,俯卧位时患儿缺乏稳定性。坐位时由于大腿内收、内旋,以及不能自由地控制分节的屈曲和伸展,使下肢伸展且难以屈曲,从而,把两下肢伸向前方,造成坐位困难,或呈骶骨坐。结果,取正坐位(跪坐)姿势时,足有内翻倾向,患者喜欢采取将臀部放在两脚之间的姿势(弯坐或 W 坐)以维持平衡,基本上膝、髋、躯干同时倾向屈曲占优势。这是因为内收、内旋肌群由于抗重力增强而强度紧张的结果。

(13)由于上述姿势,即尖足,足内翻,膝及髋关节屈曲,大腿内收、内旋等原因,使关节挛缩得以进展。在重症患者,有左右差则可见到脊柱侧弯,足部也可发生变形,常出现外翻扁平。

(14)由于下肢内收、内旋强,且持久存在可使髋关节脱臼。一般说来,股骨颈有向外方突出的倾向。

(15)智力多半比较好。

(16)可见斜视,特别是内斜视多见。

这样的小儿,带下肢短支具能步行者,也可出现髋及膝关节强度屈曲,足明显内旋。轻症者,立位多呈尖足位,有些病例其上半身可以完全没有症状。最轻者只踝关节背屈受限,伸展反射亢进,步行时平衡功能稍差,一般外观上常看不出问题,或仅见下肢内旋,髋关节稍屈曲,但跑时则下肢内收、内旋、尖足会明显起来。下肢肌力差者,支持立位只表现内收、内旋,一旦用足负荷体重便会出现膝的过伸展(膝反张),足呈外翻扁平。在这种状态下保持立位很困难。若这种状态持续存在,上半身及上肢的力量又弱,或者上肢的损害比较重,则根本不可能立位及步行。若上肢比较好,则可用拐杖辅助走路。下肢交互运动不良者,常依赖上半身摆动来带动下肢移动。膝及髋关节屈曲明显者,且抗重力肌的肌力减弱时,则保持立位困难。轮椅生活时间长者,这种屈曲挛缩进展很快,多半不能站立。能够保持立位或独立行走者,只限于上半身活动比较好的一组患儿。下肢有某种程度的交互活动,抗重力肌的肌力存在,屈曲挛缩也轻。训练的目的就是要达到这种功能状态。通过上半身轻度摆动而步行者,从侧面看其立位,其尖足因膝关节轻度反张及髋关节的屈曲可以得到补偿,且因代偿其腰椎呈前弯状态。

未成熟儿乳儿期双瘫患者,生后 3 个月内仰卧位下肢伸展痉挛,且稍硬,俯卧位由于采取屈曲姿势,不易发现异常,但在精神紧张或受到某种刺激时,下肢接着会出现内旋、尖足,若挟持上举时尖足更为明显。生后 6 个月姿势表现常常变得明显起来,出现 ATNR 姿势,下肢多为两侧同时内收、伸展及尖足,屈曲时,可见大腿内旋,俯卧位上肢伸展,上半身及头部抬起,一眼看上去,似乎很好。这期间,通过姿势反射检查可发现异常,挟持上举时则出现明显的下肢尖足、伸展及内收。其他病例大致也表现出类似的模式,但多出现非常原始的、未成熟的姿势。由于大多数正常未成熟儿牵(伸)张反射增强可长达 6 个月以上,甚至 1 岁,有时通过牵张反射检查难以判断是否为异常。因此,熟知脑瘫所特有的运动模式及姿势模式异常是必须的。

2.痉挛型四肢瘫 痉挛型四肢瘫常常侵犯足月婴儿及小于胎龄儿,也可见于极低体重出生儿,几乎都混有其他类型的因素,引起显著的运动残疾。单纯痉挛型四肢瘫,一般是指重度双瘫,是由脑室周围白质软化所引起,因此,其基本临床特征与痉挛型双瘫相同,只不过是上肢的临床表现也比较重。上肢表现为痉挛、屈曲,前臂旋前,手握拳及拇指内收,伸手抓握功能障碍,甚至不能两手合在一起,竖头的发育迟延相当明显。有人将痉挛型四肢瘫分为Ⅰ型及Ⅱ型,Ⅰ型为单纯的痉挛型,Ⅱ型为混有强直及手足徐动要素者。在脑瘫,越接近四肢瘫,则智力损害越重,强直因素越明显,有时含有不随意因素。

痉挛型四肢瘫，多为重度脑瘫，特别是窒息、外伤及先天畸形等因素引起者。由于皮层损害比较广泛，所以常伴有精神发育迟滞、视听觉异常及癫痫等，有报告称癫痫的发生率高达94％。常常表现有脑小畸形，小头症。这样的小儿能步行或借助支具步行者不超过1/3。近年来，中等度以下的痉挛型四肢瘫有增多的趋势，这一部分患儿经过长期的训练治疗，临床表现可有明显的进步，直至可以独自步行。

痉挛型四肢瘫，一般说来，四个肢体的运动障碍程度相近，但也有不均衡者。痉挛型四肢瘫还包括重复性偏瘫，也就是说，两上肢的损害比两下肢重且左右不对称者也属于痉挛型四肢瘫的范畴。

3.不随意运动型　不随意运动型，以前称为手足徐动型，常发生在足月婴儿。正像分类中所叙述的那样，有各种各样的临床表现。但总的说来分为张力障碍型及舞蹈-手足徐动型。原因多为胆红素脑病及分娩窒息。胆红素脑病，大部分引起手足徐动，这在发达国家已经很少见；由分娩或围产期窒息所致的手足徐动型脑瘫多半含有某些痉挛因素。这一点与混合型相似。

手足徐动，其姿势保持及运动困难而不随意，肌张力在低到高之间变化，安静时肌张力基本上是低的，容易受紧张性颈反射及紧张性迷路反射的影响。此外，Galant反射及足把握反射增强且消失延迟，稳定性差。因此，立位步行多严重延迟。姿势的控制基本在头部，所以手足徐动型时颈部扭转，经常向侧后倾。乳幼儿定颈（竖头）显著延迟，保持坐位及立位并持续一定姿势则很困难，受惊后突然出现惊吓反应。手足徐动的不随意运动当然主要是发生在手指随意运动时，颜面表情也可出现异常（怪脸）。由于连合反应的存在及吞咽困难，常常在活动时张口、流涎。口腔器官也因肌张力异常出现构音障碍，发音或言语往往断续，不清晰，不连贯。呼吸运动也与安静时有所不同，在有意识控制时，则由于异常紧张而十分不稳定，特别是呼气不能很好控制，发声的气流不足，声音低弱，语言的发育受到严重影响。

手足徐动型患者，由于精神紧张可使其症状变得明显起来，出现全身挺伸，挺胸抬肚（伸肌突伸），经常因肌紧张疼痛而痛苦不堪。幼儿时，哭泣易呈屏气发作状态，有时颜面青紫持续30秒以上。也可见到胃贲门反流所致的食管溃疡，以及由此而引起的出血。在年长儿及成人，由于头颈持续地扭转和摇动，可引起颈椎的变形和劳损。与痉挛型相比，手足徐动型的关节挛缩出现率少得多，这是因为其姿势不固定之故。这一点为训练治疗提供更多的机会。单纯手足徐动型患者大多数有较好的智力。

一般说来，乳儿期手足徐动运动还不明显，主要症状为低张力状态及颈部的控制能力显著降低，抬头困难，同时，出现全身突然而急剧地变动姿势及特有的挺胸抬肚（挺伸），称之为痉挛发作。常因全身肌张力低下而取卧位，让其急剧转体则出现挺伸、反张征象。早期开始，就容易受到紧张性迷路反射的影Ⅱ向，拉起时，头颈部倒向后方，同时腰抬起，呈现角弓反张姿势。从乳儿期的后半期开始可见到颜面肌不随意的歪斜，手指的手足徐动运动即使在没有出现的时期，也可以发生各指活动的统合及协调功能障碍，手指展开，伸手抓物时更明显。有时出现足的Babinski征样拇趾背屈伸展，这是不随意运动表现，也称锥体外系性拇趾背屈。单纯手足徐动患儿腱反射一般正常或偏低，不出现踝阵挛及Babinski征。张口（连合反应）、流涎（口唇闭合不严及吞咽困难所致）经常见于手足徐动，特别是胆红素脑病引起者。

手足徐动儿（多为胆红素脑病所致），安静时其立位姿势可能保持很好，即使这样，其颈部也稍有歪斜，但向前迈一步则身体立即出现ATNR样姿势，而摔倒。这样的患者，要通过某些平衡动作来尽可能步行。但是，确切的独立走路是7～9岁左右。

分娩窒息所造成的手足徐动型患儿，颜面及手指都出现手足徐动特有的歪斜形状。这样的四肢、颜面表现模式，由分娩窒息所造成者多于胆红素脑病所致者。

胆红素脑病引起的重症病例，乳儿早期俯卧位取原始的全身屈曲姿势，但有时很快出现挺伸、上肢伸展内旋紧握拳姿势，仰卧位ATNR很明显。有时面部出现歪斜，张口，甚至有"落日征"，拉起时出现角弓反张姿势。做降落伞反应时两上肢不出现向前方伸展的表现。有的伴有听觉障碍或重听等。

手足徐动型脑瘫儿伸手抓物颇具特征性,运动轨迹波动性很大,很难触碰到目标,很难达到目的,与其他型脑瘫儿伸手抓物模式有显著不同。另一种抓物的方式是利用 ATNR 模式,即伸手时面向物体,视觉起作用,而抓握时则颜面背向物体,以后头侧屈曲模式,屈腕,将物体抓起,视觉不起作用。

胆红素脑病所致的张力障碍型病例,身体强烈扭转和挺伸,疼痛强烈,相当痛苦。这样的患者,在移动轮椅上要用带子固定,生活不能自理,要全面予以帮助。患者由于身体有不断地摇动和扭动,所以在这种病例即使多食,常常也是消瘦的。

张力障碍型与手足徐动型主要区别是,张力障碍型是涉及头、颈、躯干为主的运动障碍(扭转痉挛);而手足徐动型主要是涉及四肢的,特别是末梢部的运动障碍。

在临床上偶尔可见到手足徐动型偏瘫者,这常常是窒息或外伤所造成的一侧基底节病变的结果。

4.混合型四肢瘫　脑瘫患儿大部分不是单纯的痉挛型及单纯的手足徐动型,多少都有各种因素的掺杂。痉挛及强直几乎存在予所有病例,分娩窒息的患儿大部分出现痉挛型及手足徐动型的混合症状。除了损害可能比较局限于锥体系外,锥体外系特别是尾状核、苍白球及丘脑等部位广泛受损是理所当然的。混合型脑瘫大部分为痉挛与手足徐动的混合,也有手足徐动伴失调者,以及痉挛伴手足徐动和失调者。混合型脑瘫均为四肢瘫。在痉挛伴手足徐动的混合型中,值得注意的是上肢手足徐动明显,而下肢痉挛明显的混合型,这一般是手足徐动加上痉挛型双瘫,这一型在训练治疗时要对上下肢制定不同的治疗方案。混合型脑瘫,重度比较多,且常伴有精神发育迟滞及癫痫等。有的混合型脑瘫儿,在一种姿势下痉挛表现明显,而在另一种姿势下手足徐动表现明显。这常为窒息和黄疸重叠的病例,仰卧位看来是取痉挛型那样的姿势,可是坐位开始再站起来,就出现明显的手足徐动所特有的姿势,颜面歪斜,张口,两上肢,特别是两手呈现不自主的弯曲,手指展开,ATNR 姿势明显起来。

乳幼儿期的表现值得重视,因胎内因素而出现痉挛发作的儿童,仰卧位一眼就看到痉挛样姿势,但是,第一足趾呈现锥体外系性背屈(Babinski 征样拇趾背屈)时应高度重视其不随意运动的表现。稍一活动就出现手足徐动的上肢表现,特别是手的表现更具特征性,而下肢呈痉挛性表现。一般说来,非常重的分娩窒息儿,因肌张力低,故对姿势变换的反应亦迟钝。紧张性稍强的患儿,安静时多取痉挛样姿势,而自己一做随意运动,则手足徐动要素便明显起来。对智力来说,似乎是手足徐动要素越多则智力越好。

按临床上优势损害诊断原则,真正诊断为混合型脑瘫者相当少。

5.偏瘫　偏瘫,绝大部分为痉挛型偏瘫,手足徐动型偏瘫者极少见。痉挛型偏瘫,常常发生在正常体重出生的足月婴儿,大多数病例是由发育障碍,出生前的循环障碍,或新生儿中风及婴幼儿颅脑外伤所引起,某些病例是由脑室周围白质萎缩或大脑的发育不良所致。一般说来,患侧手完全不能使用者少见,在必须两只手动作时,伸手的同时另一只手多半也伸出。但是,用健侧手时,患侧上肢屈曲、异常握持模式增强,即所谓的连合运动。在这种病例,坐位时患侧下肢向后盘腿,这是为了使身体重心放在健侧一方,这样的患者下肢呈内旋、内收倾向的姿势模式。但是,也有患侧下肢屈曲强的病例。这表明患侧下肢还处在未成熟的发育阶段。此外,患侧下肢稍内收、内旋伸向前方的坐位姿势亦存在。立位,则患侧下肢呈现尖足、大腿内旋、髋关节呈屈曲痉挛姿势。体重多由健侧承担。上半身,患侧肩退缩,与髋关节屈曲相对应,患侧容易采取稍侧屈的姿势。步行时,健侧向前,颜面也稍向健侧。

在乳儿期,偏瘫的诊断常延迟,只可见到某种程度的左右差异。过 6～8 个月,手进行随意运动时方可见到健侧与患侧间的差别,在诊断上一定要注意。在做姿势反射时,必须注意健侧下肢常常出现异常伸展。偏瘫患者,绝大多数上肢重于下肢,但也有极少数下肢重于上肢,这可能是损伤主要发生在一侧脑室周围白质所致。偏瘫患者,健侧下肢的伸张反射(腱反射)可以同时增强,但决不出现 Babinski 征和踝阵挛等。

偏瘫患儿,无论是坐位或立位,体重均负荷在健侧肢体上,下蹲时更为明显。小儿非常嫌恶俯卧位,这是因为这种肢位患侧上肢不能支撑之故。步行时健侧在前,患侧在后拖拉,髋关节常呈现外展、外旋位,患侧上肢屈曲痉挛,前臂旋前,手握拳。在偏瘫小儿,连合反应的危害极大,常常由于健侧的活动,致使患侧运动障碍加重或进展,因此在训练治疗时努力抑制连合反应的出现,便成为关键性手技之一。偏瘫患者最危险的是"忽视"患肢,不使用患肢。目前流行的强制-诱导运动疗法(CIMT)正是针对这一表现而提出的,束缚患儿的健肢,强迫使用患肢,最大程度地改善其功能,所以也称强迫使用疗法,有报告称其治疗效果相当好。

偏瘫患者上楼梯时健侧先行,患侧跟上;下楼梯时患侧先行,接着健侧跟上,只有这样才能保持平衡,不至于跌倒。

偏瘫患儿只要进行严格系统并正确的治疗,其预后是良好的。一般说来,3岁以前100%能走路。就是上肢屈曲、痉挛也会得到相当大的改善,甚至手的精细功能也会有相当程度的恢复。

6.失调型　失调型的主要特征是肌张力低下及平衡紊乱。头部、肩、躯干及骨盆的稳定性差,常用上肢的过度活动来代偿平衡。其次是尽管随意运动存在,但功能很差,不协调,表现出辨距障碍,有时会出现意向性震颤。动作缓慢,构音障碍(慢而断续),步履蹒跚,立位足间基底部宽,手的精细活动能力低下。失调型脑瘫儿普遍存在的肌张力低下表现可长达1年以上。有时见到眼震。智力多半轻、中度低下,但也有行动笨拙而智能正常者。有时伴有视觉、听觉及知觉损害。

虽然失调是指源自小脑性或感觉性因素所引起的共济的不协调,但失调型脑瘫代表着一组广泛的功能障碍。常侵犯足月出生儿,其病因为异质性,大多数病例是由出生前的早期事件所引起,某些病例有遗传因素。大多数有先天性低张力,运动发育里程碑及言语技巧明显延迟。言语与智力相关,典型地缓慢、拗口及暴发性。

失调型脑瘫的诊断通常是通过排除法做出,其不同于进行性疾病及变质性疾病的特征之一是,失调随着时间,特别是通过训练,而得到改善。

失调型十分少见,一般报告占脑瘫的1%~3%,但近年来报告有所增加,占脑瘫的5%。

目前,关于失调型的分类已经明确,Hagberg(1972)将失调型分为两类,一类为失调型双瘫,即失调伴有轻度痉挛性双瘫。多有高危因素,除了上述症状外,早期两下肢常为低张力,腱反射减低,数月后两下肢肌张力增强,伸展(牵张)反射增强,出现痉挛性双瘫的表现。另一类为单纯性失调,临床上共济失调表现相当明显,即所谓的先天性共济失调综合征(非进行性小脑性共济失调,NPA)。其中,临床表现较轻者为先天性小脑性共济失调或萎缩(CCA),竖头的发育延迟不明显,始步常于3岁前出现,平衡及语言障碍为轻度,精神发育为轻度延迟,影像学为小脑蚓部及半球的萎缩。而平衡障碍综合征(DES),临床表现重且广泛,竖头发育严重延迟,常于1岁左右出现,始步于5岁以后,或根本不能步行,平衡及语言障碍明显,呈现原始性发音,轻、中度智力障碍,常有脑的其他部位损害的征象,影像学上表现为脊髓-桥脑-小脑萎缩,甚至蚓部缺损。两者的鉴别见表10-4。2000年Hagberg报告,单纯性失调者中有的有遗传因素。2006年Miller的报告中也强调,某些病例有遗传因素,或为常染色体隐性遗传,或为常染色体显性遗传。

表10-4　非进行性失调综合征(NPA)

病型	头的控制	始步	平衡及言语障碍	精神发育	脑影像学
CCA	正常或接近正常 (3~5个月)	轻度延迟 (18个月~3岁)	轻度 言语节律失常 言语断续	边缘-轻度延迟	小脑蚓部及半球萎缩
DES	严重延迟 (1岁左右)	不能或 5岁以后	严重 原始性发音	边缘-轻度延迟	脊髓-桥脑-小脑萎缩, 蚓部缺损

二、辅助检查

脑瘫的诊断主要靠病史、临床症状及神经学检查，辅助检查只作为进一步了解脑损伤的原因、部位、程度以及是否合并癫痫及听觉障碍等问题。常做的检查有：

(一)头部 CT、MRI

1. 头部 CT　可明确脑损伤的部位、程度、有无脑积水、硬膜下血肿及脑畸形等。

2. 头部 MRI　可发现髓鞘发育情况，灰质异位及多小脑回，导水管狭窄，小脑脑干软化灶等。

(二)脑电图

脑瘫患儿脑电无特异性改变，约 27.30％可存在癫痫波，但临床不一定发作。

(三)诱发电位

皮肌反射(CMR)是了解运动发育迟滞，脊髓皮质通路损伤的有效手段。痉挛型脑瘫Ⅰ波、E 波、CCT 波延长。手足徐动型脑瘫各波幅均增高。而肌张力低下型各波均消失。

三、诊断与鉴别诊断

(一)诊断

脑瘫的诊断主要依据病史及体格检查。典型脑瘫诊断不难，重要的是早期发现。一般均具备以下几项：①高危因素；②早期症状；③姿势异常；④反射异常；⑤肌张力异常；⑥运动发育明显落后。后四项为神经学检查，只有此异常也可诊断为脑瘫。但大多均有前两项异常。

(二)鉴别诊断

首先应除外一过性运动障碍以及将来可以正常化的疾病或发育迟缓。需鉴别的疾病有：

1. 智能发育迟滞　可有运动发育落后、肌张力低等表现，但神经学检查无明显异常姿势，腱反射不亢进，而是以智能障碍为主。

2. 先天性脑畸形　大多合并运动发育迟缓，癫痫及智力低下，但无明显姿势异常及反射异常。通过 CT 及 MRI 检查可明确诊断。

3. 良性先天性肌张力低下　患儿出生时即有肌张力低下，随着年龄的增长，肌张力逐渐改善，无异常姿势，反射正常。肌电、肌活检正常。发育逐渐正常，多在 2 岁以后会走。

4. 脊髓性进行性肌萎缩　为常染色体隐性遗传病。表现为对称性、进行性、四肢以近端为主的肌肉萎缩、无力。腱反射减弱或消失，多伴有手指震颤。智力正常，通过肌肉活检即可确诊。

5. 先天性代谢性疾病　常引起严重的神经系统损伤及运动功能障碍。但多无明显高危因素，智能障碍明显。结合家族史调查及复杂的实验室检查即可确诊。

6. 异染性脑白质营养不良　为常染色体隐性遗传疾病。出生时肌张力低下，逐渐出现痉挛、智力减退、吞咽困难，呈进行性加重。确诊需测定半乳糖苷脂酶活性，芳香硫脂酶 A 活性明显降低。

7. 臂丛神经损伤　多为分娩损伤所致，常为一侧。为下运动神经损伤，肌张力低，腱反射减弱或消失，而脑瘫肌张力多随年龄增长逐渐增高。

四、手术治疗

脑性瘫痪的手术治疗是综合治疗的重要组成部分。19世纪初到20世纪20年代矫形手术曾是治疗脑瘫肢体挛缩及变形的主要方法,但经多年随访观察,其远期效果并不尽如人意,复发者多,甚至部分病例反而恶化。因此,脑瘫的治疗曾经历十分困难时期。自从20世纪40年代,Phelps等及Bobath夫妇开展手法训练治疗脑瘫以来,脑瘫的治疗发生了划时代的变化,脑瘫儿的治疗重新有了希望。在综合训练治疗的基础上,通过手术改善肢体的运动功能,日益显现出其辅佐作用,手术治疗仍然是综合治疗脑瘫的必要手段之一。

对脑瘫儿肢体变形、挛缩及髋关节脱臼等施行手术治疗,属矫形外科的范畴,但也有特殊性,必须进行深入的分析。由于发生的障碍是由脑的病变所致,通过矫形手术尽管可以矫正四肢变形和挛缩,但由于异常运动模式的存在,多数病人会复发,甚至功能恶化。这是由于难以解决导致变形的关键因素之故。在进行矫形手术前必须分析各个紧张肌群间的动力学平衡关系。盲目进行手术,一旦使肢体的支持性丧失,则会造成完全不能站立的后果。加之,随着发育,手术方法的选择也增加了困难。但不管怎样,手术矫形在一定年龄的患儿仍不失为一种有效的解决办法。为使手术治疗获得成功,术前及术后的功能训练相当重要。

脑瘫的手术治疗主要有两个方面。一是针对脊柱和肢体变形、肌腱挛缩及髋关节脱臼的矫形治疗;另一是针对脑病变的损毁手术。

(一)肢体变形及挛缩的矫治

脑瘫儿一旦发生挛缩及变形,单纯的康复训练常常不能奏效。在年龄较大的脑瘫儿,特别是未经过训练治疗的脑瘫儿,易发生这样的继发性改变,出现挛缩及变形。这必须通过矫形手术予以治疗。

矫形手术的目的在于减轻及预防变形,并使功能最大化。常常通过体格检查、肌电图或磁带录像肢体的运动来判定肌肉延长手术是否有益,并评价手术的效果。

为减少对关节运动的限制及调直(序列调整)的不良,有时做肢体肌腱的松解术或紧缩手术。一般主张,在固定挛缩干扰可能的功能及护理时做这样的手术。这样的手术只能少量地改善步行功能。在一份前瞻性研究30例痉挛性双瘫患者,做肌腱手术的报告称,手术的平均年龄为8.7岁,在术后9个月时其步行速率及步长分别增加25%及18%,且维持2年。但是,术后粗大运动功能测定(GMFM)得分改变不大。

1.手术的基本原则

(1)手术主要是针对脑瘫儿肢体变形的矫正,因此,在治疗对象中,痉挛型脑瘫占绝大多数,因其变形多见。

(2)为了改善功能而对上肢进行手术者较少,只占5%左右,相反,为了机体的稳定性,以及步行功能的改善,对下肢进行的手术则占绝大多数。

(3)一般说来,对下肢手术应以髋-膝-足的顺序进行。手术必须从肢体的近端向远端逐步进行。

(4)变形只限于足部者,如果运动发育良好,即使足部变形严重,手术亦可取得良好的结果,完全可以期望运动功能达到正常(正常化)。但是,复发的倾向大,对于复发者可以再次手术治疗。

(5)痉挛型双瘫,当下肢呈现剪刀样变形且运动发育不良者,其手术效果较差。这时,要先对髋、膝关节或肌腱进行矫正手术,然后再决定是否进行适应足部变形的矫正手术,尽管这种情况比较少见。

(6)在下肢,对膝屈曲、尖足等纵轴上的变形进行手术有发生变形恶化及步态恶化的危险;而针对髋关节内收及足内翻变形等横轴方向的手术,步态不会有大的改观。

(7)不随意运动型脑瘫儿发生变形者相当少,适于手术者也少。但在比较年青的患者,为了控制不随意运动,施行肌腱固定术也是可行的。最好在成长发育已经停止之后,开始进行肌腱转移术及关节固定术。

(8)髋关节内收变形严重的病例,可见髋臼形成不全(发育不良),包括先天性髋脱位在内,这样的患者从幼儿期开始,用股关节外展支具进行保守治疗。在观察过程中,如果其髋臼形成不全继续增重,应积极进行手术治疗,并监测其髋部变形的改善程度,防止髋脱位的发生。

(9)髋关节脱位多见于运动发育未成熟的病例,是否适合手术要慎重,但一般主张,应尽可能地进行手术治疗,以便达到改善步态、坐位稳定性及日常生活活动能力。术后要使用髋关节外展的支具,进行严格管理十分重要。

(10)肢体变形左右差别显著者,应通过手术来矫形,使左右差异不再增大,并得到改善。

(11)被手术患者最好应具有一定水平的智力,有强烈要求改善肢体功能的欲望,特别是对上肢进行手术时。

(12)下肢手术应选择能自主步行者为原则,但不能自主步行者,为了改善功能,强烈期望步行,期望改善日常生活活动能力,以及为护理方便等目的,有时亦可进行手术。

(13)有的肌肉不是跨过一个关节,而是跨过两个关节,针对这一肌肉所造成的变形进行手术时,同时对多种变形进行矫治手术是危险的。要先对一种变形进行手术,经过一定时间观察之后再探讨对其他变形是否进行手术治疗。

2.手术的年龄　脑性瘫痪是未成熟脑的损伤或缺陷所造成的运动障碍及姿势异常,因此,通过康复训练使脑重新建立起支配和协调运动的中枢性神经回路是治疗脑瘫的最基本、最重要的方法。手术只是针对变形、挛缩及髋关节脱臼等所采取的辅助治疗,只要通过功能训练能够改善的运动障碍就不应追求手术治疗。痉挛型脑瘫发生肢体变形及挛缩者常于 5 岁以后,如果经过系统功能训练,可能会更晚;手足徐动型患者步行年龄常于 6～7 岁,有的经过长年的训练甚至 13 岁以后仍有步行的可能。这就表明,不是任何年龄的脑瘫儿均可进行手术,只是在出现继发性损害(如变形等)的年龄才可以考虑矫形手术治疗。

一般认为,学龄期前应积极进行功能训练及保守治疗,可期望取得良好的效果。如果学龄期前后肢体变形显著,多考虑通过手术来改善变形及功能。在临床上,学龄期前后施行手术者最多。但学龄期后也可进行手术,而学龄期前如果变形特别显著,步态很不稳定者,且有潜在步行能力,或因严重变形而不能步行者,亦应积极地进行手术治疗。一般主张,下肢矫形手术应在步态成熟的 6～10 岁间进行;上肢手术宜在有强烈欲望改善功能的 12～13 岁前进行。

对运动发育良好,又可能进行有用的步行而变形严重者,这多为足部变形,应在学龄期前后积极地进行手术矫形。尽管复发的倾向大,但发生过矫正的机会少,复发时还可以再次手术。如果就这样等到成长发育停止后再进行手术,则骨及关节也发生了变形,通过肌腱手术来矫正变形相当困难,因此,以 12～13 岁进行手术最适宜。相反,运动发育不良,即使可自主步行,但缺乏有用的行动,而依靠拐杖步行者,手术效果很差,且容易发生过矫正。

早期进行肌腱转移术,容易复发及发生过矫正,所以宜在成长发育停止后进行肌腱转移术。

为了控制不稳定运动而进行的肌腱固定术,以及对足外翻变形进行的 Grice 手术,应在低年龄组进行,在高年龄组进行这种手术则矫正困难。

骨及关节的手术应等到成长基本停止的 16～17 岁。但髋关节脱位多于早期进行手术。

3.矫形手术简介

(1)髋关节屈曲、内收、内旋畸形

①内收肌切断术:在耻骨外面切断内收短肌,必要时可切断内收肌。

②闭孔神经前支切断术:闭孔神经的前支支配内收肌及内收短肌,该神经位于内收短肌的表面,应予以切断,但内收大肌表面的闭孔神经必须保留。

③髂腰肌切断术:经内收短肌与耻骨肌的间隙可探及髋关节,暴露小转子及髂腰肌腱的附着点予以切断,或将其移植于髋关节囊的前方。

④半腱肌及半膜肌腱切断术:Phelps-Baker 试验阳性者,在膝关节内侧进行半腱肌及半膜肌腱切断延长。术后将双下肢置于外展位,用外展支架保护,并注意锻炼外展肌。

(2)髋关节屈曲畸形:这一畸形要做髋关节屈肌群的松解术。在腹股沟部下方,做纵行切口,沿缝匠肌与股神经内侧暴露髂肌。腰大肌的宽阔肌腱包绕髋关节囊的前内侧,髂肌覆盖着腰大肌腱,然后共同止于小转子。在靠近止点处将髂腰肌切断,缝于近股骨颈基底部的前方关节囊,这样可以保护屈髋的动作。如屈髋畸形仍不能矫正,可将缝匠肌、阔筋膜张肌、股直肌及耻骨肌松解。

(3)髋关节内收合并膝关节屈曲畸形:通过内侧腘绳肌及股薄肌切断术可矫正这一畸形。术后用长腿石膏固定,两石膏之间加一支撑杆防止髋内收。固定 6 周。

(4)膝关节屈曲畸形:对膝关节屈曲程度较轻者,可延长股二头肌、半腱肌及半膜肌。对屈曲较重者,可将股二头肌肌腱切断,后移至股骨内侧髁后侧(Eggar 手术),可将腘绳肌的双关节功能,转化为一个关节的功能,这样就会消除腘绳肌的屈曲力,但保留伸髋力。

(5)踝关节及足的畸形:小腿三头肌的腓肠肌痉挛,或比目鱼肌痉挛,或两者兼而有之,可引起马蹄足畸形,是脑瘫中发病率最高的一种畸形。对单纯的腓肠肌痉挛可做腓肠肌腱膜双“∧”切开术,或腓肠肌肌腱切断术。对单纯比目鱼肌痉挛可做胫神经比目鱼肌分枝切断,也可做跟腱延长术。对腓肠肌及比目鱼肌都发生痉挛而引起马蹄足者,则行跟腱延长术。对合并有跟骨内翻者,则在矫正马蹄足的基础上加做胫骨后肌肌腱切断术,或将其穿过骨间膜移植到足背的外侧;对合并跟骨外翻者,则加做腓骨长肌及腓骨短肌的延长术。若软组织手术无效,对 15 岁以上的患者可做跟骨截骨术。

(6)肩关节内收、内旋畸形:症状轻者,通过功能锻炼就可改善。若畸形严重,影响肩关节外展及外旋者,可采用软组织分离和肌腱移位术。分离胸大肌粘连,游离肩胛下肌止点并切开,必要时分离喙肱肌及肱二头肌短头。若此类手术无效,则可做肱骨干近端截骨术。

(7)肘关节屈曲畸形:主要由肱二头肌肌力增强及肱三头肌的肌力减弱所致,也可因前臂肌力不平衡所致。严重时可做肱二头肌延长术。

(8)前臂、腕关节及手的畸形:主要表现为前臂旋前,腕关节掌屈,或同时有手指屈曲及拇指屈曲内收,除了旋前肌群和尺侧腕屈肌挛缩之外,还有指浅屈肌、拇指屈肌及拇指内收肌挛缩。严重者,对旋前肌群及尺侧腕屈肌挛缩可切断远侧肌腱,并移植到前臂背侧,与桡侧腕长伸肌缝合。若手指及拇指也有挛缩畸形,则与指伸肌的肌腱缝合。这样既可矫正前臂旋前,又可增强第 2、3、4、5 指的伸肌肌力,改善手的功能。若拇指尚有内收畸形,可用掌长肌或桡侧屈肌移至拇指短展肌及拇指长伸肌肌腱上,使拇指能外展。术后用石膏固定 6~8 周后开始功能训练。

(9)髋关节障碍:包括半脱位,移位(全脱位),以及移位伴有变性及疼痛,是痉挛型脑瘫的常见并发症。尽管髋关节一开始正常,但由于骨的变形,以及涉及内收肌和髂腰肌的肌肉不平衡联合存在导致髋关节进行性发育不良。诊断必须通过骨盆的 X 线片。由于早期的外科干预可有较好的后果,所以某些医生主张对所有的不能步行的双侧性脑瘫(四肢瘫及双瘫)患者进行筛查,从 18 个月龄开始,每 6~12 个月重复一次。

姿势管理在防止髋关节发育不良上有效。在一份回顾性研究 59 例双侧性脑瘫小儿的报告中,在髋关节发育不良出现前用 Chailey 可调式姿势支持系统来 24 小时管理卧、坐及站立姿势,要比低水平的姿势支持更显著地维持髋关节的完整性。

在发现髋关节半脱位时,要进行软组织的延长术。在小于 4 岁有更严重的髋关节脱位的小儿可做广泛性髋关节重建术。

(二)脊神经后根部分切断术

20 世纪初 Foerster 曾试用脊神经后根切断术来解除脑瘫儿下肢痉挛取得了较好效果,但其切断整个后根,不保留肢体感觉,因而不被众多学者所接受。半个世纪后 Cros 将其方法改进,术中将每个后根分成若干小束,切断一定比例的后根纤维,这虽能保持肢体感觉,但不能彻底解除肢体的痉挛。1978 年 Fasano 报导采用电刺激法检查后根各小束神经的兴奋性,然后对兴奋性增高的神经纤维行选择性脊神经后根切断术(SPR)收到明显疗效。这一成功引起了各国学者的极大关注。在我国,有学者首先开展了高选择性脊神经后根切断术治疗脑瘫的痉挛,取得了显著疗效,但其远期疗效亦然不佳。这一手术曾在全国许多医院广泛开展起来,但由于适应证的选择不够严密,远期效果不佳等因素,到目前为止能坚持做这一手术的单位已为数不多。在日本,由于这一手术是针对末梢而不是针对脑的破坏性手术,加之远期效果差,至今仍不被多数矫形外科医生所接受。尽管如此,作者认为,如能选好适应证,如痉挛型双瘫等,施行这一手术仍然是一种可行的矫治下肢痉挛的辅助办法。

19 世纪末,著名的神经生理学家 Sherrington 就证明,横断动物中脑则产生伸展性痉挛,且可通过切断脊神经后根得到解除。他推测,沿脊髓下行的传导束,对脊髓运动神经原有抑制作用,而进入脊髓后根的纤维具有兴奋作用。Foerster 将这一原理应用于临床,但由于切断整个后根,不保留感觉而未得到推广。

随着神经生理学的发展,人们逐渐认识到 γ-环路是脊髓水平牵张反射的基础。脊髓前角的 γ-运动神经元发出的神经纤维支配梭内肌纤维,调节梭内肌长度,使其感受器经常处于敏感状态,这种 γ-神经元的活动通过肌梭的传入纤维(Ⅰa)进入脊髓,引起 α-神经元的兴奋,使所支配的肌肉(梭外肌)收缩,这就是所谓的 γ-环路。也就是说 γ-环路的兴奋性增强是造成痉挛的基本机制。SPR 手术就在于选择性的切断从肌梭传入的Ⅰa 类纤维,阻断脊髓反射中兴奋性增高的 γ-环路,从而解除肢体痉挛。同时通过电刺激技术来鉴别兴奋性增高的神经纤维束,选择性保留肢体的感觉神经纤维。

对下肢痉挛的手术,一般是将后根(腰 2～骶 1 脊神经)各分成 5～7 个小束,用脉冲电刺激器诱发痉挛,切断刺激阈值低者(兴奋性高者)而保留刺激阈值高者,切除比例以腰 2、腰 3、腰 4、腰 5 及骶 1 的顺序,分别为 25%、30%、40%、50% 及 60%。对上肢痉挛亦可进行类似的颈段脊神经后根手术,其切除的比例分别为:颈 5:30%;颈 6:40%;颈 7:60%;颈 8:55%;胸 1：40%。但在临床上对颈段脊神经后根进行这一手术者相当少。

术后 3 天开始在床上进行功能训练,主要是上、下肢肌力及协调性训练。卧床 3 周后用围腰或颈托支持,进行各种康复训练。

手术的优点:①痉挛解除彻底;②降低肌张力的效果好;③不影响肢体的运动功能;④对感觉的影响小;⑤疗效可靠,不复发。

手术适应证:①单纯痉挛性脑瘫,特别是痉挛型双瘫,肌力在 3 级以上者;②肌张力虽高,但固定挛缩较轻者;③术前有一定功能,仅因痉挛致步态异常者;④痉挛和强直影响日常生活、护理及康复训练者;⑤虽为混合型,但以痉挛为主,手术可使其功能改善者。

手术禁忌证:①智力低下不能配合康复训练者;②肌张力低下,运动功能较差者;③手足徐动型、失调型、张力障碍型(扭转痉挛)及重度混合型脑瘫;④严重的肢体固定挛缩畸形及脊柱畸形,腰-骶部不稳定者。

SPR 手术在我国开展以来,其远期效果不佳及失败者并不少见,究其原因不外是手术适应证选择不当,术前及术后未进行长期的功能训练,以及存在着过手术,或后根纤维切除过多等原因。这是今后开展这一手术值得重视的。

在一项研究报告中称,93 例痉挛型脑瘫小儿做 SPR 手术,在术中进行生理的监测,术后 6 个月及 1 年时评价;并分别有 71 例及 50 例,在 3 年及 5 年时评价。痉挛,运动范围,以及功能性肌肉长度在术后一年改善,并在整个 5 年持续改善。下肢运动功能改善最好。患者表现出在姿势的序列调直及姿势稳定性方面的实质性进步,其执行困难的传送运动能力增加。

但是,Miller 称,脑瘫儿究竟能从 SPR 手术得到多大的益处是不确定的,因此他建议,在严重受累的伴有挛缩的不能步行的小儿可做这一手术。在这些小儿,SPR 手术有助于改善排便及穿脱衣服。

(三)脑定位手术

脑定位手术是根据不随意运动型脑瘫,特别是张力障碍型脑瘫异常运动的关键是锥体外系性发作性肌张力亢进(发作性痉挛),主要病变在大脑的基底核,是基底核的神经递质平衡发生紊乱,因此试图对丘脑的腹外侧核进行定位损毁术或切断特异的神经束以达到治疗的目的。据称其效果相当好,特别对震颤的解除相当有效,而对其他不随意型脑瘫也可使姿势及运动模式得到改善。但各家报告远期效果却有很大差异,而且术后的功能训练也是左右疗效的关键。

Speelman 等报告,18 例手术患者在平均术后 21 年进行评价,得到改善者 8 例。有活动过多、震颤及显著的单侧性张力障碍的患者后果比较好。因此,对于有严重张力障碍的小儿可考虑这一手术。

脑定位损毁术需要高超的定位技术、娴熟的手术技巧,真正获得成功是相当不容易的。况且,在基底节,这样一个不大的部位,损毁所带来副损伤是可想而知的,加之损毁组织的吸收,以及局部的组织反应及水肿等均可致命,因此,不在技术成熟的条件下不可盲目进行这种手术。

综上所述,脑瘫的手术治疗仍然以矫形外科为主要手段,手术适应证的选择头等重要,同时要配合以训练治疗,才能取得良好的效果。

(郭　峰)

第十一章　周围神经疾病

第一节　周围神经损伤

近年国内外对周围神经损伤的显微解剖学和手术学均有长足进展。此领域在我国多属骨科学范畴，在此仅对其基础及某些进展作一简要介绍。

一、外周神经的解剖

神经纤维是外周神经的基本结构单位，神经内膜包裹于神经纤维之外。许多神经纤维组成神经束，包被神经束膜。神经束组成神经干，其外包被神经外膜。

轴突是核周质向外的延伸，可达到数尺长，其外被覆半透膜，称轴索膜。后者被基底膜包被，基底膜外是 Schwann 氏细胞形成的髓鞘，对神经的传导功能有重要意义，同时 Schwann 氏细胞也是产生神经营养因子的主要细胞，该因子在神经损伤时产生的数量为平时的 15 倍，整个轴索被神经内膜包裹，是外周神经结缔组织的最内层结构，许多轴索被结缔组织膜包裹成一根神经束，此膜称之为神经束膜，具有半透膜性质，可调节神经束内环境。许多神经束组合成一根外周神经，由神经外膜包被。

轴索的直径 $1\sim20\mu m$ 不等。神经的传导速度（NCV）与其直径的平方根成正比。Gasser 根据传导速度和动作电位的形态将神经纤维分 A、B、C 三类。Lioyd 将其分成四类，两种分类对照如表 11-1。

表 11-1　轴索的分类

Lioyd 分类	直径	成分	Gasser 分类
1～2 类：	6～20	运动纤维	Aa
		大的感觉纤维	
3 类：	1～6	痛觉纤维	Aδ
4 类：		延迟性痛觉	C
		神经节前纤维	B

外周神经的血液供应：神经干是由神经纤维、血管、淋巴和结缔组织等组成的复合结构，含有营养需要各异的各种组织。神经纤维从轴浆流得到代谢底物，同时也需要神经内微循环提供的氧。神经是一个富于血管的结构，各层内均含血管丛。神经内的血管系有各自独立的两个完整系统：非固有系统和固有系统。前者为节段性分布的血管，数目和口径各异，呈螺旋状或迂曲状进入神经外膜内，然后向近侧和远侧同时发出分支，形成固有系统的一部分。后者是神经外膜内发育良好的血管丛，是由许多细小的血管分

深、浅两层纵行走行于神经内,血流无一致方向。

实验表明,家兔坐骨神经-胫神经拉长 8%,神经内的血流变缓,拉伸 15%,血流停止,这说明作用在神经干上的张力对神经的微循环有很大损害。因此,神经的缺损应用移植物桥接的方法比勉强拉拢断端吻合的办法要好。

神经结缔组织鞘膜组成不同,其内容及机能也不同。见表 11-2。

表 11-2　神经结缔组织鞘膜的比较

鞘膜	组成	内容	机能
神经外膜	疏散排列的长胶原纤维束、血管、淋巴和脂肪	神经束	编入和支持神经束形成,神经干
神经束膜	两层:外层致密结缔组织胶原纤维平行神经长轴走行,内层细胞层为多层的神经束膜上皮	神经束内含神经纤维血管神经内膜	主动运转扩散屏障正压,支持
神经内膜	胶原纤维成纤维细胞,血管	有髓和无髓纤维轴索Shwann 氏细胞	参与弹性,神经-血液屏障

神经内环境有两层屏障:一是神经内毛细血管的内皮;二是神经束膜。后者对于隔离神经束内环境与周围环境,保证神经束的正常机能不受影响有重要作用。一旦屏障破坏,血管内的蛋白质渗透到神经束膜鞘内,造成神经束内的水肿。由于神经束膜的屏障作用,水肿液体不能扩散到神经束外,导致神经束内压力增高,其内的微循环进一步受损。水肿持续较久时引起神经束内的纤维化和疤痕形成。同时,神经束膜对机械损伤有一定的抵抗力。一旦破裂,神经束内容膨出。神经束膜可耐受 24 小时的缺血。

动物实验证明动物肢体神经遭受 30~90 分钟的压迫性缺血可造成神经功能完全丧失,但如果动脉缺血不超过 6 小时,当压迫性缺血解除后,神经内的微循环在 2~3 分钟内部分恢复。解除一小时后,小动脉和毛细血管约有 50% 再通,神经的功能相应随之恢复。静脉在缺血不超过 4 小时,尚可恢复血运,否则,因血栓形成或栓塞很难恢复血流。神经内膜内的血管对蛋白的通透性在缺血 6 小时内仍保持完好,但缺血 8 小时后循环再通,神经内膜内的血管内皮屏障即遭破坏,蛋白沿轴索广泛地渗漏到神经内间隙中,神经遭受到不可逆性损害。因此,神经内膜内的水肿发生与神经功能损伤的不可逆性是一致的。与神经内膜内的血管相反,神经外膜的血管正常时就有少许蛋白通过。在再灌注后,水肿发生较早,但由于神经束膜的屏障作用,水肿被限局在神经束外间隙,蔓延不到神经内膜内的间隙中。

神经干内的神经纤维不断地在神经束间丛状穿梭、交织,致使同一种成分和功能的纤维,即在不同水平截面上的分布有很大区别。神经束按功能分为运动束、感觉束和混合束。在神经干的近端多数为混合束,在神经干的远端不同功能的神经束已分开。因此,通常神经干的近端宜选用外膜缝合,远端宜采用束膜缝合法为妥。

二、外周神经损伤的分类、原因、分级

1.外周神经损伤的分类　　尽管显微神经外科进步已使外周神经损伤的治疗有很大的改善,但神经损伤的机理和范围仍旧对损伤的预后起重要作用。目前尚无满意的分类能兼顾到从损伤到治疗的时间、损伤的范围及神经元、运动终板和靶器官的变化等各方面。如损伤部位至靶器官的距离和损伤至处理的时间长短对同样严重程度的神经损伤可能有不同的预后结果。现介绍常用的分类。

外周神经损伤的 Saddon 氏分类是较早期的分类并被广泛采用。他将神经损伤按程度分为三类,见表

11-3。

表 11-3　三类神经损伤的比较

	神经失用	轴索断裂	神经断裂
常见原因	压榨	压榨	撕裂
	牵扯	牵扯	火器
	冻伤	火器	注射
	缺血	冻伤	缺血
病理	局限性脱髓鞘	轴索断裂	轴索和髓鞘均断裂
临床表现	无轴索损害运动完全瘫痪感觉部分丧失	运动和感觉均完全丧失	髓鞘完整完全性的运动和感觉丧失
肌电	鲜有纤颤,无自发动作电位	纤颤＞3周,无自发动作电位	纤颤＞3周,无自发动作电位
术中所见	神经连续性保存	连续性保持,偶见神经样肿胀需手术修复	解剖学上的缺损
恢复与时间	4～6周,神经化无次序	1mm/天,有次序	无恢复
恢复质量	正常	大体正常	手术后可能恢复正常

　　神经失用：短暂的不完全的可逆性的神经功能丧失,在数小时或数周内恢复。轻者神经生物膜的离子通透性紊乱,重者节段性脱髓鞘,肌电图检查有纤颤电位。好发于臂丛、桡神经、尺神经、正中神经和腓神经。

　　轴索断裂：轴索和髓鞘完全断裂但膜性结缔组织结构尚保存,即轴索的基底膜、神经束膜和神经外膜尚完好。损伤近侧的神经尚可,但损伤处以远的神经的感觉、运动和自主神经功能立即全部丧失,随之发生 Waller 氏变性。肌电图检查肌肉随意动作电位消失,2～3周后显示去神经状态。在损伤远侧残存的神经管道内,轴索再生和髓鞘形成自发进行。其再生能力取决于损伤部位到效应器间的距离、再生的速率和病人的年龄等因素。再生速度平均 1～2mm/day,临床上的精确判断很困难。病史、临床表现和肌电的随访常有助于判别。

　　神经断裂：是指解剖学上的完全离断,或神经及其结缔组织成分的断裂的范围达到无法自发再生的程度。

　　另有 Sunderland 氏分级：

　　第一级：相当于 Saddon 的神经失用,在损伤部位有可逆性的局灶性的传导阻滞而无 Waller 变性。可能有局灶性的脱髓鞘改变。临床表现为运动和感觉的轻度的不完全性或完全性的瘫痪及麻痹,在数小时或数天内开始,4～6周内就出现恢复征象。运动性的损伤常重于感觉性的损伤,感觉性损伤中有髓的较大纤维重于较小的无髓纤维。肌电检查显示传导阻滞仅发生在损伤部位,远端正常。

　　第二级：相当于轴索断裂、轴索和髓鞘断裂,但尚保留三层被膜和周围的结缔组织的完整性。轴索的断裂导致远侧 Waller 变性和运动、感觉及自主神经功能的完全丧失。由于神经内的鞘膜尚存,可望有较好的恢复,恢复速度取决于损伤部位至效应器官的距离。高位损伤的恢复较差,可能超过 18 个月才能使再生的轴索达到终末。次序是从近端向远端恢复,常需数月甚至是数年时间。由于轴索再生不完全,常在长期内遗有部分功能缺失。

　　第三级：除轴索和髓鞘断裂外,神经束内在结构也受到损害。神经内膜丧失完整性,神经束膜和外膜可保留。包括 Saddon 分类中的轴索断裂和神经断裂。恢复取决于神经束内的纤维化程度。后者是神经传导和再生的主要障碍。此级损伤常见于神经束内的损害如注射后,缺血,牵拉一压迫性损害等。尽管外观上未看到明显损伤,但内在的损害可能很严重。临床上神经的各种功能均丧失,肌电显示去神经状态。恢复取决于神经束内的纤维化程度,往往迟缓而且不完全,甚至全无神经再生的迹象。

第四级:除神经外膜外,所有神经及其支持组织均断裂,神经固有的束状外观丧失,呈薄片或散在的发束状,或呈神经瘤状。需要外科修复或神经移植。

第五级:神经连续性完全丧失,损伤远侧神经功能完全消失。再生的轴索从伤处长出形成神经瘤。即使有少数轴索穿过伤处达到远端,也全无功能可言。常见于撕脱伤和切割伤,也见于严重的牵拉或压榨伤。在最好的外科修复条件下,功能也很难实现完全性的恢复。

外周神经损伤的手术中分类:根据神经束损伤程度和从受伤到处理的时间长短,用于手术中神经损伤的分类如下:

(1)离断性神经损害:①受伤至就诊时间在3周内;②受伤至就诊时间大于3周。

(2)连续性尚保持的损害:①受伤至就诊时间在3周内;②受伤至就诊时间大于3周。

(3)混合性损伤,部分离断,部分连续。

离断性神经类损伤神经束断裂,两段或分离或仅有结缔组织相连,相当于Sunderland分类的第五级。此类损伤均需要残端的切除及吻合,必要时须采用神经移植。受伤距就诊时间在3周以内者,其修复方法取决于损伤的范围。锐器的切割伤主要是即刻缝合断端。如伴有广泛的挫伤、牵扯或污染,需要延迟3~4周后等待病损范围可以明确判定时再作二期处理。

连续性尚保持的损伤平时常见,神经外观看来正常或直径变细或肿胀增粗,保持连续性的神经损伤的病理变化的严重程度常难确定。较明智的办法是等待一段时间,观察其运动或感觉的恢复与否。3个月后无恢复迹象,应二次手术探查。术中有时仅凭外观不足以判别神经的功能和再生能力。神经的色泽、直径、质地和神经束的连续性在术中可以沿神经追踪观察。触诊发现的硬结常是纤维化的结果,提示神经束已断裂。在手术显微镜的放大观察下损伤处两侧神经外膜和神经束膜间的游离有助于判别神经束的连续性和神经外膜,神经束膜间和神经束膜内的瘢痕范围。术中的电生理学的检测能精确确定受损神经的功能,对手术方案的确定极有帮助。如果神经束的连续性仍然存在,受伤部位两端的电生理测验有电位反应或对应肌肉有收缩反应,则应避免做切除或广泛的松解术。连续性尚保持的损伤在12~16周后仍无电位反应或在细致的显微解剖探查发现神经束的完整性已丧失,可判定为神经断裂,作适当切除及吻合处理。

(4)类损伤应细心显微解剖及松解,辅以电生理学检测有助于判定神经束的完整性及是否有不可逆性损伤存在。

2.外周神经损伤机理和原因　肢体因锐器切割而造成的开放性损伤中,合并神经损伤的发生率很高。损伤程度从完全的断裂到不完全性的离断差异很大。裂伤如果是完全的,归入离断性神经损伤类。如果是不完全性的,归入连续性尚保持类的神经损伤。处理神经裂伤时重要的是致伤性质。神经损伤是仅由于锐性的切割还是伴随广泛的捻挫、撕脱等情况?对于切割伤,损伤部位的长径和横径的范围是明确的,仅需缝合。如同时伴有广泛的捻挫或撕脱,应进行清创术,神经损伤留待3~4周损伤范围明确后二期处理。因锐器切割造成的神经损伤的位置往往与表面的创口有一段距离,术中应耐心寻找,并且很可能伴随其他组织的损伤,因此,手术方案在术前应周密计划。骨折复位时术中暴露的牵拉、压迫、电凝时的过热温度均可造成神经的继发损害。

火器伤时尽管神经功能即刻丧失,但不一定就是神经断裂,常是连续性尚保持的神经损伤,半数可望有部分神经功能的恢复,因此,并不急于做一期吻合处理。由骨折引起的裂伤虽常可造成广泛的神经挫伤,造成广泛的功能障碍,但仍可望有较好的功能恢复。钝器伤,闭合性骨折等造成的神经挫伤常采取非手术的疗法。

牵张性损伤(见表11-4)：可造成广泛的神经损伤。当外在的牵张超过神经的耐受力，如骨折、脱位时神经可受到不同程度的损伤，神经失用或轴索断裂。骨折或手术牵拉造成的轻度的牵张性损伤预后良好，但严重的牵张性损伤常伴随广泛的神经内的纤维化，需要手术切除纤维化的神经，代之以神经的移植。此类机制的损伤常见于臂丛、桡神经和腓神经。股神经和坐骨神经有时因困难的臀部手术也造成牵张性损伤。伴有轻度移位的肱骨骨折80%可自行恢复。因此，由于很难判定损伤是原发的神经损伤或继发于骨折或脱位后的牵张性损害，最初，较明智的做法是选择保守治疗，多数在3～4个月神经功能自行恢复。恢复不佳者多是由于神经在骨折部位被绞窄或被骨折断端锐性切割造成裂伤。骨折后还可因为手术时过度牵拉，缝合错位或盲目电凝造成神经损伤，这样的损伤区别于牵张性损伤的广泛性，具有局灶性特征，两者同时存在时，就形成了两处损伤中间夹有一段正常神经节段的病变分布特点。伴有其他损伤机制的神经牵张性损伤需要有完整详尽的记录和临床与电生理学的密切随访，如无神经再生征象，3～4个月后行二期手术探查。

表 11-4　外周神经常见的牵张性损伤的原因

部位	原因
臂丛	
婴儿	产伤
成人	交通肇事
腋神经	肩部的骨折或脱位
桡神经	肱骨骨折
腰骶神经	骨盆骨折或脱位
股神经	疝修补术或臀部手术时误伤
坐骨神经	臀部骨折、脱位或手术误伤
腓神经	膝关节骨折或脱位，腓骨骨折

压迫性缺血：对神经组织压迫的同时，对神经的血运也造成损害。后者是短暂的可逆性损害，持续性的机械性的压迫是造成神经压迫性麻痹的主要原因，但局部缺血在受压神经局部损伤中也起一定作用。严重或持续的缺血可使神经产生广泛的纤维化，造成广泛的脱髓鞘和Waller变性。中度缺血性损伤因大的有髓纤维的中断造成神经纤维数目的减少。四肢神经压迫性缺血形成不可逆性损伤的时间阈值大约为8小时。在神经外膜、神经束膜和神经内膜的纵行血管间有丰富的侧支吻合，允许松解很长一段的神经而不造成缺血，但对无经验的外科医生在神经内过度操作造成神经内的微循环障碍，常可导致神经的缺血性损害，尤其是神经横断或受到张力作用时对缺血变得十分敏感。因此，神经吻合不应过多破坏微循环，并应避免张力下的吻合。神经的压迫性损伤的病理主要是有髓纤维的变化，髓鞘结节化，轴索变薄，节段性脱髓鞘，严重时产生Waller's变性。神经的压迫缺血性损伤在某些临床情况下可以预测神经的恢复程度。多数麻醉状态下由于体位不当引起的或因止血带造成的压迫缺血性神经损伤多可自行恢复。臂丛、尺神经、坐骨神经和腓神经易发生压迫性缺血损伤。在另外一些情况，如清除血肿或解除动脉瘤对神经的压迫后，因有许多因素影响其预后，神经功能恢复的预后很难断定。例如，损伤的神经及损伤的平面，病人年龄、损伤的严重程度和手术时机等。严重的钝性挫伤，骨折伴有血管损伤等造成的筋膜腔隙内压力增高的闭合性筋膜腔隙综合征常会导致神经和其他组织的严重缺血性损害，应立即进行减压术。

注射性损伤：是医疗工作中时常见到的神经损伤。其机制推测有注射针头的直接损伤，瘢痕挛缩引起的继发损害和化学药物对神经纤维的毒性作用。损伤后果轻重不等。治疗包括保守治疗,立即手术冲洗,早期神经松解,延期神经切除及松解。坐骨神经最易遭受此类型损伤。症状包括立即发生的注射部位的剧烈疼痛并沿神经走行放射,随之是感觉和运动的完全或不完全性损害。神经损伤的后果取决于注射部位及注射剂的成分。神经功能的恢复与损伤的神经的种类、范围和受伤平面有关。由于此类损伤发生迅猛,即刻手术治疗似乎少有价值。最初应按保持连续性的神经损伤的原则进行保守治疗,密切随访时如发现未能按预料的时间恢复,即考虑手术治疗。大宗病例的随访表明,多数病人都遗留不同程度的运动功能缺失。最易引起注射性损伤的药物是青霉素钾盐、苯唑青霉素、安定、氯丙嗪等。

三、外周神经损伤的病理生理学

轴索损伤后染色质溶解、核偏心、核仁扩大和细胞肿胀是退变的最常见的形态学改变。这些变化伴随着胞质 RNA 的增加,蛋白重组以及轴浆的重建和轴索连续性的恢复。重建过程从 DNA 转换为 RNA 开始,RNA 转换氨基酸以获得适当的多肽来合成轴浆的蛋白质,用于递质功能的物质减少而再生需要的物质增多。如肾上腺能神经元内的单胺氧化酶、多巴胺脱羧酶和酪氨酸羧化酶减少,同样,胆碱能神经元内的胆碱酯酶也减少。相反,6-磷酸葡萄糖脱氢酶这一核酸和磷质生物合成的关键酶活性却显著升高。这些蛋白从神经元核周体内产生,经轴浆流运送到轴索。神经元细胞再生在其生物合成中伴随显著的水解过程,与神经递质贮存颗粒的消化有关。

神经再生的代谢受很多因素影响。病人年龄是一显著因素,可能与不同年龄病人的去轴索神经元在细胞分化调控能力的区别有关。

胶质细胞参与调节神经元外的代谢过程。在轴索损伤后不久小胶质细胞增生,反映了损伤神经元周围的胶质细胞代谢活动的增加。

外周神经损伤后的反应首先是退变,而后是再生。损伤的轴索需要大量的脂类和蛋白质,神经元合成这些物质并通过运输系统运送到轴索。这些物质运送的速度不同,运输慢的成分与被神经干内的胞质调节而运输快的成分参与微管系统的活动。在伤后 24 小时内运输物质在损伤部位形成终泡,进而形成生长锥,后者是因肌原和肌凝样蛋白的收缩而能运动,最终使轴索的尖端再生。快速运输的蛋白经过受伤部位进入再生的神经芽速度为 400mm/day。这些物质在神经芽处固化。与轴索的其他部位不同,轴索再生尖端的流动性大,对钙离子的通透性大、能量消耗较高。神经元胞体内用于合成递质的蛋白减少而用于修复过程的蛋白增多。伤后一周可见轴索旺盛的芽生现象;1~3 周后,轴索芽孢开始穿过神经吻合处并在此延缓数日。在神经再生的高峰期是神经吻合的理想时机。

神经和靶组织间存在相互作用以促进神经的再生。普遍认为靶组织产生某些物质促进神经的芽生,这种物质又被轴浆流运送到神经的终末,对神经生长因子的释放起负反馈作用。此假说用于解释"去神经芽生"和侧支芽生现象。

为维持再生所必需的轴索延长和化学物质的运送是神经再生研究的中心课题。轴索的延长从尖端的生长锥开始,轴索显示的分支及数量受细胞表面的黏性和生长物质的影响。因此,轴索的延长也涉及细胞表现的变化。

生长锥近旁的环境因素不仅包括理化过程,还有促进生长和抑制生长的因子参与。去神经的肌肉组织释放增生因子,死亡的细胞、坏死组织等释放抑制因子。

在有先前受损的轴索再生的背景下,第二次损伤后的再生将加速进行。这说明神经元代谢因前次轴索再生已作调整。

当轴索断裂数小时后,损伤区附近的 Shwann 氏细胞开始吞噬髓鞘,数天后变得更明显。损伤 2～3 天后轴索两断端的所有细胞成分均有增生。Shwann 氏细胞,神经束膜的上皮细胞及神经外膜的代谢活动都增强。细胞的这些反应在某种程度上与损伤的严重性成正比。

损伤部位两端的支持细胞对损伤早期的轴索再生代谢反应有重要影响。坏死的 Shcwann 氏细胞清除后,中胚层细胞增生的趋势取决于创伤部位和局部条件而不是趋化性。众所周知,细胞结构可被索带或管腔约束成纵向形状。

神经的修复将引起远近两端的肿胀,可超出正常神经截面积的三倍。硅胶管可使神经沿着其长轴生长。较大的硅胶管为神经的肿胀留有余地并能使之沿其长轴生长。神经外膜的谨慎吻合也有这样的作用。神经外膜的精细吻合胜过外加套管的优点。水肿消退后,神经元发芽并伸入细胞间隙。需要强调的是支持细胞对损伤立即做出反应,伤后三周就有厚层胶原形成,但损伤部位的神经元的反应却很迟缓,直到轴索发芽时才开始再生。因此,良好的手术修复计划应能使神经元的再生与支持组织的再生同步。

断裂神经的神经元的远端发生 Waller 变性,但神经干的部分成分尚存活。而近端则不发生这样的变化。伤后一周轴索内的消化酶就将神经元成分消化掉,Shcwann 氏细胞也将髓鞘破坏成碎片。伤后六周末,吞噬细胞将坏死细胞清除净。远侧神经束膜的结构存在。整个神经皱缩,随时间的流逝这种皱缩逐渐变得不可逆,将影响过分延迟的神经修复的预后。神经上皮和中胚层成分部分依靠神经纤维来维持其解剖及代谢。

伴随轴索延伸,Schwann 氏细胞的代谢活性增强,新生髓鞘围绕轴索形成,原始解剖得以重建,外周神经生长速度为 1mm/d,在轴索通过吻合口断端时延迟。在某些情况下再生速度有时可达 3mm/d。当神经与效应器官连接时,则再度变缓。

外周神经干再生所有代谢物质都是通过轴浆流来自核周体,在损伤后核周体的体积变大,代谢活动增强,达到高峰,当完成髓鞘连接时再度达到高峰。这是因形成神经突触、构筑感觉器等活动的需要所致。

外周神经影响肌肉的代谢和电活动。神经损伤后,神经的营养作用丧失、肌内膜和肌束膜增厚、静息膜电位降低、磷酸肌酸减少等。这些变化的时程取决于神经断裂水平和肌肉去神经的类型。动物实验表明,通常在伤后头三天开始,2～16 周后肌肉开始萎缩。两年后肌纤维断裂丧失完整性,无论如何进行物理治疗或电刺激,肌肉去神经性萎缩由于肌鞘的增厚阻碍了终板的形成,周围纤维组织的形成也妨碍了神经再生和肌肉收缩。神经与肌肉的联系建立得越快,肌肉将越可能得到保存。肌肉的再神经化延迟一年,其功能恢复不良,延迟两年,肌细胞变化不可逆,即使神经再生,也很难指望运动功能的恢复。

与肌肉不同,终末感觉器对再度神经化的依赖较小,它不受神经损伤的恢复时间的影响。

影响神经恢复的一般因素:病人年龄、创伤类型、受损神经的种类均可影响神经的再生。其中,最重要的是病人的年龄。甲状腺素促进神经再生。创伤类型如火器伤会引起伤口延期愈合并缺血。多发性损伤因分解代谢的增强引起神经再生的延迟。

另外一个因素是生理的种系越高级,再生过程越难取得好的效果。

局灶性的神经损伤也可像脑损伤那样,分成震荡、挫伤和裂伤。神经震荡是指无器质性改变的一过性功能障碍;神经挫伤是指轴索在受伤部位断裂,尽管神经束断裂,但外观可以正常,此类损伤需要再生才能恢复神经功能;神经裂伤是指物理学上的完全离断,如果未行吻合术,神经根本无法再生。

压迫性和缺血性神经损伤可由许多机理引起,其再生取决于损伤程度和持续时间。

神经创伤的治疗必须同时考虑中央和外周局部的病理生理反应及其相互间的作用,所有这些对治疗效果均有重要影响。

四、外周神经损伤的诊断及伤情评估

病史调查:外周神经的损伤常因麻醉而掩盖或因患其他严重的复合伤而被忽视。有时不能在受伤的当时即刻检出,因此,病史中除受伤当时的情况外,还有必要追问从受伤到就诊被检出这段时间内运动和感觉功能的变化情况。肢体伴随的其他损伤和造成的后果严重影响神经的再生,病人的职业、先前的功能,受伤的环境和机制和有无疼痛等均应记入病史中。

临床检查:伤口位置、疤痕的特征、组织的类型,关节的活动范围和挛缩程度等。记录应详尽、准确、标准。

外周神经损伤后的功能丧失及恢复程度的评估通常采用下述 BMRC 记分法(见表 11-5)。

表 11-5   神经功能恢复的分级评估

分级	描述
运动功能的恢复	
M_0	肌肉无收缩
M_1	近端肌肉有可察觉的收缩
M_2	远近两端有可察觉的收缩
M_3	远近两端肌肉收缩达到主要肌肉可以对抗阻力的程度
M_4	同上,另外,有协同肌群和独自的运动
M_5	完全恢复
感觉功能的恢复	
S_0	支配区感觉丧失
S_1	支配区皮肤深部感觉恢复
S_2	支配区皮肤温痛觉和触觉恢复
S_3	同上,外加该部原有的任何感觉过敏反应的消失
$S_3 +$	同 S_3,外加该部两点辨别觉的恢复
S_4	完全恢复

电生理检查:包括肌电图,神经传导速度的测定,及体感诱发电位(SEP)。

辅助检查:包括 X 光平片、CT 和 MRI,必要时血管造影以明确合并的其他损伤。

五、神经修复技术

历史:神经修复的历史长而曲折。在第 9～10 世纪阿拉伯医生就曾尝试将断裂的神经用缝合方法再接。虽然中世纪西方医学开始发展,但对神经吻合的有关知识所知甚少,19 世纪中叶才了解到神经可以自行再生,手术和缝合会影响神经功能的恢复。20 世纪中期,Waller 等学者的对外周神经解剖和病理学的研究为神经修复奠定了基础。Hueter 在 1873 年描述了缝合神经外膜的修复技术,但由于感染等原因,结果很不满意。直到第一次世界大战人们开始认识到切除损伤的神经直到健康的部分,在无张力下端一端吻合等原则的重要性。1916 年 Foerster 首次进行神经移植术。神经束间吻合虽在 1917 年就已提出,但到 1953 年 Sunderland 进行神经束内的局部解剖研究才引起重视,但由于器械的原因尚无法付诸实际,1961

年我国成功地进行了世界第一例断手再植。此后,我国学者在此领域中有诸多世人瞩目的成就。1964 年 Smith 将手术显微镜应用到外周神经外科,Bora 在 1967 年首先用猫完成了神经束间吻合。Millesi 在 1960 年指出结缔组织对神经吻合的不良影响并证实其增生程度与张力有关。至此,神经修复的技术发展为神经外膜吻合,神经束及神经束膜吻合,神经束间移植等。

神经修复:在神经修复中,损伤神经的特殊性,损伤节段的水平,损伤的严重程度和范围,伴随其他组织损伤的严重程度,病人年龄,神经细胞对损伤的反应,所有这些因素在损伤的当时就已决定,无法人为干预。外科医生仅能控制两个因素:手术的时机和手术技术。

与神经修复有关的有三个基础问题:神经干内在的解剖,轴索的生长和再生,神经内的结缔组织对损伤的反应。简言之,神经内在的解剖不是均一的,是由许多轴索和结缔组织组成的,后者占神经干的断面面积的 20%～40%,轴索被神经束膜包裹成神经束。每个神经束约含 10000 根轴索,在神经干内不规则穿梭走行,集合成丛,通过连接支与其他束结合,因此,在不同节段水平上同一轴索的位置有很大不同。我国学者对此有详细研究,为神经吻合提供了极有价值的解剖学基础。

在神经断裂后,外周神经需要复杂的修复过程。严重神经损伤后的 72 小时内,远端的传导性丧失,轴索和髓鞘崩溃并开始被巨噬细胞和 Schwann 细胞吞噬。这一主动的过程称之为 Waller 变性。Schwann 氏细胞和神经内的纤维细胞增生造成近侧断端的膨大。随时间的推移,受损神经的远侧细胞数目的减少和神经内管道的收缩和胶原分解使损伤远侧的神经直径变细。同时,神经元胞体也发生了不同程度的变化。通常 RNA 制造增加为再生作准备。轴浆流溢出髓鞘,胶原无序性分布最后在损伤的近侧端形成神经瘤。如两断端一期吻合,远侧的支持组织纵向取向生长,Schwann 氏细胞和成纤维细胞也可达到近侧端。Schwann 细胞管的开放可保持 6 个月的时间,但随时间的延长,其直径和数量逐渐减少。在去神经期间,运动和感觉终末器官均发生退变,肌肉去神经后功能恢复的时间阈为 18 个月,感觉的时间阈较长,年轻人在伤后 5 年进行修复术也是值得的。从近端再生的轴索必须通过吻合接口,寻找远端的神经内鞘,然后沿其内鞘到达其对应的终末器官——感受器或运动终板。如果错误地到达终末器官或结缔组织内,仍旧达不到功能恢复。损伤神经内的结缔组织的增生与损伤的严重性有关,也与手术的精细程度和缝合张力相关。在断裂的两端均有结缔组织形成,凡结缔组织过度增生均可使轴索再生发生阻挡或变形。

手术修复的目的是提供损伤神经的近端到远端目的地的最佳连接,使再生的轴索获得功能上的连接和恢复,并使错构性的连接减少到最少的程度,最佳的技术因不同的临床情况而不同。

修复时机:外周神经损伤的最佳修复时机尚有争议。有人主张伤后即刻修复,有人主张延期到伤后 3 周再修复,主张延期修复的经验是从战伤的治疗中获得的,这类损伤多伴随严重的软组织损伤和污染,延期治疗是妥当的。但和平期的神经损伤多为切割伤,断端整齐,创口污染不重,伴随的软组织伤也不严重,因此,可以一期缝合,由此看来,神经创伤的修复时机的选择与创伤的类型有密切关系,神经损伤为清洁而不超过 24 小时的锐器伤,应考虑一期修复。因手术无须在疤痕中解剖,断端锐利,回缩很少,不用过度分离即可使断端在无张力下吻合。一期修复有两个优点:一是可使轴索再生较早地通过吻合口,二是轴索可进入正常大小的神经鞘内。Crabb 业已证明对同一神经的损伤一期修复的结果优于二期修复。当然,一期修复也有某些缺点:难以准确判断神经两断端的损伤程度,如果吻合的是挫伤的断端将导致吻合处疤痕组织的过多形成。臂丛和坐骨神经损伤一旦满足一期修复条件即应即刻修复。因在二期手术时其断端的回缩很难拉拢,另外,损伤平面距效应器官很远,只有早期修复才能保证末梢器官的有功能的神经化。延期手术的理由:①损伤的远近端需要时间来鉴别,以便辨识神经内的疤痕组织,明确切除的范围,以便修复;②伴随的损伤有恢复的可能,感染已被控制,病人在修复前学会运用肢体;③神经鞘膜增厚,便于吻合。

手术指征:①开放性损伤,特别是锐器伤,神经断裂不可能自行恢复。②损伤平面较高,即使有自行恢复可能,但因再生到终末器官耗时过长,应行手术修复,防止其去神经后的不可逆性退变。③未做手术经保守治疗不见好转或手术后经观察不见恢复,或恢复到一定程度后即停止。④损伤部位痛性神经瘤引起明显的临床症状。

手术禁忌证:①保持连续性的神经损伤有自限性恢复的可能或仅为不完全性功能丧失者。②经观察有逐步恢复征象者。③损伤部位严重污染或软组织挫伤严重者。

上述手术适应证和禁忌证是相对的,实际选择时还应考虑病人的多方面因素,如肌肉严重萎缩,修复时间与上述时间阈相去甚远;感觉存在或功能并不重要,运动功能部分存在,其余功能可用肌腱转移的方法替代,此点尤适合于手内在肌群的麻痹;某些预后不良的损伤,如成人外侧膝副韧带断裂伴随的腓神经牵扯性损伤,较明智的做法是观察一段时间视其恢复情况再作决定;有时做肌腱转移术或某些矫形手术会更好些,如老年病人患桡神经的高位撕裂伤时可从肌位转移术立即获得伸腕和伸指功能,远比神经吻合和神经移值为佳。但正中神经损伤多年的年轻病人尽管神经修复后可能恢复不了运动功能,由于正中神经的感觉功能更重要,因此,即使距伤后 5 年也应手术修复。

儿童神经损伤经神经修复后的功能恢复较成人为佳,因此,应积极修复。

损伤肢体的局部条件也很重要,如软组织覆盖将会形成过多疤痕,影响神经的再生。

伴随骨折或关节脱位的神经损伤分为两类:闭合性损伤,骨折是造成神经损伤的原因;开放性损伤,骨折和神经损伤可能由同一致伤原因引起,前者的神经损伤少有神经断裂,可观察治疗,后者的神经损伤常需手术治疗。

此外,病人的职业和心理因素等均应综合考虑,最后做出恰当判断。

手术分类:按伤后到手术的时间长短分为一期手术、早二期手术和晚二期手术。伤后 3 个月内的吻合称之为早期的二期缝合,3 个月后为晚期二期缝合。有人将伤后 1～3 周内的手术称为延迟一期手术。

Schawann 细胞管的开放可保持 6 个月的时间,但随时间的延长,其直径和数量逐渐减少,在去神经期间,运动和感觉终末器官均发生退变,肌肉去神经后功能恢复的时间阈限为 18 个月。感觉器的时间阈限较长,年轻人在伤后 5 年进行修复术也是值得的。

按手术方法分类如下:

神经松解术:手术从正常的部位开始,然后向病变部位解剖,这样才能找到正确的解剖层次和结构并利于识别正常与病变组织的界线。手术主要是切除神经外膜和束膜间的疤痕组织并应注意保存神经的血运。

神经缝合术:神经完全断裂,或切除两端疤痕后缺损<2cm,远近两端游离后端一端对位的无张力缝合。可分为外膜缝合、束膜缝合和外束膜联合缝合(见表 11-6)。

表 11-6　外膜缝合与束膜缝合的选择

神经	外膜缝合	束膜缝合
桡神经	上臂上,中 1/3 段	上臂下 1/3
尺神经	上臂段,前臂中 1/3,腕部以下	前臂上 1/3,前臂下 1/3
正中神经	上臂段,前臂中 1/3,腕部以下	前臂上 1/3,前臂中 1/3

神经外膜缝合:断端应在轴位上准确对位。神经外膜上的血管可作为解剖对位标记。180 度两定点对位神经外膜的全层缝合,如有张力,断端可做少许松解。避免缝线穿入神经束膜下。打结时注意张力恰好使断端对合即可。过分的结扎张力会使神经束变形或堆积。创口闭合后,肢体用夹板固定 3～4 周,夹板拆除后,关节每周伸开 10～15 度。用手术放大镜完成上述手术,如用手术显微镜更好。

神经束的修复：根据外周神经不同水平断面的不同性质和成分的神经束分布位置，将两断端的同一性质的神经束按单根神经束或多个神经束组分别对位缝合。

缝合方法的选择视神经束的性质、神经干的部位、神经组织与结缔组织的比率而定。混合束，神经干的近侧，结缔组织含量少则宜采用神经外膜缝合方法；较单纯的运动或感觉束，神经干的远侧，结缔组织含量多则采用束膜缝合为佳。

神经移植：视其移植物来源不同分为异种、同种异体神经移植和自体神经移植。前两种方法因目前尚未能克服免疫排斥问题尚未广泛应用于临床，下面仅介绍自体神经移植方法。

游离神经移植：神经缺损超过 2cm，两断端的勉强吻合会因张力过大而影响再生。宜采用游离神经移植。通常取材于感觉皮神经，如隐神经、腓肠神经、肋间神经等。

带血管蒂的神经移植：可采用与神经伴行的动静脉血管蒂的吻合以提供神经移植体的供血，如桡神经浅支与桡动静脉、腓浅神经和腓浅动静脉，也可采用静脉动脉化的方法，顾玉东报告用小隐静脉动脉化的游离腓肠神经移植。

非神经性组织的桥接术：血管桥接和肌肉桥接。国内学者将缺损的神经两断端植入就近的健康的肌束内，观察到骨骼肌内有再生的神经纤维生长，结果有待进一步观察。

神经植入术：在神经的远侧和肌肉的近侧均已毁损的情况下将神经的近侧断端分成若干束植入肌肉内，或接长后分束植入。

神经移位替代术：用一功能相对次要的神经切断后缝合于近侧已损毁的重要神经的远侧断端，以期替代其功能。

手术治疗的辅助措施：除显微外科技术外，下列辅助措施对于手术的成功也是不能忽视的因素。术前应有充分时间规划手术，特别是与肌腱、骨骼和血管损伤合并存在时。选择恰当的体位，应用显微外科的设备和座椅以克服因手术时间过长引起术者的疲劳。皮肤的准备和上止血带时应考虑手术范围，包括移植物取材部位。应用气带止血带使术野无血，以便辨认各精细结构对于疤痕区尤其重要，但合并血管损伤者避免应用。通常，上肢气囊压力为 33.33～50kPa(250～375mmHg)，下肢气囊压力为 46.66～73.33kPa(350～550mmHg)，同时应结合系统血压和肢体的大小作适当调整。对于上肢气囊压迫时间不应超过 2.5 小时。如术中需做神经电刺激应在气囊松解后 20～30 分钟进行，连续性尚保存的神经损伤应用术中电刺激和其他如诱发电位等电生理学检查十分必要。

影响神经修复结果的因素：除术者的经验和技术外，下列因素显著影响神经的修复结果：①年龄：儿童的神经生长和调整的潜能远大于成人。②损伤的性质：一般来说，钝挫伤对神经的损伤大于锐器伤。③缺损或切除的长度：越长，神经束截面上的解剖定位的差异越大，越需要精细的操作，结果也相对较差。④损伤到修复的时间：通常在损伤 3 个月后修复，修复越推延，结果越差。⑤损伤的部位及平面：越靠近脊髓或损伤的平面越高，预后越差。如前所述，神经的逆行退变，轴浆流产生的衰竭，终末器官的萎缩均影响预后。损伤部位到神经元的距离越远，再生速度越慢。尺神经损伤，如是在腋窝部，再生速度 3mm/d，如是在腕部损伤，则为 0.5mm/d。

神经再生早期征象的检查：最近侧肌肉的功能恢复是该支配神经再生的最初和最好的标志。临床的肌肉的自主运动功能检查应用神经电刺激方法证实。肌肉自主运动的缺失同样需要神经电刺激的证实，因为生理学的恢复和病人实际能够活动之间尚有一段间隔时间。

神经刺激：金属针置于靠近肌肉的神经支配点的皮下，相距 1cm，采用低强度的电流刺激该神经。

肌电：可以作为动态观察神经再生的常规检查方法。神经再生时，纤颤和去神经电位减少，代之以新生的动作电位。这是肌肉再度神经化的最早的电学变化。应间隔一段时间再检查。由于各神经纤维达到所支配的肌肉的距离不同,它们也不能同时到达所支配肌肉的终板,造成了单个肌肉纤维放电的不同步,呈多相性和低电压的运动电位。肌电检查比临床肌肉运动恢复要早数周乃至数月。

神经电图:记录运动电位通过病损的情况。

神经的恢复以运动功能的恢复为标志,在运动功能恢复后有时还需要神经电刺激试验。感觉功能的恢复需要了解分布区域的感觉恢复情况。电生理检查示跨越损伤部位的神经电位出现。

再生的时间限度:受损的神经显示再生不良或断裂的神经是否需要切除并吻合?需要了解自发再生的恢复时间是多少。肌肉去神经后发生不可逆变化的时间各异,通常为12个月。损伤部位远离重要肌肉时,应尽早手术治疗。

六、臂丛及其他外周神经损伤

臂丛损伤是近年周围神经损伤研究热点,也是临床处理困难的问题。"臂丛损伤"这一名词包括了程度差异很大的非常广泛的传入和传出性损害。应用时应精确限定采用手术的种类及手术的范围才能便于总结交流,学术界对于臂丛损伤的态度形成了保守和积极的两大观点,对其有效的治疗和争议的最终统一,有待于神经再生的生物学研究成果。

臂丛损伤的诊断:

病史:受伤后即刻发生的症状,伤后第一天的运动和感觉障碍,以便比较。

查体:精确确定损伤部位。臂丛的哪些成分损伤?这些损伤是部分性的,还是完全性的?

电生理学检查:神经动作电位和运动及体感诱发电位。

其他检查:X线平片用于骨折,血管造影用于血管损伤。

臂丛神经损伤的诊断分四层考虑:①有无损伤?②损伤部位是在锁骨上抑或锁骨下?③进一步明确该损伤是根、干、束、支的损伤?④如果根性损伤,在节前抑或节后?

耸肩无力,斜方肌萎缩提示上干节前的根性撕脱伤;Horner 征提示下干的节前性损伤,电生理学检查有助于节前和节后损伤的鉴别,在决定手术是否对臂丛损伤有益时,判定损伤是否累及神经根及是背根神经节前或节后是十分必要的。损伤部位椎间孔内的根性损伤还是椎间孔外的脊神经或神经丛损伤,抑或同时存在?神经根的撕裂往往造成人口处的脊髓损伤。这种损伤常是慢性疼痛的原因。如近侧神经根受累,损伤可能很难恢复,至少造成椎旁肌、前锯肌(C_5,C_6,C_7-胸长神经)、菱形肌(C_5,C_6-肩胛背神经)和膈肌(C_2,C_3,C_4-膈神经)麻痹,Horner 氏综合征常提示 T_1 和 C_8 的节前损伤,正中、桡、尺神经分布区的感觉丧失,但这些神经的感觉诱发电位存在提示节前损伤。如感觉诱发电位也消失,节前和节后双重损伤不能除外。一般说来,累及 C_8 和 T_1 神经根,下干,和内侧索的损伤手术效果较臂丛上部成分的损伤差。

臂丛损伤的预后与多种因素有关,主要取决于神经损伤部位距离所支配的肌肉距离,损伤的严重性和损伤范围。在考虑损伤范围时,除损伤水平外,还与累及的特定结构有关。如 C_6 神经根、中于或后索。当决定手术适应证和手术时机时,应具体研究在臂丛不同水平上的不同成分神经的连续性,功能丧失的完全性的损伤的局限性如何。锐性切割伤适合一期手术吻合,钝性撕裂伤适合二期修复,火器伤或外科意外的损伤适合临床和肌电随访数月后,视其恢复情况再作决定。牵拉伤常无局限性损伤,应随访更长时间,如4～5个月。此外,从受伤到手术的间隔时间对预后也有严重影响,迁延时间很长的去神经状态造成终板和肌肉的不可逆性变化。由于神经再生由近至远缓慢地进行,远侧的结构遭受较长的去神经状态。丧失感觉的手,即使运动功能恢复,也很难使用。这一时间距离概念对于臂丛损伤的治疗尤其重要,手术应在伤后尽早进行。

臂丛损伤的症状：

臂丛神经损伤多为上臂过度牵拉所致损伤，如产伤。按受累的范围分为：

臂丛完全性损伤：手、前臂和上臂全瘫，感觉除上臂部分保留外其余也全部丧失。

臂丛上部损伤：$C_5 \sim C_6$ 受累，上肢下垂，内收，不能外展。前臂不能旋前旋后和屈曲，手的运动保留。

臂丛中部损伤：C_7 受累，肱三头肌和前臂伸肌瘫痪。

臂丛下部损伤：$C_8 \sim T_1$ 受累，前臂屈肌和手的内在肌群瘫痪。

外科治疗计划：神经损伤后应立即进行临床检查，常规 X 线检查，并制定康复治疗计划，第 8 周时应有电生理的检查。第 12 周时病人应达到恢复的高峰。这样的病人可以随访 6 个月，每月检查一次。如果在伤后第 12 周仍无恢复表现提示手术探查指征。入院病人进行病史、临床及电生理检查，必要时进行椎管造影或 MRI 检查。比较臂丛的手术能够解决什么问题？骨骼和软组织的再建又能解决什么问题？如果是多个神经根的撕裂，就没有必要进行神经再建而应考虑矫形科手术重建其功能。

肌皮神经损伤：肱二头肌、喙肱肌和肱肌瘫痪，前臂不能屈曲和旋后。

桡神经损伤：常见于肱骨中段骨折，应用止血带和麻醉术后的合并症。高位损伤在肱三头肌支之上，整个桡神经完全瘫痪。表现为上肢各伸肌全部瘫痪。损伤位于上臂中部，肱三头肌功能保留，垂腕，损伤在上臂下 1/3 至前臂上 1/3，肱桡肌、旋后肌和腕伸肌运动功能保留。损伤在前臂中部，伸掌指关节功能的丧失，无垂腕。在腕部的损伤不造成运动功能的缺失。桡神经损伤不影响由骨间肌及蚓状肌控制的指间关节动作。桡神经支配大块肌肉并且距离损伤部位较近，自发神经再生和手术修复均可获较好结果。在肱骨中段的损伤伴随功能的完全丧失应随访，如无好转，伤后 2～3 个月手术暴露，远端易位吻合或移植。肘关节水平的损伤常累及后骨间神经，手术较近侧损伤要复杂，手术效果仍较好。但拇长伸肌的功能较难恢复。前臂背侧损伤常累及后骨间神经的分支，造成手术修复的困难。

正中神经损伤：常见于前臂的切割伤。在上臂的损伤前臂不能旋前，前三指无力，拇指和食指不能过伸和对掌在前臂的损伤拇指不能外展、屈曲和对掌。大鱼际萎缩，桡侧三个半指掌面的感觉丧失或减退，尤其是食指和中指远端实体觉丧失是正中神经损伤的重要特征。多数正中神经的损伤都需要手术修复。即使是近侧水平的损伤，这样拇指和食指的感觉和对掌功能可望恢复，前臂和腕关节水平的损伤均应修复，此神经有较强的再生倾向。

尺神经损伤：肘以上的损伤拇指外展掌指关节过伸末节屈曲小鱼际萎缩小指不能对掌骨间肌萎缩，指间不能开合形成爪形手状，如合并正中神经损伤出现"猿手"。尺神经近侧的损伤较难获得手的功能恢复，但在肘关节及以下水平的损伤应手术修复，以避免尺侧的爪形手畸形。

胫神经损伤：跟腱反射消失足和趾不能屈曲，不能内收行走时足跟着地，骨间肌萎缩呈爪形足。小腿后面，足及足跟外侧，足底感觉障碍。

腓总神经损伤：在同一或同等致伤条件下，较之胫神经更易受损。症状为足和趾的背屈功能丧失，呈内翻垂足状，行走时呈跨阈步态，小腿的前外侧，足背感觉障碍。

坐骨神经损伤：后果严重。除兼有上述两个神经损伤的症状外，膝关节强直性过伸，大腿外旋无力。髋关节骨折和脱位或此区的手术意外损伤由于极靠近端，手术困难，自发再生因过长，也很难获得良好功能。发生在臀部水平的注射性损伤，如果其分支或全部神经的功能永久性丧失，或是非灼性神经痛经药物治疗不见好转，均应早期手术探查。坐骨神经的锐器损伤最好的治疗是手术修复。钝性的断裂伤最好在伤后 2～4 周手术，端一端吻合常难以实现，需神经移植。

股神经损伤：极少见，多因手术损伤，支配髂腰肌、股四头肌、缝匠肌和部分耻骨肌，损伤后屈胯和伸膝，功能丧失。通常采取较积极的态度手术修复。

（李春亮）

第二节　外周神经肿瘤

一、外周神经肿瘤的分类

外周神经肿瘤尚无统一分类。目前较通用者为 willer 分类(见表 11-7)。

表 11-7　Willer 分类

非肿瘤性的增生	
	创伤性神经瘤
	局限性增生性神经病
	血管周围 Schwann 氏细胞增生
	假性神经囊肿
神经鞘的肿瘤	
	神经鞘瘤
	颗粒细胞性神经瘤
	神经纤维瘤
	多发性黏液性神经瘤
	恶性肿瘤
神经细胞源性肿瘤	
	神经母细胞瘤
	神经节母细胞瘤
非神经源性肿瘤	
	嗜铬细胞瘤

二、外周神经肿瘤的临床诊断

临床症状:肿块和疼痛,或功能缺失,鉴别诊断相当困难。区别于其他组织来源的皮下肿块是肿物垂直于神经走行的方向上有良好的活动度,在平行方向上活动度差。触诊有疼痛或麻木感,可向肢体远端放散。

辅助检查:CT、MRI 有助于确定肿瘤的范围,个别情况下需血管造影或椎管造影。对于脊柱附近的疑诊为神经肿瘤者,对其向内侧的延伸尤要注意,哑铃形的神经纤维瘤常需与脊柱外科配合处理。

术中诊断:肿物与神经结构的解剖关系,是否随肌肉收缩而运动? 有无波动? 是传导性抑或膨胀性波动? 以资与肌肉、肌腱和血管的肿瘤鉴别。对于判断不明者,不应盲目地采取活检,以免造成神经损伤。

三、外周神经鞘瘤

常发生于感觉性的颅神经、脊神经的后根和外周大的神经干的屈侧。据国内资料,发生于颅神经者,占颅内肿瘤的9.5%,居第三位。发生于椎管内者,占椎管内肿瘤的47.13%,居首位。发生于外周神经者,占外周神经肿瘤的46.4%。女性多于男性,约为2:1,颅内最常见于位听神经(前庭支),偶见于三叉神经,最常见的部位在颅内是桥小脑角,在脊柱是感觉神经根,均为神经外膜肿瘤,鲜有穿越软膜者。多发者,也可能是Von Recklinghausen氏病的表现之一。

肉眼外观:坚实,圆形,有时呈分叶状,境界清楚,有被膜。肿瘤较大时可发生囊变。切面呈黄色橡胶样韧性,有时与脑膜瘤在肉眼上难以区分。

镜下病理:神经鞘瘤在解剖上由致密性和疏松性组织构成。致密区由长形双极细胞索条编织而成,栅栏状排列的肿瘤细胞(Verocay小体),是神经鞘瘤的特征性表现,在脊神经比在颅神经多见。疏松组织有多形性,通常为星形细胞组成,彼此分离,其间隔以蜂巢样伊红基质。典型的泡沫样吞噬细胞散布其间。囊变多发在疏松区。

发生于四肢者,多分布在关节的腹侧面,局部表现:局限性肿块,局部有压痛并沿神经干向远端放散。在与神经长轴方向上不活动,与其垂直的方向有良好的活动度。发生在位听神经者表现为典型的桥小脑角综合征。

神经鞘瘤属良性肿瘤,外科切除可获良好结果。

四、神经纤维瘤

神经纤维瘤起源于外胚层,但可累及中胚层和内胚层,性质属错构瘤。据黄文清统计,神经纤维瘤占神经系统肿瘤的11.5%,占周围神经肿瘤的31.76%,发病年龄从新生儿到老年人均可发生。身体任何部位的皮下组织,周围神经干和神经根均可发生。罕见于颅内神经根,常见于外周神经。

病理:镜下以神经纤维(被膜)为主,神经轴索为辅,Schwann细胞、结缔组织也参与其间,境界不清,无被膜。肿瘤本身为梭形膨大的神经干。

神经纤维瘤,对于大多数病例来说,切除后将导致该神经的功能障碍。术中通常不能发现明显的肿块,见到的是神经纤维的梭形肿胀,可区分出肿瘤的两极。实质性的病变不如神经鞘瘤多见。沿神经长轴切开神经外膜后,可见肿胀的神经束,直径各不相同,选择一根半透明的光亮肿胀的神经束,切取5mm长快速切片病检。少数情况下,肿瘤成肿块状,可以切除,保留较为正常的神经束。如神经必须切断,可应用隐神经移植。

肿块型的神经纤维瘤是否应该切除,可有如下选择:①做神经束活检。此一选择应是神经功能良好,病变无恶性征兆。神经纤维瘤生长极缓慢,更多表现为缺陷性病变特性而不是真正的肿瘤特性。这样的病人可随访6个月,如无肿块明显生长和神经功能缺失,即不作进一步的外科处理。受累神经干的切除和神经移植不能获得更满意的结果。②显微外科切除肿块型的神经纤维瘤,尽可能地保留神经的完整性。③肿块切除并神经移植。适用于不重要的小的神经。

五、多发神经纤维瘤

又称Von Recklinghausen氏病,属常染色体显性遗传病,为神经皮肤综合征之一。占神经系统肿瘤的

3.04%,周围神经肿瘤的8.4%。女:男=1.85:1,从新生儿到老年均可发生,16~40岁占64.9%,10~20岁和50~70岁为两个发病年龄高峰。Schenkein报告此类病人血清内神经生长因子活性增高。

病理表现为成纤维细胞和Schwann氏细胞增生,12%的病人可能恶变,神经干的近端和深部病变易恶变。

临床表现为多发的皮肤结节,皮肤色素斑(牛奶咖啡色斑)和神经纤维瘤样的象皮病,多发的周围神经纤维串珠样增生,有的还伴有智能低下或其他疾病。

根据累及的成分和范围分如下类型:

区域性神经瘤病:以丛状神经瘤为特征,受累区域的皮肤呈象皮样增厚,变形。

全身性神经纤维瘤病:多发性皮肤结节并常有色素沉着。颅神经干和深部脊神经干也可受累。

深部周围神经干型:周围神经干受累,皮肤表现轻微。

颅神经干型:常与上型同时存在,颅内、颅外段均可受累,常累及位听神经且以双侧性者为多,比单纯神经鞘瘤的发病年龄低。

并发脑瘤和脑瘤样病变,如脑膜瘤、胶质瘤等。

对于多发神经纤维瘤病,外科医生必须确定病人的症状是由该神经受累引起的。如果是单一肿块,应手术探查并作病检以确定是神经鞘瘤、神经纤维瘤或恶性的神经瘤,然后视其性质再作进一步处理。多发神经纤维瘤病也可是广泛的编织成丛状的肿块形病变,这累及与神经干的神经纤维瘤有明显不同。如为避免复发,或因肿块、疼痛或神经症状有时需做根治性切除。

六、其他外周神经肿瘤

外周神经元肿瘤:此肿瘤由成熟的神经元、神经突起、Schwann氏细胞和胶原组成。多见于儿童和青年。应与神经鞘瘤和神经纤维瘤鉴别。

神经节母细胞瘤,多发于纵隔和后腹膜、肾上腺、腰背部的脊神经节。较大,圆形,均一发生于脊神经者多为哑铃形或形状与正常的神经节相似,但体积较大。颅底肿瘤中也有少数报道。

神经元母细胞瘤:是一种胚胎性的神经元肿瘤。通常发生于四岁以下的儿童。是具有局部浸润和转移性质的恶性肿瘤。肾上腺和腹部交感神经节为好发部位。外观呈灰色,有被膜,大而软常呈分叶状,境界清楚,常伴有囊变,出血,甚至钙化。镜下可见由未成熟的原始神经元组成。据说有转变为神经节母细胞的可能。患有神经节母细胞瘤的病人尿内可发现儿茶酚胺类分泌增多。此肿瘤也可发生靠近筛窦的鼻腔内,可波及到脑,多为年轻人。生长缓慢但可复发或转移。

神经节—神经元母细胞瘤:兼有两者的特性。

化学感受器瘤:以颈静脉球瘤相对多见。

嗜铬细胞瘤:多发生在肾上腺髓质。

七、恶性外周神经肿瘤

外周神经的恶性肿瘤多为极其危险的肿瘤。5年生存率很低,肿瘤沿神经干扩展并血行转移到肺和肝脏。放射治疗和化疗鲜有帮助。因此,一旦发现,应积极做广泛的根治性切除。

(李春亮)

第十二章　眩晕

一、概述

眩晕确切的发病率目前尚缺少较为一致的流行病学结论。德国在 5000 名居民中随机调查的患病率为 7.8%,发病率高达 4.9%;西班牙瓦伦西亚地区 10000 名居民随机调查的发病率 1.78%;意大利伦巴第地区急诊就医患者中头晕占 3.5%;我国江苏省在 6000 人的随机调查中,眩晕的患病率为 4.1%。全美目前虽无眩晕的准确流行病学资料,但针对头晕显示,在全美范围内,急诊就医的患者中有 2.5%~3.3% 为头晕患者,即每年有近 8000000 名患者。最近更有报道头晕的患病率高达 35.4%,从某种程度上反映出头晕的发病率可能比原先了解的更高。女性比男性更容易患眩晕;随着年龄增长,眩晕的患病率呈增长趋势。

眩晕指的是自身或环境的旋转、摆动感,是一种运动幻觉,往往是前庭系统病变的结果。头昏指的是自身不稳感,既可以是前庭病变的恢复期或后遗症期的结果,也可以是深感觉或视觉系统病变的结果。头晕指的是头脑不清晰感,通常是皮质功能障碍的结果。眩晕和头晕的发病机制各异,有时两者是同一疾病在不同时期的两种表现。

(一)眩晕的病因分类

无论眩晕还是头晕,仅仅都是一种症状,其病因众多。根据疾病发生的部位,眩晕或头晕往往分为耳源性(周围性前庭病变)、中枢性(各种位于脑干、小脑和颅颈交界区的病变)、心理疾病相关性(主要是广场恐怖、焦虑和抑郁)、运动病(晕车、晕船、晕机和登高性眩晕)、全身性疾病相关性(血液病、内分泌疾病、心脏疾病、低血压、电解质紊乱和眼部疾病等)和原因不明性。耳源性眩晕占 30%~50%,其中良性位置性眩晕(BPPV)发病率居首病种首位,其次为梅尼埃病和前庭神经炎;中枢性眩晕占 2%~30%;心理疾病相关性头晕占 15%~50%;全身性疾病相关性头晕为 5%~30%;在现有的医疗技术水平下,至少有 15%~25% 的眩晕,原因不明。

(二)眩晕的主要辅助检查技术

1.眼震电图(ENG)　是诊断前庭病变的最重要的辅助检查,眼震视图(VNG)的应用使得眼震的观察更加清晰和容易。检查包括扫视、平衡跟踪、凝视、位置试验和冷热试验等步骤,通过定量分析,判断前庭的功能;其中冷热试验是检查半规管功能的主要手段。冷热试验中的刺激程度大致与旋转试验中的 0.002~0.004Hz 相当。

2.转椅试验　是对眼震电图技术的重要补充,并佐证 ENG 结果的正确性。对双侧前庭功能低下者效果更好。转椅试验常用的刺激相当于 0.01~1.28Hz。

3.前庭自动旋转试验(VAT)　与 ENG 和转椅试验不同,VAT 主要根据高频旋转(1~5Hz)刺激原理,检测前庭—眼反射功能。

4.听力检查　常用的有纯音听阈检查、声阻抗测试、耳蜗电图和听性脑干反应。

5.内听道薄层 CT 或 MRI 内耳水成像　从解剖上了解前庭和耳蜗的形态结构。

6.前庭诱发肌源性电位(VEMPs)　主要用于前庭下神经、前庭侧核、前庭丘脑束及同侧胸锁乳突肌运动神经元通路病变的检查,目前在评价前庭下神经(相对于 ENG 主要用于评价前庭上神经)有一定价值。要求病人密切配合,目前主要在个别科研单位应用。

7.其他　神经及内耳影像学、血液和脑脊液的常规、生化和免疫学检查对诊断眩晕病因有重要的价值。

(三)眩晕的一般治疗

病因治疗至关重要,但遗憾的是,目前近 33% 甚至更多的眩晕难以明确其病因。对症治疗的目的是为了减轻眩晕发作期的眩晕感受、镇吐、控制心悸等。目前临床上常用的前庭抑制药主要分为抗组胺药(异丙嗪、苯海拉明、美克洛嗪)、抗胆碱能(东莨菪碱)和苯二氮䓬类,上述药物既可能控制眩晕症状又可以镇吐。镇吐药有苯酰胺衍生物(甲氧氯普胺)、吩噻嗪类(氯丙嗪)、丁苯酞等,有时可与前庭抑制药合用控制某些严重眩晕症状。前庭抑制药主要通过抑制神经递质而发挥作用,但如果应用时间过长,就会抑制中枢代偿机制的建立,所以当患者的急性期症状控制后就应停用;不能用于前庭功能永久性损害的患者,非前庭性头晕一般也不用前庭抑制药。对于药物难以控制的持续性重症眩晕患者,需考虑内耳手术治疗。

前庭康复训练主要针对因前庭功能低下或前庭功能丧失而出现平衡障碍的患者,这些平衡障碍往往持续了较长时间,常规药物治疗无效。常用的训练包括适应、替代、习服、Cawthorne-Cooksey 训练等,其目的是通过训练,重视视觉、本体觉和前庭的传入信息整合功能,改善患者平衡功能、减少振动幻觉。

(四)眩晕的外科治疗

当眩晕由周围迷路或前庭神经引起时,起初患者症状较为强烈,随后症状慢慢消失。如果病变为自限性或病情稳定(如急性病毒性迷路炎),一般不会发生症状波动或进行性前庭功能障碍。在多数病例中,前庭中枢通过适应从外周传入的感觉信号变化,起到代偿作用,从而缓解眩晕症状。然而某些不良因素可能阻碍这种代偿或导致晚期的失代偿。与此类似,在一些疾病,如前庭神经鞘瘤中,前庭功能代偿尽可能使前庭功能丧失的症状变得最轻,而导致隐匿的进行性前庭功能下降。然而如果病情变化不稳定或者呈快速进展,就不可能进行中枢代偿,只能通过药物或手术治疗。梅尼埃病就是这类疾病中的典型代表,耳功能波动在正常迷路功能和导致严重前庭蜗神经功能障碍之间。通过消除根本的病因或毁损患侧耳的前庭功能,稳定功能波动的内耳,这种前庭手术多数都会取得成功;然而,如果患者的迷路病变稳定但不能进行中枢性前庭功能代偿,那么前庭手术基本不会取得成功。

某些去除单侧前庭功能的手术,对于治疗任何一种外周性前庭疾病都是有效的,如迷路切除术和前庭神经切断术。医生必须明确迷路功能波动或恶化的原因,并准确鉴定出哪侧为患侧。如症状加重是由于中枢代偿较差或外周前庭功能受损后的晚期代偿所致,前庭功能毁损手术可能不会有效。

1.前庭神经切断术　当患侧耳仍然保留有效听力,手术治疗应要考虑选择性切断前庭神经,保留骨迷路的结构和听觉纤维。早在 20 世纪 30 年代,Dany 和 McKenzid 就各自报道了通过枕下开颅选择性切断第Ⅷ对脑神经的一组病例。Dandy 的枕下前庭神经选择性切断的长期随访显示,眩晕的完全缓解率为 90%,这种手术现在仍然被广泛应用。在 20 世纪 70 年代,Fisch 和 Glasscock 推广了颅中窝入路内听道内前庭神经切断术。目前常用的手术入路为经乙状窦后-内听道入路、经迷路后入路及联合迷路后-乙状窦后入路前庭神经切断术。

以经枕下外侧入路为例,距耳后行直切口,切开软组织达枕骨鳞部。钻孔后成形骨窗,向上显露横窦下缘,向外显露乙状窦后缘,为此,乳突可切除些。瓣状切开硬脑膜,切开蛛网膜,看到听神经和面神经进入内耳孔。寻找听神经中前庭神经和蜗神经之间的裂面,辨识这一解剖标志需用手术显微镜高倍率下观察,有以下几点有助于分辨两者间的裂面:①前庭神经略呈灰色,蜗神经则偏白色;②前庭神经较细,蜗神经较粗;③裂面之间常有微血管;④裂面常常在听神经前面更易看出,并在裂面内可看到中间神经。如在小脑脑桥三角区看清此裂面,即应用显微刀将前庭神经纤维切断,保留蜗神经纤维。如在小脑脑桥三角区无法看清裂面,即将内耳道后壁上的硬脑膜切开,应用高速微型钻磨除内耳道后壁。在内耳道内前庭神经与蜗神经之间的裂面比较恒定、容易辨出,即可准确地切断前庭纤维。

主要并发症有感音性聋,主要是由于蜗神经损伤时;脑脊液漏及颅内感染发生率较低;面瘫多为暂时性,由于过分牵拉所致;低颅压综合征由术中脑脊液丢失较多引起,经输液可好转。

2.迷路切除术　任何原因引起的持续性或复发性单耳迷路功能障碍并伴有严重的感音性聋,可考虑行迷路切除术治疗。患者必须认可经过评估患侧耳的听力已经无效,因为迷路切除术会使残存的听力完全丧失。

经乳突入路迷路切除术能够完全显露和切除全部半规管椭圆囊和球囊,从而最有效地缓解眩晕症状。经前庭窗迷路切除术虽然很少能够完全切除前庭神经上皮,但是由于能从外耳道进入内耳,该手术仍受到一些人的青睐。经颞叶入路的手术技术性要求很高,需要熟练掌握颞骨特别是前庭迷路的解剖。

迷路切除术的缺点是同侧听力丧失和术后一段时间的眩晕,眩晕最终可以被前庭功能所代偿。迷路切除术的并发症包括由于神经上皮不完全性破坏所引起的持续眩晕症状、脑脊液漏及面神经损伤。

3.外淋巴瘘修补术　如果患者确诊为外淋巴瘘且对非手术治疗效果不佳,可考虑行鼓室探查术。探查术应尽量在局部麻醉下进行。翻起鼓膜耳道皮瓣后,从骨性外耳道的后上壁切除骨质直到完全暴露前庭窗。尽量切除黏膜皱褶及圆窗龛中吸出蓄积的液体以观察是否存在渗漏,虽然一般这种现象是由于局部麻醉和组织液渗出所引起。单独出现这种现象不能确诊外淋巴瘘,医生应该检查在骨迷路中是否存在异常裂隙,特别是在前庭窗的前方和圆窗的下方。任何怀疑有病变的位置或者明显缺损的地方,应该使用周围黏膜修补,并用结缔组织填补以保证修补可靠。

4.良性阵发性位置性眩晕的手术治疗　Gacek 提倡单神经切除术治疗 BPPV,其手术方式为选择性切断前庭下神经中支配后半规管的分支。从内听道后方至后半规管壶腹部之间的单孔处切断神经分支。然而,这种手术对术者的技术要求较高,但已逐渐被操作更简单的后半规管阻塞术所取代。

Parnes 引入了外科阻塞后半规管治疗 BPPV 的概念。乳突全切除后,水平半规管和颅后窝硬脑膜之间可见后半规管的顶部。可使用金刚石磨钻磨除后半规管骨性部分,直到通过残留的薄层骨质可看到一条暗线为止。用精细的手术器械切除剩余骨质并打开半规管腔,注意避免损伤膜半规管或抽吸外淋巴液。通过在迷路切开处放置一小块条状可吸收材料,轻轻移开外淋巴。通常可以看到膜半规管管腔,其中一块朝向壶腹部,另一块朝向半规管总脚。将乳突切开时收集的湿骨粉填入腔内以修补迷路切开部分。在半规管顶部上置入骨蜡或大块的鼓膜以巩固上述修补。

在半规管阻塞术后,患者可能出现轻至中度的站立不稳,但通常在 24～48h 就能适应并出院。骨迷路开放后存在反应性迷路炎及感音性聋的风险。

总之,一定的外科手术方法仅能用于特定的疾病。其中一些手术被广泛认可是合理有效的,如行后半规管阻塞术治疗顽固性 BPPV。其他特异性手术,如治疗梅尼埃病的内淋巴囊手术、外淋巴瘘修补术及听神经微血管减压术都存在很大争议。治疗的成功依靠正确的诊断和有效术式的选用。

二、无听力障碍的周围性眩晕

(一)良性发作性位置性眩晕

良性发作性位置性眩晕(BPPV)患病率居诸病因之首。各种原因造成脱落的耳石颗粒进入半规管,人体在体位变动过程中出现短暂的自身或外界旋转感，其中85％～90％发生于后半规管，5％～15％见于水平半规管，罕见于前半规管和同时累及多个半规管。眩晕发作具备与头位变化的唯一相关性，而且没有耳蜗症状。

临床上绝大多数BPPV属于"管道耳石型"，其特点为：①发作性眩晕出现于头位变动过程中；②Dix-Hallpike手法检查是重要的诊断手段，BPPV须具备以下几点，如检查过程同时诱发眩晕和眼震，头位变动与眩晕发作及眼震出现之间存在5～40s的潜伏期，诱发的眩晕和眼震强度一般持续在1min之内，表现为"由弱渐强——由强减弱"。Dix Hallpike手法检查时，患者由卧位坐起时，常能诱发眩晕并发现"反向眼震"。

极少部分BPPV属于"壶腹嵴耳石症"，与"管道耳石"区别在于Dix-Hallpike手法检查时眼震无潜伏期、持续时间长。对拟诊"壶腹嵴耳石"的BPPV，常常需要与颅后窝及高颈段病变相鉴别，特别注意仔细询问眩晕的发作特点、伴随症状，认真的神经系统查体和必要的神经影像检查，以避免误诊和漏诊。Eply或Simon手法复位，可作为主要的治疗措施或用于诊断性治疗。

（二）前庭神经炎

前庭神经炎也称为前庭神经元炎（VN）。20％～80％的患者在病前数天或数周内有上呼吸道感染或腹泻史，剧烈的外界旋转感常持续数天，伴随剧烈的呕吐、心悸、出汗等自主神经反应，自发性眼震快相指向健侧。ENG检查可见病耳前庭功能低下，纯音听阈测试正常，但超高频听力检查或脑干听觉诱发电位测试可能异常。大多数周后自愈，少见复发。急性期治疗需应用糖皮质激素，而抗病毒药物效果不肯定；恶心、呕吐等自主神经反应症状得到控制后，需要及时停用抗组胺和抗胆碱药物，否则会阻碍中枢代偿机制的作用而延缓病情恢复，同时鼓励病人尽早活动进行前庭康复。

（三）丹迪综合征

本病也称双侧前庭神经病。有耳毒性药物应用史、内耳或脑膜感染、外伤、放疗等均可造成双侧前庭损害，约有20％患者的病因不详。耳毒性药物常常同时造成耳蜗和前庭损伤，但部分病人可仅出现前庭损害而没有听力障碍。永久性的双侧前庭损害表现为振动幻视、缓慢进展性的自身不稳感，甚至倾倒，常发生在直线运动时，运动停止后即自动消失；个别患者出现发作性眩晕。冷热试验、旋转试验和前庭自旋转试验发现双侧前庭功能明显减退。前庭康复训练对少数病人有效。

（四）变压性眩晕

变压性眩晕（AV）是指在飞行或潜水过程中，因中耳内外压力差突然变化而造成短暂性眩晕。眩晕通常持续数秒到数分钟，个别可达10min，个别患者可能伴有咽鼓管或中耳器质性病变；患者一般不会出现听力障碍。咽鼓管或中耳功能检查可有异常，眼震电图和听力检查对AV诊断没有帮助，但对发现伴随的器质性耳病具有价值。对于无中耳和内耳器质性病变的AV无须特殊治疗。

（五）前半规管裂综合征

前半规管裂综合征（SCDS）即前半规管弓上隆起存在骨裂，当强声刺激时，诱发眩晕、视物摆动，部分患者可出现听觉过敏或传导性听力损害，半数患者可由中耳压力或颅内压改变诱发症状，成人多见。ENG检查往往无阳性发现，听力表现为低频区轻度传导性聋，薄层CT和快速自旋回波重T_2加权MRI扫描可证实前半规管骨性缺损。手术修补是最佳治疗方案。

Tullio现象：强声刺激内耳引起眩晕的现象。多见于前半规管裂综合征，也可见于外淋巴瘘、梅尼埃病、前庭神经炎等。

三、合并听力障碍的周围性眩晕

（一）梅尼埃病

发病率无性别差异,20 岁之前和 70 岁之后首次发病少见,尽管曾有膜迷路积水的假说,但确切发病机制仍不清楚。每次眩晕发作常常持续数十分钟至数小时,伴有剧烈的恶心、呕吐等自主神经反应症状。发作间期的前庭功能检查有 30%～50%患者的一侧前庭功能低下,25%患者的前庭功能正常。

该病同时表现为渐进性聋,早期感音性聋主要发生在低频,可有听力波动,发作间期听力可部分恢复;随病情进展,高频听力也出现损害,疾病中期中高频听力相对保留,听力图可表现为倒 V 形。耳鸣、耳胀满感可能早于眩晕发作。眩晕可频繁发作,也可间隔数年而无发作。

诊断依据:①发作性眩晕 2 次或 2 次以上,持续 20min 至数小时。常伴自主神经功能紊乱和平衡障碍。无意识障碍。②波动性听力损失,早期多为低频听力损失,随病情进展听力损失逐渐加重。至少一次纯音测听为感音神经性听力损失,可出现重振现象。③可伴有耳鸣和(或)耳胀满感。④前庭功能检查,可有自发性眼震和(或)前庭功能异常。⑤排除其他疾病引起的眩晕,如 BPPV、迷路炎、前庭神经炎、药物中毒性眩晕、突发性聋、椎-基底动脉供血不足和颅内占位性病变引起的眩晕。可疑诊断(梅尼埃病待诊)部分符合上述诊断标准者。

临床分期:①早期,间歇期听力正常或有轻度低频听力损失。②中期,间歇期除 2kHz 外,低、高频率均有听力损失。③晚期,全频听力损失达中重度以上,无听力波动。

梅尼埃病患者需要限制食盐摄入,急性发作期需应用前庭抑制药,而利尿药、钙通道阻滞药、血管扩张药等并未证实有效,内科治疗失败后,可考虑庆大霉素鼓室内注射或行内淋巴囊减压、切断前庭神经或迷路切除等手术。

勒莫叶综合征:指当眩晕再次发作时,已有听力下降的患耳,听力突然改善并维持数天或数周,下次眩晕发作时听力又降至原有的损害水平;这是梅尼埃病的少见现象。

特玛金猝倒:指突发猝倒,但意识清楚,发作前可伴或不伴短暂的身体不稳感或眩晕发作,是梅尼埃病和偏头痛性眩晕的少见表现。

（二）迷路炎

迷路炎是病原微生物经全身血液循环感染内耳或邻近组织感染直接侵入内耳的结果,根据感染的部位和性质,一般分为三类迷路炎:①局限性迷路炎,多由慢性化脓性中耳炎或乳突炎侵蚀骨迷路所致,病变局限于骨迷路。②浆液性迷路炎,是以浆液或浆液纤维素渗出为主的内耳眩晕程度较重,是局限性迷路炎未治疗的结果。③急性化脓性迷路炎,化脓菌破坏骨迷路和膜迷路。在急性化脓期,患者因重度眩晕而卧床不起,喜卧向健侧;患耳听力急剧下降;体温一般不高;但若有发热、头痛,须警惕感染向颅内蔓延。代偿期,即急性期症状消失后 2～6 周眩晕消失、患耳全聋、冷热刺激试验无反应。三种情况均需在感染控制后,及早手术。

（三）外淋巴瘘

外淋巴瘘(PLE)是指先天或某种后天原因(外伤、剧烈咳嗽、用力擤鼻、用力举重物、减压病等)导致圆窗膜、前庭窗膜或内耳与中耳间隙破裂,使得外淋巴液流入中耳,出现突发性的感音性聋、耳鸣、眩晕等症状。瘘管试验阳性率 45%,而头位性眼震检查更为重要。与 BPPV 位置性眼震不同,PLE 眼震无潜伏期或极短、持续时间长、无疲劳现象或很缓慢、头位悬垂时比患耳向下时更易出现眼震。确诊需内镜看到瘘口。休息、对症治疗 2～3d 或以后无效者,考虑手术修补瘘口。

（四）突聋

突聋与病毒感染、内听动脉或后循环血管闭塞、免疫介导、精神紧张、膜迷路破裂等多种因素有关。多数病人在数分钟至数小时内、个别病人在 3d 内逐渐进展为中至重度的单侧耳聋。耳鸣可为首发症状，同时随即出现听力迅速降低。33%~50% 的病人出现外界自身旋转感。听力图显示中至重度神经性聋，耳蜗电图显示蜗神经损害。应予以及时治疗，应用糖皮质激素；应用血管扩张药，稀释血液，以及降纤、溶栓治疗，以免延误因内听动脉或其他后循环血管严重缺血所致的突聋；应该使用 B 族维生素与维生素 E 等以促进代谢。若有病毒感染史，可加用抗病毒药。可试用高压氧治疗。急性期可应用前庭抑制药。

四、前庭中枢性眩晕

前庭中枢通路的任何性质的器质性病变均可导致眩晕或头晕。除眩晕或头晕外，绝大多数病例有伴随的其他神经系统损害症状和体征，影像学、电生理和脑脊液等辅助检查可确诊；垂直性眼震表明中枢病变。常见引起中枢性眩晕的疾病有颅底畸形，小脑或脑干梗死、出血、肿瘤、炎症、脱髓鞘等，第四脑室肿瘤，听神经瘤，部分低颅压或高颅压综合征。少见和进一步说明的中枢性病因有偏头痛性眩晕、椎-基底动脉供血不足、颈性眩晕、外伤后眩晕和部分药物性眩晕。真正的眩晕性癫痫罕见。

（一）偏头痛性眩晕

偏头痛性眩晕（MV）表现为中度或重度的发作性前庭症状，包括旋转性眩晕，其他自身运动错觉，位置性眩晕，头动耐受不良是由于头动引起的不平衡感或自身、周围物体运动错觉。诊断时应注意眩晕合并偏头痛，或具备偏头痛个人史或家族史，或眩晕发作时具有畏光、惧声、活动明显加重等偏头痛样伴随症状。需排除其他原因，并且按偏头痛防治有效。在发作期以对症治疗为主，而间歇期按偏头痛予以预防用药。

（二）后循环缺血性眩晕

Millikan 在 1995 年提出了椎-基底动脉供血不足（VBI）这一概念，现称为"后循环缺血性眩晕"。随着人类对脑血管病认识的不断提高，尤其是影像学和血管辅助检查技术的快速发展，临床上目前不仅能轻松地确诊脑梗死和 TIA，而且能比较准确地判断责任血管的病理状态。相对而言，对于介于正常和梗死之间的脑组织缺血状态，以上检查的敏感性相对低、发现的机会少。故诊断需要具备：①影像学除外了脑梗死。②主要表现为短暂的发作性眩晕，没有复视、共济失调、猝倒、短暂意识障碍等表现，否则考虑 TIA。③高刺激率 ABR、视动检查提示内耳缺血。④排除其他原因造成的眩晕。⑤具备患脑血管病的危险因素。⑥对有大血管狭窄者，诊断 VBI 时应注明血管狭窄的部位和程度。其治疗应按照缺血性脑血管病防治原则用药。

（三）颈性眩晕

颈性眩晕（CV）系颈部病变后，颈部传入的本体感觉障碍和颈丛功能异常的综合作用的结果，主要表现为与头颈部活动相关的自身不稳感、平衡障碍或头晕，部分患者表现为短暂发作的眩晕；多伴有颈部疼痛不适；可以出现位置性眼震，但绝不会有自发性眼震；颈扭转试验有时可诱发眩晕和眼震。

目前 CV 的诊断没有统一的标准，倾向于采取排除法：①头晕或眩晕伴随颈部疼痛；②头晕或眩晕多出现在颈部活动后；③部分患者颈扭转试验阳性；④多有颈部外伤史；⑤排除了其他原因造成的头晕或眩晕。主要是对症治疗、理疗、局部封闭。

（四）外伤后眩晕

根据损伤部位不同，可进一步归类为头部外伤后眩晕、鞭索伤和气压伤，这里的头部外伤后主要是指颞骨和内耳贯通伤、颞骨骨折、迷路震荡、脑震荡后综合征。治疗主要以对症治疗为主，遗留永久性前庭功能损伤者,试用前庭康复训练。

（五）药物性眩晕

　　许多药物可造成眩晕,其中有些具有耳毒性作用。常见的耳毒性药物有氨基糖苷类抗生素,顺铂、氮芥和长春新碱等抗肿瘤药,万古霉素等多肽抗生素,奎宁,大剂量水杨酸盐,呋塞米和依他尼酸等襻利尿药,磺胺类药等,以及部分耳部外用药等。诊断主要依靠病史。同时除外了其他原因造成的眩晕。治疗主要是停药、脱离相关环境和对症治疗,而对双侧前庭功能永久性损害者,可行前庭康复训练。

（郭　峰）

参 考 文 献

1.周良辅.现代神经外科学(第2版).上海:复旦大学出版社,2015

2.张建宁.神经外科学高级教程.北京:人民军医出版社,2015

3.赵继宗,周定标.神经外科学(第3版).北京:人民卫生出版社,2014

4.中华医学会.临床诊疗指南神经外科学分册(第2版).北京:人民卫生出版社,2013

5.雷霆.神经外科疾病诊疗指南(第3版).北京:科学出版社,2013

6.高亮.颅脑创伤和脑科重症治疗学.上海:上海科技出版社,2012

7.周建新.神经外科重症监测与治疗.北京:人民卫生出版社,2013

8.柯开福.神经重症监护管理与实践.北京:科学出版社,2013

9.杨华.神经系统疾病血管内介入诊疗学.北京:科学出版社,2013

10.李建民.脑外伤新概念.北京:人民卫生出版社,2013

11.张亚卓.内镜神经外科学.北京:人民卫生出版社,2012

12.北京协和医院.神经外科诊疗常规(第2版).北京:人民卫生出版社,2012

13.只达石.实用临床神经外科学.北京:科技文献出版社,2009

14.王忠诚.王忠诚神经外科学.武汉:湖北科学出版社,2012

15.刘玉光.简明神经外科学.济南:山东科学技术出版社,2010

16.杨树源.神经外科学.北京:人民卫生出版社,2008

17.刘大为.实用重症医学.北京:人民卫生出版社,2010

18.邱海波.现代重症监护诊断与治疗.北京:人民卫生出版社,2011

19.何永生,黄光富,章翔.新编神经外科学.北京:人民卫生出版社,2014

20.朱家恺,罗永湘,陈统一.现代周围神经外科学.上海:上海科学技术出版社,2007

21.黎鹏,刘国祥.高血压脑出血的治疗及进展.医学综述,2011,08:1169-1172

22.王珀,李月春.脑出血治疗进展.当代医学,2010,28:10-11

23.中国医师协会神经外科医师分会,中国神经创伤专家委员会.中国颅脑创伤病人脑保护药物治疗指南.中国神经外科杂志,2008,24(10):723-724

24.张庆荣,周建新.神经外科加强监护病房镇静剂的应用.中国微侵袭神经外科杂志,2006.11(12):573-576

25.吴云,陈隆益,龙鸿川,罗安志,张宗银,黄志敏.神经外科微创技术的临床应用.中国民族民间医药,2011,10:10-11

26.任连宝.神经外科手术颅内感染的临床观察.当代医学,2013,10:102-103

27.魏俊吉,康德智,赵元立,胡锦,江荣才,石广志,柴文昭,王宁,高亮,孙世中,彭斌,林元相,郭树彬.神经外科重症管理专家共识(2013版).中国脑血管病杂志,2013,08:436-448

28.俞美定,周仁菊,朱艳.神经外科患者术后颅内感染的护理.护士进修杂志,2013,13:1233-1234

29.朱伟.神经内镜在神经外科手术中的应用.当代医学,2009,10:84-85

30.脑血管痉挛防治神经外科专家共识.中国临床神经外科杂志,2009,05:248-252

31.刘华兴.神经外科患者术后的常见问题与对策.求医问药(下半月),2012,04:237

32.赵新亮,申长虹,甄自刚.神经外科术后颅内感染的临床研究.中华医院感染学杂志,2006,03:277-280

33.黄震华.缺血性脑卒中治疗进展.中国新药与临床杂志,2009,01:62-65

34.费志强,徐建广.急性脊髓损伤的治疗现状和进展.中国临床康复,2006,28:144-146

35.朱亚涛,白宏英.难治性癫痫治疗方法探讨.中国医学程,2014,03:191-192

36.韦春英,韩敏.帕金森病治疗进展.内科,2014,03:360-362

37.蔡青,王首杰,冯达云,秦怀洲,王举磊.以颅神经损害症状首发的脑干海绵状血管瘤的外科治疗.临床神经外科杂志,2017,14(03):194-196+201

38.马亚红,王昊,陈蕾.脑外伤患者术后颅内感染的相关因素分析.中华医院感染学杂志,2015,25(08):1833-1834+1837

39.范大伟.神经外科疾病引起低钠血症并发症的分析.中国医药指南,2014,12(34):249-250

40.李远志.缺血性脑血管病介入治疗的临床研究.南方医科大学,2014

41.徐琴,张微微,魏微,黄勇华,王国强.颈动脉狭窄与进展性脑卒中的相关性.中国动脉硬化杂志,2013,21(07):619-622

42.杨辉.神经电刺激技术在癫痫治疗中的应用.第三军医大学学报,2012,34(22):2235-2239

43.张积平,王金波.神经外科疾病行持续腰大池引流术65例围术期护理.齐鲁护理杂志,2012,18(27):65-67

44.李雪华.癫痫的治疗方法研究进展.临床合理用药杂志,2012,5(06):155

45.李世亭,王旭辉.面肌痉挛的诊断与治疗.中华神经外科疾病研究杂志,2011,10(06):481-484

46.王珀,李月春.脑出血治疗进展.当代医学,2010,16(28):10-11

47.唐晓平,漆建,王远传,罗仁国,余定庸,唐文国.高压氧治疗在神经外科疾病中的应用.实用医院临床杂志,2009,6(04):36-38

48.曹志成.颅内肿瘤综合治疗及其分子治疗研究进展.南方医科大学学报,2007,(07):1047-1051

49.张军,周定标.颅神经损伤后重建.中华神经医学杂志,2003,(04):309-311